Checklisten
der aktuellen Medizin

Begründet von F. Largiadèr, A. Sturm, O. Wicki

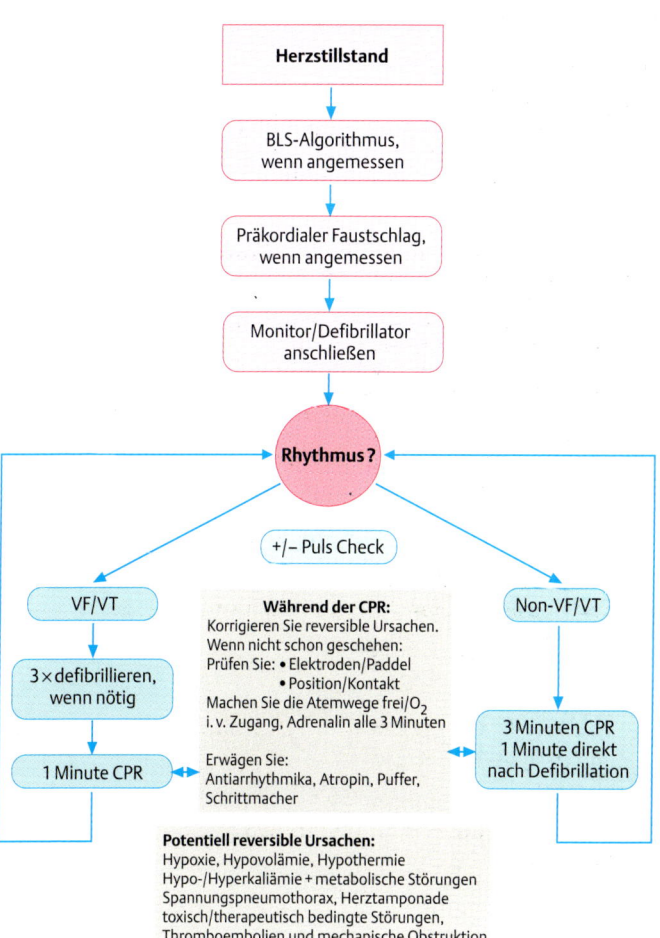

Reanimation von Erwachsenen

Herzstillstand

↓

BLS-Algorithmus, wenn angemessen

↓

Präkordialer Faustschlag, wenn angemessen

↓

Monitor/Defibrillator anschließen

↓

Rhythmus?

+/− Puls Check

VF/VT

3 × defibrillieren, wenn nötig

↓

1 Minute CPR

Während der CPR:
Korrigieren Sie reversible Ursachen.
Wenn nicht schon geschehen:
Prüfen Sie: • Elektroden/Paddel
• Position/Kontakt
Machen Sie die Atemwege frei/O_2
i. v. Zugang, Adrenalin alle 3 Minuten

Erwägen Sie:
Antiarrhythmika, Atropin, Puffer,
Schrittmacher

Non-VF/VT

3 Minuten CPR
1 Minute direkt
nach Defibrillation

Potentiell reversible Ursachen:
Hypoxie, Hypovolämie, Hypothermie
Hypo-/Hyperkaliämie + metabolische Störungen
Spannungspneumothorax, Herztamponade
toxisch/therapeutisch bedingte Störungen,
Thromboembolien und mechanische Obstruktion

zu Reanimation von Kindern s. Folgeseite

Reanimation von Kindern

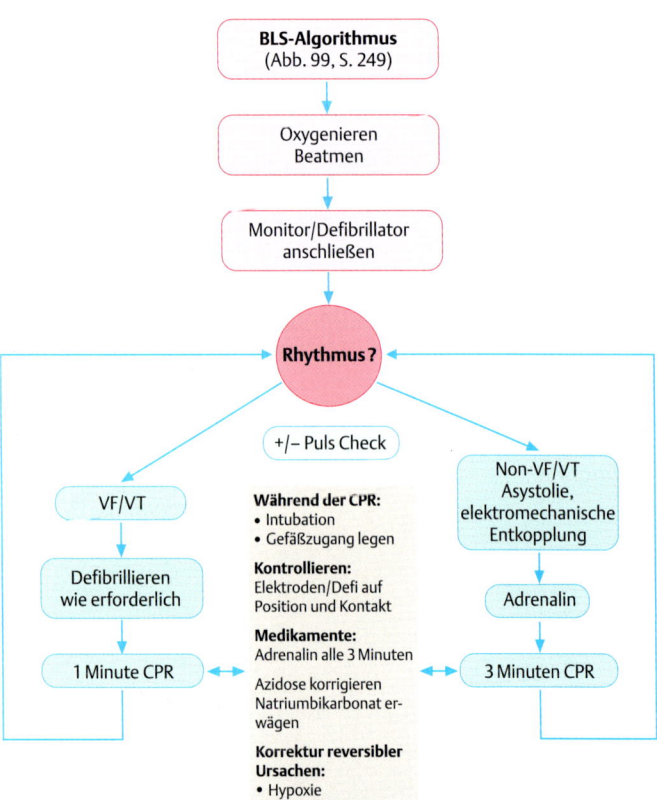

BLS-Algorithmus
(Abb. 99, S. 249)

Oxygenieren
Beatmen

Monitor/Defibrillator
anschließen

Rhythmus?

+/– Puls Check

VF/VT

Defibrillieren
wie erforderlich

1 Minute CPR

Während der CPR:
• Intubation
• Gefäßzugang legen

Kontrollieren:
Elektroden/Defi auf
Position und Kontakt

Medikamente:
Adrenalin alle 3 Minuten

Azidose korrigieren
Natriumbikarbonat er-
wägen

**Korrektur reversibler
Ursachen:**
• Hypoxie
• Hypovolämie
• Hypo-/Hyperkaliämie
• Hypothermie
• Spannungspneumo-
  thorax
• Herztamponade
• Toxische therapiebe-
  dingte Störungen
• Thromboembolien

Non-VF/VT
Asystolie,
elektromechanische
Entkopplung

Adrenalin

3 Minuten CPR

Checkliste
Notfallmedizin

T. Ziegenfuß

3., komplett überarbeitete Auflage

261 Abbildungen
31 Tabellen

Georg Thieme Verlag
Stuttgart · New York

Zeichnungen: Friedrich Hartmann, Nagold
Barbara Gay, Stuttgart
Christiane und Dr. Michael von Solodkoff, Neckargemünd
Umschlagfoto: MEV Verlag, Augsburg
Umschlaggestaltung: Thieme Verlagsgruppe

Die Deutsche Bibliothek – CIP-Einheitsaufnahme

Die Deutsche Bibliothek verzeichnet diese Publikation in der Deutschen Nationalbibliographie; detaillierte bibliografische Daten sind im Internet über http://dnb.ddb.de abrufbar.

1. Auflage 1997 (erschien unter dem Titel „Rettungsmedizin")
2. Auflage 2000

Wichtiger Hinweis:

Wie jede Wissenschaft ist die Medizin ständigen Entwicklungen unterworfen. Forschung und klinische Erfahrung erweitern unsere Erkenntnisse, insbesondere was Behandlung und medikamentöse Therapie anbelangt. Soweit in diesem Werk eine Dosierung oder eine Applikation erwähnt wird, darf der Leser zwar darauf vertrauen, dass Autoren, Herausgeber und Verlag große Sorgfalt darauf verwandt haben, dass diese Angabe dem **Wissensstand bei Fertigstellung des Werkes** entspricht.

Für Angaben über Dosierungsanweisungen und Applikationsformen kann vom Verlag jedoch keine Gewähr übernommen werden. **Jeder Benutzer ist angehalten,** durch sorgfältige Prüfung der Beipackzettel der verwendeten Präparate und gegebenenfalls nach Konsultation eines Spezialisten festzustellen, ob die dort gegebene Empfehlung für Dosierungen oder die Beachtung von Kontraindikationen gegenüber der Angabe in diesem Buch abweicht. Eine solche Prüfung ist besonders wichtig bei selten verwendeten Präparaten oder solchen, die neu auf den Markt gebracht worden sind. **Jede Dosierung oder Applikation erfolgt auf eigene Gefahr des Benutzers.** Autoren und Verlag appellieren an jeden Benutzer, ihm etwa auffallende Ungenauigkeiten dem Verlag mitzuteilen.

© 1997, 2005 Georg Thieme Verlag, Rüdigerstraße 14, D-70469 Stuttgart
Printed in Germany

Unsere Homepage: http://www.thieme.de
Satz und Druck: Druckhaus Götz GmbH, Ludwigsburg
Gesetzt auf CCS Textline (Linotronic 630)

ISBN 3-13-109033-2

1 2 3 4 5 6

Vorwort

Die Tätigkeit im Notarzt- bzw. Rettungsdienst verlangt rasche Entscheidungen und entschlossenes Handeln auf der Basis des aktuellen notfallmedizinischen Wissensstandes. Für die dritte Auflage wurde die vorliegende Checkliste daher komplett überarbeitet. Insbesondere wurden die aktuellen (im Jahre 2001 erschienenen) „Guidelines 2000" des European Resuscitation Council berücksichtigt; an ihnen orientiert sich die vorliegende Darstellung der kardiopulmonalen Reanimation sowie der Therapie lebensbedrohlicher Herzrhythmusstörungen.

Insgesamt liegt der Schwerpunkt dieser Checkliste weiterhin auf der ausführlichen, dabei aber übersichtlichen handlungsorientierten Darstellung der Notfallmedizin:

- Es werden vor allem Diagnose-und Therapiemöglichkeiten aufgezeigt, wie sie mit üblichen präklinischen Mitteln vor Ort oder im Rettungsfahrzeug durchführbar sind. Weitergehende Möglichkeiten in der Klinik werden, wo sinnvoll und notwendig, zusätzlich mit dem entsprechenden Vermerk aufgeführt, damit nicht der Eindruck unerfüllbarer diagnostischer und therapeutischer Forderungen im rettungsmedizinischen Bereich entsteht.

- Die Handlungsempfehlungen orientieren sich, wenn irgend möglich, an weitgehend gesicherten Erkenntnissen, Empfehlungen nationaler oder internationaler Fachgremien sowie den Ergebnissen von Consensus-Konferenzen. Experimentelle oder ungesicherte Maßnahmen sowie abweichende Meinungen sind, sofern aufgeführt, mit einem entsprechenden Vermerk versehen. Gleiches gilt für zwar häufig praktizierte, jedoch rational betrachtet wenig sinnvolle, (präklinisch) unnötige oder obsolete Therapiemaßnahmen.

Zukünftig werden – anknüpfend an die jeweils aktuelle Auflage dieser Checkliste – wesentliche Änderungen notfallmedizinisch bedeutsamer Diagnose- oder Therapiestrategien sowie neue Empfehlungen und Leitlinien *online* über die Internet-Seiten www.thieme.de/specials/cl-notfallmedizin.html des Thieme-Verlags abrufbar sein.

Moers, im Oktober 2004   Thomas Ziegenfuß

Anschriften

Anschriften

Autor:

Dr. med. Thomas Ziegenfuß
Abteilung für Anästhesiologie und
Intensivmedizin
St.-Josef-Krankenhaus
Asberger Straße 4
47441 Moers

Inhaltsverzeichnis

Grauer Teil: Grundlagen und Arbeitstechniken

Grüner Teil: Leitsymptome akuter Notfälle

Blauer Teil: Spezielle geburtshilfliche, pädiatrische und traumatologische Notfälle

Roter Teil: Vergiftungen und Verätzungen

Anhang

1 Grundlagen der Rettungsmedizin

1.1 Kurze Übersicht

Die häufigsten Einsatzindikationen

► **Nichtraumatologische Indikationen.** Überwiegen heute bei weitem (ca. 60 – 80 % der Einsätze).
- *Die 7 häufigsten und wichtigsten Symptome:*
  - Akute Thoraxschmerzen (S. 270).
  - Akute Atemnot (S. 317).
  - Akute neurologische Ausfälle (S. 296).
  - Akute Kopfschmerzen (S. 266).
  - Bewußtlosigkeit, Koma (S. 297).
  - Zerebraler Krampfanfall (S. 307).
  - Akuter Erregungs- und Verwirrtheitszustand (S. 311).
- *Die 10 häufigsten Krankheitsbilder:*
  - Akutes Koronarsyndrom, Myokardinfarkt (S. 272).
  - Kardiogenes Lungenödem (S. 337).
  - Hypertensive Krise (S. 363).
  - Schlaganfall (S. 305).
  - Akuter Asthmaanfall (S. 329).
  - Dekompensierte COPD (S. 331).
  - Hypoglykämischer Notfall (S. 298).
  - Kreislaufstillstand (S. 207).
  - Tachyarrhythmia absoluta (S. 376).
  - Drogenintoxikation, v. a. Heroin, Designerdrogen, Suizidversuch (S. 313).
► **Traumatologische Indikationen:**
- Schädel-Hirn-Trauma (S. 449).
- Thoraxtrauma (S. 455).
- Stumpfes Bauchtraum (S. 463).
- Extremitätenfrakturen (S. 440).
- Polytrauma (S. 465).
- Verbrennungen (S. 468).

Die wichtigsten notärztlichen Maßnahmen

► Schaffung eines venösen Zugangs.
► Infusions- bzw. Volumenersatztherapie (S. 160).
► Symptomatische Therapie, v. a.
- Sauerstoffgabe (S. 100).
- Analgesie (S. 194).
- Sedierung (S. 195).
► Medikamentöse Therapie, v. a.
- Katecholamine (S. 162).
- Nitrate (S. 169).
- ASS (S. 174).
- Bronchodilatatoren (β_2-Mimetika) (S. 330).
- Antikonvulsiva (S. 309).

► Nichtmedikamentöse Therapie
  – Defibrillation (S. 142).
  – Herzdruckmassage (S. 222).
  – Sicherung der Atemwege/Intubation (S. 81).
  – Beatmung (S. 216).
► Traumatologische Versorgung
  – HWS-Stabilisierung (Orthese) (S. 58).
  – Frakturreposition und -schienung (S. 57).
  – Lagerung auf der Vakuum-Matratze (S. 56).
  – Drainierung des Thorax bei Spannungspneumothorax (S. 130).
► Zügiger Transport in die Klinik ohne unnötigen Zeitverzug.
◪ *Beachte:* Eine rasche präklinische Stabilisierung des Patienten ist nicht immer möglich. Es muß situationsangepaßt zwischen folgenden Möglichkeiten entschieden werden:
  – Transport des instabilen Patienten in die nächste geeignete Klinik. Sinnvoll bei allen Erkrankungen, die nur mit den Mitteln der Klinik erfolgreich therapiert werden können.
    • Häufig erforderlich bei schweren traumatologischen Notfällen wie Thoraxtrauma, Bauchtrauma, Polytrauma; in der Klinik erfolgen rasche Diagnostik und sofortige Operation (operative Blutstillung).
    • Gelegentlich auch bei nicht-traumatologischen Notfällen wie kardiogener Schock (in der Klinik: interventionelle Koronarangiographie bei Myokardinfarkt)
  – Weitere Stabilisierungsversuche vor Ort oder im NAW. Häufig sinnvoll bei nicht-traumatologischen Notfällen und kardiopulmonaler Reanimation.
◪ *Beachte:* Durch ruhiges, bestimmtes, freundliches und Kompetenz ausstrahlendes Verhalten können der Notarzt und das gesamte Rettungsteam von vornherein wesentlich dazu beitragen, dem Patienten und seiner Umgebung die Angst zu nehmen und auch schwierige Rettungs- und Behandlungsabläufe erfolgreich zu bewältigen.

1.2 Begriffe und Charakteristika

Notfallmedizin

► **Definition:** Medizinische Versorgung von Patienten mit schweren Erkrankungen oder Verletzungen so schnell wie möglich nach dem Notfallereignis.
► Bezieht sich meist auf präklinische Notfälle (dann bedeutungsgleich mit Rettungsmedizin).
► Im weiteren Sinne auch Versorgung innerklinischer Notfälle.

Rettungsmedizin

► **Definition:** Präklinische medizinische Versorgung von Patienten mit schweren Erkrankungen oder Verletzungen so schnell wie möglich nach dem Notfallereignis.
► Rettungsmedizin = Außerklinische Intensivmedizin mit einfacheren Mitteln.
► Rettungsmedizin ist in Deutschland und Österreich eine *ärztliche Aufgabe.* Nur weniger bedrohliche Notfälle werden durch nicht-ärztliches Personal (Rettungsassistenten) versorgt.

▶ Rettungsmedizin ist in vielen anderen Ländern *keine ärztliche Aufgabe*, sondern wird durch besonders geschultes nicht-ärztliches Personal, z. B. *Paramedics*, ausgeübt. Diese arbeiten dann meist in enger Anbindung (u. U. Funkkontakt und Telemetrie) mit einer Klinik.

Indikationen für einen Notarzteinsatz

▶ **Manifeste oder drohende akute Vitalfunktionsstörungen:**
  – Störungen der Atmung.
  – Störungen des Kreislaufs.
  – Störungen des Bewußtseins.
▶ Manifeste oder drohende Schädigungen wichtiger Körperteile oder Organsysteme.
▶ Akute, starke Schmerzen.
▶ Akute Erregungs- und Verwirrtheitszustände.

Ziele der rettungsmedizinischen Versorgung

▶ Stabilisierung der Vitalfunktionen.
▶ Symptomatische Therapie der akuten Erkrankung.
▶ Wenn möglich, auch kausale Therapie der Grunderkrankung.
▶ Verhinderung weiteren Schadens.
▶ Linderung des Leidens.
▶ Zügiger, sicherer Transport ins nächste geeignete Krankenhaus, wenn erforderlich.

Besonderheiten der Rettungsmedizin

▶ Arzt und Rettungsteam kommen zum Patienten.
▶ Beschränkte diagnostische, therapeutische und personelle Möglichkeiten.
▶ Dem Notarzt meist völlig unbekannter Patient mit zunächst unbekannten Vorerkrankungen.
▶ Oft erschwerte äußere Bedingungen.
▶ Rasche therapeutische Entscheidungen notwendig (innerhalb von Sekunden oder Minuten).
▶ Häufig Unmöglichkeit einer korrekten definitiven Diagnosestellung.

1.3 Rettungsmedizinisches Personal

Notarzt/Notärztin

▶ **Definition:** Diensthabender Arzt auf dem Notarztwagen/Notarzteinsatzfahrzeug/ Rettungshubschrauber.
▶ **Voraussetzungen/Ausbildung:** Erforderlich ist der *Fachkundenachweis Rettungsdienst*; Voraussetzungen nach den Richtlinien der Bundesärztekammer 1994 (länderspezifische Modifikationen sind möglich):
  – Mindestens 18-monatige ärztliche Tätigkeit; davon 3 Monate ganztägig auf der Intensivstation oder in der klinischen Anästhesie.
  – Besondere Kenntnisse in der Vitalfunktionssicherung und Intensivmedizin: z. B. 48-tägige Tätigkeit auf der Intensivstation bzw. in der klinischen Anästhesiologie; eingehende Kenntnisse und Erfahrungen in der sachgerechten Lagerung von Notfallpatienten, in der manuellen und maschinellen Beatmung, in der endotrachealen Intubation, in der Schaffung periphervenöser und zentral-

venöser Zugänge sowie in der Technik und Durchführung der wichtigsten Notfallpunktionen und Reanimation.
- Absolvierung eines 80 stündigen theoretischen und praktischen Kursus zur Erlangung des Fachkundenachweises Rettungsdienst.
- Teilnahme an mindestens 10 rettungsdienstlichen Einsätzen mit lebenserhaltenden Maßnahmen unter Leitung eines erfahrenen Notarztes
▶ **Zusatz-Weiterbildung Notfallmedizin:** Ist bereits in einigen Bundesländern eingeführt und soll zukünftig bundesweit erworben werden können; die Anforderungen sind verglichen mit dem Fachkundenachweis höher (z.B. 2 jährige klinische Tätigkeit, 6 Monate Intensivstation, 50 NAW-Einsätze).
▶ **Notarzttätigkeit:** Ist an keine bestimmte Fachrichtung gebunden. Notärzte sind:
- Meist *Krankenhausärzte* der Disziplinen Anästhesiologie, Chirurgie und Innere Medizin.
- Gelegentlich (vor allem in ländlichen Regionen) auch Allgemeinmediziner und andere *niedergelassene Ärzte*.
- *Sonderfall:* Notarzt auf einem Baby-Notarztwagen, der in einigen Regionen vor allem für Interhospitaltranfers von Neugeborenen vorgehalten wird und meist mit Pädiatern besetzt ist.

Rettungsassistenten, -sanitäter und -helfer

▶ **Voraussetzungen/Ausbildung:**
- *Rettungsassistent:* 2-jährige theoretische und praktische Ausbildung.
- *Rettungssanitäter:* 13-wöchige theoretische und praktische Ausbildung oder 520 Stunden.
- *Rettungshelfer:* 4-wöchige Ausbildung.
▶ **Aufgaben/Funktion:**
- Präklinische Zusammenarbeit mit dem Notarzt; Unterstützung des Notarztes bei der Behandlung der Notfallpatienten.
- Rettungsassistenten, -sanitäter und -helfer fungieren im bodengebundenen Rettungsdienst zugleich als Fahrer der Rettungsfahrzeuge.
- *Rettungsassistenten* führen bei Notfällen ohne Vitalfunktionsbedrohung die präklinische Patientenversorgung selbständig durch.
▶ **Notkompetenz:**
- Durchführung bestimmter, vorher abgesprochener ärztlicher Maßnahmen durch Rettungsassistenten. Voraussetzungen sind:
  • Es liegt eine akut lebensbedrohliche Situation vor (z.B. Herz-Kreislaufstillstand).
  • Es ist kein Arzt unmittelbar verfügbar.
  • Die Maßnahme ist ohne sicherere Alternativen geboten und wird vom Rettungsassistenten beherrscht.
- Wichtige Beispiele sind z.B. die kardiopulmonale Reanimation, eine akute koronare Krise oder ein Asthmaanfall. Hierbei kann im Rahmen der Notkompetenz ggf. folgendes durchgeführt werden:
- Venenzugang und Beginn einer Infusionstherapie (Elektrolytlösung).
- Intubation und Beatmung (ohne Relaxantien!).
- Defibrillation mit AEDs.
- Medikamentengabe, z.B.:
  • Nitrate (Spray, Kapseln) bei Angina pectoris.
  • Kortikosteroide (Spray) bei Reizgasinhalation.
  • Fenoterol (Spray) bei Bronchospasmus bzw. Asthmaanfall.
  • Diazepam (Rectiolen) bei Krampfanfällen im Kindesalter.
  • Glucose 40–50% bei akuter Hypoglykämie (nach vorheriger Blutzuckeruntersuchung).

Ärztlicher Leiter Rettungsdienst

▶ **Definition:** Für Management und medizinische Qualität der rettungsdienstlichen Patientenversorgung verantwortlicher Arzt, der einer an der notärztlichen Versorgung beteiligten Abteilung des Krankenhauses angehört.
▶ **Voraussetzungen/Qualifikation:**
  – Abgeschlossene Weiterbildung in einem Fachgebiet mit Bezug zur Notfallmedizin.
  – Fachkundenachweis Rettungsdienst.
  – Ausbildung als Leitender Notarzt (S. 10).
  – Langjährige Tätigkeit als Notarzt.
▶ **Bestellung:** Erfolgt durch die für den Rettungsdienst zuständige Behörde.
▶ **Weisungsbefugnis:**
  – Der Ärztliche Leiter Rettungsdienst ist in medizinischen Fragen gegenüber der zuständigen Rettungsorganisation und dem nicht-ärztlichen Personal weisungsbefugt.
  – Er ist gegenüber den Notärzten weisungsbefugt.

1.4 Rettungsmittel

Krankentransportwagen (KTW)

▶ **Besatzung:**
  – Mindestens 1 Rettungssanitäter.
  – Zusätzlich 1 weiterer Rettungshelfer/-sanitäter.
▶ **Versorgungsmöglichkeit im KTW:** Aus Platz- und Ausstattungsgründen nur eingeschränkt möglich.
▶ **Indikation für einen KTW-Einsatz:**
  – Nur zum Transport von Patienten ohne Vitalfunktionsstörungen.
  – Kein routinemäßiger Einsatz im Rettungsdienst.
  – Rettungsmedizinischer Einsatz nur in besonderen Situationen (z.B. Großschadensereignis, S. 9).
◪ *Beachte:* Der Begriff „Krankenwagen" sollte möglichst nicht verwendet werden (mißverständlich; wird von Laien oft stellvertretend für alle Rettungsmittel gebraucht).

Rettungswagen (RTW)

▶ **Siehe Abb. 1.**
▶ **Ausstattung** s. Anhang 20.4 S. 649.
▶ **Besatzung:**
  – Mindestens 1 Rettungsassistent.
  – Zusätzlich 1 weiterer Rettungshelfer/-sanitäter.
▶ **Indikation für einen RTW-Einsatz:**
  – Akuter Notfall ohne offensichtliche Vitalfunktionsbedrohung.
  – Zusätzlich zum Einsatz eines NEF oder RTH.
▶ **Versorgungsmöglichkeit im RTW:** Sicherung der Vitalfunktionen und Notfallbehandlung im RTW möglich.
  – Größerer Innenraum als im KTW (Abb. 1b).
  – Besserer Zugang zum Patienten (von allen Seiten).
  – Ausreichende medikamentöse und nicht-medikamentöse Ausstattung entsprechend DIN vorhanden.

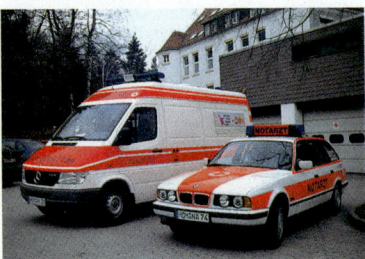
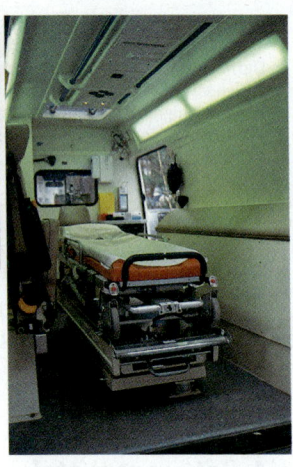

Abb. 1 · Rettungsmittel: RTW, NEF (a),
Innenansicht RTW (b)

– Zusätzlich transportabler Notfallkoffer mit den wichtigsten Instrumentarien und Medikamenten zur Behandlung außerhalb des RTW vorhanden.

Notarztwagen (NAW)

▶ **Ausstattung** s. Anhang 20.4 S. 649.
▶ **Besatzung:**
  – Fahrer (Rettungsassistent/-sanitäter/-helfer).
  – Notarzt.
  – Rettungsassistent.
▶ **Indikation zum NAW-Einsatz:** Akute Bedrohung der Vitalfunktionen (S. 3).
▶ **NAW = arztbesetzter RTW:** Ein entsprechendes Fahrzeug kann als NAW und als RTW eingesetzt werden.
▶ **Stationssystem** (Abb. 2 a): Der Notarzt gelangt mit dem NAW zum Notfallort.
  – *Vorteile gegenüber Rendezvous-System* (s. u.):
    • Möglicherweise geringere Unfallgefahr.
    • Kostengünstiger.
    • Weniger personalintensiv.
  – *Nachteile gegenüber Rendezvous-System* (s. u.):
    • Langsamer.
    • Weniger flexibel.
▶ **Rendezvous-System** (Abb. 2 b): Notarzt gelangt mit dem NEF (s. u.) zum Notfallort. Durch Zusteigen des Notarztes zum RTW wird dieser zum NAW.
  – *Vorteile gegenüber Stationssystem:*
    • Schneller.
    • Flexibler: Notarzt ist abkömmlich, wenn er nicht benötigt wird und kann andererseits leicht nachgefordert werden.
  – *Nachteile gegenüber Stationssystem:*
    • Möglicherweise höhere Unfallgefahr.
    • Kosten- und personalintensiver.

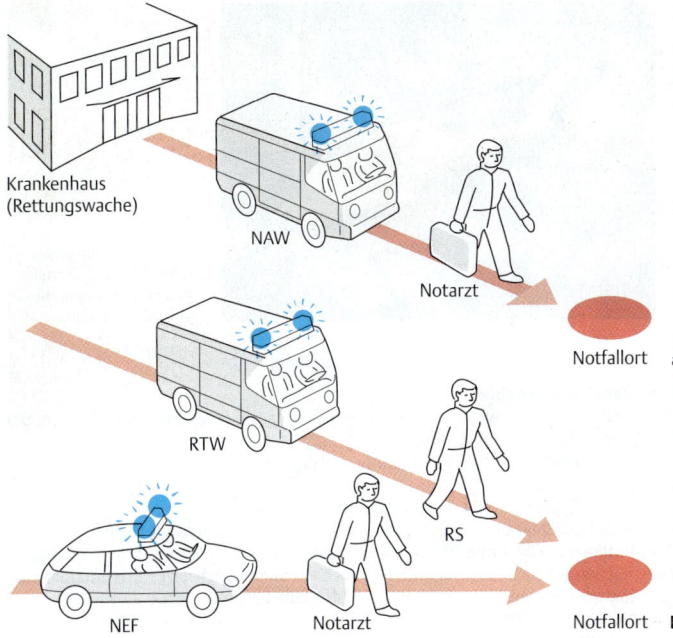

Abb. 2 · Stationssystem (a); Rendezvous-System (b)

Notarzteinsatzfahrzeug (NEF)

► Siehe Abb. 1 a.
► **Ausstattung** s. Anhang 20.4 S. 649.
► **Besatzung:**
   – Fahrer (möglichst Rettungsassistent).
   – Notarzt.
► **Aufgabe:** Bringt den Notarzt zum Notfallort.
► **Rendezvous:** NEF trifft sich mit dem RTW an der Notfallstelle.
► **Ausstattung:**
   – NEF verfügt über Notfallkoffer (Ausstattung s. Anhang 20.4 S. 649) und weiteres
     Rettungsmaterial zur Patientenversorgung außerhalb des Wagens.
   – Patiententransport im NEF nicht möglich.

Rettungshubschrauber (RTH)

► Siehe Abb. 3.
► **Ausstattung** s. Anhang 20.4 S. 649.
► **Standorte in Deutschland:** s. Anhang S. 645.
► **Besatzung:** 1 – 2 Piloten, 1 Notarzt, 1 Rettungsassistent.

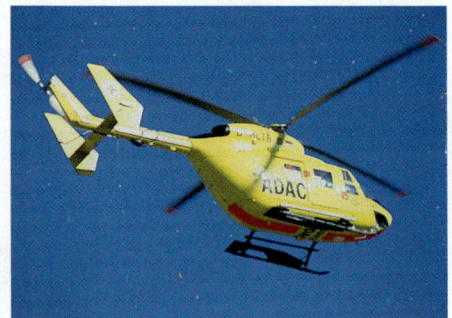

Abb. 3 · Rettungshub-
schrauber BK 117 (mit
freundlicher Genehmi-
gung des ADAC)

▶ **Versorgungsgebiet:**
– Radius von etwa 50 km um den Standort herum (Abb. 155 S. 645, Stützpunkte
der Luftrettung in Deutschland).
– Entspricht maximal 10 – 15 Minuten Flugzeit.
▶ **Einsatzarten:**
– *Primäreinsatz:* RTH fliegt direkt zum Notfallort.
– *Sekundäreinsatz:* Verlegungsflug von Krankenhaus zu Krankenhaus.
▶ **Indikation für einen RTH-Einsatz:** Wenn der RTH die Notfallstelle schneller er-
reichen kann als ein NAW/NEF. Hierbei ist es unerheblich, ob es sich um traumato-
logische oder nicht-traumatische Notfälle handelt.
▶ **Vorteile des RTH:**
– Schnelligkeit.
– Möglichkeit des Erreichens abgelegener, für die bodengebundene Rettung
schwer oder gar nicht zugänglicher Regionen.
▶ **Nachteile des RTH:**
– *Patientenversorgung während des Transports erschwert:*
• Beengte räumliche Verhältnisse.
• Patient schwerer zugänglich.
• Sehr laut.
• Erschwerte Möglichkeit der Transportunterbrechung, um wichtige Inter-
ventionen durchzuführen.
– *Sicht- und Wetterabhängigkeit der Luftrettung:*
• Einsatz stets unter Sichtflugbedingungen.
• Normalerweise keine Primäreinsätze in der Nacht.
• Keine Flugmöglichkeit bei Nebel oder schlechter Sicht aus anderen Gründen.
▶ **Gefahren des RTH:**
– Lebensgefahr durch laufende Rotoren!
– Gefahr beim Landen und Starten besonders durch (Hochspannungs)leitungen.

Weitere Rettungsmittel
....

▶ Siehe auch Rettungsmaßnahmen (S. 53)
▶ Notwendig zur Bewältigung besonderer Situationen.
▶ **Löschfahrzeuge:** Entsendung bei Meldung eines Brandes zusammen mit den Ret-
tungsmitteln zur Notfallstelle.

▶ **Rüstwagen:** Notwendig bei schweren Verkehrsunfällen mit eingeklemmten Personen. Verfügen über hydraulische Rettungsscheren und Spreizer zur Befreiung eingeklemmter Personen aus dem Wrack.
▶ **Drehleiter:** Zur Rettung aus großer Höhe.

1.5 Schadenskategorien

Rettungsdienstlicher Notfall

▶ **Definition:** Unvermittelte schwere körperliche oder geistige Gefährdung eines einzelnen Menschen durch Krankheit, Vergiftung oder Verletzung.
▶ **Charakteristika:**
  – Fachgerechte, sofortige individualmedizinische Versorgung möglich.
  – Bewältigung des Notfalls mit den Mitteln des regionalen Rettungsdienstes möglich.
  – Kein Rückgriff auf personelle und materielle Reserven erforderlich.

Großschadensereignis

▶ **Definition:** Unvermittelte schwere körperliche oder geistige Gefährdung zahlreicher Menschen durch Krankheit, Vergiftung oder Verletzung.
▶ **Charakteristika:**
  – Zeitliche und örtliche Begrenzung.
  – Keine Zerstörung der regionalen Infrastruktur.
  – Überschaubare Anzahl verletzter oder erkrankter Personen.
  – Rückgriff auf personelle und materielle Reserven oft erforderlich, z. B. Schnelle-Einsatz-Gruppe (SEG, S. 11).
  – Individualmedizinische Versorgung zunächst oft nur eingeschränkt möglich.
  – Koordination der medizinischen und technischen Einsatzkräfte vor Ort erforderlich.
  – Indikation für den *Leitenden Notarzt* (S. 10) als medizinischer Koordinator.
▶ **Beispiele:**
  – Massenunfall, z. B. Autounfall mit mehreren Verletzten.
  – Gasaustritt, z. B. Chlorgasvergiftung im Schwimmbad.

Katastrophe

▶ **Definition:** Außergewöhnlich schwerwiegendes und umfangreiches Ereignis mit Gefährdung von Leben und Gesundheit sehr vieler Menschen.
▶ **Charakteristika:**
  – Zerstörung der regionalen Infrastruktur.
  – Kann mit regional verfügbaren Kräften nicht bewältigt werden.
  – Schadensereignis zeitlich und/oder örtlich schwer abzugrenzen.
  – Schadensereignis wird durch zuständigen Hauptverwaltungsbeamten zur Katastrophe erklärt.
  – Bewältigung des Schadensereignisses durch den Katastrophenschutz.
  – Individualmedizinische Versorgung meist nicht möglich.
▶ **Beispiele:**
  – Naturkastastrophen (Erdbeben, Überschwemmungen).
  – Nuklearunfälle (z. B. Kernkraftwerke).

1.6 Leitender Notarzt

Alarmierungsindikation

► **Großschadensereignis bzw. Massenunfall:** wenn am Schadensort eine Koordination der ärztlichen Tätigkeit erforderlich ist (S. 9).

Eigenschaften des Leitenden Notarztes

► **Voraussetzungen/Qualifikationen** (Empfehlungen der Deutschen Interdisziplinären Vereinigung für Intensiv- und Notfallmedizin; DIVI):
  – Fachkundenachweis Rettungsdienst.
  – Langjährige und anhaltende Tätigkeit im Rettungsdienst.
  – Abgeschlossene Weiterbildung in einem Fachgebiet mit intensivmedizinischer Tätigkeit.
  – Detaillierte Kenntnisse der regionalen Rettungs- und Krankenhausstruktur.
  – Erfolgreiche Teilnahme an einem 40-stündigen Fortbildungsseminar.
► **Bestellung:** Eine Gruppe von Leitenden Notärzten wird vom Innenministerium des jeweiligen Landes ernannt.
  Der diensthabende Leitende Notarzt sollte im Rufdienst arbeiten und ständig innerhalb von wenigen Minuten erreichbar sein.

Allgemeine Aufgaben

► **Leitung, Koordination und Überwachung** aller medizinischen Maßnahmen am Schadensort.
► **Absprache mit dem Organisatorischen Leiter Rettungsdienst (OrgL),** der für die technische Rettung zuständig ist.
► **Normalerweise *keine*** aktive und unmittelbare Teilnahme an der Patientenversorgung (Infusionen legen, Reanimation durchführen o. ä.).

Spezielle Aufgaben

► **Lagebeurteilung:**
  – *Taktische Lage:*
    • Zahl der Verletzten/Erkrankten?
    • Art der Schädigung?
    • Fortbestehende Gefährdung?
    • Eigengefährdung?
  – *Eigene Lage:*
    • Versorgungskapazität am Schadensort ausreichend?
    • Transportkapazität ausreichend?
    • Versorgungskapazität der Krankenhäuser ausreichend?
► **Bildung und Einsatz von Arbeitsgruppen:** Bestehend aus Notärzten, Rettungsassistenten, Rettungssanitätern, Mitgliedern einer SEG und/oder Laienhelfern.
► **Sammeln und Sichten der Verletzten** (Triage, s. u.): Erfolgt auf provisorischen Verletztensammelplätzen, deren Natur von den örtlichen Gegebenheiten und der Witterung abhängt: z. B. Turnhallen, Felder oder Zelte.
► **Festlegung der Behandlungsprioritäten** (Triage, s. u.):
  – Höchste Behandlungspriorität.
  – Aufgeschobene Behandlungspriorität.
  – (Zunächst) keine Behandlung.
◼ *Beachte:* Behandlungspriorität wiederholt überprüfen!

► **Festlegung der Transportprioritäten** (Triage, s. u.):
  – Höchste Transportpriorität.
  – Aufgeschobene Transportpriorität.
► **Festlegung der Transportziele:** Einzelne Krankenhäuser nicht mit Patienten überlasten! Regel bei vielen Verletzten:
  – Schwerverletzte Patienten in nahegelegene, geeignete Krankenhäuser.
  – Leichtverletzte Patienten in weiter entfernte Krankenhäuser.
► **Beurteilung des Nachschubbedarfs:** Material (Infusionen, Medikamente, Verbandsmaterial) und Personal.
► **Eindeutige Identifikation** der Patienten ermöglichen, z. B. durch Armbänder, Anhängekarten oder – ganz einfach und in unübersichtlichen Situationen zu bevorzugen – durch Zahlenmarkierung auf Stirn oder Brust mit einem dicken Filzschreiber.
► **Medizinische Dokumentation:** Am besten auf Vordrucken des Roten Kreuz o. ä.
► **Delegation medizinischer Maßnahmen** an nicht-ärztliches Personal wie Rettungsassistenten/-sanitäter und Laien.
► **Koordination und Überwachung** der Maßnahmen.
► **Beratung** der technischen Einsatzleitung.

Triage (Sichtung)

► Vorhandene Kapazität an Ärzten, nicht-ärztlichen Helfern und Transportmitteln so nutzen, daß der größtmöglichen Anzahl an Patienten die bestmögliche Hilfe zuteil wird.
► Rasche Sichtung und Einteilung der Patienten in verschiedene Behandlungs- und Transportprioritäten sind unabdingbar.
► Patienten mit geeigneten Sichtungs-Karten versehen
► Zuordnung in kürzeren Abständen überprüfen und ggf. modifizieren.
► **Triage-Kategorien:**
  – *I Farbkodierung: Rot.* Akute Vitalbedrohung. Dringliche Sofortbehandlung und/oder zügiger Transport erforderlich. Beispiele:
    • Spannungspneumothorax → Thoraxdrainage.
    • Akute respiratorische Insuffizienz → Intubation, Beatmung.
    • Abdominaltrauma mit Schockentwicklung → Zügiger Transport in die Klinik.
  – *II Farbkodierung: Gelb.* Schwerverletzte, aber zunächst keine akute Vitalbedrohung. Dringliche Behandlung. Beispiele:
    • Größere Weichteilverletzungen
    • Oberschenkelfraktur
    • Abdominaltrauma ohne Schock
  – *III Farbkodierung: Grün.* Leichtverletzte: Keine dringliche Behandlungsindikation. Beispiele:
    • Unterschenkelfraktur.
    • Leichte Verbrennungen.
  – *IV Farbkodierung: Schwarz.* Tote und aktuell nicht überlebbare Verletzungen: Humanitäre Betreuung. Beispiele:
    • Herzstillstand beim Polytraumatisierten.
    • Patient mit weiten, lichtstarren Pupillen nach SHT mit Hirnaustritt.

Schnelle Einsatzgruppe (SEG)

► **Definition:** Schnell verfügbare Gruppe geschulter medizinischer Hilfskräfte.
► **Indikation:** Großschadensereignis.
► Rund um die Uhr erreichbar, nach Alarmierung innerhalb ca. $1/2$ h am Unfallort.

▶ **Aufgaben:** Materialbeschaffung (z.B. Aufnahme eines Großschadenssets in der Klinik), Zeltaufbau, Unterstützung des Rettungsdienstes vor Ort, Betreuung und Abtransport verletzter Personen.
▶ Untersteht am Notfallort den Weisungen des Leitenden Notarztes.

1.7 Rettungsablauf

Rettungskette

▶ **Definition:** Ineinandergreifen wesentlicher Phasen der Notfallversorgung (Abb. 4). Dazu gehören:
  – *Entdeckung/KUE des Notfalls.*
  – *Korrekte Meldung* des Notfalls an die richtige Stelle.
  – *Erste Hilfe* durch Laien oder zufällig anwesende Ärzte.
  – *Entsendung der Rettungsmittel* zur Notfallstelle.
  – *Adäquate rettungsmedizinische Erstversorgung* durch den Notarzt.
  – *Transport* mit dem richtigen Transportmittel in ein geeignetes Krankenhaus.
  – *Weiterversorgung* im Krankenhaus.
▣ **Beachte:** Auch die Rettungskette ist nur so stark wie ihr schwächstes Glied. Wird einer dieser Punkte nicht oder unzureichend erfüllt, so ist der Erfolg der gesamten rettungsmedizinischen Versorgung in Frage gestellt.

Entdeckung und Meldung des Notfalls

▶ **Entdeckung:** Meist zufällig.
▶ **Meldung:** Meist telefonisch.
  – *Bundeseinheitliche Notrufnummer:* Zur Zeit nicht existent. Europaweit wird 112 als einheitliche Notrufnummer angestrebt.
  – *Zuständige Rettungsleitstelle:* Unmittelbar oder mittelbar erreichbar unter:
    • ☎ 112 (Feuerwehr)
    • ☎ 110 (Polizei)
    • ☎ 19222 mit entsprechender Vorwahl: So kann jede Rettungsleitstelle in Deutschland direkt angewählt werden.
  – *An Autobahnen:* Über Notrufsäulen die nächste Autobahnmeisterei benachrichtigen.

Inhalt der Notfallmeldung

▶ **Entscheidend: Die 3 W's:**
  – **W**o ist der Notfallort?
  – **W**as ist passiert?
  – **W**er meldet?
▶ **Weitere wichtige Angaben:**
  – *Wann* ist es passiert?
  – *Wie viele* Verletzte/Erkrankte?
  – *Welche* (vermutlichen) Verletzungen/Erkrankungen?
  – *Weitere* Gefährdung?
  – *Warten* auf Rückfragen!

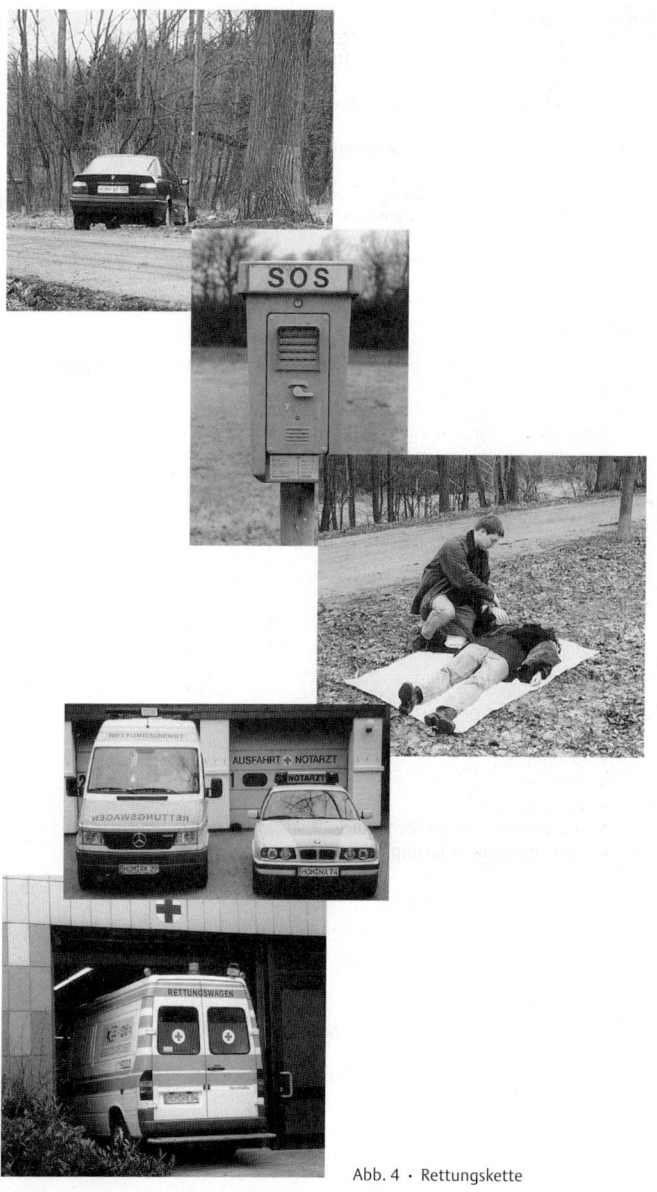

Abb. 4 · Rettungskette

Rettungsleitstelle

▶ **Betreiber:** Meist eine der großen Rettungsorganisationen (z. B. Feuerwehr, Deutsches Rotes Kreuz).
▶ **Zuständigkeit:** Für einen genau festgelegten Rettungsbezirk.
▶ **Personal:** Meist Rettungsassistenten.
▶ **Entscheidung:** Entsendung der geeigneten Rettungsmittel je nach dem Inhalt der Notfallmeldung.
▶ **Indikation für die Entsendung eines Notarztes:**
  – Offensichtliches Vorliegen einer akuten Vitalbedrohung.
  – Nicht ansprechbarer Patient.
  – Starke Erregungszustände.
  – Schwere Schmerzzustände.

Erste Hilfe

▶ **Moralische und gesetzliche Verpflichtung** für jedermann, im Rahmen seiner Fähigkeiten im Notfall Hilfe zu leisten.
▶ **Häufig entscheidend für das weitere Schicksal des Patienten.** Beispiele:
  – *Atem- und Kreislaufstillstand* → Basismaßnahmen der Wiederbelebung.
  – *Blutungen aus großen Gefäßen* → Kompression der Blutungsquelle.
  – *Bewußtlosigkeit* → Stabile Seitenlagerung.
▶ **Erste ärztliche Hilfe:** Erstmaßnahmen durch Ärzte vor Eintreffen des Rettungsdienstes.

Notärztliche Versorgung

▶ **Zeitlicher und örtlicher Ablauf:**
  – Beginn so schnell wie möglich nach Eintreffen des Notarztes.
  – Beginn der Behandlung meist direkt am Notfallort (auf der Straße, in der Wohnung).
  – Fortsetzung der Behandlung im NAW.
▶ **Entscheidende notärztliche Maßnahmen:**
  – *Rasche Untersuchung der Vitalfunktionen:*
    • Bewußtsein.
    • Atmung.
    • Kreislauf.
  – *Rasche Therapie von Vitalfunktionsstörungen*, wenn erforderlich:
    • Kardiopulmonale Reanimation.
    • Sauerstoffzufuhr.
    • Atemwegssicherung, Intubation, Beatmung.
    • Volumenzufuhr.
    • Medikamentöse Therapie.
  – *Begleitende Therapie,* wenn erforderlich:
    • Analgesie.
    • Sedierung.
  – *Entscheidung für das weitere Vorgehen:*
    • Transport in die Klinik.
    • Wahl des geeigneten Transportmittels (RTW, NAW, RTH).
    • Kein Transport, ggf. Information des Hausarztes.

Rettungsmedizinische Versorgungskonzepte

▶ **Stay and stabilize:**
  - *Ziel:* Weitestmögliche Stabilisierung und Versorgung des Patienten noch am Notfallort.
  - Dann Beginn des Transports ins Krankenhaus.
  - Transport jedoch nicht unnötig verzögern; vor allem bei unstillbaren Blutungen auf jeden Fall raschen Transport anstreben.
  - Wird in den Ländern mit notärztlicher Primärversorgung praktiziert (z.B. Deutschland, Österreich).
▶ **Scoop and run:**
  - *Ziel:* Möglichst rascher und zügiger Transport ins Krankenhaus; möglichst geringe Verweildauer am Notfallort.
  - Vor Ort nur Durchführung unaufschiebbarer Maßnahmen wie:
    • Reanimation.
    • Beatmung bei Atemstillstand.
  - Wird vor allem im angelsächsischen Raum propagiert, wo meist keine Notärzte, sondern Paramedics die Primärversorgung durchführen.

Transport ins Krankenhaus

▶ **Üblicherweise im NAW (mit Arztbegleitung).**
▶ **In leichteren Fällen im RTW** (ohne Arztbegleitung).
▶ **In besonderen Fällen im RTH,** z.B.:
  - Sehr rascher Transport geboten.
  - Transport in entfernte Klinik erforderlich.
  - Erschütterungsarmer Transport notwendig (z.B. Wirbelsäulentrauma).
▶ **In ausgewählten Fällen kein Transport,** z.B.
  - Bagatellerkrankung.
  - Problem vor Ort definitiv gelöst.
  - Weiterbehandlung durch den Hausarzt möglich.
▣ *Beachte:* Es gibt keine Verpflichtung, jeden Patienten in die Klinik mitzunehmen!

Notaufnahme im Krankenhaus

▶ **Übergabe des Notfallpatienten im Krankenhaus:** Erfolgt
  - Im Schockraum.
  - Auf der Intensivstation.
  - Auf einer besonderen Aufnahmestation.
  - Im OP (in besonderen Fällen).
  - In der Klinikambulanz (in leichteren Fällen).
▶ **Übergabe an den diensthabenden Arzt** und das Pflegepersonal.
▶ **Alle wichtigen Informationen weitergeben.**
▶ **Ausgefülltes Notarztprotokoll** (S. 16) überreichen.
▶ Ggf. um Mitteilung über weiteren Verlauf (z.B. Zusendung des Arztbriefes) bitten.

1.8 Dokumentation

Ziel

- Information der weiterbehandelnden Ärzte (Klinik- oder Hausärzte).
- Finanzielle Abrechnung des Einsatzes mit der Krankenkasse.

NOTARZTEINSATZPROTOKOLL Empfehlung der DIVI 98 Version 4.0

AOK | LKK | BKK | IKK | VdAK | AEV | Knappschaft | UV

Name, Vorname des Versicherten
geb. am
Kassen-Nr. | Versicherungs-Nr. | Status
Vertragsarzt-Nr. | VK gültig bis | Datum

Geschlecht ○ m ○ w | Geburtsjahr ○ unbekannt | -monat

Standort | Rettungsmittel | Einsatznummer
Typ: ○ NEF ○ NAW ○ RTH ○ ITH ○ ITW ○ RTW ○ KTW

1. Rettungstechnische Daten
Einsatzdatum: | Alarm:
Einsatzort: | Ankunft
| Abfahrt:
| Übergabe:
Transportziel: | Einsatzbereit:
Rettungs-Ass.: | Ende:
Notarzt: | km (gesamt):
○ Fehlfahrt (Einsatzabbruch/kein Patient)

2. Notfallgeschehen / Anamnese / Erstbefund (Beschwerdebeginn, Unfallzeitpunkt, Vormedikation, Vorbehandlung)

3. Erstbefund Zeitpunkt
3.1. Neurologie unauffällig ○
Glasgow-Coma-Scale
Augen öffnen: spontan 4, auf Aufforderung 3, auf Schmerzreiz 2, kein 1
beste verbale Reaktion: konversationsfähig orientiert 5, desorientiert 4, inadäquate Äußerung (Wortsalat) 3, unverständliche Laute 2, keine 1
beste motor. Reaktion: auf Aufforderung 6, auf Schmerzreiz gezielt 5, normale Beugeabwehr 4, abnorme Abwehr 3, Strecksynergismen 2, keine 1 (Arm / Bein, re / li)
Summe

Bewußtseinslage: narkotisiert/sediert ○, orientiert ○, getrübt ○, bewußtlos ○
Extremitätenbewegung (re / li; Arm / Bein): normal 3, leicht vermindert 2, stark vermindert 1
Pupillenweite (re / li): eng, mittel, weit, entrundet, nicht beurteilbar
Keine Lichtreaktion ○ ○
Meningismus ○

3.2. Meßwerte ○ keine
Temp.
RR / HF | regelmäßig ○ ja ○ nein
BZ | Atemfrequenz | SpO_2 | et CO_2
Schmerz: ○ kein ○ leicht ○ stark ○ entfällt

3.3. EKG ○ kein
○ Sinusrhythmus ○ schmale QRS-Tachykardie
○ absolute Arrhythmie ○ breite QRS-Tachykardie
○ AV-Block II° Typ Wenckebach ○ Kammerflattern/-flimmern
○ AV-Block II° Typ Mobitz ○ elektromechanische Dissoziation
○ AV-Block III° ○ Asystolie
○ ○ Schrittmacherrhythmus
Extrasystolen ○ SVES ○ VES ○ monomorph ○ polymorph

3.4. Atmung ○ nicht untersucht
○ unauffällig ○ Rasselgeräusche ○ Apnoe
○ Dyspnoe ○ Stridor ○ Beatmung/Tubus
○ Zyanose ○ Atemwegverlegung
○ Spastik ○ Schnappatmung ○

4. Erstdiagnose
4.1. Erkrankung ○ keine
ZNS: ○ TIA/Insult/Intracranielle Blutung ○ Krampf ○
Herz-Kreislauf: ○ Angina Pectoris ○ Herzinfarkt ○ Rhythmusstörung ○ Lungenembolie ○ Lungenödem ○ hypertensiver Notfall ○ Orthostase ○
Atmung: ○ Asthma ○ Aspiration ○ Pneumonie/Bronchitis ○ Hyperventilations-Tetanie ○
Abdomen: ○ akutes Abdomen ○ gastrointestinale Blutung ○ Kolik ○
Psychiatrie: ○ Psychose/Depression/Manie ○ Erregungszustand ○ Intoxikation Alkohol/Drogen/Medikamente ○ Entzug Alkohol/Drogen/Medikamente ○ Suizidversuch ○
Stoffwechsel: ○ Hypoglykämie ○
Pädiatrie: ○ Fieberkrampf ○ Pseudokrupp ○ SIDS ○
Gynäkologie / Geburtshilfe: ○ Geburt ○ vaginale Blutung ○
Sonstiges: ○ anaphylakt. Reaktion ○ Unterkühlung ○ Ertrinken ○ sonstige Intoxikation ○

4.2. Verletzungen ○ keine

	keine	leicht	mittel	schwer
Schädel-Hirn	○	○	○	○
Gesicht	○	○	○	○
Thorax	○	○	○	○
Abdomen	○	○	○	○
Wirbelsäule	○	○	○	○
Becken	○	○	○	○
Obere Extremitäten	○	○	○	○
Untere Extremitäten	○	○	○	○
Weichteile	○	○	○	○

○ Verbrennung/Verbrühung ___ Grades ___ % ___ Grades ___ %
○ Inhalationstrauma ○ Elektrounfall ○ andere
Unfallmechanismus: Trauma: stumpf ○ penetrierend ○; Sturz > 3 m Höhe ○; Verkehr: Fußgänger angefahren ○, PKW/LKW-Insasse ○, Zweiradfahrer ○; sonst. ○

Erstdiagnose
ICD 1 | ICD 2 | ICD 3

Informationen über die Auswertung des MIND: Institut für Med. Statistik der Universität Lübeck · Tel. 04 51 / 500 27 88 · Fax 04 51 / 500 29 99

6a/00

Abb. 5 · Notarzteinsatzprotokoll (Empfehlung der DIVI VI/91)

► Gedächtnisstütze für spätere Nachfragen (von Versicherungen o. ä.).
► Dokument für eventuelle spätere Klagen gegen den Notarzt oder die Rettungsassistenten (juristische Absicherung).
► Grundlage für die Qualitätssicherung im Rettungsdienst und spätere Besprechungen des Einsatzes mit dem Ärztlichen Leiter Rettungsdienst.

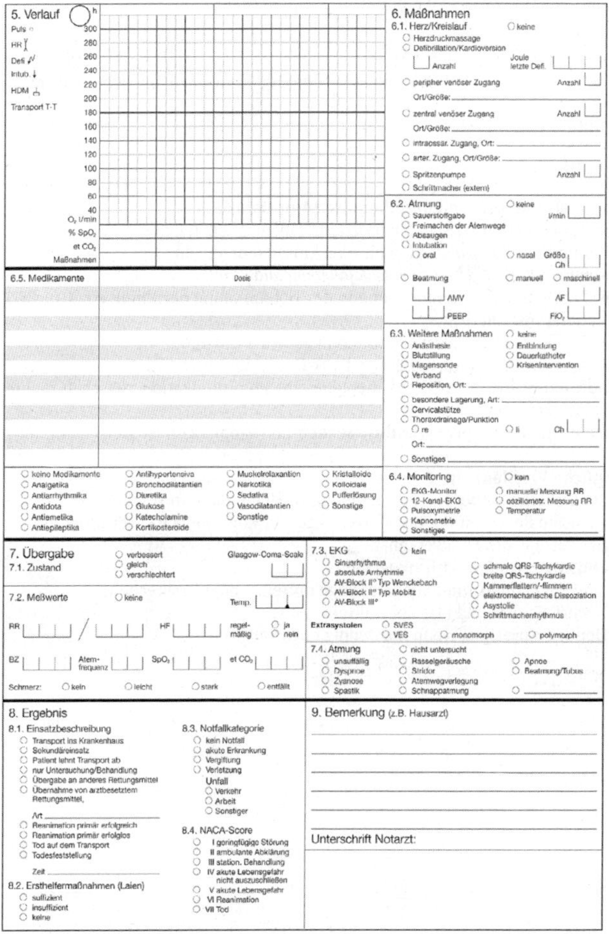

---

5. Verlauf ( ) h

Puls	300
HR	280
Defi	260
Intub.	240
HDM	220
Transport T-T	200
	180
	160
	140
	120
	100
	80
	60
O₂ l/min	40
% SpO₂	
et CO₂	
Maßnahmen	

6.5. Medikamente — Dosis

○ keine Medikamente   ○ Antihypertensiva   ○ Muskelrelaxantion   ○ Kristalloide
○ Analgetica   ○ Bronchodilatantien   ○ Narkotica   ○ Kolloide
○ Antiarrhythmika   ○ Diuretika   ○ Sedativa   ○ Pufferlösung
○ Antidota   ○ Glukose   ○ Vasodilatantien   ○ Sonstige
○ Antiemetika   ○ Katecholamine   ○ Sonstige
○ Antiepileptika   ○ Kortikosteroide

6. Maßnahmen

6.1. Herz/Kreislauf   ○ keine
○ Herzdruckmassage
○ Defibrillation/Kardioversion
 Anzahl |__| Joule letzte Defi |__|__|
○ peripher venöser Zugang   Anzahl |__|
 Ort/Größe: _____
○ zentral venöser Zugang   Anzahl |__|
 Ort/Größe: _____
○ intraossär. Zugang, Ort: _____
○ arter. Zugang, Ort/Größe: _____
○ Spritzenpumpe   Anzahl |__|
○ Schrittmacher (extern)

6.2. Atmung   ○ keine
○ Sauerstoffgabe   l/min
○ Freimachen der Atemwege
○ Absaugen
○ Intubation
 ○ oral   ○ nasal   Größe |__|__| Ch
○ Beatmung   ○ manuell   ○ maschinell
 |__|__| AMV   AF |__|__|
 |__|__| PEEP   FiO₂ |__|__|

6.3. Weitere Maßnahmen   ○ keine
○ Andistnase   ○ Fritillnlung
○ Blutstillung   ○ Dauerluftkuther
○ Magensonde   ○ Krisenintervention
○ Verband
○ Reposition, Ort: _____
○ besondere Lagerung, Art: _____
○ Cervicalstütze
○ Thoraxdrainage/Punktion
 ○ re   ○ li   Ch |__|__|
 Ort: _____
○ Sonstiges _____

6.4. Monitoring   ○ kein
○ EKG-Monitor   ○ manuelle Messung RR
○ 12-Kanal-EKG   ○ oszillometr. Messung RR
○ Pulsoxymetrie   ○ Temperatur
○ Kapnometrie
○ Sonstiges

7. Übergabe   Glasgow-Coma-Scale
7.1. Zustand   ○ verbessert
 ○ gleich |__|__|
 ○ verschlechtert

7.2. Meßwerte   ○ keine   Temp. |__|__|

RR |__|__| / |__|__| HF |__|__| regel-   ○ ja
 mäßig   ○ nein
BZ |__|__| Atem-   SpO₂ |__|__| et CO₂ |__|__|
 frequenz |__|__|
Schmerz: ○ kein   ○ leicht   ○ stark   ○ entfällt

7.3. EKG   ○ kein
○ Sinusrhythmus   ○ schmale QRS-Tachykardie
○ absolute Arrhythmie   ○ breite QRS-Tachykardie
○ AV-Block II° Typ Wenckebach   ○ Kammerflattern/-flimmern
○ AV-Block II° Typ Mobitz   ○ elektromechanische Dissociation
○ AV-Block III°   ○ Asystolie
 ○ Schrittmacherrhythmus
Extrasystolen   ○ SVES   ○ monomorph   ○ polymorph
 ○ VES

7.4. Atmung   ○ nicht untersucht
○ unauffällig   ○ Rasselgeräusche   ○ Apnoe
○ Dyspnoe   ○ Stridor   ○ Beatmung/Tubus
○ Zyanose   ○ Atemwegverlegung
○ Spastik   ○ Schnappatmung   ○ _____

8. Ergebnis
8.1. Einsatzbeschreibung
○ Transport ins Krankenhaus
○ Sekundäreinsatz
○ Patient lehnt Transport ab
○ nur Untersuchung/Behandlung
○ Übergabe an anderes Rettungsmittel
○ Übernahme von arztbesetztem Rettungsmittel,
 Art _____
○ Reanimation primär erfolgreich
○ Reanimation primär erfolglos
○ Tod auf dem Transport
○ Todesfeststellung
 Zeit _____

8.2. Ersthelfermaßnahmen (Laien)
○ suffizient
○ insuffizient
○ keine

8.3. Notfallkategorie
○ kein Notfall
○ akute Erkrankung
○ Vergiftung
○ Verletzung
Unfall
○ Verkehr
○ Arbeit
○ Sonstiger

8.4. NACA-Score
○ I geringfügige Störung
○ II ambulante Abklärung
○ III station. Behandlung
○ IV akute Lebensgefahr nicht auszuschließen
○ V akute Lebensgefahr
○ VI Reanimation
○ VII Tod

9. Bemerkung (z.B. Hausarzt)
_____
_____
_____
_____
_____

Unterschrift Notarzt:
_____

Abb. 5 · Fortsetzung

1.9 *Kommunikation im Rettungsdienst*

Wichtigste Ziele

▶ Kommunikation zwischen Einsatzfahrzeug und Leitstelle.
▶ Kommunikation zwischen mehreren Einsatzfahrzeugen.
▶ Kommunikation zwischen mehreren Einsatzkräften vor Ort.
▶ Kommunikation zwischen Einsatzfahrzeug und Klinik.

Methoden

▶ **Funk im BOS-Bereich:** BOS = Behörden und Organisationen mit Sicherheitsaufgaben.
▶ **Mobiltelefone** (Handys).

BOS-Funk

▶ **Fahrzeug- und Leitstellenfunkgeräte (4-m-Band):**
  – Kommunikation zwischen Einsatzfahrzeug und Leitstelle.
  – Kommunikation zwischen mehreren Einsatzfahrzeugen.
  – *Kommunikation zwischen Einsatzfahrzeug und Klinik:*
    • Problemlos und direkt, wenn in der Notaufnahme der Klinik ein 4-m-BOS-Gerät installiert ist.
    • Ansonsten normalerweise indirekt über die Leitstelle.
    • In Ausnahmefällen durch sog. Funk-Draht-Aufschaltung.
▶ **Handfunkgeräte (2-m-Band):** Geeignet zur Kommunikation zwischen mehreren Einsatzkräften vor Ort.
▶ **Betrieb im Gegensprechmodus:** Senden und Empfangen ist gleichzeitig möglich.
▶ **Mögliche Probleme im Einsatz:**
  – *Funkschatten* (Abb. 6): Kein Empfang möglich, da kein direkter Kontakt zur nächsten Relaisstation; Standortwechsel zur Kommunikation erforderlich.
  – *Überlastung* des Funkverkehrs.
▶ **Grundsätze des Sprechfunkverkehrs:**
  – *Funkdisziplin:* Nur notwendige Dinge mitteilen oder besprechen!
  – Nachricht kurz und klar übermitteln.
  – Deutlich sprechen, wenn notwendig buchstabieren.

Sicherer
Empfang

Unsicherer
Empfang

Kein
Empfang

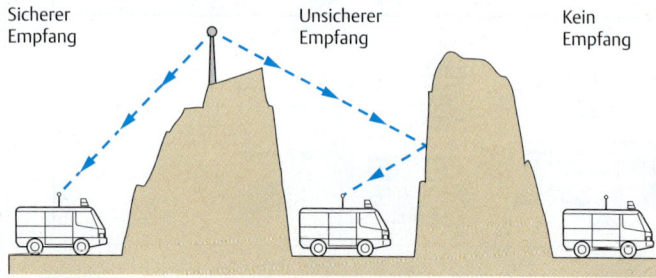

Abb. 6 · Störmöglichkeiten des Funkverkehrs

- *Datenschutz:* Nur die allernotwendigsten persönlichen Daten des/der Patienten durchgeben, wenn überhaupt. Gespräch kann von allen anderen BOS-Funk-Teilnehmern auf diesem Kanal und z.B. von Funkamateuren abgehört werden!

► **Absetzen eines Funkspruchs:**
  - Richtigen Kanal durch Drücken der Kanalnummertasten am Funkgerät wählen, wenn noch nicht geschehen. Lautstärke adäquat regulieren.
  - Sender durch Drücken der Sprechtaste aktivieren. Sprechtaste zum Senden gedrückt halten, zum Empfangen (Hören) loslassen.
  - Zunächst Funkrufnamen und Lokalisation des Ansprechpartners (Tab. 1) nennen, dann eigenen Rufnamen; z.B. „Florian Saarbrücken von 71/32, kommen" (= Feuerwehrleitstelle Saarbrücken wird von Fahrzeug Nr. 32 der Wache 7/1 gerufen).
  - Antwort von Ansprechpartner abwarten; z.B. „Hier Florian Saarbrücken, kommen".
  - Jetzt eigene Nachricht sprechen:
    • Ende einer Nachricht stets mit „Kommen" signalisieren.
    • Ende des Gesprächs mit „Ende" bzw. „Verstanden, Ende" signalisieren.
  - Hörer sorgfältig auflegen, damit Sprechtaste nicht aus Versehen gedrückt bleibt! Dies stört den gesamten Kanal.

► **Regelmäßige Funkkontakte mit der Leitstelle** müssen zu folgenden Gelegenheiten hergestellt werden:
  - *Nach Alarmierung* über Meldempfänger bzw. *bei Verlassen des Standortes (Beginn des Einsatzes):* Abmeldung.
    • Bestätigung des Alarmeingangs.
    • Entgegennahme des Auftrags.
    • Bestätigung des Auftrags.
  - *Ankunft Einsatzstelle:*
    • Wenn notwendig (z.B. Großunfall, Hausbrand), möglichst bald Lagemeldung.
    • Ggf. Nachfordern weiterer Rettungsmittel oder des Leitenden Notarztes (S. 10).
  - *Abfahrt Einsatzstelle:*
    • Knappe Informationen zum Einsatz (z.B. „Patient mit Schädelhirntrauma und Oberschenkelfraktur, intubiert und beatmet").
    • Transportziel angeben (z.B. „Universitätsklinik, chirurgische Notaufnahme").

Tabelle 1 · Ausgewählte Funkrufnamen von Behörden und Organisationen mit Sicherheitsaufgaben (BOS)

Organisation	Abkürzung	4-m-Band	2-m-Band
Feuerwehr	FW	Florian	Florentine
Rotes Kreuz	DRK	Rotkreuz	Äskulap
Arbeiter Samariter Bund	ASB	Sama	Samuel
Malteser Hilfsdienst	MHD	Johannes	Malta
Johanniter Unfallhilfe	JUH	Akkon	Jonas
Katastrophenschutz	KatS	Kater	Katherina
Polizei	POL	*unterschiedlich* (z.B. Gerd, Horst)	*unterschiedlich*

- Notwendige Informationen für die aufnehmende Klinik (z.B. „Benötige Anästhesisten, Chirurgen, Neurochirurgen").
- Bei Notfällen ohne Vitalbedrohung evtl. Zusatzinformation wie: „Notarzt abkömmlich".
  - *Ankunft Transportziel* (i.d.R. Klinik).
  - *Ende des Einsatzes* (i.d.R. nach Übergabe des Patienten an die Klinik): Freimeldung. Entgegennahme weiterer Einsatzaufträge möglich.
  - *Wiedereintreffen am Standort:* Zurückmeldung.
- ▶ **Spezielle Funkmeldesysteme (z.B. Telepol):**
  - *Ziel:* Möglichst ökonomische Auslastung des Funkverkehrskreises.
  - *Prinzip:* Verschlüsselung von Routinemeldungen.
  - *Vorgehen:* Drücken einer jeweils speziellen Statustaste; Sprechwunsch kann durch Statusanzeige der Leitstelle angezeigt werden. Beispiel (Auswahl):
    - Status 1: Frei (Einsatzbereit).
    - Status 2: Quittierung (Verstanden).
    - Status 3: Auftragsbestätigung.
    - Status 4: Einsatzstelle erreicht; außerhalb.
    - Status 5: Sprechwunsch zur Leitstelle.
  - *Code-Anzeige auf LCD-Display* für Mitteilungen der Leitstelle möglich, z.B.:
    - C: Verstanden.
    - L: Notarzt kommt.
    - J: Einsatz Ende; Einsatz abbrechen.

Mobiltelefon (Handy)

- ▶ **Betrieb meist im D1-, D2- oder E-Netz:**
  - Geeignet zur Kommunikation zwischen Einsatzfahrzeug bzw. Notarzt und Klinik.
  - Geeignet zur Einholung weiterer Informationen (z.B. Vergiftungszentrale o.ä.).
- ▶ **Mögliche Probleme im Einsatz:**
  - *Funkschatten* (Abb.6): Kein Empfang möglich, da kein direkter Kontakt zur nächsten Relaisstaion; Standortwechsel zur Kommunikation erforderlich.
  - *Überlastung des Netzes.*
- ▶ **Zunehmende Verbreitung im Rettungsdienst** zusätzlich zu BOS-Funk:
  - Relativ problemlose Kommunikation mit der aufnehmenden Klinik, evtl. mit speziellen Stationen.
  - Kein Informations- und Zeitverlust durch Zwischenschaltung der Leitstelle, Pförtner u.ä.
  - Kommunikation auch noch bei Überlastung des BOS-Funkverkehrs möglich. Wichtig v.a. bei Großschadensereignissen!

1.10 Rechtsmedizinische Aspekte

Arzt-Patient-Vertrag

- ▶ Mit dem Beginn der Behandlung eines Notfallpatienten geht der Notarzt mit diesem stillschweigend einen Dienstvertrag ein, der folgendes beinhaltet:
  - Gewissenhafte Untersuchung.
  - Sorgfältige Behandlung nach vorheriger Aufklärung über deren Risiken.
  - Anfertigung adäquater ärztlicher Aufzeichnungen (z.B. Einsatzprotokoll).
  - Ggf. Ausstellung von Zeugnissen und Attesten (im Rettungsdienst jedoch unüblich).

Geschäftsführung ohne Auftrag

► **Voraussetzungen:**
- Unaufschiebbare Behandlungsnotwendigkeit.
- Einwilligung nicht möglich, z. B.:
  - aufgrund von Bewußtseinstrübung oder Bewußtlosigkeit.
  - bei Verwirrtheitszuständen oder Geisteskrankheit.
  - bei Minderjährigen ohne Anwesenheit der Eltern bzw. des Vormunds.
► **Bei Erfüllung dieser Voraussetzungen:**
- gilt die grundsätzliche Annahme: Ärztliche Hilfe entspricht dem Willen des Patienten.
- bedarf es keiner Einwilligung zum ärztlichen Eingriff.
- muß die Behandlung auch dann erfolgen, wenn vorher vom Patienten ärztliche Behandlung abgelehnt oder der Wille zum Sterben geäußert wurde (z. B. Abschiedsbrief bei Suizidversuch).
► **Gesetzliche Grundlage:** §§ 677 – 681 BGB.

Aufklärung und Einwilligung

► **Aufklärungspflicht auch im Rettungsdienst:** Bewußtseinsklare, einwilligungsfähige Patienten müssen grundsätzlich *immer* über alle geplanten Maßnahmen und Eingriffe (s. u.) angemessen aufgeklärt werden und ihr Einverständnis geben.
► **Ausnahmen:** Eine Aufklärung braucht nicht zu erfolgen bei nicht einwilligungsfähigen Patienten (Geschäftsführung ohne Auftrag, s. o.).
► **Ausführlichkeit der Aufklärung:** Sie kann um so knapper erfolgen,
- je dringlicher der Eingriff.
- je geringer das Risiko.
► **Modus der Aufklärung:** Im Rettungsdienst in der Regel mündlich, am besten in Anwesenheit von Zeugen (z. B. Rettungspersonal).
► **Einwilligung:**
- Für jeden ärztlichen Eingriff, auch im Rettungsdienst, grundsätzlich erforderlich.
- Nur ein ausreichend aufgeklärter Patient kann rechtswirksam einwilligen.
► **Ablehnung der Behandlung/des Transports:**
- Wenn bewußtseinsklare Patienten ohne erkennbare Einschränkung der Einsichts- und Einwilligungsfähigkeit eine nach ärztlicher Ansicht gebotene Behandlung ablehnen, so ist dies immer, also auch im Rettungsdienst zu respektieren.
- Je bedrohlicher die Erkrankung des Patienten ist, desto stärker muß der Arzt dem Patienten die Folgen seiner Behandlungs-/Transportverweigerung vor Augen führen!
- Eine Ablehnung der Behandlung und/oder des Transports in die Klinik ist entsprechend (am besten zeugenschaftlich) zu dokumentieren.
- Wenn möglich, Patienten einen entsprechenden im NAW vorgehaltenen Vordruck unterschreiben lassen, z. B. mit dem Wortlaut: „Ich lehne den medizinisch notwendigen Transport in die Klinik und eine weitergehende ärztliche Behandlung gegen ausdrücklichen Rat des Notarztes/der Notärztin ab. Ich bin auf die möglichen, u. U. lebensbedrohlichen Folgen meiner Entscheidung hingewiesen worden. [Unterschrift Patient]".
► **◪ Beachte:**
- Ohne Einwilligung ist jeder Eingriff eine Körperverletzung im Sinne der §§ 223 ff StG und § 823 BGB.
- Auch rettungsdienstliche ärztliche Hilfe gebietet Beachtung aller Kriterien der Sorgfaltspflicht.

Vorläufige Unterbringung (Zwangseinweisung)

▶ **Definition:** Zwangsweise Unterbringung in der geschlossenen Abteilung eines psychiatrischen Krankenhauses.
▶ **Indikation:** Vorliegen olgender Symptome/Situationen, die anderweitig nicht adäquat therapiert bzw. bewältigt werden können:
  – Akute Erregungs- und Verwirrtheitszustände (Agitiertheit, Delir).
  – Drohende Selbstgefährdung, z. B. bei geplantem Suizidversuch oder manifester Drogen- oder Alkoholabhängigkeit.
  – Drohende Fremdgefährdung.
▶ **Vorgehen**, wenn Patient von der Notwendigkeit der Einweisung in die Klinik nicht überzeugt werden kann:
  – Polizei verständigen.
  – Diese nimmt auf der Grundlage der Empfehlungen des Notarztes (jedoch grundsätzlich nach eigenem Ermessen) die Unterbringung in der psychiatrischen Klinik auch gegen den Willen des Patienten vor.
  – Gewaltanwendung gegenüber dem Patienten nur durch Polizei! (Ausnahmen: In Notwehrsituationen oder akuter Lebensgefahr für den Patienten).
▶ **Richterlicher Beschluß zur Einweisung** muß spätestens am Tag nach der vorübergehenden Unterbringung vom für die stationäre Behandlung verantwortlichen Arzt eingeholt werden.
▶ **Einzelheiten** regeln die im Detail unterschiedlichen Unterbringungsgesetze der einzelnen Bundesländer.

Leichenschau

▶ **Rechtliche Grundlage:** In Deutschland ist die Leichenschau grundsätzlich ärztliche Aufgabe, jedoch nicht unbedingt Aufgabe des Notarztes.
▶ **Mögliche Situationen**, in denen der Notarzt mit der Notwendigkeit einer Todesfeststellung bzw. Leichenschau konfrontiert wird:
  – Patient bei Eintreffen des Notarztes bereits tot. Der Notarzt ergreift keine therapeutischen Maßnahmen.
  – Erfolglose Reanimation bei leblos aufgefundenen Patienten.
  – Tod des Patienten während des Einsatzes.
▶ **In einzelnen Bundesländern abweichende Regelungen** zu den Aufgaben des Notarztes bei der Leichenschau.
▶ **Todesbescheinigungen:**
  – Sind von dem Arzt auszufüllen, der die Leichenschau durchgeführt hat.
  – Sind im NAW, auf der Rettungswache oder im Standortkrankenhaus vorzuhalten.
  – Weichen im Detail bundeslandabhängig voneinander ab; es gibt (zur Zeit) keine bundeseinheitlichen Totenscheine.
▶ **Maßnahmen** des (Not)arztes bei der Leichenschau und ggf. Vermerkung auf den Leichenschauscheinen:
  – Feststellung des Todes.
  – Feststellung des Todeszeitpunkts.
  – Feststellung der Todesursache.
  – Feststellung der Todesart.

Feststellung des Todes

▶ **Grundsätzliches:**
  – Der Tod wird grundsätzlich festgestellt bei irreversiblem Aussetzen von Kreislauf, Atmung und Hirnfunktion.
  – Der isolierte Hirntod kann präklinisch nicht festgestellt werden, sondern nur auf der Intensivstation einer Klinik.

▶ **Unsichere Todeszeichen:**
  – *Zeichen des „klinischen Todes":*
    • Atemstillstand: Keine sichtbare Atemtätigkeit.
    • Kreislaufstillstand: Pulslosigkeit.
    • Herzstillstand: Fehlen von Herztönen.
    • Reflexlosigkeit.
    • Totenblässe der Haut.

◨ *Beachte:* Unsichere Todeszeichen reichen allein nicht aus, um den Tod festzustellen!

▶ **Sichere Todeszeichen:**
  – *Totenflecken:* Frühes Todeszeichen.
    • Auftreten 30 – 60 Minuten nach Eintritt des Todes an den körperabhängigen Partien.
    • Wegdrückbarkeit bis zu 12 – 36 Stunden nach Eintritt des Todes (länger bei Kälte, kürzer bei Wärme).
  – *Totenstarre:* Frühes Todeszeichen.
    • Auftreten 1 – 2 Stunden nach Todeseintritt, meist am Kiefergelenk beginnend.
    • Volle Ausprägung nach etwa 6 – 12 Stunden (Variationsbereich: 2 – 20 Stunden!).
    • Rückbildung 36 – 48(– 96) Stunden nach Eintritt des Todes (verzögert bei Kälte, beschleunigt bei Wärme).
  – *Leichenfäulnis:* Spätes Todeszeichen.
    • Eintritt je nach äußeren Umständen (Wärme, Feuchtigkeit) Stunden bis Tage nach Eintritt des Todes.
    • Evtl. gänzliches Ausbleiben der nassen Leichenfäulnis (Mumifizierung).
  – Mit dem Leben unvereinbare Verletzungen, z. B.:
    • Dekapitation.
    • Zertrümmerung von Schädel und Gehirn.
    • Zerstückelung.
    • Einäscherung.

▶ **Formelle Todesfeststellung:**
  – Aufgrund klinischer Untersuchung nur bei Vorliegen eines sicheren Todeszeichens!
  – Niemals nur aufgrund von Zeichen des klinischen Todes! Gegebenenfalls Zusatzuntersuchungen, z. B. EKG, vornehmen oder Eintreten früher sicherer Todeszeichen abwarten.

▶ **Praktisches Vorgehen bei noch nicht ausgeprägten sicheren Todeszeichen:** Kann der Notarzt bei gerade verstorbenen Patienten nicht warten, bis sichere Todeszeichen auftreten, so gibt es folgende Möglichkeiten:
  – Ein anderer Arzt (z. B. der Hausarzt) stellt später den Tod fest und füllt den Totenschein aus.
  – Der Notarzt stellt den Tod bei sicherem Vorliegen aller klinischen Todeszeichen und sicher über 5 – 10 Minuten abgeleitetem Nullinien-EKG fest.

▶ **Cave Scheintod!** Besondere Vorsicht mit der Todesfeststellung ist geboten bei:
  – Neugeborenen.
  – Unterkühlten Patienten.
  – Exsikkierten Patienten.
  – Intoxikierten Patienten; vor allem Barbituratintoxikationen.
  – Patienten mit Herzschrittmachern.

◨ *Beachte:*
  – Niemals darf der Tod vorschnell festgestellt werden! Im Zweifelsfall muß das Eintreten sicherer Todeszeichen abgewartet werden.
  – Bei Zeichen des klinischen Todes (unsichere Todeszeichen) muß unverzüglich die Indikation zur kardiopulmonalen Reanimation geprüft werden!

Feststellung des Todeszeitpunkts

▶ **Beobachteter Tod** unter laufender EKG-Ableitung: Todeszeitpunkt = Beginn der Asystolie.

▶ **Tod unter Reanimation:**
  – Zwischenzeitliche Erzielung von elektrischen und mechanischen spontanen Herzaktionen (tastbarer Puls): Todeszeitpunkt = Beginn der definitiven Asystolie.
  – Keine Erzielung elektrischer und mechanischer spontaner Herzaktionen: Todeszeitpunkt liegt vor dem Beginn der Reanimation.

▶ **Keine Beobachtung des Todeseintritts:** Exakte Feststellung des Todeszeitpunkts grundsätzlich schwierig, insbesondere für den Notarzt. Hinweise ergeben sich u. a. aus:
  – *Befragung* von Angehörigen oder Augenzeugen.
  – *Konstellation* der Todeszeichen.
  – *Körpertemperatur*, sofern tief rektal (8 – 10 cm ab ano) gemessen: Temperaturabfall zunächst um etwa 1 °C/h, nach der 4. Stunde um ca. 0,5 °C/h (verzögerte Abkühlung in warmer Umgebung, beschleunigter Temperaturabfall in kalter Umgebung).
  – *Pupillenreaktion*: Einträufeln pupillenverengender (β-Blocker, Pilocarpin) oder pupillenerweiternder Augentropfen (Atropin, Adrenalin) führt bis ca. 4 – 5 Stunden (mit Pilocarpin sogar noch bis zu 21 Stunden!) nach Todeseintritt zu einer entsprechenden Pupillenreaktion (sog. supravitale Reaktion).
  – *Mechanischer Muskelerregbarkeit*: Auslösung eines muskulären Wulstes nach kräftigem Beklopfen der Muskulatur bis zu ca. 6 Stunden nach Todeseintritt (supravitale Reaktion). Vorgehensbeispiel: Schlag mit einem stumpfen Messerrücken auf die Oberschenkelstreckmuskulatur.

◨ *Beachte:* Im Zweifel Rechtsmediziner zu Rate ziehen!

Feststellung der Todesursache

▶ **Grundsätzliches Problem:**
  – Der Notarzt kennt den Patienten und seine genaue Vorgeschichte meist nicht.
  – Selbst bei Tod eines Patienten mit bekanntem, schwerem chronischen Leiden (z. B. Herzinsuffizienz NYHA III und IV) kann ein Tötungsdelikt (z. B. Vergiftung) durch klinische Untersuchung allein nie sicher ausgeschlossen werden.
  – Die genaue Todesursache bleibt daher ohne Obduktion meist mehr oder weniger spekulativ; die Rate an Fehldiagnosen (gemessen an den späteren Obduktionsergebnissen) liegt bei über 60 %, selbst bei Versterben in einer Universitätsklinik noch bei 50 %!

– Der Notarzt kann eine Obduktion nicht anordnen; er kann jedoch durch Bescheinigung einer nicht aufgeklärten Todesursache eine polizeiliche Ermittlung initiieren (s. u.).
– Dennoch wird vom Notarzt (bzw. dem die Leichenschau durchführenden Arzt) zur Zeit noch in den meisten Bundesländern verlangt, bei Bescheinigung eines natürlichen Todes die Todesursache auf dem Totenschein zu vermerken.

▶ **Feststellung der Todesursache stützt sich auf:**
– Körperliche Untersuchung bzw. Leichenschau.
– Angaben des Hausarztes.
– Umstände des Todes.
– Indirekte Schlußfolgerungen aus eingenommenen Medikamenten.
– Angaben der Angehörigen bzw. Schilderungen der Symptome vor Todeseintritt durch Augenzeugen (*Cave:* Möglichkeit der bewußten Falschaussage zwecks Verdeckung einer Straftat!).

▶ **Untersuchung des Patienten zur Todesursachen- und Todesartfeststellung:**
– Patienten unbedingt vollständig entkleiden und dann von oben bis unten und von vorne und hinten inspizieren!
– Besonders achten auf:
  • Einstichstellen (alle Pflaster und Verbände entfernen!).
  • Strangulationsmarken am Hals.
  • Kratzspuren an Hals und Gesicht.
  • Abwehrverletzungen an Händen (Handflächen) und Fingern.
  • Strommarken.
  • Punktförmige Bindehautblutungen bei gewaltsamen Erstickungsarten.

Feststellung der Todesart

▶ **Entscheidung zwischen folgenden möglichen Todesarten**, basierend auf dem Ergebnis der Leichenschau (in einzelnen Bundesländern wird abweichend verfahren):
– *Natürlicher Tod:* Jeder Tod, der auf eine natürliche Erkrankung zurückzuführen ist.
– *Nicht-natürlicher Tod:* Jeder Tod, der auf eine äußere (Gewalt)einwirkung zurückzuführen ist.
  • Beispiele: Tod durch Unfall, Vergiftung, Suizid, Mord.
  • Der Zeitraum zwischen Gewalteinwirkung und Tod ist dabei unerheblich; er kann Sekunden bis Jahre betragen.
– *Nicht aufgeklärter Tod:* Es bestehen begründete Zweifel an einer natürlichen Todesursache, jedoch kann nicht mit hinreichender Sicherheit entschieden werden, ob ein nicht-natürlicher oder natürlicher Tod vorliegt.
– Ggf. als weitere Rubrik: *Natürlicher Tod nach Unglücksfall:* Tod in zeitlichem Zusammenhang mit einem Unglücksfall, jedoch aufgrund einer natürlichen Todesursache und ohne kausalen Bezug zum vorausgegangenen Unfall.

▶ **Information der Kriminalpolizei oder Staatsanwaltschaft:** z.B. telefonisch über 110:
– Bei jedem nicht-natürlichen Tod.
– Bei jedem nicht-aufgeklärten Tod.
– Bei jeder unidentifizierten Leiche.

▶ **Entscheidung des Staatsanwaltes** über rechtsmedizinische Untersuchung und Obduktion.

▣ *Beachte:* Niemals darf sich der Notarzt von Angehörigen des Toten (die in der Hinzuziehung der Polizei oft eine ungehörige Zumutung sehen) oder von Angehörigen der Ermittlungsbehörden (die vermeintlich unnötige Arbeit befürchten) gegen seine ärztliche Überzeugung zur Bescheinigung einer „natürlichen Todesursache" überreden lassen!

1.11 Scoringsysteme in der Notfallmedizin

Zweck

▶ Dokumentation der Erkrankungs- und Einsatzschwere.
▶ Erleichterung des Vergleichs verschiedener Therapieverfahren.
▶ Ermöglichung des Vergleichs verschiedener Rettungsstützpunkte.
▶ Qualitätssicherung.

Gebräuchliche Scoringsysteme

▶ **NACA-Score:** (Modifzier) Score nach den Empfehlungen des „National Advisory Committee for Aeronautics" zur Verschlüsselung der Einsatzschwere (Tab. 2).

Tabelle 2 · NACA-Score

Punkte	Nicht-traumatologische Notfälle	Traumatologische Notfälle	Eintrag im Protokoll
0	keine Erkrankung	keine Verletzung	Fehleinsatz
1	geringe Funktionsstörung	geringfügige Verletzung	geringfügige Störung
2	mäßig schwere Funktionsstörung	mäßig schwere Verletzung	ambulante Abklärung
3	schwere, aber nicht bedrohliche Störung	schwere, aber nicht bedrohliche Verletzung	stationäre Behandlung
4	schwere, aber nicht lebensbedrohliche Störung der Vitalfunktionen	schwere, aber nicht lebensbedrohliche Verletzung mehrerer Körperregionen (Polytrauma Grad I)	akute Lebensgefahr nicht auszuschließen
5	schwere, lebensbedrohliche Störung der Vitalfunktionen	schwere, lebensbedrohliche Verletzung einer Körperregion oder Polytrauma Grad II	akute Lebensgefahr
6	schwere, akut lebensbedrohliche Störung der Vitalfunktionen	schwere, lebensbedrohliche Verletzung mehrerer Körperregionen (Polytrauma Grad III)	Reanimation

▶ **Glasgow-Coma-Scale (GCS):** Score zur Erfassung der Schwere einer Bewußtseinsstörung und Komatiefe (Tab. 3). Ursprünglich entwickelt für traumatologische Notfälle, heute eingesetzt für alle Notfälle:
  - Punktvergabe für die 3 Kategorien Augenöffnen, verbale Reaktion und motorische Reaktion.
  - Addition der erhaltenen Punktwerte.

Tabelle 3 · Glasgow-Coma-Scale (GCS)

Kategorie	Parameter	Punkte
Augenöffnen	spontan	4
	auf Aufforderung	3
	auf Schmerzreiz	2
	nicht	1
Verbale Reaktion	orientiert	5
	verwirrt	4
	inadäquat	3
	unverständlich	2
	keine	1
Motorische Reaktion	gezielt auf Aufforderung	6
	gezielt auf Schmerzreiz	5
	ungezielt auf Schmerzreiz	4
	Beugemechanismen	3
	Streckmechanismen	2
	keine	1
Summe	mindestens 3 bis maximal 15 Punkte	

▶ **Revised Trauma Score (RTS):** Erfassung der Schwere der Vitalfunktionsstörung nach Trauma (Tab. 4):
  – Punktevergabe für die 3 Kategorien Atmung (Atemfrequenz), Blutdruck (systolischer Blutdruck) und Bewußtsein (anhand des GCS).
  – Multiplikation der jeweiligen Punktwerte mit einem spezifischen Korrekturfaktor.
  – Addition der erhaltenen Werte.
▶ **APGAR-Score:** Asphyxie-Index zur Erfassung der Vitalität des Neugeborenen (Tab. 16, S. 419).

Tabelle 4 · Revised Trauma Score (RTS)

Parameter	Ausgangswerte	Punkte	Koeffizient
Atemfrequenz (1/min)	10 – 29	4	
	> 29	3	
	6 – 9	3	0,2908
	1 – 5	1	
	0	0	
Systolischer Blutdruck (mmHg)	> 89	4	
	76 – 89	3	
	50 – 75	2	0,7325
	1 – 49	1	
	0	0	
Glasgow Coma Scale	13 – 15	4	
	9 – 12	3	
	6 – 8	2	0,9368
	4 – 5	1	
	3	0	

2 Untersuchung und Monitoring

2.1 Notfallmedizinische Diagnostik: Übersicht

Ziele

- **Oberstes Ziel:** Rasches Erkennen lebensbedrohlicher Situationen, Überprüfung der Vitalfunktionen:
  - Kreislauf.
  - Atmung.
  - Bewußtsein.
- **Weitere Ziele:**
  - Erkennung von Symptomen/Verletzungen:
    - Frakturen.
    - Blutungen nach innen oder außen.
    - Anzeichen für Vergiftungen.
    - Schmerzen.
    - Neurologische Ausfallserscheinungen.
    - Ausgeprägte psychische/psychiatrische Auffälligkeiten.
    - Spezielle krankheits-oder unfallspezifische Aspekte.
  - *Erfolgskontrolle* unter der jeweiligen notfallmedizinischen Therapie.

Methoden

- **Anamnese:**
  - Eigenanamnese (sofern der Patient ansprechbar und orientiert ist).
  - Fremdanamnese durch Angehörige.
  - Schilderung des Notfallhergangs durch Umstehende.
- **Körperliche Untersuchung:**
  - Inspektion (S. 32).
  - Auskultation (S. 34).
  - Palpation (S. 33).
  - Neurologische Untersuchung (S. 35).
  - Beurteilung von Atemfrequenz und Atemmuster (S. 36).
  - Untersuchung der kapillären Reperfusion (S. 45).
  - Sonstiges:
    - Perkussion.
    - Geruch.
- **Apparative Untersuchung:**
  - Elektrokardiographie (EKG, S. 40).
  - Blutdruckmessung (S. 37).
  - Pulsoxymetrie (S. 49).
  - Kapnometrie (S. 45).
  - Sonstiges: Temperaturmessung.
- **Laborchemische Untersuchung:** Blutzuckerbestimmung
- **Monitoring:** Kontinuierliche oder in engen zeitlichen Abständen wiederholte Überwachung eines Patienten mittels technischer Geräte. Monitoring ist somit eine Sonderform der Diagnostik. Übliche rettungsmedizinische Monitoringverfahren:
  - Elektrokardiographie.
  - Automatische Blutdruckmessung.
  - Pulsoxymetrie.
  - Kapnometrie.

Besonderheiten

► **Situationsangepasstes Vorgehen:** Die notfallmedizinische Untersuchung hat stets den spezifischen Umständen Rechnung zu tragen. Eine zu starre Vorgehensweise ist unangemessen. *Beispiel*: Ein Arbeiter, der mit der Hand in einer Maschine eingeklemmt ist, ist anders zu untersuchen, als ein dyspnoeischer, zyanotischer Patient.

► **Parallelität von Diagnostik und Therapie:** Therapeutische Maßnahmen müssen oft bereits parallel zur Untersuchung und Diagnostik ergriffen werden. *Beispiel*: Ein Patient mit starken Schmerzen aufgrund einer Beinfraktur sollte bereits ein Analgetikum erhalten, noch bevor oder während ihm z. B. EKG-Elektroden angelegt werden.

2.2 Anamnese und Notfallsituation

Anamnese

► **Ziele:** Das Gespräch mit dem Patienten, sofern dieser noch ansprechbar ist, dient der:
  – *Anamneseerhebung:*Anamnestische Angaben des Patienten oder seiner Angehörigen sind vor allem bei nicht-traumatologischen Notfällen oft richtungweisend für zugrundeliegende Störungen. In jedem Fall müssen vom Notarzt gezielte Fragen gestellt werden hinsichtlich:
    • Früheren Notfällen ähnlicher Art.
    • Vorbestehenden Erkrankungen.
    • Medikamenteneinnahme.
  – *Untersuchung* des Bewußtseins bzw. der neurologisch-psychiatrischen Diagnostik (S. 35).
  – Feststellung der Schmerzintensität und -lokalisation (S. 35).
  – *Beruhigung* des Patienten (beruhigendes Zureden).

▣ *Beachte:* Manchmal können anamnestische Angaben in die Irre führen! *Beispiel:* Ein Patient mit mehreren Schlaganfällen in der Anamnese wird bewußtlos aufgefunden; die Bewußtlosigkeit wird einem erneuten Apoplex zugeschrieben, ist jedoch in Wirklichkeit Folge einer akuten Hypoglykämie.

Notfallsituation

► **Traumatologische Notfälle:** Hier gibt die Unfallsituation und die Schilderung des Unfallhergangs durch den Patienten selbst oder Augenzeugen wertvolle Hinweise auf mögliche Verletzungen.

▣ *Achtung:* Schwere Unfälle (Sturz aus größerer Höhe, Autounfall mit höherer Geschwindigkeit) müssen auch dann zu großer Aufmerksamkeit, besonders sorgfältiger Untersuchung und längerer Überwachung der Patienten führen, wenn zunächst keine gravierenden Symptome zu erkennen sind!

► **Nicht-traumatologische Notfälle:** Hier ist zu achten auf:
  – Herumliegende Medikamentenschachteln, Spritzen o. ä.
  – Umherstehende Alkoholikabehältnisse.

▣ *Beachte:* Manchmal können die Umstände der Notfallsituation in die Irre führen! *Beispiel:* Im traumatologischen Bereich können scheinbar offensichtliche Unfallursachen lebensbedrohliche internistische/neurologische Erkrankungen verdecken.

► **Verständigungsprobleme** ergeben sich naturgemäß oft bei ausländischen Patienten, die kaum oder kein Deutsch sprechen. Eine kleine Hilfe bieten hier die *Sprachtabellen* im Anhang.

2.3 Körperliche Untersuchung

Grundlagen

► **Entscheidend ist das adäquate und gezielte Einsetzen der Sinne:**
  – *Sehen*: Inspektion.
  – *Hören*: Auskultation und Perkussion.
  – *Fühlen*: Palpation.
  – *Riechen*.
► **Entkleidung**: Zur Untersuchung und Versorgung des Patienten ist eine teilweise Entkleidung erforderlich. Meist müssen zumindest folgende Körperregionen freigemacht werden:
  – *Thorax:* Auskultation der Lunge, Aufkleben der EKG-Elektroden.
  – *Arm:* Blutdruckmessung, Anlegen einer Infusion.
► **Hilfsmittel** (Abb. 7):
  – *Stethoskop:* Auskultation.
  – *Einmal-Handschuhe:* Palpation und körperliche Untersuchung.
    • Die Verwendung ist aus hygienischen Gründen zur Vermeidung einer Infektionsübertragung durch Körpersekrete und Blut notwendig.
    • Bereits im RTW/NAW/RTH bei der Anfahrt zum Notfallort sollten von Arzt und Rettungspersonal Einmal-Handschuhe angezogen werden.
  – *Kleiderschere:* Können die Kleidungsstücke nicht auf normalem Wege ausgezogen werden, muß die Kleidung mit einer speziellen Kleiderschere aufgetrennt werden (unter Wahrung der Verhältnismäßigkeit der Mittel!). Beispiele: Frakturen, Wirbelsäulentrauma, CPR.

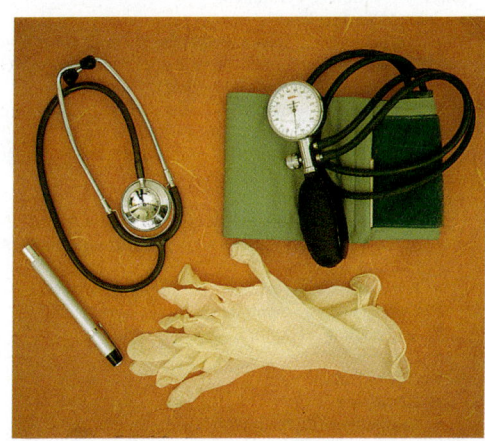

Abb. 7 · Basisinstrumentarium des Notarztes: Einmal-Handschuhe, Stethoskop, Blutdruckmeßgerät, Pupillenleuchte.

– *Lichtquelle:* Als Lichtquelle dient eine kleine Taschenlampe bzw. spezielle Pupillenleuchte oder hilfsweise auch die Beleuchtung des Laryngoskopspatels.
► **Einsatz der Untersuchungsverfahren:** Methoden und Maßnahmen müssen grundsätzlich der Notfallsituation angepaßt sein und durch apparative Diagnoseverfahren wie EKG, Blutdruckmessung, Pulsoxymetrie ergänzt werden.

Inspektion

► **Allgemeine Inspektion:** Die Inspektion des Patienten ergibt wichtige Anhaltspunkte für die Gesamteinschätzung der Erkrankung und der Krankheitsschwere. Folgende Aspekte müssen vor allem beurteilt werden (in Klammern mögliche Verdachtsdiagnosen):
  – *Blutung nach außen?* (Hämorrhagischer Schock).
  – *Farbe und Zustand der Haut:*
    • Zyanose? (Hypoxie).
    • Blässe? (Anämie, Hämorrhagie, Schock).
    • Kaltschweißigkeit? (Schock).
  – *Thoraxbewegung:*
    • Atmung vorhanden oder nicht wahrnehmbar? (Atemstillstand).
    • Atemexkursionen seitengleich oder seitendifferent? (Pneumothorax).
    • Atemfrequenz erhöht oder erniedrigt? (Respiratorische Insuffizienz).
  – *Körperhaltung:*
    • Liegende oder sitzende Haltung? (Orthopnoe, Lungenödem).
    • Einsatz der Atemhilfsmuskulatur? (Lungenödem, Asthma bronchiale, COPD).
  – *Motorik:*
    • Agitiertheit? (Akuter Erregungszustand).
    • Krämpfe? (Epilepsie, Eklampsie).
    • Minderbewegung einer Körperregion? (Schlaganfall).
  – *Ausscheidungen:*
    • Einnässen? (Epilepsie, Koma).
    • Erbrochenes? (Intoxikationen, Bewußtlosigkeit).
► **Spezielle Inspektion:** Daneben sind je nach Notfall spezielle Körperregionen durch Inspektion zu beurteilen:
  – *Zustand der Pupillen:*
    • Eng oder weit? (Stecknadelkopfenge Pupillen bei Opioidintoxikation, weite Pupillen bei zerebraler Hypoxie oder Schädigung des N. opticus).
    • Entrundung? (Zerebrale Hypoxie).
    • Reaktion auf Lichteinfall? (Fehlende Reaktion bei zerebraler Hypoxie, Schädigung des N. opticus).
    • Isokorie oder Anisokorie? (Anisokorie bei einseitiger Hirndruckentwicklung).
  – *Verletzungen am Kopf:*
    • Austritt von Blut oder Liquor aus Nase oder Ohren? (Schädelbasisfraktur).
    • Monokelhämatom (periorbitales Hämatom; „blaues Auge")? (Schädelbasisfraktur).
    • Brillenhämatom (beidseits periorbitale Hämatome)? (Schädelbasisfraktur).
  – *Verletzungen der Extremitäten:*
    • Fehlstellung? (Fraktur).
    • Luxation?
    • Offene Fraktur?
    • Hämatome?
    • Lähmungen (Rückenmarksschädigung?).

Palpation

- ▶ **Palpation des Pulses:** Wichtigste palpatorische Maßnahme im Rettungsdienst!
  - *Radialispuls:* Palpation der A. radialis am Handgelenk.
    - Routinepalpation beim wachen Patienten.
    - Ist der Radialispuls nicht zu tasten, muß sofort die Palpation der A. carotis erfolgen.
  - *Karotispuls:* Palpation der A. carotis am Hals.
    - Routinepalpation beim bewußtlosen Patienten mit manifester Vitalfunktionsstörung (dringender Verdacht auf einen Herzkreislaufstillstand).
    - Ist der Karotispuls beidseits nicht zu tasten, liegt klinisch ein Kreislaufstillstand vor; in diesem Fall muß unverzüglich mit der kardiopulmonalen Reanimation begonnen werden.
    - Aufsuchen des Karotispulses (Abb. 8): Mit Mittel-und Zeigefinger wird der Schildknorpel (Adamsapfel) aufgesucht. Von dort gleiten die Finger seitwärts neben den Kehlkopf ab. Hier verläuft die A. carotis etwa 1 cm unter der Haut.

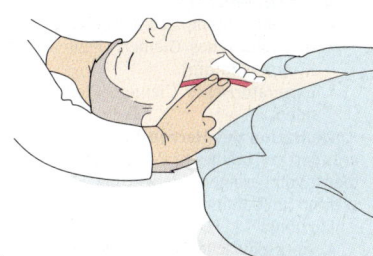

Abb. 8 · Aufsuchen des Karotispulses.

- ▣ *Beachte:* Die Palpation des Karotispulses ist eine der wichtigsten diagnostischen Maßnahmen in der Rettungsmedizin. Bei vermutetem Kreislaufstillstand darf der Karotispuls-Check nicht mehr als 10 s in Anspruch nehmen (Ausnahme: ausgeprägte Hypothermie).
  - *Femoralispuls:* Palpation der A. femoralis in der Leiste. Alternative zum Karotispuls, wenn dieser nicht zugänglich ist.
- ▶ **Beurteilung des Pulses:** Folgende Aspekte werden beurteilt:
  - *Qualität:*
    - Vorhanden?
    - Gut oder schlecht tastbar?
    - Kräftig oder schwach?
  - *Frequenz:*
    - Normal? (Normwert beim Erwachsenen: 60–90/min).
    - Schnell? (Palpatorische Tachykardie: > 90/min).
    - Langsam? (Palpatorische Bradykardie: < 60/min).
    - ▣ *Beachte:* Die Pulsfrequenz ist bei Tachykardie (insb. Tachyarrhythmia absoluta; S. 376) gelegentlich niedriger als die Herzfrequenz! (Pulsdefizit).
  - *Rhythmus:*
    - Regelmäßig?
    - Unregelmäßig?
    - Extrasystolen?

▶ **Weitere palpatorische Diagnostik:**
  - Diagnose von Extremitätenfrakturen: Abnorme Beweglichkeit, „Zusätzliches Gelenk"?
  - Beurteilung des Abdomens: Abwehrspannung? Druckschmerzhaftigkeit (Lokalisation!)? (Akutes Abdomen, S. 284).

Auskultation

▶ **Auskultation der Lunge:** Im Notarztdienst von größter Bedeutung. Sie dient der Beurteilung der Belüftung der Lunge, der Diagnose bronchopulmonaler Erkrankungen und der Überprüfung der korrekten Lage eines Endotrachealtubus. Folgende Aspekte müssen vor allem beurteilt werden (in Klammern mögliche Verdachtsdiagnosen):
  - *Atemgeräusche:*
    • Vorhanden oder nicht vorhanden? (Atemstillstand).
    • Abgeschwächt? (Pleuraerguß).
    • Seitengleich oder einseitig? (Pneumothorax).
  - *Atemnebengeräusche:*
    • Rasselgeräusche? (Lungenödem).
    • Inspiratorisches Giemen (Pfeifen), Stridor? (z. B. Fremdkörperaspiration, Krupp-Syndrom).
    • Exspiratorisches Giemen (Pfeifen)? (Asthma bronchiale, COPD, Lungenödem).

▶ **Auskultation des Herzens:** Die Beurteilung kardialer Auskultationsphänomene erfordert viel Erfahrung, Zeit und eine ruhige Umgebung und ist daher im Notarztdienst von geringerer Bedeutung. Folgende Aspekte müssen vor allem beurteilt werden (in Klammern mögliche Verdachtsdiagnosen):
  - *Herztöne:*
    • Abgeschwächte Herztöne? (Herzbeuteltamponade).
    • Überzählige Herztöne? (Linksherzinsuffizienz).
  - *Herzgeräusche:*
    • Systolisch? (Aortenklappenstenose, Mitralklappeninsuffizienz).
    • Diastolisch? (Aortenklappeninsuffizienz, Mitralklappenstenose).

Perkussion

▶ Die Perkussion spielt in der Rettungsmedizin eine untergeordnete Rolle. Sie kann ergänzend zur Beurteilung von Thorax und Abdomen eingesetzt werden.

Geruch

▶ Gelegentlich ist der Fötor des Patienten wegweisend für die Diagnose, z. B:
  - *Foetor alcoholicus:* Alkoholintoxikation.
  - *Obstgeruch:* Diabetisches ketoazidotisches Koma.
  - *Bittermandelgeruch:* Zyanidintoxikation.

2.4 Neurologische Untersuchung

Grundlagen

▶ **Orientierende Untersuchung:** Die neurologische Untersuchung am Notfallort (s. u.) kann sich in der Regel auf eine orientierende Untersuchung folgender Parameter beschränken:
- Bewußtsein.
- Motorik.
- Sensibilität.
- Pupillenform und -reaktion.

▶ **Differenziertere neurologische Untersuchung:** Untersuchungen der verschiedenen Eigen- und Fremdreflexe sowie der Koordinationsfähigkeit (Gangsicherheit, Finger-Nase-Versuch) sind in den meisten Fällen präklinisch unnötig. Sie würden häufig zu ungerechtfertigtem Zeitverlust führen. Entschließt man sich jedoch, den Patienten nicht in die Klinik einzuweisen, so kann die Untersuchung und Dokumentation zusätzlicher neurologischer Funktionen wichtig sein.

▶ **Glasgow Coma Scale (GCS**, S. 26): Wird routinemäßig bei allen Notfallpatienten erhoben, besonders aber bei bewußtseinsgetrübten und neurotraumatologischen Patienten.

Orientierende neurologische Untersuchung am Notfallort

▶ **Untersuchung des Bewußtseins:**
- *Patient wach oder bewußtlos?*
  - Orientiert oder verwirrt?
- *Patient erweckbar?*
  - Auf Ansprache?
  - Durch Rütteln an der Schulter? Durch Schmerzreize?
  - Augenöffnen?

▶ **Untersuchung der Motorik:**
- Spontanbewegungen?
  - Alle Extremitäten?
  - Nur eine Seite (Hemiparese)?
  - Nur Arme (Paraplegie)?
- *Gezielte Bewegungen auf Aufforderung:*
  - Alle Extremitäten?
  - Nur eine Seite (Hemiparese)?
  - Nur Arme (Paraplegie)?
- *Reaktion auf Schmerzreize bei bewußtlosen Patienten:*
  - Gezielte Abwehr?
  - Beugen?
  - Strecken?
  - Keine Reaktion?

▶ **Untersuchung der Sensibilität und der Wahrnehmung:**
- *Störungen des Sehens?*
  - Plötzlicher Sehverlust auf einem Auge? Auf beiden Augen?
  - Gesichtsfeldausfälle?
  - Flimmern vor den Augen?
- *Störungen der Körperwahrnehmung?*
  - Gefühl überall vorhanden?
  - Normale Wahrnehmung einer Berührung der Arme oder Beine?

► **Untersuchung der Pupillen:**
- *Pupillengröße:*
  - Weit (Mydriasis)?
  - Eng (Miosis)?
- *Pupillensymmetrie:*
  - Beidseits gleich groß (Isokorie)?
  - Ungleich große Pupillen (Anisokorie)?
- *Direkte Lichtreaktion:*
  - Verkleinerung der Pupille auf Lichteinfall ins Auge prompt?
  - Verzögert?
  - Nicht vorhanden?
- *Indirekte Lichtreaktion:*
  - Verkleinerung der Pupille auf Lichteinfall ins andere Auge prompt?
  - Verzögert?
  - Nicht vorhanden?

2.5 Atemfrequenz

Meßprinzip

► **Beobachten des Patienten** und Auszählen der Thoraxexkursionen.
► **Messung der Thoraximpedanzänderungen** über EKG-Kabel/-Elektroden: Anzeige bei einigen EKG-Geräten möglich.
► **Messung als Nebeneffekt der Kapnometrie** (S. 45), insbesondere bei intubierten und beatmeten Patienten.

Stellenwert

► Einfacher, aber wichtiger Parameter zur Diagnose respiratorischer Störungen und Überwachung des Notfallpatienten.
► Sehr niedrige (< 8/min) und sehr hohe Atemfrequenzen (> 25/min) bei Spontanatmung weisen oft auf eine respiratorische Störung oder Insuffizienz hin.

Interpretation

► **Normwerte in Ruhe:**
- *Erwachsene:* Durchschnittlich ca. 17 Atemzüge pro Minute (12 – 20/min).
- *Kinder:* Grundsätzlich altersabhängig höhere Atemfrequenzen (Tab. 17, S. 424).
► **Sehr niedrige Atemfrequenzen:** Hinweis auf:
- *Medikamentenüberdosierung,* z. B.:
  - Opioide.
  - Benzodiazepine.
  - Barbiturate.
- *Zentrale Atemregulationsstörungen:* Auftreten im Rahmen neurologisch-neurotraumatologischer Erkrankungen.
- Unterkühlung.
► **Hohe Atemfrequenzen:** Viele Ursachen möglich, z. B.:
- Erschöpfung der Atemmuskulatur.
- Asthma, Lungenödem und andere respiratorische Erkrankungen.
- Hypoxie (kompensatorische Hyperventilation).
- Azidose (kompensatorische Hyperventilation).

- Aufregung.
- Fieber.
- Neurologische Erkrankungen, Drogenentzug.

2.6 Blutdruckmessung

Grundlagen

► **Stellenwert:**
- Wichtige Variable für die Organperfusion (v. a. Herz und Gehirn) einerseits, andererseits auch für die myokardiale Arbeitsbelastung.
- Von allen 3 Blutdruckwerten (systolisch, distolisch und Mitteldruck) hat der Mitteldruck als Einzelwert die größte Bedeutung.
- Aufrechterhaltung eines angemessenen arteriellen Blutdrucks gehört zu den Basismaßnahmen der Notfalltherapie.
- ► *Beachte:* Ein normaler Blutdruck ist jedoch nicht unbedingt gleichzusetzen mit einem normalen Blutfluß bzw. einer normalen Gewebsperfusion!

► **Normwerte:**
- *Erwachsene:*
  - Systolisch 120 – 130 mmHg.
  - Diastolisch 70 – 80 mmHg.
  - Mitteldruck 90 – 100 mmHg.
- *Kinder:* Normalerweise altersabhängig deutlich niedrigerer Druck (Tab. 17, S. 424).

► **Mögliche Ursachen pathologischer Blutdruckwerte:**
- *Niedriger Blutdruck (Hypotension):*
  - Schock jeglicher Genese.
  - Vasovagale Fehlregulation.
  - Gefahr: Mangeldurchblutung des Gehirns, des Myokards und anderer wichtiger Organe.
- *Hoher Blutdruck (Hypertension):*
  - Schmerzen, Angst: Im Rettungsdienst häufig anzutreffende physiologische Streßreaktion.
  - Herzversagen (kompensierter kardiogener Schock): Überwiegen der sympathoadrenergen Reaktion.
  - Hypertensive Krise.
  - Hirndruck, Schädel-Hirn-Trauma.
  - Gefahr: Entwicklung einer intrazerebralen Blutung, einer Myokardischämie oder einer Linksherzinsuffizienz.

Möglichkeiten der präklinischen Blutdruckmessung

► **Übersicht:**
- Manuelle Blutdruckmessung mit Stethoskop (Riva-Rocci).
- Manuelle Blutdruckmessung ohne Stethoskop.
- Automatische oszillometrische Blutdruckmessung.

► **Für alle Verfahren gilt:**
- *Meßort:* Normalerweise Oberarm; in Ausnahmefällen, insbesondere bei oszillometrischen Verfahren, auch am Unterarm bzw. Handgelenk oder am Bein (Ober-, Unterschenkel).

– Passende Manschetten verwenden! Beispiel Oberarmmanschette: Sie sollte etwa $^2/_3$ des Oberarms bedecken.
– In Zweifelsfällen Druck an *beiden* Armen messen. Der „wirkliche" Blutdruck ist bei unterschiedlichen Meßergebnissen der höhere Wert. Seitendifferente Blutdruckwerte werden u. a. gemessen bei:
  • Aortenisthmusstenose.
  • Dissezierendem Aortenaneurysma.

▶ **Manuelle Blutdruckmessung mit Stethoskop (Riva-Rocci):**
– Oberarm freimachen.
– Manschette fest um den Oberarm legen.
– Stethoskop über der A. brachialis plazieren (medialer Bereich der Cubita).
– Blutdruckmanschette bis zu einem Manometerdruck von etwa 200 mmHg aufblasen (bei Hypertonikern höher).
– Druck langsam ablassen.
– Dabei auf *Korotkow-Ton* achten:
  • Auftreten des Korotkow-Tons: Systolischer Blutdruck.
  • Verschwinden des Korotkow-Tons: Diastolischer Blutdruck.
– *Mitteldruck:* Wenn erforderlich, mittleren Blutdruck näherungsweise errechnen:
  ▶ **Mittlerer Blutdruck = (systolischer Druck +2 × diastolischer Druck)/3.**

▶ **Manuelle Blutdruckmessung ohne Stethoskop:**
– Oberarm freimachen.
– Manschette fest um den Oberarm legen.
– Mit einer Hand gleichseitigen Radialispuls tasten.
– Mit der anderen Hand Druck in der Blutdruckmanschette solange erhöhen, bis der Radialispuls verschwindet.
– Druck langsam ablassen, bis der Puls wieder tastbar wird. Der dabei auf dem Manometer abgelesene Wert entspricht dem systolischen Blutdruck.
– Diastolischer (und mittlerer) Druck können so nicht ermittelt werden.
– Methode besonders geeignet:
  • Zur Verschaffung eines schnellen Überblicks über die Kreislaufsituation des Patienten.
  • In sehr lauter und hektischer Umgebung.

▶ **Automatische oszillometrische Blutdruckmessung:**
– *Voraussetzungen:* Für die oszillometrische Blutdruckmessung sind spezielle Geräte erforderlich, die heute meist im NAW/RTW/RTH vorgehalten werden und z.T. in die transportable EKG-Defibrillator-Einheit integriert sind.
– *Gerätevarianten:*
  • Die meisten Geräte werden über einen Schlauch mit der Manschette verbunden (Abb. 9 a).
  • Neuerdings gibt es auch kleine, batteriebetriebene, schlauchlose transportable Geräte, die gewissermaßen in die Blutdruckmanschette integriert sind und mit dieser um das Handgelenk des Patienten gelegt werden (Abb. 9 b).
– *Vorteile:*
  • Alle oszillometrischen Geräte gestatten ein wiederholtes automatisches Blutdruckmessen auf Knopfdruck.
  • Mit den meisten Geräten ist zudem ein automatisches intermittierendes Blutdruckmonitoring alle 0,5 – 10 Minuten möglich.
  • Alle Geräte zeigen den systolischen und diastolischen Druck an, die meisten außerdem den mittleren Blutdruck.
– *Gefahren:* Zu häufige Messungen über einen längeren Zeitraum (Meßintervall < 3 Minuten) können Durchblutungsstörungen oder Nervenschädigungen hervorrufen.

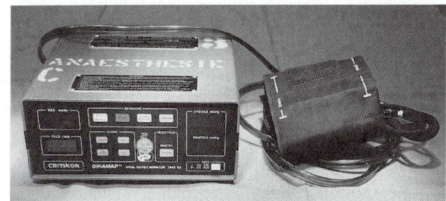

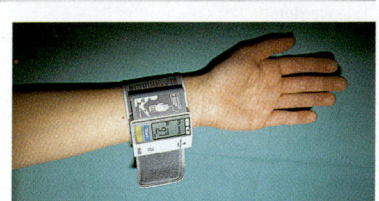

Abb. 9 · Automatisches oszillo-
metrisches Blutdruckmeßgerät (a);
miniaturisierte Variante (b).

- *Fehlermöglichkeiten, Meßungenauigkeitender Methode bei:*
  - Sehr niedrigem Blutdruck.
  - Ausgeprägter Vasokonstriktion.
  - Ausgeprägter Unruhe oder Zittern des Patienten.
  - Starken Vibrationen oder Rütteln des Rettungsfahrzeuges.
  - Absoluter Arrhythmie.
- *Vorgehen:*
  - Oberarm freimachen.
  - Manschette fest um den Oberarm legen.
  - Schlauchverbindung zum Oszillometer herstellen, wenn noch nicht geschehen.
  - Gerät einschalten und Messung starten bzw. gewünschtes Meßintervall wählen.

2.7 Blutzuckeruntersuchung

Grundlagen

▶ **Blutzuckergehalt (BZ):** Normalerweise einziger präklinisch bestimmter Laborparameter.
▶ **Indikation:**
  - Bewußtlosigkeit, Bewußtseinstrübung
  - Akuter Erregungs- und Verwirrtheitszustand
  - Zerebraler Krampfanfall
▶ **Prinzip:** Es gibt mehrere quantitative oder semiquantitative Methoden der präklinischen Blutzuckerschnellbestimmung. Sie bedienen sich entweder chemischer oder elektrochemischer Veränderungen eines Indikators. Weitverbreitet ist folgende Methode, die nach etwa 1 Minute ein Ergebnis liefert.

► **Vorgehen:**
- Teststreifen bereitlegen.
- 1 Tropfen Blut auf das Indikatorfeld tropfen lassen. Das Blut stammt:
  - Aus der Venenverweilkanüle, die kurz zuvor gelegt wurde.
  - Alternativ aus dem Ohrläppchen bzw. einer Fingerbeere, die mit einer sterilen Nadel angestochen wurde.
- Verfärbung des Teststreifens beobachten und nach 1 Minute mit einer auf der Verpackung angebrachten Farbskala vergleichen.
- So kann der Blutglukosegehalt semiquantitativ ausreichend genau bestimmt werden.
- Alternativ Teststreifen in ein spezielles Gerät schieben, das den Glukosegehalt quantitativ anzeigt.

Interpretation

► Siehe auch S. 298 – 300.
► **Normwert:** 60 – 90 mg/dl.
► **Hypoglykämie:** < 60 mg/dl. Kann zu Zittern, Exzitation, Verwirrtheit, Somnolenz, Sopor und Koma führen.
► **Hyperglykämie:** > 90 mg/dl.
  - *Leichte Hyperglykämie* (BZ < 300 mg/dl): Rettungsmedizinisch zumeist unbedeutend (Ausnahme: zerebrale Traumen, Blutungen und Ischämien). Meist physiologische Reaktion auf Verletzungen und akute Erkrankungen.
  - *Schwere Hyperglykämie* (BZ ≥ 300 mg/dl): Kann zum hyperosmolaren Koma führen oder zusammen mit einem ketoazidotischen Koma vorliegen.
► **Grundsätzlich gilt:** Rettungsmedizinisch bedeutsame Entgleisungen des Blutzuckerspiegels in den hypoglykämischen Bereich sind häufig und führen meist zu neurologisch-psychiatrischen Auffälligkeiten.
  ▶ *Beachte:* Daher muß bei *jeder unklaren Bewußtseinstrübung* und jeder unklaren Agitiertheit und jedem unklaren Krampfanfall so rasch wie möglich eine Blutzuckerbestimmung erfolgen!

2.8 Elektrokardiogramm (EKG)

Grundlagen

► **Stellenwert der präklinischen EKG-Diagnostik**
  - Die kontinuierliche Ableitung eines EKG mit wenigen Ableitungen (über 3 – 5 Elektroden) gehört heute zum Standardmonitoring jedes Notfallpatienten; sie dient der Diagnosestellung und Überwachung während der präklinischen Therapie.
  - Die Ableitung eines 12-Kanal-EKGs ist bereits präklinisch indiziert zur Diagnostik eines akuten Koronarsyndroms, also bei allen nicht-traumatologischen Thoraxschmerzen.
  - Die EKG-Diagnose des Herz-Kreislaufstillstands (im Notfall über nur 2 Elektroden) ist unverzichtbarer Bestandteil der erweiterten CPR.
► **EKG-Monitor:** Das EKG wird präklinisch auf einem Monitor angezeigt.
  - Der Monitor ist meist in einen transportablen Defibrillator integriert (heute oft als Multifunktionsmonitor).
  - Zusätzlich Möglichkeit des Ausdruckes auf Thermopapier.

▶ **EKG-Elektroden:** Ableitung über mit Elektrodengel beschichtete Hautelektroden:
  – Das Elektrodengel muß feucht sein (Vorsicht bei alten Elektroden).
  – Stark behaarte Haut verschlechtert die Ableitungsqualität (→) vorher Rasur mit Einmalrasierer, wenn möglich.
  – Ableitung eines 12-Kanal-EKG durch spezielle Brustwand-Elektrodengürtel.

Verschiedene EKG-Ableitungen

▶ **EKG-Ableitung über 2 Elektroden** (mittels Defibrillatorelektroden): Ein behelfsmäßiges EKG kann über die Elektroden eines Defibrillators (sog. „Paddles") abgeleitet werden:
  – *Anordnung der Elektroden:*
    ● 1. Elektrode: Rechts parasternal.
    ● 2. Elektrode: Linke vordere Axillarlinie unterhalb der Mamille.
  – *Einstellung:* Defibrillator auf „EKG-Ableitung über Defi-Elektroden" einstellen. Bei Kammerflimmern kann sofort defibrilliert werden.
  – *Verifizieren einer Nullinie:* Zu diesem Zweck ist durch entsprechende Änderung der Elektrodenpositionen eine 2. Ableitung senkrecht zur 1. durchzuführen:
    ● 1. Elektrode: Links infraklavikulär.
    ● 2. Elektrode: Rechts inframamillär.
  ▶ Auch bei Verwendung eines sog. AED (automatischen elektrischen Defibrillators) wird ein EKG über die beiden aufgeklebten Elektroden abgeleitet; es wird jedoch meist nicht graphisch dargestellt, sondern im AED lediglich intern ausgewertet (es gibt allerdings auch AEDs mit EKG-Display).
▶ **EKG-Ableitung über 3 Elektroden:** Dies ist traditionell die am häufigsten gewählte Routineableitung des EKGs:
  – *Anordnung der Elektroden* (Abb. 10):
    ● 1. Elektrode (rot): Rechte Schulter oder rechter Arm.
    ● 2. Elektrode (gelb): Linke Schulter oder linker Arm.
    ● 3. Elektrode (grün): Linke untere Thoraxhälfte.
  – Jetzt sind folgende bipolare Ableitungen möglich, die ungefähr folgenden *Ableitungen nach Einthoven* entsprechen (die jeweils nicht verwendete Elektrode dient immer als Nullelektrode):

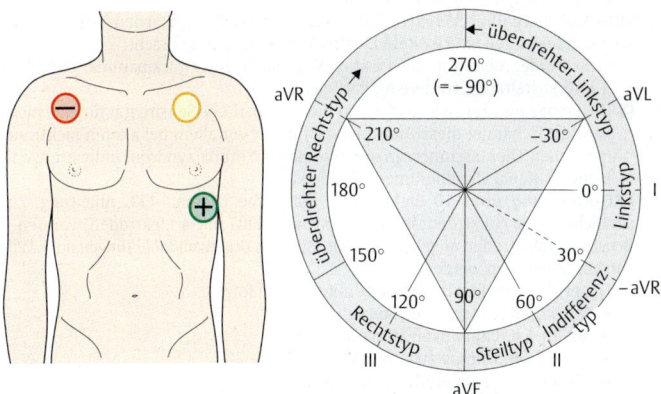

Abb. 10 · EKG: Ableitung über 3 Elektroden (a); Cabrera-Kreis (b).

- Ableitung I: zwischen 1. und 2. Elektrode.
- Ableitung II: zwischen 1. und 3. Elektrode.
- Ableitung III: zwischen 2. und 3. Elektrode.
- ◪ *Beachte:* Meist wird zunächst die *Ableitung II nach Einthoven* gewählt. Da in dieser Richtung bei den meisten Patienten die elektrische Herzachse verläuft, sind P-Wellen und R-Zacken hier oft gut zu erkennen.
- – *Alternative Elektrodenanordnung:* sog. Poor man's V_5.
  - 1. Elektrode (rot; negativ): Über dem Manubrium sterni.
  - 2. Elektrode (gelb; positiv): Über dem 5. Interkostalraum links, vordere Axillarlinie (V_5-Position).
  - 3. Elektrode (grün): Beliebig, z. B. rechte untere Thoraxhälfte oder linke untere Abdominalregion (oberhalb der der Spina iliaca anterior superior).
- ◪ *Beachte:* Bei Ableitung zwischen der 1. und 2. Elektrode können myokardiale Ischämien besser diagnostiziert werden; diese Anordnung ist daher vor allem bei akuten nichttraumatischen Thoraxschmerzen und V. a. akutes Koronarsyndrom indiziert, wenn keine mehrkanalige Ableitung vorgenommen werden kann.
- ▶ **EKG-Ableitung über 4 Elektroden:** Hierbei wird eine weitere (meist schwarze) Elektrode verwendet; sie dient als Erdung:
  - 1. Elektrode (rot): Rechte Schulter.
  - 2. Elektrode (gelb): Linke Schulter
  - 3. Elektrode (grün): Linke untere Thoraxhälfte oder linke untere Abdominalregion (oberhalb der der Spina iliaca anterior superior).
  - 4. Elektrode (schwarz): Rechte untere Thoraxhälfte oder rechte untere Abdominalregion (oberhalb der der Spina iliaca anterior superior).
- – Jetzt sind folgende zusätzlich zur gleichzeitigen Darstellung der bipolaren Ableitungen nach *nach Einthoven* (s. EKG mit 3 Elektroden) auch die sog. unipolaren *Goldberger-Ableitungen* möglich:
  - aVR: zwischen den Elektroden 1 und (2 + 3).
  - aVL: zwischen den Elektroden 2 und (1 + 3).
  - aVF zwischen den Elektroden 3 und (1 + 2)
- ◪ *Beachte:* Mit 4 Elektroden können alle 6 traditionellen Brustwandableitungen vorgenommen werden. Statt an den Hand- und Fußgelenken werden die Elektroden präklinisch jedoch meist am Stamm aufgeklebt.
- ▶ **EKG-Ableitung über 5 Elektroden:** Hierbei wird zusätzlich zu den 4 lateral augeklebten Elektrode eine weitere Elektrode präkordial angebracht:
  - – 5. Elektrode: meist wird die Position V_5 gewählt: links inframamillär über dem 5. Interkostalraum, vordere Axillarlinie.
- ◪ Die Einbeziehung von V_5 verbessert die diagnostische Sensitivität für eine myokardiale Ischämie; diese Anordnung ist daher vor allem bei akuten nichttraumatischen Thoraxschmerzen und V. a. akutes Koronarsyndrom indiziert, wenn keine 12-Kanal vorgenommen werden kann.
- ▶ **EKG-Ableitung über 10 Elektroden:** Klassische 12-Kanal-EKG-Ableitung. Zusätzlich zu den 6 Extremitätenableitungen (s. EKG mit 4 Elektroden) werden 6 Brustwandelektroden angebracht, über die die 6 *Brustwandableitungen nach Wilson* vorgenommen werden:
  - – Die prinzipielle Elektrodenanordnung ist wie folgt:
    - V1 im 4. ICR am rechten Sternalrand.
    - V2 im 4. ICR am linken Sternalrand.
    - V3 auf der 5. Rippe zwischen V2 und V4.
    - V4 im 5. ICR auf der Medioclavicularlinie.
    - V5 im 5. ICR vordere Axillarlinie.
    - V6 im 5. ICR auf der mittleren Axillarlinie.

– Im Rettungsdienst erfolgt die Ableitung i.d.R. mit Hilfe eines Elektrodengürtels, der an der Brust angebracht wird und in den alle Elektroden so integriert sind, dass sie in etwa an ihrer korrekten Position zu liegen kommen.

▶ **Indikation für die Rettungsmedizin:** Heute wird die Ableitung eines 12-Kanal-EKGs auch bereits präklinisch zur Diagnostik bei akuten nicht-traumatischen Thoraxschmerzen bzw. akutem Koronarsyndrom gefordert.

Bestimmung des Lagetyps

▶ **Elektrische Herzachse:** Angabe anhand des sog. Cabrerakreises (Abb. 10, S. 41):
  – Um die Herzachse genau zu bestimmen, müssen alle 6 Extremitätenableitungen angefertigt werden (I, II, III, aVR, aVL, aVF).
  – Für eine grobe Bestimmung der Herzachsen genügt jedoch die Ableitung von I, II und III:
    • Die elektrische Herzachse weist ungefähr in Richtung der Ableitung, die die höchste R-Zacke aufweist.
    • Am häufigsten wird ein Indifferenztyp oder Linkstyp beobachtet.
  ▶ Akute Drehungen der Herzachse nach rechts werden bei akuter Rechtsherzbelastung beobachtet, z.B. bei Lungenembolie.

Normaler Erregungsablauf und pathologische Veränderungen

▶ Siehe auch S. 272 – 278, S. 366 – 387 und S. 400.
▶ **P-Welle:** Entspricht der Depolarisation und Kontraktion der Vorhöfe nach Erregungsbildung im Sinusknoten.
  – *Pathologische Veränderungen der P-Welle:* Die P-Welle fehlt beim Vorhofflimmern und (meist) beim AV-Knotenrhythmus.
▶ **PQ-Zeit:** Entspricht der Erregungsüberleitung vom Vorhof in die Kammern.
  – *Dauer* (vom Beginn der P-Welle bis zum Beginn des QRS-Komplexes): 0,13 – 0,21 s (frequenzabhängig).
  – *Pathologische Veränderungen der PQ-Zeit und ihre möglichen Bedeutungen:*
    • Verlängerungen der PQ-Zeit: AV-Block.
    • Verkürzungen der PQ-Zeit: Präexzitationssyndrome.
▶ **QRS-Komplex:** Entspricht der Depolarisation und Kontraktion der Kammern (daher auch: Kammerkomplex).
  – *Komponenten:*
    • Q-Zacke (negativ; nicht immer vorhanden).
    • R-Zacke (positiv).
    • S-Zacke (negativ; nicht immer vorhanden).
  – *Dauer:* 0,06 – 0,1 s.
  – *Pathologische Veränderungen des QRS-Komplexes und ihre möglichen Bedeutungen:*
    • Tiefe Q-Zacken: Myokardinfarkt.
    • Verbreiterungen des QRS-Komplexes > 0,1 und < 0,12 s: Inkompletter Schenkelblock (Linksschenkelblock oder Rechtsschenkelblock) oder WPW-Syndrom.
    • Verbreiterungen des QRS-Komplexes > 0,12 s: Kompletter Schenkelblock (Linksschenkelblock oder Rechtsschenkelblock) oder **WPW**-Syndrom.
▶ **ST-Strecke:** Entspricht der Zeit, in der die Kammern vollständig erregt sind.
  – *Pathologische Veränderungen der ST-Strecke und ihre möglichen Bedeutungen:*
    • Hebungen der ST-Strecke: Myokardinfarkt oder Perikarditis.
    • Senkungen der ST-Strecke: Innenschichtläsion bzw. myokardiale Ischämie.

- ▶ **T-Welle:** Entspricht der Repolarisation (Erregungsrückbildung) der Kammern.
  - *Pathologische Veränderungen der T-Welle und ihre möglichen Bedeutungen:*
    - Überhöhungen der T-Welle: Hyperkaliämie, „Erstickungs-T" bei Myokardinfarkt (sehr frühe Phase).
    - Abflachungen der T-Welle: Hypokaliämie.
    - (Terminale) Negativierungen der T-Welle: Myokardiale Ischämie.
- ▶ **QT-Zeit:** 0,25–0,4 s (frequenzabhängig).
    - Verlängerungen der QT-Strecke: Hypokalzämie, QT-Syndrom.
    - Verkürzungen der QT-Strecke: Hyperkalzämie.
- ◘ **Besonders bedeutsam sind deszendierende ST-Hebungen in einigen Ableitungen: Sie deuten auf eine akuten Myokardinfarkt mit Schädigung einer größeren Herzmuskelmasse hin (sog. STEMI); ST-Hebungen über allen Ableitungen hingegen sind seltener und deuten auf eine Perikarditis hin.**

Interpretation der präklinischen EKG-Ableitung

- ▶ **Diagnostik und Beurteilung von:**
  - *Störungen der Herzfrequenz und des Herzrhythmus* (S. 366 – 387):
    - Zu schnelle Herzfrequenz: Tachykarde Rhythmusstörungen.
    - Zu langsame Herzfrequenz: Bradykarde Rhythmusstörungen.
    - Unregelmäßige Abfolge der Herzaktionen: Arrhythmien.
  - *Schädigungen des Herzmuskels* (Ischämie oder Läsion, S. 272 – 281):
    - Hebungen der ST-Strecke: Hinweis auf akuten Myokardinfarkt (STEMI)
    - Senkungen der ST-Strecke: Im Rahmen eines akuten Koronarsyndroms Hinweis auf eine myokardiale Ischämie (instabile Angina pectoris/NSTEMI)
    - Negativierung der T-Welle: Im Rahmen eines akuten Koronarsyndroms Hinweis auf eine myokardiale Ischämie (instabile Angina pectoris/NSTEMI)
    - Nachweis ausgeprägter Q-Zacken: Hinweis auf einen abgelaufenen Myokardinfarkt.
  - *Elektrolytstörungen* (S. 399):
    - Hohe T-Wellen: Hyperkaliämie.
    - Flache T-Wellen: Hypokaliämie.
    - ST-Strecken-Verkürzung: Hyperkalzämie.
    - ST-Strecken-Verlängerung: Hypokalzämie.
    - ◘ **Beachte:** Die Diagnose einer Elektrolytstörung aus dem EKG ist stets nur eine Verdachtsdiagnose, die in der Klinik durch Laboruntersuchungen bestätigt werden muß!
- ▶ **Kardiopulmonale Reanimation bei Kreislaufstillstand** (S. 207): Differenzierung des zugrundeliegenden Herzrhythmus in
  - *VF/VT:* Kammerflimmern (ventricular fibrillation, VF) bzw. pulslose Kammertachykardie (ventricular tachycardia, VT).
  - *Non-VF/VT:* Asystolie und Elektromechanische Dissoziation.

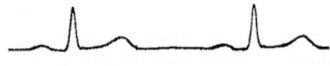

Abb. 11 · EKG: Normaler Erregungsablauf

2.9 Kapillärer Reperfusionstest

Bedeutung

▶ Schnelle Einschätzung der peripheren Zirkulation des Patienten.
◼ Eine Störung der peripheren Zirkulation kann auf eine Zentralisation des Patienten aufgrund von Volumenmangel oder Schock hindeuten.

Durchführung

▶ Zugänglichen Fingernagel des Patienten aufsuchen, in Ausnahmefällen auch Zehennagel.
▶ Nagelbett kurz komprimieren, bis dessen normalerweise rosige Farbe verschwindet.
▶ Nach Beendigung der Kompression das Farbverhalten des Nagelbetts innerhalb der nächsten Sekunden beurteilen.

Interpretation

▶ **Das Nagelbett wird sofort (< 2 s) wieder rosig:** Die periphere Mikrozirkulation ist (zumindest hier) intakt.
▶ **Das Nagelbett wird verzögert (≥ 2 s) rosig:** Lokale oder generalisierte periphere Mikrozirkulationsstörung, z.B.:
  – Periphere Vasokonstriktion im Schock.
  – Periphere Vasokonstriktion bei Kälte.
  – Regionale Durchblutungsstörungen, z.B. bei arterieller Verschlußkrankheit.
▶ **Das Nagelbett ist bzw. wird gar nicht rosig:** Hinweis auf schwerste globale oder regionale Mikrozirkulationsstörung:
  – *Globale Zirkulationsstörung:*
    ● Ausgeprägte generalisierte Vasokonstriktion.
    ● Schwerer Schock.
  – *Regionale Zirkulationsstörung:*
    ● Thromboembolischer Gefäßverschluß.
    ● Ischämie.

Spezielle Interpretation bei Dehydratation

▶ Zunahme der Reperfusionszeit korreliert mit der Schwere der Dehydratation (S. 404).
▶ **Faustregel:**
  – Reperfusionszeit < 2 s: Normalbefund.
  – Reperfusionszeit 2 – 3 s: Flüssigkeitsdefizit von 50 – 100 ml/kg KG.
  – Reperfusionszeit 3 – 4 s: Flüssigkeitsdefizit von 100 – 150 ml/kg KG.
  – Reperfusionszeit > 4 s: Flüssigkeitsdefizit von > 150 ml/kg KG.

2.10 Kapnometrie und Kapnographie

Prinzipien und Begriffe

▶ **Kapnometrie:** Messung der Kohlendioxidkonzentration in der Atemluft.
▶ **Kapnographie:** Graphische Verlaufsdarstellung der Kohlendioxidkonzentration in der Atemluft; höhere Aussagekraft als Kapnometrie allein.

▶ **Endexspiratorischer Kohlendioxidpartialdruck (PeeCO₂):** Wird meist in mmHg angezeigt, alternativ oder wahlweise auch in kPa oder in % der Atemluft. Dabei gilt:

■ **1% der Atemluft entspricht unter Atmosphärendruckbedingungen (760 mmHg = 100 kPa) etwa 7,6 mmHg bzw. 1 kPa.**

▶ **Atemfrequenz.** Als Nebeneffekt wird bei Infrarotabsorptionskapnometern die Atemfrequenz angezeigt.

Stellenwert

▶ **Infrarotabsorptionskapnometer** (Abb. 12): Kapnometrie war bis vor kurzem präklinisch unüblich, findet aber neuerdings mittels Geräten im Handy-Format oder integriert in Multifunktionsmonitore auch rettungsmedizinisch zunehmende Verbreitung. Gute Geräte mit integriertem Barometer zeigen folgendes auch unter Luftrettungsbedingungen ausreichend genau an:
  – PeeCO₂.
  – Balken- oder Kurvengraphik des exspiratorischen CO₂-Verlaufs.
  – Atemfrequenz pro Minute.

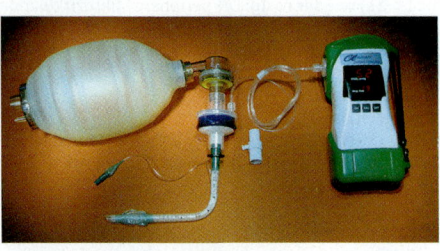

Abb. 12 · Infrarotab-
sorptionskapnometer.

▶ **Kolorimetrische CO₂-Detektoren:** Stehen keine Infrarotabsorptionskapnometer zur Verfügung, so ist der Einsatz der relativ preisgünstigen kolorimetrischen CO₂-Detektoren v. a. zur Verifikation einer endotrachealen Tubuslage gerade durch den weniger intubationserfahrenen Notarzt zu erwägen. Sie geben semiquantitative Informationen über den PeeCO₂.

▶ **Einsatzgebiete:**
  – *Steuerung der Beatmung:* Ziel ist meist ein PeeCO₂ um 35–45 mmHg (Normoventilation).
  – *Endotracheale Intubation:* CO₂-Nachweis als sicherster Einzelindikator einer intratrachealen Tubuslage.
  – *Kardiopulmonale Reanimation:* Evtl. Erfolgskontrolle durch Verlauf und Höhe des PeeCO₂.

Technische Grundlagen: Meßverfahren

▶ **Infrarotabsorptionskapnometer:**
  – *Meßtechnische Grundlagen:*
    • Nutzung der Fähigkeit des asymmetrischen CO₂-Moleküls zur Absorption im infraroten Spektrum; O₂ und N₂ sind nicht asymmetrisch und absorbieren kein Infrarot; Wasserdampf absorbiert bei einer anderen Wellenlänge.
    • Licht mit einer Wellenlänge von 4,26 µm wird von einer Lichtquelle durch die Atemluft zum gegenüberliegenden Detektor emittiert.

- Je nach Plazierung des Sensors Unterscheidung zwischen Haupt- und Nebenstromverfahren; für beide Verfahren gibt es präklinisch einsetzbare Geräte.
  - *Hauptstromverfahren:*
    - Plazierung des Sensors im Atemstrom des Patienten (z. B. durch Aufstecken auf den Tubus).
    - Praktischer Nachteil: Sensor ist relativ schwer und zerstörungsanfällig.
    - Meßtechnischer Nachteil: Gerät eicht sich stets gegen die Inspirationsluft ab und kann daher einen erhöhten CO_2-Gehalt im Inspirationsgasgemisch bzw. in der Umgebungsluft nicht detektieren (z. B. bei Grubenunglück).
  - *Nebenstromverfahren:*
    - Sensor befindet sich im Hauptgerät; aus dem Atemstrom wird mittels Ansaugschlauch aus einem auf den Tubus aufgesteckten Plastikadapter [Ansaugstutzen] oder Bakterienfilter kontinuierlich ein Teil der Atemluft zum Hauptgerät gesaugt (ca. 20 – 200 ml/min, bei gängigen präklinischen Geräten 140 ml/min).
    - Praktischer Vorteil: Leichter und billiger Tubusadapter.
    - Meßtechnischer Vorteil: Prinzipiell auch Nachweis erhöhter inspiratorischer CO_2-Konzentrationen möglich.
    - Nachteil: Verringerung des Atemminutenvolumens um den abgesaugten Anteil (Achtung bei der Beatmung von Kleinkindern!); Anzeigen des $PeeCO_2$ mit einer gewissen Verzögerung (wenige Sekunden); Sekretverlegung oder Abknicken des Absaugschlauches möglich.
- ▶ **Kolorimetrische CO_2-Detektoren:**
  - *Funktionsprinzip* wie ein reversibler Indikator. Bei Anwesenheit von CO_2 im Atemgas sofortiger, gut erkennbarer Farbumschlag der Indikatorzone von violett nach gelb.
    - Farbumschlag um so intensiver, je höher die CO_2-Konzentration.
    - Farbumschlag reversibel: Nimmt die CO_2-Konzentration wieder ab, erscheint wieder die ursprüngliche Farbe.
  - *Semiquantitative CO_2-Messmöglich.*
  - *Produkt:* Fenem CO_2-Detector (Einmaldetektor, nicht wiederverwendbar).

Physiologische Grundlagen

- ▶ **CO_2-Gehalt in der Umgebungsluft:** Normalerweise nur etwa 0,4 %.
- ▶ **$PeeCO_2$ in der Inspirationsphase:**
  - Daher praktisch Null.
  - *Ausnahme:* Erhöhte CO_2-Konzentration
    - in der Umgebungsluft, z. B. Grubenunglück, U-Boote.
    - im inspiratorischen Gasgemisch, z. B. bei der – präklinisch unüblichen – Beatmung eines Patienten mit einem (Narkose-)Rückatmungssystem ohne ausreichenden Frischgasfluß und ohne ausreichende CO_2-Adsorption.
- ▶ **$PeeCO_2$ in der Exspirationsphase:**
  - *Normaler Verlauf der exspiratorischen CO_2-Konzentration:*
    - Zunächst kein Anstieg (Ausatmen der Totraumluft).
    - Dann steiler Anstieg.
    - Endexspiratorisch Plateaubildung ($PeeCO_2$: Ausatmen von Alveolarluft) und weitgehende Annäherung an den arteriellen Kohlendioxidpartialdruck ($PaCO_2$).
  - *Normalwert des $PeeCO_2$:* 33 – 43 mmHg.
- ▷ *Faustregel* bei normalen Ventilations-Perfusions-Verhältnissen: $PeeCO_2$ normalerweise ca. 2 – 5 mmHg niedriger als $PaCO_2$.

► **Störungen des Ventilations-Perfusions-Verhältnisses:** Gradient zwischen beiden Werten kann deutlich zunehmen: $PeeCO_2$ wird deutlich niedriger als $PaCO_2$. Mögliche Ursachen:
  – Erhöhte Totraumventilation.
  – Verminderte Lungenperfusion: Schock, Lungenembolie.
► **Veränderungen des $PeeCO_2$:** Respiratorische, zirkulatorische oder metabolische Ursachen:
  – *Änderungen der alveolären Ventilation (respiratorisch):*
    • Anstieg des $PeeCO_2$ (und Anstieg des $PaCO_2$) bei Hypoventilation.
    • Abfall des $PeeCO_2$ bei Hyperventilation.
  – *Änderungen des Kohlendioxidtransports (zirkulatorisch):*
    • Anstieg des $PeeCO_2$ bei Zunahme des HZV und der Lungendurchblutung.
    • Abfall des $PeeCO_2$ bei globaler oder regionaler Abnahme der Lungendurchblutung: Abnahme des Herzzeitvolumens (Schock) oder Lungenembolie.
  – *Änderungen der Kohlendioxidproduktion (metabolisch):*
    • Anstieg des $PeeCO_2$ bei Hyperthermie, Hypothermie mit Frierreaktion, Unruhe, Angst und Schmerzen.
    • Abfall des $PeeCO_2$ durch tiefe Hypothermie, Sedativa und Analgetika.
    • Kein Nachweis von CO_2 in der Ausatemluft bei Verstorbenen (Sistieren des CO_2-Transports); bei Todeseintritt unter Beatmung Abnahme des $PeeCO_2$ kontinuierlich bis auf Null (Auswaschphänomen).

▣ *Merke:*
  – Der $PaCO_2$ ist normalerweise nur geringfügig höher als der $PeeCO_2$.
  – Der $PaCO_2$ kann aber u.U. auch deutlich höher sein als der $PeeCO_2$.
  – Der $PaCO_2$ kann jedoch niemals (wesentlich) niedriger sein als der $PeeCO_2$.

Praktische Durchführung

► **Zwischenschalten des Kapnometersensors,** des Ansaugstutzens oder des CO_2-Detektors zwischen Beatmungsgerät bzw. Beatmungsbeutel und
  – Endotrachealtubus (häufigste Anwendung).
  – Larynxmaske.
  – Kombitubus.
  – Beatmungsmaske (passender Adapter bzw. Ansaugstutzen bzw. Bakterien- und Anfeuchtungsfilter erforderlich).
► Bei **Verwendung eines Bakterien- und Anfeuchtungsfilters** zwischen Beatmungsgerät und Tubus, Maske oder Tubusalternativen: Anschluß des Ansaugschlauches des Nebenstromkapnometers mittels Luer-lock-Konnektor direkt an den Filter (Abb. 12).

Praktische Anwendung und Interpretation

► **Steuerung der Beatmung:**
  – Bei kardiopulmonal gesunden Patienten gilt näherungsweise (s.o.):
    ▣ $PeeCO_2 \approx PaCO_2$.
  – Daher läßt sich die *Ventilation* (also das Atemminutenvolumen) ausreichend genau über den $PeeCO_2$ steuern:
    • Normoventilation: Das Atemminutenvolumen wird bei künstlicher Beatmung so hoch gewählt, daß der $PeeCO_2$ um oder leicht unter 40 mmHg liegt (35–40 mmHg).
    • Hyperventilation: Wird ein niedriger $PaCO_2$ gewünscht, etwa beim schwersten Hirnödem mit V.a. Einklemmung, so wird ein entsprechend niedrigerer $PeeCO_2$ angestrebt: 30–35 mmHg.

   – Hypoventilation: In einigen Fällen wäre eine Normoventilation nur um den Preis einer möglichen Lungenschädigung möglich (z. B. schwerster Asthmaanfall, schweres ARDS); hier können meist auch wesentlich höhere $PeeCO_2$-Werte ($\geqslant 45$ mmHg) toleriert werden.

◨ *Beachte:* Bei Notfallpatienten mit kardiopulmonalen Störungen (s. o.) ist die Näherungsgleichung $PeeCO_2 \approx PaCO_2$ u. U. nicht mehr gegeben! Hier kann der gemessene $PeeCO_2$ zu einer erheblichen *Unterschätzung* des $PaCO_2$ führen! Daher kein blindes Verlassen auf den $PeeCO_2$ als Steuerungsgröße der Beatmung!

▶ **Endotracheale Intubation:**
   – *CO_2-Nachweis in der Ausatemluft:* Sicherster Nachweis einer endotrachealen Tubuslage! Nur über die Lunge werden nennenswerte CO_2-Mengen abgegeben.
   – *Ösophageale Fehlintubation:* Bei Nachweis eines normalen $PeeCO_2$ über mehr als 3–5 Atemzüge praktisch ausgeschlossen. Mögliche Störfaktoren, bei denen für einige wenige Atemzüge auch bei ösophagealer Intubation nennenswerte CO_2-Mengen nachgewiesen werden können:
     • Vorangegangene Einnahme CO_2-produzierender Medikamente (Antazida).
     • Kürzlicher Genuß CO_2-haltiger Getränke („Cola-Complication").
     • Vorangegangene fehlerhafte Maskenbeatmung mit Einpressen von Teilen der Exspirationsluft in den Magen des Patienten (v. a. bei der Maskenbeatmung von Säuglingen und Kleinkindern!).
   – *Endobronchiale Fehlintubation:* CO_2-Nachweis in der Ausatemluft kann jedoch eine zu tiefe Tubuslage nie ausschließen!

▶ **Kardiopulmonale Reanimation:**
   – Zunahme des $PeeCO_2$ unter CPR (bei gleichbleibendem Atemminutenvolumen) signalisiert Zunahme des O_2-Angebots bzw. des HZV.
   – Daher positive Korrelation von $PeeCO_2$ unter CPR mit der Höhe des HZV und mit dem Reanimationserfolg.
   – Bei persistierend niedrigem, abnehmendem oder gar nicht nachweisbarem $PeeCO_2$: Äußerst schlechte Prognose der CPR:
   – $peeCO2 > 20$ mmHg unter Herzdruckmassage: hohe Überlebenswahrscheinlichkeit.
   – $peeCO2 < 10$ mmHg unter Herzdruckmassage: extrem geringe Überlebenswahrscheinlichkeit.

▶ **Grundsätzlich gilt:** Die Kapnometrie kann vor allem durch den sicheren Nachweis der endotrachealen Intubation wesentlich zur Sicherheit der Patientenversorgung beitragen. Darüber hinaus ist aufgrund der Vielfalt der Einflußfaktoren die genaue Interpretation eines veränderten $PeeCO_2$ aber in der Rettungsmedizin ohne Kenntnis des $PaCO_2$ schwierig.

2.11 Pulsoxymetrie

Prinzip
....

▶ Kontinuierliche noninvasive Messung der **partiellen Sauerstoffsättigung** des arteriellen Blutes ($pSaO_2$).
▶ Messung der **Pulsfrequenz** als Nebeneffekt.

Stellenwert
....

▶ Siehe auch S. 320.
▶ Die Pulsoxymetrie ist erheblich besser zur Diagnose einer Hypoxie geeignet als die rein klinische Beurteilung.

▶ Die Pulsoxymetrie gehört wie EKG und Blutdruckmessung zum Standardmonitoring des Notfallpatienten.
▶ **Pulsoxymetrische Messung als diagnostisches Hilfsmittel:** Bei einer Sauerstoffsättigung < 90 % liegt eine Hypoxie bzw. Hypoxygenation vor.
▶ **Pulsoxymetrische Messung als therapeutische Zielgröße:** Fast immer wird bei der Behandlung des Notfallpatienten eine Sauerstoffsättigung von > 90 % angestrebt.

Technische Grundlagen: Meßverfahren

▶ Die Pulsoxymetrie nutzt das unterschiedliche Extinktionsverhalten oxygenierten und desoxygenierten Hämoglobins und den pulsatilen Fluß des arteriellen Blutes.
▶ Die Extinktion wird etwa 600×pro Minute abwechselnd mit Licht der Wellenlängen 660 nm (rot) und 940 nm (infrarot) gemessen.
▶ **Varianten:**
  – *Transmissionspulsoxymeter:* Das von der Lichtquelle emittierte Licht passiert das Gewebe und wird vom gegenüberliegenden Detektor wahrgenommen. Die meisten der präklinisch verwendeten Pulsoxymeter messen nach diesem Prinzip.
  – *Reflexionspulsoxymeter:* Das von der Lichtquelle emittierte Licht durchdringt das Gewebe, wird vom Knochen reflektiert, passiert das Gewebe erneut und wird dann erst detektiert; Lichtquelle und Detektor liegen nebeneinander. Pulsoxymeter dieser Art gelten als weniger störanfällig, aber ungenauer als Transmissionspulsoxymeter.
▶ **Voraussetzung für eine zuverlässige Messung:** Ausreichende Durchblutung von mindestens 10 % der Norm. Bei ausgeprägter Zentralisation (Schock, Kälte) können keine zuverlässigen Werte ermittelt werden.

Physiologische Grundlagen

▶ **Gesamthämoglobin:** Umfaßt alle Hämoglobinvarianten:
  – *Funktionell intakte Hämoglobinvarianten:* Desoxygeniertes Hämoglobin (DesoxyHb) und oxygeniertes Hämoglobin (O_2Hb).
  – *Nichtfunktionelle, pathologische Hämoglobinvarianten:* Methämoglobin (MetHb) und Carboxyhämoglobin (COHb).
  ▶ $Hb_{tot} = DesoxyHb + O_2Hb + MetHb + COHb$
▶ **Funktionelles Hämoglobin:** Umfaßt nur die funktionell intakten Hämoglobinkomponenten O_2Hb und DesoxyHb; pathologische Hämoglobinfraktionen werden nicht mit erfaßt.
  ▶ $Hb_{funct} = DesoxyHb + O_2Hb$
▶ **(Fraktionelle) Sauerstoffsättigung des arteriellen Blutes (SaO_2):** Beschreibt den Anteil oxygenierten Hämoglobins am Gesamthämoglobin.
  ▶ $SaO_2 = O_2Hb/Hb_{tot}$; Normwert: 96 %.
▶ **Partielle (funktionelle) Sauerstoffsättigung:** Beschreibt den Anteil oxygenierten Hämoglobins am funktionellen Hämoglobin.
  ▶ $pSaO_2 = O_2Hb/Hb_{funct}$; Normwert: 98 %.
▶ **Pulsoxymeter: Messung der partiellen Sauerstoffsättigung ($pSaO_2$):** Normalerweise liegen pathologische Hämoglobinfraktionen in so geringem Anteil vor, daß die $pSaO_2$ die tatsächliche Sättigung nur geringfügig überschätzt:
  ▶ $pSaO_2$ ist normalerweise ca. 2 % höher als SaO_2.
▶ **Überschätzung der Sauerstoffsättigung ($pSaO_2 \gg SaO_2$) in folgenden Situationen:**
  – Vergiftung mit Methämoglobinbildnern: Hohe MetHb-Spiegel.
  – Kohlenmonoxidvergiftung und bei starken Rauchern: Hohe COHb-Spiegel.

► **Hauptdeterminanten der SaO$_2$:**
  - Sauerstoffpartialdruck (PaO$_2$).
  - Verlauf der Sauerstoffbindungskurve (Abb. 13).

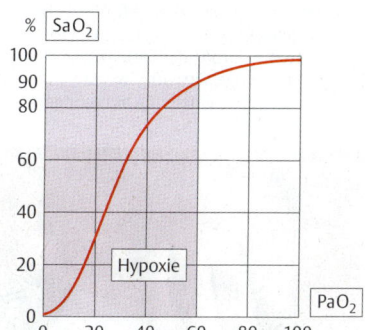

Abb. 13 · Sauerstoffbindungskurve.

► **Korrelation mit dem paO2 bei normalen Sauerstoffbindungseigenschaften des Hämoglobins:**
  - Sauerstoffsättigung 98–100%: paO$_2$ > 90 mmHg. Bei hohen Sauerstoffpartialdrücken (> 100 mmHg; Hyperoxie) ist das Hämoglobin maximal gesättigt. Die dann angezeigte Sättigung beträgt 98–100%. Eine *Hyperoxie* kann anhand der Sättigung nicht erkannt werden.
  - Sauerstoffsättigung 95%: paO$_2$ ca. 80 mmHg.
  - Sauerstoffsättigung 90%: paO$_2$ ca. 60 mmHg.
  - Sauerstoffsättigung 80%: paO$_2$ knapp 50 mmHg.
  - Sauerstoffsättigung 70%: paO$_2$ etwa 35 mmHg.
  - ▶ *Merke:* Bei normaler Sauerstoffbindungskurve gilt: PaO$_2$ 60 mmHg ≈ SaO$_2$ 90%.

Praktische Durchführung

► Anbringen des Pulsoxymetersensors an zugänglichen Akren, vorzugsweise an Fingern oder Ohrläppchen.
► Verwendung *meßstellenspezifischer Sensoren* (Sensoren für Finger sind nicht für Ohrläppchen geeicht).

Interpretation

► Die Oxygenierung läßt sich mittels Pulsoxymetrie erheblich besser beurteilen und eine Hypoxie deutliche früher erkennen als mit klinischen Mitteln.
► **Hypoxie bzw. Hypoxygenation:** pSaO$_2$-Werte < 90%.
► **Zyanose:** klassisches klinisches Zeichen der Hypoxie; tritt jedoch erst bei mindestens 5 g% desoxygeniertem Hämoglobin bzw. einer Sättigung von < 75% auf; bei ausgeprägter Anämie kommt es u.U. überhaupt nicht zur Zyanose.
► **Die Pulsoxymetrie kann grundsätzlich keine Aussagen machen über:**
  - Den arteriellen Sauerstoffgehalt CaO$_2$ (hängt entscheidend vom Hämoglobingehalt ab).
  - Den Kohlendioxidpartialdruck PaCO$_2$ (also die Ventilation).
  - Eine Hyperoxie.

► **Starke Hautpigmentierung:** Keine oder nur geringfügige Störung der Meßgenauigkeit.

◘ *Beachte:* Störungen der Meßgenauigkeit in folgenden Situationen:
  – Periphere Durchblutungsstörungen (Zentralisation).
  – Dyshämoglobinämien (MetHb, COHb).
  – Nagellack (besonders blau, grün und schwarz).
  – Extreme Unruhe des Patienten und partielle Dislokation des Sensors.
  – Sehr niedrige Sättigungswerte ($< 70\%$) und extreme Anämie (Hb $<$ 5 g%); hier ist das Pulsoxymeter nicht mehr geeicht.

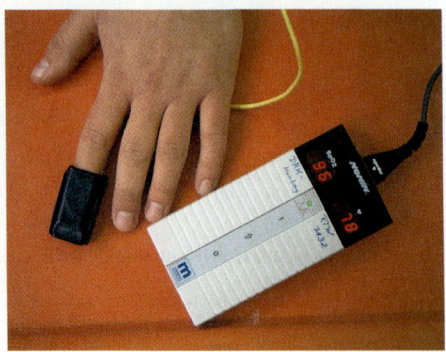

Abb. 14 · Pulsoxymeter.

3 Arbeitstechniken

3.1 Rettungsmaßnahmen

Grundbegriffe

▶ **Rettung im weiteren Sinne:** Alle prähospitalen Maßnahmen (CPR, Vitalfunktionssicherung, Analgesie, etc.); daher die Begriffe *Rettungsdienst, Rettungswagen* und *Rettungsmedizin.*

▶ **Rettung im engeren Sinne:** Verbringung lebender Personen aus einem Gefahrenbereich in sichere Zonen.

- *Beispiele:*
  • In einem Fahrzeug eingeklemmte Personen.
  • Personen mit eingeklemmten Armen oder Beinen in einer Maschine.
  • Hilflose Personen in brennenden Häusern.
  • Hilflose Personen im Wasser.
- *Aufgaben des Notarztes:* Der Notarzt muß sich an der Rettung durch Anweisungen und häufig auch durch eigene Mitwirkung beteiligen; er ist jedoch nicht verpflichtet, sich selbst in unzumutbare Gefahr zu bringen.
- *Schwierigkeiten bei der Rettung:* Können verursacht sein durch:
  • Die Situation selbst (z.B. unzugänglicher Patient).
  • Den Zustand des/der Patienten (z.B. bewußtloser Patient ohne Mithilfe bei der Rettung; agitierter Patient, der sich evtl. gegen die Rettung wehrt).
  • Die Anzahl der Patienten.
- *Durchführung* der Rettung ohne dem Patienten zusätzlichen Schaden zuzufügen.
- Die Rettung so bald wie möglich durch adäquate Schienungs- und Lagerungsmaßnahmen ergänzen.

Rettungshilfsmittel

▶ **Rettungsgeräte:** Die Rettung mit technischen Rettungsmitteln erfolgt situationsangepaßt durch die Feuerwehr unter Absprache mit dem Notarzt.

- *Einfaches Rettungsgerät:* Bergetuch, Rettungsleinen, einfache Leitern u.a.
- *Schweres Rettungsgerät:* Rüstfahrzeug, Drehleiterfahrzeug, Hubsteiger u.a. zur Rettung aus größeren Höhen.
- *Hydraulische Rettungsgeräte:*
  • Hydraulische Rettungsscheren: Rettung eingeklemmter Personen aus Fahrzeugen (z.B. Abtrennen der A-, B-und C-Säulen).
  • Hydraulische Rettungsspreizer: Rettung eingeklemmter Personen aus Fahrzeugen (z.B. Aufspreizen verklemmter Türen).
  ▣ *Beachte:* Beim Einsatz hydraulischer Rettungsgeräte besteht für Unfallopfer, Notarzt und Rettungspersonal Verletzungsgefahr durch scharfe Blechkanten und Splitter! Schutzmaßnahmen: Einhüllen des Verletzten in Decken; Tragen von Schutzhelmen mit Visier.

▶ **Schutzkleidung:** Dient dem Eigenschutz der rettenden Personen, z.B. Atemschutzanzüge zur Rettung aus einer mit toxischen Gasen kontaminierten Atmosphäre, Schutzhelme etc.

Transporthilfsmittel und Techniken

▶ **Trage:**
– *Eigenschaften moderner Tragen:*
  • Harte Polsterung.
  • Integriertes ausklappbares Rollgestell, das den Transport auf ebenem Untergrund erleichtert.
  • Aufstellbares Rückenteil, das den Transport des Patienten auch in einer sitzenden oder halbsitzenden Lage erlaubt.
  • Im Rettungs-/Notarztwagen besteht die Möglichkeit, die Trage hydraulisch in Kopftief- und Kopfhochlage zu bringen.
– *Einsatz/Vorgehen:*
  • Der Patient steigt entweder selbst auf die Trage oder wird von Helfern darauf gelegt, z.B. mittels Rautek-Rettungsgriff (s.u.) oder einer Schaufeltrage (s.u.).
  • Zum Transport des Patienten auf der Trage sind mindestens 2 Helfer, für längere Strecken und schwere Patienten besser 4 Helfer erforderlich.
▶ **Schaufeltrage** (Abb. 15):
– *Prinzip:* Eine Schaufeltrage besteht aus dünnem, ungepolstertem Aluminium und kann in der Längsachse halbiert und wieder zusammengesetzt werden. Sie kann unter den Patienten geschoben werden, ohne daß dieser bewegt werden oder sich aktiv bewegen muß. Dadurch können Sekundärtraumatisierungen und schmerzhafte Bewegungen vermieden werden. Zusätzliche Fixierungsgurte ermöglichen den Transport des Patienten bei erschwerter Rettung.
– *Indikationen:*
  • Schmerzhafte Verletzungen der Beine, des Beckens oder des Thorax.
  • Verletzungen der Wirbelsäule, auch schon im begründeten Verdachtsfall.
– *Vorgehen:*
  • Trage in der Längsachse halbieren.
  • Beide Hälften von beiden Seiten unter den Patienten schieben und dort wieder zusammenstecken.

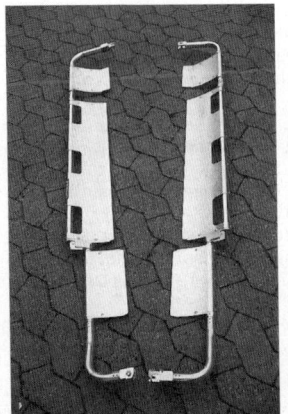 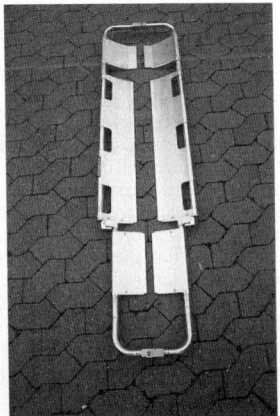

a   b

Abb. 15 · Schaufeltrage: geteilt (a); zusammengesetzt (b).

- Patienten mit der Schaufeltrage auf eine normale Trage oder Vakuummatratze legen.
- Dann Schaufeltrage wieder halbieren und unter dem Patienten wegziehen.
► **Rautek-Rettungsgriff** (Abb. 16):
  – *Indikation:* Beförderung des Patienten aus engen und schwer zugänglichen Bereichen (z. B. dem Fahrerhaus eines Autos) zur Trage oder zum Rettungswagen.
  – *Vorgehen:*
    - Von hinten unter beiden Achseln des Patienten hindurchgreifen.
    - Mit beiden Händen einen quer über den Thorax abgewinkelten Arm des Patienten umfassen.
    - Patienten auf den Oberschenkeln abstützen.
    - Patient kann so über kurze Strecken transportiert werden, indem der Helfer rückwärts geht.
    - Ein 2. Helfer kann die Beine des Patienten nehmen.
  – *Gefahren:*
    - Armfrakturen, besonders bei alten Patienten.
    - Rippenfrakturen, besonders bei alten Patienten.
    - Rückenmarkschädigung bei Wirbelsäulenfraktur.
    ▶ *Beachte:* Der Rautek-Rettungsgriff ist nur dann indiziert, wenn eine andere, sicherere und für den Patienten bequemere Form des Transports nicht möglich ist!

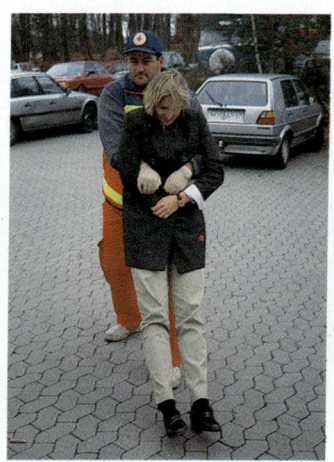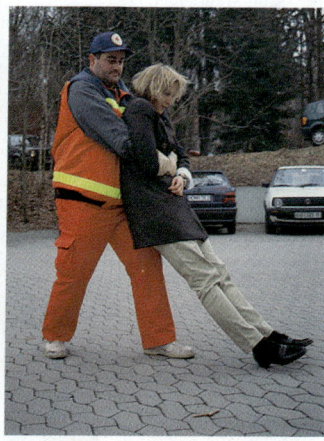

Abb. 16 · Rautek-Rettungsgriff: Ansicht von vorn (a); Seitenansicht (b).

3.2 Schienung

Prinzip

▶ **Immobilisation:**
  – Des gesamten Körpers.
  – Der Körperextremitäten.
  – Des Halses.
▶ **Grundsätzliche Indikationen:**
  – Frakturen.
  – Luxationen.
▶ **Ziele:**
  – Vermeidung einer weiteren Gewebs-, Gefäß- und Nerventraumatisierung.
  – Schmerzlinderung.

Vakuummatratze

▶ **Prinzip:** Bei der Vakuummatratze handelt es sich um einen mit kleinen Polyester-kügelchen gefüllten Sack, aus dem mittels einer Vakuumpumpe Luft entzogen werden kann:
  – Im „normalen Zustand" (Abb. 17 a) ist die Vakuummatratze weich, verformbar und kann dem Patienten anmodelliert werden.
  – Im „Vakuumzustand" (Abb. 17 b) wird sie hart und dient als Schienung des gesamten Patienten.
▶ **Indikationen:** Die Vakuummatratze ist zur Lagerung indiziert bei:
  – Polytraumatisierten Patienten.
  – Frakturen des Beckens oder der unteren Extremitäten.
  – Verdacht auf Wirbelsäulentrauma.
▶ **Vorgehen:**
  – Patient mit der Schaufeltrage auf die Vakuummatratze legen.
  – Schaufeltrage entfernen.
  – Aus der Matratze unter ständigem Anmodellieren an den Patienten mit Hilfe einer Vakuumpumpe Luft heraussaugen, bis die Matratze hinreichend hart geworden ist.

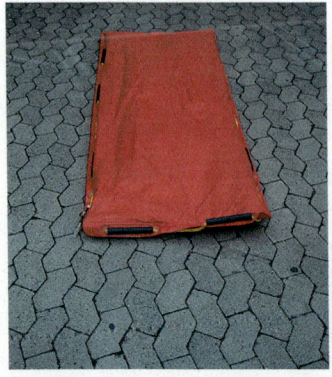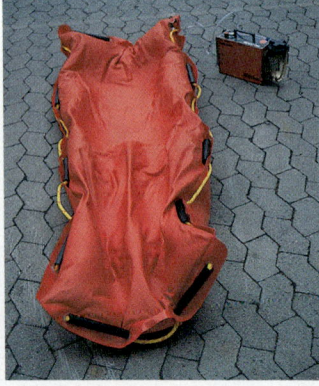

a

Abb. 17 · Vakuummatratze: „Normalzustand" (a); „Vakuumzustand" (b).

▶ *Beachte:* Die Vakuumatratze kann nur dann ihre Schienungsfunktion erfüllen, wenn auch ein hinreichendes Vakuum erzeugt wird!

– Vakuummatratze mit dem Patienten flach auf eine normale Trage plazieren.

– Im Krankenhaus bleibt der Patient solange auf der Matratze (u. U. auch während des Primärröntgens; die Vakuum-Matratze ist nicht röntgendicht), bis der verantwortliche Arzt die Umlagerung des Patienten anordnet.

Extremitätenschienung

▶ **Improvisation:** Im Notfall (ohne professionellen Rettungsdienst) mit Latten, Laken und Seilen.

▶ **Schienungshilfen** im modernen Rettungsdienst zur
  – Stabilisierung von Oberarmfrakturen.
  – Stabilisierung von Unterarmfrakturen.

▶ **Prinzipien:**
  – *Vakuumschienen:*
    • Funktion nach dem Prinzip der Vakuummatratze (s. o.).
    • Luft nach Anlegen der Schiene mit Hilfe einer Vakuumpumpe heraussaugen, bis die Schiene hart wird.
  – *Luftkammerschienen* (Abb. 18):
    • Funktion nach dem gegenteiligen Prinzip.

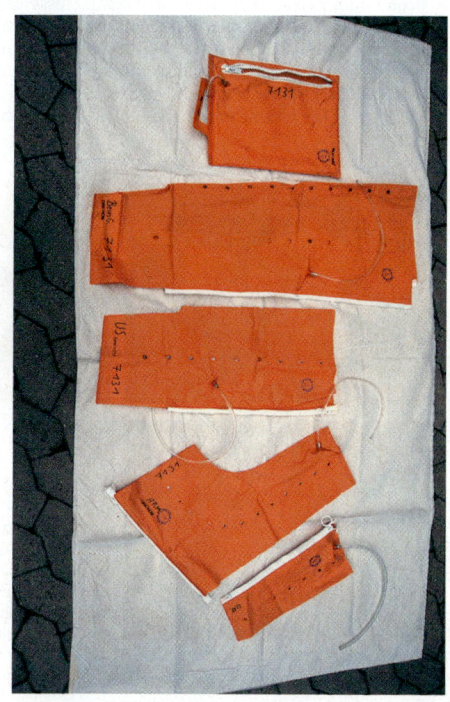

Abb. 18 · Luftkammer-
schienen.

- Luft nach Anlegen der Schiene einblasen, bis die Schiene prall und hart wird.
- Vorteil: Ggf. Tamponade und externe Kompression profuser Blutungen aus der traumatisierten Extremität.
- Nachteil: Gefahr der Durchblutungsstörungen und Ischämie durch zu starke Kompression.
- ▶ *Tip:* Zum Aufblasen kann ein Beatmungsbeutel (Rubenbeutel) oder auch ein maschinelles Beatmungsgerät mit auf das 3-Wege-Beatmungsventil aufgesetztem, in das Einblasventil der Schiene passendem Tubus-Ansatzstück verwendet werden. Dabei ggf. Exspirationsschenkel des 3-Wege-Richtungsventils manuell zuhalten, um Entweichen von Luft aus der praller werdenden Schiene zu verhindern.

▶ **Vorgehen:**
- Analgesie des Patienten (z. B. mit Morphin 5 – 10 mg i. v.).
- Reposition der frakturierten Extremität unter dosiertem achsengerechtem Zug durch 1 – 2 Helfer.
- Anlegen der Schiene durch einen weiteren Helfer.
- Herstellen des Funktionszustandes durch Absaugen resp. Einblasen von Luft.

▶ *Beachte:* Frakturen der Arme oder Beine so bald wie möglich unter dosiertem Zug reponieren und schienen. 1 Repositionsversuch ist immer erlaubt!

Schienung der Halswirbelsäule

▶ **Problem:** Die HWS ist am wenigsten durch Muskelgewebe geschützt. Sekundäre Schädigungen des zervikalen Rückenmarkes bei Frakturen, Luxation oder Dislokationen der Halswirbelsäule (HWS) sind gefürchtet, da sie besonders schlimme Folgen, z. B. ein hohes Querschnittssyndrom, nach sich ziehen können.

▶ **Prinzip:** Durch spezielle immobilisierende Halskrausen (*Orthesen*) kann die Halswirbelsäule für Rettung und Transport von außen stabilisiert werden.

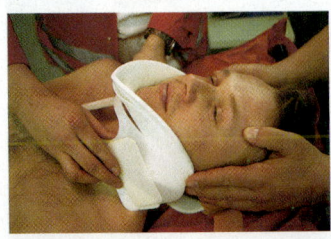
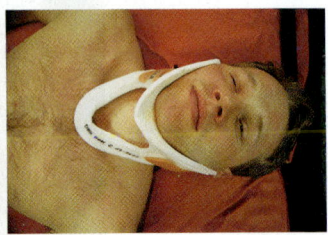
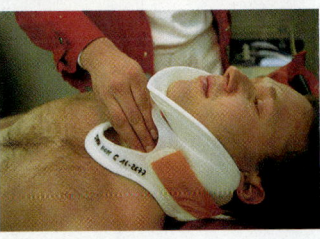

a

c

Abb. 19 · Anlage einer Halskrause unter Stabilisierung der Wirbelsäule durch 2. Helfer (a); maximale Immobilisation der HWS durch Halskrause passender Größe (b); Möglichkeit der Palpation des Karotispulses bei angelegter Halskrause (c).

▸ **Indikation:** Jeder Verdacht auf eine traumatische Halswirbelsäulenverletzung.
▸ **Wahl der Halskrause:** Nicht alle Fabrikate sind gleichwertig! Grundsätzliche Anforderungen:
  – Größtmögliche Immobilisation der HWS, wobei vor allem die Verhinderung der Anteflexion des Kopfes entscheidend ist!
  – Möglichkeit zum Tasten des Karotispulses bei angelegter Halskrause.
  – Verfügbarkeit in mehreren Größen unter Berücksichtigung von Dicke und Länge des Halses.
▸ **Vorgehen beim Anlegen einer Halskrause** (Abb. 19):
  – Halskrause in passender Größe um den Hals legen, möglichst ohne diesen dabei zu bewegen.
  – Kopf evtl. zur Stabilisierung leicht in Richtung der Längsachse ziehen.
  – Beugungen des Kopfes nach vorn unbedingt vermeiden!
  – Halskrause mittels Klettverschluß verschließen.
◨ *Beachte:* Es reicht nicht aus, irgendeine Krause irgendwie um den Hals zu legen!

Antischockhose (military anti-shock trousers; MAST)

▸ **Prinzip:** MAST ist eine Luftkissenschiene für die untere Körperhälfte. Die Antischockhose wird dem Patienten angelegt und dosiert aufgeblasen. Dadurch erfolgt eine Kompression und Schienung der unteren Extremitäten, der Beckenregion und des Abdomens. Dies bewirkt außerdem eine Tamponierung von Blutungen in diesen Körperregionen und eine partielle Blutvolumenumverteilung aus der unteren Körperhälfte.
▸ **Indikationen:**
  – Ausgedehnte Beinfrakturen/-traumatisierungen.
  – Beckenfrakturen.
  – Stumpfes Bauchtrauma mit Verdacht auf Ruptur intrabdomineller Organe.
  – Rupturiertes Bauchaortenaneurysma.
  – Hämorrhagischer Schock.
  – CPR (experimentell)
▸ **Gefahr:** Induktion oder Verstärkung einer Ischämie in der unteren Körperhälfte.
◨ *Beachte:* Indikationen und Stellenwert der MAST werden nicht einheitlich beurteilt. Die Anwendung in Europa ist eher unüblich
▸ **Vorgehen** (Abb. 20):
  – Patienten auf die entfaltete Hose legen.
  – Diese um Beine und Unterbauch des Patienten schlingen.
  – MAST aufblasen.

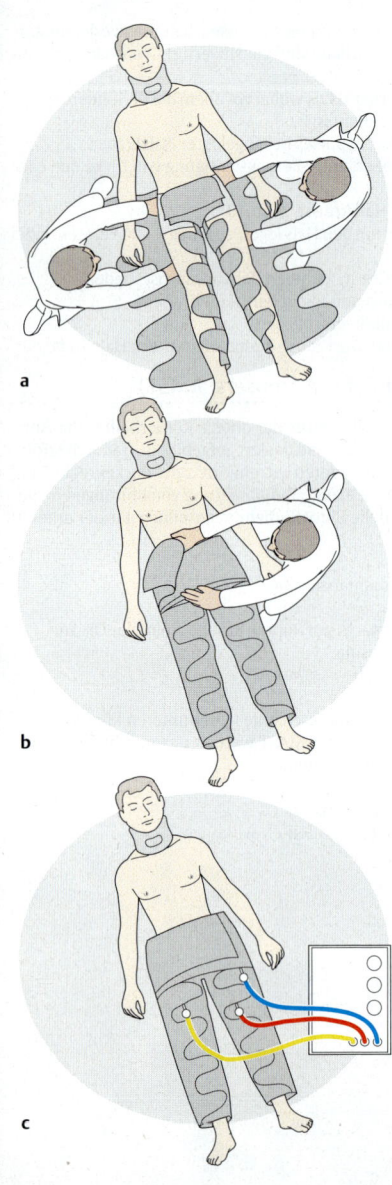

a

b

c

Abb. 20 · Anlage einer Antischockhose (MAST): Unterlegen der Antischockhose unter den Patienten (a); Verschließen der Antischockhose (b); Aufblasen der Antischockhose (c).

3.3 Lagerung

Rückenlagerung

▶ Siehe Abb. 21 a.
▶ **Indikation:** Routinelagerung des Patienten. Untersuchung des Patienten, Venenpunktion, Intubation, Beatmung und Herzdruckmassage werden am besten in Rückenlagerung durchgeführt.
▶ **Varianten:** Die Rückenlagerung kann als Flachlagerung (Abb. 21 b), mit erhöhten Beinen, als Kopftieflagerung oder als Oberkörperhochlagerung erfolgen.
◩ *Beachte:* Die meisten Patienten werden mit leicht erhöhtem Oberkörper (ca. 30°) auf dem Rücken gelagert.

Flachlagerung

▶ Siehe Abb. 21 b.
▶ **Indikation:** Strikte Flachlagerung bei Wirbelsäulenverletzungen.

Schocklagerung

▶ **Methoden:**
  – Hochlagerung der Beine um ca. 70 – 80° (Abb. 21 c).
  – Kopftieflagerung des gesamten Patienten um ca. 15° (Trendelenburg-Lagerung, Abb. 21 f).
▶ **Wirkprinzip:** Autotransfusion:
  – Blutvolumenverschiebung von 500 – 1000 ml aus der unteren Körperhälfte in die wichtigeren oberen Körperregionen (Herz, Lunge, Gehirn).
  – Unterstützung und Verstärkung der Blutvolumenverschiebung durch Ausstreichen oder Auswickeln der Beine in Richtung Becken.
▶ **Indikationen:**
  – Schock, vor allem mit hypovolämischer Komponente.
  – Hypotensive Krise.
▶ **Gefahr:** Durch die Kopftieflage steigt der Hirndruck an; ein SHT ist somit eine (relative) Kontraindikation.

Oberkörperhochlagerung

▶ **Methoden:**
  – Hochlagerung des Oberkörpers um etwa 30° (Abb. 21 d).
  – Kopfhochlagerung des gesamten Patienten um etwa 15° (Anti-Trendelenburg-Lagerung).
▶ **Wirkprinzipien:**
  – Verbesserung des Abflusses von venösem Blut aus dem Gehirn.
  – Entspannung des Abdomens bei Hochlagerung des Oberkörpers um 30° und gleichzeitigem Unterlegen einer Knierolle (Abb. 21 g).
▶ **Indikationen:**
  – Schädelhirntrauma.
  – Apoplex oder (vermuteter) erhöhter intrakranieller Druck.
  – Stumpfes Bauchtrauma oder akutes Abdomen (mit Knierolle).
▶ **Gefahren:**
  – Blutdruckabfall, besonders bei Hypovolämie.
  – Zerebrale Minderperfusion bei Hypotonie.
◩ *Beachte:* Im manifesten Schock ist die Oberkörperhochlagerung kontraindiziert!

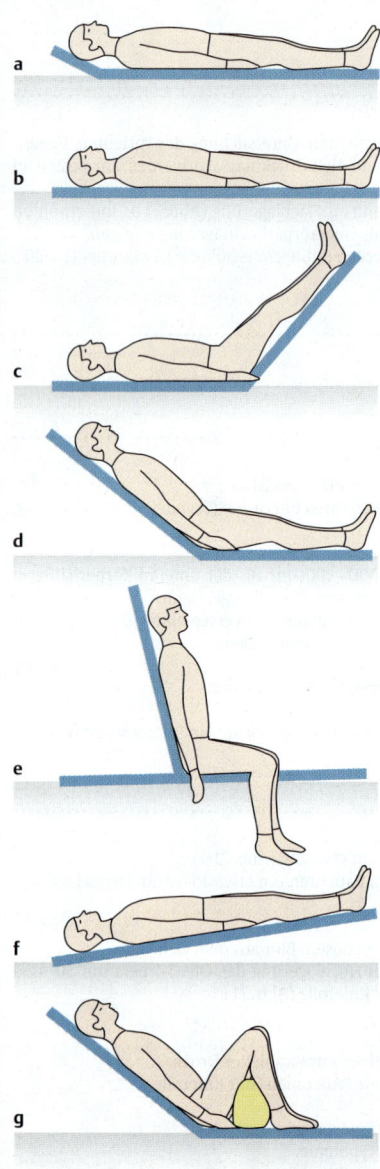

Abb. 21 · Lagerungsarten:
Rückenlagerung (a); Flachlagerung
(b); Schocklagerung (c); Oberkörperhochlagerung (d); sitzende/
halbsitzende Lagerung (e); Trendelenburg-Lagerung (Ganzkörper-
schräglagerung) (f); Oberkörperhochlagerung mit angezogenen
Beinen bei Verletzungen oder Erkrankungen des Abdomens (g).

Sitzende und halbsitzende Lagerung

▶ **Methoden:**
- Maximales Hochstellen des Oberteil einer Trage (hierdurch wird allerdings meist nur eine *halbsitzende Lagerung* erzielt, Abb. 21 e).
- Transport des Patienten auf einem Stuhl.
- Positionierung des Patienten auf einem Sitz im NAW (statt auf der Trage).

▶ **Wirkprinzipien:**
- Verminderung des venösen Rückflusses zum Herzen, dadurch Senkung der Vorlast. Dies kann zur Entlastung eines insuffizienten Herzens beitragen. Der Effekt wird durch Herabhängenlassen der Beine noch verstärkt.
- Verbesserung der Atmung und Möglichkeit des Einsatzes der Atemhilfsmuskulatur bei Patienten mit Orthopnoe oder Dyspnoe.

▶ **Indikationen:**
- Linksherzinsuffizienz (ohne Schock).
- Lungenödem.
- Atemnot unterschiedlicher Ursache.

▶ **Gefahren:**
- Blutdruckabfall, besonders bei Hypovolämie.
- Zerebrale Minderperfusion bei Hypotonie.

◪ *Beachte:* Im manifesten Schock und bei schwerer Hypotension ist die sitzende oder halbsitzende Lagerung kontraindiziert!

Seitenlagerung

▶ **Methoden:** Bei der Seitenlagerung handelt es sich um eine Erstmaßnahme, bei der der Patient noch am Notfallort oder auf der Trage auf die Seite gedreht und der Kopf überstreckt wird. Es gibt mehrere Möglichkeiten, den Patienten stabil auf der Seite zu lagern. Gebräuchlichste Methoden:
- Sog. stabile Seitenlagerung (im engeren Sinne).
- Sog. Erholungsposition (Abb. 22).

▶ **Ziele:**
- Offenhalten der Atemwege.
- Vermeidung einer Aspiration.
- In der Schwangerschaft: Vermeidung des aortokavalen Kompressionssyndroms (S. 407) durch Seitenlagerung oder Halbseitenlagerung.

▶ **Indikationen:**
- Spontanatmende, bewußtseinsgetrübte oder komatöse Patienten.
- Eine besondere Indikation für eine Seitenlagerung besteht bei Patientinnen in der *Spätschwangerschaft*:
  • Durch Lagerung auf der (am besten linken) Seite läßt sich die aortokavale Kompression durch den Uterus weitgehend vermeiden.
  • Hier reicht meist eine Halbseitenlagerung, z. B. mittels eines unter die rechte Seite geschobenen Kissens.

▶ **Durchführen der stabilen Seitenlagerung:**
- Der Helfer stellt oder kniet sich auf eine Seite des Patienten.
- Die vor ihm liegende Hand bei gestrecktem Arm unter das Gesäß des Patienten plazieren, den anderen Arm auf die Brust legen.
- Patienten mit beiden Händen an Schulter und Oberschenkel fassen und über den gestreckten Arm zum Helfer auf die Seite drehen.
- Kopf nackenwärts strecken.
- Oben liegenden Arm anwinkeln, so daß die Hand als Unterlage für den Kopf dient.

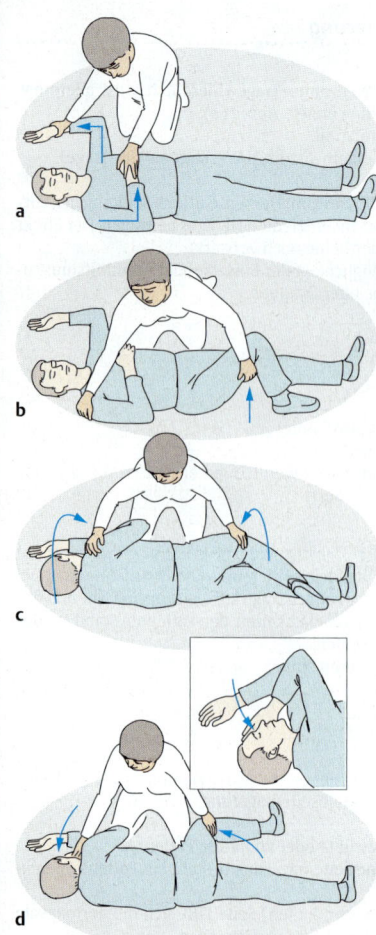

a

b

c

d

Abb. 22 · Durchführung der Seitenlagerung (Erholungsposition).

- Unten liegenden Arm nach hinten unter dem Patienten wegziehen und anwinkeln.
- Unteres Bein abwinkeln, oberes Bein strecken.
▶ **Herstellen der Erholungsposition** (Abb. 22):
  - Der Helfer stellt oder kniet sich auf eine Seite des Patienten.
  - Den vor ihm liegenden Patientenarm nach oben abwinkeln, den anderen Arm auf die Brust legen.

- Patienten mit beiden Händen an Schulter und Oberschenkel fassen und zum Helfer auf die Seite drehen.
- Kopf nackenwärts strecken.
- Oben liegenden Arm anwinkeln, so daß die Hand als Unterlage für den Kopf dient.
- Unten liegenden Arm abgewinkelt nach vorne lagern.
- Oberes Bein abwinkeln, unteres Bein strecken.

▶ **Vorteile:**
- Gefahr der Atemwegsverlegung durch die Zunge in Seitenlage erheblich geringer als in Rücken- *und* Bauchlagerung.
- Erbrochenes kann nach außen abfließen.
- Bei gleichzeitigem Schock Kombination mit Schocklagerung möglich.

▶ **Nachteile:**
- Kein wirklich sicherer Schutz vor Aspiration und Atemwegsverlegung.
- Eine Beatmung ist kaum möglich.
- Bei Patienten mit Wirbelsäulenverletzungen können sekundäre Rückenmarksschäden induziert werden.

▶ **Kontraindikationen:**
- Atemstillstand.
- Ausgeprägte Ateminsuffizienz (die nicht durch ein Zurückfallen der Zunge bedingt ist und/oder die in Seitenlage persistiert).
- Wirbelsäulen- und Rückenmarkstrauma.

◨ *Beachte:*
- Patienten mit Atemstillstand oder insuffizienter Atmung müssen in Rückenlage beatmet werden.
- Bei bewußtlosen Patienten muß möglichst bald eine definitive Atemwegssicherung (vorzugsweise Intubation) durchgeführt werden.

3.4 Atemwegsmanagement und Atemwegssicherung – Übersicht

Indikationen

▶ Atemstillstand.
▶ (Drohendes) Ersticken.
▶ Schwere respiratorische Insuffizienz.
▶ Obstruktion der Atemwege (Zunge, Fremdkörper, Schwellungen).
▶ Atemwegsverletzung (Kopf, Gesicht, Hals, Larynx, Trachea).
▶ Bewußtlosigkeit und Ausfall der Schutzreflexe (Hustenreflex, Schluckreflex).
▶ Narkose.

Ziele

▶ Vermeidung oder Beseitigung von Hypoxie, Hyperkapnie und respiratorischer Azidose.
▶ Verhinderung der Aspiration von Mageninhalt bzw. Erbrochenem.
▶ Beseitigung einer Atemwegsverlegung.
▶ Ermöglichen einer Beatmung.

Methoden

▶ **Freimachen und Freihalten der Atemwege ohne Hilfsmittel:**
  - Entfernen von Atemhindernissen außerhalb des Körpers: z. B. Abnehmen eines Integralhelms (S. 66).
  - Entfernen von Fremdkörpern in Mund und Rachen: Digitales Ausräumen der Mundhöhle (S. 67).
  - Entfernen von Fremdkörpern in den tieferen Atemwegen: Schläge auf den Rükken, Thorax- und Oberbauchkompression (Heimlich-Manöver, S. 69).
  - Seitenlagerung (S. 63).
  - Reklination des Kopfes und Anheben des Kinns (HTCL-Manöver, S. 74).
  - Esmarch-Handgriff (S. 75).
▶ **Freimachen und Freihalten der Atemwege mit Hilfsmitteln:**
  - Absaugen von Mund- und Rachenraum (S. 68).
  - Verwendung von Pharyngealtuben (S. 75).
  - Fremdkörperextraktion mit einer Magill-Zange (S. 68).
  - Endotracheale Intubation (S. 81).
  - Intubation mit ösophagotrachealem Tubus (Kombitubus, S. 93).
  - Einführen einer Larynxmaske (S. 89).
  - Koniotomie (S. 97).
  ▣ *Beachte:* Das Atemwegsmanagement nimmt einen zentralen Platz in der Notfallmedizin ein. Zur Sicherung der Atemwege im professionellen Rettungsdienst muß der Notarzt mindestens mit folgenden Methoden vertraut sein (und das entsprechende Equipment muß im RTW vorhanden sein):
  - Maskenbeatmung mit und ohne Pharyngealtubus
  - Endotracheale Intubation
  - Einführen einer Larynxmaske und/oder Einführen eine Combi-Tubus
  - Koniotomie

3.5 Freimachen der oberen Atemwege

Grundsätzliche Indikationen

▶ Behinderung der Atmung.
▶ Atemwegsverlegung durch Zunge, Flüssigkeiten oder Partikel.

Abnehmen eines Integralhelms

▶ **Indikation:** Bewußtlose, ateminsuffiziente und schwer verletzte Motorradfahrer.
  - Der Helm verhindert eine Atemwegssicherung und Primärversorgung.
  - Der Helm kann selbst eine Behinderung der Atmung verursachen.
▶ **Vorgehen:** Die Helmabnahme muß vorsichtig durch 2 Helfer erfolgen, ohne eine mögliche Schädigung der Halswirbelsäule zu verschlimmern.
  - Visier öffnen (Abb. 23 a).
  - Verschluß des Helms öffnen (Abb. 23 b); dies ist aufgrund der unterschiedlichen Verschlußarten nicht immer ganz leicht.
  - *1. Helfer:* Mit beiden Händen Kopf und Hals von unten umfassen und achsengerecht stabilisieren (Abb. 23 c).
  - *2. Helfer:* Helm vorsichtig in Richtung der Längsachse abziehen (Abb. 23 c).
  - *1. Helfer:* Gleichzeitig kontinuierlich von unten nachgreifen, um den Kopf stabil zu halten (Abb. 23 d).

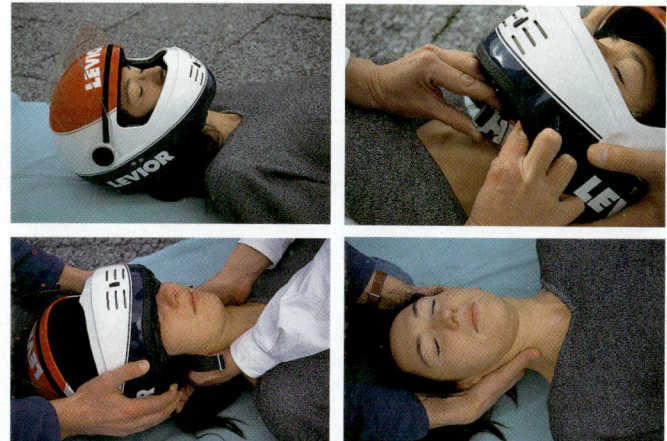

Abb. 23 · Abnehmen eines Integralhelms: Öffnen des Visiers (a); Lösen des Helmverschlusses (b); vorsichtiges Abziehen des Helms unter achsengerechter Stabilisierung (c); kontinuierliches Nachgreifen zur Stabilisierung der HWS (d).

▶ **Beachte:** Auch beim bewußtseinsklaren, gut atmenden Patienten muß der Helm im Laufe der Primärversorgung vorsichtig abgenommen werden; auf jeden Fall ist sofort das Visier zu öffnen.

Digitales Ausräumen des Mundes

▶ **Indikation:** Standardverfahren zum Freimachen von Mund und Rachen; wichtige Basismaßnahme der CPR.
▶ **Vorgehen:**
  – Öffnen des Mundes beim Bewußtlosen mit Daumen und Zeigefinger der rechten Hand:
    • Daumen im rechten Mundwinkel auf die untere Zahnreihe legen.
    • Zeigefinger auf die obere Zahnreihe legen.
    • Zahnreihen auseinanderdrücken.
  – Kopf zur linken Seite drehen.
  – Mundhöhle mit Zeige- und Mittelfinger der linken Hand ausräumen (Finger mit Handschuhen schützen).
  – Gebißträger: Lockere Prothese entfernen, festsitzendes Gebiß belassen.
▶ **Vorsicht:**
  – Nicht tief bewußtlose Patienten können auf taktile Reize im Mund kräftig zubeißen!
  – Fremdkörper können durch ungeschickte digitale Manipulation im Mund in die Tiefe gedrückt werden. Folge: Komplette Atemwegsverlegung! Daher nur vorsichtig und unter Sicht ausräumen! Insbesondere bei Kindern nicht blind im Mund herummanipulieren!

Absaugen mit einer Vakuumpumpe

► **Indikation:** Erbrochenes, kleinere Partikel, breiige Massen, Blut und sonstige Flüssigkeiten, die die Atemwege verlegen.
► **Benötigte Instrumentarien:**
  – *Vakuumpumpe:* Präklinische Erzeugung des nötigen Sogs:
    • Durch eine Fuß-oder Handpumpe.
    • Durch eine elektrische Pumpe.
    • Nach dem Venturi-Prinzip mit Hilfe einer Sauerstoff-Überdruckflasche.
  – Großlumige *Absaugkatheter.*

Fremdkörperextraktion mit Hilfe der Magill-Zange

► **Indikation:** Atemwegsverlegung und (drohendes) Ersticken durch größere partikuläre Bestandteile in Mund und Rachen.
► **Die Zange** (Abb. 24), die auch als Hilfsmittel der nasotrachealen Intubation verwendet wird, ist so geformt, daß auch im Hypopharynx liegende Fremdkörper gefaßt werden können.
► **Vorgehen:**
  – Mund des Patienten öffnen.
  – Magill-Zange mit der rechten Hand in den Mund einführen.
  – Fremdkörper mit der Zange fassen und extrahieren.
  – Läßt sich der Fremdkörper bei normaler Mundöffnung nicht sichtbar fassen, muß der Patient wie zur endotrachealen Intubation gelagert werden; nach Einführen des Laryngoskops wird der Fremdkörper unter Sicht mit der Zange gefaßt und extrahiert.

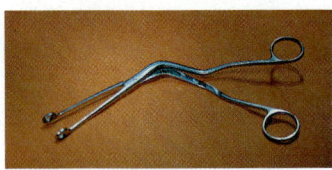

Abb. 24 · Magill-Zange.

Schläge auf den Rücken, Oberbauch- und Thoraxkompression

► **Indikation:** Fremdkörperaspiration. (Drohendes) Ersticken durch größere, tiefer in den Atemwegen liegende Fremdkörper, die weder digital noch mit einer Magill-Zange ausgeräumt werden können.
► **Schläge auf den Rücken:**
  – *Prinzip:* Lockerung des Fremdkörpers im Tracheobronchialbaumsystem, so daß er ausgehustet oder mittels nachfolgender Oberbauch- oder Thoraxkompressionen herausgeschleudert werden kann.
  – *Indikation:* Erste Maßnahme bei drohendem Ersticken bei Kindern und Säuglingen sowie beim nicht-bewußtlosen Erwachsenen.
  – *Vorgehen beim Erwachsenen Patienten:* Der Helfer steht neben oder etwas hinter dem Patienten; mit einer Hand unterstützt er von vorn den vornübergebeugten Oberkörper; mit der Fläche der anderen Hand mehrere (bis zu 5) scharfe Schläge zwischen die Schulterblätter geben. Anschließend Erfolg der Maßnahme überprüfen (Inspektion des Mundes, Beatmungsversuche).

– *Vorgehen bei Säuglingen* (s.a. Abb. 101, S. 251): Kind auf den Schoß nehmen, bäuchlings auf den Beinen des Helfers in steile Kopftieflage bringen. Kräftige Schläge auf den Rücken zwischen die Schulterblätter geben. Anschließend Erfolg der Maßnahme überprüfen (Inspektion des Mundes, Beatmungsversuche).

▶ **Oberbauchkompressionen (Heimlich-Manöver)** (Abb. 25)
  – *Prinzip*: Schlagartige intraabdominale und intrathorakale Druckerhöhung in oraler Richtung durch Kompression des Oberbauchs, die zur Expulsion des Fremdkörpers aus Larynx oder Trachea führen soll.
  – *Indikation*: Drohendes Ersticken beim nicht-bewußtlosen Erwachsenen und bei Kindern über 1 Jahr, wenn Schläge auf den Rücken nicht ausreichend wirksam waren.
  – *Nicht indiziert* bei Säuglingen < 1 Jahr und beim bewußtlosen Erwachsenen (d.h. in einer Reanimationssituation).
  – *Gefahren*: Verletzung der Oberbauchorgane (Leber-, Milz-, Magenruptur).

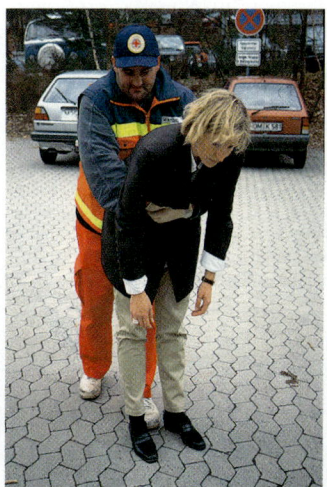
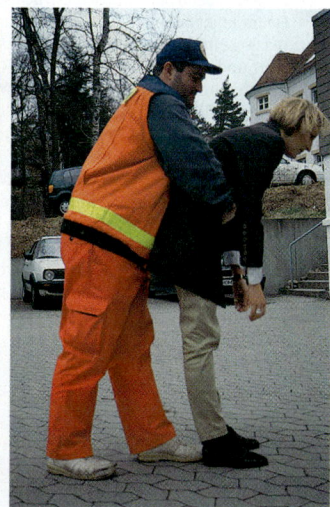
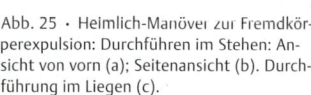
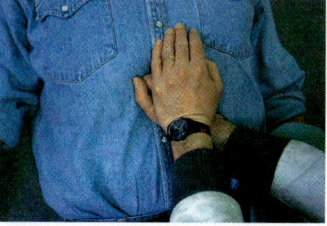

Abb. 25 · Heimlich-Manöver zur Fremdkörperexpulsion: Durchführen im Stehen: Ansicht von vorn (a); Seitenansicht (b). Durchführung im Liegen (c).

– *Vorgehen beim stehenden Patienten:* Hinter dem Patienten stehen, Patient leicht vornüber geneigt. Oberbauch (zwischen Bauchnabel und Xiphoid) von hinten mit beiden zur Faust geballten Händen umfassen und ruckartig in leicht kranialer Richtung komprimieren. Anschließend Erfolg der Maßnahme überprüfen (Inspektion des Mundes, Beatmungsversuche).

– *Vorgehen beim liegenden Patienten:* Auf der Seite des auf dem Rücken liegenden Patienten oder über diesem knien. Oberbauch (zwischen Bauchnabel und Xiphoid) mit zur Faust geballten Händen ruckartig in leicht kranialer Richtung komprimieren. Anschließend Erfolg der Maßnahme überprüfen (Inspektion des Mundes, Beatmungsversuche).

▶ **Thorax-Kompressionen:**

  – *Indikation:*

   • Drohendes Ersticken bei Kindern und Säuglingen, wenn Rückenschläge nicht erfolgreich waren.

   • Bewußtlose Erwachsene mit Hinweis auf Atemwegsverlegung (Reanimationssituation).

  – *Vorgehen beim bewußtlosen Erwachsenen.* Der Patient liegt auf dem Rücken, der Helfer kniet neben ihm. Das Sternum wird an gleicher Stelle wie zur Herzdruckmassage im Rahmen einer CPR komprimiert; die Kompressionen sollen ruckartiger und stärker sein als bei der CPR. Nach 15 Kompressionen Erfolg der Maßnahme überprüfen (Inspektion des Mundes, Beatmungsversuche).

  – *Vorgehen bei Kindern:* Über das auf dem Rücken liegende Kind beugen. Kräftige Kompressionen des Thorax im unteren Sternumdrittel mit der Handfläche (ähnlich wie bei Herzdruckmassage). Nach 5 Kompressionen Erfolg der Maßnahme überprüfen (Inspektion des Mundes, Beatmungsversuche).

  – *Vorgehen bei Säuglingen:* Kind auf den Schoß nehmen und rücklings auf den Beinen des Helfers in steile Kopftieflage bringen. Kräftige Kompressionen des Thorax im unteren Sternumdrittel mit 2 Fingern. Nach 5 Kompressionen Erfolg der Maßnahme überprüfen (Inspektion des Mundes, Beatmungsversuche).

▶ **Vorgehen bei Ersticken beim noch nicht bewußtlosen Erwachsenen** (nach ERC 2000):

  – s.a. Abb. 26.

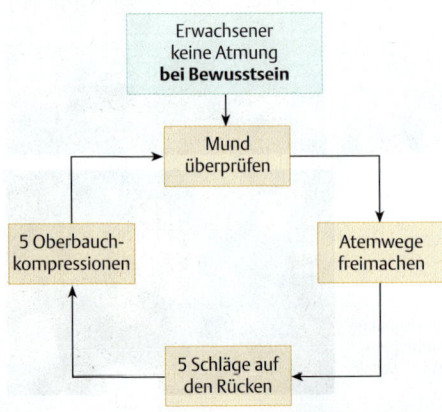

Abb. 26 · Freimachen der Atemwege bei drohendem Ersticken: Vorgehen bei Erwachsenen mit Atemstillstand, die noch bei Bewußtsein sind (nach ERC 2000).

– *Atmung überprüfen.* Wenn Verdacht auf obere Atemwegsobstruktion durch tiefsitzende Fremdkörper:
– *5 Schläge auf den Rücken geben.* Wenn ohne Erfolg:
– *5 Oberbauchkompressionen* (Heimlich-Manöver). Wenn ohne Erfolg:
– *Mund erneut überprüfen:* Sichtbare und mit Fingern oder Magillzange ausräumbare Fremdkörper? Ggf. Sequenz wiederholen.

▶ **Vorgehen bei Ersticken beim bewußtlosen Erwachsenen** (nach ERC 2000). Wenn der Patient mit Hinweisen auf obere Atemwegsobstruktion durch tiefsitzende Fremdkörper bewußtlos angetroffen wird, oder wenn er im Verlauf der oben erwähnten Maßnahmen bewußtlos wird, soll eine modifizierte CPR durchgeführt werden:
– s. a. Abb. 27.
– *Patient in Rückenlage bringen.*
– *Versuch, 2 effektive Atemhübe zu verabreichen.* Wenn ohne Erfolg:
– *15 Thoraxkompressionen.*
– *Mund erneut überprüfen:* Sichtbare und mit Fingern oder Magillzange ausräumbare Fremdkörper? Wenn ohne Erfolg Sequenz wiederholen.

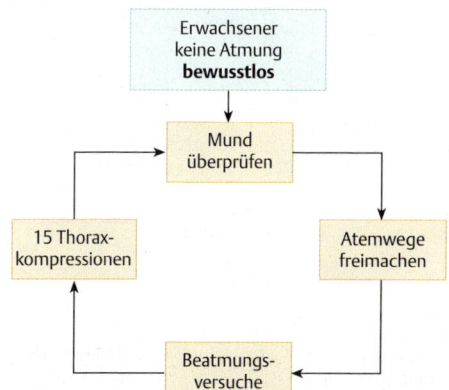

Abb. 27 · Freimachen der Atemwege bei drohendem Ersticken: Vorgehen bei Erwachsenen mit Atemstillstand und ohne Bewußtsein (nach ERC 2000).

▶ **Vorgehen bei Ersticken im Kindesalter: Kind atmet noch** (nach ERC-Empfehlung 2000). Bei Kindern spielt die Fremdkörperaspiration eine erheblich größere Rolle als bei Erwachsenen (s. auch Abb. 100, S. 251):
– s. a. Abb. 28
– *Atmung überprüfen.* Wenn Verdacht auf Atemwegsobstruktion durch tiefsitzende Fremdkörper:
– *5 Schläge auf den Rücken.* Wenn ohne Erfolg:
– *5 Thoraxkompressionen innerhalb 15 sec.* Wenn ohne Erfolg:
– *Mund erneut überprüfen:* Sichtbare und mit Fingern oder Magillzange ausräumbare Fremdkörper? Kind atmet?
– *Ggf. Sequenz wiederholen.*

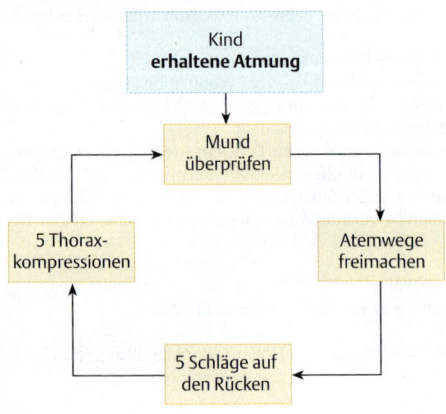

Abb. 28 · Freimachen der Atemwege bei drohendem Ersticken: Vorgehen bei Kindern mit noch erhaltener Atmung (nach ERC 2000).

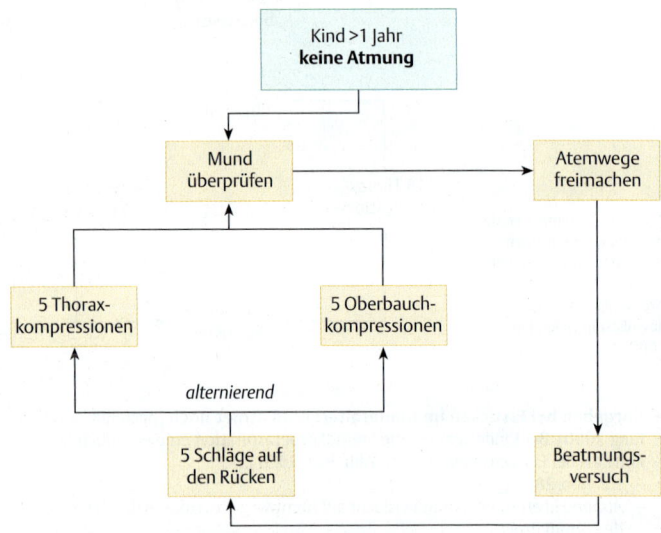

Abb. 29 · Freimachen der Atemwege bei drohendem Ersticken: Vorgehen bei Kindern > 1 Jahr mit Atemstillstand (nach ERC 2000).

► **Vorgehen bei Ersticken im Kindesalter: Kind atmet nicht mehr** (nach ERC-Empfehlung 2000).
  – s. a. Abb. 29 und 30
  – *Atmung überprüfen.* Wenn Verdacht auf Atemwegsobstruktion durch tiefsitzende Fremdkörper:

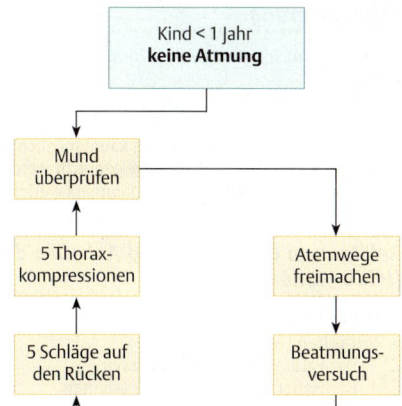

Abb. 30 · Freimachen der Atemwege bei drohendem Ersticken: Vorgehen bei Kindern unter 1 Jahr mit Atemstillstand (nach ERC 2000).

– *5 Schläge auf den Rücken.* Wenn ohne Erfolg:
– *5 Thoraxkompressionen innerhalb 15 sec.* Wenn ohne Erfolg:
– *Mund erneut überprüfen:* Sichtbare und mit Fingern oder Magillzange ausräumbare Fremdkörper? Kind atmet?
– *Ggf. Sequenz wiederholen, jedoch Thoraxkompressionen jetzt durch 5 Oberbauchkompressionen ersetzen* (Atmung prüfen – 5 Rückenschläge – 5 Oberbauchkompressionen). Wenn ohne Erfolg;
– *Sequenz abwechselnd mit Thorax- und Oberbauchkompressionen wiederholen.*
▪ *Beachte:* Im Säuglingsalter (Kind < 1 Jahr) keine Oberbauchkompressionen durchführen!

3.6 Freihalten der Atemwege ohne Hilfsmittel

Indikation
....

▸ Ateminsuffizienz und Atemstillstand.
▸ Obstruktion der Atemwege durch Zunge, Fremdkörper oder Schwellungen.
▸ Atemwegsverletzung (Kopf, Gesicht, Hals, Larynx, Trachea).
▸ Bewußtlosigkeit und Ausfall der Schutzreflexe (Hustenreflex, Schluckreflex).

Ziele
....

▸ Verhinderung der Atemwegsverlegung, vor allem durch die zurückfallende Zunge: Zunge und Epiglottis führen beim bewußtlosen Patienten aufgrund des Tonusverlustes der Pharynxmuskulatur häufig zu einer partiellen oder totalen Atemwegsverlegung. Dies gilt für Bauch-und Rückenlagerung gleichermaßen!
▸ Ermöglichung einer künstlichen Beatmung
   ▪ *Beachte:* Die Zunge ist die häufigste Ursache für eine Atemwegsverlegung des bewußtlosen Patienten!

Seitenlagerung

▶ **Indikation:** Spontanatmende bewußtlose oder bewußtseinsgetrübte Patienten.
▶ **Vorteil:**
 – Einfach und ohne Hilfsmittel durchzuführen.
 – Mageninhalt kann nach außen abfließen.
▶ **Nachteil:** Künstliche Beatmung kaum möglich; ateminsuffiziente Patienten müssen zur Beatmung in *Rückenlage* gebracht werden.
▶ **Kontraindikationen:** Cave Rückenmarksverletzung!
▶ Durchführung (S. 63).

Reklination des Kopfes und Anheben des Unterkiefers (HTCL-Manöver)

▶ **HTCL =** Head tilt and chin lift.
▶ **Vorgehen** (Abb. 31):
 – Der Patient liegt auf dem *Rücken*.
 – Der Helfer kniet *neben* dem Patienten.
 – Eine Hand faßt unter das Kinn und hebt dieses an, während die andere Hand auf der Stirn des Patienten liegt und diese nach unten drückt.
 – Dadurch werden Zunge und weicher Gaumen angehoben und von der Rachenhinterwand entfernt.

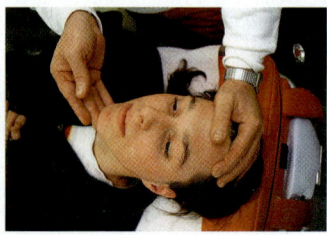

Abb. 31 · HTCL-Manöver.

▶ **Indikationen:**
 – Freihalten der Atemwege bei Spontanatmung.
 – Freihalten der Atemwege für die künstliche Beatmung ohne Hilfsmittel.
▶ **Stellenwert**: Wichtige Basismaßnahme der CPR.
▷ *Beachte:*
 – Ein starkes Reklinieren des Kopfes kann bei Patienten mit Erkrankungen der HWS zu Schäden der Halswirbelsäule und des Rückenmarks führen.
 – *Achtung!* Besondere Vorsicht bei Verdacht auf *Halswirbelsäulenverletzung*! Hier darf der Kopf nur so wenig wie möglich bewegt werden. Dennoch muß auch bei bewußtlosen und ateminsuffizienten Patienten mit Halswirbelsäulenverletzung unbedingt für freie Atemwege gesorgt werden.
 – Bei *Säuglingen und Kleinkindern* kann die Reklination des Kopfes aufgrund der spezifischen anatomischen Verhältnisse eine Atemwegsverlegung bewirken! Hier eher Neutralstellung des Kopfes bevorzugen.

Esmarch-Handgriff (Dreifachhandgriff)

▶ **Vorgehen** (Abb. 32):
  – Der Patient liegt auf dem *Rücken*.
  – Der Helfer kniet *hinter* dem Patienten.
  – Er faßt mit den Zeigefingern beider Hände unter den Kieferwinkel und legt die Daumen beider Hände auf den Unterkiefer. Dann wird:
    • 1. der Kopf rekliniert,
    • 2. der Mund geöffnet,
    • 3. der Unterkiefer vorgezogen (subluxiert).
▶ **Stellenwert:** Der Esmarch-Handgriff ist gelegentlich effektiver als das HTCL-Manöver; eine Beatmung ohne Hilfsmittel ist jedoch nicht möglich; der Griff kann in modifizierter Form bei der Maskenbeatmung nützlich sein.
▶ *Beachte:* Ein zu starkes Reklinieren des Kopfes kann zu Schäden der Halswirbelsäule und des Rückenmarks führen (s. o., HTCL-Manöver).

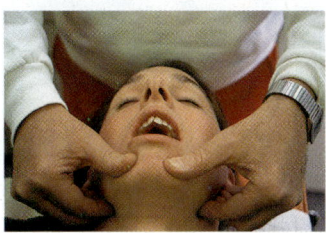

Abb. 32 · Esmarch-Handgriff (Dreifachhandgriff).

3.7 Pharyngealtuben

Prinzip

▶ **Luftbrücken** durch Mund oder Nase bis in den Hypopharynx:
  – *Oropharyngealtuben:* Einführen durch den Mund.
  – *Nasopharyngealtuben:* Einführen durch die Nase.
▶ Halten die oberen Atemwege frei, verhindern ein Zurückfallen der Zunge.

Indikationen

▶ Drohende oder manifeste Verlegung der oberen Atemwege.
▶ Bewußtlosigkeit.
▶ Atemstillstand und Beatmung (insbesondere, wenn Intubation nicht möglich).

Gefahren

▶ Zu tiefes Einführen in den Ösophagus (zu großer bzw. zu langer Tubus).
▶ Zu kurzes Einführen (zu kleiner bzw. zu kurzer Tubus).
▶ Auslösen von Würgen und Erbrechen (besonders Oropharyngealtuben).
▶ Zahnschäden (Oropharyngealtuben).
▶ Nasenbluten und epipharyngeale Mukosaschäden (Nasopharyngealtuben).
▶ Atemwegsverlegung und Aspiration bei liegendem Tubus.

Oropharyngealtuben

▶ **Guedel-Tubus** (Abb. 33): Gebräuchlichster Typ.
  – *Beschreibung:* Anatomisch geformter, in Höhe der Zahnreihe durch Metall oder harten Kunststoff verstärkter Tubus aus Gummi oder Plastik.
  – *Größen:* 000 für Neugeborene bis 6 für sehr große Erwachsene; die üblichen Erwachsenengrößen sind Nr. 3 für Frauen und Nr. 4 für Männer.
    ▶ **Faustregel:** Länge des Guedel-Tubus ≈ Entfernung Mundwinkel ↔ Ohrläppchen.

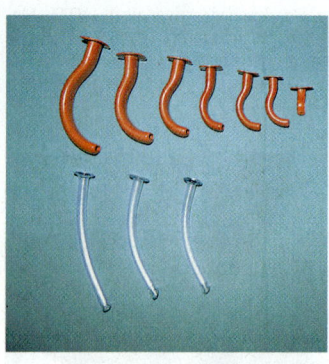

Abb. 33 · Pharyngealtuben: Obere Reihe: Oropharyngealtuben (Guedel-Tuben) in verschiedenen Größen; untere Reihe: Nasopharyngealtuben (Wendl-Tuben) in verschiedenen Größen.

  – *Häufigste Verwendung:*
    • Erleichterung der Maskenbeatmung (eine Beatmung direkt über den Guedel-Tubus ist nicht möglich).
    • Beißschutz nach orotrachealer Intubation (dann Einführen neben dem liegenden Endotrachealtubus).
  – *Einführen des Guedel-Tubus:*
    • Zunächst Einführen des Tubus in den geöffneten Mund mit der *konkaven Seite nach oben* (zur Nase).
    • Nach einigen Zentimetern (beim Erwachsenen nach etwa 5 cm) Drehen des Tubus um 180°, Vorschieben bis zum Anschlag mit der *konkaven Seite nach unten*.
▶ **COPA: Cuffed oropharyngeal airway.** s. Abb. 34.
  – *Beschreibung:* Entspricht einem Guedel-Tubus mit folgenden Modifikationen:
    • extraoraler Anteil: ISO-Ansatzstück zur Konnektion mit Beatmungsgerät/-beutel (anstelle einer einfachen Öffnung wie beim Guedeltubus). Die Beatmung erfolgt direkt über den COPA.
    • pharyngealer Anteil: aufblasbarer Cuff, der die Zunge nach vorne/oben drückt, den Tubus im Mund zentriert und den Pharynx bei Beatmung abdichtet.
  – *Größen*, Farbkennzeichnungen und zur Cuff-Füllung erforderliche Luftmengen:
    • 8 cm (grün): 25 ml
    • 9 cm (gelb): 30 ml
    • 10 cm (rot): 35 ml
    • 11 cm (mint): 40 ml

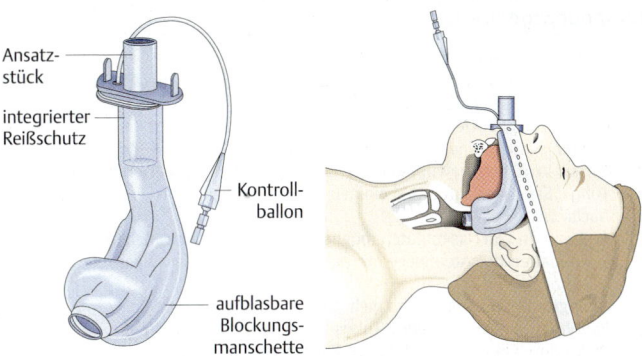

Abb. 34 · Cuffed oropharyngeal airway (COPA). A Ansicht des COPA mit aufgeblasenem Cuff. B COPA in situ.

– *Anwendung* des COPA:
   • Auswahl der passenden Größe: Entspricht der Entfernung Lippen-Kiefer-winkel
   • Einführen des COPA (wie beim Guedeltubus) in den geöffneten Mund mit der *konkaven Seite nach oben* (zur Nase).
   • Nach etwa 5 cm Drehen des Tubus um 180°, Vorschieben bis zum Anschlag mit der *konkaven Seite nach unten.*
   • Aufblasen des Cuff mit der oben angegebenen größenadaptierten Luftmenge
   • Fixieren des COPA mit einem (der Tubuspackung beiliegenden) Gummizug, der um den Kopf gelegt wird.
   • Konnektion des Beatmungsgerätes mit dem ISO-Ansatz des Tubus.
– *Stellenwert* in der Notfallmedizin: Alternative zur Intubation, wenn diese unmöglich ist oder nicht beherrscht wird. Insgesamt jedoch erheblich geringerer Bewährungsgrad als Intubation, Larynxmaske oder Combi-Tubus.
▷ *Cave:* Kein Aspirationsschutz! Eine suffiziente Beatmung ist zudem nicht immer möglich.
▶ **Weitere oropharyngeale oder enorale Tuben** (im professionellen Rettungsdienst unüblich):
– *Weinmann-Lifeway*: Eine Art verkürzter Guedeltubus mit Einblas-Ansatzstück, Nicht-Rückatemventil und einer Klemme zum Verschluß der Nase; Indikation: Hilfe für die Mund-zu-Mund-Beatmung; Minderung des Infektionsrisikos durch das Ventil. Es handelt sich nicht um einen pharyngealen Tubus, da das Ende des Tubus nicht im Pharynx, sondern in der Mundhöhle zu liegen kommt (enoraler Tubus).
– *Oro-Tubus:* Ein in der vorderen Mundhöhle endendes kurzes metallverstärktes Gummirohr (enoraler Tubus) mit seitlich abdichtenden Gummilaschen und einer Nasenklemme zum Verschluß der Nase. Indikation: Hilfe zur Mund-zu-Mund-Beatmung.
– *Safar-Tubus:* Zwei S-förmig verbundene Guedel-Tuben; Indikation: Hilfe für die Mund-zu-Mund-Beatmung.
– Stellenwert dieser Tuben: Der Weinmann-Lifeway wird vorwiegend von entsprechend ausgebildeten Laien-Helfern als einfaches Hilfsmittel im Rahmen der Basismaßnahmen der Reanimation verwendet. Safar-und Oro-Tubus haben praktisch nur noch historische Bedeutung.

Nasopharyngealtuben

▶ **Wendl-Tubus** (Abb. 33): Gebräuchlichste Variante.
  – *Beschreibung:* Schlauch aus weichem Gummi oder Kunststoff; einige Modelle mit gesonderter Zuleitung für Sauerstoff.
  – *Größen:* Angabe wie beim Endotrachealtubus in Charrière (1 Ch = $^1/_3$ mm Durchmesser); gängig sind für Erwachsene Tuben der Größe 30 – 34 Ch.
  – *Vorteil:* Wird vom bewußtseinsklaren Patienten besser toleriert als der Guedel-Tubus; Sauerstoffzufuhr bei einigen Modellen möglich.
  – *Nachteile:*
    • Auslösen von Nasenbluten möglich; submuköses Vorschieben möglich.
    • Freihalten der Atemwege etwas weniger zuverlässig als mittels Guedeltubus.
  – *Häufigste Verwendung:* Beim nicht tief komatösen Patienten.
  – *Einführen des Wendl-Tubus:* Tubus unter vorsichtigem Drehen und sanftem Druck durch ein Nasenloch in den Rachen vorschieben.

Bewertung der Pharyngealtuben

▶ Pharyngealtuben können die Maskenbeatmung (ggf. auch die Mund-zu-Mund-Beatmung) erleichtern und das Zurückfallen der Zunge meist verhindern.
▶ Sie bieten keinen sicheren Schutz vor Atemwegsverlegung.
▶ Sie bieten überhaupt keinen Schutz vor Aspiration.
▶ Sie sollten beim bewußtlosen oder ateminsuffizienten Patienten so bald wie möglich durch einen Endotrachealtubus (oder auch durch eine Larynxmaske bzw. Combitubus) ersetzt werden.

3.8 Endotrachealtuben und Intubationszubehör

Prinzip

▶ Endotrachealtuben bilden Luftbrücken durch Mund oder Nase bis in die Trachea (*orotracheale* bzw. *nasotracheale* Intubation).
▶ Die oberen Atemwege können sicher freigehalten werden.
▶ Durch direkten Anschluß an ein Beatmungsgerät oder einen Beatmungsbeutel erlauben Endotrachealtuben die künstliche Beatmung.

Indikationen

▶ Notwendigkeit der Beatmung bei Atemstillstand (Reanimationssituation), schweren Oxygenierungsstörungen und Ventilationsstörungen.
▶ Drohende oder manifeste Atemwegsverlegung durch die Zunge, Fremdkörper oder Schwellungen der oberen Atemwege.
▶ Ausfall der Schutzreflexe bei Koma jeglicher Genese.
▶ Notwendigkeit einer präklinischen Narkose.

Endotrachealtuben

▶ **Beschreibung:** Kreissegmentförmige oder abgewinkelte Tuben aus Kunststoff oder Gummi mit folgenden Bestandteilen:
  – Genormtes ISO-*Ansatzstück* aus hartem Plastik am proximalen Ende (Verbindung zum Beatmungsgerät).
  – Aufblasbare Manschette *(Cuff)* am distalen Ende (Blockung zur Abdichtung der Trachea).
  – In die Tubuswand integrierte, dünne Zuleitung zum Aufblasen der Blockungsmanschette, die proximal mit einem Ansatzstück für eine Spritze und einem Kontrollballon versehen ist.
  ▷ *Beachte:* Besonders im Kindesalter kann eine zu stark gefüllte Blockungsmanschette schwere Trachealschäden hervorrufen; daher werden für Kinder unter 8 Jahren Tuben ohne Blockungsmanschette verwendet.
▶ **Tubusgrößen:** Die Größenangabe erfolgt entweder für den *Innendurchmesser (ID)* in mm oder für den *Außendurchmesser (AD)* in Charrière (1 Ch = $^1/_3$ mm):
  – *Frauen:* Tubusgröße 8 mm bzw. 32 Ch.
  – *Männer:* Tubusgröße 8,5 – 9 mm bzw. 34 – 36 Ch.
  – *Kinder:* Ermittlung der Tubusgröße nach dem Alter.
  ▷ *Passender ID [mm] = 4 + (Alter [in Jahren]/4)*
  ▷ *Passender AD [Ch] = 18 + Alter [in Jahren]*
  – *Neugeborene und Säuglinge:* (Tab. 5).
  ▷ *Faustregel für jedes Alter: AD ≈ Durchmesser des kleinen Patientenfingers.*

Tabelle 5 · Übersicht Tubusgrößen bei kleinen Kindern

Alter	Innendurchmesser (mm)	Außendurchmesser (mm)
Neugeborene	3,0	14
Säugling, 6 Monate	3,5	16
Säugling, 12 Monate	4,0	18
2 Jahre	4,5	20

▶ **Tubusarten** (Abb. 35):
  – *Oxford-Tubus:* Rechtwinklig gebogener Tubus.
    • Vorteile: Zu tiefes Einführen in die Atemwege praktisch nicht möglich; geringere Tendenz zum spontanen Herausrutschen aus der Trachea; mit Führungsstab besonders für schwierige Intubationen geeignet.
    • Nachteile: Nur zur orotrachealen Intubation; Führungsstab praktische immer notwendig; gelegentlich nicht ausreichende Länge.
  – *Magill-Tubus:* Runde Form (Kreissegment).
    • Vorteile: Geeignet zur orotrachealen und nasotrachealen Intubation; Führungsstab nicht unbedingt erforderlich.
    • Nachteile: Zu tiefes Einführen in die Atemwege leicht möglich; ohne ausreichende Fixierung Gefahr der Dislokation.

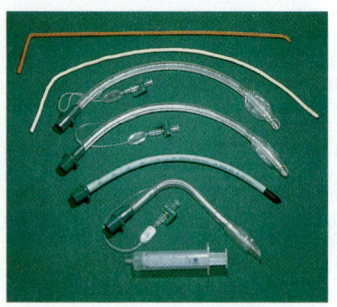

Abb. 35 · Verschiedene Endotrachealtuben und Führungsstäbe.

Intubationszubehör

▶ **Laryngoskop** (Abb. 36, 37): Dient der Darstellung des Kehlkopfeingangs während der Intubation. Bestandteile:
 – Griff und Spatel mit einer batteriebetriebenen, im Spatel integrierten Lichtquelle, die die Sicht im Mund ermöglicht.
 – Bei einigen, besonders in der Rettungsmedizin verwendeten Modellen sind Griff und Spatel fest miteinander verbunden, bei anderen, häufig in der Klinik verwendeten Modellen läßt sich der Spatel abnehmen und durch andere Spatel ersetzen. Spatelarten:
  • Gebogene Spatel (z. B. Macintosh, Größen 1 – 4): Bevorzugte Verwendung bei Erwachsenen und größeren Kindern.
  • Gerade Spatel (z. B. Miller, Größen 0 – 4): Bevorzugte Verwendung bei kleinen Kindern und Säuglingen (lange, verformbare Epiglottis).
▶ **Intubationszange (Magill-Zange**, Abb. 24): Speziell gebogene „Intubationszange".
 – Gelegentlich bei nasotrachealer Intubation erforderlich, um die Spitze des Tubus im Oropharynx zu greifen und zwischen die Stimmlippen einzuführen.
 – Geeignet außerdem zur Entfernung tief im Rachen liegender Femdkörper (S. 68).

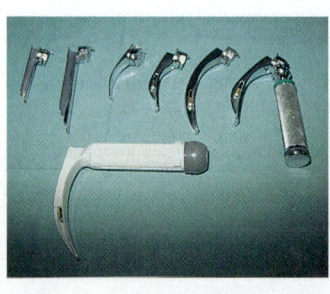

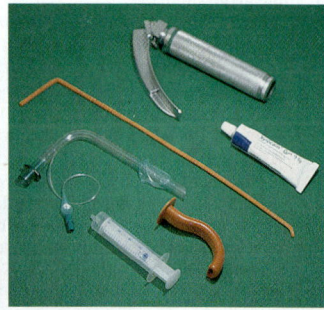

a

Abb. 36 · Laryngoskop mit verschiedenen Spateln.

Abb. 37 · Intubationszubehör.

▶ **Führungsstab** (Abb. 35, 37): Dient der Versteifung des Tubus während der orotrachealen Intubation.
- Ein Führungsstab besteht aus flexiblem, mit Kunststoff oder Gummi ummanteltem Metall.
- Er wird so weit in den Tubus eingeführt, daß seine Spitze mit dem Tubusende abschließt. Führungsstäbe mit weichem Ende können auch über das Tubusende hinausragen; dadurch wird das Einführen in den Larynxeingang gelegentlich erleichtert.
- Der Führungsstab wird unmittelbar nach der Intubation entfernt.
- ▣ Ein Führungsstab kann die Intubation erheblich erleichtern oder überhaupt erst möglich machen. Da eine schwierige Intubation nicht sicher vorhersagbar ist, gilt grundsätzlich:
- ▣ In der Rettungsmedizin soll der Tubus stets mit Führungsstab eingeführt werden.
▶ **Blockungsmaterial** (Abb. 37): Dient dem Aufblasen der Blockungsmanschette. Erforderlich sind eine *Spritze* (10 ml) und evtl. eine *Klemme*. Neuere Tuben haben meist ein in der Blockungszuleitung integriertes Rückschlagventil bzw. einen 2-Wege-Hahn, so daß keine Klemme erforderlich ist.
▶ **Fixationsmaterial** (Abb. 37): Dient der Fixation des Tubus am Gesicht, um eine Dislokation zu verhindern. Meist wird Pflaster verwendet; kann kein Pflaster geklebt werden (Kälte, Schweiß, Erbrochenes oder Verbrennungen im Gesicht), wird der Tubus mit einer um den Nacken des Patienten geführten Mullbinde befestigt.
▶ **Beißschutz** (Abb. 37): Verhindert das Zubeißen des Tubus; meist wird ein neben dem Endotrachealtubus eingelegter Guedel-Tubus verwendet.
▶ **Absaugvorrichtung:** Dient dem Absaugen von Sekret, Erbrochenem oder Blut im Rachenraum; besteht aus Absauggerät und großlumigem Katheter; kann jedoch bei Intubationen außerhalb des Notarztwagens nicht immer bereitgestellt werden.

3.9 Endotracheale Intubation

Grundlagen, Formen

▶ **Orotracheale Intubation:** Einführen des Tubus durch den Mund in die Trachea. Methode der Wahl am Notfallort.
▶ **Nasotracheale Intubation:** Einführen des Tubus durch die Nase in die Trachea. Schwieriger, zeitraubender und komplikationsreicher als die orotracheale Intubation und daher Ausnahmesituationen vorbehalten.
▶ **Intubation unter Sicht (direkte Laryngoskopie):** Einführen des Tubus in die Trachea mit Hilfe eines Laryngoskops unter direkter Sicht auf den Larynxeingang:
- Methode der Wahl bei orotrachealer und normalerweise auch bei nasotrachealer Intubation.
- In der Klinik kann eine Intubation unter Sicht auch mittels eines flexiblen Bronchoskops erfolgen.
▶ **Blinde Intubation:** Einführen des Tubus ohne Laryngoskop und ohne direkte Sicht auf den Larynxeingang:
- *Blinde nasotracheale Intubation:* Durchführung in Sonderfällen, wenn eine (orotracheale) Intubation unter Sicht nicht möglich ist.
- *Blinde orotracheale Intubation:* Spielt praktisch keine Rolle mehr.

▶ **Translaryngeale Intubation:** Einführen des Tubus durch das Ligamentum crico-thyreoideum nach Koniotomie (S. 97).

▶ **Transtracheale Intubation:** Einführen des Tubus durch ein Tracheostoma (S. 87).

Medikamente zur Intubation

▶ **Wache Patienten:** Vor der Intubation muß normalerweise eine Narkoseeinlei-tung (evtl. ergänzt durch Muskelrelaxanzien) erfolgen.

▶ **Bewußtlose Patienten:** Auf Medikamente zur Intubationserleichterung kann häufig verzichtet werden; es sollte aber auch bei bewußtlosen Patienten die Gabe eines Injektionshypnotikums (z. B. Etomidat 0,15 – 0,3 mg/kgKG i. v.) erwogen werden, da selbst beim komatösen Patienten Husten-, Würge- und vegetative Re-flexe (Blutdruckanstieg) ausgelöst werden können.

▶ **Intubation mit oder ohne Muskelrelaxanzien?**
  – Vorteile der Intubation mit Muskelrelaxanzien:
    • Bessere Intubationsbedingungen, höherer Intubationserfolg,
    • Geringere Traumatisierung von Larynx und Stimmbändern
  – Nachteile und Gefahren der Intubation mit Muskelrelaxanzien:
    • Es muß unbedingt bis zum Abklingen der Muskelrelaxanzienwirkung eine suffiziente Beatmung erfolgen; dies sind bei Sucinylcholin 5 – 7 min, bei nicht-depolarisierenden Relaxanzien erheblich länger (bis zu 60 min).
    • Muskelrealxanzien haben seltene, aber u. U. lebensbedrohliche Nebenwir-kungen (v. a. Succinylcholin).
  ▷ Dem in Intubation und Atemwegssicherung weniger geübten Notarzt ist eher der Verzicht auf Muskelrelaxanzien zur Intubation anzuraten; wenn die Intuba-tion nicht gelingt, kann der Patient dann weiter (unter Sauerstoffzufuhr) spon-tan atmen, oder es sollten alternative Methoden zur Atemwegssicherung wie die Larynxmaske zum Einsatz kommen (s. Abb. 41, S. 88).

Orotracheale Intubation

▶ **Vorgehen** (Abb. 38):
  – *Präoxygenierung:* Atmet der Patient noch spontan und läßt die Situation eine Präoxygenierung zu, Sauerstoff mit hohem Flow (> 8 l/min) für 1 – 2 Minuten bzw. für mindestens 3 – 5 tiefe Atemzüge über eine möglichst dicht sitzende Maske zuführen.
  – *Lagerung* (Abb. 38 b): Kopf leicht überstrecken und erhöht (ca. 10 cm) lagern („Schnüffelposition"), um die Sicht auf die Glottis zu verbessern (Ausnahme: Halswirbelsäulentrauma!).
  – *Narkoseeinleitung* (S. 205): Ist der Patient bei Bewußtsein, jetzt das Injektions-hypnotikum und evtl. das Muskelrelaxans verabreichen, z. B.:
    • Etomidat 0,15 – 0,3 mg/kg KG oder Propofol 2 – 3 mg/kg KG i. v.; evtl. gefolgt von
    • Succinylcholin 1 – 2 mg/kg KG i. v.
  – *Krikoiddruck (Sellick-Handgriff):* Ein Helfer drückt den Ringknorpel des Kehl-kopfs mit 2 Fingern gegen die Wirbelsäule; dadurch soll die Regurgitation von Mageninhalt verhindert werden.
  – *Öffnen des Mundes* (Abb. 38 c) mit gekreuztem Daumen und Zeigefinger der rechten Hand.
  – *Einführen des Laryngoskops* (Abb. 38 d): Laryngoskop mit der linken Hand so einführen, daß die Zunge nach links zur Seite geschoben wird. Spitze des Laryn-goskopspatels in die Mitte richten:

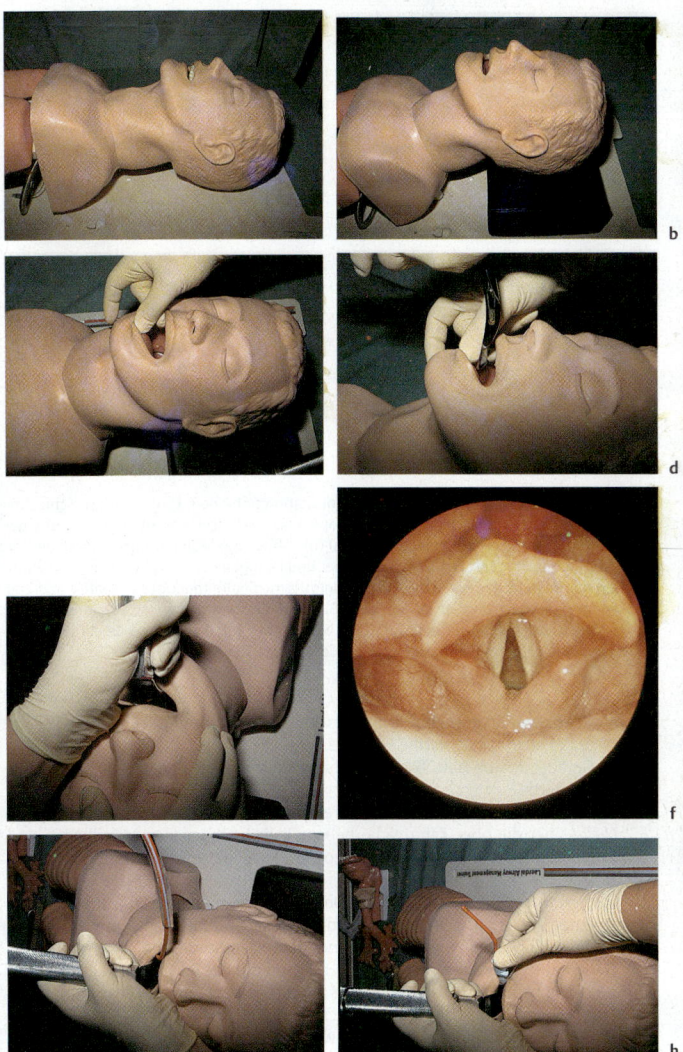

Abb. 38 a–h · Durchführung der orotrachealen Intubation mit einem Oxford-Tubus

Fortsetzung Abbildung 38 i–l, S. 84 ▶

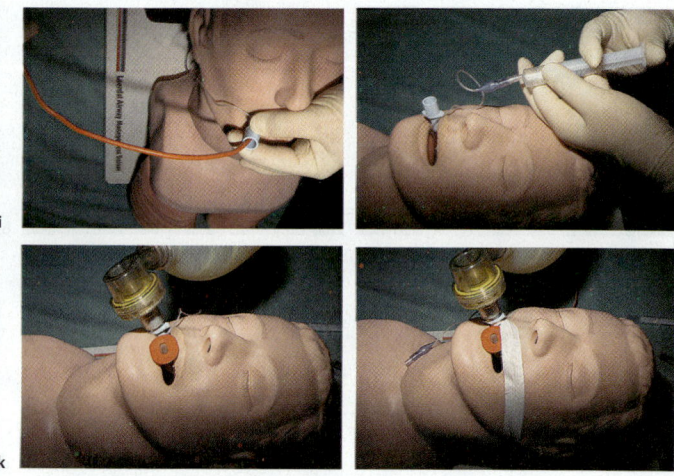

Abb. 38 · Durchführung der orotrachealen Intubation mit einem Oxford-Tubus: Schlechte Sicht auf die Glottis bei Flachlagerung des Kopfes (a); verbesserte Sicht auf die Glottis bei leicht überstreckt und erhöht gelagertem Kopf (b). Öffnen des Mundes (c); Einführen des Laryngoskopspatels vom rechten Mundwinkel her und Drängen der Zunge nach links (d); Vorschieben des Spatelspitze bis in die glossoepiglottische Spalte (gebogener Spatel) und Zug des Laryngoskops nach vorn- oben (e); freier Blick auf die Stimmlippen (f); Einführen des Tubus (g, h); Entfernen des Führungsstabes (i); Blocken des Tubus (j); Kontrolle der korrekten Tubuslage; Einlage eines Beißschutzes (k); Fixierung des Tubus (l).

- Gebogener Spatel (Abb. 39 a): Vorschieben bis in die glossoepiglottische Falte (Vallecula), d.h. *vor* die Epiglottis.
- Gerader Spatel (Abb. 39 b): Vorschieben bis über die Epiglottis (*Aufladen* der Epiglottis).
– *Einstellen der Stimmbänder* (Abb. 38 e, f): Laryngoskop nach vorn-oben ziehen (*nicht* über die ober Zahnreiche hebeln!); dadurch werden Mundboden und Kehldeckel ebenfalls nach oben gezogen; der Blick auf die Stimmlippen wird frei.
– *Plazierung des Tubus* (Abb. 38 g, h): Den möglichst mit einem Führungsstab versehenen Tubus mit der rechten Hand durch die Stimmlippen so tief einführen, daß die Blockungsmanschette gerade hinter den Stimmlippen verschwindet. Dann Führungsstab entfernen (Abb. 38 i) und mit der Beatmung beginnen.
– *Blockung* (Abb. 38 j): Tubus mit 5 – 8 ml Luft blocken, bis bei Beatmung keine Luft mehr inspiratorisch aus der Trachea entweicht.
  ▪ *Beachte:* Bei Kindern < 8 Jahren werden meist ungeblockte Tuben verwendet!
– *Kontrolle der Tubuslage:* Obligate Überprüfung der korrekten endotrachealen Lage des Tubus (s. u.).
– *Beißschutz, Fixation*(Abb. 38 k, l): Nach Kontrolle der Tubuslage Einführen eines Guedeltubus neben dem Tubus in den Mund; sichere Fixierung des Tubus mit Pflaster oder Mullbinde.

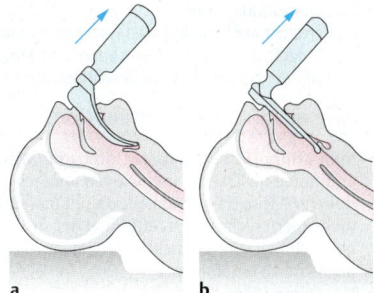

Abb. 39 · Vorschieben eines gebogenen Spatels bis in die epiglottische Falte (a); Vorschieben eines geraden Spatels bis über die Epiglottis (Aufladen der Epiglottis) (b).

▶ **Kontrolle der Tubuslage:**
  – *Auskultation beider Thoraxseiten möglichst weit lateral:* Lunge beidseits gut belüftet?
  – *Auskultation über dem Epigastrium:* Ein blubberndes Geräusch dort spricht für eine ösophageale Tubusfehllage.
  – *Inspektion des Thorax:* Hebt sich der Thorax symmetrisch?
  – *Palpation des Thoraxunterhalb der Schlüsselbeine:* Hebt sich der Thorax symmetrisch?
  – *Kapnometrie* (S. 45): Nachweis von Kohlendioxid (CO_2) in der Ausatemluft über mindestens 3 Atemzüge schließt die ösophageale Fehlintubation fast sicher aus, jedoch nicht eine zu tiefe Intubation.
  ▷ *Beachte:* Beatmungshübe zur Auskultation manuell mit Ruben-Beutel erzeugen: erleichtert die Auskultation!
  ▷ Nach erfolgter Kontrolle muß der Tubus sicher fixiert werden! Eine versehentliche Extubation während des Transports kann deletäre Folgen haben! Geeignet ist in den meisten Fällen mittelbreites, gut klebendes Pflaster; in Ausnahmefällen können auch Mullbinden verwendet werden.

Nasotracheale Intubation

▶ **Indikation:** Im Notarztdienst besteht normalerweise keine Indikation zur nasotrachealen Intubation unter Sicht; daher hier nur kurze Beschreibung des Vorgehens:
▶ **Vorgehen:**
  – Präoxygenierung, Lagerung, Narkoseeinleitung wie bei orotrachealer Intubation (s.o.).
  – Applikation von Gleitmittel (z.B. Lidocain-Gel) auf den Tubus und in den Naseneingang.
  – Tubus durch die Nase bis in den Hypopharynx vorschieben. Zur Vermeidung einer Via falsa kann ein durch den Tubus vorgeschobener Absaugkatheter als Leitschiene verwendet werden.
  – Laryngoskop einführen und Glottis darstellen. Die Tubusspitze muß im Oropharynx vor der Rachenhinterwand sichtbar sein.
  – Tubus unter Sicht in die Trachea vorschieben *oder* Spitze des Tubus mit der Magill-Zange greifen und transglottisch einführen. (Achtung: Beschädigung der Blockungsmanschette durch die Magill-Zange möglich).
  – Weiteres Vorgehen wie bei orotrachealer Intubation (s.o.).

► **Kontraindikationen:**
– Verdacht auf Schädelbasisfrakturen (Rhinoliquorrhoe).
– Verdacht auf schwere Gerinnungsstörung (Gefahr stärkerer Blutung bei Verletzung der Nasen-oder Rachenschleimhaut).

Blinde nasotracheale Intubation

► **Indikation:** Die blinde nasale Intubation wird vom American College of Surgeons Committee on Trauma und einigen anderen als Methode der Wahl bei Patienten mit HWS-Trauma empfohlen; diese Empfehlung wird jedoch von vielen Notfallmedizinern nicht geteilt. Aufgrund der relativ hohen Mißerfolgsrate ist in der Regel auch hier eine vorsichtig durchgeführte orotracheale Intubation als Methode der Wahl zu empfehlen.

► **Vorgehen** (Abb. 40):
– Durchführung beim spontanatmenden Patienten.
– Halbaufgerichtete Lagerung des Patienten.
– Tubus durch die Nase (zunächst wie einen Wendeltubus) so weit einführen, bis an seinem proximalen Ende ein deutliches Atemgeräusch zu vernehmen ist.
– Dann den Tubus durch geschickte Drehungen so vorschieben, daß er während der Inspiration des Patienten dessen Stimmlippen passiert.
– Weiteres Vorgehen wie bei orotrachealer Intubation (S. 82).

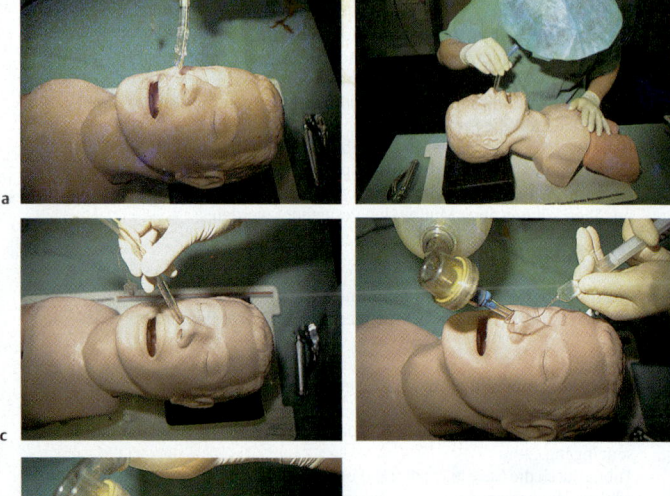

a

c

e

Abb. 40 · Durchführung der blinden nasotrachealen Intubation: Einführen des Tubus in die Nase (a); Vorschieben, bis Atemgeräusch deutlich hörbar (b); weiteres Vorschieben, bis der Tubus während der Inspiration die Stimmlippen passiert (c); Blocken (d); Kontrolle der korrekten Tubuslage; Fixierung des Tubus (e).

◫ *Beachte:* Die blinde nasotracheale Intubation sieht zwar einfach aus, erfordert jedoch viel Übung und gelingt auch dem Geübten nicht immer.

Intubation bei Patienten mit Tracheostoma

► **Vorgehen:**
  - Reklination des Kopfes.
  - Einführen des Tubus beim Erwachsenen ca. 4 – 5 cm tief in das Tracheostoma oder Verwendung einer Trachealkanüle, wenn vorhanden.
  - Blocken des Tubus.
  - Kontrolle der korrekten Tubuslage (S. 85).
  - Fixieren des Tubus mit Pflaster.

Komplikationen der Intubation

► Beschädigung der Zähne durch das Laryngoskop.
► Sekundäre Rückenmarkschädigung durch zu starkes Überstrecken des Kopfes bei Halswirbelsäulentrauma.
► Erbrechen und Aspiration während des Intubationsvorgangs.
► Verletzung der Stimmlippen und des Kehlkopfes durch zu große Gewaltanwendung beim Einführen des Tubus.
► **Hypoxie** durch zu langdauernde Intubationsversuche ohne zwischenzeitliche Beatmung.
► **Endobronchiale Intubation:** Zu tiefes Einführen des Tubus in einen Hauptbronchus, so daß nur der von diesem Bronchus versorgte Teil der Lunge belüftet wird:
  - Meist gelangt der zu tief eingeführte Tubus in den rechten Hauptbronchus; oft wird außerdem noch der sehr weit proximal abgehende rechte Oberlappenbronchus durch die Blockung verlegt; dann werden nur der rechte Unter- und Mittellappen belüftet.
  - *Folge:* Schwere Oxygenierungsstörung mit unter Umständen bedrohlicher Hypoxie durch einen großen Rechts-Links-Shunt. Gelegentlich wird fälschlich auf der Gegenseite ein Pneumothorax diagnostiziert.
  - *Was tun?* Tubus zurückziehen, bis beide Lungen gut belüftet sind.
  - *Vermeidungsstrategie:* Bei Intubation mit Magill- Tuben diese nur soweit vorschieben, bis der Cuff bzw. die Einführmarkierung unter den Stimmbändern verschwunden sind. Bei Oxford-Tuben ist ein zu tiefes Einführen weitgehend ausgeschlossen.
► **Ösophageale Fehlintubation:** Fehlerhaftes Einführen des Tubus in den Ösophagus:
  - Die versehentliche, unbemerkte Intubation des Ösophagus ist die gefährlichste Komplikation der Intubation.
  - *Folgen:*
    • Schwere Hypoxie, evtl. mit Todesfolge, wenn der Patient nicht weiter neben dem fehlerhaft eingeführten Tubus atmen kann, und wenn die Fehllage nicht doch noch rechtzeitig bemerkt wird.
    • Unter künstlicher Beatmung wird zudem der Magen beatmet, der intraabdominelle Druck steigt an, die Atmung wird zusätzlich behindert.
  - *Was tun?* Bei ösophagealer Fehlintubation muß der Tubus sofort entfernt werden! Der Patient wird erneut intubiert oder zunächst mit einer Maske beatmet. Wichtig ist hierbei die Vermeidung bzw. Beseitigung einer schweren Hypoxie!
◫ *Beachte:* Auch wenn nur geringe Zweifel an einer korrekten Tubuslage bestehen, und wenn diese nicht innerhalb kürzester Zeit ausgeräumt werden können, ist der Tubus zu entfernen:
◫ „If in doubt, take it out!".

Weitere Aspekte

▶ **Beatmung** (S. 103 ff.): Einsatz nach erfolgreicher Intubation im Notarztdienst obligat, auch bei Patienten mit noch erhaltener Spontanatmung! Andernfalls können folgende Komplikationen auftreten:
  – Hypoventilation und Hyperkapnie.
  – Anstieg des Hirndrucks beim Schädelhirntrauma.
  – Hypoxie durch Abfall der funktionellen Residualkapazität, Atelektasenbildung und erhöhten Rechts-Links-Shunt.

▶ **Vorgehen bei schwieriger Intubation:**
  – Kopf richtig lagern („Schnüffelposition", S. 82).
  – Tubus mit weit über das Tubusende hinaus vorgeschobenem Führungsstab verwenden. Die Führungsdrahtspitze kann oft auch noch unter schlechten Sichtbedingungen durch die Glottis eingeführt werden; der Tubus wird dann über den Führungsstab nachgeschoben.

▶ **Die Intubation nicht um jeden Preis erzwingen!** Patienten kommen nicht dadurch zu Schaden, daß die Intubation mißlingt, sondern dadurch, daß sie während unüberlegter und verbissener Intubationsversuche hypoxisch werden. Vorgehen:
  – Beim nicht mehr atmenden Patienten zwischen 2 Intubationsversuchen (spätestens nach jeweils 30 Sekunden) stets mit der Maske beatmen.
  – Gelingt die Intubation nicht, so muß ein anderer Weg der Atemwegssicherung gewählt werden.
  – Möglichst pulsoximetrisches Monitoring verwenden!

▶ **Wenn die Intubation auch beim 2. Versuch nicht gelingt:** Alternativen zur Beatmung über einen Endotrachealtubus bedenken
  – s. Abb. 41

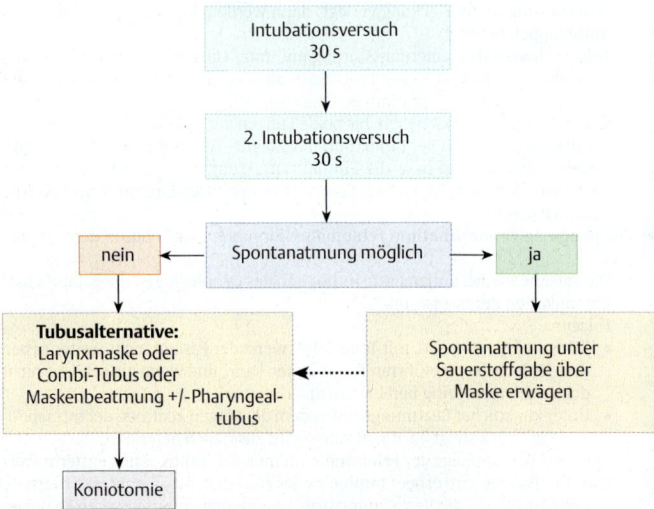

Abb. 41 · Atemwegsmanagement. Vereinfachter Algorithmus bei schwieriger oder unmöglicher Intubation. Zwischen den einzelnen Schritten ist der Patient wenn irgend möglich unter supplementierter Sauerstoffzufuhr durch Maskenbeatmung zu oxygenieren. Der jeweils nächste Schritt ist dann erforderlich, wenn der vorhergehende erfolglos war.

– Spontanatmungsmöglichkeit ohne Tubus erneut überdenken.
– Maskenbeatmung, evtl. mit Hilfe pharyngealer Tuben.
– Larynxmaske oder Comitubus einführen.
– Falls unmöglich, Koniotomie durchführen.

Bewertung

▶ Eine korrekt durchgeführte endotracheale Intubation ist der „Goldstandard" der Atemwegssicherung und allen anderen Methoden überlegen.
▶ Sie ermöglicht die Durchführung einer Überdruckbeatmung, ohne daß die Gefahr einer Überblähung des Magens besteht.
▶ Eine Aspiration wird bei liegendem Tubus weitgehend verhindert.
▶ Die endotracheale Intubation sollte frühestmöglich immer dann vorgenommen werden, wenn Schaffung und Aufrechterhaltung eines sicheren Atemwegs und künstliche Beatmung notwendig sind.
▶ Eine endotracheale Intubation ist jedoch mit potentiell lebensbedrohlichen Komplikationsmöglichkeiten behaftet und darf nicht leichtfertig, sondern nur bei entsprechender Indikation durchgeführt werden.

3.10 Larynxmaske

Prinzip

▶ Die Larynxmaske bildet eine Luftbrücke durch den Mund bis unmittelbar vor den Larynxeingang; der im Hypopharynx liegende Maskenanteil umschließt dabei den Larynxeingang analog dazu, wie eine „normale" Beatmungsmaske (Gesichtsmaske) Mund und Nase umschließt (Abb. 42).

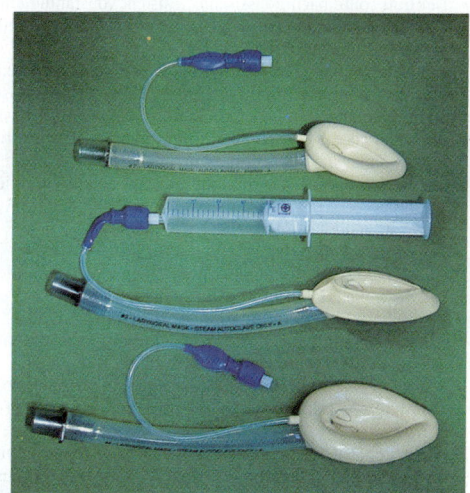

Abb. 42 · Larynxmasken in verschiedenen Größen.

Indikation

► Atemwegssicherung und Beatmung als Alternative zum Endotrachealtubus.

Größen der Larynxmasken

► S. Tab. 6

Tabelle 6 · LMA-Größen

Größe	Patientengröße
1	Neugeborene/Kleinkinder bis zu 5 kg
1 $^1/_2$	Kleinkinder von 5 – 10 kg
2	Kleinkinder/Kinder von 10 – 20 kg
2 $^1/_2$	Kinder von 20 – 30 kg
3	Kinder von 30 – 50 kg
4	Erwachsene von 50 – 70 kg
5	Erwachsene von 70 – 100 kg
6	Große Erwachsene über 100 kg

Vorgehen

► Eine Vielzahl von im Detail unterschiedlichen Methoden ist beschrieben. Folgendes Vorgehen geht mit einer hohen Erfolgswahrscheinlichkeit (> 95 %) einher.
► Auswahl der richtigen Larynxmaskengröße.
► Der Cuff sollte nach „klassischer" Ansicht vollständig entleert sein (es ist jedoch auch möglich und in den Augen einiger Anwender vorteilhaft, den Cuff einwenig vorgeblockt einzuführen)
► Der Notarzt steht *hinter dem Patienten*; der Kopf wird rekliniert (in Ausnahmefällen, etwa wenn der Patient nicht von hinten zugänglich ist, kann der Notarzt auch *vor dem Patienten* stehen; das Einführen einer Larynxmaske von vorn ist erheblich einfacher als das korrekte Einführen eines Endotrachealtubus von vorn).
► Präoxygenierung des spontanatmenden Patienten, wenn möglich.
► Wenn erforderlich, Narkoseeinleitung mit einem Induktionshypnotikum; hierbei gilt Propofol in der Klinik als Mittel der Wahl; andere Hypnotika können jedoch auch verwendet werden; z. B.
  – Propofol 2 – 3 mg/kg i. v.
  – Etomidate 0,2 – 0,3 mg/kg i. v., evtl. kombiniert mit Midazolam 0,1 mg i. v.
► Mit der linken Hand den Kopf leicht überstrecken, so daß sich der Mund öffnet (dazu am besten unter Hinterkopf/Nacken greifen)
► Mit der rechten Hand die Larynxmaske wie einen Stift halten, wobei der Zeigefinger auf der Verbindung zwischen Cuff und Tubus liegt.
► Maske so einführen, daß die *Maskenöffnung zur Zunge zeigt* und die Rückseite der Larynxmaske mit der Spitze des Cuffs nach oben gegen den harten Gaumen gedrückt wird
► Vorschieben der Larynxmaske in den Hypopharynx, bis ein deutlicher Widerstand zu spüren ist. Der einführende Finger soll dabei den Tubus während des gesamten Einführvorgangs gegen den Gaumen drücken, um ein Aufrollen der Spitze zu vermeiden.

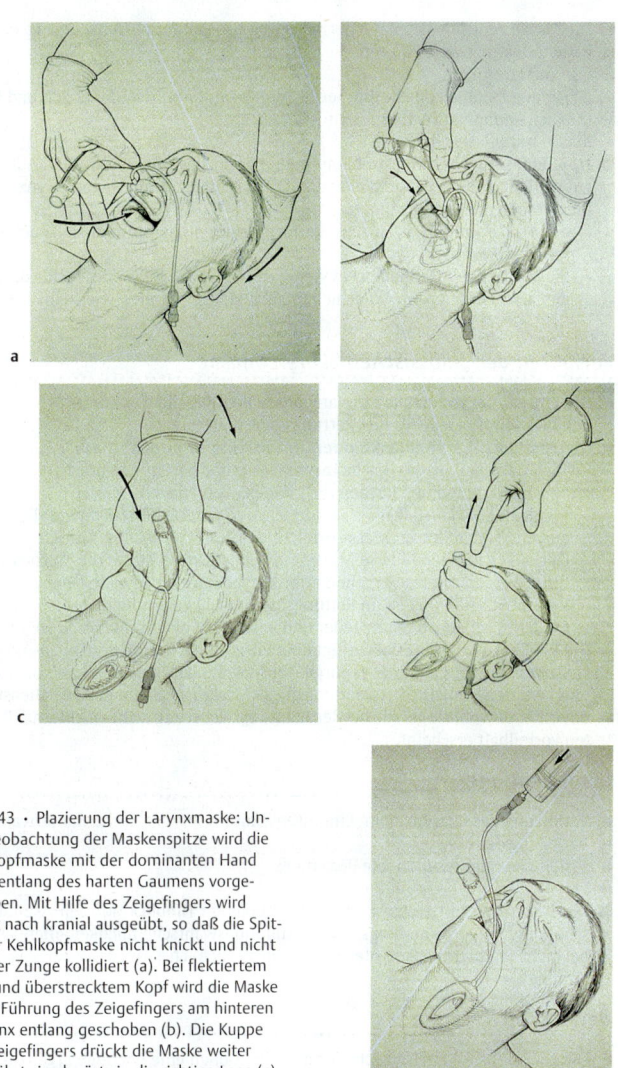

Abb. 43 · Plazierung der Larynxmaske: Unter Beobachtung der Maskenspitze wird die Kehlkopfmaske mit der dominanten Hand flach entlang des harten Gaumens vorgeschoben. Mit Hilfe des Zeigefingers wird Druck nach kranial ausgeübt, so daß die Spitze der Kehlkopfmaske nicht knickt und nicht mit der Zunge kollidiert (a). Bei flektiertem Hals und überstrecktem Kopf wird die Maske unter Führung des Zeigefingers am hinteren Pharynx entlang geschoben (b). Die Kuppe des Zeigefingers drückt die Maske weiter und führt sie abwärts in die richtige Lage (c). Nach Plazierung wird der Tubus mit der anderen Hand festgehalten und der Zeigefinger aus dem Rachen gezogen. Zur Vergewisserung, daß die Maske korrekt plaziert ist, wird der Tubus noch einmal leicht hinuntergedrückt (d). Auffüllen des Cuffs mit dem korrekten Luftvolumen; dabei hebt sich die Maske normalerweise leicht aus dem Rachenraum an (e). (Mit freundlicher Genehmigung der LMA Vertriebs GmbH.)

▶ Die Maske zentriert sich dann normalerweise so vor dem Larynxeingang, daß der Patient beatmet werden kann.
▶ Cuff mit Luft füllen
▶ Beatmung beginnen, Beatmungserfolg durch Auskultation der Lungen und wenn möglich Kapnometrie überprüfen
▶ Maske mit Pflaster fixieren.
◩ *Tipp:* Ein häufiges Einführproblem besteht darin, dass die Maske beim Auftreffen auf die Rachenhinterwand nicht „um die Ecke" in Richtung Hypopharynx gleitet; hier ist folgendes zu tun:
  – die Maske immer gegen den Gaumen drücken, als ob man sie „nach oben" schieben wolle;
  – die Maske bei Vorschieben ein wenig (bis 90°) nach links oder rechts drehen.
  – den Unterkiefer beim Vorschieben subluxieren (ähnlich wie beim Esmarch-Griff).

Varianten der „klassischen" Larynxmaske

▶ **Die Einmal-Larynxmaske** ist relativ preiswert, muß nicht wiederaufbereitet werden und somit gerade für den Rettungsdienst interssant.
▶ **Die Fasttrach-Larynxmaske oder „Intubating laryngeal mask"; ILMA** ist erheblich starrer als die klassische Larynxmaske und bereits entsprechend dem korrekten Sitz in Mund und Rachen rechtwinklig vorgebogen.
  – Mit der ILMA kann daher oft auch in schwierigeren Fällen ein für eine Beatmung ausreichender Sitz der Maske erreicht und aufrechterhalten werden.
  – Optional kann durch diese Maske ein Tubus (Größe 7,0) in die Trachea eingeführt werden. Dieses Vorgehen erfordert jedoch eine gewisse Übung, weiteres Instrumetarium und ist im Rettungsdienst nicht zu empfehlen.
  – Die ILMA ist jedoch relativ teuer und wird meist nicht präklinisch vorgehalten.
▶ **Die ProSeal-Larynxmaske** verfügt über ein zusätzliches, an der Spitze endendes, kleineres Lumen, durch das regurgierter Mageninhalt ablaufen kann oder abgesaugt werden kann. Die Verwendung dieser Maske ist z.Zt. im Rettungsdienst eher unüblich, obwohl sie gerade bei der Atemwegssicherung nicht-nüchterner Patienten vorteilhaft erscheint.

Komplikationen

▶ Verletzung des Pharynx beim Einführen (Blutung aus der Rachenhinterwand).
▶ Verlegung des Larynx.
▶ Dislokation und insuffiziente Beatmung.
▶ Provokation einer Aspiration.
◩ Die Larynxmaske ist dem Endotrachealtubus im Hinblick auf den Aspirationsschutz unterlegen; allerdings ist die Aspirationswahrscheinlichkeit offenbar auch bei nicht-nüchternen Patienten eher gering (erheblich geringer als bei Maskenbeatmung).

Bewertung

▶ Die Larynxmaske stellt in schwierigen Situationen eine wichtige Ergänzung des Repertoires zur Atemwegssicherung dar; sie wird heute explizit als wichtige Alternative zum Endotrachealtubus empfohlen.
▶ Die Larynxmaske kann insbesondere von in der Atemwegssicherung weniger geübten Notärzten mit einer höheren Erfolgswahrscheinlichkeit eingesetzt werden als ein Endotrachealtubus.
▶ Wenn eine endotracheale Intubation nicht möglich ist, kann oft eine ausreichende Atemwegssicherung mittels Larynxmaske erzielt werden.

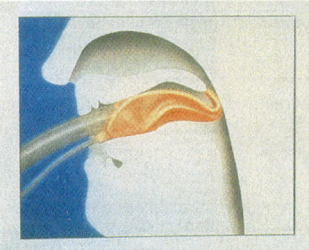 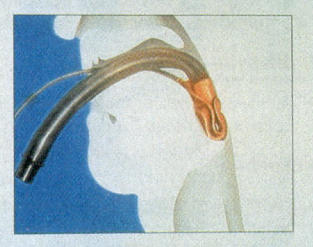

a b

Abb. 44 · Probleme bei Plazierung der Larynxmaske: Umschlagen der Spitze (a) durch zu wenig Andruck an den harten Gaumen, zu geringe Mengen Gleitmittel oder inkomplette Entleerung des Cuffs. Ein weiteres Vorschieben der Maske kann zu einem Druck auf die Epiglottis mit Obstruktion der Atemwege führen (b). (Mit freundlicher Genehmigung der LMA Vertriebs GmbH.)

▶ **Beachte jedoch:**
 – Die Larynxmaske funktioniert nicht, wenn ein Hindernis im Larynxbereich die transglottische Luftpassage unmöglich macht (z.B. Glottisödem, Epiglottitis, Fremdkörper).
 – Ein korrekter Sitz der Larynxmaske läßt sich nicht immer erzielen.

3.11 Ösophagotrachealer Doppellumentubus (= Combitubus)

Prinzip

▶ Der ösophagotracheale Doppellumentubus (Combitubus) besteht aus 2 größeren potentiellen „Beatmungslumina" und 2 blockbaren Manschetten (Abb. 45):

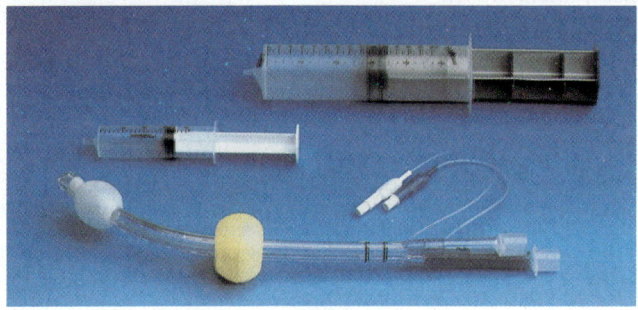

Abb. 45 · Combitubus Doppellumentubus-Set (mit freundlicher Genehmigung der Fa. Tyco Health Care).

– *Tubuslage in der Trachea:* Beatmung über das distale Lumen möglich.
– *Tubuslage im Ösophagus:* Beatmung über das proximale Lumen möglich.

Indikation

▶ Atemwegssicherung und Beatmung als Alternative zur endotrachealen Intubation beim bewußtlosen Patienten.

Vorgehen

▶ **Einführen** (Abb. 46 a): Combitubus *blind* (Laryngoskopie nicht erforderlich) durch Mund und Rachen über den Hypopharynx hinaus einführen (Markierungen zwischen den Zähnen). Wahrscheinlich gelangt der Tubus so in den Ösophagus; evtl. jedoch auch in die Trachea.
▶ **Blockung** (Abb. 46 b): Beide Manschetten aufblasen:
  – Proximale, im Pharynx liegende Manschette mit 100 ml Luft.
  – Distale, im Ösophagus *oder* in der Trachea liegende Manschette mit 10–15 ml Luft.
▶ **Auskultation:** Über das *proximale Lumen* einige Beatmungshübe verabreichen; gleichzeitig über Thorax und Epigastrium auskultieren:
  – Hört man *deutliches Atemgeräusch über der Lunge* und kein blubberndes Geräusch über dem Magen, so liegt der Tubus im Ösophagus (Abb. 46 c).
    • Die Öffnung des proximalen Lumens liegt vor der Glottis; die distale Manschette dichtet nach unten (Ösophagus und Magen) ab, die proximale Manschette nach oben.
    • Die Beatmung wird fortgesetzt.
    • Über das distale Lumen kann Mageninhalt nach außen abfließen oder abgesaugt werden.
  – Hört man *kein Atemgeräusch über der Lunge*, aber ein blubberndes Geräusch über dem Magen, so liegt der Tubus mit dem distalen Lumen in der Trachea (Abb. 46 d):
    • Die Beatmung über das proximale Lumen wird beendet und über das *distale Lumen* fortgesetzt.
    • Der Tubus wird jetzt wie ein Endotrachealtubus weiter verwendet; die Lage wird durch erneute Auskultation über Lunge und Magen verifiziert (S. 85).
    • Das 2., proximal endende Lumen bleibt ungenutzt.

Kontraindikationen

▶ Alter < 16 Jahre.
▶ Vorhandene Beiß- und Schluckreflexe.
▶ Erkrankungen des Ösophagus.
▶ Ingestion von Säuren oder Laugen.

Bewertung

▶ Der Combi-Tubus stellt in schwierigen Situationen eine wichtige Ergänzung des Repertoires zur Atemwegssicherung dar; sie wird heute explizit als wichtige Alternative zum Endotrachealtubus empfohlen, insbesondere bei CPR.
▶ Der Combi-Tubus wird im Paramedics-dominierten Rettungsdienst der USA eingesetzt; in Deutschland ist er deutlich weniger verbreitet.

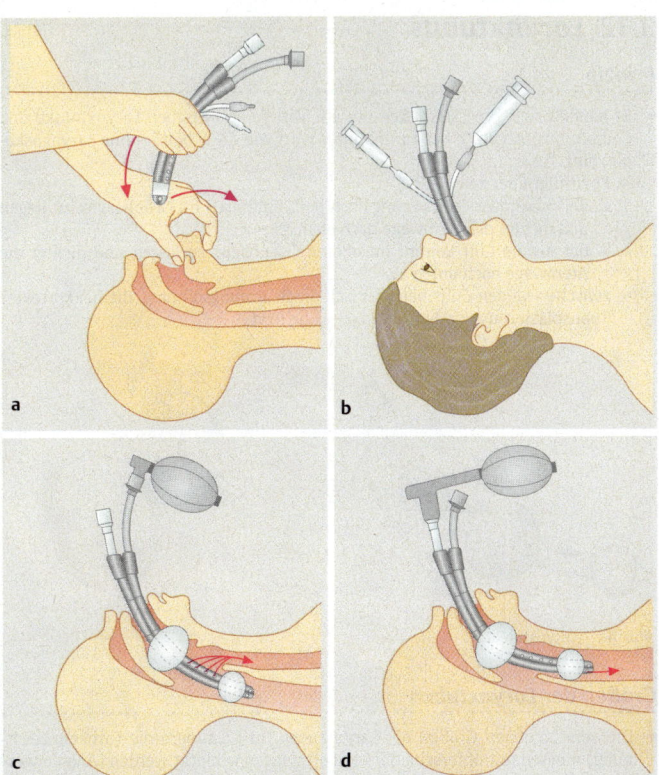

Abb. 46 · Plazierung des Combitubus Doppellumentubus: Blindes Einführen durch Mund und Rachen bis über den Hypopharynx hinaus (Markierungen zwischen den Zähnen) (a); Blocken der Cuffs (b). Ösophageale Plazierung (c): Beatmung über den proximalen (blauen) Verbindungsschlauch; bei positiver Auskultation über der Lunge Beatmung fortsetzen. Tracheale Plazierung (d): bei negativer Auskultation über der Lunge erfolgt die Beatmung über den distalen (transparenten) Verbindungsschlauch. (Mit freundlicher Genehmigung der Fa. Tyco Health Care.)

▶ Er ist dem Endotrachealtubus im Hinblick auf den Aspirationsschutz unterlegen; allerdings ist die Aspirationswahrscheinlichkeit geringer als bei Maskenbeatmung.

▶ *Beachte jedoch:* Der Combi-Tubus funktioniert nicht, wenn ein Hindernis im Larynxbereich die transglottische Luftpassage unmöglich macht (z.B. Glottisödem, Epiglottitis, Fremdkörper).

3.12 Larynxtubus

Prinzip

▶ Es handelt sich gewissermaßen um ein Mittelding zwischen Larynxmaske und Combitubus (Abb. 47); der Larynxtubus wird wie diese blind (ohne Laryngoskopie) eingeführt.
  – Er verfügt über zwei Cuffs:
    • der proximale Cuff kommt nach dem Einführen im Oropharynx zu liegen und dichtet die Atemwege nach oben ab.
    • der distale Cuff kommt im oberen Ösophagus zu liegen und dichtet die Atemwege nach unten ab.
  – zwischen beiden Cuffs befindet sich die Beatmungsöffnung, die bei korrekter Tubusplazierung vor dem Larynxeingang liegt.

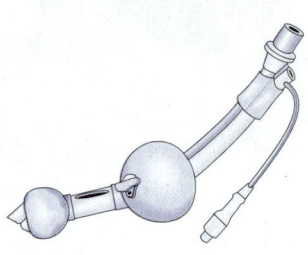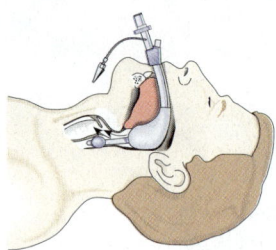

Abb. 47 · Larynxtubus

Größen der Larynxtuben

▶ Die verschiedenen Größen der Larynxtuben (in Klammern die Farbkennzeichnung) müssen mit unterschiedlichen Luftmengen geblockt werden (Anhaltswerte; im Idealfall mittels Cuffdruckmessung zu kontrollieren: der Cuffdruck sollte 60 – 70 cmH$_2$O betragen):
  – 0 für Neugeborene bis zu 6 kg KG (transparent): 15 ml
  – 1 für Babys von 6 – 15 kg KG (weiß): 40 ml
  – 2 für Kinder von 15 – 30 kg KG (grün): 80 ml
  – 3 für Jugendliche und kleine Erwachsene bis 1,55 m bzw. 30 – 60 kg KG (gelb): 120 ml
  – 4 für Erwachsene von 1,55 bis 1,80 m bzw. 50 – 90 kg KG (rot): 130 ml
  – 5 für große Erwachsene über 1,80 m bzw. > 90 kg KG (violett): 150 ml

Anwendung

▶ Auswahl der richtigen Tubusgröße.
▶ Cuffs müssen vollständig entleert sein.
▶ Der Notarzt steht möglichst hinter dem Patienten.
▶ Präoxygenierung des spontanatmenden Patienten, wenn möglich.
▶ Wenn erforderlich, Narkoseeinleitung mit einem Induktionshypnotikum, z.B.
  – Propofol 2 – 3 mg/kg i.v.
  – Etomidate 0,2 – -0,3 mg/kg i.v., evtl. kombiniert mit Midazolam 0,1 mg i.v.

► Mit der linken Hand den Kopf leicht überstrecken, so daß sich der Mund öffnet (dazu am besten unter Hinterkopf/Nacken greifen)
► Mit der rechten Hand Larynxtubus blind vorschieben, bis ein Widerstand zu spüren ist.
► Cuffs mit Luft füllen; diese verteilt sich automatisch in beiden Cuffs.
► Beatmung beginnen, Beatmungserfolg durch Auskultation der Lungen und wenn möglich Kapnometrie überprüfen
► Maske mit Pflaster fixieren.

Bewertung des Larynxtubus

► Der Larynxtubus bietet keinen wirklich zuverlässigen Aspirationsschutz, und bei heftigem aktivem Erbrechen könnte die Blockung des Ösophagus zur Ösophagusruptur führen.
► Die Verbreitung des Larynxtubus ist erheblich geringer als die der Larynxmaske.
► Der präklinische Stellenwert ist gegenwärtig unklar.

3.13 Koniotomie

Prinzip

► Schaffung eines direkten, translaryngealen Zugangs zur Trachea durch Eröffnung des Lig. conicum (Lig. cricothyreoideum) zwischen Schildknorpel und Ringknorpel.

Indikation

► Verlegung der oberen Atemwege und/oder Notwendigkeit einer Beatmung, wenn eine andere Form der Atemwegssicherung/Beatmung unmöglich ist.

Vorgehen

► Siehe auch Abb. 48.
► Lagerung des Patienten auf dem Rücken mit überstrecktem Hals (*Cave*: HWS-Trauma!).
► Schildknorpel („Adamsapfel") und darunter (kaudal) liegenden Ringknorpel tasten.
► Mit einem Skalpell eine etwa 2 cm lange quere Hautinzision zwischen beiden Knorpeln setzen.
► Wunde spreizen und mit weiterem queren Schnitt das darunterliegende Lig. conicum ca. 1,5 cm breit eröffnen.
► Durch die Öffnung einen Tubus mit 5 – 7 mm Innendurchmesser ca. 5 cm tief endotracheal einführen und blocken.
► Mit der Beatmung beginnen.
► Kontrolle der korrekten Tubuslage (siehe endotracheale Intubation, S. 85).

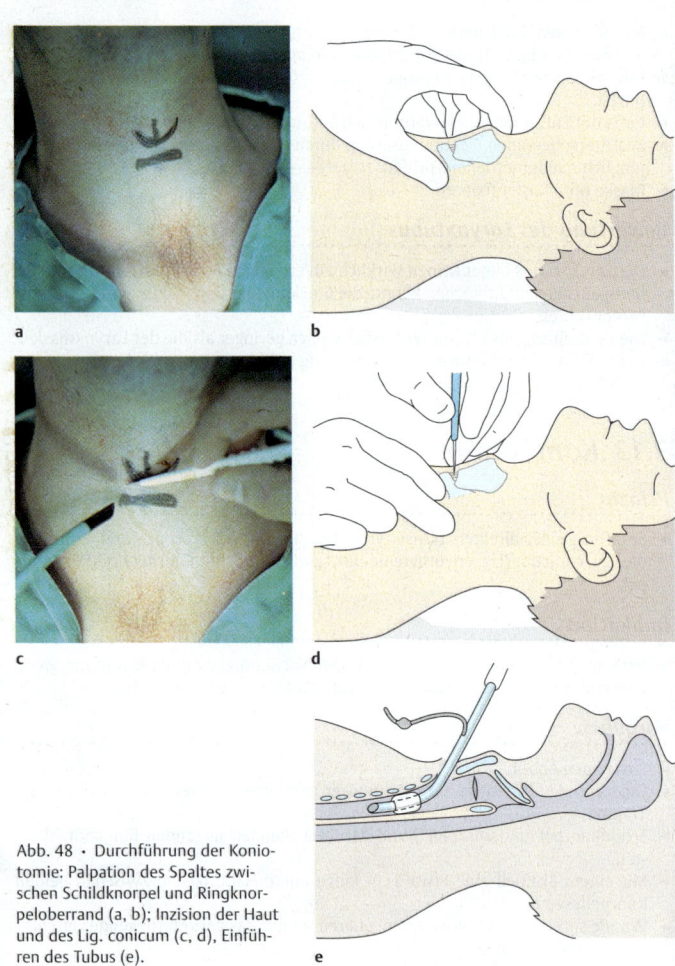

Abb. 48 · Durchführung der Koniotomie: Palpation des Spaltes zwischen Schildknorpel und Ringknor-
peloberrand (a, b); Inzision der Haut
und des Lig. conicum (c, d), Einführen des Tubus (e).

Varianten

▶ **Transligamentäre Punktion der Trachea mit einer oder mehreren Kanülen:**
   – *Transligamentäre Punktion mit dicklumiger Venenverweilkanüle* (z.B. 2,2 mm ID
     [rot-braun]):
     • Mit 2–3 ml NaCl 0,9% gefüllte 10-ml-Spritze auf Plastikverweilkanüle mit
       Stahlmandrin aufstecken und durch Lig. conicum schräg nach unten punk-
       tieren, bis Luft in Spritze einströmt; Kanüle vorschieben, Stahlmandrin mit
       Spritze entfernen.

- Notfallmaßnahme zur Sauerstoffinsufflation (2–4 l/min); dadurch vorübergehende Oxygenierung oft auch ohne adäquate Ventilation möglich. Gefahr: Überdehnung und Ruptur der Lunge bei gestörtem Gasabfluß!
- Zur Beatmung Konnektor eines Säuglingstubus benutzen und auf Plastikkanüle aufstecken; konventionelle Beatmung jedoch meist kaum möglich.
- Punktion der Trachea bei Säuglingen und Kleinkindern aufgrund der schwierig durchzuführenden konventionellen Koniotomie evtl. bevorzugen (ggf. entsprechend kleinere Kanüle verwenden, z.B. 1,4 mm ID [weiß] oder 1,2 mm ID [grün]).
– *Transligamentäres Spicken mit mehreren Injektionskanülen* (Stahlkanülen, z.B. 20 G [gelb] oder 18 G [rosa]): Weitgehend ineffektives Verfahren; selbst bei Verwendung vieler Kanülen keine ausreichende Spontanatmung oder konventionelle Beatmung möglich.

▶ **Koniotomie mit speziellen Koniotomiebestecken:**
– *Minitrach I* (Abb. 49): Einführen eines kleinen Tubus nach Stichinzision des Lig. conicum mit einer Lanzette.
– *Minitrach II* (*Seldingertechnik*): Einführen eines kleinen Tubus über einen Draht nach Punktion des Lig. conicum. Vorgehen:
  - Trachea mit Stahlkanüle und aufgesetzter Spritze durch das Lig. conicum unter ständiger Aspiration schräg nach unten anpunktieren.
  - Eindringen von Luft zeigt richtige Lage der Kanüle an.
  - Spritze abnehmen und Seldinger-Draht in Trachea einführen.
  - Tubus inkl. eingeführtem Dilatator über den Draht vorschieben.
  - Draht und Dilatator entfernen; ggf. jetzt mit Beatmung und/oder Sauerstoffzufuhr beginnen.
– *Trans-Cricotomie-Tubus nach Ravussin:* Direkte Trachealpunktion durch das Lig. conicum mit einer leicht gebogenen Kanüle mit Adapter für ein Beatmungsgerät (ähnlich einer dicken Venenverweilkanüle mit Stahlmandrin; s.o.).
  - Vorteil: Sehr einfache Durchführung.
  - Nachteil: Sehr dünnes Lumen.

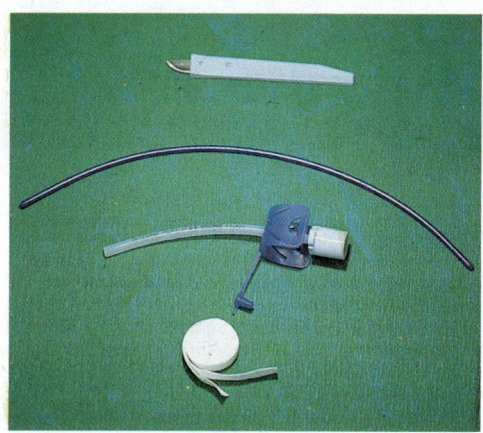

Abb. 49 · Portex Minitrach I-Set zur Koniotomie.

– *Nu-Trake-Set:* Bestehend aus Dilatationsschleuse mit erweiterbarem Lumen und Konnektor für Beatmungsgerät sowie Punktionsnadel, Skalpell und Trokar. Vorgehen:
  - Mit Skalpell Inzision über Lig. conicum (s.o.).
  - Punktionskanüle in Dilatationsschleuse einführen und Trachea durch Lig. conicum schräg nach unten anpunktieren.
  - Punktionskanüle entfernen und Dilatationsschleuse mit Trokar an ihrer Sollbruchstelle in Längsrichtung spalten (= Lumenerweiterung).
  - Trokar entfernen und Beatmung und/oder Sauerstoffzufuhr beginnen.
– *Bewertung der genannten Techniken:*
  - Vorgesehene Tuben sehr klein und nicht blockbar.
  - Beatmung schwer möglich.
  - Für den Rettungsdienst keine entscheidenden Vorteile gegenüber der Technik mit Skalpell und Endotrachealtubus.

Komplikationen

▶ Verletzung laryngealer und trachealer Strukturen.
▶ Blutung.

Bewertung

▶ Schneller, einfacher und sicherer Zugang zur Trachea.
▶ Die notfallmäßige Koniotomie hat die demgegenüber schwierigere, zeitaufwendigere und komplikationsträchtigere Tracheotomie als Notfallmaßnahme abgelöst (eventuelle Ausnahme: Kinder < 5 Jahre; s.u.).
▶ Besondere Schwierigkeiten aufgrund der kleinen anatomischen Strukturen bei der Koniotomie von Säuglingen und Kleinkindern; hier besonders sorgfältig und überlegt vorgehen, ggf. Punktion mit Venenverweilkanüle bevorzugen, ggf. auch Tracheotomie durch den Geübten.
◼ *Beachte:* Man muß sich zur Koniotomie entschließen, bevor der Patient durch Hypoxie irreversibel geschädigt ist!

3.14 Sauerstofftherapie

Indikationen

▶ **Hypoxie, Hypoxygenation oder Hypoxämie des arteriellen Blutes:**
  - Sauerstoffsättigung < 90%.
  - Zyanose.
  - Ausgeprägte Anämie (z.B. Trauma, Blutung).
  - Vergiftungen (z.B. mit Kohlenmonoxid und Zyaniden).
▶ **Störungen der pulmonalen Sauerstoffaufnahme:**
  - Primäre Oxygenierungsstörungen: z.B. Lungenödem.
  - Sekundäre Oxygenierungsstörungen: z.B. Opioidvergiftung.
▶ **Störungen der Sauerstoffversorgung einzelner Organe:**
  - Regionale myokardiale Hypoxie: Angina pectoris, Myokardinfarkt.
  - Regionale zerebrale Hypoxie: Apoplex.
▶ **Zirkulationsbedingte Störungen der globalen Sauerstoffversorgung:**
  - Schock jeglicher Genese.
  - Kreislaufstillstand, Reanimation.

► **Hypoxieprophylaxe:** Erhöhung des alveolären Sauerstoffgehaltes vor bestimmten Maßnahmen (z. B. Präoxygenierung vor Intubation).

◩ *Beachte:* Die Gabe von Sauerstoff ist praktisch in jeder Notfallsituation mit Bedrohung der Vitalfunktionen indiziert.

Physiologische Grundlagen

► **Inspiratorische Sauerstofffraktion (FiO₂):** Die Erhöhung der FiO_2 bewirkt eine Erhöhung des alveolären Sauerstoffpartialdruckes (PAO_2). Die FiO_2 kann als Dezimale (z. B. 0,5) oder in Prozent (z. B. 50 %) angegeben werden.

► **Alveolärer Sauerstoffpartialdruck (PAO₂):** Die Erhöhung des PAO_2 führt zu:
  - *Auffüllung des pulmonalen Sauerstoffspeichers (Funktionelle Residualkapazität):* Verlängerte Apnoezeit ohne Hypoxieentwicklung.
  - *Erhöhung des arteriellen Sauerstoffpartialdruckes (PaO₂):* Das Außmaß dieser PaO_2-Erhöhung wird klinisch vor allem durch venöse Beimischung bzw. Rechts-Links-Shunt vermindert.

  ◩ *Faustregel bei normaler Gasaustauschfunktion: Eine FiO₂-Erhöhung um 10 % (bzw. 0,1) führt zu einer PaO₂-Erhöhung um ca. 50 – 60 mmHg.*

► **Sauerstoffsättigung des arteriellen Blutes (SaO₂):** Die SaO_2 steigt mit ansteigendem PaO_2 bis auf maximal 98 – 100 % an; die maximale SaO_2 wird bei einem PaO_2 von etwa 100 mmHg erreicht.

► **Arterieller Sauerstoffgehalt (CaO₂):** Der CaO_2 wird im Bereich niedriger bis normaler Sauerstoffpartialdrücke (< 100 mmHg) vorwiegend über eine Erhöhung des SaO_2 gesteigert.
  - Der physikalisch gelöste Sauerstoff trägt in niedrigen Partialdruckbereichen nur sehr wenig zum CaO_2 bei.
  - Bei hohem Sauerstoffpartialdruck kann die Menge an gelöstem Sauerstoff jedoch bedeutsam werden, besonders in folgenden Situationen:
    • Ausgeprägte Anämie (Trauma, schwere Blutung).
    • Dyshämoglobinämie (CO-Vergiftung).
    • Kritische Sauerstoffversorgung aller Organe (Schock, CPR).
    • Kritische Sauerstoffversorgung einzelner Organe (Myokardinfarkt, Apoplex).
  - Maximal können unter Atmosphärendruckbedingungen bei einer FiO_2 von 100 % ca. 2 ml Sauerstoff pro 100 ml Blut physikalisch gelöst werden; beim Erwachsenen mit 5 l Blutvolumen entspricht dies insgesamt etwa 100 ml O_2 bzw. ca. 30 % des Sauerstoffverbrauchs.

Kontraindikationen

► Gegen die kurzfristige Sauerstoffzufuhr gibt es praktisch keine Kontraindikationen.

  ◩ *Beachte:* Jedem vital bedrohten Notfallpatienten sollte so bald wie möglich Sauerstoff zugeführt werden!

  - *Seltene Ausnahmen:*
    • Herbizidvergiftung (Paraquat, Diquat): Sauerstoff kann den Lungenschaden verstärken (Beschleunigung der Lungenfibrosierung).
    • Frühgeborene: Sauerstoff kann toxische Veränderungen an den Augen bewirken (retrolentale Fibrose).

► Bei spontanatmenden Patienten mit COPD ist erhöhte Vorsicht angezeigt (s. u.).

► Bei längerfristiger Anwendung (Stunden und Tage) kann eine erhöhte FiO_2 über eine vermehrte Produktion von Sauerstoffradikalen zur pulmonalen Schädigung führen.

Sauerstoffzufuhr beim spontanatmenden, nicht-intubierten Patienten

▶ **Methoden:** Sauerstoffinsufflation kann über folgende Hilfsmittel erfolgen:
  – Gesichtsmaske (mit oder ohne Reservoir).
  – Nasensonde.
  – Beatmungsbeutel mit aufgesetzter Beatmungsmaske (s. Abb. 53).
▶ **Abschätzung der effektiven FiO$_2$:** Bei Verabreichung ohne Sauerstoffreservoir in Flowbereichen bis 8 l/min gilt folgende Faustregel:
  ☐ *Jeder Liter Sauerstoff pro Minute erhöht die FiO$_2$ um 3–5%.*
▶ **Einstellung des Sauerstoffflows:**
  ☐ *Ziel ist eine SaO$_2$ $\geq$ 90%.*
  – Normalerweise werden 4–8 l Sauerstoff verabreicht.
  – Eine Erhöhung des Sauerstoffflows > 8 l bringt nur noch wenig zusätzlichen Effekt.
  – Maximal kann ohne Reservoir eine inspiratorische Sauerstoffkonzentration von etwa 40–60% erreicht werden.
  – Ein Reservoir erhöht die FiO$_2$ je nach Fassungsvermögen und Bauart deutlich.

Sauerstoffzufuhr beim beatmeten Patienten

▶ **Methoden:** Die Sauerstoffzufuhr kann erfolgen mittels:
  – Beatmungsbeutel (Ruben-Beutel).
  – Beatmungsgerät.
▶ **Sauerstoffzufuhr über einen Ruben-Beutel:** Bei hohem Sauerstoffflow (z.B. 8 l/min) kann eine FiO$_2$ von etwa 50% erreicht werden, bei Verwendung eines vorgeschalteten Sauerstoffreservoirs auch darüber.
▶ **Sauerstoffzufuhr über ein Beatmungsgerät:** An gängigen Geräten meist Wahl zwischen 2 inspiratorischen Sauerstoffkonzentrationen möglich:
  – *Air-mix:* FiO$_2$ von etwa 50%. Ausreichend, wenn dadurch die SaO$_2$ > 90% gehalten werden kann.
  – *No air-mix:* FiO$_2$ von etwa 100%. Indikationen:
    • Schwere Hypoxie, Hypoxämie und vitale Bedrohung (Schock, CPR).
    • Unmittelbar nach der Intubation sowie in allen „unübersichtlichen Situationen".

Sauerstoffzufuhr bei chronisch-obstruktiver Lungenerkrankung (COPD)

▶ Siehe auch S. 333.
▶ Einige Patienten mit schwerer COPD sind chronisch an sehr niedrige Sauerstoffpartialdrücke adaptiert:
  – Die Regulation des Atemantriebs erfolgt bei diesen Patienten überwiegend über einen niedrigen PaO$_2$ und nicht, wie normalerweise, über den PaCO$_2$ (*hypoxic drive*).
  – Dies ist wahrscheinlich keine zentrale Atemregulationsstörung, sondern ein adaptiver Mechanismus zur Vermeidung exzessiver Atemarbeit.
▶ Spontanatmende COPD-Patienten können auf Sauerstoffzufuhr mit Hypoventilation und weiterem CO$_2$-Anstieg reagieren; in seltenen Fällen resultiert eine sog. *CO$_2$-Narkose* (bei PaCO$_2$ > 80 mmHg).
▶ Auch COPD-Patienten sind jedoch ggf. durch eine Hypoxie vital bedroht; daher darf ihnen Sauerstoff nicht vorenthalten werden.

▶ Die Patienten müssen unter Sauerstoffzufuhr sorgfältig überwacht und bei schwerer Hypoventilation notfalls beatmet werden.
▶ Es ist eine SaO_2 von mindestens 85–90% anzustreben.
◼ *Beachte:* Auch COPD-Patienten muß bei Hypoxie Sauerstoff verabreicht werden!

3.15 Beatmung: Grundlagen und Übersicht

Ziele der Beatmung

▶ **Hauptziele:**
  – Optimierung der Oxygenierung (PaO_2, SaO_2 und CaO_2).
  – Optimierung der Ventilation ($PaCO_2$ und pH).
▶ **Nebenziele:**
  – Beseitigung einer Atemnot.
  – Ermöglichung von Sedierung, Narkose und Muskelrelaxierung.
  – Senkung des atemmuskulären, systemischen und myokardialen Sauerstoffbedarfs.
  – Senkung eines erhöhten Hirndrucks.
  – Stabilisierung des Thorax.

Indikationen zur Beatmung

▶ **Grundsätzliche Indikation:** Manifeste oder drohende respiratorische Insuffizienz:
  – Oxygenierungsversagen (arterielle Hypoxie).
  – Ventilationsversagen (Hyperkapnie, respiratorische Azidose).
▶ **Spezielle Indikationen:**
  – Atemstillstand.
  – Reanimation.
  – Zentrale Atemlähmung.
  – Periphere Atemlähmung oder Atembehinderung.
  – Schock jeglicher Genese.
  – Koma jeglicher Genese.
  – Zyanose ohne Besserung auf Sauerstoffzufuhr.
  – Ausgeprägte Dyspnoe.
  – (Drohende) Verlegung der oberen Atemwege.
  – Schweres Polytrauma.
  – Schwere Verbrennungen.
  – Schweres Thoraxtrauma.
  – Schwere Verletzungen der oberen Atemwege (Gesicht, Hals).
  – Schweres Schädelhirntrauma.
  – Notwendigkeit einer Narkose.
  – Schwerer Asthmaanfall.
  – Dekompensierte COPD.
  – Lungenödem (kardiogen oder nicht-kardiogen).
  – Inhalationstrauma.
  – Status epilepticus.

Physiologische Grundlagen

▶ **Unterschied zwischen Spontanatmung und Beatmung:** Liegt im Erzeugen des Atemzug- bzw. -hubvolumens und der dadurch bedingten Änderung der intrapulmonalen und intrathorakalen Drücke. Als Bezugsdruck dient stets der Atmosphärendruck, der gleich Null gesetzt wird.

▶ **Spontanatmung** (Abb. 50 a): Die Atemwegsdrücke liegen während des gesamten Atemzyklus (Inspiration plus Exspiration) normalerweise nur wenig unter- bzw. oberhalb von Null:

  – *Inspiration:* Durch Kontraktion der inspiratorischen Atemmuskulatur (Zwerchfell, inspiratorische Interkostalmuskulatur, Atemhilfsmuskeln wie z. B. M. sternocleidomastoideus). Dadurch Erzeugung eines negativen intrathorakalen und intrapulmonalen Drucks, die Luft wird in die Lunge hineingesaugt.

  – *Exspiration:* Erfolgt normalerweise durch die passiven Retraktionskräfte von Lunge und Thorax, die den intrapulmonalen Druck erhöhen und das intrapulmonale Gas nach außen drücken. Sie wird in besonderen Situationen durch die exspiratorische Atemmuskulatur (exspiratorische Interkostalmuskulatur, Bauchmuskulatur) aktiv unterstützt (z. B. im Status asthmaticus).

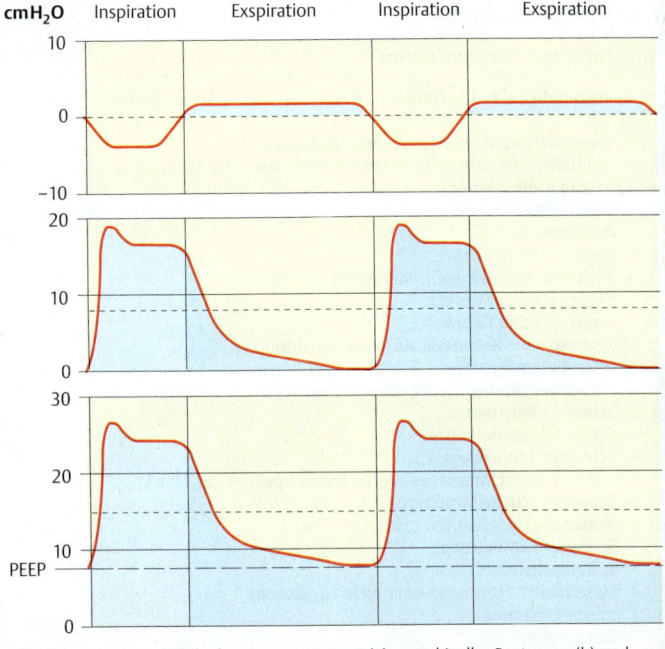

Abb. 50 · Atemwegsdrücke bei Spontanatmung (a), maschineller Beatmung (b) und maschineller Beatmung mit PEEP (c).

► **Beatmung** (Abb. 50 b, c): Die moderne Beatmung ist eine *Überdruckbeatmung (positive pressure ventilation; PPV)*. Dabei werden Atemwegsdrücke erzielt, die inspiratorisch deutlich (10 – 25 mbar oder mehr) über Null liegen:

- *Inspiration:* Durch Erzeugung eines Überdrucks am Mund bzw. Tubus. Dadurch wird das Atemgas in die Lunge hineingepreßt. Es entsteht ein positiver intrapulmonaler und intrathorakaler Druck.
- *Exspiration:* Erfolgt normalerweise wie bei der Spontanatmung passiv durch die Retraktionskräfte von Lunge und Thorax bis auf Atmosphärendruckniveau, also bis zu einem endexspiratorischen Druck von Null (Abb. 50 b). Durch ein entsprechendes *Überdruckventil* im Exspirationsschenkel des Beatmungssystems kann der endexspiratorische Druck, und damit auch das Ausgangsniveau für die nächste Inspiration, über dem Atmosphärendruckniveau gehalten werden; dadurch wird das exspiratorische Kollabieren der Lunge entsprechend ihrer Retraktionskräfte vermindert. Man erzielt so einen *positiven endexspiratorischen Druck (PEEP, Abb. 50 c)*.

◨ *Beachte:* Bei der künstlichen Beatmung herrscht während der Inspiration ein positiver intrapulmonaler und intrathorakaler Druck, bei der normalen Spontanatmung hingegen ein negativer intrapulmonaler und intrathorakaler Druck.

Auswirkungen der Überdruckbeatmung

► **Auswirkungen auf die Sauerstoffaufnahme (Oxygenierung):**
- Der mittlere Atemwegsdruck und damit das mittlere Lungenvolumen werden erhöht. Dadurch kommt es zu einer Zunahme der Gasaustauschfläche und einem Anstieg des PaO_2.
- Eine weitere Verbesserung der Oxygenierung läßt sich durch Anwendung eines PEEP erzielen:
  • Zunahme von funktioneller Residualkapazität und Gasaustauschfläche.
  • Verminderung der Atelektasenbildung.
  • Verringerung eines Rechts-Links-Shunts.
  • Beim Lungenödem Verlagerung von intraalveolärer Flüssigkeit ins Interstitium.

► **Auswirkungen auf die Kohlendioxidabgabe (Ventilation):** Durch Kontrolle des Atemminutenvolumens (Einstellung der Atemfrequenz und des Atemhubvolumens) kann die Ventilation durch den Arzt gesteuert werden.

► **Auswirkungen auf Organe:** Die günstigen und ungünstigen Effekte der Beatmung auf die Lunge und andere Organsysteme sind größtenteils durch den erhöhten intrapulmonalen und intrathorakalen Druck zu erklären; die Auswirkungen werden durch PEEP weiter akzentuiert:
- *Barotrauma:* Durch zu hohe Atemwegsdrücke kann die Lunge bis zum Pneumothorax geschädigt werden. Ein vorhandener Pneumothorax kann durch die Überdruckbeatmung akut verschlimmert werden.
- Der venöse Rückstrom zum Herzen und damit die Vorlast für den rechten und linken Ventrikel nehmen ab.
- Blutdruck und Herzminutenvolumen können abfallen (besonders bei Hypovolämie).
- Die Nierenfunktion kann sich vor allem durch den verminderten venösen Rückstrom verschlechtern.
- Der zerebralvenöse Rückfluß wird behindert, der Hirndruck kann ansteigen.

3.16 Beatmungsmittel und Beatmungsgeräte

Beatmung ohne Hilfsmittel

▶ **Methoden:**
- Mund-zu-Mund-Beatmung (S. 218).
- Mund-zu-Nase-Beatmung (S. 218).
- Mund-zu-Tracheostoma-Beatmung (S. 219).

▶ **Bedeutung:** Basismaßnahmen der kardiopulmonalen Reanimation.

▶ **Indikation:**
- Therapie des Atemstillstands ohne professionelle therapeutische Ausstattung.
- In der Rettungsmedizin normalerweise nicht indiziert, da hier immer Beatmungshilfsmittel zur Verfügung stehen.

Manuelle Beatmungsgeräte

▶ **Material:** Übliche Bestandteile einer manuellen Beatmungseinheit im Rettungsdienst:
- Selbstfüllender elastischer Beatmungsbeutel (Ruben-Beutel resp. Ambu-Beutel).
- 3-Wege-Richtungsventil (z. B. Ambu-Ventil).
- Zufuhrmöglichkeit für Sauerstoff.
- Evtl. Reservoir-Beutel.
- Evtl. Überdruck-Ventil (PEEP-Ventil), das auf das Richtungsventil aufgesteckt werden kann
- Bakterienfilter (optional, aber empfohlen).

▶ **Beatmungswege:**
- Beatmungsmaske.
- Tubus bzw. Tubusalternativen (Combitubus, Larynxmaske, Larynxtubus, COPA).

  ▣ *Beachte:* Bei Konnektion von Beatmungsbeutel mit Maske bzw. Tubus Bakterienfilter verwenden!

▶ **Sauerstoffzufuhr:** Wenn möglich 4–8 l/min, am besten in Kombination mit einem Reservoir-Beutel.

▶ **PEEP:** Bei schweren Oxygenierungsstörungen oder Lungenödem kann außerdem das PEEP-Ventil verwendet werden. Üblicherweise wird ein PEEP von zunächst etwa 5 mbar eingestellt (maximal sind bei den meisten PEEP-Ventilen etwa 10 mbar möglich).

Maschinelle Beatmungsgeräte

▶ **Komponenten transportabler maschineller Beatmungseinheiten (Abb. 51, 52):**
- *Beatmungsgerät:* Mindesteinstellmöglichkeiten:
- Atemhubvolumen (V_T) *oder* Atemminutenvolumen (AMV).
- Atemfrequenz (AF).
- Sauerstoffkonzentration (air-mix oder no air-mix).
- *Antriebsquelle:*
- Elektrisch (Akku) *oder*
- Pneumatisch (Druck in der Sauerstoffflasche).
- *Sauerstoffquelle:* Sauerstoffflasche mit komprimiertem Sauerstoff.
- Flexibler Beatmungsschlauch.
- 3-Wege-Richtungsventil (z. B. Ambu-Ventil).

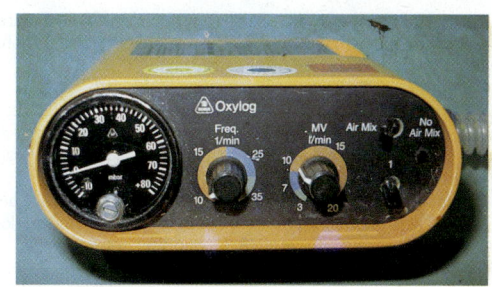

Abb. 51 · Oxylog

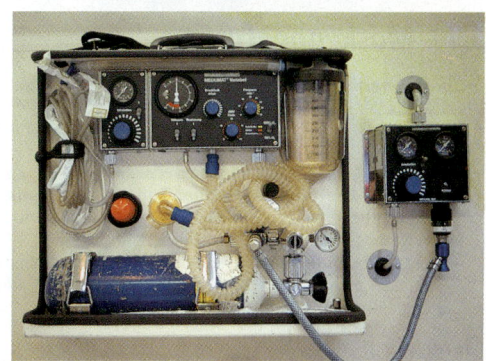

Abb. 52 · Beatmungseinheit mit Medumat

- – Evtl. Überdruck-Ventil (PEEP-Ventil), das auf das Richtungsventil aufgesteckt werden kann.
- – Bakterienfilter (optional, aber empfohlen).
- ▶ **Beatmungsformen (= Beatmungsmodi**, S. 110):
  - – Alle Geräte verfügen über einen *kontrollierten* Beatmungsmodus (CMV).
  - – Neuere Geräte können außerdem in folgenden *unterstützenden* Modi beatmen:
    - Assist/Control (A/C).
    - Synchronized intermittent mandatory ventilation (SIMV).
  - – *Volumenkontrollierte Beatmung:* Die präklinisch üblichen Geräte arbeiten primär volumenkontrolliert, d. h. es wird unabhängig vom Atemwegsdruck immer das eingestellte Hubvolumen verabreicht.
  - – *Druckbegrenzte Beatmung:* Neuere Geräte verfügen über eine obere Druckbegrenzung (P_{max}); dadurch können zu hohe Atemwegsdrücke vermieden und eine druckbegrenzte Beatmung durchgeführt werden.
  - – *Verhältnis von Inspirations-zu Expirationszeit (I:E):* Bei den meisten Geräten fest auf das physiologische Verhältnis 1 : 2 eingestellt. Bei neueren Geräten kann I:E auf > 1 : 2 oder < 1 : 2 variiert werden. Auswirkungen:
    - I:E 1 : 1 oder 2 : 1 (Inverse ratio ventilation, IRV): Erhöhung des mittleren Atemwegsdruckes, u. U. Verbesserung der Oxygenierung. Da jedoch eine stärkere kardiozirkulatorische Beeinträchtigung und evtl. eine unbemerkte Lungenüberdehnung droht, ist die IRV mit einem I:E > 1 : 1 präklinisch nicht indiziert.

- I:E 1 : 3 oder 1 : 4: Verlängerung der Exspiration; dadurch verbleibt der Lunge mehr Zeit zum Ausatmen. Indiziert bei schweren obstruktiven Lungenerkrankungen (schwerer Asthmaanfall, COPD).

▶ **Beatmungswege:**
  - In den meisten Fällen über einen Tubus bzw. Tubusalternativen (Combitubus, Larynxmaske).
  - Seltener über eine Beatmungsmaske.

▶ Einstellung der maschinellen Beatmung (S. 113).

▶ *Beachte:* Aus hygienischen Gründen und zur Anfeuchtung der Atemluft sollte heute im Rettungsdienst zwischen Tubus bzw. Beatmungsmaske und Beatmungsbeutel bzw. Beatmunggerät ein Bakterienfilter geschaltet werden, der gleichzeitig als HME (heat and moisture exchanger) fungiert.

3.17 Maskenbeatmung

Indikationen

▶ Vor der endotrachealen Intubation (wenn diese nicht sofort durchgeführt werden kann).

▶ Zwischen prolongierten Intubationsversuchen.

▶ **Anstelle der Beatmung über einen Endotrachealtubus:**
  - Bei Nichtbeherrschung der endotrachealen Intubation.
  - Bei Unmöglichkeit der endotrachealen Intubation.
  - Wenn Tubusalternativen wie Combitubus oder Larynxmaske nicht verfügbar sind oder nicht plaziert werden können.

▶ Generelle Beatmungsindikationen siehe S. 103.

Material

▶ Siehe auch Abb. 53.

▶ Beatmungsmasken bestehen aus Gummi oder Kunststoff mit einem weichen Wulst aus Silikon oder Gummi zur Abdichtung gegen das Gesicht und einem genormten Ansatzstück für die Beatmungseinheit (Rubenbeutel oder Beatmungsgerät).

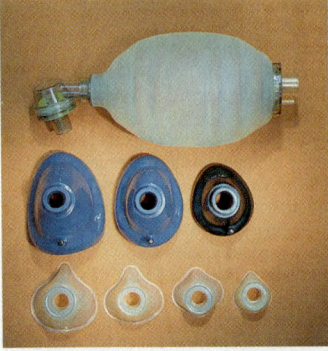

Abb. 53 · Rubenbeutel (Beatmungsbeutel) und Beatmungsmasken in verschiedenen Größen.

▶ Es gibt Masken in verschiedenen Formen und verschiedenen Größen für Neugeborene, Kinder und Erwachsene.

Vorgehen

▶ Der Helfer kniet hinter dem Patienten.
▶ Kopf des Patienten reklinieren (cave Kontraindikationen!).
▶ Maske mit der linken Hand zwischen Daumen und Zeigefinger halten und über Mund und Nase fest dem Gesicht des Patienten andrücken (Abb. 54):
  – Der kleine Finger liegt unter dem Kinn des Patienten.
  – Ring- und Mittelfinger liegen auf dem Kinn des Patienten.

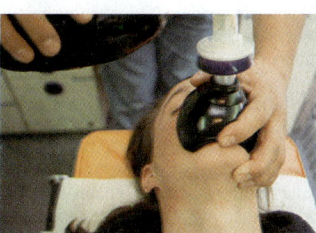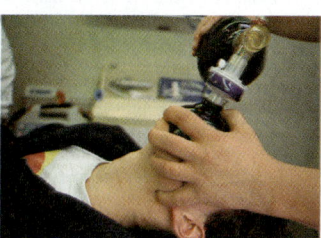

b

Abb. 54 · Durchführung der Maskenbeatmung: Ansicht von vorn (a); Seitenansicht (b).

▶ Mit der rechten Hand Beatmungsbeutel vorsichtig komprimieren, bis sich der Thorax des Patienten hebt.
▶ Während der Exspiration atmet der Patient passiv durch Maske und Richtungsventil aus.
▶ Vor Aufsetzen der Maske evtl. Pharyngealtubus einlegen.
▶ Kann die Maske mit einer Hand nicht dicht gehalten werden, so muß sie mit beiden Händen gefaßt und unter modifizierter Anwendung des Esmarchschen Handgriffs über Mund und Nase aufgesetzt werden. Die Beatmung erfolgt dann manuell durch einen Helfer oder maschinell durch ein Beatmungsgerät.

Risiken

▶ Mangelhafte Lungenbelüftung durch Undichtigkeiten oder Atemwegsverlegungen.
▶ Belüftung des Magens mit den möglichen Folgen: Magenüberdehnung, Regurgitation und Aspiration. Das Risiko der Magenüberdehnung ist besonders hoch bei:
  – Beatmung mit Inspirationsdrücken von > 20 mbar.
  – Maskenbeatmung mit Hilfe eines Beatmungsgerätes.
▷ *Beachte:* Die Maskenbeatmung schützt nicht vor Aspiration, sondern kann diese sogar noch provozieren! Besonders gefährdet sind Patienten mit vollem Magen, adipöse Patienten und Schwangere.
▷ *Beachte:* Jeder beatmete oder zu beatmende Patient sollte wenn immer möglich endotracheal intubiert werden. Die Beatmung über einen Endotrachealtubus oder eine Alternative wie Larynxmaske oder Combitubus ist der Maskenbeatmung vorzuziehen.

3.18 Maschinelle Beatmungsformen

Einteilung

▶ **Klassifikationskriterien:** Für die Rettungsmedizin genügt eine vereinfachte Klassifikation der Beatmungsformen nach folgenden Gesichtspunkten:
  - Auslösung der Inspiration.
  - Begrenzung der Inspiration.
▶ **Auslösung der Inspiration:** Ein maschineller Atemzug kann grundsätzlich ausgelöst werden durch:
  - das *Beatmungsgerät (kontrollierter Atemzug)*: Nach Ablauf einer bestimmten Exspirationszeit erfolgt die Inspiration.
  - den *Patienten (assistierter Atemzug)*: Das Gerät „erkennt" Inspirationsbemühungen des Patienten durch den entstehenden Unterdruck im System und beantwortet diese sofort mit einem Atemhub.
▶ **Begrenzung der Inspiration:** 2 Formen:
  - *Volumenbegrenzter Beatmungshub:* Es resultiert eine volumenkontrollierte Beatmung (Volume controlled ventilation; VCV):
    • Einstellung des Atemhub-(V_T) oder Atemminutenvolumens (AMV) am Beatmungsgerät; der Atemwegsdruck ist eine abhängige Variable.
    • Vorteil: Gleichbleibende Atemhub-und -minutenvolumina unabhängig von der Dehnungsfähigkeit (Compliance) und dem Atemwegswiderstand (Resistance) von Lunge und Thorax; dadurch gute Kontrolle über die Ventilation des Patienten.
    • Nachteil: bei eingeschränkter Compliance und erhöhter Resistance drohen hohe Atemwegsdrücke mit Gefahr der Lungenschädigung und Herz- Kreislaufdepression.
  - *Druckbegrenzter Beatmungshub:* Es resultiert eine druckkontrollierte Beatmung (Pressure controlled ventilation; PCV):
    • Einstellung des oberen Atemwegsdruckes am Beatmungsgerät; VT und AMV sind abhängige Variablen.
    • Vorteil: Auch bei eingeschränkter Compliance und erhöhter Resistance bleiben die Atemwegsdrücke kontrollierbar; dadurch wird die Gefahr der Lungenschädigung und Herz-Kreislaufdepression verringert.
    • Nachteil: Gleichbleibende Atemhub-und -minutenvolumina sind nicht gewährleistet; sie sind abhängig von der Compliance und der Resistance von Lunge und Thorax; die Kontrolle über die Ventilation des Patienten ist schlechter als bei VCV.

Kontrollierte Beatmung (Controlled mechanical ventilation oder continuous mandatory ventilation, CMV)

▶ **Andere Bezeichnungen:**
  - *IPPV:* CMV ohne PEEP.
  - *CPPV:* CMV mit PEEP.
▶ **Prinzip:** CMV besteht nur aus kontrollierten Atemzügen („Die Maschine macht alles, der Patient macht nichts"): Beginn, Durchführung und Ende der Inspiration werden durch das Beatmungsgerät bestimmt; der Patient kann keinen Einfluß auf die Beatmung nehmen und nicht spontan (dazwischen) atmen.
  ▣ **Beachte:**
    • Auch die manuelle Beatmung ist zumeist eine CMV: der beatmende Arzt bestimmt den Ablauf der Atemzyklen vollständig.

- Auch die Mund-zu-Mund-Beatmung ist eine CMV: Hierbei fungiert der beatmende Helfer gewissermaßen als Beatmungsgerät.
- *Volumen- und Druckbegrenzung:* Die Atemhübe sind entweder volumen- oder druckbegrenzt:
  - Volume controlled ventilation (VCV): Praktisch alle präklinisch verwendeten Beatmungsgeräte arbeiten primär oder ausschließlich im volumenbegrenzten Modus.
  - Pressure controlled ventilation (PCV): Durch Einstellen einer Druckbegrenzung kann jedoch bei neueren Geräten auch eine druckbegrenzte Beatmung erfolgen.

▶ **Indikationen:** Stehen keine anderen Atemmodi zur Verfügung, ist CMV naturgemäß immer dann indiziert, wenn eine Beatmung indiziert ist; sind andere Modi verfügbar, bleibt CMV indiziert bei:
- Atemstillstand (Beatmung bei Reanimation).
- Ausfall der Spontanatmung.

▶ **Indikationen für VCV und PCV:**
- *VCV:* Routinebeatmungsform, die vor allem unter CPR angewandt werden sollte.
- *PCV:* Bei Lungenödem mit ausgeprägten Compliancestörungen, akutem Lungenversagen und Status asthmaticus sollte, wenn möglich, eine PCV erwogen werden.

▶ **Nachteile:**
- Bewußtseinsklare Patienten empfinden die kontrollierte Beatmung oft als unangenehm.
- Es kann zum „Kampf des Patienten gegen die Maschine" kommen. Mögliche Folgen:
  - Ineffiziente Beatmung.
  - Anstieg des $PaCO_2$.
  - Abfall des PaO_2.
  - Anstieg des Sauerstoffverbrauchs des Patienten.
- Es muß dann eine tiefere Sedierung oder eine unterstützende Beatmung (A/C oder SIMV, s. u.) erfolgen.

Assistierte/Kontrollierte Beatmung (Assist/Control; A/C)

▶ **Prinzip:** Hier kann der Patient den Beginn der Inspiration durch aktive Inspirationsbemühungen auslösen (= assistierter Atemhub). Durchführung und Beendigung der Inspiration hingegen sind nach wie vor der Maschine überlassen. Bleibt die Inspiration des Patienten aus, wird automatisch ein maschineller Atemhub verabreicht (= kontrollierter Atemhub).
- *Hinweis:* Auch manuell kann die Beatmung assistiert werden: Der beatmende Arzt reagiert auf die Inspiration des Patienten mit sofortiger Beutelkompression.
- *VCV/PCV:* A/C kann ebenfalls als VCV oder PCV durchgeführt werden (s. CMV, S. 110).
- Neuere transportable Beatmungsgeräte verfügen über einen A/C-Modus.

▶ **Indikationen:**
- A/C ist für nicht stark sedierte oder nicht bewußtlose Patienten meist angenehmer als CMV.
- A/C ist eine Weiterentwicklung von CMV und kann CMV praktisch ersetzen (Indikationen CMV s. oben).

Synchronized intermittent mandatory ventilation (SIMV)

▶ **Prinzip:** Der Patient kann zwischen 2 maschinellen (assistierten oder kontrollierten) Atemhüben beliebig oft spontan atmen.
  - *Wichtigster Unterschied gegenüber A/C:* Nicht jeder Atemzug des Patienten löst einen maschinellen Beatmungshub aus!
  - SIMV ist bei einigen neueren transportablen Beatmungsgeräten verfügbar und erlaubt dem Patienten mehr Freiheiten als A/C.
▶ **Bewertung:** SIMV ist eine verbreitete Beatmungsform auf Intensivstationen, für die Rettungsmedizin jedoch von untergeordneter Bedeutung.

3.19 Oxygenierung, Ventilation und Beatmungseinstellung

Oxygenierung

▶ **Normoxie:** Ziel jeder Beatmungstherapie ist eine ausreichende Oxygenierung; meist wird eine $pSaO_2 \geq 90\%$ angestrebt.
▶ **Hypoxie:** Eine der wichtigsten Ursachen für Organschäden, Morbidität und Tod in der Rettungsmedizin; muß unbedingt vermieden bzw. beseitigt werden.
▶ **Oxygenierungsverbesserungen:** Erzielung durch:
  - Ausreichende *Ventilation* (s.u.).
  - *FiO_2:* Erhöhung bis 100%. FiO_2 von 100% ist in kritischen Fällen die Grundeinstellung des Respirators!
  - *PEEP:* Erhöhung bis 15 mbar; präklinische Einstellung meist bei 5–10 mbar.
    • Cave: Blutdruck-und HZV-Abfall, besonders bei Hypovolämie!
    • Anmerkung: Trotz der günstigen Wirkungen eines PEEP auf die Oxygenierung konnte bislang nicht gezeigt werden, daß durch die präklinische PEEP-Beatmung die Prognose des Notfallpatienten verbessert oder die Entwicklung eines akuten Lungenversagens (ARDS) im weiteren Krankheitsverlauf verhindert werden kann.

Ventilation

▶ **Normoventilation:** Ziel der Beatmung ist normalerweise ein $PaCO_2$ zwischen 35 und 45 mmHg *(Normokapnie).*
  - Der $PaCO_2$ kann jedoch präklinisch nicht bestimmt werden.
  - Ein Kapnometer bietet nur bei normaler Lungenfunktion eine Orientierung: der endexspiratorische PCO_2 ist ca. 3 mmHg niedriger als der $PaCO_2$.
  - Als Faustregel gilt:
  ▶ *Normoventilation wird meist mit einem AMV von ca. 80 ml/kg erreicht.*
▶ **Hyperventilation:** Führt zu stärkerer CO_2-Elimination und daher definitionsgemäß stets zur *Hypokapnie* ($PaCO_2 < 35$ mmHg).
  - *Folgen:*
    • Reduktion des Hirndrucks durch Abnahme der Hirndurchblutung.
    • Alkalose bzw. respiratorische Kompensation einer Azidose.
  - *Gefahren:*
    • Kritische Abnahme der zerebralen und myokardialen Durchblutung.
    • Hypokaliämie, Herzrhythmusstörungen.
    • Verschlechterung der Sauerstoffabgabe bei Alkalose: Linksverschiebung der Sauerstoffbindungskurve.

- Nachblutungsgefahr bei intrakranieller Blutung: Durch hyperventilationsinduzierte Hirndrucksenkung kann die Blutung zunehmen.
- *Indikationen für kontrollierte Hyperventilation:* Präklinisch sehr selten!
  - Hinweise auf ausgeprägtes Hirnödem mit Einklemmungszeichen.
  - Lösungsmittelintoxikation, z.B. Chlorkohlenwasserstoffe → beschleunigte Abatmung.
  - Lebensbedrohliche Hyperkaliämie → durch resp. Alkalose Abnahme der Serum-Kalium-Konzentration.
- *Vorgehen:* Erhöhung des Atemminutenvolumens ≥ 100 ml/kg durch:
  - Erhöhungen des Hubvolumens und/oder
  - Erhöhungen der Atemfrequenz.
- ☒ *Beachte:* Auch ein SHT oder eine CPR sind nach heutiger Ansicht keine Indikationen für eine therapeutische Hyperventilation! Eine ausgeprägte Hyperventilation ($PaCO_2$ < 30 mmHg) muß auf jeden Fall vermieden werden!

▶ **Hypoventilation:** Führt stets zur *Hyperkapnie* ($PaCO_2$ > 45 mmHg). Eine Hypoventilation ist normalerweise kein Beatmungsziel, kann jedoch bei schweren Störungen der Compliance oder Resistance gelegentlich nicht vermieden werden. Wenn dabei durch Sauerstoffzufuhr eine Hypoxie verhindert wird, kann die Hypoventilation meist hingenommen werden: *sog. permissive Hyperkapnie.*
- *Indikationen für permissive Hyperkapnie:*
  - Beatmung bei schwerem Asthmaanfall oder ARDS.
  - Evtl. Patienten mit COPD (AMV 70 ml/kg).
- *Kontraindikationen:* Schweres Schädelhirntrauma, Hirnödem.
- *Vorgehen:* Verminderung des Atemminutenvolumens auf < 70 ml/kg durch Reduktion des Hubvolumens oder ggf. druckbegrenzte Beatmung bei 30–40 mbar.

Empfohlene Initialeinstellung für die Erwachsenenbeatmung

▶ **Atemmodus:** CMV oder A/C
▶ **Ventilation:**
  - ☒ AMV (l/min) = V_T (l) × AF (1/min)
  - AF 10/min
  - V_T 8–10 ml/kg *oder* AMV 80–100 ml/kg
▶ **FiO_2:** 100%
▶ **Weitere Einstellungen** (wenn möglich):
  - I/E 1 : 2
  - P_{max} 40 mbar
  - PEEP 0–5 mbar

Empfohlene Initialeinstellung für die Kinderbeatmung

▶ **Atemmodus:** CMV
▶ **Ventilation:**
  - AF 20/min
  - V_T 8–10 ml/kg *oder* AMV 150–200 ml/kg *oder* PCV bei 20–25 mbar
▶ **FiO_2:** 100%
▶ **Weitere Einstellungen** (wenn möglich):
  - I/E 1 : 2
  - P_{max} 30 mbar
  - PEEP 0–5 mbar

Sinnvolle Modifikationen

▶ **Keine Oxygenierungsstörung:** Reduktion der FiO_2 auf 50 % (air-mix).
▶ **Schwere Oxygenierungsstörung, Lungenödem:** Beatmung mit PEEP 5 – 10 mbar, maximal 15 mbar.
▶ **Obstruktive Atemwegserkrankungen** (Asthma und COPD): Verkleinerung der I/E auf 1 : 3, wenn möglich.
▶ **CPR:** Erhöhung von P_{max} auf 60 mbar.

3.20 Gefäßpunktionen: Übersicht

Grundlagen

▶ **Ziele:**
  – Medikamentenzufuhr.
  – Infusion von Flüssigkeit bzw. Volumenersatzlösungen.
  – Blutentnahme und Blutzuckeruntersuchung.
  – Erleichterung der Diagnostik und Therapie in der Klinik.
▶ **Material:**
  – *Flexible Venenverweilkanülen* (Abb. 55, Tab. 7): Bestehend aus Plastik zur Punktion peripherer Venen:
    • Zur Punktion ist die Plastikverweilkanüle mit einem Stahlmandrin als Punktionskanüle versehen. Dieser wird unmittelbar nach der Punktion entfernt.
    • Die meisten Kanülen sind mit zwei Flügeln zur besseren Befestigung auf der Haut sowie mit einem Zuspritzkonus für Medikamente ausgestattet und bilden das Standardmaterial zur präklinischen Venenpunktion.

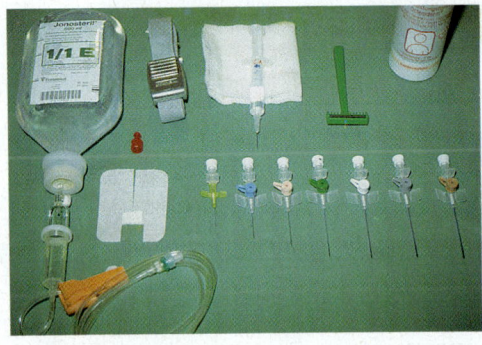

Abb. 55 · Zubehör zur periphervenösen Gefäßpunktion.

  – *Flexible Venenkatheter* (Abb. 56): Bestehend aus Plastik in Längen von 15 – 50 cm, je nach gewähltem Zugangsweg, zur Punktion zentraler Venen:
    • Für den präklinischen Einsatz liegen die flexiblen Venenkatheter zusammen mit entsprechenden Plastikkanülen, durch die sie nach Punktion der Vene vorgeschoben werden (*Catheter-through-the-needle-technic*), als Set vor.
    • Punktionssets nach der *Seldinger-Technik* sind im Rettungsdienst aus hygienischen Gründen nicht indiziert.

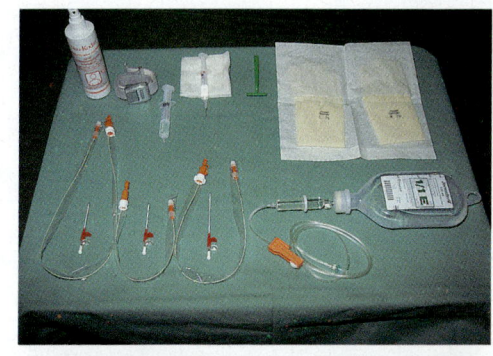

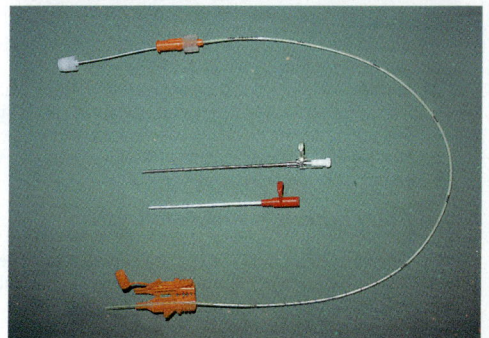

Abb. 56 · Zubehör zur zentralvenösen Gefäßpunktion (a); flexibler Venenkatheter (b).

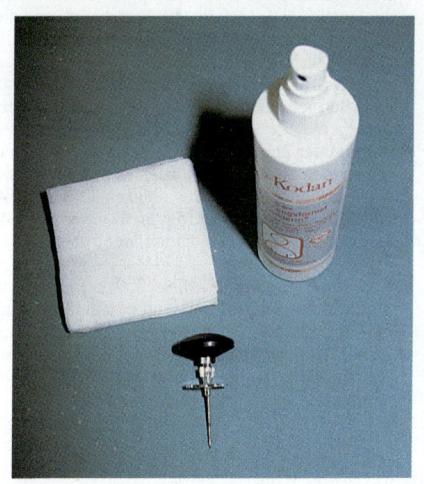

Abb. 57 · Zubehör zur intraossären Punktion.

Tabelle 7 · Periphere Venenverweilkanülen

Farbkodierung	Durchmesser Innen-lumen (ID) [mm]	Größe [Gauge]	Maximale Durchfluß-rate (Anhaltswerte) [ml/min]
orange oder braun	2,2	14	343
grau	1,7	16	196
weiß	1,5	17	128
grün	1,3	18	96
rosa	1,1	20	61
blau	0,9	22	36
gelb	0,6	24	20

– *Metallkanülen zur intraossären Punktion* (Abb. 57): Sie sind mit einem knollen-artigen Griff zur kräftigen Punktion versehen.
  ▶ *Beachte:* Nach der Punktion einer Vene darf die Stahlkanüle nicht achtlos beiseite gelegt werden: Verletzungsgefahr! Im RTW sind spezielle Boxen zur Entsorgung der Stahlkanülen vorzuhalten. Neuerdings gibt es auch Modelle, die nach Entfernen aus dem Plastikkanüle „stumpf" werden und so die Ver-letzungsgefahr erheblich reduzieren.

Zugangsmöglichkeiten zum Gefäßsystem

▶ **Periphervenöser Zugang** (S. 117): Das Ende der Kanüle liegt in einer peripheren Vene etwa 3 – 6 cm von der Einstichstelle entfernt. Die Punktion einer peripheren Vene ist eine Routinemaßnahme fast aller Notarzteinsätze.

▶ **Zentralvenöser Zugang** (S. 121): Das Ende des Katheters liegt in einer zentralen Vene (normalerweise V. cava superior, selten V. cava inferior) etwa 12 – 15 cm von der Einstichstelle entfernt (bei Vorschieben von der Ellenbeuge aus bis zu 45 cm). Ein zentraler Zugang wird präklinisch dann gelegt, wenn kein periphervenöser Zu-gang möglich ist.

▶ **Intraossärer Zugang** (S. 128): Punktion des Knochenmarks, bevorzugt an der medialen Seite der proximalen Tibia. Alternative zur venösen Punktion, wenn die-se nicht möglich ist. Indiziert besonders im Kindesalter.

▶ **Pulmonaler Zugang** (intratracheale Medikamentenapplikation): Einige Medika-mente werden nach pulmonaler bzw. tracheobronchialer Applikation in ausrei-chender Menge und Geschwindigkeit ins Gefäßsystem resorbiert; sie können über einen Endotrachealtubus verabreicht werden. Indiziert vor allem zu Beginn der kardiopulmonalen Reanimation, wenn noch kein venöser Zugang geschaffen wer-den konnte.

▶ **Arterieller Zugang:** Präklinisch nicht indiziert; dient in der Klinik der direkten Blutdruckmessung und der Blutentnahme für Blutgasanalysen. Wird im schweren hypovolämischen Schock versehentlich eine Arterie anpunktiert, können Volu-menersatzmittel durch Druckinfusion *ausnahmsweise* intraarteriell verabreicht werden. *Cave:* Luftembolie! Medikamente dürfen keinesfalls arteriell injiziert werden!

3.21 Periphervenöser Zugang

Zugangswege

▶ **Handrückenvenen oder Unterarmvenen:** Routinepunktionsort.
▶ **Kubitalvenen** (V. cephalica oder V. basilica): Alternative Punktionsstellen, wenn weiter distal keine Punktion möglich ist. *Achtung! Gefahr der versehentlichen arteriellen Punktion:* Die Arteria brachialis verläuft in der Ellenbeuge oft knapp unterhalb der Vena basilica!
▶ **Fußrückenvenen:** Alternative Punktionsstellen, wenn Venenpunktionen an den oberen Extremitäten nicht möglich oder wenn diese nicht zugänglich sind.
▶ **Subkutane Halsvenen:** V. jugularis externa.
  - *Sonderstellung der V. jugularis unter den peripheren Venen:* Aufgrund der Nähe zum Herzen kann eine in die V. jugularis externa eingeführte Verweilkanüle als „quasizentraler Venenkatheter" angesehen werden. Applizierte Medikamente gelangen sehr schnell ins Herz. Dies könnte v. a. für Katecholamine bei Schock und Reanimation bedeutsam sein.
  - *Indikationen:*
    • Unmöglichkeit der Punktion anderer Venen. Beachte: Die Vene ist zur Routinepunktion beim wachen, kreislaufstabilen Patienten nicht geeignet, da die Punktion schmerzhaft und unangenehm sein kann.
    • Kardiogener Schock: Die Vene läßt sich vor allem bei (Rechts)herzinsuffizienz gut punktieren, da sie dann gut gefüllt und gut sichtbar ist.
    • Reanimation (s. o.).
  - *Vorgehen:* Zur Punktion Patient möglichst in leichte Kopftieflage bringen und Kopf zur Gegenseite drehen (Punktion der V. jugularis externa, S. 126). Beim wachen Patienten ausreichende Lokalanästhesie der Einstichstelle!

Indikationen

▶ Zufuhr von Medikamenten.
▶ Infusion von Flüssigkeit bzw. Volumenersatzlösungen.
▶ Sicherheitsmaßnahme bei allen Einsätzen mit möglicher Vitalbedrohung, auch wenn akut keine Medikamentengaben indiziert sind.
▶ Blutabnahme.

Material

▶ **Periphere Venenverweilkanülen (PVK):** Kunststoffverweilkanülen liegen in verschiedenen Größen vor, die meist durch die Farbe des Zuspritzkonusverschlusses kodiert sind (Abb. 55, Tab. 7).
  - *Auswahl der Kanülengröße:*
    • Bei Notwendigkeit der Zufuhr größerer Volumenmengen: Großlumige Kanülen (2,2 mm [braun] bzw. 1,7 mm [grau] ID). Die maximale Durchflußgeschwindigkeit für Volumen steigt proportional zu der 4. Potenz des Radius an.
    • Zur anschließenden Medikamentenapplikation: Mittelstarke Kanülen (1,5 mm [weiß] oder 1,3 mm [grün] ID), da mit ihnen die Punktion einfacher und weniger schmerzhaft ist.
    • Bei Kindern und Patienten mit sehr schwierigen Venenverhältnissen: Dünne Kanülen (1,1 mm [rosa] oder 0,9 mm [blau] ID).
    • Bei Kleinkindern, Säuglingen und Neugeborenen: Kanülen mit 0,6 mm (gelb) ID.
▶ Stauschlauch oder Blutdruckmanschette.
▶ Desinfektionsspray.
▶ Fixationsmaterial (Pflaster).

▸ Evtl. Spritze mit Lokalanästhetikum (z.B. Lidocain 0,5 – 1 %).
▸ Vorbereitete Infusion, alternativ Verschlußstopfen oder Kunststoffmandrin.

Vorgehen

▸ Siehe auch Abb. 58.

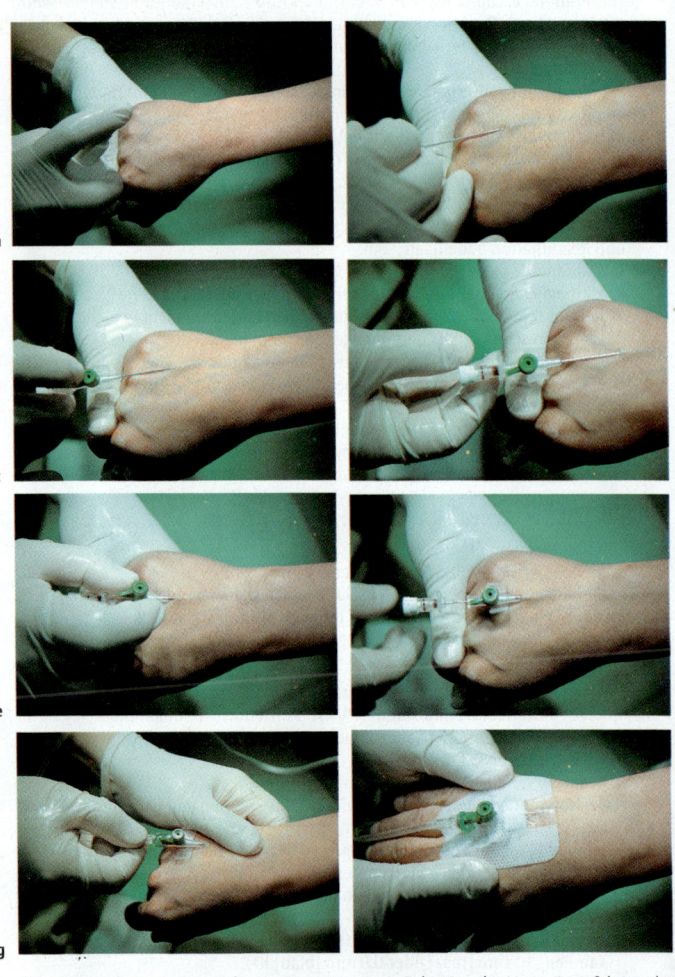

Abb. 58 · Anlage eines periphervenösen Zuganges: Palpation der Vene, Desinfektion der Haut (a); Durchstechen der Haut über der Vene (b); subkutanes Anpunktieren der Vene und Vorschieben der Kanüle um einige Millimeter (c); bei erfolgreicher Punktion füllt sich die Indikatorkammer mit Blut (d); Vorschieben der Kanüle bis zum Anschlag (e) und Entfernung des Stahlmandrins (f); Anschließen der Infusion (g); Fixieren der Kanüle mit Pflaster (h).

► Anlegen eines Stauschlauchs oder einer Blutdruckmanschette proximal der Punktionsstelle (Ausnahme: Punktion der V. jugularis externa).

► Stauschlauch straffen bzw. Manschette bis etwa 50 mmHg aufblasen. *Beachte:* Manschettendruck deutlich unter systolischem Blutdruck wählen! Der arterielle Puls muß distal immer gut tastbar sein.

► Palpation der Vene, Desinfektion der darüberliegenden Haut (Abb. 58 a). Desinfektionsspray mindestens 15 – 30 Sekunden einwirken lassen. Bei Vitalbedrohung kann ausnahmsweise auf die Desinfektion bzw. das Abwarten der Einwirkzeit verzichtet werden.

► Beim wachen Patienten evtl. Durchführung einer Lokalanästhesie: Mit dünner Nadel über der geplanten Punktionsstelle eine Hautquaddel mit Lokalanästhetikum (z. B. Lidocain 0,5 – 1 %) setzen.

► Haut über oder knapp neben der Vene durchstechen (Abb. 58 b).

► Vene subkutan anpunktieren und Kanüle einige Millimeter im Lumen vorschieben (Abb. 58 c). Die erfolgreiche Punktion der Vene wird durch Einströmen von Blut in die Indikatorkammer der Kanüle angezeigt (Abb. 58 d).

► Plastikverweilkanüle über die Stahlkanüle bis zum Anschlag vorschieben (Abb. 58 e), anschließend Stahlkanüle entfernen (Abb. 58 f) und sicher entsorgen (Verletzungsgefahr!).

► Sicherstellung der korrekten intravasalen Lage der Kanüle durch Probeinfusion oder Probeinjektion von Kochsalz. Bei paravasaler Infusion oder Injektion bildet sich eine subkutane Schwellung aus. Die Kanüle muß dann entfernt werden.

► Anschließen einer vorbereiteten Infusion (Abb. 58 g), alternativ Abstöpseln der Kanüle mit einem passenden Plastikmandrin oder einem Verschlußstopfen. Bei Verwendung eines Verschlußstopfens sollte die Kanüle zur Verhinderung der Lumenobstruktion durch koaguliertes Blut über den Zuspritzkonus mit 1 – 2 ml Kochsalz durchgespült werden.

► Verweilkanüle mit Pflaster fixieren (Abb. 58 h).

3.22 Venae sectio

Indikation

► Unmöglichkeit einer perkutanen Venenpunktion bei dringender Indikation eines venösen Zuganges.

► Da fast immer eine Venenpunktion oder eine intraossäre Punktion gelingt, wird die Venae sectio heute präklinisch nur noch äußerst selten durchgeführt.

Material

► Skalpell.

► Gebogene Klemmen.

► Intravenöser Katheter (z. B. ein zentraler Venenkatheter).

► Nahtmaterial und Haltefäden.

► Desinfektionsspray.

► Ggf. Spritze mit Lokalanästhetikum (z. B. Lidocain 0,5 – 1 %).

► Vorbereitete Infusion.

Vorgehen

- ► Siehe auch Abb. 59.
- ► Die Venae sectio wird meist am Fuß (V. saphena magna) durchgeführt.
- ► Aufsuchen der V. saphena magna am medialen Malleolus.
- ► Innenknöchelregion gründlich desinfizieren.
- ► Inzision von 2 cm Länge vor dem Innenknöchel mit dem Skalpell (ggf. nach vorheriger Infiltration mit Lokalanästhetikum).
- ► Mit einer gebogenen Klemme die dort subkutan verlaufende V. saphena magna aufsuchen und unterfassen.
- ► Vene distal ligieren und proximal mit einem Haltefaden anschlingen.
- ► Vene unter Sicht inzidieren.
- ► Durch die Inzision einen Katheter etwa 15–20 cm nach proximal vorschieben.
- ► Proximalen Anteil der Vene über dem liegenden Katheter ligieren, so daß der Katheter fest in situ liegt.
- ► Vorbereitete Infusion anschließen.

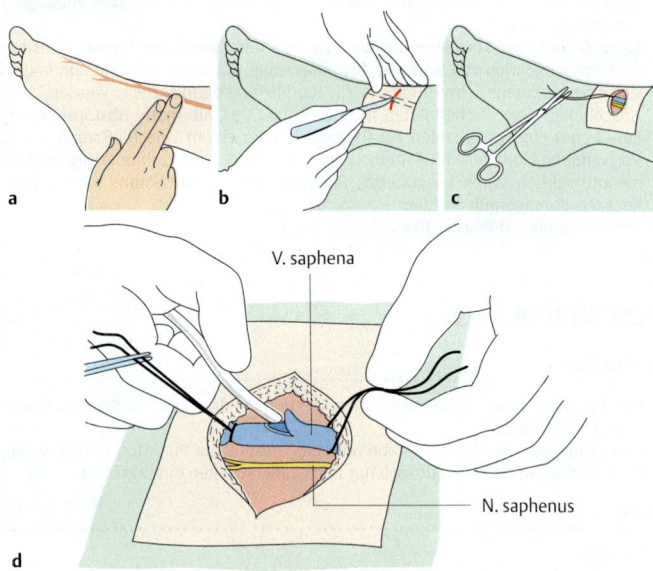

Abb. 59 · Venae sectio: Aufsuchen der V. saphena magna am medialen Malleolus (a); Setzen einer Inzision von 2 cm Länge (b); Aufsuchen und Anschlingen der Vene (c); distale Ligatur der Vene und Einführen eines Venenkatheters (d).

3.23 Zentralvenöser Zugang: Übersicht

Zugangswege

- ► V. subclavia (S. 122).
- ► V. jugularis interna (S. 124).
- ► V. femoralis (S. 125).
- ► V. jugularis externa (S. 126).
- ► V. basilica (S. 127).

Indikationen

- ► **Unmöglichkeit der Punktion einer peripheren Vene** bei gegebener Indikation eines venösen Zuganges (Vasokonstriktion im schweren Schock oder bei ausgeprägter Hypothermie bzw. sehr schlechte Venenverhältnisse).
- ► **CPR (?):** Die Medikamentenapplikation während CPR wird als mögliche präklinische Indikation für einen ZVK angesehen (umstritten).
- ► **Notwendigkeit einer transvenösen Schrittmacheranlage:** Präklinisch selten!
- ▷ *Beachte:* Komplikationsrate (Punktionsverletzungen, Infektionen) eines präklinisch gelegten ZVK grundsätzlich höher als die eines PVK. Daher strenge Indikationsstellung! Ein präklinisch gelegter ZVK sollte in der Klinik aus hygienischen Gründen möglichst bald wieder entfernt bzw. gewechselt werden.

Grundsätzliche Risiken und Komplikationsmöglichkeiten

- ► Katheter-assoziierte Infektionen.
- ► Arterielle Gefäßverletzungen.
- ► Hämatome.
- ► Nervenverletzungen.
- ► Luftembolie.
- ► Pleura- und Lungenverletzungen (V. subclavia, V. jugularis interna).
- ► Herzrhythmusstörungen.
- ► Verletzungen des rechten Vorhofes, der Trikuspidalklappe und des rechten Ventrikels bei zu tiefem Vorschieben des Katheters.

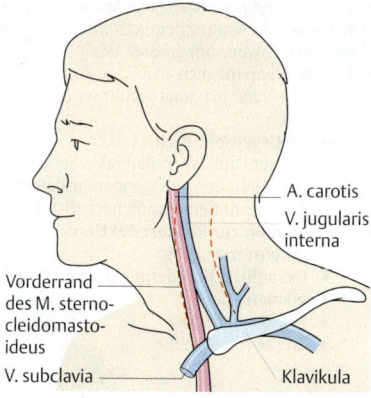

A. carotis

V. jugularis interna

Vorderrand des M. sternocleidomastoideus

V. subclavia

Klavikula

Abb. 60 · Topographie der Gefäße im Halsbereich.

Material

► **Set zum Legen eines zentralen Venenkatheters (ZVK):** Bestehend aus
  – 6 – 8 cm langer Einführungs-und Punktionskanüle.
  – ZVK: Länge 15 – 20 cm, bei Vorschieben über die V. basilica 45 – 50 cm.
► Sterile 5-oder 10 ml-Spritze.
► Desinfektionsspray.
► Sterile Handschuhe.
► Sterile Abdecktücher.
► Fixationsmaterial (Pflaster oder Nahtmaterial).
► Ggf. Spritze mit Lokalanästhetikum (z.B. Lidocain 0,5 – 1 %).
► Vorbereitete Infusion.

3.24 Zentralvenöser Zugang: V. subclavia

Vorteile

► Die V. subclavia wird durch das umgebende straffe Gewebe auch noch bei ausgeprägter Hypovolämie offengehalten.
► Umgebende knöcherne Strukturen (Klavikula und 1. Rippe) erlauben eine gute Orientierung während der Punktion.

Nachteile/Komplikationsmöglichkeiten

► Verletzungen der Pleura mit Entwicklung eines Pneumothorax oder Infusothorax (versehentlicher Eintritt von Infusionslösungen in die Pleurahöhle).
► Verletzungen der A. subclavia.
► Luftembolie (besonders bei bestehender Hypovolämie).
► Herzrhythmusstörungen, Herzverletzung und Perikardtamponade bei zu tiefem Vorschieben.

Vorgehen bei infraklavikulärer Punktion

► Siehe auch Abb. 61.
► Punktion auf der *linken Seite* bevorzugen, da von dort aus nach Vorschieben des Katheters die Wahrscheinlichkeit einer korrekten Lage der Katheterspitze in der oberen Hohlvene am größten ist.
► Patient, wenn möglich, in leichte Kopftieflagerung bringen (Schocklagerung), wodurch die Vene maximal gefüllt wird (besonders wichtig bei bestehender Hypovolämie).
► Kopf zur Gegenseite drehen.
► Der Arzt steht auf der ipsilateralen Seite des Patienten.
► Ein Helfer zieht den anliegenden ipsilateralen Arm in Längsrichtung des Körpers unter leichter Außenrotation nach distal.
► **Maßnahmen zur Risikoreduktion:**
  – *Infektionsvermeidung:*
    • Gründliche Hautdesinfektion im Punktionsbereich (Klavikular- und Subklavikularregion).
    • Steriles Abdecken.
    • Sterile Handschuhe.

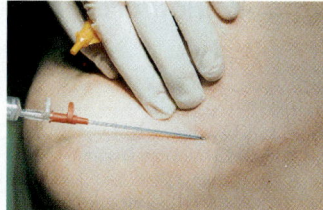
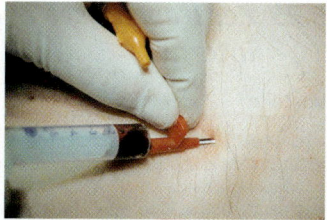

b

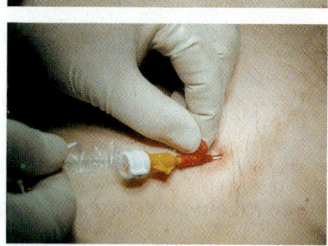

c

Abb. 61 · Anlage eines ZVK: Punktion der V. subclavia (infraklavikulärer Zugang). Einzelheiten s. Text.

- *Beatmeter Patient:* Überdruckbeatmung während des Punktionsvorgangs kurzfristig unterbrechen, um die Ausdehnung der Lunge und damit das Risiko einer Pleuraverletzung zu reduzieren.
- *Spontanatmender, bewußtseinsklarer Patient:* In Ausatemstellung punktieren, um das Risiko der Pleuraverletzung und der Luftembolie zu reduzieren.
▶ Beim wachen Patienten Lokalanästhesie der Einstichstelle und des Stichkanals vornehmen (z. B. 2 – 5 ml Lidocain 0,5 – 1 %).
▶ Sterile Spritze auf die Punktionskanüle aufsetzen; während der Punktion ständig behutsam aspirieren.
▶ **Punktionsstelle** (Abb. 61): Lateral der Medioklavikularlinie ca. 2 cm unterhalb der Klavikula ("Mohrenheim-Grube").
▶ **Punktionsrichtung** (Abb. 61): Flach zur Haut unter die Klavikula in Richtung Sternoklavikulargelenk.
▶ Nach etwa 4 – 5 cm wird meist die V. subclavia getroffen.
▶ Schwallartige dunkle Blutaspiration zeigt die intravenöse Lage der Kanülenspitze an.
▶ Kunststoffkanüle ein wenig über die Punktionsnadel vorschieben.
▶ Punktionsnadel entfernen.
▶ ZVK durch die Kunststoffkanüle beim Erwachsenen etwa 12 – 15 cm vorschieben.
▶ Kunststoffkanüle über den ZVK zurückziehen und außerhalb des Körpers am Ansatz des ZVK fixieren.
▶ Infusion anschließen und Katheter mit Pflaster befestigen oder annähen.
▷ *Beachte:*
- Eine *versehentliche intraarterielle Lage* macht sich bei ausreichendem Blutdruck durch pulsierendes Zurückströmen des Blutes aus der Kanüle und in das Infusionssystem bemerkbar, bei guter Oxygenierung auch durch die hellrote Farbe des Blutes.
- ZVK in der Klinik stets einer *Röntgenkontrolle* unterziehen! Dabei Katheterlage kontrollieren und auf möglichen Pneumothorax achten!

3.25 Zentralvenöser Zugang: V. jugularis interna

Vorteile

▸ Geringere Gefahr der Pleuraverletzung als bei Subklaviapunktion.
▸ Ein rechtsseitig über die V. jugularis interna gelegter ZVK gelangt fast immer in die obere Hohlvene.
▸ Orientierung an Karotispuls, M. sternocleidomastoideus und Adamsapfel möglich.

Nachteile/Komplikationsmöglichkeiten

▸ Verletzungen der A. carotis.
▸ Verletzungen der Pleura mit Entwicklung eines Pneumothorax oder Infusothorax (versehentlicher Eintritt von Infusionslösungen in die Pleurahöhle).
▸ Luftembolie (besonders bei Hypovolämie).
▸ Rhythmusstörungen und Herzverletzung bei zu tiefem Vorschieben.

Vorgehen (sog. mittlerer Zugang)

▸ Siehe auch Abb. 62.

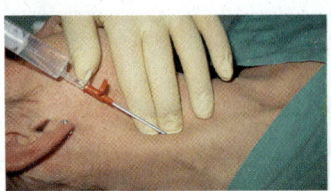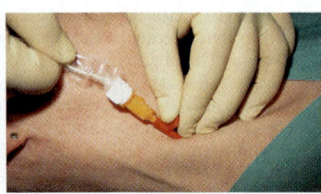

a

Abb. 62 · Anlage eines ZVK: Punktion der V. jugularis interna (mittlerer Zugang). Einzelheiten s. Text.

▸ Punktion auf der *rechten Seite* bevorzugen, da
– von dort aus nach Vorschieben des Katheters die Wahrscheinlichkeit einer korrekten Lage der Katheterspitze in der oberen Hohlvene am größten ist;
– die rechtsseitige Jugularispunktion für den Rechtshänder einfacher ist.
▸ Patienten, wenn möglich, in leichte Kopftieflagerung bringen (Schocklagerung), wodurch die Vene maximal gefüllt wird (besonders wichtig bei Hypovolämie).
▸ Kopf zur Gegenseite drehen.
▸ Der Arzt steht am Kopfende des Patienten.
▸ **Maßnahmen zur Risikoreduktion:**
– *Infektionsvermeidung:*
 • Gründliche Hautdesinfektion der entsprechenden Halsseite.
 • Steriles Abdecken.
 • Sterile Handschuhe.
– *Beatmeter Patient:* Überdruckbeatmung während des Punktionsvorgangs evtl. kurzfristig unterbrechen, um die Ausdehnung der Lunge und damit das Risiko einer Pleuraverletzung zu reduzieren.
– *Spontanatmender, bewußtseinsklarer Patient:* In Ausatemstellung punktieren, um das Risiko der Pleuraverletzung und der Luftembolie zu reduzieren.

► Beim wachen Patienten Lokalanästhesie der Einstichstelle vornehmen (z.B. 2 – 5 ml Lidocain 0,5 – 1 %).
► Sterile Spritze auf die Punktionskanüle aufsetzen; während der Punktion ständig behutsam aspirieren.
► Mit einer Hand in Höhe des Schildknorpels die A. carotis palpieren.
► **Punktionsstelle** (Abb. 62): Unmittelbar lateral der A. carotis am Vorderrand des M. sternocleidomastoideus.
► **Punktionsrichtung** (Abb. 62): Im Winkel von ca. 30°zur Hautoberfläche nach lateral in Richtung der gleichseitigen Mamille.
► Nach etwa 2 – 4 cm wird meist die Vene getroffen.
► Schwallartige dunkle Blutaspiration zeigt die intravenöse Lage der Kanülenspitze an.
► Kunststoffkanüle ein wenig über die Punktionsnadel vorschieben.
► Punktionsnadel entfernen.
► ZVK durch die Plastikkanüle beim Erwachsenen etwa 12 – 15 cm vorschieben.
► Kunststoffkanüle über den ZVK zurückziehen; sie verbleibt außerhalb des Körpers am Ansatz des ZVK.
► Infusion anschließen und Katheter mit Pflaster befestigen oder annähen.
▶ *Beachte:*
  – Eine *versehentliche intraarterielle Lage* macht sich bei ausreichendem Blutdruck durch pulsierendes Zurückströmen des Blutes aus der Kanüle und in das Infusionssystem bemerkbar, bei guter Oxygenierung auch durch die hellrote Farbe des Blutes.
  – Bei versehentlicher A.-carotis-Punktion Punktionsnadel entfernen und Einstichstelle möglichst für ca. 5 min mit sanftem Druck komprimieren.
  – ZVK in der Klinik stets einer *Röntgenkontrolle* unterziehen!

3.26 Zentralvenöser Zugang: V. femoralis

Vorteile
....
► Einfache Punktion auch für den Ungeübten.
► Geringere Gefahr schwerwiegender Punktionsverletzungen.

Nachteile/Komplikationsmöglichkeiten
► Verletzung der A. femoralis (kann jedoch sehr gut komprimiert werden).
► Thromboembolierisiko bei längerer Verweildauer des Katheters.
► Erhöhtes Infektionsrisiko bei längerer Verweildauer des Katheters durch unmittelbare Nähe zu den Ausscheidungsöffnungen.

Vorgehen
....
► Patienten flach lagern.
► Der rechtshändige Arzt steht möglichst immer auf der rechten Seite des Patienten (Linkshänder auf der linken Seite).
► **Maßnahmen zur Infektionsvermeidung:**
  – Sterile Handschuhe.
  – Gründliche Hautdesinfektion.
  – Steriles Abdecken.
► Beim wachen Patienten Lokalanästhesie der Einstichstelle vornehmen.

- ▶ Sterile Spritze auf die Punktionskanüle aufsetzen; während der Punktion ständig behutsam aspirieren.
- ▶ Mit einer Hand die A. femoralis in der Leiste palpieren.
- ▶ **Punktionsstelle:** Ca. 1 cm medial der Arterie. Die V. femoralis verläuft stets unmittelbar medial der A. femoralis (*Merkwort IVAN:* von *I*nnen *V*ene, *A*rterie, *N*erv)!
- ▶ **Punktionsrichtung:** Im Winkel von ca. 50 – 70°zur Hautoberfläche nach kranial.
- ▶ Nach etwa 2 – 4 cm wird meist die Vene getroffen.
- ▶ Schwallartige dunkle Blutaspiration zeigt die intravenöse Lage der Kanülenspitze an.
- ▶ Kunststoffkanüle ein wenig über die Punktionsnadel vorschieben.
- ▶ Punktionsnadel entfernen.
- ▶ ZVK durch die Plastikkanüle beim Erwachsenen etwa 12 – 30 cm vorschieben.
- ▶ Kunststoffkanüle über den ZVK zurückziehen; sie verbleibt außerhalb des Körpers am Ansatz des ZVK.
- ▶ Infusion anschließen und Katheter mit Pflaster befestigen oder annähen.
- ▣ *Beachte:*
  - – Eine *versehentliche intraarterielle Lage* macht sich bei ausreichendem Blutdruck durch pulsierendes Zurückströmen des Blutes aus der Kanüle und in das Infusionssystem bemerkbar, bei guter Oxygenierung auch durch die hellrote Farbe des Blutes.
  - – Femoralis-Katheter werden in der Klinik allerdings meist bald wieder entfernt (Thrombosegefahr, Infektionsgefahr).
- ▣ *Beachte:* Aufgrund der einfachen Punktion und der relativ geringen akuten Komplikationsmöglichkeiten eignet sich die Punktion der V. femoralis bei Indikation für einen ZVK besonders für den in Punktionstechniken weniger geübten Notarzt!

3.27 Zentralvenöser Zugang: V. jugularis externa

Vorteil

- ▶ Geringe Komplikationsgefahr bei der Punktion.

Nachteil

- ▶ Katheter läßt sich gelegentlich nicht bis über die Einmündungsstelle der V. jugularis externa in die V. subclavia vorschieben.
- ▶ Relativ häufig intravasale Katheterfehllagen (Spitze nicht in V. cava superior, sondern in einer anderen Vene).

Vorgehen

- ▶ Siehe auch Abb. 63.
- ▶ Patient, wenn möglich, in leichte Kopftieflagerung bringen (Schocklagerung), wodurch die Vene maximal gefüllt wird (besonders wichtig bei Hypovolämie).
- ▶ Die V. jugularis externa muß gut sichtbar sein; sie verläuft etwa in Halsmitte von medial leicht nach lateral über den M. sternocleidomastoideus.
- ▶ Kopf zur Gegenseite drehen.
- ▶ Der Arzt steht am Kopfende des Patienten.

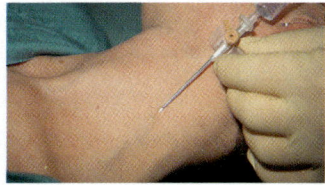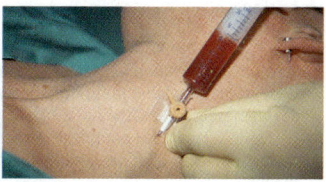

Abb. 63 · Punktion der V. jugularis externa. Einzelheiten s. Text.

▶ **Maßnahmen zur Infektionsvermeidung:**
  – Sterile Handschuhe.
  – Hautdesinfektion der entsprechenden Halsseite.
  – Steriles Abdecken.
▶ Beim wachen Patienten Lokalanästhesie der Einstichstelle vornehmen.
▶ Sterile Spritze auf die Punktionskanüle aufsetzen; während der Punktion ständig behutsam aspirieren.
▶ **Punktionsstelle** (Abb. 63): Über dem M. sternocleidomastoideus.
▶ **Punktionsrichtung** (Abb. 63): Flach zur Hautoberfläche in Richtung des Venenverlaufs.
▶ Nach etwa 0,5 – 1 cm wird meist die Vene getroffen.
▶ Schwallartige dunkle Blutaspiration zeigt die intravenöse Lage der Kanülenspitze an. *Vorsicht:* Bei zu starker Aspiration kollabiert die Vene, und es kann kein Blut mehr aspiriert werden!
▶ Plastikkanüle über Punktionsnadel vorschieben und Punktionsnadel entfernen. Die Kunststoffkanüle kann jetzt in situ belassen und eine Infusion angeschlossen werden (= übliches präklinisches Vorgehen).
▶ Soll ein ZVK angelegt werden, wird dieser durch die Kunststoffkanüle beim Erwachsenen etwa 15 – 18 cm vorgeschoben. Das Vorschieben über die V. jugularis externa hinaus ist oft zunächst nicht möglich. Es kann aber meist durch Drehen des Kopfes zur ipsilateralen Seite, manchmal aber auch zur Gegenseite sowie durch Massieren der supra- oder infraklavikulären Region durch einen Helfer in der Nähe der vermuteten Einmündungsstelle in die V. subclavia ermöglicht werden.
▶ Kunststoffkanüle über den ZVK zurückziehen; sie verbleibt außerhalb des Körpers am Ansatz des ZVK.
▶ Infusion anschließen und den Katheter mit Pflaster befestigen oder annähen.
▣ *Beachte:* ZVK in der Klinik stets einer Röntgenkontrolle unterziehen!

3.28 *Zentraler Venenkatheter: V. basilica*

Vorteil
···
▶ Geringe Komplikationsgefahr bei der Punktion.

Nachteil
···
▶ Katheterfehllagen (Katheterspitze außerhalb der V. cava superior) sind relativ häufig.
▶ Im Schock läßt sich die V. basilica oft nicht punktieren.

Vorgehen

► Proximal der Punktionsstelle Stauschlauch oder Blutdruckmanschette anlegen.
► Stauschlauch straffen bzw. die Manschette bis etwa 50 mmHg aufblasen.
► Vene in der medialen Kubitalregion palpieren und Haut über der Vene gründlich desinfizieren. Alternativ zur V. basilica kann auch die lateral in der Kubitalregion gelegene V. cephalica punktiert werden. Ein Vorschieben des ZVK über die Achselregion hinaus ist über die V. cephalica jedoch aus anatomischen Gründen oft nicht möglich.
► Beim wachen Patienten Lokalanästhesie durchführen: Mit einer dünnen Nadel über der geplanten Punktionsstelle eine Hautquaddel mit Lokalanästhetikum setzen.
► Haut über oder knapp neben der Vene durchstechen.
► Vene subkutan anpunktieren und die Kanüle einige Millimeter im Lumen vorschieben.
► Die erfolgreiche Punktion der Vene wird durch Einströmen von Blut in die Indikatorkammer der Kanüle angezeigt.
► Kunststoffkanüle über die Punktionsnadel vorschieben.
► Punktionsnadel entfernen. Die Kunststoffkanüle kann jetzt in situ belassen und eine Infusion angeschlossen werden (= übliches präklinisches Vorgehen).
► Soll ein ZVK angelegt werden, wird dieser durch die Kunststoffkanüle beim Erwachsenen etwa 40 – 45 cm vorgeschoben.
► Kunststoffkanüle über den ZVK zurückziehen und außerhalb des Körpers am Ansatz des ZVK befestigen.
► Infusion anschließen und Katheter mit Pflaster befestigen.
► **Beachte:** ZVK in der Klinik stets einer Röntgenkontrolle unterziehen!

3.29 Intraossärer Zugang

Prinzip

► Punktion des Knochenmarks, bevorzugt an der medialen Seite der proximalen Tibia. Über eine sicher im Markraum liegende Kanüle können Infusionen und Medikamente wie bei intravenöser Gabe appliziert werden.

Indikation

► Unmöglichkeit der perkutanen Punktion einer Vene bei Indikation für einen venösen Zugang, insbesondere im Kindesalter.
► CPR im Kindesalter: wenn nicht schnell ein venöser Zugang gelegt werden kann, ist eine intraossäre Punktion indiziert.

Komplikationen

► Osteomyelitis (selten).
► Verletzung der Epiphysenfuge (selten).

Material

▶ Skalpell.
▶ Intraossäre Punktionskanüle (Abb. 57), alternativ 16 – 18 G Stahlkanüle.
▶ Desinfektionsspray.
▶ Ggf. Spritze mit Lokalanästhetikum (z. B. Lidocain 0,5 – 1 %).
▶ Vorbereitete Infusion.

Vorgehen

▶ Siehe auch Abb. 64.
▶ Hautdesinfektion der proximalen Tibia.
▶ Ggf. Lokalanästhesie.
▶ **Punktionsort** (Abb. 64): Mediale Vorderseite der proximalen Tibia, knapp unterhalb der Tuberositas tibiae.
▶ **Punktionsrichtung** (Abb. 64): Senkrecht zur Hautoberfläche.
▶ Punktionskanüle unter drehenden Bewegungen kräftig vorschieben.
▶ Nach 1 – 2 cm zeigt ein plötzlicher Widerstandsverlust das Erreichen des Markraums an.
▶ Mandrin entfernen und vorbereitete Infusion anschließen; Infusion muß meist unter Druck erfolgen (Kompression des Infusionsbeutels von außen).
▶ *Beachte:* Die intraossäre Punktion ist schmerzhaft. Beim bewußtseinsklaren Kind ist daher vorher eine Lokalanästhesie erforderlich: Infiltration des Punktionsgebietes mit Lidokain 0,5 – 1 %.

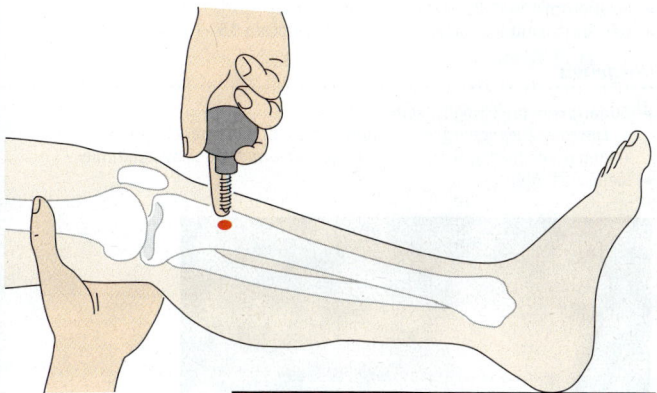

Abb. 64 · Durchführung der intraossären Punktion: Punktion ca. 2 cm unterhalb der Tuberositas tibiae an der Vorderseite der proximalen Tibia.

3.30 *Thoraxdrainage*

Indikationen
....
- ▸ **Spannungspneumothorax,** auch im begründeten Verdachtsfall.
- ▸ **Ausgedehnter Pneumothorax bzw. Hämatopneumothorax,** mit Ventilations- und Oxygenierungsbeeinträchtigung.

Komplikationen
....
- ▸ Blutungen aus einem Interkostalgefäß.
- ▸ Blutungen aus der A. thoracica interna (anteriorer Zugang).
- ▸ Verletzung eines Oberbauchorgans (lateraler Zugang).
- ▸ Verletzungen der Lunge bzw. der viszeralen Pleura.
- ▸ Fehllage der Drainage (meist subkutan).
- ▸ Infektionen.

Material
....
- ▸ Thoraxdrainage 28–32 Ch; wenn nicht verfügbar, kann auch ein Endotrachealtubus der gleichen Größe verwendet werden.
- ▸ Gebogene, spitz-stumpfe Schere.
- ▸ Skalpell.
- ▸ Desinfektionsspray.
- ▸ Sterile Handschuhe.
- ▸ Fixationsmaterial (Pflaster oder Nahtmaterial).
- ▸ Ggf. Spritze mit Lokalanästhetikum (z. B. Lidocain 0,5–1 %).

Vorgehen
....
- ▸ **Zugangswege:** 2 Möglichkeiten (Abb. 65):
  - – *Lateraler Zugangsweg:* 4.–6. Interkostalraum, mittlere Axillarlinie.
  - – *Anteriorer Zugangsweg:* 2.–3. Interkostalraum, Medioklavikularlinie.
- ▸ Siehe auch Abb. 66.

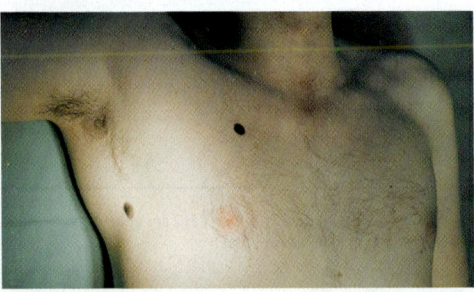

Abb. 65 · Zugangswege zur Anlage einer Thoraxdrainage.

Abb. 66 · Anlage einer Thoraxdrainage (lateraler Zugangsweg): Hautinzision am Oberrand der 5. oder 6. Rippe (a); Präparation durch Interkostalmuskulatur und Pleura parietalis mit stumpfer Klemme (b); digitale Sondierung des Pleuraraums (c); nach eindeutiger Identifikation Einlegen der Drainage (d).

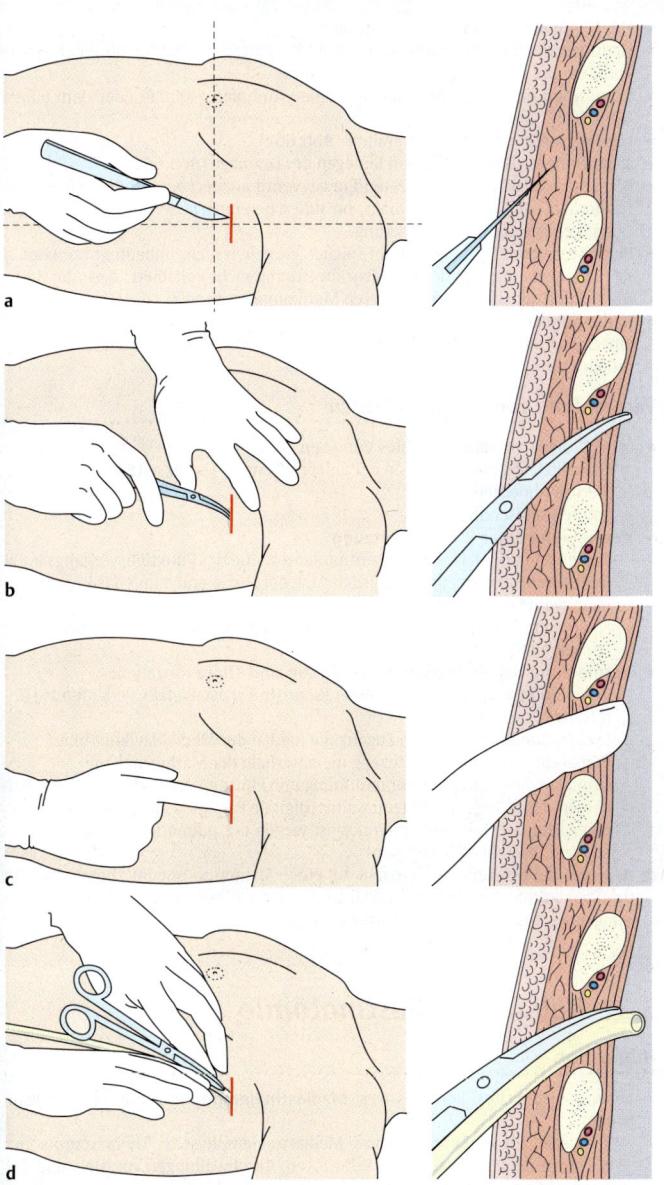

▶ Hautdesinfektion und Lokalanästhesie.
▶ Hautinzision und Präparation durch die Interkostalmuskulatur mit einer Schere *am Oberrand der unteren Rippe* (Abb. 66a).
▶ Penetration der Pleura parietalis mit einer stumpfen Klemme oder dem Finger (Abb. 66b).
▶ Digitale Sondierung des Pleuraraums (Abb. 66c).
▶ Nach eindeutiger Identifikation Einlegen der Drainage (Abb. 66d).
▶ Beim spontanatmenden Patienten Einwegventil aufstecken, um die Luft von intrathorakal nach außen, aber nicht von außen herein zu lassen (z.B. Heimlichventil oder eingeschnittenen Fingerling).
▶ Beim beatmeten Patienten ist ein solches Vorgehen nicht unbedingt notwendig, da die Lunge aufgrund der Überdruckbeatmung nicht kollabiert; hier nur sterile Abdeckung der Öffnung mit lockeren Mullkompressen.
▶ In der Klinik ein sog. Mehrflaschen-Saug-System (2- oder 3-Flaschensystem) mit einem Sog von etwa 20 mbar anlegen (im Notarztwagen normalerweise nicht möglich).

Vermeidung von Komplikationen

▶ **Infektionsvermeidung:** Steriles Vorgehen:
  – Gründliche Hautdesinfektion der entsprechenden Thoraxseite.
  – Steriles Abdecken.
  – Sterile Handschuhe.
▶ **Vermeidung einer Pleuraverletzung:**
  – *Beatmeter Patient:* Überdruckbeatmung während des Punktionsvorgangs kurzfristig unterbrechen, um die Ausdehnung der Lunge und damit das Risiko einer Pleuraverletzung zu reduzieren.
  – *Spontanatmender, bewußtseinsklarer Patient:* Ausatmen und während der Punktion möglichst nicht einatmen lassen.
▶ **Vermeidung der Verletzung von Gefäßen und Thoraxorganen:**
  – Präparation stets am *Oberrand* einer Rippe (Interkostalgefäße verlaufen am Unterrand).
  – Präparation bei anteriorem Zugang nie medial der Medioklavikularlinie.
  – Präparation bei lateralem Zugang nie unterhalb der Mamillenebene.
  – Grundsätzlich stumpfe Pleuraeröffnung und Einlegen der Drainage nur nach sicherer Identifikation des Pleuraraums (digitale Palpation der Lunge); das Legen einer Drainage mit spitzem Trokar ist wegen der pulmonalen Verletzungsgefahr grundsätzlich abzulehnen!
▶ **Beachte:** Bei dringendem Verdacht auf einen Spannungspneumothorax darf mit der Thoraxdrainage nicht bis zum Eintreffen in die Klinik (oder gar auf die Anfertigung eines Röntgenbildes) gewartet werden!

3.31 Kollare Mediastinotomie

Indikation

▶ Lebensbedrohliches kompressives **Mediastinalemphysem** mit obstruktivem Schock.
  – Hinweise auf ein kompressives Mediastinalemphysem: Thoraxtrauma mit nachfolgenden retrosternalen Schmerzen, Anschwellungen von Hals und Gesicht als Folge einer oberen Einflußstauung, Schock.
▶ Präklinisch selten durchgeführte Maßnahme.

Komplikationen

► Infektion.
► Gefäßverletzung, Blutung.

Material

► Skalpell.
► Desinfektionsspray.
► Sterile Handschuhe.
► Ggf. Spritze mit Lokalanästhetikum (z.B. Lidocain 0,5 – 1 %).

Vorgehen

► Hautdesinfektion im Jugulumbereich, Lokalanästhesie.
► Setzen einer ca. 3 cm langen, queren Hautinzision am Oberrand des Manubrium sterni.
► Stumpfe digitale Präparation im lockeren Bindegewebe bis unter das Sternum (Abb. 67).
► Bei korrekter Durchführung und Diagnosestellung entweicht dann hörbar Luft, vermischt mit blutig-schaumigem Sekret.
► Die klinische Symptomatik sollte sich bei korrekter Indikationsstellung sofort deutlich bessern.

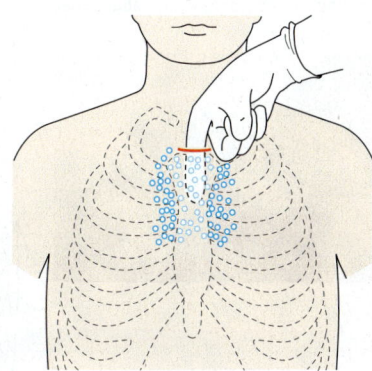

Abb. 67 · Kollare Mediastinotomie: Stumpfe digitale Präparation im lockeren Bindegewebe bis unter das Sternum.

3.32 Perikardpunktion

Indikation

► Dringender Verdacht auf eine **Herzbeuteltamponade** („ultima ratio") mit obstruktivem Schock, vor allem im Rahmen eines Thoraxtraumas.
► Präklinisch selten durchgeführte Maßnahme.

Komplikationen

► Verletzung der Koronararterien und des Myokards.
► Lebensbedrohliche Herzrhythmusstörungen.

► Verletzungen der Lunge.
► Verletzungen von Oberbauchorganen.

Material

► Ca. 8 cm lange Punktionskanüle.
► Sterile 10- oder 20 ml-Spritze.
► Dreiwegehahn.
► Desinfektionsspray.
► Sterile Handschuhe.
► Ggf. Spritze mit Lokalanästhetikum (z. B. Lidocain 0,5 – 1 %).
► Vorbereitete Infusion.

Vorgehen

► Hautdesinfektion im Epigastrium, Lokalanästhesie.
► Aufsetzen der sterilen Spritze auf die Punktionsnadel.
► **Punktionsort** (Abb. 68): Larrey-Winkel unter dem Processus xyphoideus (Rippen-Sternum-Winkel).
► **Punktionsrichtung** (Abb. 68): Unter ständiger Aspiration auf die Mitte des linken Schulterblatts zu.
► Das Perikard wird in 3 – 4 cm Tiefe erreicht.
► Das Blut wird bis zur Besserung der klinischen Symptomatik unter Zwischenschaltung eines Dreiwegehahns abpunktiert.

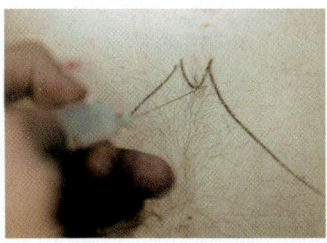
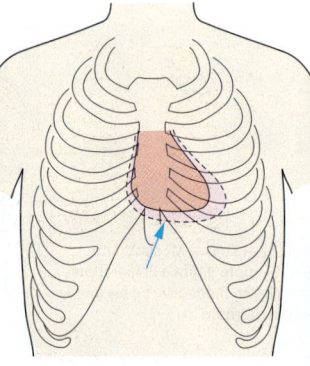

a

Abb. 68 a, b · Punktionsort und Punktionsrichtung bei der Perikardpunktion.

3.33 Magensonde

Indikationen im Rettungsdienst

► **Magenspülung** nach Intoxikation.
► **Dekompression** des Magens nach Überblähung, z. B. durch (fehlerhafte) Masken- oder Mund-zu-Mund-Beatmung; wichtig vor allem bei Kleinkindern.
► **Beachte:** Insgesamt ist das Legen einer Magensonde im Rettungsdienst selten indiziert!

Kontraindikationen

▶ **Verätzungen mit Säuren oder Laugen:** Perforationsgefahr.
▶ **Schweres Schädeltrauma** (Gesichtsschädel- oder Schädelhirntrauma): Gefahr der Blutungsverstärkung und Via falsa.
▶ **Bewußtlosigkeit** und Ausfall der Schluck-und Hustenreflexe, sofern der Patient *nicht* intubiert ist.

Gefahren

▶ Auslösen von Erbrechen.
▶ Blutungen in Nase und Rachen.
▶ Vagale Reaktionen, Bradykardie.
▶ Via falsa: Submukös, intrapulmonal, intrazerebral (!).

Material

▶ Siehe auch Abb. 69.
▶ **Magensonde:** Bei Erwachsenen 14, 16 oder 18 Ch bzw. 40 Ch zur Magenspülung.
▶ Gleitmittel, evtl. mit Lokalanästhetikum, z. B. Lidocain-Gel.
▶ Auffangbeutel, z. B. Urinbeutel.
▶ Spritze (50 – 60 ml; „Blasenspritze") zur Luftinsufflation sowie Aspiration.

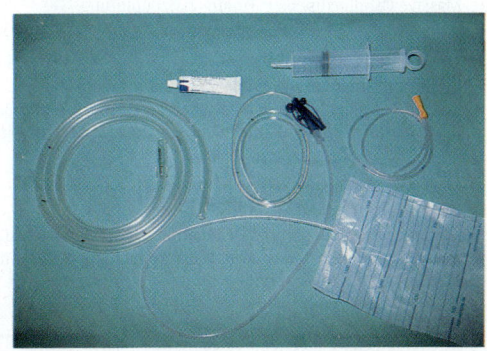

Abb. 69 · Zubehör zur Anlage einer Magensonde bzw. zur Magenspülung.

Vorgehen

▶ **Vorgehen beim bewußtseinsklaren Patienten:**
   – Vorhaben mit Patienten besprechen.
   – Mit Gleitmittel eingeschmierte Sonde beim sitzenden Patienten durch Nase (dünne Sonden) oder Mund einführen.
   – Patienten schlucken lassen.
   – Sonde während des Schluckvorganges vorschieben.
   – Nach ca. 35 – 40 cm ist der Magen erreicht.
   – *Kontrolle der korrekten Lage:* Beim Einblasen von ca. 10 – 20 ml Luft unter gleichzeitiger Auskultation des Epigastriums bei korrekter Lage deutliches „Blubbern".
   – Mageninhalt absaugen bzw. ablaufen lassen und ggf. asservieren (Intoxikationen).

▶ **Vorgehen beim bewußtlosen, intubierten Patienten:**
  – Mit Gleitmittel benetzte Sonde beim liegenden Patienten durch Nase (dünne Sonden) oder Mund (Magenschlauch) einführen.
  – Sonde vorsichtig vorschieben.
  – Bei Widerstand im Mund Sonde zurückziehen, etwas drehen und erneut vorschieben.
  – Ggf. Sonde vor der Rachenhinterwand mit behandschuhten Fingern (Zeige- und Mittelfinger) in Richtung Ösophagus lenken (*cave:* Zubeißen des Patienten!).
  – Ggf. Vorschieben der Sonde unter laryngoskopischer Sicht mit Magill-Zange.
  – Nach ca. 35 – 40 cm ist der Magen erreicht.
  – *Kontrolle der korrekten Lage:* Beim Einblasen von ca. 10 – 20 ml Luft unter gleichzeitiger Auskultation des Epigastriums bei korrekter Lage deutliches „Blubbern".
  – Mageninhalt absaugen bzw. ablaufen lassen und ggf. asservieren (Intoxikationen).

3.34 Ösophaguskompressionssonden

Indikation im Rettungsdienst

▶ Massive Ösophagus- bzw. Fundusvarizenblutung.

Prinzip

▶ Einführen einer Ballonsonde in den Blutungsbereich.
▶ Kompression der blutenden Varizen durch Aufblasen des Ballons.
▶ Kombination mit medikamentöser Therapie (S. 391) möglich.

Gefahren

▶ Magen- oder Ösophagusruptur.
▶ Atemwegsverlegung durch Dislokation der Sonden nach kranial.
▶ Vagale Reaktionen, Bradykardie: Legen einer Ösophaguskompressionssonde möglichst unter EKG-Kontrolle!

Methoden, Vorgehen

▶ **Sengstaken-Blakemore-Sonde** (Abb. 70): 3-lumige Sonde mit 1 (proximalen) Ösophagusballon, 1 (distalen) Magenballon und 1 Drainagelumen.
  – Ausgiebige Lubrifikation der Sonde mit Gleitmittel.
  – Einführen der Sonde vorzugsweise durch die Nase ca. 50 cm in den Magen.
  – Auffüllen des distalen (gastralen) Ballons mit 100 – 200 ml Luft oder Flüssigkeit.
  – Dosierter Zug nach kranial bis zum federnden Widerstand.
  – Fixierung der Sonde an der Nase.
  – Bei persistierender Blutung: Auffüllen des proximalen (ösophagealen) Ballons mit ca. 50 – 100 ml Luft oder Flüssigkeit.
▶ **Linton-Nachlas-Sonde** (Abb. 71): 2-lumige Sonde mit 1 birnenförmigen Ballon und 1 Drainagelumen.
  – Ausgiebige Lubrifikation der Sonde mit Gleitmittel.
  – Einführen der Sonde vorzugsweise durch die Nase ca. 50 cm in den Magen.
  – Auffüllen des Ballons mit ca. 100 – 200 ml Flüssigkeit.
  – Dosierter Zug nach kranial bis zum federnden Widerstand.

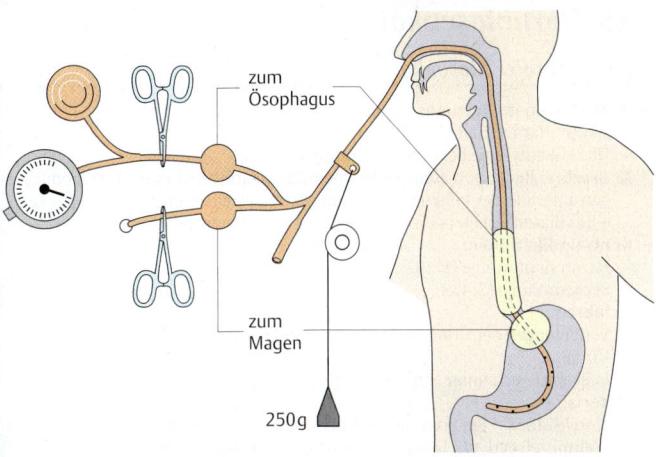

zum
Ösophagus

zum
Magen

250 g

Abb. 70 · Aufbau und korrekte Lage der Sengstaken-Blakemore-Sonde.

- Weiteres Auffüllen des Ballons bis zu einem Gesamtvolumen von etwa 600 ml.
- Fixierung der Sonde unter Zug mit etwa 0,5 kg (also z. B. einem 500 ml Infusionsbeutel).

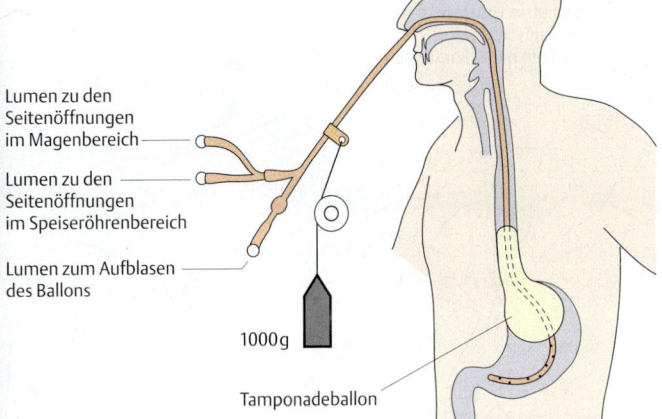

Lumen zu den
Seitenöffnungen
im Magenbereich

Lumen zu den
Seitenöffnungen
im Speiseröhrenbereich

Lumen zum Aufblasen
des Ballons

1000 g

Tamponadeballon

Abb. 71 · Aufbau und korrekte Lage der Linton-Nachlas-Sonde.

3.35 Harnblasenkatheter

Transurethraler Blasenkatheter

▶ **Indikationen im Rettungsdienst:**
  – Akuter Harnverhalt (S. 293).
  – Diuretikatherapie bei längeren Transportwegen.
  ▶ *Beachte:* Indikation zum Legen eines Blasenkatheters unter Notfallbedingungen aufgrund der Infektionsgefährdung streng stellen; insgesamt ist das Legen eines Blasenkatheters im Rettungsdienst selten indiziert.
▶ **Kontraindikationen:**
  – Harnröhrentrauma (S. 292).
  – Beckentrauma (S. 439).
▶ **Gefahren:**
  – Verletzungen der Urethra, der Prostata und der Blase.
  – Via falsa.
  – *Infektion:* Auch unter Notfallbedingungen möglichst steril arbeiten!
▶ **Material:**
  – *Blasenkatheter:* Bei Erwachsenen 14, 16 oder 18 Ch, blockbar.
  – Gleitmittel, evtl. mit Lokalanästhetikum, z.B. Lidocain-Gel.
  – Urinbeutel.
  – *Steriles Equipment:* Handschuhe, Abdecktücher, Desinfektionsmittel wie z.B. Polyvidonjod, Tupfer, Pinzette.
▶ **Vorgehen:**
  – *Vorgehen bei der Frau* (Abb. 72):
    • Vorhaben mit Patientin besprechen.
    • Rückenlage, Spreizen der Beine bei zusammengestellten Fersen.
    • Steriles Abdecken (Lochtuch), sterile Handschuhe.
    • Wiederholte Desinfektion der Vulva, der Labien sowie der Orificia urethrae et vaginae von ventral nach dorsal mit sterilen, desinfektionsmittelgetränkten Tupfern.
    • Spreizen der Schamlippen mit der linken (bzw. rechten) Hand.

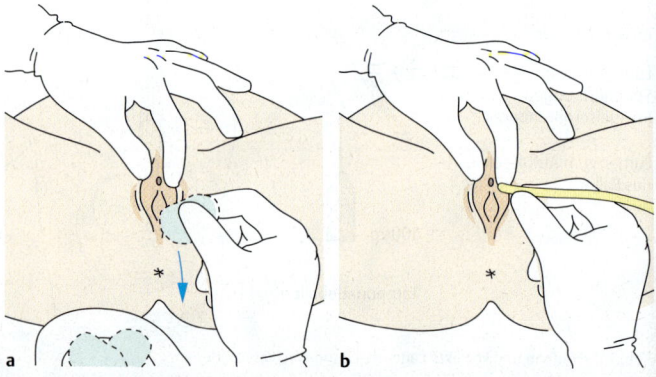

Abb. 72 · Legen eines transurethralen Blasenkatheters bei der Frau: Desinfektion (a); Einführen des Katheters (b) (aus: Juchli, L.: Pflege, 7. Aufl., Thieme Verlag, 1994).

- Einführen des Katheters in die Urethra mit der anderen Hand, 5–10 cm vorschieben.
- Blocken des Katheters mit 5–10 ml Wasser.
- Vorsichtiges Zurückziehen des Katheters bis zum federnden Widerstand.
- Anschließen eines sterilen Urinbeutels.
- *Vorgehen beim Mann* (Abb. 73):
  - Vorhaben mit Patienten besprechen.
  - Rückenlage, Beine zusammen.
  - Steriles Abdecken (Lochtuch über Penis), sterile Handschuhe.
  - Wiederholte Desinfektion der Glans penis und des Orificium urethrae mit sterilen, desinfektionsmittelgetränkten Tupfern.
  - Halten des Penis mit der linken (bzw. rechten) Hand, dabei Vorhaut zurückziehen und Urethralöffnung spreizen.

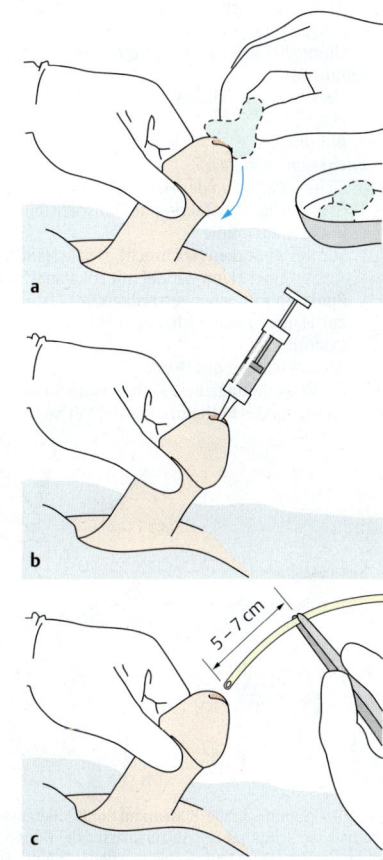

Abb. 73 · Legen eines transurethralen Blasenkatheters beim Mann: Desinfektion (a); Instillation des Gleitmittels (b); Einführen des Katheters (c) (aus: Juchli, L.: Pflege, 7. Aufl., Thieme Verlag, 1994).

- Instillation von ca. 10 ml Gleitmittel (z.B. Instillagel) mit der rechten (bzw. linken) Hand.
- Einführen des Katheters in die Urethra mit der rechten (bzw. linken) Hand (ggf. unter Verwendung einer Pinzette), 5 – 10 cm vorschieben.
- Dabei Penis mit der linken (bzw. rechten) Hand erst nach oben ziehen, dann nach etwa 5 cm nach unten absenken.
- Beim Vorschieben keine Gewalt anwenden!
- Blocken des Katheters mit 5 – 10 ml Wasser.
- Vorsichtiges Zurückziehen des Katheters bis zum federnden Widerstand.
- Anschließen eines sterilen Urinbeutels.

Suprapubische Blasenpunktion

▶ **Indikation:** Präklinisch sehr streng stellen! *Nur* bei *Zusammentreffen* folgender Faktoren:
  - Akuter, sehr schmerzhafter Harnverhalt.
  - Langer Transportweg.
  - Unmöglichkeit des transurethralen Zugangs.
▶ **Gefahren:**
  - Verletzung des Darms.
  - Peritonitis.
  - Blutung.
▶ **Vorgehen** (Abb. 74):
  - Sichere Palpation der Harnblase über der Symphyse.
  - Gründliche Desinfektion der Einstichstelle ca. 2 – 3 cm oberhalb der Symphyse in der Medianlinie.
  - Steriles Abdecken (Lochtuch), sterile Handschuhe.
  - Anlage einer Hautquaddel mit Lokalanästhetikum, z.B. Lidocain 0,5 – 1 %.
  - Punktion mit Venenverweilkanüle (1,0 mm ID) senkrecht nach unten (80 – 90° zur Haut); wenn vorhanden, Verwendung eines speziellen Kathetersets (z.B. Cystofix).
  - Ablaufenlassen des Urins.
  - Bei Verwendung eines Kathetersets Anschluß eines sterilen Urinbeutels.
  - Fixierung des Katheters, steriler Verband.

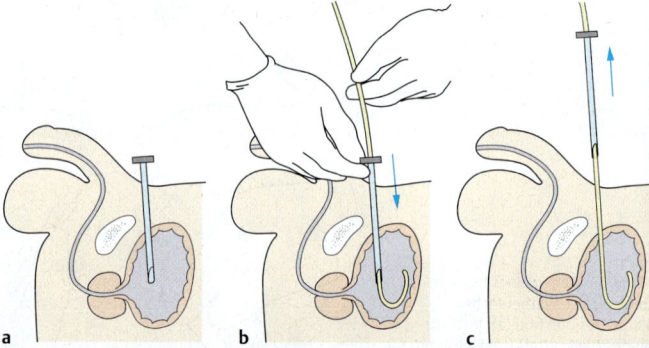

Abb. 74 · Suprapubische Blasenpunktion/Katheterisierung: Punktion mit Kanüle 2 – 3 cm oberhalb der Symphyse (a); Ablaufenlassen des Urins oder Einführen eines Katheters (b); Entfernen der Kanüle (c) (aus: Juchli, L.: Pflege, 7. Aufl., Thieme Verlag, 1994).

Sonderfall: Bellocq-Tamponade mittels Blasenkatheter

► Siehe auch S. 393.
► **Indikation:** Akutes, schweres Nasenbluten (Epistaxis):
► **Vorgehen:**
  - Vorsichtiges Einführen des Katheters (16 – 20 Ch) in das blutende Nasenloch bis in den Rachen (ca. 15 cm).
  - Blocken des Katheters mit 20 ml Wasser.
  - Vorsichtiges Zurückziehen des Katheters, bis ein Widerstand spürbar ist; dadurch Kompression der blutenden Gefäße im hinteren Nasenbereich (Aa. ethmoidales, A. sphenopalatina).
  - Fixierung des Katheters vor der Nase unter Zug, z.B. durch Verknoten über einem Steg.
  - Ggf. beidseitig tamponieren.

3.36 Elektrische Defibrillation und Kardioversion: Übersicht

Indikation im Rettungsdienst

► Lebensbedrohliche tachykarde Herzrhythmusstörungen, v.a:
  - Kammerflimmern
  - Ventrikuläre Tachykardie und Kammerflattern
  - Supraventrikuläre Tachykardie mit Kreislaufbeeinträchtigung
  - Tachyarrhthmia absoluta (Vorhofflimmern mit schneller Überleitung)

Prinzip

► **Durchströmen des Herzens mit Gleichstrom** für etwa 4 – 12 ms. (Wechselstrom ist weniger effektiv und mit stärkeren Nebenwirkungen behaftet.)
  - Dadurch gleichzeitige Depolarisation aller Herzmuskelzellen.
  - So können Flimmern oder (Re-entry-)Tachykardien unterbrochen und ein effektiver Rhythmus wiederhergestellt werden.
► Faktoren, die die tatsächlich vom Defibrillator abgegebene Energie vermindern, das sie die transthorakale Impedanz erhöhen:
  - *Geringer Elektrodendurchmesser* → Hinreichend große Elektroden wählen.
  - *Hoher Hautwiderstand* → Elektrodengel benutzen.
  - *Schlechter Hautkontakt* → Ausreichender Anpreßdruck.
  - *Großes intrathorakales Volumen (Inspiration)* → Kardioversion in der Exspirationsphase durchführen.
► **Monophasische und biphasische Defibrillatoren:**
  - *Monophasische Defibrillatoren:* Stromfluss verläuft als gedämpfte Sinusschwingung oder als trapezoidale Kurve in einer Richtung durch das Herz
  - *Biphasische Defibrillatoren:* Der Strom wechselt nach einer gewissen Zeit die Flußrichtung; auch hier sind sinusoidale und trapezoidale Kurvenverlaufsformen möglich
    • Dadurch geringere Energie für den gleichen elektrotherapeutischen Effekt erforderlich.
    • Geringere Herzmuskelzellschädigung
    • Die meisten neueren Defibrillatoren arbeiten biphasisch

▶ *Beachte:* Die traditionellen Energieangaben gelten für monophasische Defibrillatoren; bei biphasischer Defibrillation ist eine Energiereduktion um ca. 20–40% möglich.

Begriffe

► **Kardioversion:** Verfahren zur Therapie tachykarder Rhythmusstörungen mit dem Ziel der Normalisierung der Herzfrequenz und der Herstellung eines effizienten Herzrhythmus.
  – *Medikamentöse Kardioversion:* Therapie mit Antiarrhythmika, i.d.R. der Gruppen Ia, Ic und III; heute meistverwendet: Amiodaron (Gruppe III).
  – *Elektrische Kardioversion:* Elektrotherapie der Rhythmusstörung.
    ● interne Kardioversion: Elektrotherapie über ein i.d.R. transvenös nach intrakardial eingebrachtes Elektrodensystem.
    ● externe Kardioversion: Elektrotherapie über extrathorakal angebrachte, großflächige Elektroden.
► **Elektrische Kardioversion im weiteren Sinne:**
  – Alle Elektrischen Verfahren zur Therapie tachykarder Herzrhythmusstörungen.
  – Können R-Zacken-synchron oder asynchron durchgeführt werden.
► **Elektrische Kardioversion im engeren Sinne: Synchrone Elektrokardioversion:**
  – Der Stromstoß wird automatisch etwa 20 ms nach einer R-Zacke – außerhalb der vulnerablen Phase – abgegeben.
  – *Grundsätzliche Indikation:* Geordnete, abgrenzbare Kammerkomplexe mit tastbarem Puls.
► **Defibrillation:** Asynchrone Elektrokardioversion:
  – Der Stromstoß wird unabhängig von R-Zacken abgegeben.
  – *Grundsätzliche Indikation:* Kardiokonversion während CPR:
    ● Keine geordneten R-Zacken zu erkennen (Kammerflimmern).
    ● Tachykardien ohne tastbaren Puls.
► **Geräte:** Mit präklinisch üblichen externen Defibrillatoren kann sowohl defibrilliert als auch kardiovertiert werden. Entscheidend ist:
  – *Defibrillation:* Asynchronen Modus wählen.
  – *Kardioversion:* Synchronen Modus wählen.
  ▶ *Beachte:* Asynchrone Defibrillation kann bei fehlerhafter Indikation durch Depolarisation des Herzens in der Phase der relativen Refraktärzeit Kammerflimmern auslösen (Wahrscheinlichkeit 3–5%).
  ▶ *Beachte:* Synchrone Kardioversion ist bei Kammerflimmern ineffektiv: Es werden keine R-Zacken erkannt; der Defibrillator gibt keine Energie ab.

3.37 Defibrillation

Indikationen

► **CPR:** VF/VT:
  – *Kammerflimmern (VF).*
  – *Pulslose Kammertachykardie(VT):* Obwohl hier grundsätzlich abgrenzbare R-Zacken vorhanden sind, sollte dennoch defibrilliert und nicht synchron kardiovertiert werden, um mögliche Verzögerungen aufgrund von Problemen mit der R-Zacken-Erkennung und Sychronisation zu vermeiden.

▷ *Beachte:* VF/VT können zuverlässig *nur* durch Defibrillation therapiert werden! Non-VF/VT (Asystolie und Elektromechanische Dissoziation [EMD]) sind *keine* Indikationen. Bestehen jedoch Zweifel über den dem Kreislaufstillstand zugrundeliegenden Rhythmus, so soll defibrilliert werden.

Material

▶ **Defibrillator** (Abb. 75) mit integriertem EKG-Monitor und 2 Defibrillatorelektroden (*Paddles*).
- Optimaler Elektrodendurchmesser bei Erwachsenen 12 – 13 cm, bei Kindern 5 – 7 cm.
- Kinderelektroden können z. B. auf Erwachsenenelektroden aufgesteckt werden.
▶ **Elektrodengel** oder spezielle Gel-Platten zur Verringerung der Hautimpedanz.

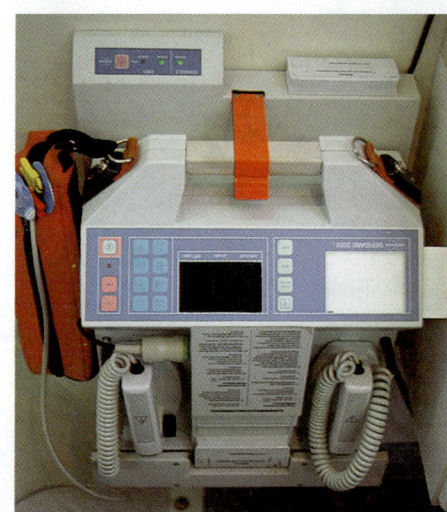

Abb. 75 · EKG-Gerät mit integriertem Defibrillator und Herzschrittmacher.

Vorgehen

▶ Defibrillatorelektroden mit Gel bestreichen.
▶ **Modus:** Modus *asynchron* wählen.
  ▷ *Beachte:* Wenn der synchrone Modus eingeschaltet ist, ist eine Defibrillation bei Kammerflimmern nicht möglich!
▶ **Plazierung der Elektroden** (Abb. 76): Elektroden auf dem Thorax entlang der Herzachse aufsetzen und fest andrücken. Die Polarität der Elektroden ist ohne Bedeutung:
- 1 Elektrode unter der äußeren Hälfte der rechten Klavikula (2. ICR).
- 1 Elektrode über der Herzspitze (linke Axillarlinie, unterhalb der Mamille im 5. ICR).

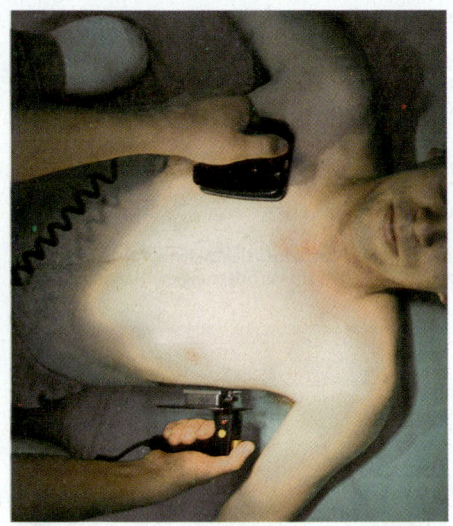

Abb. 76 · Plazierung der Elektroden bei der Defibrillation.

▶ **EKG-Ableitung:** Wenn nicht bereits geschehen, jetzt das EKG über die Defibrillatorelektroden *oder* über das Kabel des integrierten Monitors ableiten (S. 41). Bei Kammerflimmern, PVT oder unklarem Rhythmus → Defibrillation durchführen.
▶ **Gewünschte Energie vorwählen:**
– *Erwachsene:*
• 200 J für die beiden ersten Defibrillationen.
• 360 J für alle folgenden Defibrillationen.
– *Kinder* (Energie bei Bedarf aufrunden):
• 2 J/kg für die beiden ersten Defibrillationen.
• 4 J/kg für alle folgenden Defibrillationen.
▣ Bei biphasischen Defibrillatoren um 20 – 40 % reduzierte Energie wählen.
▶ **Defibrillator aufladen:** Durch entsprechenden Knopfdruck am Gerät oder an den Elektroden.
▶ Alle Helfer müssen den Patienten und das Bett auf Kommando loslassen („Hände weg!").
▶ **Defibrillation auslösen:** Durch entsprechenden Knopfdruck an den Elektroden am besten *in der Exspirationsphase des Patienten* (niedrigste Thoraximpedanz). Es kommt zur sichtbaren Kontraktion der Brust-und Armmuskulatur.
▶ **Rhythmus kontrollieren:** Bei Persistenz des Ausgangsrhythmus:
– Erneut defibrillierten oder
– Herzdruckmassage und Beatmung fortsetzen bzw. beginnen.
▶ **Mehrere Defibrillationen unmittelbar nacheinander** vermindern die Thoraximpedanz und erhöhen den Anteil des durch das Herz fließenden Stroms. Daher die Empfehlung, während CPR immer in 3er Blocks zu defibrillieren:
▣ *3 Defibrillationen → ABCD-Maßnahmen → 3 Defibrillationen → ABCD-Maßnahmen usw.*

Gefahren

▶ Myokardiale Zellschädigung.
▶ Auslösung von Herzrhythmusstörungen (bei fehlerhafter Indikation).
▶ Schmerzhafte Muskelkontraktionen (wenn der Patient bei Bewußtsein ist).
▶ Hautverbrennungen an den Auflageflächen der Elektroden.
▶ Gefährdung der Helfer durch Stromschläge besonders im Regen und bei Nässe.

Sonderfälle

▶ Patient mit Herzschrittmacher:
  – Defibrillatorelektroden 10 – 15 cm vom Schrittmachermodul entfernt plazieren.
  – Nach Defibrillation Schrittmacherfunktion überprüfen.
▶ Patient mit ICD (S. 386):
  – Defibrillatorelektroden 10 – 30 cm vom ICD-Implantat entfernt aufsetzen.
  – Jetzt mit maximaler Energie (360 – 400 J) defibrillieren.
▶ Patient mit Nitropflaster: Pflaster entfernen bzw. Elektroden nicht über Pflaster plazieren (Gefahr: Miniexplosionen!).

Automatische Defibrillatoren (AEDs)

▶ Finden gegenwärtig zunehmende Verbreitung auch außerhalb des Rettungsdienstes (Flughäfen, Bahnhöfe) und erlauben medizinischen Laien, eine Frühdefibrillation noch vor Eintreffen des Notarztes vorzunehmen.
▶ Erkennen selbständig defibrillationswürdige Rhythmen (Kammerflimmern und Kammerflattern) und empfehlen dann die Defibrillation.
▶ Prinzipielle Gerätebeschreibung (Abb. 77): 1 Taste zum Einschalten, 1 Taste zum Auslösung der Defibrillation; Display und Sprachausgabeeinheit; 2 Klebeelektroden.

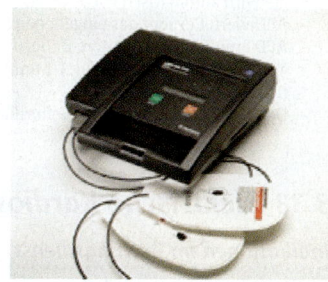

Abb. 77 · Automatischer externer Defibrillator

▶ Vorgehen bei Kreislaufstillstand und Verfügbarkeit eines AED:
  – s. auch Abb. 78.
  – Die beiden Klebeelektroden entsprechend dem auf dem AED aufgezeichneten Schema beim Patienten anbringen.
  – AED einschalten.
  – AED wertet automatisch das eingehende EKG-Signal aus.
  – Bei Kammerflimmern: Defibrillation empfohlen! (wird im Display und/oder von der Sprachausgabeeinheit angesagt).

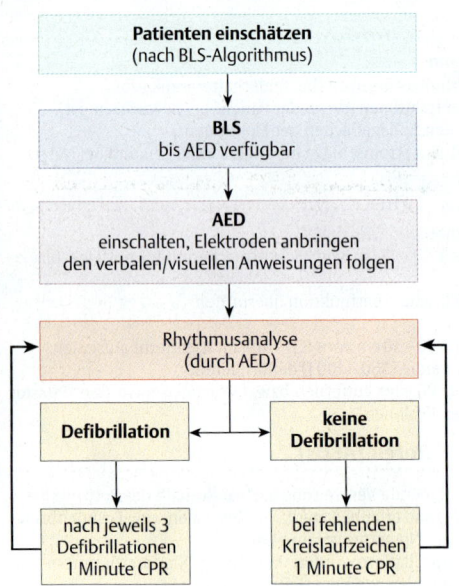

Abb. 78 · Automatische externe Defibrillation (nach ERC 2000). AED: automatischer externer Defibrillator; BLS: Basismaßnahmen der Reanimation; CPR: kardiopulmonale Reanimation (Beatmung und Herzdruckmassage).

Flowchart contents:

Patienten einschätzen
(nach BLS-Algorithmus)

↓

BLS
bis AED verfügbar

↓

AED
einschalten, Elektroden anbringen
den verbalen/visuellen Anweisungen folgen

↓

Rhythmusanalyse
(durch AED)

Defibrillation ↔ **keine Defibrillation**

nach jeweils 3 Defibrillationen 1 Minute CPR

bei fehlenden Kreislaufzeichen 1 Minute CPR

– Defibrillation durch Drücken der Defibrillationstaste manuell auslösen (Energie wird automatisch vorgewählt).
– AED wertet erneut das eingehende EKG-Signal aus.
– AED empfiehlt ggf. weitere Defibrillationen (bis zu 3 mal nacheinander).
– Nach 3 Defibrillationen für 1 Minute Reanimation (Herzdruckmassage, Beatmung) durchführen.
– Dann wird ggf. erneut eine Defibrillation empfohlen.

3.38 *Elektrische Kardioversion*

Indikationen im Rettungsdienst

▶ Ausgeprägte, kreislaufwirksame supraventrikuläre Tachykardien (incl. Vorhofflimmern/-flattern) mit einer Herzfrequenz > 150/min. *Ausnahme:* Sinustachykardie.
▶ Kreislaufwirksame ventrikuläre Tachykardien.
▶ **Präklinische Indikation** zur Kardioversion vor allem dann,
  – wenn die Rhythmusstörungen medikamentös nicht günstig zu beeinflussen sind.
  – wenn klinische Symptome eines kardiogenen Schocks *und/oder* einer myokardialen Ischämie vorliegen.
◻ *Beachte:* Grundsätzlich höhere Erfolgsaussichten bei Kardioversion als bei medikamentöser Therapie.

Material

▶ Siehe Defibrillation, S. 143.

Vorgehen

▶ Defibrillatorelektroden mit Gel bestreichen.
▶ Sauerstoff über Maske oder Sonde verabreichen (4 – 8 l/min).
▶ Ggf. Heparinisierung 5.000 – 10.000 I.E. i. v. (bei Vorhofflimmern/-flattern).
▶ **Modus:** Modus *synchron* wählen.
▶ **Plazierung der Elektroden:** Elektroden auf dem Thorax entlang der Herzachse aufsetzen und fest andrücken. Die Polarität der Elektroden ist ohne Bedeutung:
  – 1 Elektrode unter der äußeren Hälfte der rechten Klavikula (2. ICR).
  – 1 Elektrode über der Herzspitze (linke Axillarlinie, unterhalb der Mamille im 5. ICR).
▶ **EKG-Ableitung:** Wenn nicht bereits geschehen, jetzt das EKG über die Defibrillatorelektroden *oder* über das Kabel des integrierten Monitors ableiten (S. 41).
▶ **Analgosedierung:** Wenn der Patient bei Bewußtsein ist: Kurznarkose (z. B. Etomidate 20 – 30 mg i. v.), Analgesie (z. B. Morphin 3 – 5 mg i. v.) und/oder Sedierung durchführen (z. B. Diazepam 10 mg i. v.).
  ◩ *Beachte:*
    ● Die Kardioversion ist eine sehr schmerzhafte Maßnahme!
    ● Cave Atemdepression und Aspiration bei vollem Magen!
▶ **Gewünschte Energie vorwählen:**
  – Zunächst 100 J.
  – Bei Versagen 200 J → 360 J → alle weiteren 360 J.
▶ **Defibrillator aufladen:** Durch entsprechenden Knopfdruck am Gerät oder an den Elektroden.
▶ Alle Helfer müssen den Patienten und das Bett auf Kommando loslassen ("Hände weg!").
▶ **Kardioversion auslösen:** Durch entsprechenden Knopfdruck an den Paddles, am besten *in der Exspirationsphase des Patienten* (niedrigste Thoraximpedanz).
▶ **Rhythmus kontrollieren:**
  – *Persistenz des Ausgangsrhythmus:*
    ● Erneut kardiovertieren.
    ● Adjuvante medikamentöse Therapie erwägen (Antiarrhythmika, S. 178 ff).
  – *Entwicklung von Kammerflimmern oder PVT:*
    ● Sofort asynchron defibrillieren (S. 143).
    ● CPR beginnen.

Gefahren

▶ Siehe Defibrillation S. 145.
▶ Zusätzlich: Lungenthrombembolie, vor allem bei Patienten mit Vorhofflimmern/-flattern.
◩ *Beachte:* Bei Notwendigkeit einer Kardioversion bei Vorhofflimmern/Vorhofflattern: unmittelbar vorher Heparinisierung mit 5.000 – 10.000 I. E. i. v.!

3.39 Temporärer Herzschrittmacher

Indikationen

▶ Lebensbedrohliche, atropinresistente Bradykardie.
▶ Ausfall eines permanenten Schrittmachers.
▶ **CPR:** Asystolie (umstritten).
  - Schrittmachertherapie nur dann erwägen, wenn unter CPR schon vereinzelte elektrische Aktivitäten (P-Wellen oder QRS-Komplexe) erzeugt werden konnten.
  - Bislang konnte nicht gezeigt werden, daß dadurch die Prognose der CPR verbessert werden kann.
▶ **Beachte:** Kammerflimmern oder EMD sind *keine* Indikationen!

Prinzip

▶ Auslösung mechanischer ventrikulärer Kontraktionen durch rhythmische elektrische Stimulation der Herzkammern.

Methoden

▶ **Installierung temporärer Schrittmacher:**
  - *Invasiv:* Transvenöse intrakardiale Schrittmacher:
    • Erfordern die Punktion einer zentralen Vene.
    • Können ohne Röntgenkontrolle oft nicht hinreichend schnell und sicher intrakardial plaziert werden.
    • Sind im Rettungsdienst unüblich.
  - *Minimalinvasiv:* Transösophageale Schrittmacher:
    • Stimulieren vorwiegend den Vorhof und sind daher bei Sinusbradykardie, nicht jedoch bei den häufiger zur Asystolie führenden AV-Blockierungen sinnvoll.
    • Sind für den wachen Patienten schmerzhaft.
    • Sind im Rettungsdienst heute unüblich.
  - *Noninvasiv:* Transkutane Schrittmacher:
    • Wirken zuverlässig auch auf die Ventrikel.
    • Sind schnell und einfach anzubringen.
    • Sind für den wachen Patienten schmerzhaft.
    ▶ **Beachte:** Noninvasive, transthorakal stimulierende Schrittmacher werden im Rettungsdienst bevorzugt.
▶ Die temporären Schrittmacher werden im Erfolgsfall später wieder entbehrlich oder werden in der Klinik ggf. durch permanente Schrittmacher ersetzt.

Material für die transkutane Schrittmacherstimulation

▶ **Schrittmachermodul:** Ist in den meisten modernen Defibrillatoren integriert.
▶ **Schrittmacherkabel** mit einem Paar **Stimulationselektroden** (meist Klebeelektroden mit einem Durchmesser von etwa 7 – 12 cm).

Vorgehen bei transkutaner Schrittmacherstimulation

▶ **Plazierung der Elektroden** (Abb. 79): Schrittmacherelektroden so aufkleben, daß der Stromimpuls durch den linken Ventrikel geht:
  - *1. Möglichkeit* (wie zur Defibrillation):
    • Negative Elektrode rechts subklavikulär.
    • Positive Elektrode in der linken Axillarlinie knapp unterhalb der Mamille.

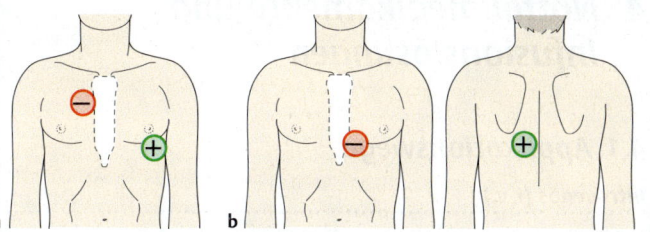

Abb. 79 · Anlegen der Elektroden bei transkutaner Schrittmacherstimulation: 1. Möglichkeit (a), 2. Möglichkeit (b).

– *2. Möglichkeit:*
- Negative Elektrode links präkordial parasternal.
- Positive Elektrode am Rücken zwischen Wirbelsäule und Unterrand des linken Schulterblattes.

► **Energie schrittweise erhöhen**, bis ein elektrischer Impuls im EKG erkennbar wird, der von einer elektrischen Kammeraktion beantwortet wird und mit einer effektiven mechanischen Herzkontraktion, also einem tastbaren Puls, einhergeht.

► **Stimulationsfrequenz:** 70 – 100/min.

► **Analgosedierung:** Wird der Patient unter der Stimulation wach, Analgetika und/oder Sedativa verabreichen (z.B. Morphin 5 – 10 mg i.v., Diazepam 10 mg i.v.).

4 Notfallmedikamente und Infusionslösungen

4.1 Applikationswege

Intravenös (i. v.)

▶ **Bevorzugte Applikationsform** für die meisten Notfallmedikamente.
▶ **Gesamte Dosis** gelangt rasch in die Blutbahn und an den Wirkort.
▶ **Voraussetzungen:**
  – Intravenöser Zugang, in der Regel Venenverweilkanüle oder Venenkatheter.
  – Medikament muß intravenös applizierbar sein.

Intramuskulär (i. m.) und subkutan (s. c.)

▶ **Normalerweise ungeeignete Applikationsform** für Notfallmedikamente:
  – Unvorhersehbare Resorption der Pharmaka aus Muskel- oder Subkutangewebe besonders im Schock (Zentralisation).
  – Schmerzhaft.
▶ **Ausnahmen** (Beispiele):
  – *Ketamin:* Auch nach i. m.-Gabe rasche Wirkung.
  – *Terbutalin:* Nur s. c. zugelassen.
▶ **Geeignete Injektionsstellen:**
  – *Intramuskulär (i. m.):*
    • M. deltoideus (Oberarm).
    • Glutäalregion.
  – *Subkutan (s. c.):*
    • Oberschenkel.
    • Bauchbereich.
▶ **Gefahren der i. m.-Injektion:**
  – *Intramuskuläre Einblutung,* insbesondere bei nachfolgender Antikoagulation oder Lysetherapie.
  – *Nervenverletzungen,* besonders bei Injektionen in Glutäalregion.
  – Infektion, Abszeßbildung.

Intraossär (i. o.)

▶ **Indiziert** besonders bei Kindern ohne venösen Zugang.
▶ **Praktisch gleichwertig** der i. v.-Gabe für alle Notfallmedikamente und Infusionslösungen.

Pulmonal

▶ **Indikationen:**
  – *Topische Therapie* pulmonaler oder tracheobronchialer Erkrankungen.
  – *Systemische Therapie* mit pulmonal gut resorbierbaren Pharmaka.
▶ **Topische Applikation per inhalationem (p. i.) als Spray:**
  – *Antiobstruktiva* (β_2-Mimetika).
  – *Kortikosteroide* (z. B. Budesonid).
  – Systemische Resorption nicht erwünscht, findet aber in unterschiedlichem Ausmaß statt.

► **Systemische Therapie:**
  – *Applikation p.i. als Spray:* β_2-Mimetika zur Tokolyse.
  – *Endobronchiale Medikamentenapplikation:* Instillation von Medikamenten tief in das Tracheobronchialsystem über einen Endotrachealtubus.
    • Indiziert im Rahmen der Reanimation ohne venösen Zugang.
    • Geeignete Medikamente: Adrenalin, evtl. auch Atropin und Lidocain.

Sublingual (s.l.)

► **Indikation:** Gut über die Mundmukosa resorbierbare Medikamente.
► **Geeignete Präparate:** Nitrate (Nitroglycerin, ISDN). Als Kapsel (die vorher zerbissen werden muß) oder Spray unter die Zunge (oder in die Backentasche) verabreichen.

Oral (p.o.)

► Normalerweise **bei akut vital bedrohten Notfallpatienten nicht geeignet**, da Zeit bis zum Wirkungseintritt meist zu lang und Medikamentenresorption unsicher.
► **Ausnahme:** Nifedipin. Inhalt einer im Mund zerbissenen Kapsel wird nach Schlucken rasch zum großen Teil bereits im Magen resorbiert.

Rektal

► **Indikation:** Vor allem bei Kindern für nicht unmittelbar vital bedrohliche Notfälle.
► **Geeignete Präparate:** Kortikoide, Diazepam und Paracetamol als Suppositorien oder Rektiolen.

Intrakardial

► Heute keine Indikation mehr.
► **Gefahren:** Verletzung der Herzkranzgefäße, des Herzmuskels oder der Lungen.
► **Keine höhere Effektivität** als intravenöse Injektion.

4.2 Notfallmedikamente: Übersicht

Pharmaka mit Wirkung auf das Herz-Kreislaufsystem

► **Infusionslösungen/Volumenersatzmittel:** z.B. Ringer-Lösung, HAES, Dextrane, Gelatine.
► **Katecholamine** (Inotropika und Vasokonstriktoren): z.B. Adrenalin, Noradrenalin, Dopamin, Dobutamin.
► **Vasodilatoren und Antihypertensiva:** z.B. Nitroglycerin, Kalziumkanal-Blocker, Urapidil, Clonidin, Dihydralazin.
► **Anticholinergika:** z.B. Atropin.
► **Antianginosa:** z.B. Nitroglycerin, β-Blocker.
► **Diuretika:** z.B. Furosemid.
► **Antiarrhythmika:** z.B. Amiodaron, Lidocain, Propafenon, β-Blocker wie Metoprolol, Kalziumkanal-Blocker wie Verapamil, Adenosin, Metildigoxin.
► **Antikoagulantien:** z.B. Heparin, ASS.
► **Fibrinolytika:** z.B. Streptokinase, Urokinase, rt-PA.

Pharmaka mit Wirkung auf die Atmung

▶ **Antiobstruktiva:** z.B. β_2-Mimetika wie Fenoterol, Theophyllin.

Pharmaka mit Wirkung auf das Nervensystem

▶ **Fiebersenkende Analgetika:** z.B. ASS, Metamizol, Paracetamol.
▶ **Opioid-Analgetika:** z.B. Morphin, Piritramid, Tramadol.
▶ **Sedativa:** z.B. Diazepam, Promethazin, Chloralhydrat.
▶ **Neuroleptika:** z.B. Haloperidol, Dehydrobenzperidol, Levomepromazin.
▶ **Narkosemittel:** z.B. Etomidate, Thiopental, Propofol, Fentanyl.
▶ **Antiepileptika:** z.B. Diazepam, Thiopental.

Sonstige

▶ **Antiallergika:** z.B. Methylprednisolon, Clemastin.
▶ **Antihypoglykämika:** z.B. Glucose.
▶ **Muskelrelaxanzien:** z.B. Succinylcholin, Vecuronium, Rocuronium.
▶ **Spasmolytika:** z.B. Butylscopolamin, Nitroglycerin.
▶ **Tokolytika:** z.B. Fenoterol.
▶ **Alkalisierende Medikamente:** z.B. Natriumbikarbonat.
▶ **Antidota:** z.B. Atropin, 4-DMAP.

Bemerkungen

▶ **Beschränkung** auf relativ wenige Notfallmedikamente aus Platz- und Übersichtlichkeitsgründen erforderlich.
▶ Anforderungen an das „ideale Notfallmedikament":
  – Intravenös applizierbar.
  – Hohe Effektivität.
  – Sofortiger Wirkungseintritt.
  – Gute Steuerbarkeit.
  – Große therapeutische Breite.
  – Günstiges Nebenwirkungsprofil.
  – Gute Lagerbarkeit.
  – Preisgünstig.
▶ **Besonders geeignet:** Polyvalent einsetzbare Medikamente, z.B.:
  – *Benzodiazepine:* Indiziert z.B. zur Therapie von Krampfanfällen sowie zur Sedierung und Narkose.
  – *Nitrate:* Indiziert z.B. zur Therapie des akutem Koronarsyndroms, des kardiogenen Lungenödems, der hypertensiven Krise und von kolikartigen Schmerzen.
▶ **Meist verwendete Notfallmedikamente:** Folgende Medikamentengruppen (ohne Infusionslösungen) machen etwa 50% aller rettungsmedizinisch applizierten Medikamente aus; Anordnung nach Häufigkeit:
  – *Benzodiazepine:* Diazepam, seltener Midazolam.
  – *Opioid-Analgetika:* Tramadol, Morphin, Dipidolor (je nach regionaler Vorliebe).
  – *Nitrate:* Nitroglycerin.
  – *Kalziumkanal-Blocker:* Nifedipin.
  – *Methylxanthine:* Theophyllin.
  – *Katecholamine:* Adrenalin.

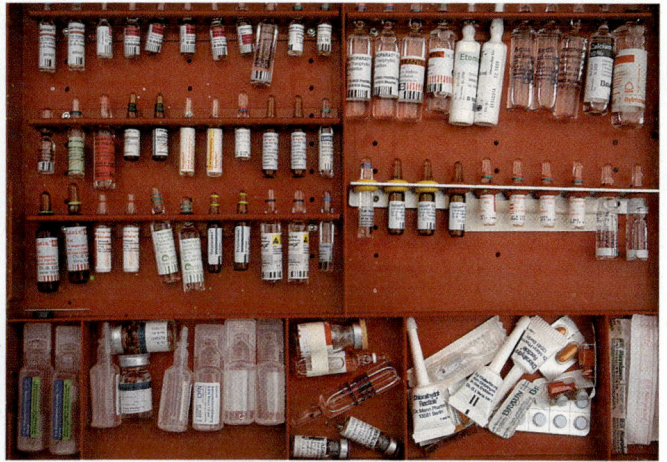

Abb. 80 · Notfallkoffer mit Notfallmedikamenten

4.3 Infusionslösungen: Übersicht

Einteilung

▶ **Kristalloide Lösungen:**
- Elektrolytlösungen.
- Glucosehaltige Lösungen.
▶ **Kolloidale Lösungen:**
- Dextrane.
- Gelatine.
- Hydroxyaethylstärke (HAES).
▶ **Alkalisierende Lösungen:**
- Natriumbikarbonat.
- Trishydroxyaminomethan (Tris-Puffer; THAM).

Wichtigste Indikationen

▶ Volumenersatz.
▶ Medikamenteninfusion.
▶ Offenhalten eines venösen Zugangs: Verhinderung des Zukoagulierens.
▶ Beschleunigung der intravenösen Medikamentenwirkung durch Einschwemmen ins Gefäßsystem.

Medikamenteninfusion

▶ **Infusionslösung ist selbst bzw. enthält bereits das Medikament:** z.B.
- Glucose 40%.
- Natriumbikarbonat.

► **Infusionslösung als Trägerlösung** für Medikamente, die erst noch zugesetzt werden müssen:
– *Verwendete Lösungen:* Meist NaCl 0,9 %, seltener Glucose 5 %.
– *Zugesetzte Medikamente:* z. B. Vasodilatatoren, Katecholamine.
► **Kontinuierliche Verabreichung** möglich. Methoden:
– Motorspritzenpumpe (Abb. 81).
– Infusionspumpe.
– Mechanische Drossel.
▶ *Faustregel:* 20 Tropfen entsprechen etwa 1 ml.

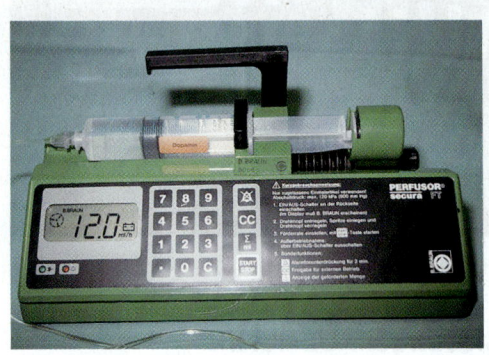

Abb. 81 · Motor-
spritzenpumpe (Per-
fusor) zur kontinuier-
lichen Infusion von
Medikamenten.

Offenhalten eines venösen Zugangs

► **Indikation:** Nach Legen eines intravenösen Zugangs, der nicht zur Volumentherapie genutzt werden soll.
► **Prinzip:** Kontinuierliche Infusion verhindert das Verstopfen des Venenzugangs mit einem Thrombus.
► **Vorgehen:** 250 ml oder 500 ml Vollelektrolytlösung anhängen und langsam einlaufen lassen.
► **Cave:** Überinfusion bei Kindern sowie herz-und niereninsuffizienten Patienten!

Beschleunigung der intravenösen Medikamentenwirkung

► **Indikation:**
– Rasche Medikamentenwirkung nach periphervenöser Injektion erwünscht.
– Vor allem unter Reanimation, bei vermindertem Herzzeitvolumen und Zentralisation (Schock).
► **Prinzip:** Infusionslösung spült den Wirkstoff in Richtung Herz (aus dem peripheren in das zentrale Kompartiment).
► **Vorgehen:** Nach Medikamenteninjektion Boli von 20 – 40 ml Vollelektrolytlösung durch kurzfristig rasches Einlaufenlassen der Infusionslösung verabreichen.
▶ *Cave:* Überinfusion bei Kindern und herz- und niereninsuffizienten Patienten!

4.4 Kristalloide Lösungen

Einteilung

▶ **Elektrolythaltige Lösungen:**
  – *Vollelektrolytlösungen:* Natriumgehalt entspricht ungefähr dem des Plasmas, also etwa 130 – 154 mmol/l. Beispiele:
    • Ringer-Lösung und ihre Modifikationen wie Ringer-Laktat und Ringer- Acetat. Notwendigkeit der organischen Anionen Laktat bzw. Acetat umstritten.
    • Physiologische Kochsalzlösung (NaCl 0,9%) (leicht hyperosmolare Lösung).
  – *Halb- oder Drittelelektrolytlösungen:* Natriumgehalt entspricht etwa der Hälfte resp. einem Drittel derjenigen des Plasmas, also etwa 70 resp. 50 mmol/l. Sog. *Anwässerungslösungen.*

◨ *Merke:* Vollelektrolytlösungen stellen die wichtigste Säule der Volumen- und Infusionstherapie im Rettungsdienst dar.

▶ **Glucoselösungen:** Kein Natrium enthalten. Beispiele:
  – Glucose 5%.
  – Glucose 40%.
▶ **Glucosehaltige Elektrolytlösungen:** Mischungen aus Glucose-und Elektrolytlösungen.

◨ *Merke:* Glucosehaltige Lösungen sollen nur bei besonderer Indikation verabreicht werden! Die bei weitem wichtigste Indikation ist die hypoglykämische Krise.

Verteilungsraum der kristalloiden Lösungen

▶ **Vollelektrolytlösungen:**
  – Gesamter *Extrazellulärraum* (3 – 4 × so groß ist wie der Intravasalraum).
  – Dadurch relativ geringer Volumeneffekt (verglichen mit kolloidalen Lösungen).
▶ **Glucoselösungen (Glucose 5%):**
  – Gesamter Intra- und Extrazellulärraum.
  – Dadurch sehr geringer Volumeneffekt und Verstärkung intrazellulärer Ödeme möglich.

Indikationen

▶ **Vollelektrolytlösungen:**
  – Volumenersatztherapie.
  – Medikamenteninfusion.
  – Offenhalten eines venösen Zugangs.
  – Beschleunigung der intravenösen Medikamentenwirkung durch Einschwemmen ins Gefäßsystem.
▶ **Halb- und Drittelelektrolytlösungen:**
  – *Keine* zwingende Indikation in der Rettungsmedizin.
  – Intensivmedizin: Infusions-/Ernährungstherapie.
▶ **Glucose 5%:**
  – *Einzige Indikation in der Rettungsmedizin:* Trägerlösung für Medikamente, die mit NaCl inkompatibel sind (z. B. Amiodaron).
  – Sonst normalerweise *keine* zwingende Indikation in der Rettungsmedizin.
  – Insbesondere *keine* Indikation zur Volumenersatztherapie.
  – Gefahr der Hyperglykämie, Hyponatriämie und des Hirnödems, insb. bei Kindern!

► **Glucose 40 %:**
  - Hypoglykämischer Notfall.
  - GIK = Glucose-Kalium-Insulin-Infusion bei Myokardinfarkt oder kardiogenem Schock (ungesicherte Indikation)
  - Intensivmedizin: Parenterale Ernährung.
► **Glucosehaltige Elektrolytlösungen:** Keine zwingende Indikation im Rettungsdienst. Gefahr der Hyperglykämie!

4.5 Kolloidale Lösungen

Einteilung

► **Künstliche Kolloide:**
  - *Hydroxyaethylstärke (HAES):* z. B.
    • HAES 70.000 6 % = HAES 70 6 %.
    • HAES 130.000 6 % (Voluven).
    • HAES 200.000 10 % oder 6 % = HAES 200 10 % oder 6 %.
    • HAES 450.000 6 % = HAES 450 6 % (heute unüblich).
  - *Gelatine:*
    • Succinylierte Gelatine 4 % (Gelafundin).
    • Oxypolygelatine 5,5 % (Gelifundol).
    • Harnstoffvernetzte Gelatine 3,5 % (Haemaccel).
  - *Dextrane:* z. B.
    • Dextrane 60.000 6 % = Dextrane 60 6 %.
    • Dextrane 40.000 10 % = Dextrane 40 6 %.
► **Natürliche Kolloide:**
  - Humanalbumin:
    • Sehr teuer, nur in Glasflaschen erhältlich, begrenzt lagerbar.
    • Als Volumenersatzmittel keine entscheidenden Vorteile gegenüber künstlichen Kolloiden.
    • Keine Indikation im Rettungsdienst!
► **Beachte:** Die heute deutschlandweit bei weitem am häufisten verwendeten kolloidalen Infusionslösungen sind HAES-Präparate. Dextranelösungen werden kaum noch verwendet; für natürliche Kolloide besteht präklinisch keine Indikation.

Verteilungsraum der kolloidalen Lösungen

► **Isoonkotische Lösungen** (z. B. HAES 6 %, Gelatine):
  - *Vorwiegend Intravasalraum* (Voraussetzung: kein großes Kapillarleck).
  - Volumeneffekt entspricht ungefähr der infundierten Menge.
► **Hyperonkotische Lösungen** (Plasmaexpander, z. B. Dextrane, HAES 10 %):
  - Ziehen Flüssigkeit aus Interstitium in den Intravasalraum.
  - Volumeneffekt größer als infundierte Menge.

Indikationen

► **Volumenersatztherapie** bei schwerem Volumenmangel und im Schock. HAES, Gelatine und Dextrane sind geeignet.
► **Rheologische Therapie** mit HAES oder Dextrane: z. B. bei arterieller Verschlußkrankheit, Apoplex und Hörsturz (präklinischer Einsatz umstritten.)

Hydroxyaethylstärke (HAES)

▶ Volumenersatzmittel auf Stärkebasis.
▶ **Unterschiede der Präparate:**
  - *Konzentration* (z. B. 6% oder 10%): Beeinflußt vor allem den initialen Volumeneffekt: Je höher konzentriert, desto stärkerer Volumeneffekt.
  - *Mittleres Molekulargewicht* (z. B. 130.000 oder 200.000): Beeinflußt vor allem die Verweildauer im Gefäßsystem: Je höhermolekular, desto länger.
  - *Substitutionsgrad der Stärkemoleküle durch Hydroxyaethylgruppen* (z. B. 0,4, 0,5 oder 0,7): Beeinflußt die Abbaurate durch die Amylasen: Je höher der Substitutionsgrad, desto langsamer der Abbau.
▶ **Erwünschte und unerwünschte spezifische Effekte** (Tab. 8):
  - Blutgerinnungshemmung (weniger bei HAES 70.000 oder 130.000).
  - Verbesserung der Fließeigenschaften des Blutes (Mikrozirkulationsverbesserung).
  - Speicherung in körpereigenen Makrophagen möglich (besonders hochmolekulare Anteile).
  - Anaphylaktoide Reaktionen.
  - Nephrotoxische Wirkung insbesondere bei eingeschränkter Nierenfunktion möglich.
▶ **Höchstdosis:** 2 g/kg KG/Tag (ca. 1500–2000 ml); kann im Notfall überschritten werden.
▶ **Bewertung:**
  - Meist verwendete Gruppe von Volumenersatzmitteln in der deutschen Rettungsmedizin.
  - Bevorzugte Präparate: HAES 200 6% oder 10%.

Tabelle 8 · **Vergleich verschiedener Volumenersatzlösungen**

Präparat	Initialer Volumen-effekt (%)	Dauer des Volumen-effektes (h)	Hämorheologische Effekte
Dextran 40 10%	+++ (180–200)	++ (4)	+++
Dextran 60 6%	+++ (150)	+++ (8)	+++
HAES 450 6%	++ (100)	+++ (8)	+
HAES 200 6%	++ (120)	++ (5)	++
HAES 200 10%	+++ (130)	++ (5)	++
HAES 70 6%	++ (100)	+ (4)	++
Gelatine 4%	+ (90)	+ (3)	+
Humanalbumin 5%	++ (100)	+++ (8)	+

Dextrane

▶ Volumenersatzmittel auf Zuckerbasis.
▶ **Unterschiede der Präparate:**
  – *Konzentration* (6 % oder 10 %): Je höher konzentriert, desto stärkerer Volumeneffekt.
  – *Mittleres Molekulargewicht* (40.000, 60.000, 70.000):
    • Je niedriger, desto höher der initiale Volumeneffekt.
    • Je höher, desto länger die Wirkdauer.
▶ **Erwünschte und unerwünschte spezifische Effekte** (Tab. 8):
  – Blutgerinnungshemmung, thromboseprophylaktische Wirkung.
  – Verbesserung der Fließeigenschaften des Blutes (Mikrozirkulationsverbesserung).
  – Selten: Schwere anaphylaktische Reaktionen.
▶ **Verhinderung der anaphylaktischen Reaktionen:**
  – *Dextran 1* (Molekulargewicht 1000): Reduziert als Hapten die Inzidenz schwerer anaphylaktischer Reaktionen um ca. 90 %. Daher:
  – *Vor der ersten Dextraninfusion:* 20 ml Dextran 1 (= Promit) i. v.!
▶ **Höchstdosis:** 2 g/kg KG/Tag (ca. 1500 – 2000 ml); kann im Notfall überschritten werden.
▶ **Bewertung:**
  – Wegen der Anaphylaxiegefahr hierzulande nur noch selten eingesetzt.
  – Gilt nach Vorgabe von Promit dennoch als sicheres, nach Ansicht einiger Autoren sogar als sicherstes Volumenersatzmittel.

Gelatine

▶ Volumenersatzmittel auf Kollagenbasis (Proteinbasis).
▶ **Unterschiede der Präparate:** Verschiedene galenische Zubereitungen und Vernetzungen.
▶ **Erwünschte und unerwünschte spezifische Effekte** (Tab. 8):
  – Blutgerinnungshemmung (nach neueren Untersuchungen in ähnlichem Ausmaß wie HAES).
  – Anaphylaktoide Reaktionen: Relativ viele leichte, jedoch wenig schwere Unverträglichkeitsreaktionen.
  – Osmotische Diurese.
  – Senkung des Fibronektinspiegels (unklare klinische Relevanz).
  – Lösung geliert bei niedrigen Temperaturen.
▶ **Tageshöchstdosis:** Keine! Menge lediglich limitiert durch Blutverdünnung.
▶ **Bewertung:**
  – Geringste Volumenwirkung der Kolloide (80 – 100 %).
  – Kürzeste Wirkdauer unter den Kolloiden (2 – 3 h).
  – Dadurch beste Steuerbarkeit unter den Kolloiden.
  – Insgesamt preisgünstigstes kolloidales Volumenersatzmittel.

Hypertone-hyperonkotische Lösungen: Small volume resuscitation

▶ **Präparate** (je 250-ml-Infusionsbeutel):
  – NaCl 7,2 % / HAES 200.000 6 % (HyperHAES)
  – NaCl 7,5 % / Dextrane 70 6 % (RescueFlow)

▶ **Wirkungsweise:**
  - hochprozentige NaCl-Lösungen, zusammen mit einem Kolloid, bewirken schon in sehr kleinen Mengen eine prompte, jedoch vorübergehende Wiederherstellung der Zirkulation.
  - *Wirkungsmechanismus:* Volumenmobilisation in den Intravasalraum:
    • aus dem interstitiellen Raum;
    • aus den Erythrozyten;
    • aus den Endothelzellen.
▶ **Dosierung:** 4 ml/kg KG (250 ml beim Erwachsenen).
▶ **Erwünschte und unerwünschte spezifische Effekte:**
  - Steigerung des Herzzeitvolumens.
  - Nachlastsenkung; initialer Blutdruckabfall.
  - Verringerung des Endothelzellödems, Mikrozirkulationsverbesserung.
  - Hirndrucksenkung.
  - Hypernatriämie (besonders bei wiederholter Gabe) und Hyperosmolarität.
  - Verstärkung der Blutung bei fortbestehender Blutungsquelle.
▶ **Bewertung:**
  - Eine klare Überlegenheit der *small volume resuscitation* gegenüber einer „konventionellen" Infusionstherapie mit Kristalloiden oder Kolloiden ist bislang nicht nachgewiesen.
  - Eine Indikation wird vor allem bei (poly)traumatisierten Patienten mit Schädelhirntrauma gesehen.
▣ *Beachte:* Der Volumeneffekt einer einmaligen Gabe hypertoner-hyperonkotischer Lösungen ist zeitlich begrenzt; daher muß im Anschluß an die initiale *small volume resuscitation* eine weitergehende Infusionstherapie mit kristalloiden oder kolloidalen Lösungen erfolgen.

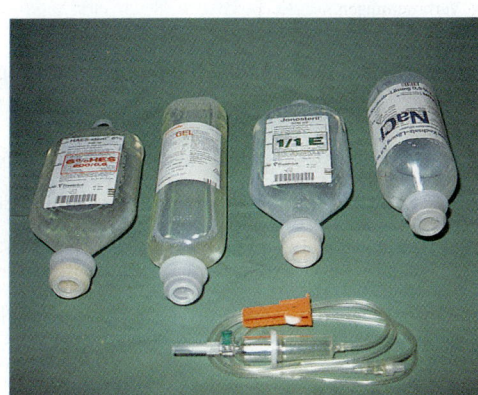

Abb. 82 · Verschiedene kristalloide und kolloidale Infusionslösungen

4.6 Volumenersatztherapie

Volumenersatzlösungen

▶ **Kristalloide:** Vollelektrolytlösungen.
▶ **Künstliche Kolloide:**
  - Hydroxyaethylstärke.
  - Gelatine.
  - Dextране.
▶ **Hypertone-hyperonkotische Lösungen:** HyperHAES oder RescueFlow.
▶ **Humanalbumin** (natürliches Kolloid): Keine relevanten Vorteile gegenüber künstlichen Kolloiden. Für die Volumenersatztherapie aufgrund des hohen Preises nicht indiziert.
▶ **Blutkonserven:** Präklinisch nicht verfügbar (Haltbarkeits-, Lagerungs- und immunologische Probleme).
▶ **Lösungen mit künstlichen Sauerstoffträgern** („künstliches Blut" auf Hämoglobin- oder Perfluorocarbonbasis): Zur Zeit nicht verfügbar (immer noch in der Entwicklungs- und Erprobungsphase).

Indikationen

▶ Drohender oder manifester Volumenmangel.
▶ Hypovolämischer Schock inkl. hämorrhagisch-traumatischer Schock.
▶ Distributiver Schock:
  - Anaphylaktischer Schock.
  - Neurogener Schock.
  - Septischer Schock.
▶ Verbrennungen.
▶ Dehydratation, Exsikkose.

Auswirkungen der präklinischen Infusionstherapie

▶ **Erhöhung** des zirkulierenden Blutvolumens.
▶ **Verdünnung** der zirkulierenden Blutbestandteile.
▶ **Abnahme des arteriellen Hämoglobin- und Sauerstoffgehalts** bis hin zur anämischen Hypoxämie:
  - Kann nur durch gleichzeitige Transfusion von Blutkonserven bzw. Erythrozytenkonzentraten verhindert werden.
  - Transfusionsindikation in der Klinik: Abhängig von der Grunderkrankung des Patienten. Anhaltswert für die sog. Transfusionsschwelle: Hämoglobinkonzentration 7 – 10 g%.
▶ **Abnahme der Blutviskosität**, Verbesserung der Mikrozirkulation und Zunahme des Herzzeitvolumens; dadurch bis zu einem Hb von 7 – 8 g% zunächst Kompensation der Abnahme des Sauerstoffgehalts und u. U. sogar Zunahme des Sauerstoffangebots.
◼ *Beachte:* Eine normovolämische Anämie wird erheblich besser toleriert und führt zu weniger Organkomplikationen als eine Hypovolämie mit normaler Hämoglobinkonzentration.

Steuerungsgrößen

▶ **Steuerungsgrößen der präklinischen Volumenersatztherapie:**
  - Blutdruck.
  - Herzfrequenz.

- Bewußtsein.
- Kapillärer Reperfusionstest.

► **Weitere Steuerungsgrößen der Volumenersatztherapie in der Klinik:**
- Zentraler Venendruck (ZVD).
- Urinausscheidung.
- Hämoglobinkonzentration.
- Blut-pH, Base-Excess (BE).
- HZV, PCWP (Pulmonaliskatheter).

Ziel der präklinischen Volumenersatztherapie

► **Weitgehende Normalisierung des Blutdrucks** und der Herzfrequenz, des Bewußtseins und der kapillären Reperfusion.
► **Bei schwerem, präklinisch unstillbarem, anhaltendem Blutverlust:** Keine Blutdrucknormalisierung, da verstärktes Ausbluten möglich. Optimales Vorgehen in diesen Situationen zur Zeit noch umstritten:
- Evtl. minimale (oder gar keine?) Infusionstherapie.
- Evtl. permissive Hypotension (systolischer Blutdruck um 70 – 90 mmHg).
- In jedem Fall begleitend zur Primärversorgung sofortiger, schneller Transport in die Klinik zur chirurgischen Blutstillung.

Kristalloide oder Kolloide?

► **Kristalloide Lösungen:**
- *Vorteile:*
  - Keine allergischen Reaktionen.
  - Nahezu unbegrenzte Lagerbarkeit.
  - Preisgünstig.
- *Nachteile:*
  - Geringere Volumenwirkung (3 – 6 × schwächer als kolloidale Lösungen).
  - Verstärkung des interstitiellen Ödems (erhöhte Disposition zu Lungenödem? Schlechtere Gewebeoxygenierung?).
► **Kolloidale Lösungen:**
- *Vorteile:*
  - Gute Volumenwirkung.
  - Mikrozirkulationsverbesserung.
- *Nachteile:*
  - Möglichkeit anaphylaktoider Reaktionen.
  - Teurer als Kristalloide.
  - Insb. bei HAES und Dextrane: Blutungsverstärkung durch Blutgerinnungshemmung.
▣ *Beachte:* Kolloidale Lösungen enthalten in der Regel ebenfalls Elektrolyte in annähernd isoosmolarer Konzentration (Natriumgehalt 130 – 154 mmol/l). Bei Infusion kolloidaler Lösungen werden also genaugenommen sowohl Kolloide als auch Kristalloide infundiert.
► **Bewertung:** Unter Beachtung der spezifischen Vor-und Nachteile kann sowohl mit kolloidalen als auch mit kristalloiden Lösungen eine adäquate präklinische Volumenersatztherapie durchgeführt werden.
▣ *Faustregeln:*
- *Bei Verwendung von Vollelektrolytlösungen* muß etwa 4 × soviel Volumen infundiert werden als bei Verwendung kolloidaler Lösungen bzw. 4 × mehr als das verlorene Blutvolumen.
- *Bei Verwendung kolloidaler Lösungen* muß etwa soviel Volumen infundiert werden, wie Blut verloren wurde.

– *Bei Verwendung hypertoner-hyperonkotischer Lösungen* kann bereits mit 4 ml/kg selbst bei erheblichem vorausgegangenen Blutverlust wieder ein stabiler Kreislauf hergestellt werden.

Durchführung der Volumenersatztherapie

▶ **Lösungen in Plastikflaschen oder Plastikbeutelnbevorzugen.**
  – Druckinfusion ohne Gefahr der Luftembolie möglich.
  – Geringere Verletzungsgefahr.
▶ **Gefäßzugänge:** Am besten 2 möglichst großlumige periphervenöse Zugänge legen:
  – *Erwachsene:* Venenverweilkanülen Größe 1,7 – 2,2 mm ID; wenn nicht anders möglich, auch kleiner.
  – *Zentralvenöser Zugang* nur dann, wenn periphervenöser Zugang unmöglich.
  – *Intraossären Zugang* vor allem bei Kindern erwägen, wenn periphervenöser Zugang unmöglich.
▶ **Bei offenbar geringem Volumenmangel** (< 1000 ml, kaum erniedrigter Blutdruck, geringe Tachykardie): Vollelektrolytlösung, zunächst 500 – 1000 ml i. v.
▶ **Bei schwerem Volumenmangel und Schock** (ausgeprägte Hypotension < 90 mmHg systolisch, Tachykardie):
  – *Kolloidale Lösung,* z. B. HAES 130.000 6 %, 500 – 1500 ml i. v., ggf. auch mehr; oder
  – *Vollelektrolytlösung,* z. B. Ringer-Laktat, 1000 – 4000 ml i. v., ggf. auch mehr; oder
  – *Kombination* aus kolloidaler und Vollelektrolytlösung 1 : 1, je 500 – 1500 ml i. v., ggf. auch mehr.
  – Alternativ: *Hyperton-hyperonkotische Lösung,* z. B. HyperHAES, 4 ml/kg i. v.; anschließend konventionelle Infusionstherapie mit kolloidalen und/oder kristalloiden Lösungen.
▶ **Infusionsgeschwindigkeit:**
  – *Bei schwerem Volumenmangel schnelle Infusion:* Mechanischen Infusionsregler vollständig aufdrehen; Infusion im Strahl einlaufen lassen.
  – *Druckinfusion,* wenn notwendig:
    • Stets äußere Druckinfusion: Infusionsbeutel mit Händen, einer aufgeblasenen Blutdruckmanschette oder einem speziellen Druckbeutel komprimieren.
    • Nie innere Druckinfusion: Keine Luft in die Infusionsflaschen spritzen! Keine Druckinfusion mit Glasflaschen! Luftemboliegefahr!
    • Cave: Überinfusion bei kleinen Kindern oder herzinsuffizienten Patienten!

4.7 Katecholamine und Sympathomimetika

Indikationsspektrum

▶ Reanimation (CPR).
▶ Schock jeglicher Genese.
▶ Schwere Bradykardie.
▶ Akute Herzinsuffizienz.
▶ Status asthmaticus und akute dekompensierte COPD (Bronchodilatation).
▶ Tokolyse.
▶ Lebensbedrohliche Hyperkaliämie.

Substanzen

► Adrenalin = Epinephrin (Suprarenin).
► Dopamin (z. B. Dopamin Giulini).
► Dobutamin (z. B. Dobutrex).
► Noradrenalin = Norepinephrin (z. B. Arterenol).
► Orciprenalin (Alupent).
► Theodrenalin/Cafedrin (Akrinor).
► Fenoterol (z. B. Berotec, Partusisten), Salbutamol (z. B. Sultanol), Terbutalin (z. B. Bricanyl) und Reproterol (Bronchospasmin).

Wirkungsmechanismus

► **Stimulation adrenerger Rezeptoren:** β-, (beta)- und Dopamin-Rezeptoren bzw. deren Subpopulationen.

Wirkungen

► Siehe auch Tab. 9.
► **Positiv inotrop** (β_1-Rezeptor-vermittelt): Erhöhung der myokardialen Kontraktilität.
► **Positiv chronotrop** (β_1-Rezeptor-vermittelt): Herzfrequenzsteigerung.
► **Vasokonstringierend** (α-Rezeptor-vermittelt): Anstieg des peripheren Widerstands.
► **Vasodilatierend** (β_2-Rezeptor-vermittelt): Abfall des peripheren Widerstands.
► **Bronchodilatierend** (β_2-Rezeptor-vermittelt): Senkung des Atemwegswiderstands.
► **Tokolytisch** (β_2-Rezeptor-vermittelt): Wehenhemmung.
► **Kaliumspiegel-senkend** (β_2-Rezeptor-vermittelt): Aufnahme von Kalium in die (Muskel)zellen.

Adrenalin

► **Internationale Bezeichnung:** Epinephrin, Handelsname: Suprarenin.
► **Wichtigstes Katecholamin** für die Rettungsmedizin und wichtiges Reanimationsmedikament.

Tabelle 9 · **Rezeptoraktivität der Katecholamine und Sympathomimetika**

Substanz	DA	β_1	β_2	α
Dopamin	+++	++	+	+++
Dobutamin	-	+++	++	+
Noradrenalin	-	+++	-	+++
Adrenalin	-	+++	++	+++
Fenoterol, Salbutamol	-	+	+++	-
Orciprenalin, Isoprenalin	-	+++	+++	-

DA = Dopaminrezeptor

- ► **Wirkungsmechanismus** (Tab. 9): Stimulation der α- und β-Rezeptoren:
  - *In niedriger Dosis* (≤ 5 µg/min): Überwiegende β-Stimulierung: Positiv inotrop, positiv chronotrop, und vaso- und bronchodilatierend. Entscheidend für die Wirkung bei Bradykardie und Bronchospasmus.
  - *In höherer, klinisch üblicher Dosis* (> 5 µg/min): Überwiegende α-Stimulierung. Positiv inotrop, positiv chronotrop, vasokonstringierend (vasopressorisch). Entscheidend für die Wirkung bei CPR.
- ► **Wirkungen:**
  - Blutdruckanstieg (in höherer, klinisch üblicher Dosierung).
  - Tachykardie.
  - Bronchodilatation.
  - Senkung der Kaliumkonzentration im Plasma.
- ► **Indikationen:**
  - Reanimation (jede Form des Kreislaufstillstands).
  - Lebensbedrohliche Bradykardie.
  - Schock.
  - Ausgeprägter Bronchospasmus.
  - Schwere Hyperkaliämie.
- ► **Anwendungshinweise und Kommentare:**
  - *Wirkdauer:* Wenige Minuten.
  - *Applikation:* In vitalen Notsituationen als Bolus i. v., sonst als kontinuierliche Infusion.
  - *Darreichungs- und Zubereitungsformen:*
    - 1-ml-Ampullen zu 1 mg/ml (1 : 1000): Verdünnung auf 10 ml (1 : 10.000) üblich bei CPR und schwerstem Schock; 1 ml = 0,1 mg.
    - 1-ml-Ampullen zu 1 mg/ml (1 : 1000): Verdünnung auf 100 ml (1 : 100.000) zu empfehlen zur Therapie von Bradykardie, Bronchospasmus und leichteren Schockformen; 1 ml = 0,01 mg.
    - 10-ml-Fertigspritzen zu 1 mg/10 ml (1 : 10.000): Zur sofortigen intravenösen Bolusgabe geeignet; 1 ml = 0,1 mg.
    - 25 mg in 25 ml: Zur Zubereitung einer kontinuierlichen Infusion; 1 ml = 1 mg.
- ► **Dosierung:**
  - *Intravenöse Bolusgabe:*
    - CPR: Standarddosis: 1 mg i. v. bzw. 0,01 mg/kg KG i. v.
    - Schock, Bronchospasmus, Bradykardie: 0,05 – 0,2 mg i. v. bzw. 1 – 3 µg/kg KG i. v. oder 0,3 – 0,5 mg s. c.
  - *Endobronchiale Bolusgabe:* 3 mg (0,03 – 0,05 mg/kg KG) in 10 ml NaCl 0,9 %.
  - *Kontinuierliche Gabe:* 0,1 – 1 µg/kg KG/min i. v.
- ◨ *Eine sog. Hochdosistherapie mit Adrenalin bei CPR ist nach heutiger Ansicht nicht indiziert.*

Dopamin

- ► **Wirkungsmechanismus** (Tab. 9): Dosisabhängige Stimulation aller Katecholaminrezeptoren:
  - *Niedrige Dosis* (≤ 3 µg/kg KG/min): Vorwiegend vasodilatierend im Nierenstromgebiet über Stimulation der Dopaminrezeptoren.
  - *Mittlere Dosis* (3 – 10 µg/kg KG/min): Vorwiegend positiv inotrop über Stimulation der β-Rezeptoren.
  - *Hohe Dosis* (> 10 µg/kg KG/min): Vorwiegend vasokonstringierend über Stimulation der α-Rezeptoren.

▶ **Wirkungen:**
- Blutdruckanstieg.
- Meist Zunahme des Herzzeitvolumens.
- Tachykardie.

▶ **Indikationen:**
- Schock.
- Akute Herzinsuffizienz.
- Kreislaufstabilisierung nach Reanimation.

▶ **Anwendungshinweise und Kommentare:**
- *Wirkdauer:* Wenige Minuten.
- Fast ausschließlich kontinuierliche Verabreichung mittels Spritzenpumpe oder Infusomat.
- Dopamin liegt als Konzentrat oder als gebrauchsfertige Infusionslösung vor.
- Gängiges Katecholamin zur Schocktherapie und zur Therapie kreislaufinsuffizienter Post-Reanimationszustände.

▶ **Dosierung:**
- 2 – 30 µg/kg KG/min i. v.
- *Praktisches Vorgehen:* Zunächst 10 µg/kg KG/min, dann je nach Blutdruckverhalten Erhöhung oder Erniedrigung der Dosis.

Dobutamin

▶ **Wirkungsmechanismus** (Tab. 9): Vorwiegend positiv inotrop über Stimulation der β_1-Rezeptoren bei nur geringer α-Stimulation.

▶ **Wirkungen:**
- Insgesamt keine Erhöhung des peripheren Widerstands.
- Vergleichsweise gering ausgeprägte Tachykardie.
- Steigerung von Herzzeitvolumen und Organdurchblutung.
- Blutdruckverhalten uneinheitlich: Kann gleichbleiben, abfallen oder ansteigen!

▶ **Indikationen:**
- Akute Herzinsuffizienz ohne ausgeprägte Hypotension.
- Kompensierter kardiogener Schock.

▶ **Anwendungshinweise und Kommentare:**
- *Wirkdauer:* Wenige Minuten.
- *Allein oder in Kombination* mit einem anderen, vasopressorischen Katecholamin, meist Dopamin. Alleinige Anwendung nur bei ausreichendem Blutdruck!
- *Mischung Dobutamin/Dopamin* in einer Mischspritze möglich.
  - Systolischer Blutdruck < 90 mmHg: Verhältnis 1 : 1.
  - Systolischer Blutdruck > 90 mmHg: Verhältnis 2 : 1.
- Ausschließlich kontinuierliche Verabreichung mittels Spritzenpumpe oder Infusomat.
- *Kein essentielles Medikament für die Rettungsmedizin.* Präklinisch läßt sich das Indikationsspektrum auch mit anderen Katecholaminen wie Dopamin bzw. Akrinor abdecken.

▶ **Dosierung:**
- *Dobutamin:* 2 – 10 µg/kg KG/min i. v.
- *Dobutamin/Dopamin 1 : 1:* Je 2 – 10 µg/kg KG/min i. v.
- *Dobutamin/Dopamin 2 : 1:* Dobutamin 2 – 10 µg/kg KG/min plus Dopamin 1 – 5 µg/kg KG/min i. v.

Noradrenalin

....

- ▶ **Internationaler Name:** Norepinephrin, Handelsname: Arterenol.
- ▶ **Wirkungsmechanismus** (Tab. 9): Stimulation der α- und β_1-Rezeptoren.
  - Dadurch vasokonstringierend und positiv inotrop.
  - Keine vasodilatierende Komponente.
- ▶ **Wirkungen:**
  - Blutdruckanstieg.
  - Wirkung auf Organdurchblutung regional unterschiedlich und abhängig vom Grundleiden: Verschlechterung oder Verbesserung möglich!
  - Keine ausgeprägte Tachykardie, gelegentlich Bradykardie.
- ▶ **Indikationen:**
  - Schwerer Schock, insbesondere distributiver Schock bzw. septischer Schock.
  - Anwendung bei CPR anstelle von Adrenalin möglich, jedoch laut aktuellen Richtlinien nicht empfohlen; für diese Indikation dem Adrenalin nicht sicher überlegen; wenn verwendet, Dosierung wie Adrenalin.
- ▶ **Anwendungshinweise und Kommentare:**
  - *Wirkdauer:* Wenige Minuten.
  - Anwendung meist kontinuierlich, seltener als Bolus.
  - *Kein essentielles Medikament für die Rettungsmedizin:* Indikationsspektrum für Noradrenalin läßt sich auch mit Dopamin und Adrenalin abdecken.
- ▶ **Dosierung:**
  - *Bolusgabe:* 0,05 – 0,2 mg i. v.
  - *Kontinuierliche Gabe:* 0,05 – 1 µg/kg KG/min i. v.

Orciprenalin

....

- ▶ **Wirkungsmechanismus** (Tab. 9): Stimulation der β_1- und β_2-Rezeptoren.
- ▶ **Wirkungen:**
  - Inotropiesteigerung.
  - Herzfrequenzsteigerung.
  - Bronchodilatation.
  - Blutdruckabfall durch Vasodilatation möglich.
- ▶ **Mögliche Indikationen:**
  - Bradykardie.
  - Schwerer Asthmaanfall (wenn keine spezifischen β_2-Mimetika verfügbar).
- ▶ **Kontraindikationen:**
  - Reanimation!
  - Schwere Hypotension.
  - Schock.
- ▶ **Anwendungshinweise und Kommentare:**
  - *Wirkdauer:* Wenige Minuten.
  - Anwendung kontinuierlich oder als Bolus.
  - *Kein essentielles Medikament für die Rettungsmedizin:* Indikationsspektrum läßt sich auch mit Adrenalin resp. Fenoterol abdecken.
- ▶ **Dosierung:**
  - *Bolusgabe:* 0,05 – 0,2 mg i. v. (titrierende Dosierung).
  - *Kontinuierliche Gabe:* 0,05 – 1 µg/kg KG/min i. v.
- ▣ *Alupent galt lange bei Bradykardie als Mittel der Wahl; aber auch für diese Indikation wird heute statt dessen Adrenalin empfohlen.*

Akrinor

▶ **Präparat:** Mischung aus Adrenalin- und Theophyllinderivat: Theodrenalin plus Cafedrinhydrochlorid.
▶ **Wirkungsmechanismus:**
  – Positiv inotrop (β-Rezeptor-Stimulation).
  – Tonussteigerung der venösen Kapazitätsgefäße →Vorlasterhöhung.
▶ **Wirkungen:**
  – Systemischer und pulmonalarterieller Blutdruckanstieg (systolisch und diastolisch).
  – HZV-Anstieg.
  – Meist geringfügige Abnahme der Herzfrequenz.
▶ **Indikation:** Hypotension.
▶ **Anwendungshinweise und Kommentare:**
  – Keine Erhöhung des peripheren Widerstands.
  – Fehlende Beeinträchtigung der Uterusdurchblutung bei Schwangeren.
  – Wirkdauer länger als bei anderen Katecholaminen.
  – Intermittierende Bolusapplikation gut möglich.
  – In Deutschland häufig eingesetztes Notfallmedikament, insbesondere bei leichter bis mittelschwerer (nicht akut lebensbedrohlicher) Hypotension.
▶ **Dosierung:** 0,5 – 2 ml i. v. (titrierende Dosierung).

Fenoterol, Salbutamol, Terbutalin, Reproterol

▶ **Wirkungsmechanismus** (Tab. 9): Überwiegend Stimulation der β_2-Rezeptoren.
▶ **Wirkungen:**
  – Bronchodilatation.
  – Wehenhemmung.
  – Senkung der Serum-Kaliumkonzentration.
▶ **Indikationen:**
  – Asthmaanfall.
  – Dekompensierte COPD.
  – Bronchospasmus, z. B. nach Reizgasinhalation.
  – Vorzeitige Wehen.
  – Lebensbedrohliche Hyperkaliämie.
▶ **Anwendungshinweise und Kommentare:**
  – Effektivste Bronchodilatatoren.
  – *Inhalative Gabe* zur Bronchospasmolyse bevorzugen; nur in sehr schweren Fällen oder beim bewußtlosen Patienten Injektion durchführen (z. B. Terbutalin s. c. oder Reproterol i. v.); Überlegenheit der intravenösen Gabe gegenüber der inhalativen Applikation auch im Status asthmaticus nicht belegt.
  – *Bei Überdosierung:* Tachykarde Herzrhythmusstörungen, Angina pectoris.
  – *Wirkdauer* der Substanzen: 3 – 4 Stunden.
  – Verabreichungswege:
    • *Per inhalationem* (Spray): Fenoterol, Salbutamol.
    • *Intravenös* als Bolus oder kontinuierlich zur Bronchospasmolyse: Reproterol.
    • *Intravenös* zur kontinuierlichen Wehenhemmung: Fenoterol.
    • *Subkutan:* Terbutalin.
▶ **Dosierung:**
  – *Fenoterol:*
    • Spray: 2(– 5) Hübe à 0,1 mg p.i. (Bronchodilatation, Tokolyse).
    • Kontinuierlich: 1 – 2(– 5) µg/min i. v. (Tokolyse).

- *Salbutamol-Spray*: 2(–5) Hübe à 0,1 mg p.i. (Bronchodilatation, Tokolyse).
- *Terbutalin*: 0,25–0,5 mg s.c. (Bronchodilatation).
- Reproterol:
  - 0,09 mg langsam i.v. (Bronchodilatation).
  - Kinder: 10 µg/kg über 10 min.
  - Kontinuierlich: 0,2 µg/kg/min.

4.8 Parasympatholytika

Substanzen

▶ Atropin.
▶ Butylscopolamin (z.B. Buscopan).

Wirkungsmechanismus

▶ Acetylcholinantagonismus an muskarinergen Rezeptoren.

Atropin

▶ Wirkungen:
- *Tachykardie:*
  - Steigerung der Herzfrequenz bei Sinusbradykardie.
  - Erhöhung der AV-Überleitungsgeschwindigkeit.
- Bronchodilatation.
- Spasmolyse.
- Hemmung der Speichel-und Bronchialsekretion.
- Pupillenerweiterung: Mydriasis.
- *Zentrale Wirkung:* Gefahr eines zentral anticholinergen Syndroms (ZAS, S. 503).
▶ **Indikationen:**
- Bradykardie.
- Asystolie (nur zusammen mit Adrenalin; nicht obligat).
- Vergiftung mit Alkylphosphaten (Insektizidvergiftung).
▶ **Anwendungshinweise und Kommentare:**
- Sehr niedrige Dosen (< 0,25 mg bei Erwachsenen) können zur Bradykardie führen!
- Maximale vagolytische Wirkung bei 0,04 mg/kg KG (ca. 3 mg bei Erwachsenen). Weitere Dosissteigerung bei Bradykardie und Asystolie nicht sinnvoll.
- *Erheblich* höhere Dosierung bei Alkylphosphatvergiftung erforderlich!
- *Darreichungsformen:*
  - Üblicherweise: 0,5 mg/ml.
  - Als Antidot für Alkylphosphatvergiftung: 100 mg/10 ml.
▶ **Dosierung:**
- *Bradykardie:* 5–10 µg/kg KG (0,5 mg) i.v., evtl. repetitiv bis zu einer Gesamtdosis von 40 µg/kg KG bzw. 3 mg.
- *Asystolie:* 40 µg/kg KG (3 mg) einmalig i.v. (nicht obligat)
- *Alkylphosphatintoxikation:* Titrierende Dosissteigerung, ausgehend von 50–100 µg/kg KG (5–10 mg) i.v., bis Bronchial- oder Speichelsekretion sistiert. Keine Höchstdosis!

Butylscopolamin

▶ **Wirkungen:**
  - Spasmolyse an der glatten Muskulatur des Magen-Darmtrakts, der Gallenwege, der ableitenden Harnwege und des Uterus.
  - Tachykardie und Tachyarrhythmie (geringer als bei Atropin).
  - Hemmung der Speichel- und Bronchialsekretion.
  - Pupillenerweiterung: Mydriasis.
▶ **Indikationen:** Koliken, kolikartige Schmerzen (ggf. in Kombination mit Analgetika und Nitroglycerin).
▶ **Dosierung:** 0,3 mg/kg KG (20 mg) i. v.

4.9 Vasodilatatoren und Sympatholytika

Präparate

▶ **Nitrate:** Nitroglycerin (NTG, z. B. Nitrolingual) und Isosorbiddinitrat (ISDN, z. B. Isoket).
▶ **Dihydralazin** (z. B. Nepresol).
▶ **Kalziumkanal-Blocker:** Verapamil (z. B. Isoptin), Nifedipin (z. B. Adalat).
▶ **α_1-Antagonisten:** Urapidil (z. B. Ebrantil).
▶ **α_2-Agonisten:** Clonidin (z. B. Catapresan).
▶ **β-Blocker:** Esmolol (z. B. Brevibloc), Metoprolol (z. B. Beloc).
▶ **ACE-Hemmer:** Enalapril (in der Rettungsmedizin zur Zeit unüblich).
▶ **Phosphodiesterase-III-Hemme:** Sog. Inodilatatoren wie Enoximon (in der Rettungsmedizin zur Zeit unüblich).

Indikationen

▶ **Hypertensive Krise:** Nitroglycerin, Nifedipin, Urapidil, Clonidin, Verapamil, Dihydralazin.
▶ **Linksherzinsuffizienz und Lungenödem:** Nitroglycerin.
▶ **Angina pectoris:** Nitroglycerin, β-Blocker.
▶ **Myokardinfarkt:** Nitroglycerin, β-Blocker.
▶ **Supraventrikuläre Tachykardien:** Verapamil, β-Blocker.
▶ **Kolikartige Schmerzen:** Nitroglycerin.

Nitrate

▶ **Präparate:**
  - Glyceroltrinitrat = Nitroglycerin (NTG).
  - Isosorbiddinitrat (ISDN).
▶ **Wirkungsmechanismus:** Freisetzung des körpereigenen „Endothelium-derived relaxing factor" (EDRF = Stickstoffmonoxid = NO) aus dem Gefäßendothel.
▶ **Wirkungen:**
  - Vorwiegend venöse Vasodilatation: Vorlastsenkung.
  - In höheren Dosen auch arterielle Vasodilatation: Nachlastsenkung.
  - Arterielle und pulmonalarterielle Blutdrucksenkung durch Verminderung des venösen Rückstroms.
  - Senkung des myokardialen Sauerstoffbedarfs.
  - Antianginöse Wirkung.
  - Relaxation der glatten Muskulatur in Gallenblase, Darm, ableitenden Harnwegen und Uterus.

▶ **Unerwünschte Wirkungen:**
- Reflextachykardie.
- Kopfschmerzen.
- Dilatation zerebraler Gefäße (Gefahr der Hirndrucksteigerung).

▶ **Indikationen:**
- Angina pectoris.
- Myokardinfarkt, akutes Koronarsyndrom.
- Linksherzinsuffizienz.
- Lungenödem.
- Hypertensive Krise.
- Kolikartige Schmerzen.

▶ **Anwendungshinweise und Kommentare:**
- Sublingual als Kapsel oder Spray, intravenös als Bolus oder kontinuierlich; im Rettungsdienst sublinguale Gabe meist ausreichend!
- NTG ist eines der am häufigsten verwendeten Notfallmedikamente.
- Vorsicht bei Hypotension mit Blutdruckwerten < 100 mmHg!

▶ **Dosierung von Nitroglycerin:**
- *Spray:* 2 – 3 Hübe à 0,4 mg sublingual, eventuell repetitiv im Abstand von einigen Minuten.
- *Bolusinjektionen:* 0,5 mg i. v., evtl. repetitiv.
- *Kontinuierliche Gabe:* 0,3 – 3 µg/kg KG/min i. v.

Dihydralazin

▶ **Wirkungsmechanismus:** Unbekannt (Eingriff ins NO-System?).

▶ **Wirkung:**
- Blutdruckabfall durch Vasodilatation vorwiegend im arteriellen Schenkel.
- *Keine* Verminderung der Uterusdurchblutung.

▶ **Unerwünschte Wirkungen:**
- Oft ausgeprägte Reflextachykardien.
- Kopfschmerzen.

▶ **Indikationen:**
- *Hypertensive Krise:* Reservetherapeutikum.
- *Hypertensive Krise in der Schwangerschaft:* Galt hier lange Zeit Mittel der Wahl; ist aber heute von anderen Antihypertensiva, v. a. Nifedipin und Urapidil abgelöst.

▶ **Anwendungshinweise und Kommentare:**
- Vorwiegend intravenös als Bolus.
- Kombination mit einem β-Blocker oder Clonidin zur Abschwächung der Reflextachykardie möglich.

◪ *Beachte:* Wirkungseintritt nach i. v.-Gabe verzögert (5 – 20 Minuten)!

▶ **Dosierung:** 6,25 – 12,5 mg i. v.

Kalziumkanal-Blocker

▶ **Präparate:**
- Nifedipin und andere Dihydropyridine, z. B. Nicardipin.
- Verapamil.
- Diltiazem.

▶ **Wirkungsmechanismus:** Verringerung des langsamen Kalziumeinstroms.

▶ **Wirkungen:**
- *Alle Kalziumkanal-Blocker:*
  - Vasodilatation, Verringerung des peripheren Widerstands.
  - Blutdrucksenkung.
  - Antianginös.
- *Dihydropyridine* (sog. *vasoselektive* Kalziumkanal-Blocker):
  - Reflextachykardie.
  - Gering negativ inotrop.
- *Verapamil und Diltiazem* (sog. *kardioselektive Kalziumkanal-Blocker*):
  - Hemmung der AV-Überleitung.
  - Negativ inotrop.

▶ **Indikationen im Rettungsdienst:**
- *Alle Kalziumkanal-Blocker, vor allem aber Nifedipin und andere Dihydropyridine:* Hypertonie, hypertensive Krise.
- *Verapamil und Diltiazem:* Akutes Koronarsyndrom (2. Wahl nach β-Blockern); supraventrikuläre Tachykardie, v. a. Tachyarrhythmia absoluta (Antiarrhythmika Klasse IV).

▶ **Anwendungshinweise und Kommentare:**
- *Nifedipin:*
  - Applikation vor allem per os, da schnelle intestinale Resorption: Kapsel zerbeißen und herunterschlucken lassen (sublinguale Resorption sehr schlecht).
  - Neuerdings wird vor allem im amerikanischen Schrifttum von der in Deutschland empfohlenen Gabe von Nifedipin p. o. zur Therapie der hypertensiven Krise abgeraten: es wurden schwere Hypotensionen und sogar Todesfälle berichtet.
  - Andererseits ist Nifedipin für diese Indikation sehr verbreitet, und gilt insbesondere bei der hypertensiven Krise im Rahmen einer Präeklampsie heute als Mittel der Wahl.
  - Intravenöse Gabe in der Rettungsmedizin unüblich; sie erfolgt in der Klinik meist kontinuierlich in einer Motorspritzenpumpe.
- *Verapamil und Diltiazem:*
  - Meist intravenös als Bolus.
  - Keine Indikation bei WPW-Syndrom und Arrhythmien ventrikulärer Genese.
- ◨ *Cave:* Versehentliche Anwendung von Kalziumkanal-Blockern vom Verapamil- oder Diltiazem-Typ bei ventrikulärer Tachykardie ist lebensgefährlich!
- ◨ *Cave:* Keine Kombination von Kalziumkanal-Blockern vom Verapamil- oder Diltiazem-Typ mit β-Blockern! Gefahr lebensbedrohlicher Bradykardie und Herzversagen!
- ◨ *Beachte:* Kombination von Kalziumkanal-Blockern vom Nifedipin-Typ mit β-Blockern möglich!

▶ **Dosierungen:**
- *Nifedipin:* 5 – 10 mg p. o.
- *Verapamil:* 5 mg i. v.
- *Diltiazem:* 10 – 25 mg i. v.

Urapidil

▶ **Wirkungsmechanismus:**
- Blockade der α_1-Rezeptoren.
- Stimulation zentraler Serotonin-Rezeptoren (5-HT$_{1A}$-Rezeptoren).

► **Wirkung:**
  – Vasodilatation im arteriellen und venösen Strombett.
  – Blutdrucksenkung ohne Reflextachykardie.
  – Keine Zunahme des Hirndrucks.
► **Indikationen:**
  – Hypertensive Krise (auch in der Schwangerschaft).
  – Blutdrucksenkung bei neurologischen Notfällen, wenn erforderlich.
► **Anwendungshinweise und Kommentar:**
  – Applikation intravenös als Bolus.
  – Antihypertensivum der 1. Wahl bei o. g. Indikationen.
► **Dosierung:** 25 – 50 mg i. v.

Clonidin

► **Wirkungsmechanismus:**
  – Vorwiegend über zentrale Stimulation der α_2-Rezeptoren.
  – Geringe Stimulation der α_1-Rezeptoren (Verhältnis α_2:α_1 beträgt etwa 220 : 1).
► **Wirkungen:**
  – Senkung des Sympathotonus.
  – Antihypertensiv ohne Reflextachykardie.
  – Sedierende und analgetische Komponente.
► **Indikation im Rettungsdienst:**
  – Hypertensive Krise.
  – adjuvant zu Analgetika, Sedativa oder Neuroleptika bei starken Schmerzen oder Unruhe und eher hypertensiv-tachykardem Kreislauf.
► **Anwendungshinweise und Kommentare:**
  – *Wirkbeginn:* Innerhalb 15 Minuten.
  – *Wirkmaximum:* Nach 30 – 60 Minuten.
  – *Wirkdauer:* Ca. 6 – 8 Stunden.
  – Langsame i. v.-Injektion! Schnelle Injektion kann initial zu weiterem Blutdruckanstieg führen!
  – Alternativ (ausnahmsweise): i. m.-Applikation.
► **Dosierung:** 0,075 – 0,15 mg langsam i. v.

β-Blocker

► **Gebräuchliche Präparate in der Rettungsmedizin (Auswahl):**
  – Metoprolol.
  – Esmolol.
► **Einteilung der β-Blocker:**
  – *Nach Wirkdauer:*
    • Kurzwirksame β-Blocker: Esmolol ($<$ 10 Minuten).
    • Mittellang wirksame β-Blocker: z. B. Metoprolol (2 – 4 Stunden).
    • Langwirksame β-Blocker: z. B. Atenolol (6 – 9 Stunden); im Rettungsdienst unüblich.
  – *Nach β-Rezeptor-Selektivität:*
    • β_1- und β_2-Rezeptor-Antagonisten (nichtselektive β-Blocker): z. B. Propanolol. Heute im Rettungsdienst eher unüblich.
    • β_1-selektive Antagonisten: z. B. Esmolol, Metoprolol, Atenolol.
  – *Nach intrinsischer Aktivität:*
    • β-Blocker ohne intrinsische Aktivität: z. B. Esmolol und Metoprolol.
    • β-Blocker mit intrinsischer Aktivität: z. B. Pindolol.

► **Wirkungsmechanismus:** Blockade der β-Rezeptoren bzw. deren Subpopulationen.
► **Wirkungen:**
  – Negativ inotrop.
  – Negativ chronotrop: Senkung der Herzfrequenz.
  – Antiarrhythmisch (β-Blocker = Antiarrhythmika Klasse II).
  – Senkung des myokardialen Sauerstoffbedarfs.
  – Antianginös.
► **Unerwünschte Wirkungen:**
  – Bradykardie.
  – Verstärkung einer Herzinsuffizienz bei Überdosierung.
  – Bronchospasmus (bei β_1-selektiven Blockern geringere Wahrscheinlichkeit, aber nicht ausgeschlossen!).
► **Indikationen im Rettungsdienst:**
  – Tachykardie, vor allem bei supraventrikulärer Genese (Antiarrhythmika Klasse II).
  – Akutes Koronarsyndrom, Myokardinfarkt.
► **Anwendungshinweise und Kommentare:**
  – Vorsichtige intravenöse Bolusapplikation.
  – Bei Koronarinsuffizienz und Myokardinfarkt keine Präparate mit intrinsischer Aktivität wählen, da diese den myokardialen Sauerstoffverbrauch steigern.
  – In der Rettungsmedizin zur besseren Steuerbarkeit kurz- oder mittellang wirksame Präparate wie Esmolol oder Metoprolol bevorzugen.
  ▣ *Cave:* Keine Kombination von intravenösen β-Blockern mit Kalziumkanal-Blockern vom Verapamil-oder Diltiazem-Typ!
  ▣ *Beachte:* Kombination von intravenösen β-Blockern und Kalziumkanal-Blockern vom Nifedipin-Typ jedoch möglich.
► **Dosierungen:**
  – *Esmolol:* 35 mg (0,5 mg/kg KG) über 1 min i. v.; dann evtl. 50 – 100 µg/kg KG/min kontinuierlich i. v.
  – *Metoprolol:* 2,5 – 5 mg i. v.

4.10 Antikoagulanzien, Thrombozytenaggregationshemmer

Substanzen

► **Antikoagulanzien:** Heparin (UFH, NMH).
► **Thrombozytenaggregationshemmer:** Acetylsalicylsäure (ASS).

Heparin

► **Präparate:**
  – Unfraktioniertes Heparin (UFH)
  – Niedermolekulares Heparin (NMH), z. B.
    • Enoxaparin (Clexane)
    • Dalteparin (Fragmin)
    • Nadroparin (Fraxiparin)

- ► **Wirkungsmechanismus:**
  - Inhibition mehrerer plasmatischer Gerinnungsfaktoren, v.a. F Xa und F IIa (NMH vorwiegend F Xa).
  - Kofaktor von Antithrombin III.
  - In hohen Dosen auch Hemmung der Thrombozytenaggregation und -adhäsion sowie fibrinolytische Komponente.
- ► **Wirkung:** Gerinnungshemmung (Inhibition der plasmatischen Gerinnung).
- ► **Unerwünschte Wirkungen:**
  - Blutung (insb. Hirnblutung).
  - Heparin-induzierte Thrombozytopenie (HIT II); häufiger bei UFH.
- ► **Indikationen für die Rettungsmedizin:**
  - Akutes Koronarsyndrom (ACS: Myokardinfarkt und instabile Angina pectoris).
  - Lungenembolie (LE).
- ► **Weitere Indikationen** (nach Diagnosesicherung in der Klinik, **nicht** präklinisch):
  - Ischämischer Schlaganfall (umstritten).
  - Arterielle Verschlußkrankheit und tiefe Venenthrombosen.
- ► **Kontraindikationen:** Manifeste Blutung oder Blutungsneigung, Gravidität, bekanntes HIT II.
- ► **Anwendungshinweise und Kommentare:**
  - Nutzen der präklinischen Applikation (zusätzlich zu ASS) beim akuten Koronarsyndrom nicht eindeutig nachgewiesen, jedoch empfohlen.
  - NMH gelten zur Therapie von ACS und LE als mindestens gleichwertige (und möglicherweise effektivere) Alternative zu UFH.
  - UFH: Applikation zunächst als Bolus, dann (in der Klinik oder auf längerem Transport) kontinuierlich mittels Perfusor i.v.
  - NMH: Subkutane Bolusgabe; intravenöse Gabe initial möglich.
- ► **Dosierung:**
  - *UFH:*
    - Bolus: 100 I.E./kg KG (5000–7500 I.E.) i.v.
    - Kontinuierliche Infusion: 10–20 I.E./kg KG/h (700–2000 I.E./h) i.v.
  - *NMH* (empfohlene Dosierungen):
    - Dalteparin: 120 I. E/kg KG. s.c. (2×/Tag)
    - Enoxaparin: 1 mg/kg KG s.c. (2×/Tag)
    - Nadroparin: 86 I. E./kg KG s.c. (2×/Tag)

Acetylsalicylsäure

- ► Weitere Informationen zur analgetischen Wirkung siehe auch S. 189 f.
- ► **Wirkungsmechanismus:** Hemmung der thrombozytären Zyklooxygenase.
- ► **Wirkung:** Gerinnungshemmung (Thrombozytenaggregationshemmung).
- ► **Indikationen** für die Rettungsmedizin: Akutes Koronarsyndrom (Myokardinfarkt, instabile Angina pectoris).
- ► **Weitere Indikationen** (nach Diagnosesicherung in der Klinik):
  - Ischämischer Schlaganfall.
  - Arterielle Verschlußkrankheit.
- ► **Ungesicherte Indikation:** Dekompressionstrauma (Tauchunfall).
- ► **Anwendungshinweise und Kommentare:**
  - Applikation i.v. oder – wenn nicht anders möglich – auch p.o. (oder als Kautablette)
  - Weitere Wirkungen und Kontraindikationen S. 189 f.
- ► **Dosierung**: 325–500 mg i.v. oder p.o.

4.11 Fibrinolytika

Substanzen

▶ Streptokinase (z. B. Streptase).
▶ Urokinase (z. B. Actosolv).
▶ Alteplase (rt-Pa, recombinant tissue plasminogen activator, z. B. Actilyse): kurze Halbwertszeit (ca. 4 min).
▶ Reteplase (r-PA, recombinant plasminogen activator, Rapilysin): sog. Deletionsmutante von t-Pa mit längerer Halbwertszeit (ca. 15 min).
▶ Tenecteplase (Metalyse): Deletionsmutante von t-Pa mit noch längerer Halbwertszeit (> 30 min)

Wirkungsmechanismus

▶ Umwandlung (Aktivierung) von Plasminogen zu Plasmin.
▶ Dadurch Spaltung von Fibrinogen und Fibrin.
▶ **Alte-, Rete-, Tenecteplase:** Relativ spezifische Affinität zu fibringebundenem Plasminogen.

Wirkung

▶ Fibrinolyse, Thrombolyse.

Indikationen

▶ **Indikationen für die Rettungsmedizin:**
   – Myokardinfarkt mit ST-Hebung (STEMI), wenn keine akute perkutane Koronarintervention (PCI) in der Klinik geplant oder innerhalb 90 min möglich ist.
   – Lungenembolie Stadium III oder IV (Schock oder Kreislaufstillstand).
▶ **Weitere Indikationen** (nach Diagnosesicherung in der Klinik):
   – Arterielle Verschlußkrankheit.
   – *Nur rt-Pa:* Ischämischer Schlaganfall (nach computertomographischem Ausschluß einer intrazerebralen Blutung), Basilaristhrombose.

Anwendungshinweise und Kommentare

▶ **Myokardinfarkt mit ST-Hebung (STEMI):** Frühestmögliche Wiedereröffnung der verschlossenen Koronargefäße anstreben; da PCI offenbar effektiver ist: Präklinische Lysetherapie erwägen nur bei
   – Sehr langer Transportdauer (> 60 min).
   – Nichtverfügbarkeit einer akuten PCI im Krankenhaus.
   – Reanimation eines Patienten mit wahrscheinlichem akutem Myokardinfarkt (umstrittene Indikation).
▶ **Lungenembolie** S. 281 ff:
   – Stellenwert der präklinischen Lysetherapie nicht klar definiert.
   – Versuch in lebensbedrohlichen Situationen gerechtfertigt.
▶ **Voraussetzungen für die präklinische Lysetherapie:**
   – Arzt mit der Methode vertraut, Medikamente verfügbar.
   – Typische klinische Symptome bei Myokardinfarkt:
     • 12-Kanal-EKG.
     • Signifikante ST-Hebungen in mindestens 2 Extremitäten- oder Brustwandableitungen.
     • Beginn der Beschwerden vor weniger als 4 – 6 Stunden.

- *Typische klinische Symptome bei Lungenembolie:*
  - Akut lebensbedrohlicher Zustand (Stadium III/IV).
  - Hochwahrscheinliche Diagnose.
  - Keine Kontraindikationen.
► **Kontraindikationen:**
  - *Allgemein:*
    - Manifeste Blutung (insbesondere zerebral und intrathorakal).
    - Blutungsneigung, Marcumarisierung.
    - Schlaganfall.
    - Schwere, schlecht eingestellte Hypertonie.
    - Gravidität im 1. Trimenon.
    - Vorausgegangene Entbindung oder größere Operation.
  - *Speziell bei Streptokinase:*
    - Vorausgegangene Streptokinasetherapie im Laufe des letzten Jahres.
    - Bekannte Allergie gegen Streptokinase.
  - *Im lebensbedrohlichen Notfall (Reanimationssituation)* Kontraindikationen relativieren!
► **Lebensbedrohliche Gefahren:**
  - Hirnblutung.
  - Thorakale Blutung (z. B. aus disseziierendem Aortenaneurysma).
  - Reperfusionsarrhythmien.
► **Anwendung zusammen mit oder nach ASS:** Sinnvoll; Prognoseverbesserung nach Myokardinfarkt!
► rt-Pa (bzw. t-Pa-Deletionsmutanten) oder Streptokinase?
  - *Vorteile von rt-Pa:* Wahrscheinlich effektiver und sicherer.
  - Vorteile von Streptokinase: Erheblich preisgünstiger.
  ► *Beachte:* Eine Lysetherapie mit Alte-, Rete- oder Tenecteplase ist etwa 6 mal so teuer (ca. 1200 – 1500 €) wie die Lyse mit Streptokinase (ca. 250 €).

Dosierungen (gängige Empfehlungen)

► **Streptokinase** (Kurzzeitlyse):
  - *Myokardinfarkt:*
    - Streptokinase 1,5 Mio I. E. i. v. über 60 Minuten.
    - Dann Heparin 5000 I. E. i. v., gefolgt von 1000 I. E./h i. v.
  - *Lungenembolie:*
    - Streptokinase 0,5 – 1,0 Mio I. E. i. v. über 15 Minuten.
    - Dann Heparin 5000 I. E. i. v., gefolgt von 1000 I. E./h i. v.
► **Urokinase:**
  - *Myokardinfarkt:*
    - 1,5 Mio I. E. i. v. (Bolus).
    - Dann 1,5 Mio I. E. i. v. über 90 Minuten.
    - Dann Heparin 5000 I. E. i. v., gefolgt von 1000 I. E./h i. v.
  - *Lungenembolie:*
    - 1,5 Mio I. E. i. v. (Bolus).
    - Dann 1,5 Mio I. E. i. v. über 90 Minuten.
    - Dann Heparin 5000 I. E. i. v., gefolgt von 1000 I. E./h i. v.
► **rt-Pa (Alteplase):**
  - *Myokardinfarkt:* Insgesamt 100 mg i. v.:
    - Zunächst 15 mg als Bolus.
    - Dann 50 mg über 30 Minuten.
    - Dann 35 mg über 60 Minuten.
    - Parallel Heparin 5000 I. E. i. v., gefolgt von 1000 I. E./h i. v.
  - *Lungenembolie:* z. B. 50 mg i. v. über 15 Minuten.

▶ **t-Pa-Deletionsmutanten** zur Lysetherapie des Myokardinfarkts:
  – Reteplase Bolus 10 + 10 I. E. (im Abstand von 30 min)
  – Tenecteplase Bolus 0,5 mg/kg (bis maximal 50 mg)

4.12 Alkalisierende Pharmaka (Puffersubstanzen)

Substanzen

▶ Natriumbicarbonat (NaHCO$_3$, Nabic).
▶ Trishydroxymethylaminomethan (Tris-Puffer, THAM).

Wirkungsmechanismus

▶ **Natriumbicarbonat (NaHCO$_3$):** Reagiert nach Dissoziation in Na$^+$und Bicarbonat mit H$^+$-Ionen unter Bildung von Kohlensäure und Wasser (CO$_2$-generierender Puffer): HCO$_3^-$+ H$^+$ = CO$_2$ + H$_2$O
▶ **THAM:** Chemische Bindung der H$^+$-Ionen ohne CO$_2$-Generierung.

Wirkungen

▶ Alkalisierung des Blutes, Anstieg des Standardbicarbonats, Abnahme des Basendefizits, Anstieg des Blut-pH (nicht notwendigerweise auch des Gewebe-pH bzw. des intrazellulären pH!).
▶ Abfall der Serum-Kaliumkonzentration.
▶ Linksverschiebung der Sauerstoffbindungskurve: Erschwerte Abgabe von Sauerstoff im Gewebe.

Indikationen

▶ **Gesichert bzw. allgemein akzeptiert:**
  – Akuttherapie bei lebensbedrohlicher Hyperkaliämie.
  – Bicarbonatsubstitution bei erhöhtem Bicarbonatverlust bzw. verminderter Bicarbonatproduktion (z. B. Azidose bei Nierenversagen).
▶ **Ungesichert bzw. zweifelhaft:**
  – Puffertherapie bei schwerer metabolischer Azidose aufgrund von Gewebehypoxie sowie bei Ketoazidose.
  – Puffertherapie bei prolongierter CPR.

Anwendungshinweise und Kommentare

▶ Meist eingesetzte Puffersubstanz: Natriumbicarbonat (NaHCO$_3$). Erfahrungen mit THAM sind insgesamt begrenzt.
▶ NaHCO$_3$ liegt meist als 8,4%ige Lösung vor: 1 ml = 1 mmol.
▶ Bei gleichzeitiger Gabe von Katecholaminen und NaHCO$_3$ über einen Zugang können die Katecholamine inaktiviert werden.
▶ NaHCO$_3$ kann durch CO$_2$-Produktion die intrazelluläre Azidose verstärken und die Sauerstoffabgabe im Gewebe erschweren.
▶ Es gibt keine Hinweise darauf, daß die präklinische Puffertherapie die Prognose des Notfallpatienten verbessert. Für die präklinische, „blinde" (ohne Kenntnis des aktuellen pH) Puffertherapie gibt es daher keine klaren Indikationen. Auch die Puffertherapie einer nachgewiesenen metabolischen Azidose ist in den meisten Fällen (hypoxische Azidose, Ketoazidose) von unbewiesenem Wert.

◨ Beachte:
- Präklinische Blindpufferung – wenn überhaupt – nur bei langandauernder CPR erwägen.
- Überschießende Pufferung auf jeden Fall vermeiden!
- Eine Azidose wird meist besser toleriert als eine Alkalose.
- Die beste Therapie einer Azidose unter CPR ist die rasche Wiederherstellung einer adäquaten Gewebsperfusion und eine ausreichende Beatmung.

Dosierung

▶ **Natriumbicarbonat (8,4 % = 1 mmol/ml):**
  - *In Kenntnis des pH-Wertes und des Basendefizits* (in der Rettungsmedizin meist nicht der Fall):
    - Astrup-Formel: mmol $NaHCO_3$ = 0,3 × kg KG × Basendefizit; davon zunächst die Hälfte i. v.; Ziel: pH > 7,2.
    - Alternativ alle 10 Minuten 50 mmol Nabic i. v. bis zu einen pH > 7,2.
  - *In Unkenntnis des pH-Wertes* (in der Rettungsmedizin meist der Fall): Während CPR alle 10 Minuten 50 ml Nabic i. v.

4.13 Antiarrhythmika

Substanzen und ihre Wirkungsweise nach der Vaughan-Williams-Klassifikation

▶ **Klasse I:** Natrium-Kanal-Blocker.
  - *Klasse I a:* Verlängerung der Aktionspotentialdauer; z. B. Ajmalin (Gilurytmal). Weitere Substanzen: Disopyramid (Rythmodul), Procainamid (in Deutschland nicht in injizierbarer Form im Handel).
  - *Klasse I b:* Verkürzung der Aktionspotentialdauer; z. B. Lidocain (Xylocain). Weitere Substanzen: Mexitilen (Mexitil), Phenytoin (Phenhydan).
  - *Klasse I c:* Keine Änderung der Aktionspotentialdauer; z. B. Propafenon (Rytmonorm). Weitere Substanzen: Flecainid (Tambocor).
▶ **Klasse II:** β-Rezeptoren-Blocker; z. B. Metoprolol (Beloc), Esmolol (Brevibloc). Weitere Substanzen: Atenolol (Tenormin), Pindolol (Visken), Propanolol (Dociton), Sotalol (Sotalex; auch Klasse III).
▶ **Klasse III:** Kaliumkanal-Blocker; z. B. Amiodaron (Cordarex). Weitere Substanzen: Sotalol (Sotalex; auch Klasse II).
▶ **Klasse IV:** Kalziumkanal-Blocker; z. B. Verapamil (Isoptin). Weitere Substanzen: Diltiazem (Dilzem).

Weitere antiarrhythmisch wirkende Pharmaka

▶ **Digitalisglykoside:** Hemmung der membrangebundenen Na/K-ATPase und Verstärkung der Parasympathikuswirkung; z. B. Digoxin (Lanicor).
▶ **Adenosin:** Agonistische Wirkung an Adenosinrezeptoren und dadurch Verstärkung der Parasympathikuswirkung; Handelsname: Adrekar.
▶ **Magnesium:** Kalzium-antagonistische Wirkung; z. B. Magnesiumsulfat (Cormagnesin).

Generelle Indikation

▶ Supraventrikuläre oder ventrikuläre Tachyarrhythmien.

Generelle Anwendungshinweise und Kommentare

▶ Gruppenübergreifende Wirkungsweise vieler Antiarrhythmika, z.B.:
  – *Propafenon:* Klasse I a, I c, II und IV.
  – *Amiodaron:* Wirkungen aller Klassen (I – IV).
▶ **Globale Übersicht über die Indikationsspektren:**
  – *Klasse I b (Lidocain):* Nur bei ventrikulären Rhythmusstörungen.
  – *Klasse IV (Kalziumkanal-Blocker), Digitalisglykoside und Adenosin:* Nur bei supraventrikulären Rhythmusstörungen.
  – *Klasse I a (Ajmalin), I c (Propafenon), II (β-Blocker), III (Amiodaron) und Magnesium:* Bei vielen ventrikulären *und* supraventrikulären Rhythmusstörungen (mit unterschiedlicher Effektivität).
▶ **Gefährliche proarrhythmische Wirkungen:** Bei allen Antiarrhythmika möglich.
  – *Häufigkeit arrhythmogener Effekte:* Je nach Situation und Pharmakon 5–20% (im Mittel 10%).
  – *Besonders hohes Risiko* bei herzkranken Patienten, intravenöser Zufuhr und vorbestehenden Elektrolytstörungen (Hypokaliämie, Hypomagnesiämie).
▶ **Negativ inotrope Wirkung** praktisch aller Antiarrhythmika (bis auf Digitalisglykoside) bedenken!
  – *Ursache:* Verminderte intrazelluläre Kalziumbereitstellung.
  – *Folgen:* Schwere Blutdruckabfälle und Verstärkung einer akuten Herzinsuffizienz möglich.
  – Ausprägung:
    • Besonders ausgeprägte negativ inotrope Wirkung bei vielen Antiarrhythmika der Klassen I a, I c, II und IV.
    • Geringer ausgeprägte negativ inotrope Wirkung bei Antiarrhythmika der Klassen I b und III.

▶ **Beachte:**
  – *Keine Rhythmuskosmetik im Notarztwagen!* Daher Therapie mit Antiarrhythmika in der Rettungsmedizin nur dann, wenn der Patient durch die Rhythmusstörung hämodynamisch instabil oder ernsthaft gefährdet ist.
  – An *adjuvante medikamentöse Maßnahmen* und nicht-medikamentöse Rhythmustherapie denken:
    • Sedierung mit Benzodiazepinen bei aufgeregten Patienten.
    • Vagale Stimulationsmanöver, z.B. Pressen oder vorsichtige Karotissinusmassage.
    • Kardioversion und Defibrillation.
  – An *nicht-kardiogene Ursachen einer Tachyarrhythmie* denken, z.B.:
    • Schmerzen → Analgetikagabe.
    • Hypovolämie → Volumengabe.
    • Hypoxie → Sauerstoffgabe, Beatmung.
  – Das Antiarrhythmikum mit der heute größten Bedeutung zur Therapie lebensbedrohlicher Arrhythmien ist *Amiodaron.*

Klasse I a

▶ **Beispiel:** Ajmalin.
▶ **Indikation:** Ventrikuläre und supraventrikuläre Rhythmusstörungen.
▶ **Anwendungshinweise und Kommentare:**
  – Bei nicht-ischämischen ventrikulären Rhythmusstörungen oft effektiver als Lidocain.
  – Kann auch bei WPW-Syndrom gegeben werden.
▶ **Dosierung:** 0,5 – 1 mg/kg KG i. v. (50 mg) i. v.

Klasse I b

▶ **Beispiel:** Lidocain.
▶ **Indikation:**
  – *Rhythmustherapie:* Ventrikuläre Rhythmusstörungen.
  – *Weitere Indikationen:* Lokalanästhesie.
▶ **Anwendungshinweise und Kommentare:**
  – Traditionell Antiarrhythmikum der 1. Wahl bei ventrikulären Rhythmusstörungen, auch unter CPR; heute in dieser Hinsicht von Amiodaron abgelöst.
  – Bei ischämischen ventrikulären Rhythmusstörungen oft gut wirksam.
  – Keine Wirkung bei supraventrikulären Rhythmusstörungen.
  – Unerwünschte Wirkungen: Zerebrale Krampfanfälle; andererseits kann Lidocain auch einen Status epilepticus durchbrechen.
▶ **Dosierung:** 1 – 2 mg/kg KG i. v. (50 – 100 mg) i. v.

Klasse I c

▶ **Beispiel:** Propafenon.
▶ **Indikation:** Ventrikuläre und supraventrikuläre Rhythmusstörungen.
▶ **Anwendungshinweise und Kommentare:**
  – Bei nicht-ischämischen ventrikulären Rhythmusstörungen oft effektiver als Lidocain.
  – Kann auch bei WPW-Syndrom gegeben werden.
▶ **Dosierung:** 1 mg/kg KG i. v. (70 mg) i. v.

Klasse II (β-Blocker)

▶ **Beispiel:** Metoprolol.
▶ **Indikation:** Vorwiegend supraventrikuläre, aber auch ventrikuläre Rhythmusstörungen.
▶ Anwendungshinweise und Kommentare:
  – Nicht indiziert bei WPW-Syndrom.
  – Weitere Hinweise siehe S. 172 f.
▶ **Dosierung:** 0,05 mg/kg KG i. v. (2,5 – 5 mg) i. v., am besten fraktioniert in 1 mg-Schritten.

Klasse III

▶ **Beispiel:** Amiodaron.
▶ **Indikation:** Ventrikuläre und supraventrikuläre Rhythmusstörungen.
▶ **Anwendungshinweise und Kommentare:**
  – Antiarrhythmikum der Wahl zur Akuttherapie der meisten schweren supraventrikulären und ventrikulären Rhythmusstörungen, auch unter oder nach CPR.

- – Auch häufig zur Langzeittherapie von Rhythmusstörungen eingesetzt; dann sind schwerwiegende Nebenwirkungen möglich (u.a. thyreotoxische Krise, Lungenfibrose).
- – Unerwünschte Wirkungen bei i.v. Injektion: Blutdruckabfall und Bradykardie.
- – Zur Verdünnung G5% verwenden.
- ▶ **Dosierung:**
  - – Generelle Empfehlung: 150 – 300 mg (4 mg/kg) langsam i.v.; dann ggf. 300 mg bzw. 4 mg/kg KG i.v. über 1 Stunde. Gesamtdosis in den ersten 24 h: etwa 1000 mg.
  - – Bei rezidivierendem Kammerflimmern unter CPR: 300 mg i.v.; danach ggf. weitere 150 mg als Bolus; danach ggf. (mittels Infusion oder Motorspritzenpumpe) 1 mg/min über 6 h, und dann 0,5 mg/min bis zu einer Gesamtdosis von 2 g (beachte: diese Gesamtdosis ist höher die gängige Tageshöchstdosis von 1200 mg).

Klasse IV (Kalziumkanal-Blocker)

- ▶ **Beispiel:** Verapamil.
- ▶ **Indikation:** Ausschließlich supraventrikuläre Rhythmusstörungen, v.a. Tachyarrhythmia absoluta (Vorhofflimmern mit schneller Überleitung).
- ▶ Anwendungshinweise und Kommentare:
  - – Keine Kombination mit β-Blockern.
  - – Kombination mit Digitalisglykosiden möglich.
  - – Nicht indiziert bei WPW-Syndrom.
  - – Gefährlich bei ventrikulären Rhythmusstörungen.
  - – Weitere Hinweise siehe S. 170 f.
- ▶ **Dosierung:** 0,05 – 0,2 mg/kg KG i.v. (2,5 – 5 mg) i.v.
- ◨ *Beachte:* Im Zweifelsfall soll auf die Anwendung von Verapamil verzichtet werden, da bei nicht erkanntem Vorliegen einer ventrikulären Tachykardie deletäre Folgen drohen.

Digitalisglykoside

- ▶ **Beispiel:** Digoxin (Lanicor)
- ▶ **Indikation:** Tachyarrhythmia absoluta (Vorhofflimmern mit schneller Überleitung).
- ▶ **Anwendungshinweise und Kommentare:**
  - – Antiarrhythmische Wirkung durch Potenzierung der Parasympathikuswirkung: sog. „Vagusverstärker".
  - – Unwirksam oder wenig wirksam bei allen anderen Formen der supraventrikulären Tachykardie außer Tachyarrhythmia absoluta.
  - – Nicht indiziert bei ventrikulären Rhythmusstörungen und WPW-Syndrom.
  - – Einzige positiv inotrop wirkende Gruppe von Antiarrhythmika.
  - – Akute Herzinsuffizienz: Heute keine Indikation für den präklinischen Einsatz von Digitalisglykosiden mehr.
  - – Schmale therapeutische Breite!
  - – Vorsicht bei Patienten mit vorbestehender Digitalisglykosidtherapie und Verdacht auf Hypokaliämie.
- ▶ **Dosierung:** 0,2 – 0,6 mg i.v.

Adenosin

- ▶ **Indikation:** Ausschließlich paroxysmale supraventrikuläre Tachykardie.
- ▶ **Anwendungshinweise und Kommentare:**
  - Antiarrhythmische Wirkung durch Potenzierung der Parasympathikuswirkung: wie Digitalisglykoside auch „Vagusverstärker" genannt.
  - Mittel der Wahl bei o. g. Indikation. Beendigung der kreisenden Erregung in > 90 % der Fälle.
  - Bewirkt eine transiente, wenige Sekunden dauernde AV-Blockierung.
  - Unerwünschte Wirkungen: Flush, vorübergehende Brustenge; sehr selten ernsthafte Nebenwirkungen, auch bei fehlerhafter Indikation.
- ▶ **Dosierung:**
  - 6 mg i. v. über 1 – 3 Sekunden.
  - Bei ausbleibender Wirkung nach 1 – 2 Minuten 12 mg i. v. über 1 – 3 Sekunden (kann 1 × wiederholt werden).

Magnesium

- ▶ **Beispiel:** Magnesiumsulfat.
- ▶ **Indikationen:**
  - Torsades de pointes (S. 380).
  - Evtl. supraventrikuläre und ventrikuläre Rhythmusstörungen (ungesicherte Indikation).
  - Weitere Indikation im Rettungsdienst: Eklampsie, Präeklampsie, Status asthmaticus (S. 408).
- ▶ **Anwendungshinweise und Kommentare:**
  - Mittel der Wahl bei Torsades de pointes.
  - Stellenwert bei anderen Rhythmusstörungen sowie zur Prophylaxe von Postinfarkt-Arrhythmien ungesichert.
  - Mittel der Wahl bei Krampfanfällen im Rahmen der Präeklampsie.
- ▶ **Dosierung:** 8 – 16 mmol langsam i. v.

4.14 Kalzium

Substanzen

- ▶ **Kalziumchlorid 10 %:** 1 ml entspricht 1,36 mval Ca^{++}.
- ▶ **Kalziumglukonat 10 %:** 1 ml entspricht 0,48 mval Ca^{++}.

Wirkungsmechanismus

- ▶ Akut vermehrte Kalziumbereitstellung für die Muskelzellen.
- ▶ Erhöhung des Schwellenpotentials.

Wirkungen

- ▶ Positiv inotrop.
- ▶ Negativ chronotrop.
- ▶ Kurzfristiger Blutdruckanstieg.
- ▶ Funktioneller Kaliumantagonismus.

Indikationen

► Überdosierung von Kalziumkanal-Blockern.
► Lebensbedrohliche Hyperkaliämie: Kaliumkonzentration im Blut > 6 mmol/l und hyperkaliämischer Herzstillstand.
► Reanimation: Therapierefraktäre elektromechanische Entkopplung (EMD) (ungesichert).

Anwendungshinweise und Kommentare

► **Reanimation:**
  – Normalerweise keine Indikation bei CPR. Ein positiver Effekt aufs Überleben konnte nicht nachgewiesen werden.
  – Verstärkung Kalzium-vermittelter Zellschäden möglich.
  – Indikation bei EMD erwägen, wenn mit Adrenalin allein kein Effekt erzielt werden kann.
► **Hypotension:** Keine routinemäßige Indikation für Kalzium, außer bei Überdosierung mit Kalziumkanal-Blockern. Blutdruckanstieg nur sehr kurzfristig („Strohfeuer").
◨ *Beachte:*
  – *Keine Indikation* bei Allergie, Anaphylaxie! Kalzium ist hier entgegen weitverbreiteter Meinung unwirksam!
  – *Keine Indikation* bei Hyperventilationstetanie, da keine Verminderung der Gesamt-Kalziumkonzentration.
► **Kalziumchlorid** gegenüber Kalziumglukonat aufgrund seiner 4fach höheren Effektivität bevorzugen.

Dosierungen

► 5 – 10 ml Kalziumchlorid 10 % i. v.
► 10 – 20 ml Kalziumglukonat 10 % i. v.

4.15 Diuretika

Substanz

► Furosemid (z. B. Lasix).

Wirkungsmechanismus

► Schleifendiuretikum: Hemmung der Natrium-Rückresorption im aufsteigenden Teil der Henle-Schleife.

Wirkungen

► Diurese, Natriurese.
► Vorlastsenkung, Verminderung des zirkulierenden Blutvolumens.
► Direkte pulmonalarteriell dilatierende Wirkung.

Indikationen

► Kardiogenes Lungenödem, Linksherzversagen.
► Hypertensive Krise (adjuvante Therapie).

▶ Hyperhydratation bei Niereninsuffizienz, sofern noch Restausscheidung vorhanden.
▶ Hyperhydratation anderer Genese.
▶ Forcierte Diurese, z.B. bei Vergiftungen und Rhabdomyolyse (Myoglobinämie).

Anwendungshinweise und Kommentare

▶ **Kardiogenes Lungenödem:** Hauptindikation für Furosemid im Rettungsdienst.
  - Für diese Indikation allerdings weniger effektiv als Vasodilatatoren wie Nitroglycerin.
  - Indikation für Furosemid bei kardiogenem Lungenödem im Rahmen eines akuten Linksherzversagens zunehmend kritisch diskutiert: Gefahr der Hypovolämie und weiterer Verschlechterung der Gewebsperfusion.
  - Keine Einigkeit über die adäquate Dosis: 0,1 – 1 mg/kg KG (10 – 80 mg) i.v.
▶ **Hypertensive Krise:** Adjuvante Therapie zu anderen Antihypertensiva (S. 169 ff).
▪ *Beachte:*
  - *Keine Diuretika* bei Hypovolämie, postrenalem Nierenversagen (Abflußhindernis) und im Schock.
  - Besonders auf längeren Transportwegen an „diuretische Wirkung der Diuretika" denken: akuter Harndrang des Patienten! Ggf. Harnblasenkatheterisierung.

Dosierung

▶ **Furosemid:** 10 – 80 mg i.v.

4.16 Methylxanthine

Substanz

▶ Theophyllin (z.B. Euphyllin).

Wirkungsmechanismus

▶ Adenosin-Rezeptor-Antagonismus.
▶ Phosphodiesterase-Hemmung.

Wirkung

▶ Bronchodilatation.
▶ Positiv inotrop.
▶ Positiv chronotrop und dromotrop.
▶ Vasodilatation.
▶ Verbesserung der Zwerchfellkontraktilität (ungesichert).
▶ Verbesserung der mukoziliären Clearance.
▶ Stimulation des Atemzentrums (atemanaleptisch).

Indikationen

▶ Bronchospasmus: z.B. bei
  - Asthmaanfall.
  - Dekompensation einer COPD.
  - Reizgasinhalation.

▶ **Ungesicherte Indikationen:**
  – AV-Block.
  – Asystolie.

Anwendungshinweise und Kommentare

▶ Bronchodilatatorische Wirkung geringer ausgeprägt als bei β₂-Mimetika.
▶ Beim Asthma-Anfall und dekompensierter COPD sog. „second-line drug": Effektivität zusätzlich zu β-Mimetika ungesichert.
▶ Relativ geringe therapeutische Breite.
▶ **Bei Überdosierung:** Krampfanfälle, tachykarde Herzrhythmusstörungen.

Dosierung

▶ **Patienten ohne Theophyllin-Vormedikation:** 5 mg/kg KG (200 – 400 mg) langsam i. v.
▶ **Patienten mit Theophyllin-Vormedikation:** 2 mg/kg KG (100 – 200 mg) langsam i. v.
▶ **Ggf. kontinuierliche Gabe** anschließen: 0,6 – 1 mg/kg KG/h.

Theophyllin und CPR

▶ **Wirkung:**
  – Adenosinantagonismus.
  – Verbesserung der Erregungsüberleitung im AV-Knoten.
▶ **Mögliche Indikation:** Therapierefraktäre Asystolie.
▶ **Dosierung:** 200 – 400 mg i. v.
▶ **Bewertung:** Kein gesicherter Stellenwert bei CPR; in Einzelfällen erfolgreiche Therapie einer therapierefraktären Asystolie; cave Blutdruckabfall!

4.17 Antihistaminika

Substanzen

▶ **H₁-Antagonisten:**
  – Clemastin (Tavegil).
  – Dimetinden (Fenistil).
  – Promethazin (Atosil) (siehe Neuroleptika, S. 195 ff).
▶ **H₂-Antagonisten:** z. B. Cimetidin (Tagamed), Ranitidin (Zantic).

Wirkungsweise

▶ Kompetitiver Antagonismus an Histaminrezeptoren (H₁-resp. H₂-Rezeptor).

Wirkungen

▶ **H₁-Antagonisten:**
  – Antiallergisch.
  – Juckreizlindernd.
  – Sedierend (besonders Promethazin).
  – Antiemetisch (besonders Promethazin).
  – Hypotensiv (besonders Promethazin).

► **H$_2$-Antagonisten:**
  – Antiallergisch (adjuvant zu H$_1$-Antagonisten).
  – Säuresekretionshemmend (Magen).

Indikationen im Rettungsdienst

► Leichtere anaphylaktische und anaphylaktoide Reaktionen (Grad I – II; S. 359).
► Angioödem (histaminvermittelt).
► Indikation im anaphylaktischen bzw. anaphylaktoiden Schock umstritten (ungesicherte Effektivität).
► Promethazin: Erregungszustände, Übelkeit (S. 311).

Anwendungshinweise und Kommentare

► **H$_1$-Antagonisten:** Neuroleptikaderivate → sedierende und hypotensive Wirkung beachten.
► **Kombination von H$_1$-mit H$_2$-Blockern:** Zur Effektivitätserhöhung empfohlen.
► **Bei schweren anaphylaktoiden Reaktionen** zunächst Katecholamine, Volumen und Kortikosteroide applizieren.

Dosierung

► **H$_1$-Antagonisten:**
  – Clemastin: 2 – 4 mg (0,05 mg/kg KG) langsam i. v.
  – Dimetinden: 4 – 8 mg (0,1 mg/kg KG) langsam i. v.
  – Promethazin: 25 – 50 mg (0,5 mg/kg KG) langsam i. v.
► **H$_2$-Antagonisten** (kombiniert mit H$_1$-Antagonisten):
  – Cimetidin: 200 – 400 mg (4 mg/kg KG) langsam i. v.
  – Ranitidin: 50 – 100 mg (1 mg/kg KG) langsam i. v.

4.18 Kortikosteroide

Substanzen (Auswahl)

► Budesonid (Pulmicort).
► Dexamethason (z. B. Fortecortin).
► Methylprednisolon (z. B. Urbason).
► Triamcinolonacetonid (z. B. Volon A solubile).

Wirkungsmechanismen (Auswahl)

► Hemmung der Zytokin-Synthese.
► Inhibition der Phospholipase A$_2$.
► Verminderung der Freisetzung von Entzündungsmediatoren.
► Hemmung der Lipidperoxidation (antioxidative Wirkung, vor allem bei Methylprednisolon).

Wirkungen

► Hemmung der lokalen und systemischen Entzündungsreaktion und deren Folgen.
► Immunsuppression.
► Ödemreduktion („Membranstabilisierung") bei bestimmten Ödemformen, z. B. perifokales Tumorödem.

Indikationen (mit rettungsmedizinischem Bezug)

▶ **Hauptindikationen:**
- Asthmaanfall.
- Dekompensierte COPD.
- Schwere anaphylaktoide Reaktion, anaphylaktoider Schock.
- Rückenmarkstrauma.
- Reizgasinhalationstrauma.

▶ **Weitere, im Rettungsdienst seltene Indikationen:**
- Perifokales Ödem bei Hirntumoren.
- Addison-Krise.
- Thyreotoxische Krise.
- Myxödemkoma.

▶ **Ungesicherte bzw. experimentelle Indikationen:**
- Schädelhirntrauma.
- Unterkühlung.
- Reanimation („Zerebroprotektion").
- Dekompressionskrankheit (Tauchunfall).
- Polytrauma.
- Schock.

Anwendungshinweise und Kommentare

▶ **Verzögerten Wirkungseintritt** beachten (30 – 60 Minuten).
▶ **Wichtigste Akut-Nebenwirkung:** Hyperglykämie.
▶ **Asthmaanfall:**
- Systemische Applikation; inhalative Gabe *nicht* indiziert (wirkungslos).
- Möglicherweise Verstärkung der bronchodilatatorischen Wirkung der β_2- Mimetika β_2-Mimetika-permissive Wirkung).
▶ **Dekompensierte COPD:**
- Gesicherte Indikation für die systemische Gabe.
- Ungesicherte Indikation für die inhalative Gabe
▶ **Anaphylaktoider Schock:** Hochdosierte, systemische Applikation (s. u.).
▶ **Rückenmarkstrauma:**
- Kortikoidtherapie nur dann indiziert, wenn das Trauma weniger als 8 Stunden zurückliegt.
- Ausreichend hoch dosieren.
- Methylprednisolon verwenden; andere Kortikosteroide sind in der Wirkung nicht unbedingt äquivalent.
▶ **Reizgasinhalationstrauma:**
- Ungesicherte, jedoch generell akzeptierte Indikation.
- Inhalative Gabe von Budesonid oder Dexamethason.
- Keine protrahierte systemische Kortikoidtherapie!

Dosierungen

▶ **Asthmaanfall:**
- *Dexamethason:* 0,5 – 2 mg/kg KG (40 – 100 mg) i.v.
- *Methylprednisolon:* 1 – 4 mg/kg KG i.v. (40 – 250 mg) i.v.
- *Triamcinolonacetonid:* 80 – 200 mg i.v.
▶ **Anaphylaktoider Schock:**
- *Dexamethason:* 0,5 – 2 mg/kg KG (40 – 100 mg) i.v.
- *Methylprednisolon:* 4 – 10 mg/kg KG (250 – 1000 mg) i.v.
- *Triamcinolonacetonid:* 1 – 3 mg/kg KG (80 – 200 mg) i.v.

► **Rückenmarkstrauma:** Zunächst Methylprednisolon 30 mg/kg KG (2000 – 3000 mg) i.v.; dann Methylprednisolon 5,4 mg/kg KG/h (400 – 500 mg/h) i.v. für 23 Stunden.

► **Reizgasinhalationstrauma:**
- *Budesonid-Spray:* 5 Hübe p.i., wiederholt alle 5 – 10 Minuten.
- *Dexamethason-Spray:* 5 Hübe p.i., wiederholt alle 5 – 10 Minuten.

■ *Beachte:* Bei der präklinischen Therapie lebensbedrohlicher Notfälle mit Kortikosteroiden kann die Dosierung großzügig erfolgen. Bedrohliche Nebenwirkungen sind nach einer Einmal-Gabe selbst sehr hoher Kortikosteroiddosen nicht zu erwarten; allerdings ist der Nutzen einer Hoch-Dosis-Therapie in den meisten Fällen nicht gesichert.

5 *Analgesie, Sedierung, Narkose*

5.1 *Analgetika: Zyklooxygenaseinhibitoren*

Substanzen

▶ **Mit antiinflammatorischer Wirkung:**
  – Acetylsalicylsäure (ASS, z. B. Aspirin, Aspisol).
  – Ibuprofen, Diclofenac und Indomethacin (im Rettungsdienst seltener verwendet, da nicht als i. v.-Präparation verfügbar).
  – Parecoxib (Dynastat): i. v.-applizierbarer sog. COX-2-Hemmer, aber bislang nur zur postoperativen Schmerztherapie zugelassen.
▶ **Ohne antiinflammatorische Wirkung:**
  – Paracetamol (z. B. ben-u-ron): Liegt als Perfalgan neuerdings auch zur i. v. Kurzinfusion vor.
  – Metamizol (z. B. Novalgin).

Wirkungsmechanismus

▶ Periphere und/oder zentrale Hemmung der Prostaglandinsynthese durch Hemmung der Zyklooxygenase.

Wirkungen

▶ **Alle Zyklooxygenaseinhibitoren:**
  – Analgesie.
  – Fiebersenkung.
▶ **Antiinflammatorisch wirkende Zyklooxygenaseinhibitoren** (nicht-steroidale antiinflammatorische Pharmaka = NSAID):
  – Entzündungshemmung.
  – Hemmung der Nierendurchblutung, besonders bei Hypovolämie.
  – Hemmung der Thrombozytenaggregation (nicht bzw. kaum bei den COX-2 Hemmern wie Parecoxib).
  – Ulkogene Wirkung (besonders bei Langzeitanwendung (weniger bei den COX-2 Hemmern wie Parecoxib).
▶ **Nicht antiinflammatorisch wirkende Zyklooxygenaseinhibitoren:**
  – Keine nennenswerte thrombozytenaggregatorische, nierendurchblutungshemmende oder ulkogene Wirkung.
  – Nur Metamizol: Spasmolyse.

Indikationen

▶ Leichtere Schmerzen.
▶ Starke Schmerzen: in Kombination mit Opioiden.
▶ Fiebersenkung nach CPR und Schlaganfall (üblicherweise erst in der Klinik)
▶ Nur ASS: Akutes Koronarsyndrom (Myokardinfarkt und instabile Angina pectoris).

Anwendungshinweise und Kommentare

▶ **Wichtigster Vorteil** gegenüber Opioiden: Fehlende Atemdepression.
▶ **Analgetische Potenz:** Für die meisten rettungsmedizinisch relevanten, schweren Schmerzzustände zu gering.

► **Kombination mit Opioiden:** Bei vielen starken Schmerzzuständen jedoch gut möglich und sinnvoll (sog. „balanced analgesia").
► **Kontraindikationen für NSAID:**
  – Manifeste Blutungen, insbesondere bei Verdacht auf intrakranielle Blutungen.
  – Floride Magen-Darm-Ulzera.
  – Volumenmangel.
  – Präexistente Nierenfunktionsstörungen.
  – Asthma bronchiale (Gefahr der Auslösung eines Bronchospasmus).
  – Bekannte Allergien auf NSAID.
► **Kontraindikationen für nicht entzündungshemmende Zyklooxygenaseinhibitoren:**
  – Leberversagen.
  – Bekannte Allergien auf Paracetamol bzw. Metamizol.
► **Gefährliche Nebenwirkungen von Metamizol** (bei den anderen fiebersenkenden Analgetika schwächer ausgeprägt bzw. seltener):
  – Blutdruckabfall und anaphylaktoide Reaktionen bei Injektion.
  – Sehr selten Agranulozytose.
▶ *Beachte:*
  – *Kein ASS im Kleinkindesalter!* Gefahr des Reye-Syndroms (= meist tödlich verlaufendes hepatozerebrales Syndrom mit Erbrechen, Krämpfen, Hirnödem, Hepatomegalie, Leberversagen).
  – Bei Myokardinfarkt und instabiler Angina pectoris ASS so früh wie möglich applizieren, zur Not auch oral (325 – 500 mg p.o.). Dabei Kontraindikationen relativieren.

Dosierungen

► **Acetylsalicylsäure:** 500 – 1000 mg i.v. (oder p.o.).
► **Metamizol:** 1 – 2,5 g langsam i.v. oder (sicherer) als Kurzinfusion.
► **Paracetamol:** 1 g i.v. (Kurzinfusion)
  – bei Kindern:
    • 125 – 250 – 500 mg als Suppositorium rektal.
    • Traditionelle Dosierung: 10 – 20 mg/kg KG.
    • Neuerdings wird eine höhere initiale „Loading-dose" zur effektiven Analgesie empfohlen: 30 – 40 mg/kg KG. Tageshöchstdosis: 90 mg/kg KG.

5.2 Analgetika: Opioide

Substanzen (Auswahl)

► Morphin (z.B. Morphin Merck).
► Piritramid (Dipidolor).
► Pethidin (Dolantin).
► Tramadol (z.B. Tramal).
► Fentanyl.

Wirkungsmechanismus

▶ Stimulation zentraler und peripherer Opioidrezeptoren.

Wirkungen

▶ **Analgesie:** Fentanyl > Morphin > Piritramid > Tramadol.
▶ **Sedierung:** Piritramid > Morphin, Tramadol, Fentanyl.
▶ **Euphorie:** Morphin > Piritramid, Dolantin, Tramadol.
▶ **Atemdepressive Wirkung:** Bei gleicher analgetischer Wirkung: Fentanyl > Morphin > Piritramid > Tramadol.
▶ **Übelkeit, Erbrechen:** Besonders stark ausgeprägt bei schneller Injektion von Tramadol.
▶ **Blutdrucksenkende Wirkung:** Besonders bei Hypovolämie. Morphin, Pethidin > Piritramid, Fentanyl, Tramadol.
▶ **Histaminfreisetzung:** Vor allem bei Morphin und Pethidin, kaum bei Piritramid und Fentanyl.
▶ **Bronchospastische Wirkung:** Gering ausgeprägt bei Piritramid und Fentanyl.
▶ **Spasmogene Wirkung** auf die glatte Muskulatur (Gallenwege, ableitende Harnwege): Am geringsten ausgeprägt bei Pethidin, das sogar eine spasmolytische Wirkung haben soll.
▶ **Pulmonalarteriell vasodilatierende Wirkung:** Nur Morphin.

Indikationen

▶ **Starke Schmerzen** traumatologischer und nicht-traumatologischer Ursache.
▶ **Narkose** (in Kombination mit Sedativa/Hypnotika).
▶ **Nur Morphin:** Kardiogenes Lungenödem.

Anwendungshinweise und Kommentare

▶ **Präklinische Analgesie:** Opioide sind die wichtigsten und wirksamsten Präparate zur präklinischen Analgesie. Morphin, Piritramid und Tramadol werden präklinisch am häufigsten verwendet, seltener Pethidin.
▶ **BtM:** Alle aufgeführten Opioide außer Tramadol unterliegen dem Betäubungsmittelgesetz (BtMG) und müssen gesondert und gesichert aufbewahrt werden (z. B. in einer abschließbaren BtM-Box oder beim Notarzt).
▶ **Pharmakokinetik:**
  – *Wirkungseintritt:* Innerhalb weniger Minuten.
  – Wirkdauer:
    ● Fentanyl: 20 – 40 Minuten.
    ● Übrige: 2 – 5 Stunden (Tramadol am kürzesten, Piritramid am längsten).
▶ **Tramadol:**
  – Wirkungsweise nur partiell über einen Opioid-Effekt zu erklären. Daneben analgetische Wirkung durch Wiederaufnahmehemmung von Serotonin und Noradrenalin.
  – Gegenüber den anderen aufgeführten Opioiden schwächer analgetisch und stärker emetisch wirksam.
  – In äquianalgetischen Dosen geringste atemdepressive Potenz: schwere Atemdepression durch Tramadol sehr unwahrscheinlich.
  – Die emetische Wirkung kann durch langsame Injektion reduziert werden. In schweren Fällen zusätzliche Gabe eines potenten Antiemetikums wie Haloperidol (1 – 2,5 mg i. v.).

▶ **Fentanyl:**
  – Stärkste analgetische, aber auch stärkste atemdepressive Potenz der präklinisch gebräuchlichen Opioide.
  – Eignet sich zur Narkose bei beatmeten Patienten.
  – Nur bei Möglichkeit zur sofortigen Beatmung anwenden!
▶ **Rezeptoragonismus:**
  – Fast alle aufgeführten Opioide sind *reine Opioidrezeptoragonisten* (μ-Agonisten); nur Tramadol hat eine leichte antagonistische Wirkkomponente.
  – Sog. *partielle Agonisten* wie Nalbuphin, Pentacozin oder Buprenorphin können ebenfalls verwendet werden, haben jedoch in der Rettungsmedizin keine wesentlichen Vorteile gegenüber den oben erwähnten Opioiden. Auch bei partiellen Agonisten kann es zur Atemdepression kommen!
▶ **Erforderliche Dosis:** Abhängig vom Zustand des Notfallpatienten:
  – *Erhöhter Opioidbedarf möglich:* Starke Schmerzen bei stabilem Kreislauf.
  – *Verminderter Opioidbedarf möglich:* Schock, Somnolenz.
▶ **Koliken:**
  – Wegen spasmogener Wirkung im Gallengangs- und ableitenden Harnwegssystem Opioide nur in schweren Fällen verwenden.
  – Pethidin bevorzugen, wenn vorhanden.
  – Kombination mit Spasmolytika wie Butylscopolamin oder Nitroglycerin.
▶ **Opioidüberdosierung:**
  – *Cave:* Lebensgefährliche Atemdepression und Blutdruckabfall!
  – *Antagonisierung* mit Naloxon möglich (S. 201).
◼ *Beachte:*
  – Jeden Notfallpatienten nach Opioidgabe kontinuierlich überwachen!
  – Besonders auf Atemdepression und Blutdruckabfall achten!
  – Opioide zur Schmerztherapie und Narkose ausreichend dosieren, dabei aber vorsichtig nach Wirkung titrieren!

Dosierungen

◼ *Achtung: Anhaltswerte!* Ggf. geringere Dosen verwenden und/oder repetitiv verabreichen!
▶ **Morphin:** 0,1 mg/kg KG (5 – 10 mg) i.v.
▶ **Piritramid:** 0,1 – 0,2 mg/kg KG (5 – 15 mg) i.v.
▶ **Tramadol:** 1 – 2 mg/kg KG (50 – 100 mg) i.v. Neuere Empfehlung: Initiale Dosis 3 mg/kg (200 mg) i.v.
▶ **Pethidin:** 1 – 2 mg/kg KG (50 – 100 mg) i.v.
▶ **Fentanyl** (zur Narkose mit Beatmung): 1 – 4 μg/kg KG (0,1 – 0,3 mg) i.v.

5.3 Ketamin

Wirkungsmechanismus

▶ N-Methyl-D-Aspartat-(NMDA-)Rezeptor-Antagonismus.

Wirkungen

▶ **In niedriger Dosis** stark analgetisch.
▶ **In hoher Dosis** narkotisch, erzeugt eine sog. **dissoziative Anästhesie**:
  – Bewußtsein erloschen, Spontanatmung erhalten.

- Schluckreflexe weitgehend erhalten, Blutdrucksteigerung.
- U.U. geöffnete Augen.
▶ **Weitere Wirkungen:**
  - Sympathikotone Wirkung, Bronchodilatation,
  - Hirndrucksteigerung (bei Spontanatmung).
  - Alpträume, Halluzinationen.

Indikationen

▶ **Starke Schmerzen**, insbesondere traumatischer Genese.
▶ **Narkoseeinleitung und -aufrechterhaltung**, meist in Kombination mit Benzodiazepinen.
▶ **Analgesie und Narkose in unübersichtlichen Situationen:** Viele Verletzte, schwer zugängliche Patienten, Patienten im Schock.
▶ **Schwerer Asthmaanfall,** wenn Narkoseeinleitung notwendig.

Anwendungshinweise und Kommentare

▶ **Ketamin und S-(+)-Ketamin:**
  - Das herkömmliche Ketamin ist ein Razemat aus S- (+)-Ketamin und R-(-)-Ketamin.
  - R-(-)-Ketamin ist nur schwach analgetisch wirksam.
  - S-(+)-Ketamin ist die eigentlich analgetisch-narkotisch wirksame Komponente und ist seit einigen Jahren alternativ zum Ketamin-Razemat erhältlich; Eigenschaften des S-Ketamins:
    • Etwas bessere Steuerbarkeit bei etwas kürzerer Aufwachzeit als bei Ketamin.
    • Wirkstärke: etwa doppelt so stark wie Ketamin.
    • Vorteil für die Rettungsmedizin gegenüber dem herkömmlichen Ketamin: fraglich.
    • Eine ursprünglich postulierte geringere halluzinogene Wirkung läßt sich nicht nachweisen.
    • Wirkungs- und Nebenwirkungsprofil: Insgesamt dem des Ketamin-Razemats sehr ähnlich.
    • Indikationsspektrum: Entspricht dem des Ketamins.
    • Dosierung: etwa 50% der üblichen Ketamindosis.
▶ **Ketamin und KHK:** Ketaminbedingter Blutdruckanstieg steigert den myokardialen Sauerstoffbedarf, daher bei manifester KHK, Myokardinfarkt und Hypertonie kontraindiziert (gilt nicht im schweren Schock, wenn ohnehin Katecholamine eingesetzt werden). Durch Kombination mit Benzodiazepinen oder Clonidin läßt sich die blutdrucksteigernde Wirkung abschwächen.
▶ **Ketamin und Asthma:** Zur Narkoseeinleitung und -aufrechterhaltung beim Asthmapatienten geeignet aufgrund der ausgeprägten bronchodilatatorischen Wirkung schon im analgetischen Dosisbereich. In Einzelfällen kann ein ansonsten therapierefraktärer Status asthmaticus mit Ketamin durchbrochen werden.
▶ **Ketamin und Halluzinationen:** Bei alleiniger Gabe von Ketamin Entwicklung der halluzinatorischen Effekte bis hin zu „horror-trips" möglich. Diese Nebenwirkung läßt sich durch die Kombination mit Benzodiazepinen, z.B. Diazepam, abschwächen oder verhindern.
▶ **Ketamin und Trauma:**
  - Besonders zur Analgesie und Narkose in unübersichtlichen Situationen geeignet (eingeklemmter Patient, mehrere Verletzte).
  - Aufgrund der kardiozirkulatorischen Wirkungen besonders zur Analgesie und Narkose im Schock geeignet. Da Atemregulation und Schluckreflexe weitgehend aufrechterhalten werden, ist in solchen Situationen vorübergehend auch

eine Ketaminnarkose in Spontanatmung ohne Intubation gerechtfertigt (cave: schweres Schädel-Hirn-Trauma).

■ *Beachte:* Auch bei Ketaminnarkosen besteht kein sicherer Schutz vor Aspiration und Ateminsuffizienz. Stets Intubation bzw. Intubationsnarkose anstreben.

▶ **Ketamin und Schädel-Hirn-Trauma bzw. Hirndruck:**
  – Keine nennenswerte Hirndrucksteigerung bei adäquater Beatmung.
  – Aufgrund der günstigen kardiozirkulatorischen Wirkung gerade im traumatologisch-hämorrhagischen Schock (z.B. Polytrauma) vergleichsweise günstige Wirkungen auf die zerebrale Hämodynamik. Möglicherweise „zerebroprotektive" Wirkungen durch NMDA-Antagonismus.
  ■ *Beachte:* Im Gegensatz zu früheren Empfehlungen ist Ketamin beim Schädel-Hirn-Trauma nicht kontraindiziert, sofern der Patient adäquat beatmet werden kann. *Aber:* Kein Ketamin beim Patienten mit schwerem Schädel-Hirn-Trauma unter Spontanatmung.

▶ **Pharmakokinetik** (für Ketamin und S-(+)-Ketamin ähnlich)**:**
  – Wirkungseintritt: 45 Sekunden nach i.v.-Gabe, Wirkdauer: Ca. 15 Minuten.
  – Resorption aus dem Muskel auch im Schock relativ gut gewährleistet, daher intramuskuläre Gabe (in etwa 5fach höherer Dosis) möglich.

Dosierung

▶ **Ketamin:**
  – *Analgetische Dosierung:*
    • 0,2 – 0,5 mg/kg KG (20 – 40 mg) i.v.
    • 1 – 2 mg/kg KG (100 – 200 mg) i.m.
  – *Narkotische Dosierung:*
    • 1 – 2 mg/kg KG (50 – 200 mg) i.v.
    • 5 – 12 mg/kg KG (300 – 1000 mg) i.m.
▶ **S-(+)-Ketamin (Ketamin S):**
  – *Analgetische Dosierung:*
    • 0,1 – 0,25 mg/kg KG (10 – 20 mg) i.v.
    • 0,25 – 0,5 mg/kg KG (20 – 40 mg) i.m.
  – *Narkotische Dosierung:*
    • 0,5 – 1 mg/kg KG (25 – 100 mg) i.v.
    • 2 – 6 mg/kg KG (100 – 500 mg) i.m.

5.4 Analgesie des Notfallpatienten

Leichtere Schmerzen

▶ **Zyklooxygenasehemmstoffe** (Kontraindikationen beachten!)**:**
  – *Acetylsalicylsäure:* 500 – 1000 mg i.v. oder p.o.
  – *Metamizol:* 1 – 2,5 g langsam i.v.
  – *Paracetamol:* 1000 mg i.v. als Kurzinfusion.
    • bei Kindern: 125 – 250 – 500 mg (10 – 20 mg/kg KG, initial bis 40 mg/kg) rektal.

Starke Schmerzen

▶ **Opioide:**
  – *Morphin:* 0,1 mg/kg KG (5 – 10 mg) i.v.

- *Piritramid:* 0,1 – 0,2 mg/kg KG (5 – 15 mg) i. v.
- *Tramadol:* 1 – 3 mg/kg KG (50 – 200 mg) i. v.
► **Ketamin:** Vor allem bei traumatischen Notfällen, in Kombination mit niedrigen Benzodiazepindosen:
  - *Ketamin* 0,2 – 0,5 mg/kg KG (20 – 40 mg) i. v. plus *Diazepam* 2 – 5 mg i. v.
► **Multimodale Analgesie:** Kombination verschieden wirkender Analgetika; sinnvolle Kombinationen bei starken Schmerzen:
  - *Opioide* plus *Zyklooxygenasehemmstoffe.*
  - *Opioide* plus *Ketamin.*

Starke Schmerzen bei Patienten im Schock

► **Ketamin:** 0,2 – 0,5 mg/kg KG (20 – 40 mg) i. v.
► **Opioide:** Vorsichtig dosiert, evtl. in Kombination mit Katecholaminen:
  - *Morphin:* 0,03 – 0,1 mg/kg KG (2 – 5 mg) i. v.
  - *Piritramid:* 0,03 – 0,1 mg/kg KG (2 – 5 mg) i. v.
  - *Tramadol:* 0,3 – 1 mg/kg KG (20 – 50 mg) i. v.
► **Kombination** von Ketamin mit Opioiden möglich und sinnvoll.

Starke Schmerzen bei unzugänglichen Patienten und in unübersichtlichen Situationen

► **Ketamin:** 0,2 – 0,5 mg/kg KG (20 – 40 mg) i. v. oder 1 – 2 mg/kg KG (100 – 200 mg) i. m. (S-(+)-Ketamin jeweils etwa halb so hoch dosieren).
► **Opioide:** Extrem vorsichtig dosieren unter genauer Überwachung der Atmung! Dosierung wie bei Patienten im Schock (s. o.).

Kolikartige Schmerzen

► **Metamizol:** 1 – 2,5 g langsam i. v. oder andere Zyklooxygenaseinhibitoren plus Nitroglycerin 2 Hübe à 0,4 mg sublingual oder Butylscopolamin 0,3 mg/kg KG (20 mg) i. v.
► **Bei schweren Schmerzen: Pethidin:** 1 – 2 mg/kg KG (50 – 100 mg i. v.) oder andere Opioide in Kombination mit Nitroglycerin 2 Hübe à 0,4 mg sublingual oder Butylscopolamin 0,3 mg/kg KG (20 mg) i. v.

Regionalanästhesieverfahren

► Im Rettungsdienst unüblich. In Einzelfällen Infiltration oder Leitungsanästhesie mit Lokalanästhetika möglich (z. B. Lidocain 1 %).

5.5 Sedativa und Neuroleptika

Substanzen

► **Sedativa:**
  - *Benzodiazepine:*
    • Diazepam (z. B. Valium, Diazemuls).
    • Midazolam (Dormicum).
  - *Chloralhydrat* (z. B. Chloraldurat).

► **Neuroleptika:**
  – *Butyrophenone:*
    • Haloperidol (z.B. Haldol).
    • Dehydrobenzperidol (DHB).
  – *Phenothiazine:*
    • Promethazin (z.B. Atosil).
    • Levomepromazin (z.B. Neurocil).
    • Triflupromazin (z.B. Psyquil).

Benzodiazepine

► **Wirkungsmechanismus:** Indirekte Stimulation der GABA$_A$-Rezeptoren: Erhöhung der Frequenz der Chloridkanal-Öffnungen.
► **Wirkungen:**
  – Sedierung.
  – Anxiolyse.
  – Antikonvulsive Wirkung.
  – In hohen Dosen auch hypnotisch.
► **Indikationen:**
  – *Sedierung und Anxiolyse* des aufgeregten, ängstlichen oder agitierten Notfallpatienten (meist intravenös).
  – *Sedierung und Anxiolyse* bei aufgeregten, ängstlichen oder agitierten Angehörigen oder Umstehenden (meist mit Tabletten).
  – *Krampfanfälle.*
  – *Aufrechterhaltung einer Narkose* (in Kombination mit Opioiden oder Ketamin).
► **Anwendungshinweise und Kommentare:**
  – *Meist verwendete Notfallmedikamente:*
    • Bei vielen nicht akut vital bedrohlichen, aber bedrohlich empfundenen Notfällen reicht die Sedierung mit Benzodiazepinen als einzige präklinische medikamentöse Maßnahme aus.
    • Benzodiazepine sind daher insgesamt die am häufigsten eingesetzten Notfallmedikamente.
  – *In hohen Dosen auch hypnotische (schlaferzwingende) Wirkung:*
    • Vor allem Midazolam kann auch zur Narkoseeinleitung verwendet werden.
    • Die Wirkung ist jedoch weniger zuverlässig und der Wirkungseintritt erheblich verzögerter als bei anderen Injektionshypnotika.
  – *Weitere Eigenschaften der Benzodiazepine:*
    • Präklinische Mittel der 1. Wahl bei Krampfanfällen (gilt für Diazepam und Midazolam).
    • Verminderung der unangenehmen halluzinatorischen Nebenwirkungen von Ketamin.
  – *Paradoxe Wirkung* auf Benzodiazepine besonders bei alten Patienten möglich.
  – *Venenreizende Wirkung des Diazepam* bedenken! Lipidemulsionen bei Injektion in periphere Venen bevorzugen. Intramuskuläre Injektionen sind sehr schmerzhaft und daher zu unterlassen.
  – *Überdosierung von Benzodiazepinen:*
    • Gefahr der Atemdepression, allerdings meist weniger ausgeprägt als bei Opioiden und selten tödlich.
    • ❚ *Beachte:* Benzodiazepine können jedoch die Atemdepression durch Opioide deutlich verstärken!
    • Antagonisierung mit Flumazenil möglich (S. 202).

▶ **Dosierungen:**
- *Diazepam:*
  - Injektionslösung: 0,1 mg/kg KG (5 – 10 mg) i. v.
  - Rectiolen: Bei Kindern ≤ 15 kg KG: 5 mg rektal; > 15 kg KG: 10 mg rektal.
  - Tabletten 5 – 10 mg p. o.
- *Midazolam:*
  - Zur Sedierung: 0,05 – 0,1 mg/kg KG (2 – 8 mg) i. v.
  - Zur Narkose: 0,2 mg/kg KG (15 mg) i. v.

Chloralhydrat

▶ **Wirkungen:** Sedierend und antikonvulsiv.
▶ **Indikationen:** Sedierung und Krampfanfälle im Kindesalter (alternativ zu Diazepam). Heute eher unüblich.
▶ **Dosierung:**
- Säuglinge 0,3 g rektal.
- Kleinkinder 0,6 g rektal.

Neuroleptika

▶ **Wirkungsmechanismus:**
- Zentraler Dopaminantagonismus.
- Blockade peripherer β-Rezeptoren.
▶ **Wirkungen:**
- Antipsychotisch (Haloperidol und DHB > Levomepromazin > Promethazin)
- Antidelirant.
- Sedierend (Promethazin > Levomepromazin > Haloperidol und DHB).
- Antiemetisch (besonders Haloperidol, DHB und Triflupromazin).
- Vasodilatierend.
- Blutdrucksenkend.
- Chinidinartige antiarrhythmische Wirkung (Haloperidol und DHB).
- Histaminantagonistische (H_1-blockierende) Wirkung bei einigen Neuroleptika, z. B. Promethazin.
▶ **Indikationen:**
- Agitiertheit.
- Akute Psychose.
- Delir.
- Starke Übelkeit, z. B. als Nebenwirkung einer Opioidinjektion (vor allem Haloperidol und DHB).
- Adjuvans zur Narkose (vor allem DHB).
▶ **Anwendungshinweise und Kommentare:**
- *Vorteil gegenüber den Benzodiazepinen:* Fehlende Atemdepression.
- *Sinnvolle Kombinationen:*
  - Schwach wirkende Neuroleptika (Promethazin oder Levomepromazin) plus stark wirkende Neuroleptika (Haloperidol oder DHB).
  - Neuroleptika plus Benzodiazepine.
  - Neuroleptika plus Opioide: sog. *Neuroleptanalgesie* bzw. *Neuroleptanästhesie*; klassische Kombination: DHB plus Fentanyl; heute jedoch üblicher: Verwendung eines Benzodiazepins anstelle eines Neuroleptikums.
  - Sehr niedrige Dosen eines Neuroleptikums (z. B. DHB 0,6 – 2,5 mg i. v.) als antiemetischer Zusatz zur Schmerztherapie mit Opioiden (z. B. Tramadol).
- *Delirtherapie:* Zur Therapie eines deliranten Alkoholikers mit Haloperidol oder DHB sind u. U. sehr hohe Dosen erforderlich (z. B. 25 mg DHB oder mehr). Hier keine Phenothiazine verwenden.

■ *Cave:* Blutdruckabfall, insbesondere bei Hypovolämie!
- *Seltenere Gefahren:*
  • Ventrikuläre Rhythmusstörungen, v.a. bei Haloperidol oder DHB (QT-Syndrom; Torsades des pointes S. 380).
  • Extrapyramidale Nebenwirkungen; Antidot: Biperiden (S. 499).
► **Dosierungen:**
  - *Dehydrobenzperidol (DHB):* 0,05 – 0,2 mg/kg KG (2,5 – 12,5 mg) i. v. Beachte: DHB ist seit einiger Zeit in Deutschland nicht mehr erhältlich und nur über die internationale Apotheke zu beziehen.
  - *Haloperidol:* 0,1 mg/kg KG (5 – 10 mg) i. v.
  - *Levomepromazin:* 0,5 mg/kg KG (25 – 50 mg) langsam i. v. oder i. m.
  - *Promethazin:* 0,5 mg/kg KG (25 – 50 mg) i. v.
  - *Triflupromazin:* 0,1 mg/kg KG (5 – 10 mg) i. v.

5.6 Injektionshypnotika

Substanzen

► Kurzwirksame Barbiturate, z. B. Thiopental (Trapanal).
► Etomidate (z. B. Etomidat Lipuro).
► Propofol (z. B. Disoprivan).
► Ketamin (z. B. Ketanest, S. 192 f).
► Midazolam (Dormicum, S. 196 f).

Indikationen

► Narkoseeinleitung (S. 205).
► Narkoseaufrechterhaltung (S. 205).
► Status epilepticus (v. a. Thiopental und Midazolam, aber auch Propofol, Etomidate; *nicht* Ketamin!).

Generelle Gefahren

► **Atemdepression:** Anwendung eines Injektionshypnotikums nur in sofortiger Intubations- und Beatmungsbereitschaft! Mögliche Ausnahme: Ketamin (S. 192 f).
► **Kreislaufdepression und Blutdruckabfall:** Hypotensive Wirkung der Injektionshypnotika beachten!

Barbiturate

► **Substanzen:**
  - Thiopental (Trapanal); meistverwendete Substanz.
  - Methohexital (Brevimytal).
► **Wirkungsmechanismus:** $GABA_A$-Agonismus (anderer Angriffspunkt als Benzodiazepine: Verlängerung der Chloridkanal-Öffnungszeit).
► **Wirkungen:**
  - Rasche Schlaf- bzw. Narkoseinduktion (< 1 Minute).
  - Antikonvulsive Wirkung (v. a. Thiopental).
  - Hypotensive Wirkung.
  - Hirndrucksenkung.

▶ **Anwendungshinweise und Kommentare:**
- ◨ *Cave:* Blutdruckabfall im hypovolämischen Schock!
- ◨ *Cave:* Blutdruckabfall bei Schädelhirntrauma! Die deletären Wirkungen einer durch Barbiturate ausgelösten Hypotension auf die zerebrale Sauerstoffversorgung wird durch eine mögliche, beim Menschen nicht erwiesene „zerebroprotektive" Wirkung der Barbiturate nicht aufgewogen!
- *Kardiozirkulatorische Insuffizienz:* Bei manifester oder vermuteter Hypovolämie (Polytrauma) und Schock jedweder Ursache andere Injektionshypnotika (Etomidate oder Ketamin) bevorzugen; bei Verwendung von Thiopental: vorsichtige, fraktionierte Injektion!
- *Asthma:* Thiopental kann bronchospastisch wirken; zur Intubation im Asthmaanfall andere Substanzen (Propofol, Ketamin oder Etomidate) bevorzugen; bei Verwendung von Thiopental: ausreichend hoch dosieren!
- *Zubereitung:* Substanzen liegen in Pulverform vor und müssen vor Anwendung aufgelöst werden.

▶ **Dosierungen:**
- *Thiopental:* 3 – 5 mg/kg KG (250 – 500 mg) i. v.
- *Methohexital:* 1 – 1,5 mg/kg KG (70 – 100 mg) i. v.
- ◨ *Beachte:* Bei kardiozirkulatorischer Instabilität u. U. deutlich geringere Dosis!

Etomidate

▶ **Wirkungsmechanismus:** Wahrscheinlich ebenfalls GABA-Rezeptor-Agonismus.

▶ **Wirkungen:**
- Rasche Schlaf- bzw. Narkoseinduktion ($<$ 1 Minute).
- Hirndrucksenkung.
- Hemmung der Kortisolsynthese in der Nebennierenrinde; daher keine protrahierte Anwendung zur Dauersedierung.

▶ **Anwendungshinweise und Kommentare:**
- Deutlich bessere kardiozirkulatorische Stabilität als Barbiturate.
- Vergleichsweise sichere Anwendung auch im Schock und bei Herzinsuffizienz möglich.
- Schlechte Erschlaffung der Kiefer-, Rachen- und Kehlkopfmuskulatur; daher Intubation ohne zusätzliches Muskelrelaxans oft schwierig oder sogar unmöglich.
- Kombination mit einer Midazolam sinnvoll.

▶ **Dosierung:** 0,2 – 0,3 mg/kg KG (20 – 30 mg) i. v.

Propofol

▶ **Wirkungsmechanismus**: Wahrscheinlich ebenfalls GABA-Rezeptor-Agonismus.

▶ **Wirkungen:**
- Rasche Schlaf- bzw. Narkoseinduktion ($<$ 1 Minute).
- Hirndrucksenkung.
- Hypotensive Wirkung.
- Antiemetische Wirkung.

▶ **Anwendungshinweise und Kommentare:**
- Ähnliches Blutdruckverhalten wie nach Thiopentalinjektion.
- Vorsichtige Anwendung im Schock und bei Herzinsuffizienz.
- Vergleichsweise gute Erschlaffung der Kiefer-, Rachen- und Kehlkopfmuskulatur; daher Intubation auch ohne zusätzliches Muskelrelaxans meist möglich.
- Einfluß auf zerebrale Krampfneigung umstritten: Sowohl antiepileptische als auch konvulsive Wirkungen beschrieben; dennoch als Antikonvulsivum empfohlen.

- – Möglicherweise bronchospasmolytische Eigenschaften: Zur Narkoseeinleitung bei Asthma geeignet!
- ▶ **Dosierung:** 2 mg/kg KG (100 – 200 mg) i. v.; bei kardiozirkulatorischer Instabilität deutlich weniger!

5.7 Muskelrelaxanzien

Substanzen

- ▶ **Depolarisierendes Relaxans:** Succinylcholin.
- ▶ **Nicht-depolarisierende Relaxanzien (Auswahl):**
  - – Rocuronium (Esmeron).
  - – Vecuronium (Norcuron).
  - – Atracurium (Tracrium).
  - – Pancuronium (z. B. Pancuronium Organon).

Indikationen

- ▶ **Succinylcholin** (depolarisierendes Relaxans): Erleichterung oder Ermöglichung der Intubation bei Narkoseeinleitung.
- ▶ **Nicht-depolarisierende Relaxanzien:** Erleichterung der Beatmung während Narkose.
- ▶ Erleichterung oder Ermöglichung chirurgischer Maßnahmen, die eine Muskelerschlaffung erfordern (im Rettungsdienst selten).

Succinylcholin

- ▶ **Wirkungsmechanismus:** Acetylcholinagonistische, einige Minuten anhaltende depolarisierende Wirkung auf die Muskulatur über nikotinerge Rezeptoren an der neuromuskulären Endplatte.
- ▶ **Wirkung:** Schnelle und relativ kurzdauernde Relaxierung der quergestreiften Muskulatur.
- ▶ **Pharmakokinetik:**
  - – *Schnelle Anschlagzeit:* Sichere Muskelrelaxierung innerhalb 1 Minute.
  - – Kurze Wirkdauer: Ca. 5 Minuten.
- ▶ **Indikation:** Auch heute noch Mittel der Wahl zur Erleichterung der Notfallintubation.
- ▶ **Wichtigste Gefahr:** Kaliumfreisetzung aus der Muskulatur → bedrohlicher Kaliumanstieg bei Patienten mit älteren Verbrennungen (> 5 Tage), bettlägerigen Patienten oder Patienten mit Muskelerkrankungen möglich.
- ▶ **Weitere unerwünschte Wirkungen:**
  - – *Muskelfaszikulationen und Anstieg des Augeninnendrucks* (Cave perforierende Augenverletzungen!).
  - – *Bradykardie*, insbesondere bei repetitiver Gabe; läßt sich durch Atropin (0,5 mg i. v.) vermeiden und therapieren.
  - – Sehr selten: Auslösung einer lebensbedrohlichen *malignen Hyperthermie*.
- ▶ **Präkurarisierung:** Abschwächung der Muskelfaszikulationen durch Gabe einer geringen Dosis eines nicht-depolarisierenden Muskelrelaxans 3 – 5 Minuten vor der Succinylcholininjektion (z. B. 1 mg Pancuronium). Hierzu fehlt in Notsituationen jedoch oft die Zeit!

▶ **Dosierung:** 1 – 1,5 mg/kg KG (70 – 100 mg) i.v.

◨ *Beachte:* Bei Kindern darf Succinylcholin nur in lebensbedrohlichen Ausnahmesituationen angewendet werden.

Nicht-depolarisierende Muskelrelaxanzien
···

▶ **Wirkungsmechanismus:** Acetylcholinantagonistische Wirkung an den nikotinergen Rezeptoren der neuromuskulären Endplatte.
▶ **Wirkung:** Relaxierung der quergestreiften Muskulatur.
▶ **Indikation:** Erleichterung der Beatmung unter Narkose; Intubation mit nicht-depolarisierenden Relaxanzien nur durch sehr Intubations-erfahrene und routinierte Notärzte!
▶ **Vorteil:** Keine Muskelfaszikulationen, keine Kaliumfreisetzung.
▶ Nachteile bzw. Besonderheiten:
  – *Relativ lange Anschlagzeit* bis zur vollständigen Relaxierung:
    • Am kürzesten bei Rocuronium: ca. 90 Sekunden.
    • Bei allen anderen Relaxanzien ca. 3 Minuten.
  – *Relativ lange Wirkdauer* (20 – 40 Minuten bei Rocuronium, Vecuronium und Atracurium, 40 – 80 min bei Pancuronium).
◨ *Beachte:*
  – Nicht-depolarisierende Muskelrelaxanzien sparsam einsetzen!
  – Muskelrelaxierung ersetzt keine Narkose!
  – Wachheitszustände des Patienten unter Muskelrelaxierung durch ausreichend tiefe Narkose sicher vermeiden!
▶ **Dosierungen (Initial- bzw. Intubationsdosis):**
  – *Atracurium:* 0,5 mg/kg KG (40 mg) i.v.
  – *Pancuronium:* 0,05 – 0,1 mg/kg KG (4 – 8 mg) i.v.
  – *Rocuronium:* 0,6 mg/kg KG (50 mg) i.v.
  – *Vecuronium:* 0,05 – 0,1 mg/kg KG (4 – 8 mg) i.v.
◨ *Beachte:* Repetitionsdosen um $1/2 - 2/3$ reduzieren!

5.8 Antagonisten

Substanzen
···

▶ **Opioidantagonist:** Naloxon (z.B. Narcanti).
▶ **Benzodiazepinantagonist:** Flumazenil (Anexate).
▶ **Antagonist anticholinerger Substanzen:** Zentraler Acetylcholinesteraseinhibitor: Physostigmin (Anticholium).
▶ **Muskelrelaxanzienantagonisten:** Periphere Acetylcholinesteraseinhibitoren: Neostigmin (Prostigmin), Pyridostigmin (Mestinon).

Naloxon
···

▶ **Wirkungsmechanismus:** Verdrängt Opioide von den Opioidrezeptoren.
▶ **Wirkung:**
  – Aufhebung der Opioidwirkung innerhalb weniger Minuten.
  – Gefahr der hypertensiven Krise und der Induktion eines Lungenödems.
▶ **Indikationen:**
  – Opioidvergiftung.
  – Opioidüberdosierung.

► **Anwendungshinweise und Kommentare:**
  – *Wirkdauer:* Ca. 1 – 4 Stunden; daher genaue Überwachung des Patienten und evtl. repetitive Gabe in der Klinik erforderlich.
  – *Titration* der Dosis bis zum erwünschten Effekt erforderlich.
  ▣ *Beachte:* Die Gabe eines Antagonisten darf bei manifester Ateminsuffizienz nicht lebenserhaltende Sofortmaßnahmen (Beatmung, Sauerstoffgabe, CPR) ersetzen!
► **Dosierung:** 0,5 – 10 µg/kg KG (0,04 – 1 mg) i. v.

Flumazenil

► **Wirkungsweise:** Verdrängt Benzodiazepine vom GABA-Rezeptor.
► **Wirkung:**
  – Aufhebung der Benzodiazepinwirkung innerhalb weniger Minuten.
  – Gefahr von Blutdruckanstieg und Tachykardie.
► **Indikationen:**
  – Benzodiazepinvergiftung.
  – Benzodiazepinüberdosierung.
► **Anwendungshinweise und Kommentare:**
  – *Wirkungseintritt:* Innerhalb 1 Minute.
  – *Wirkdauer:* Ca. 1 – 2 Stunden; daher genaue Überwachung des Patienten und evtl. repetitive Gabe in der Klinik erforderlich.
  – *Titration* der Dosis bis zum erwünschten Effekt.
  ▣ *Beachte:* Die Gabe eines Antagonisten darf bei manifester Ateminsuffizienz nicht lebenserhaltende Sofortmaßnahmen (Beatmung, Sauerstoffgabe, CPR) ersetzen!
► **Dosierung:** 3 – 30 µg/kg KG (0,2 – 2 mg) i. v.

Acetylcholinesteraseinhibitoren (AChE-I)

► **Substanzen:**
  – *Zentral wirksam:* Physostigmin.
  – *Peripher wirksam:* Neostigmin, Pyridostigmin.
► **Wirkungsweise:** Reversible Hemmung des Enzyms Acetylcholinesterase (AChE) → Erhöhung der Acetylcholinkonzentration im synaptischen Spalt.
  – *Physostigmin:* Natürliches Carbaminsäurederivat mit guter Passage der Blut-Hirnschranke → vorwiegend zentral wirkender AChE-I.
  – *Neostigmin und Pyridostigmin:* Synthetische Carbaminsäureester mit quarternärer Stickstoffgruppe → keine Passage der Blut-Hirn-Schranke, keine zentralen Wirkungen: peripher wirkende AChE-I.
  – *Zum Vergleich: Alkylphosphate* (Insektizide; siehe Insektizidvergiftung S. 529) wirken grundsätzlich ähnlich; es handelt sich dabei allerdings um Phosphorsäureester → lang anhaltende, irreversible Hemmung der AChE durch Phosphorylierung der Aminosäure Serin im aktiven Zentrum der AChE.
► **Erwünschte Wirkungen:**
  – *Zentral wirksame AChE-I:* Intrazerebrale Erhöhung der Acetylcholinkonzentration: Antagonisierung zentral-anticholinerger Symptome (S. 503).
  – *Peripher wirksame AChE-I:* Stimulation nikotinerger Rezeptoren an der neuromuskulären Endplatte:
    • Antagonisierung der Wirkung nicht-depolarisierender Muskelrelaxanzien (S. 201).
    • Erhöhung der Muskelkraft bei Myasthenia gravis.

▶ **Unerwünschte Wirkungen** durch Stimulation nikotinerger Rezeptoren der auto-
nomen Ganglien und muskarinerger Rezeptoren: Vor allem parasympathische
Überaktivierung (AChE-I = indirekte Parasympathomimetika):
  – Bradykardie.
  – Bronchospasmus.
  – Blutdruckabfall.
▶ **Indikationen:**
  – *Zentral wirksame AChE-I:*
    • Zentral anticholinerges Syndrom (ZAS; S. 503).
    • Intoxikation mit anticholinergen Substanzen (s. u. und S. 168).
  – *Peripher wirksame AChE-I:*
    • Muskelschwäche durch Überhang nicht-depolarisierender Muskelrelaxan-
      zien wie Atracurium, Pancuronium, Rocuronium, Vecuronium (S. 201), ins-
      besondere bei Narkoseausleitung.
    • Myasthenia gravis (normalerweise *nicht* im Rettungsdienst; s. u.).
▶ **Anwendungshinweise und Kommentare zu zentral wirkenden AChE-I:**
  – Siehe auch S. 502.
  – *Langsam injizieren* mit wirkungsbezogener Titration!
  – *Bei Überdosierung:* Atropin in halbem Gewichtsverhältnis (0,5 – 1 mg) i. v.
  – Anwendung als Antidot:
    • Bei Vergiftungen mit Atropin und Scopolamin indiziert.
    • Anwendung bei Vergiftungen mit Benzodiazepinen und trizyklischen Anti-
      depressiva umstritten.
▶ **Anwendungshinweise und Kommentare zu peripher wirkenden AChE-I:**
  – *Rettungsmedizinische Bevorratung* aus folgenden Gründen nicht obligat und
    eher unüblich:
    • Narkoseausleitung: Präklinisch selten indiziert und daher nicht üblich.
    • Myasthenia gravis und myasthenische Krise mit Versagen der Atempumpe:
      Sehr selten und präklinisch zunächst durch Intubation und Beatmung zu be-
      herrschen; zudem Gefahr der Verstärkung einer cholinergen Krise, die sich
      ebenfalls in Muskellähmung äußern kann und nicht ohne weiteres von einer
      myasthenischen Krise zu unterscheiden ist → daher keine Indikation zur
      präklinischen Gabe von AChE-Inhibitoren.
  – *Depolarisierende Muskelrelaxanzien* (Succinylcholin) können nicht antagoni-
    siert werden!
  – *Wirkungseintritt:* Nach 3 – 5 Minuten (Maximum nach 10 – 15 Minuten), wenn
    die Applikation in der bereits abklingenden Phase der Muskelrelaxation erfolg-
    te; bei vollständiger Muskelrelaxation können 30 Minuten und mehr vergehen.
  – *Wirkdauer:* Ca. 1 – 2 Stunden (Pyridostigmin länger als Neostigmin).
  – *Kombination mit Atropin* zur Abschwächung der parasympathomimetischen
    Nebenwirkungen erforderlich: z. B. Aufziehen und Verabreichung von Neostig-
    min und Atropin in einer *Mischspritze* im Gewichtsverhältnis von Atropin/Neo-
    stigmin 1 : 2,5 bzw. Atropin/Pyridostigmin 1/10.
▶ **Dosierung:**
  – *Physostigmin:* 20 µg/kg KG (1 – 2 mg) über 2 – 5 Minuten i. v.
  – *Neostigmin:* 0,04 mg/kg KG (z. B. 2,5 mg + 1 mg Atropin) langsam i. v.
  – *Pyridostigmin:* 0,15 mg/kg KG (z. B. 10 mg + 1 mg Atropin) langsam i. v.

5.9 Präklinische Narkose beim Notfallpatienten

Indikationen

▶ Respiratorische Insuffizienz mit Notwendigkeit der Intubation und Beatmung (um dem Patienten diese Maßnahmen erträglich zu machen).
▶ Starke, sonst nicht beherrschbare Schmerzzustände.
▶ Schwere Polytraumen.
▶ Schwere, psychisch stark belastende Verletzungen (z.B. Amputationen, Zerquetschungen).
▶ Chirurgische oder schmerzhafte Eingriffe am Unfallort.
▶ Schwerer Status asthmaticus.
▶ Schwerer, mit Benzodiazepinen allein nicht beherrschbarer Status epilepticus.
▶ Instabile Patienten, die mit dem Hubschrauber transportiert werden müssen.

Besonderheiten

▶ **Aspirationsgefahr nach Ausfall der Schutzreflexe!** Notfallpatienten sind nie sicher nüchtern.
▶ **Stets Intubationsnarkose!** Narkose beim Notfallpatienten daher nur als Intubationsnarkose mit künstlicher Beatmung durchführen (in Ausnahmefällen auch Verwendung von Tubusalterativen wie Larynxmaske oder Kombitubus).
▶ **Gelegentliche Ausnahme: Ketaminnarkose** unter schwierigen Bedingungen (eingeklemmter, unzugänglicher Patient). Auch hier aber so bald wie möglich intubieren und beatmen.

Narkosemittel

▶ **Kombinationsnarkose:** Präklinische Narkose wird meist durch Kombination mehrerer Pharmaka und Narkosemittel eingeleitet und aufrechterhalten.
▶ **Keine Inhalationsanaesthetika:** Die in der Klinik gebräuchlichen Inhalationsanästhetika sowie Lachgas stehen in Deutschland rettungsmedizinisch in der Regel nicht zur Verfügung.
▶ **Balancierte Anästhesie:** Somit wird jede prähospitale Narkose durch „balancierte" Gabe mehrerer Pharmaka mit unterschiedlichem Wirkspektrum erzeugt.
▶ **Totale intravenöse Anästhesie (TIVA):** Die Pharmaka werden ausschließlich intravenös appliziert (gelegentliche Ausnahme: Ketaminapplikation i.m.).

Komponenten der Narkose

▶ **Hypnose** (Tiefschlaf): Verwendete Pharmaka:
  – Injektionshypnotika.
  – Benzodiazepine.
  – *Opioide* und *Ketamin* wirken in hohen Dosen ebenfalls hypnotisch.
▶ **Analgesie:** Verwendete Pharmaka:
  – *Opioide* (wirken in hohen Dosen auch hypnotisch).
  – *Ketamin* (wirkt in hohen Dosen auch hypnotisch).
▶ **Muskelrelaxierung:** Nicht obligat! Verwendete Pharmaka, wenn notwendig:
  – *Depolarisierendes Muskelrelaxans (Succinylcholin)* zur Intubation.
  – *Nicht-depolarisierende Muskelrelaxanzien* zur Aufrechterhaltung der Relaxierung.

▣ **Beachte:** Eine präklinische Muskelrelaxierung darf nur durch den Erfahrenen erfolgen!

▸ **Vegetative Dämpfung:** Notwendig vor allem zur Verhinderung oder Dämpfung hypertensiver und tachykarder Kreislaufentgleisungen. Verwendete Pharmaka:
- *Analgetika* in ausreichend hoher Dosierung.
- *Hypnotika/Sedativa* in ausreichend hoher Dosierung.
- Evtl. auch Zusatz von *Neuroleptika* oder *Clonidin*.

Phasen der Narkose

▸ **Narkoseeinleitung** (praktisches Vorgehen s. u.):
- Applikation schnell und kurz wirksamer Injektionshypnotika.
- Zur Intubation ggf. zusätzlich das Muskelrelaxans Succinylcholin.
- Hypotensive Wirkung beachten:
  • Nimmt in folgender Reihenfolge zu: Ketamin < Etomidate < Thiopental < Propofol.
  • Ketamin führt oft eher zu einem Blutdruckanstieg; Etomidate beeinflußt den Blutdruck in der Regel auch im Schock und bei schlechter Myokardfunktion nur wenig.

▸ **Narkoseaufrechterhaltung:**
- Meist als *Kombinationsnarkose* mit Opioiden und Benzodiazepinen.
- Alternative: Kombinationsnarkose mit Ketamin und Benzodiazepinen.
- Applikation der Pharmaka in der Rettungsmedizin meist durch *repetitive Injektionen der Einzelsubstanzen*.
- Bei längerer präklinischer Versorgungsdauer bzw. längerer Transportdauer ist die *kontinuierliche Applikation*, z. B. in einer Spritzenpumpe, zu empfehlen.
▣ **Beachte:** Narkosemittel dürfen nicht in hoher Konzentration freilaufenden Infusionen zugemischt werden! Gefahr der akzidentiellen Überdosierung!

▸ **Narkoseausleitung:**
- Die Beendigung einer präklinisch begonnenen Narkose bleibt grundsätzlich der Klinik vorbehalten.
- Nur in *Ausnahmefällen* wird der Patient präklinisch wieder extubiert, wenn folgende Bedingungen erfüllt sind:
  • Patient sicher kreislaufstabil.
  • Patient atemsuffizient.
  • Patient bei Bewußtsein.
  • Schluck- und Hustenreflexe intakt.

Narkoseeinleitung: Praktisches Vorgehen

Patienten so weit wie möglich über das Vorhaben aufklären.

Sicheren venösen Zugang legen.

Patienten in Rückenlage bringen (möglichst auch leichte Oberkörperhochlagerung zur Regurgitationsverhinderung).

Als Notarzt hinter dem Patienten stehen oder knien.

Intubationszubehör, möglichst mit Absaugvorrichtung, überprüfen und bereitlegen.

Präoxygenierung: Patienten möglichst für 1 – 2 Minuten Sauerstoff in hohem Flow (10 – 15 Liter) über eine dicht sitzende Maske verabreichen.

Injektionshypnotikum injizieren, z. B. Propofol 1 – 2 mg/kg KG i. v. oder Etomidate 0,2 – 0,3 mg/kg KG i. v.

Ggf. sofort darauf Injektion von **Succinylcholin** 1 – 1,5 mg/kg KG i. v.

► **Sellick-Handgriff:** Schildknorpel von einem Helfer gegen die Wirbelsäule drükken lassen, um eine Regurgitation von Mageninhalt zu verhindern.
► Patienten nach etwa 40 Sekunden (30–60 Sekunden) intubieren; für diese Zeit möglichst auf eine Maskenbeatmung verzichten, sofern der Patient nicht hypoxisch ist (d. h. bei pSaO$_2$ > 90%).
  – Wenn Intubation unmöglich: Maskenbeatmung für 30 sec, dann erneuter Intubationsversuch
  – Wenn Intubation auch dann unmöglich: Maskenbeatmung für 30 sec, dann Tubusalternative wie Kombitubus oder Larynxmaske einlegen (s. a. Abb. 41, S. 88)
► Unverzüglich mit der **künstlichen Beatmung** beginnen, **Tubuslage** sofort kontrollieren.

Möglichkeiten der Narkoseaufrechterhaltung

► **1. Möglichkeit: Morphin-Diazepam-Kombinationsnarkose:**
  – *Morphin* 0,1 mg/kg KG alle 10–30 Minuten plus
  – *Diazepam* 0,1 mg/kg KG alle 10–30 Minuten i. v.
► **2. Möglichkeit: Fentanyl-Midazolam-Kombinationsnarkose:**
  – *Fentanyl* 1–4 µg/kg KG alle 10–30 Minuten i. v. plus
  – *Midazolam* 0,1 mg/kg KG alle 10–30 Minuten i. v.
► **3. Möglichkeit: Ketamin-Benzodiazepin-Kombinationsnarkose:**
  – *Ketamin* 1 mg/kg KG alle 10–15 Minuten plus
  – *Midazolam* oder *Diazepam* 0,1 mg/kg KG alle 10–30 Minuten i. v.
► **Wenn notwendig, jeweils Muskelrelaxanzienzusatz:** z. B.
  – *Vecuronium* 30–100 µg/kg KG alle 30–60 Minuten repetitiv i. v. oder
  – *Pancuronium* 30–100 µg/kg KG alle 60–90 Minuten i. v.

6 Kardiopulmonale Reanimation (CPR)

6.1 Begriffe, Empfehlungen, Indikationen

Begriffe und Abkürzungen

➤ **Herz-Kreislaufstillstand:** Keine (klinisch meßbare) mechanische Herzaktivität. Zeichen bzw. unmittelbare Folgen: kein tastbarer Puls, Bewußtlosigkeit und Atemstillstand (bzw. agonale Atmung).
- *Herzstillstand im engeren Sinne:* Keine meßbare mechanische und elektrische Herzaktion; Asystolie.
- *Herzstillstand im weiteren, üblicherweise verwendeten Sinne:* Umfaßt zusätzlich alle Zustände, bei denen Herzaktivitäten gemessen werden können, die jedoch mit keinem nennenswerten Herzauswurf einhergehen (engl.: pulseless electrical activity; PEA): Kammerflimmern (engl.: ventricular fibrillation, VF) und pulslose ventrikuläre Tachykardie (PVT) sowie elektromechanische Dissoziation (EMD).
- Klinisch werden die Begriffe Herzstillstand, Kreislaufstillstand und Herz-Kreislaufstillstand meist synonym verwendet.
➤ **Reanimation = Wiederbelebung:** Übliche Bezeichnung für die Behandlung eines Herz-Kreislaufstillstands.
- *Ziel:* Künstliche Aufrechterhaltung der Organperfusion mit ausreichend oxygeniertem Blut, bis die Ursache für das zugrundeliegende Versagen der Atmung und des Kreislaufs behoben ist.
- Die Reanimation hat prinzipiell Aussicht auf Erfolg, solange noch keine irreversiblen Organschäden eingetreten sind.
➤ **Wiederbelebungszeit = Dauer des reversiblen klinischen Todes** = Zeit vom Eintritt des Zirkulationsstillstands bis zum Beginn irreversibler Organschäden: Zwischen ca. 3 – 5 Minuten beim normothermen und bis zu 45 Minuten oder sogar noch länger bei hypothermen Patienten.
- *Einzelne Organe* weisen unterschiedliche Wiederbelebungszeiten auf:
  • Zerebrale Wiederbelebungszeit: Unter Normothermie 3 – 5 Minuten.
  • Kardiale Wiederbelebungszeit: Unter Normothermie 5 – 15 Minuten.
- Wiederbelebungszeit des Menschen wird in erster Linie durch die *geringe Hypoxietoleranz des Gehirns* bestimmt. Sie wird modifiziert durch:
  • Die auslösende Vitalfunktionsstörung.
  • Die Körpertemperatur des Patienten.
  • Den Verlauf der Reanimation.
  • Die sich anschließende Behandlung.
➤ **Resuscitation = Wiederbelebung:** Englische Bezeichnung für Behandlung schwerer Störungen der Vitalfunktionen (Schock, Ateminsuffizienz, Herz-Kreislaufstillstand, Atemstillstand). Resuscitation impliziert die Reanimation im engeren Sinne, geht aber darüber hinaus.
➤ **CPR = Cardiopulmonary resuscitation** bzw. **kardiopulmonale Reanimation:** International übliche Abkürzung. Betont die Wichtigkeit einer adäquaten, gleichzeitigen Behandlung des kardialen und pulmonalen Versagens.
➤ **HLW = Herz-Lungen-Wiederbelebung:** Deutsche Bezeichnung für CPR.
➤ **CPCR = Cardiopulmonary cerebral resuscitation** bzw. **kardiopulmonale zerebrale Reanimation:** Betont die Wichtigkeit des Gehirns als 3. bzw. eigentliches

Zielorgan der Wiederbelebung. Allerdings ist die Verwendung dieses Begriffs eher unüblich.

► **Basismaßnahmen der Reanimation; BLS = basic life support:** Umfaßt alle Reanimationsmaßnahmen, die von jedermann auch ohne oder nur mit einfachen Hilfsmitteln durchgeführt werden können:
  – *Einfache Hilfsmittel* im Rahmen des BLS sind z.B. Pharyngealtuben, einfache Mund-Beatmungsmasken oder ein Schutztuch, das zur Beatmung über den Mund gelegt wird.
  – *Laienreanimation:* BLS kann und soll auch von Laien durchgeführt werden
  – Seit einigen Jahren wird auch die Verwendung sog. „Automatischer Defibrillatoren" (AEDs) im Rahmen des BLS von Laien propagiert. Dies sind natürlich keine „einfachen Hilfsmittel" mehr, sondern komplexe, computergesteuerte Apparate, die allerdings einfach zu bedienen sind.

► **Erweiterte Reanimationsmaßnahmen; ALS = advanced life support:** Umfaßt die Verwendung professioneller Hilfsmittel wie z.B. Endotrachealtuben, Beatmungsgeräte und Defibrillatoren sowie die medikamentöse Therapie:
  – In der professionellen Rettungsmedizin werden ALS-Maßnahmen durchgeführt.
  – ALS-Maßnahmen werden teilweise anstelle von BLS-Maßnahmen durchgeführt (z.B. Beatmung über einen Endotrachealtubus anstatt Mund-zu-Mund-Beatmung) und teilweise zusätzlich zu BLS-Maßnahmen (z.B. Adrenalininjektionen zusätzlich zur extrathorakalen Herzmassage).

Empfehlungen

► **Empfehlungen (guidelines) zur standardisierten Durchführung der CPR** gibt es – zuerst herausgegeben von der American Heart Association (AHA) – seit 1966. Derzeit aktuell sind die im Jahr 2000 von der AHA zusammen mit dem International Liaison Committee on Resuscitation (ILCOR) publizierten *Guidelines 2000 for cardiopulmonary resuscitation and emergency cardiovascular care. An international consensus on science.* Diese *AHA/ILCOR Guidelines 2000* bilden auch die Grundlage für die im Jahr 2001 erschienen Empfehlungen des European Resuscitation Council (ERC), die *European Resuscitation Council Guidelines 2000.* Letztere unterscheiden sich allerdings in einigen Punkten von den AHA/ILCOR-Guidelines. Wichtigster Unterschied:
  – AHA/ILCOR empfiehlt Vasopressin im Rahmen der Reanimation (alternativ zu Adrenalin), das ERC nicht.

► **Empfehlungen haben keinen normativen Charakter:** Eine von den Empfehlungen abweichende Durchführung der CPR ist nicht unbedingt fehlerhaft; dennoch sollte in der rettungsmedizinischen Routine nicht ohne plausible und gewichtige Gründe von den Empfehlungen abgewichen werden.

► **Erwachsenen- und Kinderreanimation:** Unterscheiden sich in einigen wichtigen Punkten aus folgenden Gründen:
  – Unterschiedliche Ursachenhäufigkeit des Herz-Kreislaufstillstands.
  – Unterschiedliche Größenverhältnisse.
  – Physiologische Unterschiede.

► **Die vorliegende Darstellung** orientiert sich:
  – In erster Linie an Empfehlungen des ERC unter Berücksichtigung der AHA/ILCOR-Empfehlungen und der neueren Reanimationsliteratur.
  – Zunächst an der Reanimation Erwachsener. Aspekte der Kinderreanimation werden an entsprechenden Stellen und im Anschluß dargestellt.

Indikation zur CPR

▸ **Atem- und Kreislaufstillstand jeglicher Ursache.** Die CPR ist indiziert, wenn eine begründete Hoffnung auf die erneute Stabilisierung des kardiozirkulatorischen und respiratorischen Systems und eine zerebrale Erholung besteht.
▸ Die CPR ist *nicht* indiziert bei Patienten mit sicheren Todeszeichen und nichtüberlebbaren Verletzungen.
▸ Die CPR ist nach weitverbreiteter Ansicht ebenfalls *nicht* indiziert bei Patienten mit einer bekannten kardiozirkulatorischen, respiratorischen oder malignen Erkrankung im Endstadium.
▸ Ein niedergeschriebener Wunsch eines Patienten, nicht reanimiert zu werden, (schriftliche Patientenverfügung) ist zu berücksichtigen; allerdings ist meist präklinisch keine Zeit, die Authentizität und Aktualität einer solchen Verfügung zu beurteilen. Daher soll im Zweifelsfall mit der Reanimation begonnen werden.
▸ Im Rettungsdienst ist über die Vorerkrankungen und Wünsche des leblosen Patienten häufig zunächst nichts oder nur wenig bekannt. In Zweifelsfällen daher mit CPR beginnen!

6.2 Ursachen eines Herz-Kreislauf- und Atemstillstands

Atemstillstand

Zentraler Atemstillstand: Zentrales Regulationsversagen, z. B.:
– Globale zerebrale Hypoxie bzw. Ischämie beim Kreislaufstillstand.
– Hirnstammhypoxie bzw. -ischämie bei Apoplex.
– Intoxikation mit Opioiden oder Barbituraten.
– SIDS (sudden infant death syndrome).

Peripherer Atemstillstand: Versagen der Atempumpe, z. B.:
– Unterbrechung der muskulären Innervation bei sehr hoher Querschnittslähmung.
– Muskuläres Pumpversagen, z. B. nach Injektion von Muskelrelaxanzien.
– Störungen der thorakopulmonalen Integrität, z. B. bei offenem Pneumothorax.

Atemwegsverlegung:
– Obstruktion der oberen Atemwege (Epiglottitis, Fremdkörperaspiration).
– Obstruktion der unteren Atemwege (schwerer Asthmaanfall).

Zusammenhang mit anderen Vitalfunktionen:
– 3 – 10 Minuten nach Aussetzen der Atmung (Apnoe) tritt ein Herz-Kreislaufstillstand ein.
– 3 – 6 Minuten nach Aussetzen der Atmung (Apnoe) erlischt das Bewußtsein.

Herz-Kreislaufstillstand

Primärer, plötzlicher Herz-Kreislaufstillstand:
– Kammerflimmern, z. B. bei Myokardinfarkt.
– Primäre Asystolie, z. B. bei Adam-Stokes-Anfall.

Sekundärer, sich innerhalb von Minuten entwickelnder Herz-Kreislaufstillstand:
– Schwere Hypoxie.
– Akuter Atemstillstand.

– Rasches Ausbluten bei schwerem Trauma (elektromechanische Dissoziation).
– Schwerer, foudroyanter anaphylaktischer Schock.

► **Sekundärer, sich protrahiert entwickelnder Herz-Kreislaufstillstand:**
  – Schock jeglicher Genese (traumatisch-hämorrhagisch, kardiogen, anaphylaktisch, septisch).
  – Akute respiratorische Insuffizienz, z.B. im schweren Asthmaanfall.
  – ZNS-Versagen, z.B. nach schwerem Schädel-Hirn-Trauma.

► **Zusammenhang mit anderen Vitalfunktionen:**
  – 10–15 Sekunden nach Eintreten eines Kreislaufstillstandes erlischt das Bewußtsein.
  – 30–60 Sekunden nach Eintritt eines Kreislaufstillstandes sistiert die Atmung.

Primärer und sekundärer Kreislaufstillstand

► **Reanimationsaussichten:** Beim primären Kreislaufstillstand deutlich besser als beim sekundären Kreislaufstillstand:
  – *Primärer Kreislaufstillstand:* Bei Eintreten des primären Kreislaufstillstands sind die Organe in der Regel noch nicht hypoxisch.
  – *Sekundärer Kreislaufstillstand:* Bei Eintreten des sekundären Kreislaufstillstands sind wichtige Organe zumeist bereits schwer hypoxisch; möglicherweise sind zu diesem Zeitpunkt bereits irreversible zerebrale Schäden eingetreten.

► **Erwachsenenalter:** Hier überwiegt der primäre Kreislaufstillstand aufgrund einer Herzerkrankung; sekundär entwickelt sich ein Atemstillstand.

► **Säuglingsalter und kleine Kinder:** Hier überwiegt der sekundäre Kreislaufstillstand nach primärem Atemversagen aufgrund einer Atemwegsverlegung oder einer zentralen Atemregulationsstörung.

► **Ältere Kinder und Jugendliche:** Hier überwiegt der sekundäre Kreislaufstillstand aus traumatischer Ursache.

6.3 Maßnahmen der CPR: Übersicht

ABC-Schema

► **Merkschema** für die wesentlichen Maßnahmen der CPR (Tab. 10):
  – **A** Atemwege freimachen.
  – **B** Beatmen.
  – **C** Compression des Thorax = Herzdruckmassage.
  – **D** Drugs (Medikamente).
  – **E** EKG-Diagnose.
  – **F** Fibrillationsbehandlung = Defibrillation.

► Die richtige Reihenfolge der Maßnahmen hängt von der vorhandenen Ausrüstung und der Altersklasse des Patienten ab.

Basismaßnahmen (BLS)

► Siehe auch Aktionsplan, Abb. 83, sowie Abb. 96a.
► **Für Sicherheit von Helfer und Patient sorgen!**
► **Überprüfen des Bewußtseinszustands:**
  – Sanftes Rütteln an den Schultern.
  – Lautes Ansprechen („Alles in Ordnung?").

Tabelle 10 · Maßnahmen der CPR: Basismaßnahmen (BLS) und erweiterte Maßnahmen (ALS)

ABC-Schema	BLS	ALS
A Atemwege freimachen	digitales Ausräumen der Mundhöhle	Endotrachealtuben
	Heimlich-Manöver	Pharyngealtuben
	HTCL-Manöver	Kombi-Tubus
	Esmarch-Handgriff	Larynxmaske Koniotomie
B Beatmen	Mund-zu-Mund	Sauerstoffgabe
	Mund-zu-Nase	Beatmung mit Ruben-Beutel
	Mund-zu-Tracheostoma	maschinelle Beatmung Maskenbeatmung
C Kompression des Thorax Zirkulation wiederherstellen	externe Herzdruck-massage	wie BLS; evtl.: maschinelle Thoraxkompression Offene Herzmassage
		Westenreanimation
		ACD-CPR
D Drugs	–	Adrenalin Amiodaron (Natriumbi-karbonat)
E EKG-Diagnose	–	VF/VT non-VF/VT Asystolie EMD
Defibrillation	AED	Defibrillation

ACD = Aktive Kompression/Dekompression
AED = Automascher externer Defibrillator
EMD = Elektromechanische Dissoziation
HTCL = „head tilt and chin lift"; Kopf überstrecken und Kinn anheben
VF/VT = Kammerflimmern/ventrikuläre Tachykardie

- **A Patient antwortet:** Patienten in der Lage belassen, in der er liegt (es sei denn, er befindet sich in Gefahr). Hilfe holen, wenn erforderlich (s. u.). Zustand regelmäßig überprüfen.
- **B Patient antwortet *nicht*:**
  - Hilfe holen bzw. Notruf (s. u.).
  - Atemwege freimachen und sichern durch Anheben des Kinns und vorsichtiges Überstrecken des Kopfes (HTCL-Manöver, S. 74).
  - ◪ *Beachte:* Überstrecken des Kopfes bei Hinweis auf HWS-Trauma möglichst vermeiden!
- **Überprüfen der Atmung** (unter Offenhalten der Atemwege):
  - Inspektion des Thorax (Bewegungen vorhanden?).
  - Hören auf Atemgeräusche am Mund des Patienten.
  - Fühlen mit der eigenen Wange, ob Luft aus dem Patientenmund strömt.

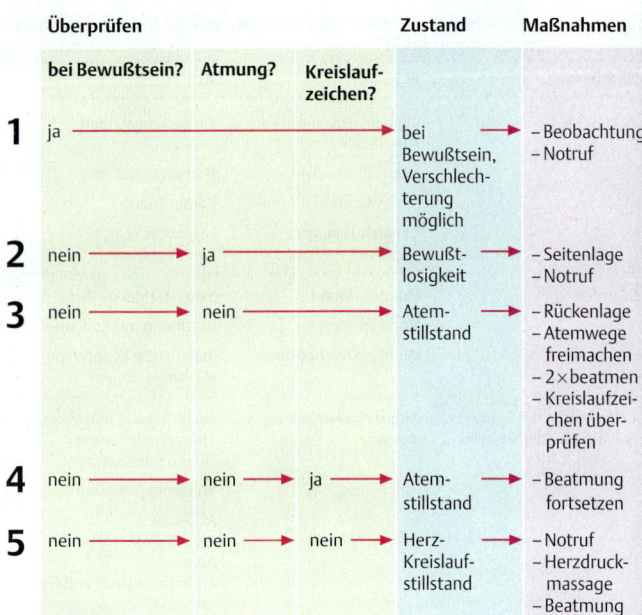

Überprüfen			Zustand	Maßnahmen
bei Bewußtsein?	Atmung?	Kreislauf-zeichen?		
1 ja			bei Bewußtsein, Verschlechterung möglich	– Beobachtung – Notruf
2 nein	ja		Bewußt-losigkeit	– Seitenlage – Notruf
3 nein	nein		Atem-stillstand	– Rückenlage – Atemwege freimachen – 2×beatmen – Kreislaufzeichen überprüfen
4 nein	nein	ja	Atem-stillstand	– Beatmung fortsetzen
5 nein	nein	nein	Herz-Kreislauf-stillstand	– Notruf – Herzdruck-massage – Beatmung

Abb. 83 · Basismaßnahmen der CPR: Aktionsplan (mod. nach European Reuscitation Coun cil 1992)

> ☐ *Beachte:* Erst wenn mit diesen Maßnahmen 10 s lang keine Atembewegung festgestellt werden, ist von einem Atemstillstand auszugehen.
▶ **A Patient atmet** (mehr als gelegentliche Schnappatmung):
  – Patient in stabile Seitenlage bringen (S. 63)
  – Atmung wiederholt überprüfen.
▶ **B Patient atmet** *nicht*:
  – Hilfe holen bzw. Notruf.
  – Patienten in Rückenlage bringen, Atemwege freimachen (S. 214). 2 × effekti beatmen (S. 216); hierzu bis zu 5 Versuche unternehmen.
  – Wenn Beatmung unmöglich: Fremdkörperentfernung aus tieferen Atemwege durch Schläge auf den Rücken (bis zu 5 ×) und Oberbauchkompression (bis z 5 ×) versuchen. Ggf. wiederholen (s. S. 67).
▶ **Überprüfen des Kreislaufs:** Auf Kreislaufzeichen achten:
  – Achten auf jede Patientenbewegung, inkl. Schlucken und Atmen.
  – *Karotispuls-Check:* Fühlen des Karotispulses (an beiden Halsseiten).
  > ☐ *Beachte:* Der Karotispuls-Check darf nicht länger als 10 s dauern! Er wird nu noch für medizinisches Fachpersonal empfohlen.
▶ **A Kreislaufzeichen sicher vorhanden:**
  – Beatmung fortsetzen, wenn erforderlich, und zwar so lange, bis der Patient wie der selbstständig atmet (S. 216).

– Jeweils nach 10 Atemhüben (oder ungefähr jede Minute) Kreislauf erneut überprüfen.

◨ *Beachte:* Die Kreislaufüberprüfung darf nicht länger als 10 s dauern!

▶ **B Kreislaufzeichen** *nicht* **vorhanden** oder nicht sicher vorhanden:
– Beginn mit Herzdruckmassage (S. 222).
– Kompressionsfrequenz etwa 100/min.
– Verhältnis Herzdruckmassage zu Beatmung 15 : 2.
– Reanimation fortsetzen, bis
  ● Qualifizierte Hilfe kommt (Rettungsdienst, Notarzt).
  ● Beim Patienten Lebenszeichen wiederkehren
  ● Die Wiederbelebungsmaßnahmen aufgrund eigener Erschöpfung abgebrochen werden müssen.

◨ *Beachte: Hilfe holen* (z. B. per Telefon: 112, 110 oder 1 92 22) ist von elementarer Bedeutung für die Wiederbelebung. Eine definitive Patientenversorgung ist oft nur mit professionellem Equipment möglich. Ohne Defibrillator kann z. B. Kammerflimmern nicht zuverlässig beendet werden. Ist ein automatischer externer Defibrillator (AED) verfügbar, soll dieser eingesetzt werden.
– *Mehrere Helfer:* Einer sollte mit der CPR beginnen, der andere holt Hilfe.
– *Ein Helfer allein:* Die Entscheidung, wann und wie Hilfe geholt werden soll, hängt von den konkreten Umständen ab. Vor allem gilt folgendes:
  ● Phone first: Bei nicht-traumatischer Bewußtlosigkeit mit Atemstillstand im Erwachsenenalter soll sofort und unverzüglich Hilfe geholt werden (Ausnahme: primär respiratorische Notfälle)
  ● Phone fast: Bei Kindernotfällen, Trauma (Unfall) und offensichtlich primär respiratorischen Notfällen (z. B. Opioidüberdosierung, Ersticken oder Ertrinken) sollte zunächst etwa 1 min reanimiert werden, bevor man um Hilfe ruft.

Erweiterte Maßnahmen (ALS)

▶ ALS erhöht gegenüber einfachen BLS-Maßnahmen allein die Erfolgsaussichten der CPR erheblich!
▶ **Benötigtes Material:**
– Defibrillator und EKG-Monitor.
– *Instrumentarien zur Atemwegssicherung und Beatmung:*
  ● Endotrachealtubus und/oder Tubusalternativen wie Larynxmaske oder Combi-Tubus.
  ● Laryngoskop und weiteres Intubationszubehör.
  ● Beatmungsbeutel oder Beatmungsgerät.
  ● Möglichkeit der Sauerstoffzufuhr (Sauerstoffflasche).
  ● Absaugvorrichtung.
– *Notfallmedikamente* (S. 229):
  ● Adrenalin.
  ● Amiodaron.
  ● Natriumbicarbonat.
  ● Sedativa und Analgetika.
– *Infusionslösungen* (S. 153):
  ● Kristalloide Vollelektrolytlösungen.
  ● Kolloidale Lösungen.
– *Applikationsmöglichkeit für Medikamente und Infusionslösungen:*
  ● Spritzen.
  ● Kanülen.
  ● Infusionsleitungen.
– *Ggf. weitere Instrumente und Geräte* für spezielle, nicht zur Routine gehörende Maßnahmen (z. B. offene Herzmassage oder maschinelle HDM).

► **Wichtigste Maßnahmen der ALS:**
  – EKG-Diagnose.
  – Defibrillation.
  – Medikamentengabe (Adrenalin, Amiodaron).
  – Intubation.
  – Beatmung.
  – Sauerstoffzufuhr.
► Ablauf der ALS s. S. 236 f.

6.4 A Atemwegsmanagement

Indikationen

► Atemstillstand.
► Schwere Ateminsuffizienz.
► Atemwegsverlegung.
► Bewußtlosigkeit.

Vorgehen

► **Atemwege freimachen:**
  – Digitales Ausräumen der Mundhöhle.
  – Verwendung einer Absaugpumpe.
  – Fremdkörperextraktion mittels Magill-Zange (S. 68).
  – Bei Hinweisen auf eine tiefere Verlegung der Atemwege (Ersticken): Schläge auf den Rücken, Oberbau- oder Thoraxkompressionen.
► **Freimachen der Atemwege bei Ersticken durch Atemwegsverlegung im Erwachsenenalter:**
  – S. auch Abb. 84.
  – *Bewußtsein überprüfen:* Patient ist noch bei Bewußtsein:
    • Atmung überprüfen. Wenn Verdacht auf obere Atemwegsobstruktion durch tiefsitzende Fremdkörper:
    • *5 Schläge auf den Rücken geben.* Wenn ohne Erfolg:
    • *5 Oberbauchkompressionen* (Heimlich-Manöver). Wenn ohne Erfolg:
    • *Mund erneut überprüfen:* Sichtbare und mit Fingern oder Magillzange ausräumbare Fremdkörper? Ggf. Sequenz wiederholen.
  – *Bewußtsein überprüfen:* Patient ist **nicht** bei Bewußtsein:
    • Patient in Rückenlage bringen.
    • Versuch, 2 effektive Atemhübe zu verabreichen. Wenn ohne Erfolg:
    • 15 Thoraxkompressionen.
    • Mund erneut überprüfen: Sichtbare und mit Fingern oder Magillzange ausräumbare Fremdkörper? Wenn ohne Erfolg Sequenz wiederholen.
► **Freihalten der Atemwege:**
  – *Spontanatmende Patienten:* Seitenlage, sofern keine Kontraindikation (S. 63).
    • Patienten kontinuierlich beobachten.
    • Atmung wiederholt überprüfen (Abb. 85 b).
    • Bei anhaltender Bewußtlosigkeit so bald wie möglich endotracheale Intubation (S. 81). Wenn nicht möglich, Maskenbeatmung (S. 108) oder Anwendung von Tubusalternativen (S. 75).
  – *Patienten mit Atemstillstand oder unzureichender Atmung:* Rückenlage.
    • Kopf überstrecken und Kinn anheben (HTCL-Manöver, Abb. 85 a).
    • Bei Persistieren des Atemstillstands: Künstliche Beatmung (S. 103).

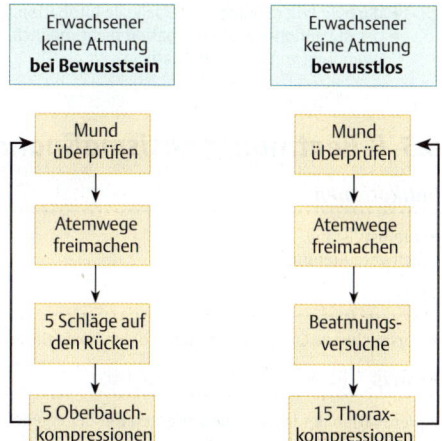

```
┌─────────────────────┐          ┌─────────────────────┐
│   Erwachsener        │          │   Erwachsener        │
│   keine Atmung       │          │   keine Atmung       │
│   bei Bewusstsein    │          │   bewusstlos         │
└─────────────────────┘          └─────────────────────┘
```

Abb. 84 · Vorgehen bei Atemwegsverlegung im Erwachsenenalter

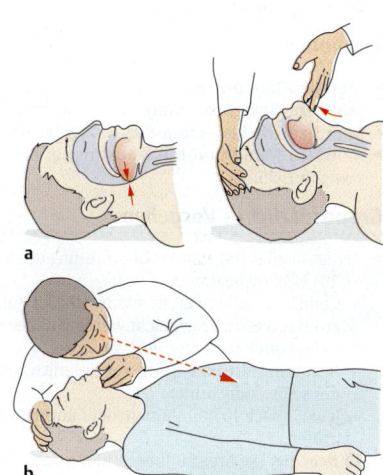

Abb. 85 · Atemwegsmanagement: TCL-Manöver (a); wiederholtes Überprüfen der Atmung (b).

- So bald wie möglich endotracheale Intubation.
- Ist die endotracheale Intubation nicht möglich, Maskenbeatmung oder Anwendung von Tubusalternativen.

6.5 B Beatmung: Basismaßnahmen

Indikationen

► Atemstillstand.
► Schwere Ateminsuffizienz.

Ziel

► Ausreichende Oxygenierung und Kohlendioxidelimination.

Prinzip

► Ventilation der Lungen des Patienten mit der eigenen Ausatemluft.
► Diese enthält:
  – Ca. 16 – 17 % Sauerstoff.
  – Ca. 3 – 4 % Kohlendioxid.
► Bei Patienten mit Atemstillstand kann damit grundsätzlich eine ausreichende Oxygenierung erzielt werden.

Methoden

► **Mund-zu-Mund-Beatmung:** Standardverfahren.
► **Mund-zu-Nase-Beatmung:** Alternativverfahren; gelegentlich effektiver.
► **Mund-zu-Tracheostoma-Beatmung:** Bei bereits tracheotomierten Patienten.
► **Mund-zu-Mund-und-Nase-Beatmung:** Bei Säuglingen Mund und Nase gleichzeitig umschließen.

Grundsätzliches Vorgehen

► Bei Atemstillstand, vor der Überprüfung des Kreislaufs:
  – 2 × effektiv beatmen.
  – Gelingt ein effektiver Atemhub nicht auf Anhieb, so sollten zunächst bis zu 5 Beatmungsversuche gemacht werden bis der Kreislauf überprüft wird.
► **Kreislaufzeichen sicher vorhanden:**
  – Beatmung fortsetzen, wenn erforderlich, und zwar solange, bis der Patient wieder selbständig atmet.
  – Jeweils nach 10 Atemhüben (oder ungefähr jede Minute) Kreislauf erneut überprüfen.
  ◪ *Beachte:* Die Kreislaufüberprüfung darf nicht länger als 10 s dauern!
► **Kreislaufzeichen *nicht* vorhanden** oder nicht sicher vorhanden:
  – Beginn mit Herzdruckmassage (S. 222).
  – Herzdruckmassage und Beatmung abwechselnd durchführen im Verhältnis von 15 : 2.
► **Beatmungshub:** Gleichmäßig über etwa 1,5 – 2 s bis sich der Thorax deutlich (wie bei normaler Atmung) hebt; Angestrebt werden bei der Mund-zu-Mund-Beatmung (genau so wie bei der Beutel-zu-Masken-Beatmung ohne zusätzliche Sauerstoffzufuhr) 700 – 1000 ml.

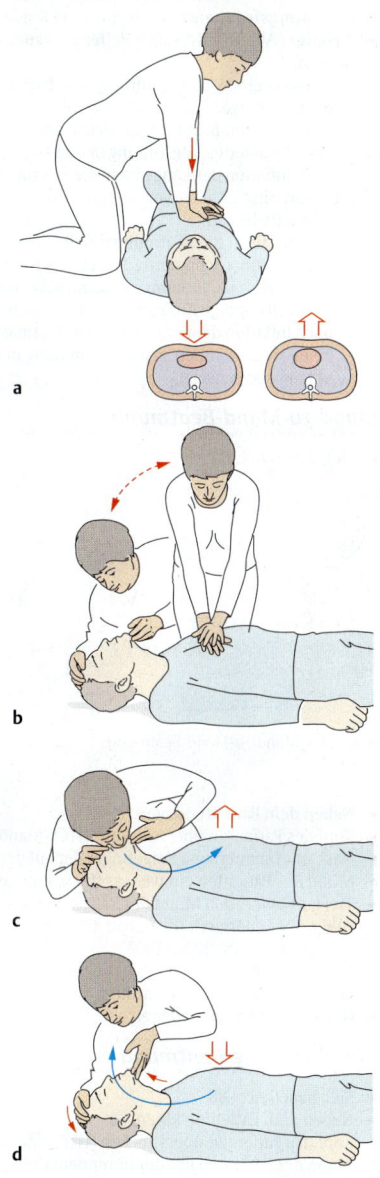

a

b

c

d

Abb. 86 · Basismaßnahmen der CPR: 1 Helfer-Methode.

- ▶ **Beatmungsfrequenz:** 10 – 16/min, bei Kindern 20/min.
- ▶ **1 Helfer** (Abb. 86): Ist nur 1 Helfer vorhanden, positioniert er sich neben den Patienten:
  - – Abwechselnde Durchführung von Beatmung und, wenn erforderlich, Herzdruckmassage.
  - – *Verhältnis von Beatmung zu Herzdruckmassage:* 2 : 15 (bei Kindern 1 : 5).
  - – Eine vollständige Ausatmung braucht nicht abgewartet zu werden; unmittelbar nach Inflation der Lunge kann die Herzmassage wieder aufgenommen werden.
- ▶ **2 Helfer:** Sind 2 Helfer vorhanden, positionieren sie sich einander gegenüber neben dem Patienten:
  - – 1 Helfer führt die Beatmung durch.
  - – 1 Helfer führt, wenn erforderlich, die Herzdruckmassage durch.
  - – *Verhältnis von Beatmung zu Herzdruckmassage:* 2 : 15 (bei Kindern 1 : 5)
  - – Eine vollständige Ausatmung braucht nicht abgewartet zu werden; unmittelbar nach Inflation der Lunge kann die Herzmassage wieder aufgenommen werden.
  - – Beide Helfer können sich bei Ermüdung in ihrer jeweiligen Tätigkeit ohne Zeitverzug abwechseln.

Mund-zu-Mund-Beatmung

- ▶ Siehe auch Abb. 87.

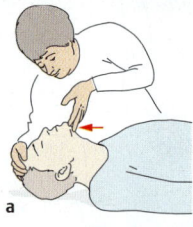 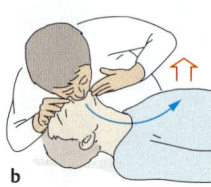 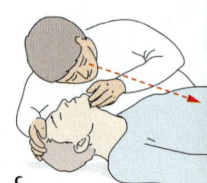

a b c

Abb. 87 · Mund-zu-Mund-Beatmung.

- ▶ Neben dem Patienten knien.
- ▶ Kopf des Patienten überstrecken (HTCL-Manöver).
- ▶ Nase mit Daumen und Zeigefinger der auf der Stirn liegenden Hand verschließen.
- ▶ Mund des Patienten ein wenig öffnen, Kinn jedoch weiterhin hochhalten.
- ▶ Tief Luft holen, den Mund des Patienten mit dem eigenen Mund umschließen und ruhig, aber energisch über etwa 1,5 – 2 s in die Lunge des Patienten ausatmen, bis sich der Thorax sichtbar hebt.
- ▶ Eigenen Mund von dem des Patienten entfernen, die insufflierte Luft entweichen lassen und wieder tief einatmen.
- ▶ Nächsten Atemhub verabreichen.

Mund-zu-Nase-Beatmung

- ▶ Siehe auch Abb. 88.
- ▶ Neben dem Patienten knien.
- ▶ Kopf des Patienten überstrecken (HTCL-Manöver).
- ▶ Mund des Patienten mit der unter dem Kinn positionierten Hand geschlossen halten.

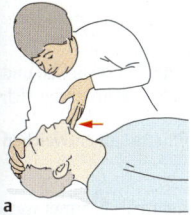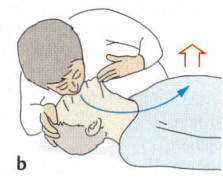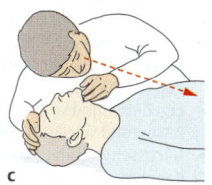

Abb. 88 · Mund-zu-Nase-Beatmung.

► Tief Luft holen, Nase des Patienten mit eigenem Mund umschließen und ruhig, aber energisch über etwa 1,5 – 2 s in die Lunge des Patienten ausatmen, bis sich der Thorax sichtbar hebt.
► Eigenen Mund vom Patienten entfernen, die insufflierte Luft entweichen lassen und wieder tief einatmen.
► Nächsten Atemhub verabreichen.

Mund-zu-Tracheostoma-Beatmung

► Neben dem Patienten knien.
► Hals des Patienten freimachen, Kopf leicht überstrecken.
► Tief Luft holen, das Tracheostoma des Patienten mit dem eigenen Mund umschließen und ruhig, aber energisch über etwa 1,5 – 2 s in die Lunge des Patienten ausatmen, bis sich der Thorax sichtbar hebt.
► Eigenen Mund vom Patienten entfernen, die insufflierte Luft entweichen lassen und wieder tief einatmen.
► Nächsten Atemhub verabreichen.

Mund-zu-Mund-und-Nase-Beatmung

► Nur bei Säuglingen; siehe auch Abb. 89.

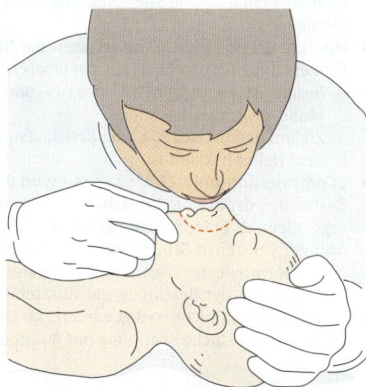

Abb. 89 · Mund-zu-Mund-und-Nase-Beatmung bei Kindern < 1 Jahr.

► Neben dem Kind knien oder Kind auf den Arm nehmen.
► Kopf nur wenig überstrecken.
► Mund des Kindes ein wenig öffnen, Kinn jedoch weiterhin hochhalten.
► Tief Luft holen, Mund und Nase des Kindes mit eigenem Mund umschließen und ruhig, aber energisch über etwa 1 – 1,5 s in die Lunge des Kindes ausatmen, bis sich der Thorax sichtbar hebt.
► Eigenen Mund vom Gesicht des Kindes entfernen, die insufflierte Luft entweichen lassen und wieder tief einatmen.
► Nächsten Atemhub verabreichen.
□ **Beachte:** Mit einem Atemzug des Helfers kann ein Kind mehrmals beatmet werden! So können zu tiefe Atemhübe beim Kind und eine Hyperventilation des Helfers vermieden werden.

Einfache Hilfsmittel

► **Zweck:** Erleichterung der Beatmung, Vermeidung einer Infektionsübertragung, Überwindung der Ekelschwelle.
► **Mögliche Hilfsmittel:**
 – Guedel-Tubus, Safar-Tubus.
 – Weinmann-Lifeway.
 – *Taschentuch:* Kann über Mund und Nase des Patienten gelegt werden.
 – *Spezial-Beatmungstuch:* Kann über den Mund des Patienten gelegt werden.
 – *Mund-Beatmungsmaske:* Kann über Mund und Nase des Patienten gelegt werden und verfügt über ein Ansatzstück für den Mund des Helfers.

Probleme der Beatmung mit der Ausatemluft des Helfers

► **Geringere Effektivität** als die maschinelle oder manuelle Beatmung.
► **Sauerstoffanreicherung** praktisch nicht möglich. Die FiO$_2$ beträgt nur 16 – 17%.
► **Gefahr der Verstärkung der (intrazellulären) Azidose** durch die Zufuhr von CO$_2$, das in der Ausatemluft enthalten ist.
► **Gefahr der Magenbeatmung.** Folgen: Hypoxie, Magenüberdehnung, Erbrechen, weitere Erschwernis der Beatmung.
► **Erschöpfung** des Helfers.
► **Hyperventilationssymptome** beim Helfer (Schwindel, Zittern, Krämpfe).
► **Infektionsübertragung** möglich. Diese Gefahr kann zum Teil durch ein Taschentuch oder ein mit einer Spezialmembran versehenes „Beatmungstuch" verringert werden.
► **Häufige Gründe für ein Unterlassen der Beatmung:** Angst vor Ansteckung (besonders mit HIV) und Ekel (z.B. bei Erbrochenem):
 – Bislang ist jedoch kein Fall einer HIV- oder Hepatitis-Infektion durch Mund-zu-Mund-Beatmung bekannt.
 – Zudem finden etwa 70% aller Kreislaufstillstände zu Hause statt, wo der Patient dem Helfer bekannt ist.
► **„Compression-only-CPR":** Zur Zeit wird diskutiert, ob die Beatmung weiterhin Bestandteil der BLS des Erwachsenen sein sollte oder ob nicht die Herzdruckmassage allein als Standardmaßnahme der BLS (zumindest innerhalb der ersten 10 Minuten) ausreicht. Gründe für diese Überlegungen:
 – O.g. Nachteile der Beatmung mit Ausatemluft.
 – Effektivität der Beatmung mit Ausatemluft wurde unter CPR bei Herz-Kreislaufstillstand nicht nachgewiesen (im Gegensatz zum reinen Atemstillstand: hier ist künstliche Beatmung mit Ausatemluft sicher lebensrettend).

- Ohne Unterbrechung für die Beatmungshübe (also bei kontinuierlicher Herzdruckmassage mit einer Frequenz von etwa 100/min) läßt sich ein höheres Herzzeitvolumen erzielen als mit intermittierender Unterbrechung.
- Die für den Laien schwer zu merkenden Verhältnisse von Beatmung zu Herzdruckmassage sind oft Grund, die BLS-CPR ganz zu unterlassen (neuerdings jedoch Vereinfachung durch Wegfall der Unterschiede zwischen 1-Helfer- und 2-Helfer-Methoden)
- Ekel und Angst vor Ansteckung verleiten oft dazu, keine Beatmung und somit keine CPR zu beginnen, da die Beatmung klassischerweise am Anfang der CPR steht; würde nur Herzdruckmassage gelehrt, würden die meisten Menschen auch bei „Risikogruppen" mit CPR beginnen.
- Auch durch Herzdruckmassage allein wird, bei offenen Atemwegen, ein Atemminutenvolumen von ca. 3 l/min erzielt!
- Eine erste amerikanische Pilotstudie in einem großstädtischen Rettungsdienstbezirk erbrachte keine Outcome-Unterschiede zwischen CPR mit oder ohne Beatmung.
- ▶ *Beachte:* Die AHA empfiehlt die Compression-only-CPR als akzeptable Alternative zur „klassischen" CPR mit Beatmung, wenn die Ersthelfer aus was für Gründen auch immer keine Beatmung durchführen wollen oder können. Die ERC gibt keine solche Empfehlung.

6.6 B Beatmung: Erweiterte Maßnahmen

Indikationen

➤ Atemstillstand.
➤ Schwere Ateminsuffizienz.

Ziel

➤ Ausreichende Oxygenierung und Kohlendioxidelimination.

Methoden

➤ **Beatmung über Endotrachealtubus:** Mittel der Wahl. Intubation bei Sistieren des Atemstillstands möglichst bald durchführen.
➤ **Wenn Intubation unmöglich:** Maskenbeatmung oder Tubusalternativen.
➤ **Anreicherung der Inspirationsluft mit Sauerstoff,** wenn immer möglich.

Vorgehen

➤ **Handbeatmung mittels Rubenbeutel:**
  - Siehe auch S. 108 f.
  - *Beatmungshub:* So hoch, daß sich der Thorax des Patienten deutlich hebt; angestrebt werden beim Erwachsenen
    • Ohne zusätzliche Sauerstoffzufuhr: 700 – 1000 ml.
    • Mit zusätzlicher Sauerstoffzufuhr: 400 – 600 ml Hubvolumen.
  - *Beatmungsfrequenz:* Bei Erwachsenen 10 – 16/min, bei Kindern 20/min.
  - *Sauerstoff:* In hohem Flow (8 – 12 l/min) zuführen, möglichst Reservoirbeutel benutzen.
  - *Verhältnis von Herzmassage zur Beatmung:* Bei Beatmung über Endotrachealtubus ist für die Beatmung keine Unterbrechung der HDM erforderlich.

▶ **Beatmung mit Beatmungsgerät:** Empfohlene Grundeinstellung für CPR:
  – Siehe auch S. 113.
  – *Erwachsenenbeatmung:*
    • Atemmodus: CMV
    • AF 10 – 12/min
    • VT 7 – 10 ml/kg KG bzw. 700 – 1000 ml (mit erhöhter FiO_2 Reduktion auf 400 – 600 ml möglich)
    • FiO_2 100 %
    • I/E 1 : 2 oder 1 : 1,5
    • P_{max} 60 mbar
    • PEEP 0 mbar
  – Kinderbeatmung: Siehe S. 113.
▶ **Beachte:** Im Gegensatz zu früher üblichen Empfehlungen soll die Beatmung bei CPR nicht zur Hyperventilation bzw. Hypokapnie führen; vielmehr ist eine Normoventilation anzustreben.

6.7 C Herzdruckmassage: Standardvorgehen

Indikation

▶ **Kreislaufstillstand:**
  – fehlende „Kreislaufzeichen", d. h.
    • keine Patientenbewegungen
    • kein Schlucken
    • keine Atmung
  – fehlender Karotispuls (bei beidseitiger 10-sekündiger Palpation)
▶ **Beachte:** Nach neueren Empfehlungen ist ein fehlender Karotispuls keine notwendige Voraussetzung für die Initiierung der Herzdruckmassage mehr; vielmehr sollte diese bereits dann erfolgen, wenn keine Kreislaufzeichen bzw. keine offensichtlichen „Lebenszeichen" mehr festgestellt werden können. Dies gilt jedoch nur für die „Laienreanimation". Im Rahmen des ALS ist der Karotispuls-Check nach wie vor indiziert.

Ziel

▶ Künstliche Aufrechterhaltung eines ausreichenden Blutdrucks und Blutflusses zur Durchblutung der lebenswichtigen Organe (vor allem des Gehirns).

Prinzip

▶ **Wirkmechanismen der Herzdruckmassage (HDM):**
  – *Thoraxpumpmechanismus:* Intermittierende Erhöhung des intrathorakalen Drucks.
  – *Herzpumpmechanismus:* Direkte Kompression des Herzens zwischen Brustbein und Wirbelsäule.
▶ **Blutdruck:** Durch HDM läßt sich zwar ein hoher systolischer Blutdruck erzielen, jedoch oft nur ein sehr niedriger diastolischer Druck; somit ist der Mitteldruck niedrig und die koronare Durchblutung des Herzens auch unter optimaler HDM gefährdet.
▶ **Blutfluß:** Durch HDM kann ein Herzminutenvolumen von etwa 30 – 60 %, jedoch nur ein koronarer Blutfluß von 5 – 20 % der Norm erzielt werden.

▶ **Atemminutenvolumen:** Durch HDM wird ein geringes AMV (ca. 3 Liter) erzielt – vorausgesetzt, die Atemwege sind nicht verlegt. Dieses reicht zur Oxygenierung und Normoventilation längerfristig allein nicht aus, evtl. aber zur kurzfristigen Oxygenierung (< 10 Minuten).

Vorgehen

▶ Siehe auch Abb. 90.
▶ Patient flach auf dem Rücken und auf einer harten Unterlage lagern.
  – Wenn nötig, Brett unterlegen (CPR im Bett).
  – Hochlagerung der Beine kann den venösen Rückfluß verstärken, ist jedoch kein Standardverfahren.
▶ Position neben dem Patienten einnehmen.
▶ Oberkörper des Patienten entkleiden.
▶ Mit dem Zeigefinger der einen Hand den Schwertfortsatz bzw. den unteren Rand des Brustbeins aufsuchen.
▶ 2 Querfinger oberhalb dieser Stelle den Ballen der anderen Hand auf das Sternum legen.
▶ **Druckpunkt für die Herzmassage = Mitte der unteren Sternumhälfte.**
▶ Ballen der einen Hand auf den Rücken der anderen Hand legen. Finger beider Hände miteinander verschränken, um keinen Druck auf die Rippen auszuüben.
▶ Beide Arme strecken; Oberkörper direkt über der Brust des Patienten.
▶ **Kompressionsphase:** Sternum zügig etwa 4 – 5 cm genau senkrecht in Richtung auf die Wirbelsäule komprimieren.
▶ **Dekompressionsphase:** Kompression beenden. Der Thorax dehnt sich selbständig wieder aus. Hände jedoch in Kontakt mit der Haut des Patienten lassen.
▶ **Kompressionsfrequenz:** etwa 100/min.
▶ **Verhältnis von Kompressions- und Dekompressionsphase:** Etwa 1 : 1 (je ca. 0,3 – 0,4 Sekunden).
▶ **Verhältnis von Herzdruckmassage zu Beatmung:**
  – Bei Erwachsenen 15 : 2.
  – Bei Kindern 5 : 1
  – Bei Neugeborenen: 3 : 1.
▶ Durchführung der Herzdruckmassage bei Kindern siehe S. 254 f.
▶ Durchführung der Herzdruckmassage bei Neugeborenen S. 263.
◪ *Beachte:* Die früher übliche Differenzierung zwischen unterschiedlichen Verhältnissen von Herzdruckmassage zu Beatmung bei 1-Helfer-Methode und 2-Helfer-Methode wurde mit den aktuellen Empfehlungen verlassen. Hingegen muß aus physiologischen Gründen eine Differenzierung zwischen Erwachsenenreanimation und Kinderreanimation aufrechterhalten bleiben.

Fehler

▶ **Druckpunkt zu weit lateral:** Gefahr von Rippenfrakturen.
▶ **Druckpunkt zu tief** (im Oberbauchbereich): Gefahr der Ruptur von Oberbauchorganen.
▶ **Druckpunkt zu hoch:** Gefahr einer Sternumfraktur.
▶ **Richtung der Sternumkompression nicht senkrecht** nach unten, sondern schräg nach lateral oder abdominal: Verminderte Effektivität, erhöhte Komplikationsgefahr.

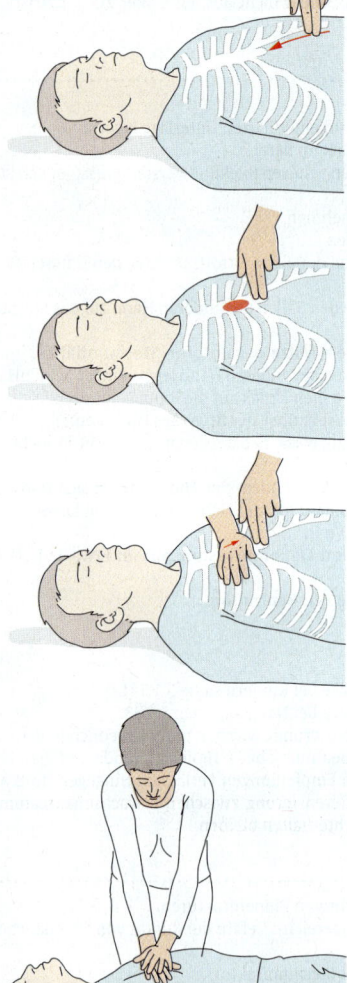

a

b

Abb. 90 · Herzdruckmassage
beim Erwachsenen: Aufsuchen des
Druckpunktes (a); Kompression
(b).

Komplikationen

▸ **Verletzungen des Thorax und thorakaler Organe:**
- – Rippenfrakturen.
- – Sternumfraktur.
- – Pneumothorax.
- – Herzkontusion.
▸ **Verletzungen abdominaler Organe:**
- – Leberruptur.
- – Milzruptur.
- – Magenruptur.
▸ **Unsachgemäßes Vorgehen:** Erhöhte Komplikationsgefahr und verminderte Effektivität. Auch bei korrekter Durchführung der CPR können die Komplikationen jedoch nicht mit Sicherheit vermieden werden.

6.8 C Herzdruckmassage: Variationen und Alternativen

Gründe für die Anwendung von Variationen und Alternativen

▸ Steigerung der Effektivität.
▸ Vermeidung der Ermüdung der Helfer.
▸ Besondere Situationen.
▸ **Grundsätzliche Bewertung:** Es ist bisher mit keinem Alternativverfahren gelungen, die Prognose der Reanimation gegenüber der Standard-HDM sicher zu verbessern. Daher handelt es sich zur Zeit überwiegend um experimentelle Methoden oder Verfahren für Ausnahmesituationen.

Präkordialer Faustschlag

▸ Siehe auch Abb. 91.
▸ **Prinzip:** Mit der geschlossenen Faust aus etwa 30 cm Höhe einen kräftigen, senkrechten Schlag auf die Mitte des Sternums ausüben.

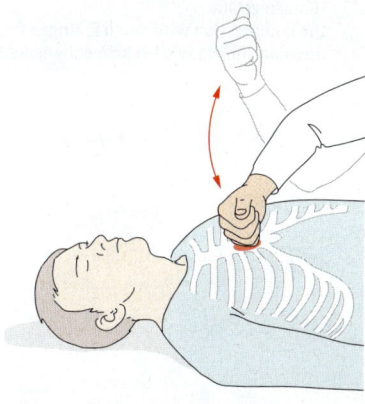

Abb. 91 · Präkordialer Faustschlag.

► **Effekt:** Konversion von mechanischer in elektrische Energie:
  – Durch den Schlag läßt sich im Herzen ein elektrischer Impuls von kurzer Dauer erzeugen.
  – Dieser Impuls kann in Einzelfällen ausreichen, eine ventrikuläre Tachykardie, ein Kammerflimmern oder auch eine Asystolie in einen Rhythmus mit ausreichendem Auswurf zu konvertieren.
► **Vorteil:** Schnelle, einfache und gefahrlose Durchführung.
► **Nachteil:** Wirkung nur bei Kammerflimmern bzw. ventrikulärer Tachykardie oder Asystolie zu erwarten; unsicherer Effekt; kein Effekt zu erwarten, wenn das Flimmern länger als 30 s besteht.
► **Bewertung:**
  – Über den Erfolg gibt es nur anekdotische Berichte.
  – Dennoch wird der präkordiale Faustschlag gegenwärtig als Erstmaßnahme dann empfohlen, wenn der Herz-Kreislaufstillstand (Asystolie oder Kammerflimmern) beobachtet wurde (z. B. am Monitor).

Simultane Beatmung und Thoraxkompression

► **Prinzip:**
  – Gleichzeitige Beatmung und externe HDM mit einer Frequenz von jeweils etwa 40/min (sog. „neue Methode" der CPR).
  – Dadurch starker Druckanstieg im Thorax (Akzentuierung des Thoraxpumpmechanismus).
► **Vorteil:** Erhöhung des Blutflusses in der A. carotis.
► **Gefahr:** Anstieg des Hirndrucks.
► **Voraussetzung:** Endotracheale Intubation und Beatmung mit einem Beatmungsbeutel bzw. Beatmungsgerät, das die dann erforderlichen hohen Beatmungsdrücke (um 80 mmHg) und -frequenzen aufbringen kann.
► **Bewertung:** Keine Verbesserung der Prognose der CPR gegenüber konventioneller HDM nachgewiesen.

Aktive Kompressions-Dekompressions-Verfahren (ACD-CPR)

► Siehe auch Abb. 92.
► **Prinzip:**
  – Eine Art Saugglocke wird über der Mitte des Sternums plaziert und mit beiden Händen gefaßt.
  – Die Kompression wird durch kräftigen Druck auf das Gerät erzielt (aktive Kompression ähnlich wie bei konventioneller HDM).

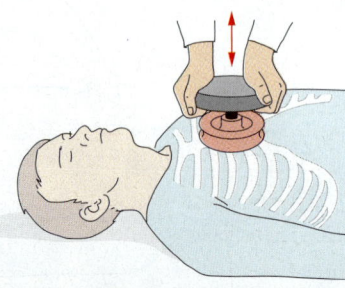

Abb. 92 · Aktive Kompression/Dekompression (ACD-CPR): Gerät, Durchführung.

– Während der Dekompressionsphase wird mit beiden Händen am Gerät gezogen (aktive Dekompression des Thorax) und so aktiv ein intrathorakaler Sog erzielt.

▶ **Vorteil:**
  – Verbesserung des venösen Rückstroms, der Herzfüllung, des Herzminutenvolumens und des koronaren Perfusionsdrucks.
  – Erzielung eines mehr als doppelt so hohen Atemminutenvolumens allein durch die ACD-CPR.

▶ **Nachteil:** Relativ umständliche und für den Helfer ermüdende Handhabung.

▶ **Voraussetzung:** Besonderes Equipment erforderlich. Ein spezielles Gerät ist kommerziell erhältlich.

▶ **Bewertung:** Keine eindeutige Verbesserung der Prognose der CPR gegenüber konventioneller HDM nachgewiesen.

Intermittierende abdominale Gegenpulsation

▶ **Prinzip:** Kompression des Oberbauchs durch einen weiteren Helfer während der Dekompressionsphase des Thorax.

▶ **Vorteil:**
  – Erhöhung des diastolischen Drucks und Verbesserung der Koronardurchblutung.
  – Verbesserung des venösen Rückstroms durch Auspressen des venösen Leberpoolings.

▶ **Gefahren:** Verletzung der Oberbauchorgane.

▶ **Voraussetzung:** Besondere Ausrüstung nicht erforderlich; lediglich ein weiterer Helfer.
  – Neuerdings auch mit mechanischer Hilfe durchführbar, dem sog. „Life-Stick", der auf Thorax und Abdomen aufgesetzt wird und „schaukelartig" abwechselnd thorakal und abdominal niedergedrückt wird.

▶ **Bewertung:** Keine Verbesserung der Prognose der CPR gegenüber konventioneller HDM nachgewiesen. Verwendung des „Life-Stick" ist umständlich und für die präklinische Rettungsmedizin vermutlich zu aufwendig.

Westenreanimation

▶ **Prinzip:**
  – Dem Patienten wird eine Art aufblasbarer Weste um den Thorax gelegt.
  – Die Weste wird rhythmisch bis auf 200–250 mmHg aufgeblasen.

▶ **Vorteile:**
  – Die Druckerhöhung im Thorax kann effektiver und gleichmäßiger erfolgen (Akzentuierung des Thoraxpumpmechanismus).
  – Verbesserung des koronaren Blutflusses bis auf 40–60% der Norm (gegenüber 5–20% bei der Standardtechnik).

▶ **Nachteil:** Aufwendiges Equipment.

▶ **Bewertung:** Interessantes Verfahren in der klinischen Evaluierungsphase. Für die Rettungsmedizin wahrscheinlich zu aufwendig.

Inspiratorische Impedanzerhöhung

▶ **Prinzip:**
  – Ausnutzen der Retraktionskräfte des Thorax in der Dekompressionsphase der HDM für eine Erhöhung des venösen Rückstroms.
  – Zwischenschaltung eines speziellen Ventils (Inspiratory threshold valve, ITV) zwischen Endotrachealtubus/Maske und Beatmungsgerät/-beutel.

– Die ITV verhindert den sofortigen Druckausgleich zwischen intrapulmonalem und Atmosphärendruck in der Dekompressionsphase.
► **Vorteil:** Erhöhung der kardialen Füllung; Steigerung des koronaren und zerebralen Perfusionsdrucks unter Herzdruckmassage.
► **Voraussetzung:** Entsprechendes Ventil (ITV).
► **Bewertung:** Interessantes und einfaches Verfahren zur Steigerung der Effektivität der Herzdruckmassage; bislang jedoch keine Überlebensverbesserung bewiesen.

Maschinelle Thoraxkompression

► **Prinzip:**
– Übernahme der HDM durch eine Maschine (analog der Beatmung durch einen Respirator).
– Die Kompressionstiefe des Stempels kann individuell eingestellt werden.
► **Vorteil:** Physische Entlastung der Helfer.
► **Nachteil:** Verfahren wird vielfach als zu inhuman empfunden.
► **Voraussetzung:** Entsprechendes Gerät und Energiequelle.
► **Bewertung:**
– Das Verfahren ist weitgehend auf die Klinik beschränkt und hat sich auch dort nicht generell durchgesetzt.
– Keine Verbesserung der Prognose der CPR gegenüber konventioneller HDM nachgewiesen.

Offene (interne, direkte) Herzmassage

► **Prinzip:** Direkte manuelle Kompression des Herzens nach Thorakotomie (Öffnung meist im 5. Interkostalraum links).
► **Vorteil:** Das so erzielte Herzzeitvolumen ist deutlich höher als mit externer, indirekter HDM. Die zerebralen und koronaren Perfusionsdrücke sind ebenfalls deutlich höher.
► **Nachteil:** Erhebliche Invasivität, Blutungsgefahr, Infektionsgefahr.
► **Voraussetzung:** Chirurgische Erfahrung, chirurgisches Instrumentarium.
► **Bewertung:**
– Indikationen für eine offene Herzmassage grundsätzlich umstritten.
– In der Rettungsmedizin keine Indikationen.
– In der Klinik kann die Methode erwogen werden bei:
  ● Herzstillstand aus traumatologischer Ursache.
  ● Herzstillstand während einer Operation.
  ● Herzstillstand kurz nach vorausgegangener Sternotomie (Herzchirurgie).
  ● Herzstillstand bei Perikardtamponade.

Hustenreanimation

► **Prinzip:**
– Kräftiges, hochfrequentes (ca. 1/s) Husten durch den Patient selbst.
► Dadurch kann für einige Minuten ein Minimalkreislauf aufrechterhalten werden und der Patient bei Bewußtsein bleiben (Thoraxpumpmechanismus).
► **Vorteil:** Einziges Selbsthilfeverfahren bei Kreislaufstillstand.
► **Nachteil:** Nur kurzfristige Kreislaufaufrechterhaltung möglich; sofortiger Beginn des Hustens nach Herzstillstand erforderlich.
► **Voraussetzung:** Vorherige Instruktion.
► **Bewertung:** Überbrückende Maßnahme bis zur definitiven Hilfe durch Defibrillation o. ä., insbesondere bei voraussehbarem Herzstillstand, z. B. im Rahmen einer Herzkatheteruntersuchung.

6.9 D Drugs (Medikamentöse Therapie)

Übersicht

▶ **Häufig im Rahmen einer CPR verwendete Medikamente:**
  – *Adrenalin:* Immer indiziert.
  – *Vasopressin (alternativ oder zusätzlich zu Adrenalin):* Umstritten.
  – *Amiodaron oder andere Antiarrhythmika:* Nur bei rezidivierendem oder therapierefraktärem Kammerflimmern indiziert.
  – *Natriumbikarbonat oder andere Puffersubstanzen:* Umstritten.

Adrenalin (Epinephrin)

▶ Siehe auch S. 163.
▶ **Wirkung:** Stimulation der α- und β-Rezeptoren.
  – Dadurch Vasokonstriktion, Inotropie- und Herzfrequenzsteigerung.
  – α-*mimetische bzw. vasokonstriktorische Komponente:* Entscheidend für den Reanimationserfolg; steigert die Effektivität der HDM bei allen Formen des Kreislaufstillstands:
    • Steigerung des Blutrückflusses aus der Peripherie zum Herzen.
    • Erhöhung des Aortentonus (die Aorta wird „steifer").
    • Erhöhung des systemischen diastolischen Blutdrucks und des koronaren Perfusionsdrucks.
    • Verbesserung der myokardialen und zerebralen Perfusion.
  – β-*mimetische Wirkung:* Von fraglicher Bedeutung für den Reanimationserfolg:
    • Mögliche positive Auswirkung: Inotropie- und HZV-Steigerung.
    • Mögliche negative Auswirkungen: Erhöhung des myokardialen Sauerstoffbedarfs, Vergrößerung der Ischämiezone nach Myokardinfarkt, Verschlechterung des Perfusionsdrucks durch vasodilatatorische Komponente (β_2).
▶ **Indikation:** Alle Formen des Kreislaufstillstands.
◆ *Beachte:* Zur Vorsicht wird jedoch geraten bei Kreislaufstillstand nach Intoxikation mit Lösungsmitteln (S. 521), Kokain (S. 525) und anderen Sympathomimetika (S. 526).
▶ **Zubereitungsform:** Üblicherweise 1 mg auf 10 ml NaCl 0,9% verdünnt.
▶ **Dosierung bei intravenöser Gabe:**
  – *Standarddosierung:* 1 mg i.v., ggf. repetitiv alle 3 Minuten (keine Höchstdosis).
  ◆ *Beachte:* Eine sog. „Hochdosistherapie" mit Adrenalin (z.B. 5 mg alle 2–3 min) im Rahmen der Reanimation wird nicht mehr empfohlen!
▶ **Endobronchiale Applikation:** 2–3 mg in 10 ml NaCl 0,9% gelöst.
  – *Indikation:* Wenn kein venöser Zugang liegt bzw. innerhalb kurzer Zeit gelegt werden kann, der Patient jedoch schon intubiert ist.
  – *Vorgehen:*
    • Spritze mit Adrenalin auf dünnlumigen Absaugkatheter oder (zweckentfremdeten) zentralen Venenkatheter aufstecken.
    • Diesen – unter kurzer Unterbrechung der Beatmung – durch den Tubus nach endobronchial vorschieben.
    • Adrenalin spritzen.
    • Mit 10 ml NaCl 0,9% nachspülen.
    • Katheter wieder entfernen.
  – *Alternativen:*
    • Verwendung eines Spezialapplikators.
    • Verwendung eines Spezialtubus, der über ein gesondertes, dünnes, an der Tubusspitze endendes Lumen verfügt und somit eine tiefe tracheale Medikamentenapplikation erlaubt.

► **Bewertung:**
- Einziges Medikament mit gesichertem Nutzen bei CPR.
- Sympathomimetikum der Wahl während CPR.
- Wichtigstes Reanimationsmedikament bei allen Formen des Kreislaufstillstands.
- Andere Medikamente und andere Katecholamine mit potenter vasokonstriktiver Wirkung sind theoretisch auch zur CPR geeignet, waren aber bislang in klinischen Studien dem Adrenalin nicht entscheidend überlegen.

Vasopressin

► **Wirkung:** Stimulation der spezifischer Vasopressin-Rezeptoren.
- Dadurch generalisierte Vasokonstriktion, insbesondere aber im Splanchnikusgebiet, in der Haut und in der Muskulatur.
- Dadurch Blutdrucksteigerung und Umverteilung des Herzzeitvolumens hin zu vital akut wichtigeren Organen wie Herz und Hirn.
► **Vorteil gegenüber Adrenalin:** Fehlende β-mimetische Wirkung und somit fehlende Erhöhung des myokardialen Sauerstoffbedarfs.
► **Indikationen:**
- Kammerflimmern/pulslose Kammertachykardie (laut AHA 2000).
- Asystolie (aufgrund neuerer Publkationen)
► **Dosierung und Anwendung** (laut AHA 2000):
- 40 I.E. i.v. einmalig (alternativ zu Adrenalin)
- Sind weitere Dosen eines Vasopressors erforderlich, wird Adrenalin in der üblichen Dosierung und Häufigkeit empfohlen.
▣ **Beachte:** Der Stellenwert von Vasopressin im Rahmen der Reanimation ist nach wie vor umstritten. Die ERC 2000 empfiehlt es explizit nicht.

Atropin

► Siehe auch S. 168.
► **Wirkung:** Parasympatholytikum.
- Erhöhung der Herzfrequenz bei Sinusbradykardie.
- Erleichterung der AV-Überleitung.
► **Indikationen** im Rahmen der CPR:
- Schwere, kreislaufwirksame Bradykardie.
- Asystolie.
► **Dosierung:** 3 mg bzw. 0,04 mg/kg KG i.v. (nur einmalig!).
- In dieser Dosis vollständige medikamentöse Blockierung des Parasympathikus.
- Weitere Dosissteigerung nicht sinnvoll.
- Endobronchiale Applikation über einen Tubus möglich; adäquate Dosierung hierfür ist allerdings unklar.
► **Bewertung:**
- Nutzen von Atropin im Rahmen der CPR ist nicht gesichert.
- Atropin wird zur Zeit bei Asystolie optional empfohlen, da diese mit einem erhöhten Parasympathikotonus assoziiert sein kann, der die Konversion in einen effektiven Rhythmus verhindert.
  ▣ **Beachte:** Nicht indiziert bei EMD und Kammerflimmern!
  ▣ Atropin gilt nicht als Standardmedikament im Rahmen der Reanimation.

Antiarrhythmika

▶ Siehe auch S. 178 ff.
▶ **Präparate zur Therapie schwerer ventrikulärer Arrhythmien unter CPR:**
  – *Amiodaron:* Antiarrhythmikum der Wahl (Vaughan-Williams-Klasse III).
  – *Lidocain:* früher gebräuchlichstes Antiarrhythmikum (Vaughan-Williams-Klasse I b); heute weitgehend durch Amiodaron abgelöst; keine klare Indikation, wenn Amiodaron verfügbar.
  – *Ajmalin:* Alternative zu Lidocain; wirkt gelegentlich noch bei Lidocain-resistenten Rhythmusstörungen (Vaughan-Williams-Klasse I a); keine klare Indikation, wenn Amiodaron verfügbar.
  – *Propafenon:* Alternative zu Lidocain; wirkt gelegentlich noch bei Lidocain-resistenten Rhythmusstörungen (Vaughan-Williams-Klasse I c) ; keine klare Indikation, wenn Amiodaron verfügbar.
  – *β-Blocker, z. B. Metoprolol:* Anhebung der Flimmerschwelle; Stellenwert zur Therapie des Kammerflimmerns jedoch unklar (Vaughan-Williams-Klasse II).
▶ **(Mögliche) Indikationen:**
  – Ventrikuläre Tachykardie.
  – *Rezidivierendes Kammerflimmern:* Ein durch Defibrillation hergestellter effektiver Herzrhythmus degeneriert wiederholt in Kammerflimmern.
  – *Defibrillationsresistentes Kammerflimmern:* Keine Konversion des Kammerflimmerns in einen effektiven Rhythmus nach 3 Defibrillationen.
▶ **Dosierungen:**
  – *Amiodaron:*
    ● Initial: 300 mg i. v. (bzw. 4 mg/kg KG).
    ● Dann bei Bedarf (optional) erneut 150 mg i. v.
    ● Dann bei Bedarf (optional) kontinuierlich 1 mg/min über 6 h (mittels Motorspritzenpumpe oder per infusionem), gefolgt von 0,5 mg/min bis zu einer Gesamtdosis von 2 g am ersten Tag.
  ◪ **Beachte:** Amiodaron mit Glucose 5 % verdünnen! Empfohlene Zubereitung: 300 mg Amiodaron = 2 Amp. auf 20 ml G 5 %.
  ◪ **Beachte:** Die oben erwähnten etwas komplizierten Dosierungsmodalitäten muß man nicht unbedingt komplett im Kopf haben; merken soll man sich aber die Initialdosierung: 300 mg = 2 Amp. i. v.!
  – *Lidocain:* 100 mg bzw. 1 – 1,5 mg/kg KG i. v., evtl. repetitiv bis zu einer Gesamtdosis von 3 mg/kg KG.
  – *Ajmalin:* 50 mg bzw. 0,75 mg/kg KG i. v.
  – *Propafenon:* 70 mg bzw. 1 mg/kg KG i. v.
  – *Metoprolol:* Fraktioniert in 1 mg-Schritten i. v., bis zu einer Gesamtdosis von 5 mg. Vorsichtig appliziren!
▶ **Bewertung:** Der Stellenwert aller Antiarrhythmika während der CPR ist nur wenig gesichert; nur für Amiodaron konnte bislang ein günstiger Effekt auf die Rhythmusstabilisierung im Rahmen der CPR bei defibrillationsresistentem Kammerflimmern gezeigt werden.
  – Praktisch alle Antiarrhythmika wirken negativ inotrop und/oder können zu erheblichen Blutdruckabfällen führen
  – Die Antiarrhythmika erschweren möglicherweise die Defibrillation bei Kammerflimmern durch Erhöhung der Defibrillationsschwelle.
  – Durch Lidocain möglicherweise Erhöhung der Inzidenz einer therapieresistenten Asystolie nach der Defibrillation.
  – Alle Antiarrhythmika können auch pro-arrhythmische Wirkungen haben.
  – Metoprolol oder ein anderer β-Blocker wie Esmolol kann erwogen werden bei wahrscheinlich ischämischer Genese des Kammerflimmerns (ungesichert).

■ **Beachte:** Amiodaron ist das Antiarrhythmikum der Wahl bei defibrillationsresistentem Kammerflimmern, d. h. bei Persistenz des Flimmerns nach 3 Defibrillationen. Für alle anderen Antiarrhythmika, insbesondere für das früher hier dominierende Lidocain, gibt es keine gesicherte Indikation.

Puffersubstanzen

► **Substanzen** (s. auch S. 177):
  – *Natriumbicarbonat (NaHCO_3; Nabic):* gebräuchlichste Puffersubstanz; während der Pufferung entsteht CO_2.
  – *THAM:* Alternative Puffersubstanz; während der Pufferung entsteht kein CO_2. Verwendung während CPR jedoch unüblich und wenig untersucht.
► **(Mögliche) Indikationen:**
  – *Schwere metabolische Azidose:* Gemessener Blut-pH < 7,1 oder BE < – 10 mmol/l.
  – *Prolongierte CPR:* Länger als 10 Minuten.
  – *Lebensbedrohliche Hyperkaliämie:* Kaliumspiegel im Blut > 6 mmol/l und hyperkaliämischer Herzstillstand.
► **Dosierung Natriumbicarbonat (8,4 % = 1 mmol/ml):**
  – *In Kenntnis des pH-Wertes und des Basendefizits* (in der Rettungsmedizin meist nicht der Fall):
    • Astrup-Formel: mmol $NaHCO_3$ = 0,3 × kg KG × Basendefizit; davon zunächst die Hälfte i. v.; Ziel: pH > 7,2.
    • Alternativ: Alle 10 Minuten 50 mmol $NaHCO_3$ i. v. bis zu einen pH > 7,2.
  – *In Unkenntnis des pH-Wertes* (in der Rettungsmedizin meist der Fall): Alle 10 Minuten 50 ml $NaHCO_3$ i. v.
► **Pathophysiologie:**
  – Während des Kreislauf- und Atemstillstands regelmäßig Entwicklung einer gemischten metabolisch-respiratorischen Azidose.
  – Die dadurch erzeugte Abschwächung der Katecholaminwirkung ist klinisch wahrscheinlich unbedeutend.
  – Durch Pufferung dieser Azidose läßt sich keine Prognoseverbesserung erzielen; die Azidose ist wahrscheinlich eher ein Epiphänomen einer schweren Gewebshypoxie, als selbst das entscheidende schädigende Agens.
  – $NaHCO_3$ kann durch CO_2-Produktion die intrazelluläre Azidose verstärken und die Sauerstoffabgabe im Gewebe erschweren.
  – THAM und andere, nicht CO_2-generierende Puffersubstanzen haben gegenüber $NaHCO_3$ keine klinisch erwiesenen Vorteile; ihr therapeutischer Einsatz ist zur Zeit unüblich.
► **Bewertung:**
  – Der Stellenwert einer Pufferung während CPR ist ungesichert; Puffersubstanzen gelten daher heute nicht mehr als obligate Komponenten der CPR.
  – *Gesicherte Indikationen:* Lebensbedrohliche Hyperkaliämie bzw. hyperkaliämischer Herzstillstand; Überdosierung von trizyklischen Antidepressiva.
  ■ **Beachte:** Überschießende Pufferung auf jeden Fall vermeiden! Azidose wird unter Reanimation besser toleriert als Alkalose. Die beste Therapie einer Azidose unter CPR ist die rasche Wiederherstellung einer adäquaten Gewebsperfusion und eine ausreichende Beatmung mit leichter Hyperventilation.

Kalzium

▶ **Wirkungen** (s. auch S. 182): Positiv inotrop, funktioneller Kaliumantagonismus.
▶ **Indikationen:**
   – Überdosierung von Kalziumkanal-Blockern.
   – Lebensbedrohliche Hyperkaliämie: Kaliumspiegel im Blut > 6 mmol/l und hyperkaliämischer Herzstillstand.
   – Therapierefraktäre EMD.
▶ *Präparate:*
   – *Kalziumchlorid 10%:* 1 ml entspricht 1,36 mval Ca^{++}.
   – *Kalziumglukonat 10%:* 1 ml entspricht 0,48 mval Ca^{++}.
▶ *Dosierung:*
   – 5 – 10 ml Kalziumchlorid 10% i. v. oder
   – 10 – 20 ml Kalziumglukonat 10% i. v.
   – Kalziumchlorid sollte gegenüber Kalziumglukonat aufgrund seiner höheren Effektivität bevorzugt werden.
▶ **Bewertung:**
   – Normalerweise keine Indikation bei CPR. Ein positiver Effekt aufs Überleben konnte nicht nachgewiesen werden.
   – Verstärkung Kalzium-vermittelter Zellschäden möglich.
   – *Gesicherte Indikationen:*
     ● Überdosierung mit Kalziumkanal-Blockern.
     ● Lebensbedrohliche Hyperkaliämie.
   – Indikation bei EMD erwägen, wenn Adrenalin allein nicht wirkt.

6.10 E EKG-Diagnose

Bedeutung der frühzeitigen EKG-Diagnose

▶ Wichtig für Vorgehensweise bei ALS.
▶ Wichtig für die Prognose der Reanimation.

Vorgehen

▶ **Schnellste Möglichkeit der EKG-Ableitung:** Über Defibrillatorelektroden.
   – *Anlage der Elektroden:*
     ● 1. Elektrode: Rechts subklavikulär.
     ● 2. Elektrode: Linke vordere Axillarlinie unterhalb der Mamille.
   – Defibrillator auf *EKG-Ableitung über Defibrillatorelektroden* einstellen.
   – Bei Kammerflimmern kann jetzt sofort defibrilliert werden.
   – Zur Verifizierung einer Nullinie: 2. Ableitung senkrecht zur 1. durchzuführen (entsprechende Änderung der Elektrodenposition).
▶ Weitere Ableitungsmöglichkeiten: S. 41 f.

EKG-Formen des Herz-Kreislaufstillstands

▶ **Asystolie** (Abb. 93): Fehlende elektrische und mechanische Aktivität. Herzstillstand im engeren Sinne.
   – *EKG:* Nullinie. Zur Verifizierung verschiedene Ableitungen wählen bzw. (wenn darüber abgeleitet wird) die Defibrillatorelektroden umsetzen und eine Ableitung senkrecht zur ersten wählen.

- *Primäre Asystolie:* Bei rechtzeitiger Therapie gute Erfolgsaussichten.
- *Sekundäre Asystolie:* Kaum Aussicht auf Reanimationserfolg.
- *Ursachen, Häufigkeit:*
  - Primäre Asystolie bei etwa 10–25 % aller Herz-Kreislaufstillstände. Ursachen: AV-Block Grad III, SA-Block Grad III oder Sinusknotenstillstand.
  - Sekundäre Asystolie entwickelt sich längerfristig aus jedem Rhythmus beim Kreislaufstillstand, also auch aus Kammerflimmern und EMD.
- *Reanimationsaussichten:* Insgesamt deutlich schlechter als bei Kammerflimmern. Präklinisch diagnostizierte Asystolie ist meist sekundärer Natur.
- *Therapie:* S. 240.

Abb. 93 · Asystolie.

► **Kammerflimmern** (VF = ventricular fibrillation; Abb. 94): Ungeordnete elektrische Aktivität ohne mechanische Aktivität. Funktioneller Kreislaufstillstand. Häufigster und am besten therapierbarer Rhythmus beim Kreislaufstillstand im Erwachsenenalter.
- *EKG:* Ungeordnete Herzaktionen mit einer Frequenz von > 300/min.
- *Kammertachykardie (VT = ventricular tachycardia) ohne tastbaren Puls* (pulslose ventrikuläre Tachykardie; PVT): Kann dem Kammerflimmern vorausgehen.
  - EKG: Breite Kammerkomplexe, Frequenz 150–300/min.
  - Rasche Degeneration in Kammerflimmern.
- *Ursachen:*
  - Primäres Kammerflimmern: Meist Myokardischämie im Rahmen einer koronaren Herzerkrankung (Myokardinfarkt nur in etwa 20 % der Fälle!).
  - Sekundäres Kammerflimmern (seltener): Nach Schock oder Herzversagen (kardialem Pumpversagen).
- *Prognose:* Beste Prognose aller 3 Arten des Kreislaufstillstands bei adäquater, schneller Behandlung.
  - Ohne Defibrillation degeneriert Kammerflimmern innerhalb von 12–15 min zur Asystolie.
  - CPR (Basismaßnahmen) kann die Dauer des Kammerflimmerns (und damit die „Defibrillierbarkeit") um etwa 10–12 min verlängern.
  - Bei Defibrillation innerhalb der ersten 5 min nach Beginn: nahezu 90–95 %ige Erfolgsrate.
  - Wahrscheinlichkeit einer erfolgreichen Defibrillation nimmt um mehr als 5 % pro Minute Kammerflimmern ab!
- *Therapie:* Frühestmögliche Defibrillation! Siehe S. 142, 235 und Abb. 76.

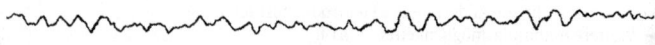

Abb. 94 · Kammerflimmern.

► **Elektromechanische Dissoziation (EMD**, Elektromechanische Entkopplung, Hyposystolie, Abb. 95): Geordnete elektrische Aktivität ohne mechanische Aktivität. Funktioneller Kreislaufstillstand.
- *EKG:* Koordinierte elektrische Herzaktionen (meist verbreiterte Kammerkomplexe), aber kein Puls tastbar.

- *Mögliche zugrundeliegende Störungen:*
  - Schwere Azidose, Hypoxie oder Hypovolämie.
  - Obstruktion durch Spannungspneumothorax, Herzbeuteltamponade oder Lungenembolie.
  - Intoxikation, Hypothermie oder schwere Elektrolytstörung.
- *Prognose:* Sehr schlecht, wenn Ursache nicht sofort erkannt und beseitigt werden kann, *Therapie:* S. 240.

Abb. 95 · Elektromechanische Dissoziation

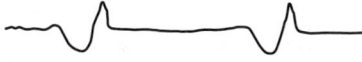

Neue, vereinfachte Terminologie EKG-Rhythmen bei Reanimation

▶ **Frühere Empfehlungen:** Bei jedem der 3 oben beschriebenen Herzrhythmen wurde ein jeweils spezifisches Vorgehen empfohlen, also für
  - Kammerflimmern (ventricular fibrillation, VF) bzw. pulslose Kammertachykardie (ventricular tachycardia, VT).
  - Asystolie.
  - Elektromechanische Dissoziation (EMD).
▶ **Die neuen Reanimationsempfehlungen** beinhalten nur noch einen universellen Algorithmus (Abb. 97, S. 238), dessen Ablauf nur noch differenziert wird nach dem Vorliegen von
  - *VF/Vt* , also Kammerflimmern oder pulsloser Kammertachykardie, oder
  - *Non-VF/VT.* Hierunter sind Asystolie und EMD subsumiert. (Die Vorgehensweisen für Asystolie und EMD waren auch früher schon sehr ähnlich.)

6.11 F Fibrillationsbehandlung (Elektrische Therapie)

Defibrillation

▶ **Indikationen:**
  - Kammerflimmern (VF).
  - Pulslose ventrikuläre Tachykardie (PVT oder nur VT).
▶ **Durchführung:**
  - Wenn möglich, bei VF/VT Defibrillation als erste Therapiemaßnahme durchführen.
  - Bei unklarem Rhythmus: Im Zweifelsfall defibrillieren.
  - *Erwachsene:*
    - 200 J für die beiden ersten Defibrillationen.
    - 360 J für alle folgenden Defibrillationen.
  - *Kinder* (Energie bei Bedarf aufrunden):
    - 2 J/kg für die beiden ersten Defibrillationen.
    - 4 J/kg für alle folgenden Defibrillationen.
  - Siehe auch S. 142 und Abb. 76.
▶ **Bewertung:**
  - Wichtigste Maßnahme zur Beendigung von Kammerflimmern und PVT.
  - So früh wie möglich durchführen und durch nichts verzögern!

▶ **Beachte:** Die erwähnten „Dosierungsempfehlungen" für die Defibrillations-energie beziehen sich auf die älteren sog. monophasischen Defibrillatoren. Bei Verwendung der neueren biphasischen Geräte kann die Energie (bei gleicher Effektivität) um etwa 20–40 % reduziert werden: also z.B.
- 120 J (biphasisch) statt 200 J (monophasisch)
- 200 J (biphasisch) statt 360 J (monophasisch)

Herzschrittmachertherapie

▶ **Indikation:**
- Asystolie (umstritten außer beim trifaszikulären Block).
- Extreme Bradykardie.
- ▶ **Beachte:** *Keine Indikationen* sind Kammerflimmern oder EMD!

▶ **Durchführung:**
- Im Rettungsdienst praktisch immer *transkutane Stimulation.*
- Vorgehen S. 148, 260 f.

▶ **Bewertung:**
- Stellenwert im Rahmen der CPR unklar.
- Schrittmachertherapie nur dann erwägen, wenn unter CPR schon vereinzelte elektrische Aktivitäten (P-Wellen oder QRS-Komplexe) erzeugt werden konnten.
- Bislang konnte nicht gezeigt werden, daß dadurch die Prognose der CPR verbessert werden kann.

6.12 Reanimationsablauf

Grundsätzliche Aspekte

▶ **Bestimmende Faktoren für den individuellen Reanimationsablauf:**
- Vorhandene Ausrüstung. Entscheidend ist vor allem, ob ein Defibrillator mit integriertem EKG-Monitor oder ein automatischer externer defibrillator (AED) sofort zur Verfügung steht oder nicht .
- Ursache des Kreislaufstillstands.
- Alter des Patienten (Kindes- oder Erwachsenenalter).

Universeller ALS-Algorithmus

▶ S. Abb. 97, S. 238.
▶ **Mögliche Herzrhythmen:** Dem Kreislaufstillstand können folgende Herzrhythmen im EKG zugrunde liegen (S. 233 f.):
- VF/VT, also Kammerflimmern oder pulslose Kammertachykardie, oder
- Non-VF/VT. Hierunter sind Asystolie und Elektromechanische Entkopplung subsumiert.

Vorgehen bis zur EKG-Diagnose

▶ Siehe auch Abb. 96, S. 237 f. Die Abfolge der Sequenzen geht immer davon aus, daß die vorhergehende Maßnahme nicht erfolgreich war.
▶ **Zunächst Feststellen des Herz-Kreislaufstillstands:**
- Keine Patientenbewegung, kein Schlucken und Atmen.
- Beidseits kein Karotispuls tastbar.

▶ **Basismaßnahmen der Reanimation (BLS)**, wenn angemessen; d. h.:
- Wenn zunächst **kein Defibrillator** mit integriertem EKG-Monitor zur Verfügung steht, soll in jedem Fall so lange mit Beatmung und Herzdruckmassage reanimiert werden, bis ein solcher verfügbar ist.
- Wenn **ein Defibrillator** mit integriertem EKG-Monitor sofort zur Verfügung steht, soll dieser im Regelfall **unverzüglich** zum Einsatz kommen (d. h. EKG-Ableitung über die Defi-Elektroden, dann ggf. Defibrillation).
- Wenn ein **automatischer Defibrillator (AED)** sofort zur Verfügung steht, wird zunächst das Freimachen der Atemwege und eine 2-malige Beatmung empfohlen, dann der Einsatz des AED (Abb. 78, S. 146).
- Wenn der Kreislaufstillstand durch ein respiratorisches Problem ausgelöst wurde (z. B. bei Trauma, Drogenintoxikation, Ertrinken oder Ersticken), soll zunächst 1 Minute nach den ABC-Regeln Basisreanimation gemacht werden (Atemwege freimachen, Beatmen, Herzdruckmassage), auch wenn eine Defibrillator sofort verfügbar ist.
- **Präkordialer Faustschlag** bei beobachtetem Kreislaufstillstand.

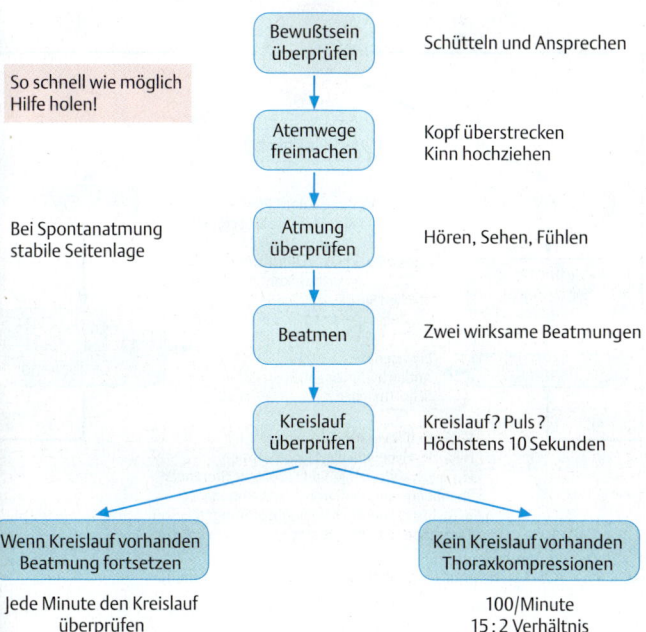

Abb. 96 · BLS-Algorithmus (Basismaßnahmen der Reanimation)

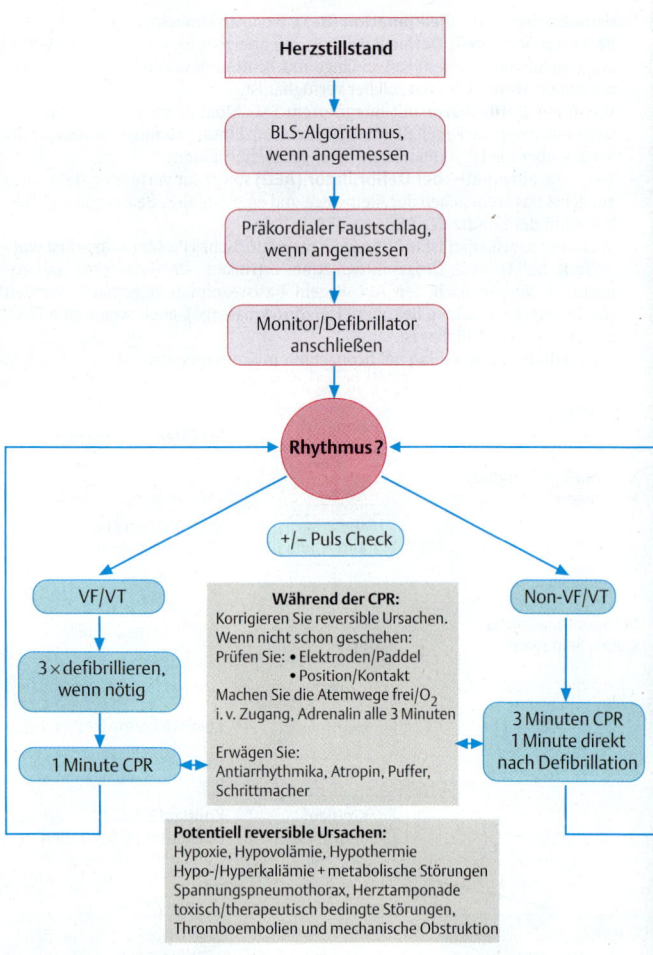

Abb. 97 · ALS-Algorithmus (erweiterte Reanimationsmaßnahmen).

Herzstillstand

↓

BLS-Algorithmus, wenn angemessen

↓

Präkordialer Faustschlag, wenn angemessen

↓

Monitor/Defibrillator anschließen

↓

Rhythmus?

+/– Puls Check

VF/VT

↓

3×defibrillieren, wenn nötig

↓

1 Minute CPR

Non-VF/VT

↓

3 Minuten CPR **1 Minute direkt** nach Defibrillation

Während der CPR:
Korrigieren Sie reversible Ursachen.
Wenn nicht schon geschehen:
Prüfen Sie • Elektroden/Paddel
• Position/Kontakt
Machen Sie die Atemwege frei/O_2
i. v. Zugang, Adrenalin alle 3 Minuten

Erwägen Sie:
Antiarrhythmika, Atropin, Puffer, Schrittmacher

Potentiell reversible Ursachen:
Hypoxie, Hypovolämie, Hypothermie
Hypo-/Hyperkaliämie + metabolische Störungen
Spannungspneumothorax, Herztamponade
toxisch/therapeutisch bedingte Störungen,
Thromboembolien und mechanische Obstruktion

▶ **Defibrillator/EKG-Monitor anbringen.**
– EKG-Ableitung gelingt am schnellsten über die Elektroden des Defibrillator (korrekte Einstellung der EKG-Ableitung am Defibrillator-Gerät beachten!).
– Mittelfristig ist jedoch die Ableitung über spezielle EKG-Elektroden zu bevorzugen (wieder auf korrekte Einstellung der EKG-Ableitung am Defibrillator achten!).
– Herzmassage (Herzmassage/Beatmung im Verhältnis 15 : 2).
– Venenzugang schaffen.

▶ **EKG-Diagnose (Rhythmuseinschätzung) und Pulscheck** (Karotispuls fühlen).
Die abgeleiteten Rhythmen werden klassifiziert in
- VF/VT (Kammerflimmern oder pulslose Kammertachykardie); oder
- Non-VF/VT (alle Rhythmen, die nicht Kammerflimmern oder Kammertachykardie sind).

Sonderfall: Automatische Defibrillatoren (AEDs)

▶ Bei Verwendung eines AED wird die Rhythmusanalyse vom Gerät übernommen.
▶ Der AED empfiehlt bei Vorliegen von VF/VT die Auslösung einer oder mehrerer Defibrillationen.
▶ Funktion und Verwendung eines AED: s. S. 145 f.
▶ Reanimationsablauf bei Kreislaufstillstand und Verfügbarkeit eines AED:
- s. a. Abb. 78, S. 146.
- Patient nach BLS-Algorithmus einschätzen.
- Basismaßnahmen durchführen, bis der AED verfügbar ist.
- Die beiden Klebeelektroden entsprechend dem auf dem AED aufgezeichneten Schema beim Patienten anbringen.
- AED einschalten.
- AED wertet automatisch das eingehende EKG-Signal aus:
- *Kein Kammerflimmern (Non-VF/VT):*
  • bei fehlenden Kreislaufzeichen Beatmung und Herzdruckmassage durchführen.
  • Jeweils nach 1 Minute erneute Rhythmusanalyse durch das Gerät.
- *Kammerflimmern (VF/VT):*
  • Defibrillation empfohlen! (wird im Display angezeigt und/oder von der Sprachausgabeeinheit angesagt).
  • Defibrillation durch Drücken der Defibrillationstaste manuell auslösen (Energie wird automatisch vorgewählt).
  • AED wertet erneut das eingehende EKG-Signal aus.
  • AED empfiehlt ggf. weitere Defibrillationen (bis zu 3 mal nacheinander).
  • Nach 3 Defibrillationen für 1 Minute Reanimation (Herzdruckmassage, Beatmung) durchführen.
  • Dann wird ggf. erneut eine Defibrillation empfohlen.

VF/VT (Kammerflimmern und Kammertachykardie)

- Siehe auch Abb. 97, S. 238 f. Die Abfolge der Sequenzen geht immer davon aus, daß die vorhergehende Maßnahme nicht erfolgreich war.
▶ **Defibrillation** (bis zu 3 × nacheinander):
- *1.* 200 J.
- *2.* 200 J.
- *3. und alle weiteren:* 360 J.
▶ **CPR über 1 min, d. h.:**
- Atemwege sichern (Intubation).
- Beatmung (möglichst mit Sauerstoffzufuhr/100 % O_2).
- Adrenalin 1 mg i. v. alle 3 min. Alternative: zunächst Vasopressin 40 I.E. i. v.; dies ist jedoch z. Zt. keine ERC-Empfehlung.
- Weitere Reanimationsmedikamente in Erwägung ziehen. D. h. bei VF/VT:
  • Alkalisierende Substanzen, z. B. Natriumbikarbonat 50 mmol i. v.
  • Antiarrhythmika, z. B. Amiodaron 300 mg i. v.
- Außerdem immer wieder: Elektrodenposition (Defibrillatorelektroden und EKG-Elektroden) und Elektrodenkontakt zum Patienten kontrollieren.
- Dem Kreislaufstillstand zugrundeliegende Ursachen suchen und therapieren

▶ **Erneute Rhythmusdiagnostik/Pulscheck**
- bei persistierendem VF/VT:
  • Erneut defibrillieren mit je 360 J (bis zu 3 ×, wenn erforderlich)
  • Erneut CPR für 1 min.
  • Zyklische Wiederholung der Algorithmusschleife (Rhythmusdiagnose – Defibrillation – CPR), bis kein VF/VT mehr diagnostiziert wird.
- bei anderem Rhythmus wie Asystolie oder EMD: Übergang zum Non-VF/VT Algorithmus.

Non VF/VT (kein Kammerflimmern, keine ventrikuläre Tachykardie)

▶ Siehe auch Abb. 97. Die Abfolge der Sequenzen geht immer davon aus, daß die vorhergehende Maßnahme nicht erfolgreich war.
▶ **CPR über 3 min** (Ausnahme: zunächst nur über 1 min, wenn die Diagnose eines Non-VF/VT-Rhythmus unmittelbar nach einer Defibrillation erfolgt), d. h.:
- Atemwege sichern (Intubation).
- Beatmung (möglichst mit Sauerstoffzufuhr/100 % O_2)
- Herzmassage (Herzmassage/Beatmung im Verhältnis 15 : 2)
- Venenzugang schaffen
- Adrenalin 1 mg i. v. alle 3 min. (Alternativ zunächst: Vasopressin 40 I.E. i. v.; dies ist jedoch z.Zt. keine AHA oder ERC-Empfehlung)
- Weitere Reanimationsmedikamente in Erwägung ziehen. D. h.
  • Alkalisierende Substanzen, z. B. Natriumbikarbonat 50 mmol i. v.
  • bei Asystolie: Atropin 3 mg i. v. (nur 1 ×)
  • bei EMD: evtl. Kalzium, z. B. Kalziumchlorid 10 % 5 ml i. v.
- Außerdem immer wieder: Elektrodenposition (Defibrillatorelektroden und EKG-Elektroden) und Elektrodenkontakt zum Patienten kontrollieren.
- Dem Kreislaufstillstand zugrundeliegende Ursachen suchen und therapieren
▶ **Erneute Rhythmusdiagnostik/Pulscheck**
- *bei persistierendem Non-VF/VT-Rhythmus* (Asystolie oder EMD): Weiter CPR für 3 min wie oben beschrieben.
- *Zyklische Wiederholung der Algorithmusschleife* (Rhythmusdiagnose – CPR),
  • bis der Patient wieder einen ausreichenden Eigenrhythmus hat; oder
  • bis VF/VT diagnostiziert wird (dann VF/VT-Algorithmus); oder
  • bis die Reanimation erfolglos beendet wird.

Zugrundeliegende Ursachen

▶ **Parallel zu den Non-VF/VT- bzw. VF/VT-Schleifen:** An zugrundeliegende reversible Ursachen denken und möglichst beheben.
- *Hypoxie:* Beatmung mit 100 % Sauerstoff.
- *Hypovolämie:* Volumenersatz; Blutung stoppen..
- *Hyperkaliämie:* Adrenalin, Kalzium, Natriumbikarbonat, Dialyse.
- *Hypokaliämie:* Kaliumsubstitution.
- *Hypomagnesiämie:* Magnesiumsubstitution.
- *Hypothermie:* Wiedererwärmung; ggf. prolongierte Reanimation.
- *Ausgeprägte Azidose:* Pufferung mit Bikarbonat.
- *Spannungspneumothorax:* Entlastung durch Thoraxdrainage.
- *Herzbeuteltamponade:* Entlastung durch Perikardpunktion.
- *Intoxikation: Antidote.*
- *Lungenembolie:* Lyse, Thrombektomie.
- *Herzinfarkt (akutes Koronarsyndrom, STEMI):* Lyse, Akut-PTCA.

6.13 CPR in besonderen Situationen

CPR bei Schwangeren

► Siehe auch S. 407.
► **Standard-CPR:** Durchführung der CPR grundsätzlich genau so wie bei anderen Erwachsenen.
► **Wichtigste Modifikation:** Lagerung in (leichter) Linksseitenlage, um den ungünstigen Effekt des großen, schweren Uterus auf den venösen Rückstrom zu minimieren:
  – Seitenlage durch ein Kissen unter der rechten Flanke erzielen.
  – Alternativ den Uterus durch einen Helfer manuell zur linken Seite halten lassen.
► **Not-Sectio:** In der Klinik bei Möglichkeit eines lebensfähigen Fetus rasche Kaiserschnittentbindung innerhalb der ersten 5 Minuten nach Herzstillstand erwägen.

CPR bei Schwer- bzw. Polytraumatisierten

► Siehe auch S. 465.
► **Ursachen** des traumatischen Herz-Kreislaufstillstands:
  – *Schwere Hypovolämie:* Ausbluten bzw. Terminalstadium eines schweren hämorrhagischen Schocks. Häufigste Ursache.
  – *Hypoxie:* Durch akute respiratorische Insuffizienz bei Thoraxtrauma oder durch zentralen Atemstillstand oder Atemwegsverlegung bei schwerem SHT.
  – *Spannungspneumothorax:* Bei Thoraxtrauma; relativ häufig
  – *Perikardtamponade:* Bei penetrierendem Thoraxtrauma; selten
  – *Obstruktives Mediastinalemphysem:* Bei Thoraxtrauma; sehr selten.
► **Herzrhythmus:** In den meisten Fällen zunächst EMD, dann Asystolie; gelegentlich Kammerflimmern.
► **Therapie:** Aussicht auf Erfolg besteht nur bei sofortiger Beseitigung der auslösenden Ursache:
  – *Ausbluten:* Kontrolle der Blutungsquelle, Massivinfusion und Massivtransfusion. Präklinische Volumentherapie ist in dieser Situation jedoch ohne erwiesenen Wert!
  – *Hypoxie:* Intubation, Beatmung, Sauerstoffzufuhr.
  – *Pneumothorax:* Entlastung durch Thoraxdrainage.
  – *Herzbeuteltamponade:* Entlastung durch Perikardpunktion.
  – *obstruktives Mediastinalemphysem:* Entlastung durch kollare Mediastinotomie.
► **Prognose:** Insgesamt sehr schlecht.

CPR bei unterkühlten Patienten

► Siehe auch S. 477.
► **Ursachen der Unterkühlung:**
  – Beinahe-Ertrinken (S. 483); häufig bei Kindern.
  – Hochgebirgsunglück.
  – Notfälle im Winter:
    • Häufig assoziiert mit Alkoholintoxikation (erhöhter Wärmeverlust, gestörte Temperaturregulation und gestörtes Kälteempfinden).
    • Häufig bei alten Menschen (gestörte Temperaturregulation und gestörtes Kälteempfinden).
    • Häufig bei Armen (Obdachlosen).

▶ **Diagnose der Unterkühlung:**
- Äußere Umstände.
- Eiskalte Haut.
- Temperaturmessung mit Spezialthermometer.

▶ **Herzrhythmus:**
- Häufig Kammerflimmern.
- Gelegentlich extreme Bradykardie.
- Alle Rhythmen möglich.

▶ **Bedeutung der Hypothermie:**
- *Erhebliche Verlängerung der Wiederbelebungszeit:* Bei Kindern sind Reanimationserfolge mit guter zerebraler Erholung bei über 45-minütigem Herzstillstand bekannt.
- *Alteration der myokardialen Erregbarkeit:*
  - Disposition zu Kammerflimmern.
  - Bei Körpertemperatur < 30 °C kann Kammerflimmern spontan auftreten oder durch leichte äußere Reize wie Bewegungen und Intubation ausgelöst werden.
  - Bei Körpertemperaturen < 30 °C ist die Konversion des Kammerflimmerns durch Defibrillation oft nicht möglich.
- *Alteration der kardialen Erregungsleitung:* Bradykardie.
- *Alteration der myokardialen Kontraktilität:*
  - Inotropieverminderung.
  - Abfall des Herzzeitvolumens.
  - Blutdruckabfall.
  - Adrenalinwirkung vermindert.

▶ **Therapie des Unterkühlten ohne Atmung und Puls:**
- *Intubation, Beatmung:* Wenn möglich mit angewärmter, angefeuchteter Inspirationsluft.
- *HDM:* 80–100/min.
- *Bei Kammerflimmern:* Bis zu 3 Defibrillationen.
- *Infusionstherapie:* Möglichst mit angewärmten Lösungen (43 °C).
- *Wärmeschutz:* Patient gegen weiteren Wärmeverlust schützen.
- *Körpertemperatur < 30 °C:*
  - Keine weiteren Defibrillationen, bis Körpertemperatur wieder > 30 °C (Gefahr der myokardialen Schädigung ohne reelle Erfolgsaussicht).
  - Keine kreislaufwirksamen Medikamente (Adrenalin), bis Körpertemperatur wieder > 30 °C (Gefahr der Akkumulation und Intoxikation ohne große therapeutische Erfolgsaussicht).
- *Körpertemperatur > 30 °C:*
  - Wiederholte Defibrillationen.
  - Kreislaufwirksame Medikamente (Adrenalin 1 mg) wiederholt, jedoch in längeren als sonst üblichen Intervallen.
- *Falls Aussicht auf Reanimationserfolg besteht:* Wenn nötig, unter HDM und Beatmung in die Klinik fahren.
- *Reanimation nicht leichtfertig beenden!* Merksatz: No one is dead until warm and dead! Jedoch keine Patienten mit sicheren Todeszeichen reanimieren.
- *In der Klinik:* Aufwärmung mittels Herz-Lungen-Maschine erwägen!

6.14 Prognose der CPR, zerebrale Schäden nach CPR

Prognosefaktoren der CPR

► **Patientenbezogene Faktoren:**
  – *Grundkrankheit:* Schlechte Prognose, z. B. bei kardiopulmonalen Erkrankungen im Endstadium oder bei Herzstillstand nach schwerem Trauma.
  – *Zugrundeliegender Herzrhythmus:* Prognose bei Kammerflimmern deutlich besser als bei Asystolie oder EMD.
  – *Primärer oder sekundärer Herzstillstand:* Prognose nach primärem Herzstillstand erheblich besser als nach sekundärem Herzstillstand.
  – *Kinderreanimation:* Prognose schlechter als bei Erwachsenen-CPR, da meist sekundärer Herzstillstand. Ausnahme: tiefe Hypothermie (s. u.).
► **Helferbezogene Faktoren:** Qualität der Reanimationsmaßnahmen.
► **Umständebezogene Faktoren:**
  – *Zeit bis zum Beginn der CPR:* Entscheidender Faktor. Je länger die Zeit bis zum Beginn der CPR, desto schlechter die Prognose. Nach 15 Minuten ist die Wahrscheinlichkeit einer weitgehenden zerebralen Erholung sehr gering.
  – *Äußere Umstände:* Bei Kälte und Beinahe-Ertrinken u. U. rasche Entwicklung einer Hypothermie; dadurch Verlängerung der Wiederbelebungszeit und Verbesserung der Prognose.

Prognose der CPR

► **Ungefähre 1-Jahres-Überlebensraten nach CPR:**
  – Insgesamt etwa 5 – 15 %.
  – Kammerflimmern: Ca. 30 %.
  – EMD und Asystolie: Ca. 1 – 3 %.
  – Nach CPR im Krankenhaus: Ca. 15 %.
  – Nach CPR außerhalb des Krankenhauses: 5 – 10 %.

Pathophysiologie der zerebralen Schäden nach CPR

► **Ischämische zerebrale Hypoxie:** Ein Kreislaufstillstand führt stets nach wenigen Sekunden zur zerebralen Ischämie und Hypoxie.
► **Niedrige Hypoxietoleranz:** Das Gehirn hat von allen Organen die geringste Hypoxietoleranz.
► **Kurze Wiederbelebungszeit:** Aufgrund der gegenüber dem Herzen deutlich kürzeren Wiederbelebungszeit des Gehirns gelingt gelegentlich die kardiozirkulatorische und pulmonale Stabilisierung von Patienten mit bereits schweren, irreversiblen hypoxischen Hirnschäden.
► **Verlängerung der Wiederbelebungszeiten:**
  – Durch Hypothermie.
  – Nach Vorbehandlung oder Intoxikation mit bestimmten Pharmaka wie Barbiturate und Benzodiazepine.
  – Im Kleinkindesalter.

Klinische Symptome der zerebralen Hypoxie

► **Bewußtlosigkeit:** Eintritt 10 – 15 Sekunden nach zerebralem Perfusionsstillstand (Kreislaufstillstand).

▶ **Weite Pupillen:** Entwicklung innerhalb 30 – 45 Sekunden nach zerebralem Perfusionsstillstand (Kreislaufstillstand) durch Hypoxie des Okulomotoriuskerngebietes.

Prophylaxe und Therapie der zerebralen Schäden

▶ **Medikamentöse Zerebroprotektion:** Eine gesicherte, wirksame, spezifische medikamentöse Therapie zur Verbesserung der zerebralen Prognose nach CPR gibt es zur Zeit nicht. Einige Ansätze werden schon länger diskutiert, andere erst neuerdings untersucht. Alle sind jedoch bislang unbewiesen und können daher zur präklinischen und klinischen Routinetherapie nicht empfohlen werden:
  – Barbiturate.
  – Kalziumkanal-Blocker.
  – Kortikosteroide und Lazaroide.
  – NMDA-Rezeptorantagonisten.
▶ **Zerebroprotektion durch Hypothermie:** Die Vermeidung einer Hyperthermie (bzw. von Fieber) nach der Reanimation und die Induktion einer milden Hypothermie sind die einzigen zur Zeit etablierten Maßnahmen zur Zerebroprotektion.
  – Folgendes Vorgehen wird auf jeden Fall empfohlen:
    • Keine aktive Erwärmung hypothermer Patienten nach Reanimation (bei Körpertemperatur > 33 °C)
    • Aktive Therapie erhöhter Körpertemperaturen durch Kühlung und Antipyretika (z. B. Novalgin 1 – 2,5 g i. v., Paracetamol 1000 mg i. v.; Ibuprofen 600 mg supp.)
  – Folgendes Vorgehen wird empfohlen, wenn eine milde Hypothermie induziert werden soll:
    • Aktive Kühlung durch externe Eispackungen auf Kopf und Körper, kalte Infusionen. Ziel: Körpertemperatur 34 °C für 12 – 24 h. Dabei Shivering (Kältezittern) durch ggf. tiefe Sedierung bzw. Narkose unterdrücken.
    • Danach langsame Wiederaufwärmung bis 36 °C über mind. 8 h.
▶ **Merke:** Wichtig ist vor allem eine adäquate kardiozirkulatorische und respiratorische Therapie nach CPR:
  – Vermeidung von Hypotension (eher leichte Hypertension).
  – Vermeidung von Hypoxie.

Zerebrale Prognose

▶ **Weite Pupillen und Bewußtlosigkeit** unter und unmittelbar nach CPR erlauben grundsätzlich *keine* Rückschlüsse auf irreversible Hirnschäden:
  – Manchmal erlangen die Patienten unter oder unmittelbar nach suffizienter Reanimationsmaßnahmen das Bewußtsein wieder. Dann ggf. vorsichtige Analgesie/Sedierung mit Morphin 2,5 – 5 mg oder Diazepam 2,5 – 10 mg i. v.
  – Unter der Reanimation enger werdende Pupillen sind ein prognostisch günstiges Zeichen.
  – Eine Mydriasis unter Reanimation kann jedoch auch durch die Reanimationsmedikamente Adrenalin und Atropin hervorgerufen und aufrechterhalten werden.
▶ **Persistierendes Koma** noch 48 Stunden nach der CPR spricht für eine sehr schlechte zerebrale Prognose.
▶ **Weite, entrundete, lichtstarre Pupillen** noch 12 Stunden nach CPR deuten auf schwerste, irreversible Hirnschäden hin.

6.15 Weiterführung vs. Beendigung der CPR

Problematik

▶ Läßt sich unter CPR präklinisch nicht rasch ein eigenständiger, suffizienter Kreislauf wiederherstellen, müssen folgende Fragen beantwortet werden:
  – Soll der Patient unter Reanimation in die Klinik transportiert werden?
  – Wann sollen die Reanimationsmaßnahmen beendet werden?

Transport unter CPR in die Klinik

▶ **Normalerweise nicht indiziert:** Führt eine suffizient durchgeführte CPR präklinisch nicht zum Erfolg, so kann dieser auch in der Klinik nur in den seltensten Fällen herbeigeführt werden.
▶ **Ausnahmen in Sonderfällen:**
  – Tiefe Hypothermie (S. 241).
  – Vergiftungen mit Barbituraten, Benzodiazepinen oder β-Blockern.
  – Reanimationen bei Kleinkindern und vor allem Neugeborenen.
  – Ort des Notfalls in unmittelbarer Nähe der Klinik.

Beendigung der CPR

▶ **Beendigung der CPR auf jeden Fall:** Wenn unter der Reanimation sichere Todeszeichen entdeckt werden.
▶ **Beendigung der CPR in der Regel** (muß von Fall zu Fall entschieden werden):
  – Wenn nach 20 Minuten Reanimationsdauer eine Asystolie oder EMD persistiert.
  – Bei Patienten mit unheilbaren Erkrankungen im Endstadium.
  – Wenn der Patient zu Lebzeiten explizit Reanimationsmaßnahmen abgelehnt hatte.
▶ **Keine Beendigung der CPR:** Solange Kammerflimmern vorliegt.
▶ **Fortführung der CPR über längere Zeit:** Unter Umständen, die auch noch nach mehr als 20 Minuten die Wiederherstellung eines Spontankreislaufs und eine weitgehende zerebrale Erholung möglich erscheinen lassen (Transport in die Klinik unter Fortführung der CPR erwägen):
  – Tiefe Hypothermie, z. B. nach Notfällen im Gebirge (Lawinenunglück) oder nach Beinahe-Ertrinken.
  – Vergiftungen mit Barbituraten, Benzodiazepinen oder β-Blockern.
  – Reanimationen von Kleinkindern und vor allem Neugeborenen.

6.16 Kinderreanimation: Ursachen, Besonderheiten

Begriffe

▶ **Frühgeborenes:** Geburt vor vollendeter 37. Schwangerschaftswoche.
▶ **Neugeborenes:** Von der Geburt bis zur Vollendung des 28. Lebenstages.
▶ **Säugling:** Kind bis zur Vollendung des 1. Lebensjahres.
▶ **Kleinkind:** Kind von Vollendung des 1. Lebensjahres bis zum Eintritt in die Schule, d. h. bis etwa zum 6. Lebensjahr.
▶ **Schulkind:** Kind vom 6. bis etwa 12. Lebensjahr.

Ursachen des Kreislaufstillstands

▶ **Sekundärer Kreislaufstillstand:** Überwiegt im Kindesalter. Daher grundsätzlich ungünstigere Prognose trotz evtl. verlängerter Wiederbelebungszeit gegenüber CPR im Erwachsenenalter.
▶ **Überwiegende Ursache bei Neugeborenen:** Asphyxie, d.h. Hypoxie durch Atemstillstand infolge zentraler Atemlähmung oder durch vorausgegangene intrauterine Sauerstoffmangelversorgung (S. 260).
▶ **Überwiegende Ursache im Kleinkindesalter:** Akutes respiratorisches Versagen (zweithäufigste Ursache: Sepsis).
▶ **Überwiegende Ursache bei älteren Kindern:** Trauma.

Besonderheiten

▶ Siehe auch hintere Umschlaginnenseite.
▶ **Physiologische Besonderheiten** bedenken (S. 423).
▶ **Veränderte Größenverhältnisse** bedenken (S. 427).
▶ **Empfindliche Temperaturregulation** bedenken:
  – Auskühlen verhindern.
  – So weit als möglich zudecken, evtl. Alu-Folie, Heizung anstellen.
▶ **Frequenzabhängigkeit** des kindlichen Herzzeitvolumens bedenken: Im Gegensatz zu Erwachsenen ist das Herzzeitvolumen bei Kleinkindern weitgehend von der Herzfrequenz abhängig.
  – *Bradykardie:*
    ● Herzfrequenz < 60/min beim Neugeborenen → reanimationspflichtiger Zustand!
    ● Bradykardie ist meist Ausdruck einer schweren Hypoxie.
  – *Ursache der kindlichen Bradykardie:* Meist schwere respiratorische Störung → im Kindesalter Primat der Atemwegssicherung, Sauerstoffgabe und Beatmung!
▶ **Verringerten Medikamentenbedarf** beachten:
  ◨ **Medikamentendosis im Kindesalter = (Erwachsenendosis/70) × Gewicht des Kindes in kg KG.**
▶ **Tubusgrößen im Kindesalter:**
  – Allgemeine Formeln:
    ◨ **Innendurchmesser (ID) in mm = 4 + Alter$_{Jahre}$/4**
    ◨ **Außendurchmesser (AD) in Ch = 18 + Alter$_{Jahre}$**
  – Spezielle Tuben:
    ● Säuglinge (< 1 Jahr): 3,5 mm ID oder 16 Ch AD.
    ● Neugeborene: 3,0 mm ID oder 14 Ch AD.
    ● Frühgeborene: 2,5 mm ID oder 12 Ch AD.
▶ **Einführtiefe des Tubus ab Mundreihe:**
  ◨ **12 + Alter/2 (cm)**

6.17 Kinderreanimation: Übersicht Basismaßnahmen

Basismaßnahmen

▶ Siehe auch Tab. 11 und BLS-Algorithmus Abb. 99.

Tabelle 11 · **Basismaßnahmen der Reanimation (BLS). Vergleich der Techniken bei verschiedenen Altersklassen**

Manöver	Erwachsener und älteres Kind (> 8 Jahre)	Junges Kind (1 – ca. 8 Jahre)	Säugling	Neugeborenes
Atemwege freimachen	HTCL; bei Trauma: Hochziehen des Unterkiefers und Öffnen des Mundes	HTCL; bei Trauma: Hochziehen des Unterkiefers und Öffnen des Mundes	CL; bei Trauma: Hochziehen des Unterkiefers und Öffnen des Mundes	CL; bei Trauma: Hochziehen des Unterkiefers und Öffnen des Mundes
Beatmung – initial	2 Atemhübe über ungefähr je 1,5 s	2 Atemhübe über ungefähr je 1,5 s	2 Atemhübe über ungefähr je 1,5 s	2 Atemhübe über ungefähr je 1,5 s
Beatmungsfrequenz	etwa 10 – 16/min	etwa 20/min	etwa 20/min	etwa 40 – 60/min
Atemwegsobstruktion: Fremdkörperentfernung	Schläge auf den Rücken und/oder abdominale Kompressionen oder Thoraxkompression	Schläge auf den Rücken und/oder abdominale Kompressionen und/oder abdominale Kompressionen	Schläge auf den Rücken und/oder thorakale Kompressionen (keine abdominalen Kompressionen)	Absaugen (keine Schläge auf den Rücken oder abdominale Kompressionen)
Kreislauf	Achten auf Lebenszeichen (Atmung, Schlucken, Bewegungen)	Achten auf Lebenszeichen (Atmung, Schlucken, Bewegungen)	Achten auf Lebenszeichen (Atmung, Schlucken, Bewegungen)	Achten auf Lebenszeichen (Atmung, Schlucken, Bewegungen)
Puls-Check	A. carotis	A. carotis	A. brachialis	A. umbilicalis
HDM: Kompressionspunkt	untere Sternumhälfte	untere Sternumhälfte	1 Fingerbreite unterhalb der Mamillenebene	1 Fingerbreite unterhalb der Mamillenebene
HDM: Kompressionsmethode	Handballen (mit beiden Händen übereinander)	Handballen (mit 1 Hand)	2 Finger oder 2 Daumen	2 Finger oder 2 Daumen

Fortsetzung Tabelle 11 ▶

Tabelle 11 · Fortsetzung

Manöver	Erwachsener und älteres Kind (> 8 Jahre)	Junges Kind (1 – ca. 8 Jahre)	Säugling	Neugeborenes
HDM: Kompressionstiefe	4 – 5 cm	etwa $^1/_3 - ^1/_2$ der Thoraxhöhe	etwa $^1/_3 - ^1/_2$ der Thoraxhöhe	etwa $^1/_3 - ^1/_2$ der Thoraxhöhe
HDM: Kompressionsrate	etwa 100/min	etwa 100/min	etwa 100/min	etwa 120/min
HDM: Verhältnis von Kompression zu Beatmung	15 : 2	5 : 1	5 : 1	3 : 1

HDM = Herddruckmassage; HTCL = Kopf überstrecken, Kinn anheben; CL = Kinn anheben, Kopf in Neutralposition

▶ **Bewußtsein überprüfen:**
  – Schütteln oder kneifen.
  – Wenn bewußtlos: Um Hilfe rufen.
▶ **Atemwege öffnen:**
  – Bei älteren Kindern (> 1 J) Kopf leicht überstrecken und Kinn anheben.
  – Bei Säuglingen (< 1 J) Kopf in Neutralstellung belassen und Kinn anheben.
  – Evtl. Unterkiefer nach vorn ziehen und Mund öffnen (insb. bei Trauma und V. a. HWS-Verletzung).
  – Ggf. Fremdkörper entfernen (S. 250).
  ◨ *Beachte:* Erhöhte Vorsicht bei Verdacht auf HWS-Trauma!
▶ **Atmung überprüfen:**
  – *Schauen* (Thoraxexkursionen?).
  – *Fühlen* (Atemstrom?).
  – *Hören* (Atemgeräusch?).
▶ Atmung vorhanden: Kind in Seitenlage bringen.
▶ Keine Atmung: Beatmen (wenn erfolglos, bis zu 5 × versuchen):
  – *Kinder < 1 Jahr:* 2 effektive Atemhübe Mund-zu-Mund-und-Nase.
  – *Kinder ≥ 1 Jahr:* 2 effektive Atemhübe Mund-zu-Mund.
▶ **Auf Lebenszeichen achten und Puls prüfen (max. 10 s):**
  – *Kinder < 1 Jahr:*
    • Brachialispuls tasten (Abb. 98).
    • Wenn Puls fehlend oder < 60/min oder innerhalb von 10 s keine Lebenszeichen → HDM.
  – *Kinder ≥ 1 Jahr:*
    • Karotispuls tasten.
    • Wenn Puls fehlend oder (bei Kindern bis zu 8 Jahren) < 60/min oder innerhalb von 10 s keine Lebenszeichen → HDM.
◨ *Beachte:* Bei Neugeborenen, Säuglingen und allen Kindern unter 8 Jahren gilt neben der Asystolie (kein Puls) auch die Bradykardie < 60/min als Indikation zur HDM!

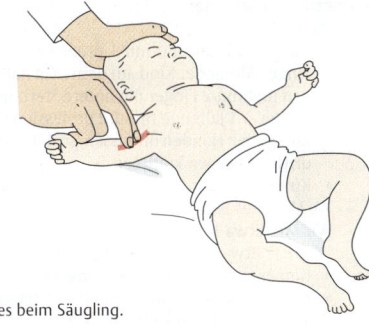

Abb. 98 · Palpation des Brachialispulses beim Säugling.

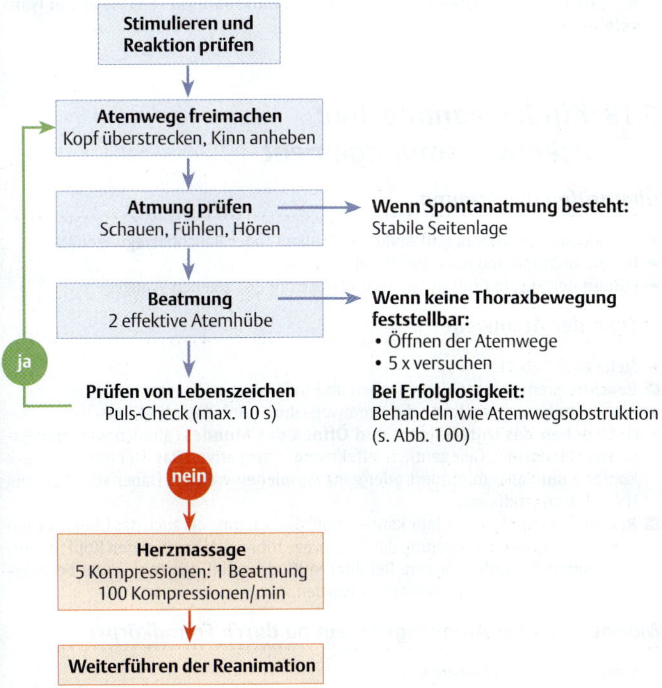

```
┌─────────────────────┐
│   Stimulieren und   │
│   Reaktion prüfen   │
└─────────────────────┘
           │
           ▼
┌─────────────────────┐
│  Atemwege freimachen │
│ Kopf überstrecken, Kinn anheben │
└─────────────────────┘
           │
           ▼
┌─────────────────────┐        Wenn Spontanatmung besteht:
│    Atmung prüfen    │───────  Stabile Seitenlage
│ Schauen, Fühlen, Hören │
└─────────────────────┘
           │
           ▼
┌─────────────────────┐        Wenn keine Thoraxbewegung
│      Beatmung       │───────  feststellbar:
│  2 effektive Atemhübe │        • Öffnen der Atemwege
└─────────────────────┘        • 5 x versuchen
           │
           ▼                    Bei Erfolglosigkeit:
Prüfen von Lebenszeichen        Behandeln wie Atemwegsobstruktion
Puls-Check (max. 10 s)          (s. Abb. 100)
          (nein)
           │
           ▼
┌─────────────────────┐
│     Herzmassage     │
│ 5 Kompressionen: 1 Beatmung │
│  100 Kompressionen/min │
└─────────────────────┘
           │
           ▼
┌─────────────────────┐
│ Weiterführen der Reanimation │
└─────────────────────┘
```

(ja)

Abb. 99 · Basismaßnahmen der CPR im Kindesalter (BLS-Algorithmus; nach European Resuscitation Council).

► **Herzdruckmassage:**
  – *Womit?*
    • Kinder < 1 Jahr mit nur 1 professionellem Helfer oder durch Laienhelfer: 2 Finger-Methode: Kind auf dem Arm halten oder auf eine flache Unterlage legen und mit 2 Finger die untere Sternumhälfte komprimieren.
    • Kinder < 1 Jahr und mind. 2 professionelle Helfer: 2 Daumen-Methode: Kind mit beiden Händen umfassen, so daß die Daumen auf dem unteren Sternumdrittel zu liegen kommen.
    • Kinder ≥ 1 Jahr: Handballen.
  – *Wo?* Unteres Sternum.
  – *Wie oft?* Etwa 100/min.
  – *Wie tief?* Etwa $^1/_3$ bis $^1/_2$ der Thoraxhöhe. D. h.:
    • Kinder < 1 Jahr: Kompressionstiefe etwa 2 cm.
    • Kinder ≥ 1 Jahr: Kompressionstiefe etwa 3 cm.
  – *Verhältnis HDM zu Beatmung?* 5 : 1.
► **Sobald wie möglich Rettungsdienst alarmieren, wenn noch nicht geschehen; ist der Helfer alleine, sollte er etwa 1 min reanimieren, bis er um Hilfe telefoniert.**

6.18 Kinderreanimation: Atemwegsmanagement

Überprüfen der Atmung

► **Inspektion** von Thorax und Abdomen (Thorax- oder Bauchbewegungen?).
► **Hören** an Mund und Nase auf Atemgeräusche.
► **Fühlen** der Ausatemluft an Mund und Nase mit der eigenen Wange.

Öffnen der Atemwege

► Siehe auch Tab. 11.
◼ *Beachte:* Atemwegsprobleme stehen im Kindesalter im Vordergrund!
► **Kinn anheben:** Freimachen der Atemwege durch Anheben des Kinns.
► **Hochziehen des Unterkiefers und Öffnen des Mundes** (ähnlich wie beim Esmarch-Handgriff): Gelegentlich effektivere Alternative. Das Überstrecken des Kopfes kann dabei minimiert oder ganz vermieden werden. Daher vor allem bei HWS-Trauma indiziert.
◼ *Beachte:* Bei Kindern < 1 Jahr kann sowohl die Beugung als auch das Überstrecken des Kopfes zu einer Einengung der Atemwege führen; daher hier den Kopf in Neutralposition ("gerade") lagern. Bei älteren Kindern soll der Kopf – wie beim erwachsenen – vorsichtig überstreckt werden.

Maßnahmen bei Atemwegsverlegung durch Fremdkörper

► Siehe auch Abb. 100 sowie S. 67.
► **Wenn das Kind noch bei Bewußtsein ist und spontan atmet:** Zum kräftigen Husten auffordern.
◼ *Beachte:* Digitales Ausräumen des Mundes nur unter Sicht! Blindes Ausräumen kann zum tieferen Vorschieben des Fremdkörpers führen und ist zu unterlassen.

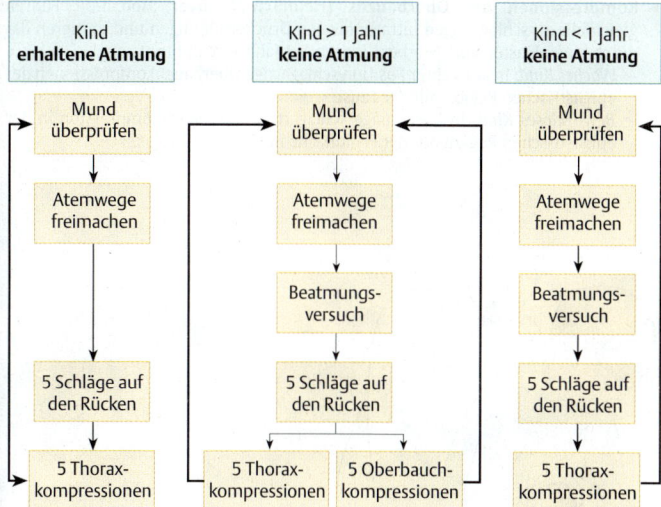

Abb. 100 · Vorgehen bei Atemwegsverlegung im Kindesalter

▶ **Schläge auf den Rücken** (Abb. 101): Führen zu schlagartigen intrathorakalen Druckerhöhungen und imitieren einen Hustenstoß:
  – Kind in Bauchlage bringen oder halten, so daß der Kopf etwas niedriger liegt als der Thorax.
  – Mit flacher Hand kräftige Schläge zwischen die Schulterblätter verabreichen.
▶ **Thoraxkompressionen:** Führen ebenfalls zu schlagartigen intrathorakalen Druckerhöhungen und imitieren dadurch einen Hustenstoß:
  – Durchführung prinzipiell wie bei Herzdruckmassage.
  – Kompression jedoch schneller und energischer durchführen.
  – Frequenz der Kompressionen langsamer als bei CPR, ca. 20/min.

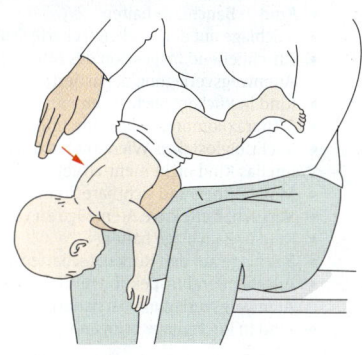

Abb. 101 · Schläge auf den Rücken zur Fremdkörperexpulsion.

▶ **Kompressionen des Oberbauchs (Heimlich-Manöver**, Abb. 102): Führen gleichfalls zu schlagartigen intrathorakalen Druckerhöhungen und imitieren dadurch einen Hustenstoß. Nur bei Kindern > 1 Jahr durchführen!
  – *Waches Kind:* In aufrechter Position schlagartige Oberbauchkompression in der epigastrischen Region mit der Faust.
  – *Bewußtloses Kind:* In Rückenlage schlagartige Oberbauchkompression in der epigastrischen Region mit der Handfläche in Richtung Thorax.

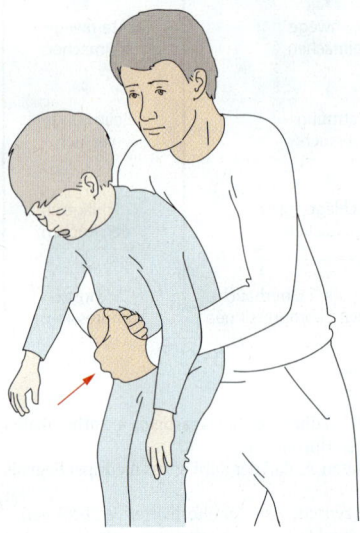

Abb. 102 · Heimlich-Manöver zur Fremdkörperexpulsion.

▶ **Ablauf der Maßnahmen zur Fremdkörperexpulsion:**
  – Wenn das Kind noch atmet:
    • Bewußtseinsklares Kind zum kräftigen Husten auffordern und anleiten; wenn erfolglos und Atmung schwächer wird:
    • Kind in Bauchlage halten
    • 5 Schläge auf den Rücken (scharfe Schläge zwischen die Schulterblätter).
    • Anschließend Inspektion des Mundes, Mund unter Sicht freiräumen. Wenn Atemwegsverlegung persistiert:
    • Kind in Rückenlage bringen
    • 5 Thoraxkompressionen durchführen (Frequenz: 20/min).
    • Bei Erfolglosigkeit Wiederholen des Zyklus.
  – Wenn das Kind nicht mehr atmet:
    • Mund öffnen und sichtbare Fremdkörper entfernen.
    • Versuch, 2 effektive Atemzüge zu verabreichen (max. 5 Versuche)
    • Kind in Bauchlage halten
    • 5 Schläge auf den Rücken (scharfe Schläge zwischen die Schulterblätter).
    • Anschließend Inspektion des Mundes, Mund unter Sicht freiräumen. Wenn Atemwegsverlegung persistiert:
    • Kind in Rückenlage bringen.

- 5 Thoraxkompressionen durchführen (Frequenz: 20/min).
- Bei Erfolglosigkeit Wiederholen des Zyklus.
- ❏ *Beachte:*
- – *Bei Kindern* > *1 Jahr* sollen im 2. Zyklus anstatt der 5 Thoraxkompressionen 5 Oberbauchkompressionen durchgeführt werden, und bei allen weiteren Zyklen jeweils Thoraxkompressionen und Oberbauchkompressionen alternierend.
- – *Bei Kindern* < *1 Jahr* sollen wegen der erhöhten Gefahr der Ruptur von Oberbauchorganen **keine** Oberbauchkompressionen durchgeführt werden.

6.19 Kinderreanimation: Beatmung

Basismaßnahmen

- ▶ Siehe auch Tab. 11, Abb. 99.
- ▶ **Bei Kindern < 1 Jahr:** Mund-zu-Mund-und-Nase-Beatmung (Abb. 89, S. 219): Mit dem eigenen Mund sowohl Mund als auch Nase des Kindes umschließen.
- ▶ **Bei Kindern > 1 Jahr:** Mund-zu-Mund-Beatmung (Abb. 87, S. 218): Mit dem eigenen Mund den Mund des Kindes umschließen.
- ▶ **Atemhubvolumen:** Soviel Volumen insufflieren, bis sich der Thorax des Kindes deutlich hebt.
- ▶ **Dauer einer Inspiration:** 1 – 1,5 Sekunden.
- ▶ **Beatmungsfrequenz:** 20/min.
- ▶ **Verhältnis HDM zu Beatmung:** Immer 5 : 1.

Erweiterte Maßnahmen

- ▶ Ggf. Einlegen eines Guedeltubus (Wendltubus im Kindesalter unüblich).
- ▶ **Orotracheale Intubation mit passendem Tubus:**
  - ❏ *Tubusinnendurchmesser* (ID mm) = 4 + (Alter$_{Jahre}$/4)
  - ❏ *Tubuseinführtiefe* ab Zahnreihe (cm): 12 + Alter/2 (für Kinder > 1 Jahr).
  - – Basismaßnahmen zur Intubation nicht länger als 30 Sekunden unterbrechen.
  - – Beatmung möglichst mit 100% Sauerstoff.
- ▶ **Handbeatmung mittels Rubenbeutel:**
  - – Siehe auch S. 108 f.
  - – *Beatmungshub:* So hoch, daß sich der Thorax des Patienten deutlich hebt; entspricht bei Kindern etwa 10 ml/kg KG.
  - – Beatmungsfrequenz: 20/min.
  - – *Sauerstoff:* In hohem Flow (8 – 12 l/min) zuführen.
  - – *Verhältnis von Herzmassage zur Beatmung:* 5 : 1; bei Beatmung über Endotrachealtubus ist zur Beatmung keine Unterbrechung der HDM erforderlich.
- ▶ **Beatmung mit Beatmungsgerät:** Empfohlene Grundeinstellung für Kinderreanimation:
  - – Siehe auch S. 113.
  - – Atemmodus: CMV
  - – Atemfrequenz: 15 – 20/min
  - – V_T 10 ml/kg KG
  - – FiO_2 100%
  - – I/E 1 : 2 oder 1 : 1,5
  - – P_{max} 60 mbar
  - – PEEP 0 mbar

6.20 Kinderreanimation: Herzdruckmassage

Vorgehen

▶ Siehe auch Tab. 11, Abb. 99, S. 249.
▶ **Lage des Herzens bei Kindern:** Unter dem unteren Drittel des Sternums.
▶ **Technik der HDM bei Kindern** < 1 Jahr:
  – *2-Finger-Methode, Variante 1* (Abb. 103 a) empfohlen für Laienhelfer und einzelne professionelle Helfer:
    • Säugling auf einer harten Unterfläche lagern.
    • Kompression mit 2 Fingern über dem Sternum etwa 1 fingerbreit unterhalb der Mamillenebene.
  – *2-Finger-Methode, Variante 2 t* (Abb. 103 b) alternativ empfohlen für Laienhelfer und einzelne professionelle Helfer:
    • Kind waagerecht auf den Arm nehmen.
    • Kopf in der Handfläche des tragenden Armes.
    • Kompression mit 2 Fingern der anderen Hand über dem Sternum etwa 1 fingerbreit unterhalb der Mamillenebene.
  – *2-Daumen-Methode* (Abb. 103 c) empfohlen für professionelle Helfer:
    • Mit beiden Händen den Thorax des Säuglings umfassen.
    • Beide Daumen auf Mitte des Sternums etwa 1 fingerbreit unterhalb der Mamillenebene legen.
    • Durch diese 2-Daumen-Methode läßt sich eine effektivere Massage als mit der 2-Finger-Methode erzielen.
▶ **Technik der HDM bei Kindern** ≥ **1 Jahr** (Abb. 103 d): Sternum mit Handballen 2 fingerbreit über dem Xiphoid komprimieren.
▶ **Kompressionstiefe:** Etwa $^1/_3 - ^1/_2$ der Thoraxhöhe (des Thoraxdurchmessers).
▶ Kompressionsfrequenz: 100/min.
▶ Verhältnis HDM zu Beatmung: 5 : 1.

6.21 Kinderreanimation: Medikamentöse Therapie

Adrenalin (Epinephrin)

▶ Siehe auch S. 163 und 229.
▶ Einziges etabliertes Medikament bei CPR.
▶ **Indikationen:**
  – CPR, unabhängig von der auslösenden Ursache.
  – Herzfrequenz < 60/min beim Säugling und Kleinkind, die sich unter Sauerstofftherapie nicht bessert.
▶ **Dosierung:**
  – *1. Dosis:* 0,01 mg/kg KG i.v.
  – *Alle weiteren:* ebenfalls 0,01 mg/kg KG i.v. alle 3 Minuten
  – Fakultative Dosissteigerung auf 0,1 mg/kg KG i.v. (alle 3 Minuten).
  – *Dosis zur endobronchialen Verabreichung:* 0,1 mg/kg KG.

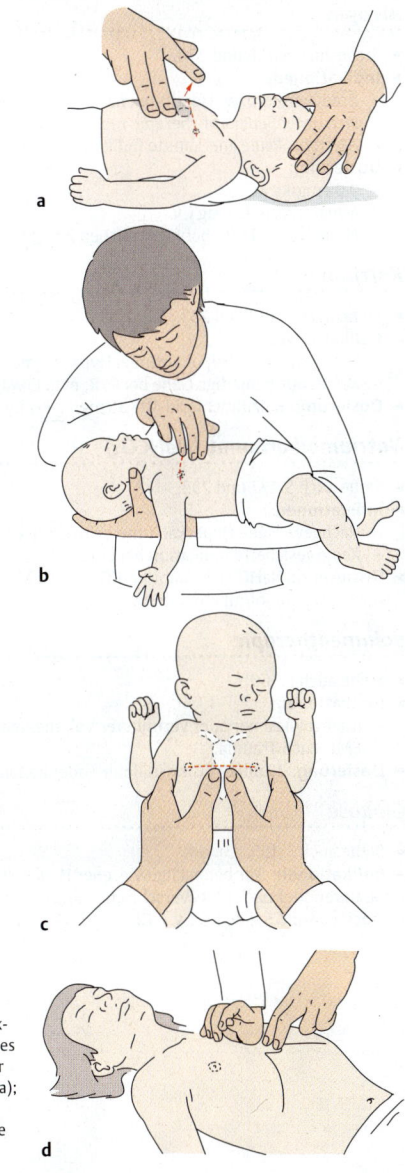

Abb. 103 · Technik der Herzdruckmassage bei Kindern: Aufsuchen des Druckpunktes bei Kindern < 1 Jahr und Kompression, 1. Möglichkeit (a); 2. Möglichkeit (b); 3. Möglichkeit (c). Technik der Herzdruckmassage bei Kindern > 1 Jahr (d).

Atropin

► Siehe auch S. 168 und 230.
► **Indikationen:**
  – Bradykardie bzw. Herzfrequenz < 60/min beim Säugling und Kleinkind, die sich unter Sauerstofftherapie nicht bessert.
  – *Asystolie: keine* anerkannte Indikation.
► **Dosierung:**
  – 0,02 mg/kg KG i. v.
  – *Mindestdosis:* 0,1 mg i. v.
  – *Höchstdosis:* 1 mg (bei Jugendlichen 2 mg) bzw. 0,04 mg/kg KG.

Kalzium

► Siehe auch S. 182 und 233.
► **Indikationen:**
  – Nachgewiesene Hypokalzämie, Hypermagnesiämie und Hyperkaliämie.
  – *Keine* routinemäßige Gabe bei CPR; evtl. Erwägen bei EMD.
► **Dosierung:** Kalziumchlorid 10 – 30 mg/kg KG i. v.

Natriumbikarbonat (NaHCO$_3$)

► Siehe auch S. 177 und 232.
► **Indikationen:**
  – Nachgewiesene Hyperkaliämie, schwere, nachgewiesene Azidose (pH < 7,2).
  – *Keine* gesicherte Indikation bei CPR.
► **Dosierung:** NaHCO$_3$ 1 mmol/kg KG alle 10 Minuten. (Verdünnung auf NaHCO$_3$ 4,2 % ≙ 0,5 mmol/ml empfohlen.)

Volumentherapie

► Siehe auch S. 160 ff.
► **Indikationen:**
  – Nachgewiesener oder vermuteter Volumenmangel.
  – EMD nach Trauma.
► **Dosierung:** 20 ml/kg KG kristalloider oder kolloidaler Lösung ggf. repetitiv i. v.

Glukose

► Siehe auch S. 155.
► **Indikationen:** *Nur* bei nachgewiesener Hypoglykämie! *Keine* routinemäßige Gabe unter oder nach CPR (Verschlechterung der Prognose!).
► **Dosierung:** 0,5 g/kg KG i. v. = Glukose 50 % 1 ml/kg KG.

6.22 Kinderreanimation: Erweiterte Maßnahmen

Universeller ALS-Algorithmus im Kindesalter

► **Die neuen Empfehlungen zur Reanimation im Kindesalter** beinhalten einen universellen Algorithmus, der ein unterschiedliches Vorgehen nur noch vorsieht nach
  - *VF/VT.* Im Kindesalter eher selten.
  - *Non-VF/VT.* Hierunter sind Asystolie und EMD subsumiert. Häufiger Rhythmus bei Reanimation im Kindesalter.
► **Atemwegsmanagement:** Grundsätzlich ist auch bei ALS im Kindesalter die große Bedeutung des Ventilationsversagens in dieser Altersgruppe zu beachten.

Vorgehen bis zur EKG-Diagnose

► Siehe auch Abb. 104. Die Abfolge der Sequenzen geht immer davon aus, daß die vorhergehende Maßnahme nicht erfolgreich war.
► **Zunächst Feststellen des Herz-Kreislaufstillstands:**
  - Keine Patientenbewegung, kein Schlucken und Atmen.
  - Beidseits kein Puls tastbar:
    • Karotispuls bei älteren Kindern.
    • Brachialispuls bei kleineren Kindern (Innenseite des Oberarms).
► **Basismaßnahmen der Kinderreanimation (BLS) beginnen.**
► **Oxygenieren und Beatmen** mit hoher inspiratorischer Sauerstoffkonzentration.
► **Defibrillator/EKG-Monitor anbringen.**
  - EKG-Ableitung gelingt am schnellsten über die Elektroden des Defibrillators (korrekte Einstellung der EKG-Ableitung am Defibrillator-Gerät beachten!).
  - Defibrillator-Kinderelektroden verwenden!
    • Eine Elektrode unterhalb der rechten Klavikula plazieren.
    • Die andere in der linken vorderen Axillarlinie.
  - Mittelfristig Ableitung über spezielle EKG-Elektroden bevorzugen (wieder auf korrekte Einstellung der EKG-Ableitung am Defibrillator-Gerät achten!).
► **EKG-Diagnose (Rhythmuseinschätzung) und Pulscheck** (nicht länger als 10 s).
  - VF/VT (Kammerflimmern oder pulslose Kammertachykardie); oder
  - Non-VF/VT (alle Rhythmen, die nicht Kammerflimmern oder Kammertachykardie sind, also Asystolie und EMD).

Non-VF-VT (kein Kammerflimmern, keine ventrikuläre Tachykardie)

► Siehe auch Abb. 104. Die Abfolge der Sequenzen geht immer davon aus, daß die vorhergehende Maßnahme nicht erfolgreich war.
► **Adrenalin geben.** Dosis:
  - bei liegendem Venenzugang oder intraossärer Nadel: 10 µg/kg i. v.
  - ansonsten 100 µg/kg endobronchial über den Tubus.
  - Herzmassage (Herzmassage/Beatmung im Verhältnis 5 : 1).
► **Zyklus wiederholen** (bis Erfolg, anderer Rhythmus oder Abbruch der Reanimation):
► **CPR über 3 min:**
  - Atemwege sichern (Intubation), wenn noch nicht geschehen.
  - Venenzugang schaffen, wenn noch nicht geschehen.

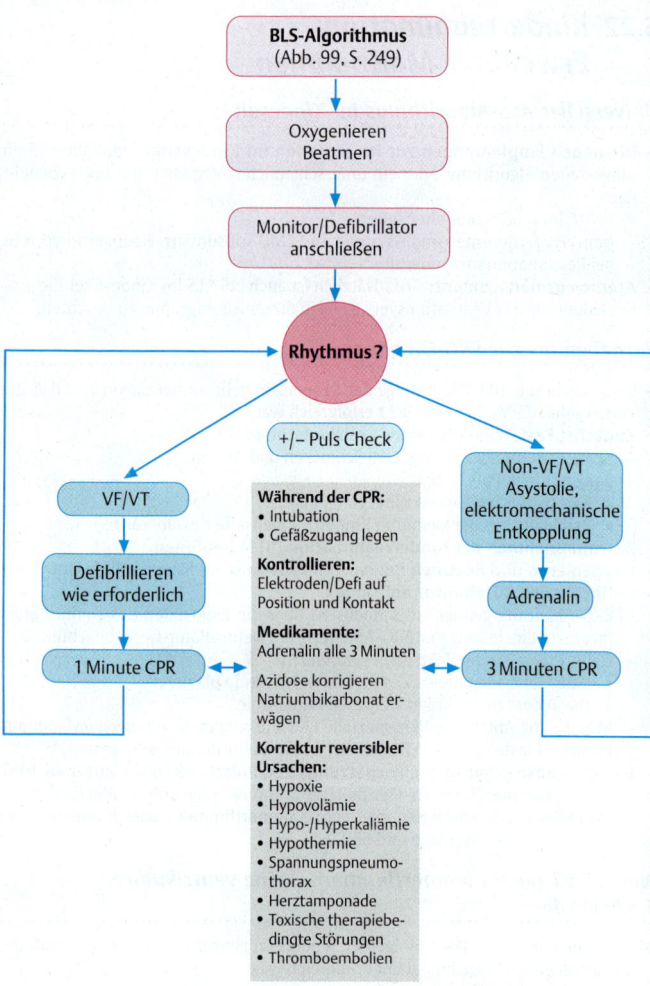

Abb. 104 · Ablauf der erweiterten Reanimationsmaßnahmen bei Kindern (nach European Resuscitation Council).

– Beatmung (möglichst mit Sauerstoffzufuhr/100 % O_2).
– *Rhythmusdiagnose:* Non-VF/VT.
– *Adrenalin* erneut verabreichen; dabei fakultativ Erhöhung der intravenösen Dosis auf 100 µg/kg i. v.
– *CPR* über 3 min.

- Weitere Reanimationsmedikamente wie Natriumbikarbonat in Erwägung ziehen.
- *Außerdem immer wieder:* Elektrodenposition (Defibrillatorelektroden und EKG-Elektroden) und Elektrodenkontakt zum Patienten kontrollieren.

VT/VF (Kammerflimmern und Kammertachykardie)

► Siehe auch Abb. 104. Die Abfolge der Sequenzen geht immer davon aus, daß die vorhergehende Maßnahme nicht erfolgreich war.

► **Defibrillation** (bis zu 3 × nacheinander):
- *1.* 2 J/kg.
- *2.* 2 J/kg.
- *3. und alle weiteren:* 4 J/kg.
  - ▣ *Beachte:* Energieangaben gelten für monophasische Defibrillatoren! Bei biphasischen Geräten Energiereduktion um 20–40%.

► **CPR über 1 min:**
- Atemwege sichern (Intubation), wenn noch nicht geschehen.
- Venenzugang schaffen, wenn noch nicht geschehen.
- Beatmung (möglichst mit Sauerstoffzufuhr/100% O$_2$)
- Herzmassage (Herzmassage/Beatmung im Verhältnis 5 : 1)

► **Zyklus wiederholen** (bis Erfolg oder Non-VF/VT-Rhythmus und Abbruch der Reanimation):
- *Rhythmusdiagnose:* VF/VT.
- *Defibrillation* (bis zu 3 × nacheinander) mit je 4 J/kg.
- *CPR* über 3 min.
- *Weitere Reanimationsmedikamente wie Natriumbikarbonat oder erneute Adrenalingaben* in Erwägung ziehen.
- *Außerdem immer wieder:* Elektrodenposition (Defibrillatorelektroden und EKG-Elektroden) und Elektrodenkontakt zum Patienten kontrollieren.

Zugrundeliegende Ursachen

► **Parallel zu den Non-VF/VT- bzw. VF/VT-Schleifen:** An zugrundeliegende reversible Ursachen denken und möglichst beheben. Z. B.
- *Hypoxie:* Beatmung mit 100% Sauerstoff.
- *Hypovolämie:* Volumenersatz.
- *Hyperkaliämie:* Adrenalin, Kalzium, Natriumbikarbonat, Dialyse.
- *Hypokaliämie:* Kaliumsubstitution.
- *Hypomagnesiämie:* Magnesiumsubstitution.
- *Hypothermie:* Wiedererwärmung.
- *Azidose:* Pufferung mit Bikarbonat.
- *Spannungspneumothorax:* Entlastung durch Thoraxdrainage.
- *Herzbeuteltamonade:* Entlastung durch Perikardpunktion.
- *Intoxikation:* Antidote.
- *Lungenembolie:* Lyse, Thrombektomie.

6.23 Reanimation des Neugeborenen

Häufigkeit

- ▶ Etwa 6 % aller Neugeborenen.
- ▶ Deutlich höherer Prozentsatz bei Frühgeborenen.

Besonderheiten

- ▶ **Physiologische und therapeutische Richtwerte** bei Früh- und Neugeborenen beachten! (hintere Umschlaginnenseite).
- ▶ **Empfindliche Temperaturregulation** beachten! Rasche Auskühlung verhindern!
  - Heizung im NAW hochdrehen.
  - Warme Decke oder Wärmeschutz- bzw. Alu-Folie verwenden.
- ▶ **Frequenzabhängigkeit** des Herzzeitvolumens des Neugeborenen beachten:
  - *Bradykardie:* Puls < 60/min beim Neugeborenen → Beatmungs- bzw. reanimationspflichtiger Zustand! (sog. „Frequenzinotropie".)
- ▶ **Maskengrößen:**
  - *Neugeborene:* 00.
  - *Frühgeborene:* 0 – 1.
- ▶ **Tubusgrößen:**
  - *Neugeborene:* 3,0 – 3,5 mm ID oder 14 – 16 Ch AD.
  - *Frühgeborene:* 2,5 mm ID oder 12 Ch AD.
- ▶ **Einführtiefe des Tubus ab Mundreihe:**
  - *Neugeborene:* Ca. 8 cm.
  - *Frühgeborene:* Ca. 6 cm.

Reanimationsablauf

- ▶ Siehe auch Abb. 105 sowie Neugeborenenversorgung S. 417.
- ▶ Initiale Einschätzung.
- ▶ Initiale Stabilisierung.
- ▶ Beatmung.
- ▶ Herzmassage.
- ▶ Medikamente und Flüssigkeit.

Einschätzung des Neugeborenen

- ▶ **Entscheidende Einschätzparameter** (Abb. 105):
  - Aussehen (Hautfarbe).
  - Atmung.
  - Puls.
- ▶ **Aussehen (Hautfarbe):**
  - *Stamm und Extremitäten inspizieren:*
    - Hautfarbe normalerweise zumindest am Stamm rosig; periphere Zyanose (Akrozyanose) ist zunächst normal.
    - Blaß-zyanotisches Aussehen und zentrale Zyanose (Zunge) deuten auf schwere Hypoxie hin (sog. „Weiße Asphyxie" resp. „blaue Asphyxie").
- ▶ **Atmung:**
  - Thoraxbewegungen beobachten:
    - Ausreichend: Normalerweise gut sichtbare Hebungen des Thorax ca. 30 – 50 × pro Minute.
    - Unzureichend: Langsame, unregelmäßige oder gar nicht wahrnehmbare Thoraxbewegungen.

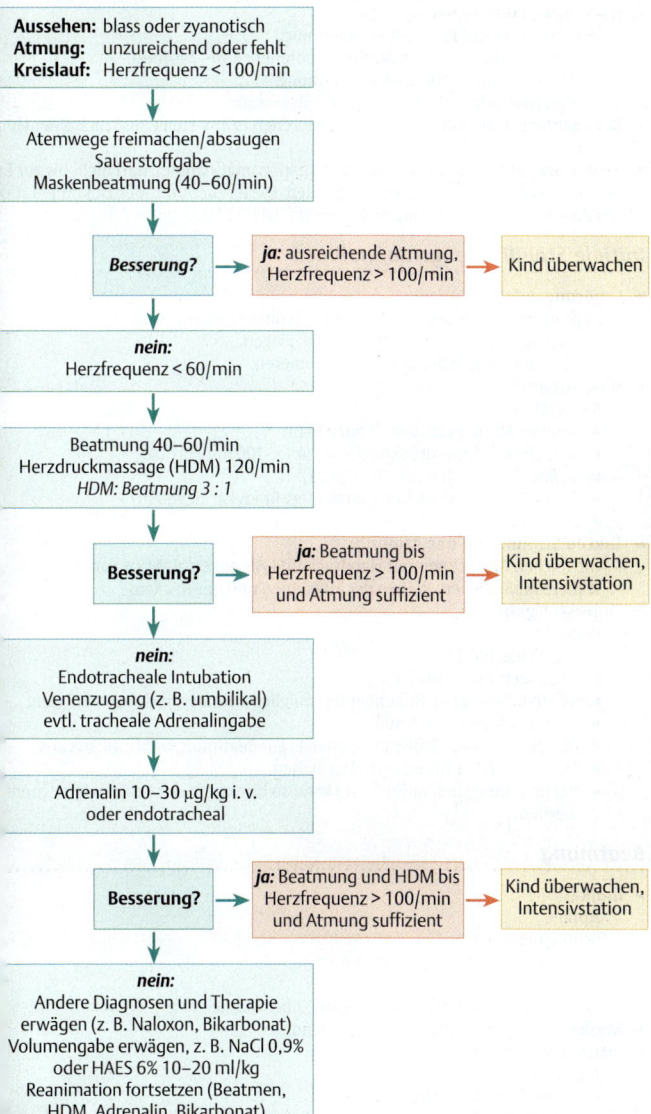

Aussehen: blass oder zyanotisch
Atmung: unzureichend oder fehlt
Kreislauf: Herzfrequenz < 100/min

↓

Atemwege freimachen/absaugen
Sauerstoffgabe
Maskenbeatmung (40–60/min)

↓

Besserung? → **ja:** ausreichende Atmung, Herzfrequenz > 100/min → Kind überwachen

↓

nein:
Herzfrequenz < 60/min

↓

Beatmung 40–60/min
Herzdruckmassage (HDM) 120/min
HDM: Beatmung 3 : 1

↓

Besserung? → **ja:** Beatmung bis Herzfrequenz > 100/min und Atmung suffizient → Kind überwachen, Intensivstation

↓

nein:
Endotracheale Intubation
Venenzugang (z. B. umbilikal)
evtl. tracheale Adrenalingabe

↓

Adrenalin 10–30 µg/kg i. v.
oder endotracheal

↓

Besserung? → **ja:** Beatmung und HDM bis Herzfrequenz > 100/min und Atmung suffizient → Kind überwachen, Intensivstation

↓

nein:
Andere Diagnosen und Therapie
erwägen (z. B. Naloxon, Bikarbonat)
Volumengabe erwägen, z. B. NaCl 0,9%
oder HAES 6% 10–20 ml/kg
Reanimation fortsetzen (Beatmen,
HDM, Adrenalin, Bikarbonat)

Abb. 105 • Neugeborenenreanimation.

▶ **Herz- bzw. Pulsfrequenz:**
- *Puls* tasten an der Basis der Nabelschnur:
  - Normale Herzfrequenz des Neugeborenen: 130–140/min.
  - Herzfrequenz < 100/min → Beatmung.
  - Herzfrequenz < 60/min → HDM + Beatmung.
- ◨ *Beachte:* Die Bradykardie des Neugeborenen ist meistens Ausdruck einer Hypoxie!
▶ **Apgar-Score** (Tab. 16, S. 419): Mit Reanimationsmaßnahmen darf nicht bis zur Erhebung des Apgar-Scores gewartet werden. Dieser dient nur der Dokumentation des Zustands 1, 5 und 10 min nach Geburt (siehe S. 418).

Initiale Stabilisierungsmaßnahmen

▶ **Lagerung** auf dem Rücken:
- Kopf nicht beugen und nicht wesentlich überstrecken.
- 2–3 cm dickes Tuch unter die Schultern legen.
- Kind abtrocknen, Wärmeverlust minimieren.
▶ **Absaugen:**
- *Material:*
  - Dünner Absaugschlauch (8 oder 10 F).
  - Spritze oder Unterdruckquelle mit max. 100 mmHg Sog.
- *Vorgehen* (Reihenfolge des Absaugens):
  - Zuerst Mund und Rachen (Vorsichtig! Bradykardiegefahr!).
  - Dann Nase.
▶ **Taktile Stimulation der Atmung:**
- Oft reichen Abtrocknen mit Handtuch und Absaugen als Stimulation aus.
- *Weitere Maßnahmen:* Reiben der Fußsohlen und des Rückens.
▶ **Sauerstoffgabe:**
- *Wieviel?*
  - Möglichst 100 % O_2.
- *Wie?* Zunächst über Maske:
  - Sauerstoffquelle an Rubenbeutel (möglichst Kindergröße) anschließen.
  - Sauerstoffflow: 1–6 l/min.
  - Passende Maske (Größe 00, 0 oder 1) auf Beatmungsventil aufstecken.
  - Maske dicht vor Mund und Nase halten.
  - Bei Beatmungsindikation (s. u.) kann so direkt mit der Beatmung begonnen werden.

Beatmung

▶ **Indikationen:**
- Apnoe.
- Schnappatmung.
- Unzureichende, unregelmäßige Atmung.
- Herzfrequenz < 100/min.
- Zentrale Zyanose trotz Sauerstoffgabe über Maske.
▶ **Maskenbeatmung:** Meistens ausreichend.
▶ **Intubation** des Neugeborenen:
- *Indikationen:*
  - Ineffektive Maskenbeatmung.
  - Endotracheale Absaugung erforderlich (besonders bei Mekoniumaspiration hier möglich keine vorherige Maskenbeatmung!).
  - Längerfristige Beatmung vorhersehbar (z. B. unreife Frühgeborene).

- *Einführungstiefe ab Lippengrenze („tip to lip"):*
  ▶ *Faustregel:* Einführungstiefe (cm) = 6 + Gewicht des Kindes in kg.
- *Kontrolle der Tubuslage:*
  • Symmetrisches Heben des Thorax.
  • Gleichseitiges Atemgeräusch über dem Thorax unterhalb der Axillae.
  • Exspiratorisches Beschlagen der Tubusinnenwand (bei durchsichtigen Tuben).
  • Keine Aufblähung des Abdomens (Magens) unter Beatmung.
  • Besserung der Hautfarbe, Anstieg der Herzfrequenz.
  ▶ *Beachte:* Im Zweifelsfall Tubus entfernen, Maskenbeatmung!
▸ **Sauerstoffkonzentration:** Möglichst 100%.
▸ **Beatmungsfrequenz:** 30–60/min.
▸ **Beatmungshub:**
- *Manuelle Beatmung:* Beatmungsbeutel (möglichst Kindergröße) mit Daumen und Zeigefinger oder Daumen und Zeige- plus Mittelfinger komprimieren, bis sich der Thorax des Kindes deutlich hebt. Wenn vorhanden: Überdruckventil am Beatmungsventil auf 20 mbar stellen!
- *Maschinelle Beatmung:*
  • Hubvolumen: 20–30 ml (6–8 ml/kg).
  • Bei druckbegrenzter Beatmung (für Neugeborene bevorzugt): Oberer Atemwegsdruck 20–25 mbar.
▸ **Initiale Beatmungshübe** (ca. 6 ×) erfordern zur Öffnung der Lunge oft Drücke von 30–40 mbar. *Cave* Magenüberdehnung!
- Im Bedarfsfall Magen mit oral eingeführtem 8 F Katheter entlasten.
▸ **Neueinschätzung:** Nach 15–30 Sekunden:
- Herzfrequenz ≥ 100/min:
  • ausreichende Spontanatmung: Sauerstoffgabe, genaue Beobachtung.
  • keine ausreichende Spontanatmung: Beatmung fortführen.
- Herzfrequenz < 100/min: Beatmung fortsetzen.
- Herzfrequenz < 60/min:
  • Beginn Herzdruckmassage, Beatmung fortführen, Intubation erwägen.

Herzdruckmassage

▸ **Indikationen:**
- Asystolie.
- Bradykardie < 60/min.
▸ **Durchführung** (Abb. 103): Plazierung der Finger:
- *2-Daumen-Methode:* empfohlen für professionelle Helfer (mind. 2):
  • Mit beiden Händen den Thorax des Neugeborenen umfassen.
  • Beide Daumen auf Mitte des Sternums gerade unterhalb der Mamillenebene plazieren.
- *2-Finger-Methode:* empfohlen für Laienhelfer und einzelne professionelle Helfer:
  • Eine Hand unter dem Rücken des Kindes.
  • Ring- und Mittelfinger der anderen Hand auf Mitte des Sternums unmittelbar unterhalb der Mamillenebene.
▸ **Kompressionsfrequenz:** 120/min.
▸ **Kompressionstiefe:** 1/3 der Thoraxhöhe.
▸ **Verhältnis HDM zu Beatmung:** 3 : 1.
▸ HDM für Beatmungshub kurz unterbrechen (auch beim intubierten Kind!).

Medikamente

....

- ▶ **Venenzugang:**
  - V. umbilicalis (4,5 – 5 F Umbilikalkatheter; im Notfall mit 0,6 oder 0,9 mm Verweilkanüle). Alternativ:
  - Handrückenvene oder Vene im Fußbereich (0,6 oder 0,9 mm Verweilkanüle).
  - *Wenn Venenzugang nicht möglich:* Tracheobronchiale Applikation erwägen, Medikamente über den Tubus verabreichen (v.a. Adrenalin in 1 – 2 ml NaCl 0,9%; kein NaHCO$_3$!).
- ▶ **Adrenalin:**
  - *Indikationen:* Asystolie und kreislaufwirksame Bradykardie (Herzfrequenz < 60/min oder < 100/min mit fallender Tendenz trotz Sauerstoffgabe und HDM).
  - *Dosierung:* 10 – 30 µg/kg i.v. oder in den Tubus (nach 3 – 5 vergeblichen Verabreichung Dosiserhöhung auf 100 µg/kg erwägen).
- ▶ **Naloxon:**
  - *Indikation:*
    - Zentrale Atemdepression des Neugeborenen durch Opioideinnahme der Mutter vor der Geburt.
    - Bei allen Neugeborenen erwägen, die unter Beatmung rosig und kreislaufstabil werden, aber nicht atmen.
  - *Dosierung:* 100 µg/kg i.v. (laut ERC 100 µg/kg i.m.); ggf. wiederholen.
  - ◪ *Beachte:* Keine Naloxongabe bei Kindern opioidabhängiger Mütter! Gefahr eines schweren kindlichen Entzugsyndroms!
- ▶ **Flüssigkeitszufuhr:**
  - *Indikation:* Verdacht auf Blutverlust oder Volumenmangel.
  - *Dosierung:* 30 – 60 ml (10 – 20 ml/kg) Vollelektrolytlösung oder kolloidale Lösung wie HAES 6% über 5 min.
- ▶ **Natriumbikarbonat:**
  - *Indikation:* Ungesichert; kann erwogen werden, wenn Adrenalin allein keine ausreichende Wirkung zeigt
  - *Konzentration:* Natriumbikarbonat 4,2% verwenden (8,4%ige Lösung 1 : 1 mit G 5% oder sterilem Wasser verdünnen); Gefahr: Intrazerebrale Blutung (hyperosmolare Lösung)!
  - *Dosierung:* 1 – 2 mmol/kg (= 2 – 4 ml/kg oder 4,2%igen Lösung) über 2 – 3 min (ggf. wiederholen, jedoch am besten unter Säure-Basen-Monitoring in der Klinik; keinen vollen Azidoseausgleich anstreben, keine Überpufferung!)
- ▶ Andere Medikamente wie Atropin, Kalzium und Kortikosteroide werden nicht empfohlen.

6.24 Zusammenfassung der wichtigsten Aspekte der CPR

Indikationen

Atemstillstand (keine Atembewegungen erkennbar).
Kreislaufstillstand (keine Lebenszeichen bzw. kein Karotispuls tastbar).

Basismaßnahmen

So früh wie möglich um Hilfe rufen.
Atemwege freimachen.
Zunächst 2 effektive Atemhübe verabreichen (bis zu 5 × versuchen):
– *Erwachsene und Kinder > 1 Jahr:* Mund-zu-Mund.
– *Kinder < 1 Jahr:* Mund-zu-Mund-und-Nase.
Beatmungsfrequenz:
– *Erwachsene:* 10 – 16/min.
– *Kinder > 1 Monat:* 20/min.
– *Neugeborene:* 40 – 60/min.
Bei Kreislaufstillstand: Herzdruckmassage:
– *Erwachsene und Kinder > 1 Monat:* 100/min.
– *Neugeborene:* 120/min.
Druckpunkt für die Herzdruckmassage: Mitte der unteren Sternumhälfte.
Kompressionstiefe: Etwa $1/3$ der Thoraxhöhe.
Verhältnis Herzdruckmassage zu Beatmung:
– *Erwachsene:* 15 : 2 (1 Helfer-Methode); 5 : 1 (2 Helfer-Methode).
– *Kinder:* Immer 5 : 1.
– *Neugeborene:* Immer 3 : 1.
Automatischen Defibrillator (AED) verwenden, wenn verfügbar.

Erweiterte Maßnahmen

EKG-Diagnose des Herz-Kreislaufstillstandes:
– Kammerflimmern oder pulslose Kammertachykardie (VF/VT).
– Non-VF/VT:
  • Asystolie.
  • Elektromechanische Entkopplung.
Bei VF/VT: Defibrillation.
– Durchführung so früh wie möglich.
– Bei Erwachsenen 1. Priorität.
Freimachen der Atemwege: Bei Kindern 1. Priorität.
Intubation und Beatmung, möglichst mit 100 % Sauerstoff.
Beatmungsfrequenz:
– *Erwachsene:* 10 – 16/min.
– *Kinder > 1 Monat:* 20/min.
– *Neugeborene:* 40 – 60/min.
Bei jeder Form des Kreislaufstillstands: Adrenalin alle 3 Minuten. Einzeldosen:
– *Erwachsene:* 1 mg i.v.
– *Kinder:* 0,01 mg/kg i.v.
Bei defibrillationsresistentem Kammerflimmern (Erwachsenenreanimation): Amiodaron 300 mg i.v.

7 Leitsymptom: Akute Schmerzen

7.1 Kopfschmerzen: Übersicht

Ursachen (Auswahl)

▶ **Nicht-traumatisch:**
- *Primäre Kopfschmerzen:*
  - Migräne (s.u.).
  - Cluster-Kopfschmerz (Bing-Horton-Syndrom, s.u.).
- *Begleitende Kopfschmerzen* bei neurologischen und kardiozirkulatorischen Erkrankungen:
  - Zerebrale Durchblutungsstörungen (S. 305 ff): Schlaganfall (stroke).
  - Subarachnoidalblutung (SAB, S. 268 f).
  - Hypertensiver Notfall (S. 363 f).
  - Intrazerebrale Blutung.
  - Hirntumor.
  - Hydrozephalus.
  - Meningitis, Meningoenzephalitis.
- *Ophthalmologische Erkrankungen:*
  - Glaukomanfall (S. 269 f).
  - Verletzungen und Verätzungen des Auges (s. 270 f).
- *Medikamenteninduzierte Kopfschmerzen:* z.B. nach Nitroglycerin oder Nifedipineinnahme (S. 169 f).
▶ **Traumatisch:** Schädelhirntrauma (SHT, S. 449 f).

Präklinische Diagnostik

▶ Anamnese.
▶ **Inspektion:**
- Kopf: Verletzungen?
- Augen: Pupillenveränderungen? Rötung?
▶ Blutdruck-, Pulsmessung.

Symptomatische präklinische Therapie

▶ **ASS** 500 – 1000 mg i. v. oder p.o. (*Nicht* bei V.a. intrazerebrale Blutung, SAB oder SHT!)
▶ **Alternativen ohne Beeinflussung der Blutgerinnung:**
- *Metamizol* 1 – 2,5 g langsam i. v. oder p.o.
- *Paracetamol* 1000 mg i.v., p.o. oder Supp.
▶ **Antiemetische Therapie**, wenn erforderlich: z.B. DHB oder Haloperidol 1,25 – 2,5 mg i. v.
▶ **Sauerstoff** 8 l/min: Bei Cluster-Kopfschmerz.
▶ **Opioide:** z.B. Morphin 5 – 10 mg i. v.
- *Nicht indiziert* bei primären Kopfschmerzen.
- *Ansonsten indiziert* bei schweren Schmerzzuständen, insbesondere traumatischer Genese, ggf. zusätzlich zu ASS oder Metamizol.
  ◪ *Beachte:* Besteht präklinisch der Verdacht auf eine intrakranielle Blutung, so die Schmerztherapie mit Metamizol oder Paracetamol erfolgen.

7.2 Primäre Kopfschmerzen: Auswahl

Migräne

Definition: Anfallsweise auftretende, vasomotorisch bedingte schwere Kopfschmerzen (intrazerebrale Vasodilatation).

Schmerzlokalisation: Uni- oder bilateral, vorwiegend fronto-temporal.

Symptomatik:
– Übelkeit.
– Erbrechen.
– Sehstörungen.
– Geräusch- und Lichtüberempfindlichkeit.

Präklinische Therapie:
– *ASS* 500 – 1000 mg i.v. oder p.o.
– *Alternativen:*
  ● Metamizol 1 – 2,5 g langsam i.v. oder p.o.
  ● Paracetamol 1000 mg i.v., p.o. oder als Supp.
– *Antiemetische Therapie*, wenn erforderlich, z.B. DHB oder Haloperidol 1,25 – 2,5 mg i.v.

Weitergehende medikamentöse Therapiemöglichkeiten, in der Regel erst in der Klinik z.B.:
– *Ergotamin* 1 – 4 mg p.o. oder
– *Sumatriptan* 100 mg p.o.

Cluster-Kopfschmerzen

Definition: Anfallsweise auftretende, unerträgliche Kopfschmerzen ungeklärter Ätiologie, zu 90% bei Männern. Oft durch Alkohol ausgelöst.

Schmerzlokalisation: Streng einseitig im Bereich der Orbita: Fronto-orbital oder temporo-orbital.

Symptomatik:
– Unruhe.
– Konjunktivitis („rotes Auge").
– Tränenfluß.
– Rhinorrhoe.
– Evtl. Miosis und Ptosis.

Präklinische Therapie:
– Sauerstoff 8 l/min bessert die Schmerzen oft innerhalb von 10 Minuten.
– *ASS* 500 – 1000 mg i.v. oder p.o.
– *Alternativen:*
  ● Metamizol 1 – 2,5 g langsam i.v. oder p.o.
  ● Paracetamol 1000 mg i.v., p.o. oder als Supp.
– *Antiemetische Therapie*, wenn erforderlich, z.B. DHB oder Haloperidol 1,25 – 2,5 mg i.v.

Weitergehende medikamentöse Therapiemöglichkeiten: Ergotamin, Sumatriptan, Lithium.

7.3 Subarachnoidalblutung (SAB)

Definition

- Einblutung in den Subarachnoidalraum.
- Sonderform des Schlaganfalls (ca. 5 % der Fälle).

Ursachen

- **Zerebrales arterielles Aneurysma**, meist des Circulus arteriosus cerebri Willi
- **Schädelhirntrauma:** Traumatische SAB.
- **Begünstigende Faktoren:** Hypertension, Pressen.

Pathophysiologie

- Meningeale Reizung.
- Reaktiver Vasospasmus → Gefahr der zerebralen Minderperfusion.

Symptomatik

- Plötzliche, heftige („explosionsartige") Kopfschmerzen, besonders okzipital.
- Nackensteifigkeit.
- Bewußtseinsstörungen.
- Neurologische Ausfälle.

Schweregradeinteilung (nach Hunt und Hess)

- **Grad 1:** Leichte Kopfschmerzen, Nackensteifigkeit.
- **Grad 2:** Starke Kopfschmerzen, keine neurologischen Ausfälle.
- **Grad 3:** Somnolenz, Verwirrtheit.
- **Grad 4:** Sopor, Paresen.
- **Grad 5:** Koma.

Präklinische Diagnostik

- Symptomkonstellation.
- Anamnese.
- Inspektion (Pupillendifferenz?).
- Blutdruckmessung.

Erstdiagnostik in der Klinik

- Kranielle Computertomographie.
- **Liquorpunktion (nur wenn CT unauffällig):** Bei SAB → blutiger Liquor.
- **Angiographie:** Lokalisation des Aneurysmas.

Therapie

- **Sauerstoffgabe** 4 – 8 l/min, bei Bewußtlosigkeit Intubation und Beatmung.
- **Kreislaufstabilisierung:**
  - *Hypotension:* Blutdruckanhebung bis ca. 140 mmHg systolisch.
    - Infusionstherapie: z.B. Ringer-Lösung 500 – 1500 ml i.v.
    - Katecholamine: z.B. Akrinor 0,5 – 2 ml i.v. oder Dopamin 2 – 20 µg/kg l min.

– *Hypertension:* Blutdruckstabilisierung um 140 mmHg systolisch.
  • Bei RR$_{syst}$ > 140 mmHg: Vorsichtige Blutdrucksenkung mit Urapidil 12,5 – 25(– 50) mg i. v.

Lagerung:
– *Niedriger Blutdruck:* Flachlagerung.
– *Normaler oder erhöhter Blutdruck:* Oberkörperhochlagerung.

Analgesie: z. B. mit Metamizol 1 – 2,5 g langsam i. v. Kein ASS (Blutungsgefahr!).

Ggf. Sedierung: Benzodiazepine, z. B. Diazepam 5 – 10 mg i. v.

Weiterführende Therapie in der Klinik:
– Ggf. operatives Aneurysmaclipping oder Coiling.
– Therapie bzw. Prophylaxe des Vasospasmus mit Kalziumkanal-Blockern (Nimodipin).

Beachte:
– *Nachblutungsgefahr:* ca. 20% innerhalb von 24 h! Hypertension vermeiden!
– *Gefahr der zerebralen Minderperfusion!* Hypotension vermeiden.

7.4 Ophthalmologische Notfälle

Glaukomanfall

. . . .

Definition: Sich rasch entwickelndes Engwinkelglaukom mit starken Schmerzen und Erhöhung des Augeninnendrucks um das 3 – 5fache der Norm.

Ursache: Akute Abflußstörung des Kammerwassers bei engem Kammerwinkel, ausgelöst durch Mydriasis.

Symptomatik:
– Starke Schmerzen.
– Rotes Auge.
– Sehstörungen.
– Übelkeit, Erbrechen.
– Blutdruckanstieg.

Diagnostik:
– *Anamnese:* Bekanntes Glaukomleiden?
– *Inspektion:* Rotes Auge, mittelweite Pupillen.
– *Palpation:* Hartes Auge.
– *EKG, Blutdruckmessung* (Differentiladiagnose Myokardinfarkt!).

Präklinische Therapie: Ziel: Verbesserung des Kammerwasserabflusses durch Engstellung der Pupille (Miosis) mittels lokaler Applikation von Parasympathomimetika, evtl. plus Sympatholytika (β-Blocker). Augentropfen häufig im Besitz des Patienten.
– *Pilocarpin 1 %:* Alle 5 – 10 Minuten 1 Tropfen in das erkrankte Auge.
– Evtl. *Timolol 0,5 %:* Einmalig 1 Tropfen in das erkrankte Auge (cave Bradykardie und Hypotension bei Überdosierung!).
– *Analgesie:* Opioide, z. B. Morphin 5 – 10 mg i. v. (verstärkt zusätzlich die Miosis!)
– *Sofortige Einweisung in Augenklinik* zur weiteren konservativen Therapie (Reduktion der Kammerwasserproduktion durch Acetolamid 500 mg i. v.) und Operation (Iridektomie).

Augenverletzungen

▶ **Ursachen:**
- *Mechanische Verletzungen:*
  - Penetrierende Verletzungen (z. B. durch Nadel, Messer).
  - Stumpfe Verletzungen (Contusio bulbi, z. B. durch Tennisball).
- *Elektrische Verletzungen.*
- *Thermische Verletzungen:* Verbrennungen, z. B. durch heißes Wasser oder Öl.
- *Chemische Verletzungen:* Verätzungen durch Säuren oder Laugen.

▶ **Symptomatik:**
- Schmerzen.
- Lichtscheu (Photophobie).
- Sehstörungen bis hin zum Sehverlust.
- Gerötetes Auge.

▶ **Diagnostik:**
- *Anamnese*, Verletzungshergang.
- *Inspektion:* Begleitende Verletzungen, v. a. im Gesicht?

▶ **Präklinische Therapie:**
- *Keine Manipulationen am Auge* (Ausnahme: Verätzungen und Verbrennunge s. u.)! Eventuelle penetrierende Fremdkörper in situ belassen.
- *Sterile Abdeckung:* Beide Augen steril und locker mit Mullkompressen abd cken.
- Analgesie, z. B. mit Morphin 5 – 10 mg i. v.; ggf. *Sedativa* wie Diazepam 5 – 10 m i. v.
- *Bei Verätzungen und Verbrennungen:* Ausgiebiges Spülen des Auges mit Wass oder (besser) Elektrolytlösung (z. B. NaCl 0,9%) bzw. speziellen Augenspüll sungen (z. B. Isogutt):
  - Kopf zur Seite des verletzten bzw. des zu spülenden Auges drehen.
  - Spüllösung am inneren Lidwinkel ins Auge einträufeln und nach außen a laufen lassen.
  - Ggf. zunächst bestehenden Lidkrampf (Blepharospasmus) durchbrech durch Aufträufeln eines Lokalanästhetikums: z. B. Lidocain 0,5 – 2%.
  - ◘ *Ausnahme:* Kein Spülen bei Verätzungen durch ungelöschten Kalk! Hier l diglich mechanische Reinigung mittels Wattestäbchen, Kompressen o. ä.
- *Sofortige Einweisung* in Augenklinik.

7.5 Thoraxschmerzen: Übersicht

Wichtige Ursachen

▶ Angina pectoris (S. 272).
▶ akutes Koronarsyndrom, Myokardinfarkt (S. 275).
▶ Lungenembolie (S. 281).
▶ Pneumothorax (S. 458).
▶ Aortendissektion (S. 287).
▶ **Thoraxtrauma** (S. 455):
- Rippen(serien)frakturen (S. 458).
- (Spannungs-)Pneumothorax (S. 458).

Funktionelle Herzschmerzen (Da-Costa-Syndrom):
– Oft junge Patienten.
– Linksthorakale „Herzstiche" ohne erkennbare organische Ursache.
– Keine EKG- oder Enzymveränderungen.
– Keine Vitalgefährdung.
Perikarditis:
– Meist gleichzeitig hohes Fieber.
– Auskultatorisch schabende Geräusche (Perikardreiben).
– *EKG:* ST-Hebungen als Ausdruck eines globalen Myokardschadens im Gegensatz zum Infarkt in allen Ableitungen gleichsinnig ausgeprägt.
Sonstige: Pleuritis, (Reflux-)Ösophagitis, Herpes zoster.

räklinische Diagnostik

Anamnese.
Auskultation.
Blutdruckmessung.
EKG.
Pulsoxymetrie.

rstdiagnostik in der Klinik

12-Kanal-EKG.
„Herzenzyme": Troponin I oder T, CK, CK-MB, GOT, LDH.
Röntgen-Thorax.
Ggf. Echokardiographie.
Ggf. Ösophagoskopie.
Ggf. Angiographie.
Ggf. Thorax-CT.

ymptomatische präklinische Therapie

Bei respiratorischer Insuffizienz: Atemwegssicherung, Sauerstoffgabe 4 – 8 l/min, ggf. Intubation und Beatmung.
Bei Zeichen der Hypovolämie bzw. bei hypovolämischem Schock: Infusionstherapie, z. B. mit Ringer-Lösung oder HAES 500 – 1500 ml i. v.
Bei Zeichen des Herzversagens bzw. bei kardiogenem oder obstruktivem Schock: Katecholamintherapie, z. B. mit Dopamin 4 – 20 µg/kg KG/min i. v., sowie kausale Therapie (z. B. Lysetherapie), wenn möglich.
Bei Hinweis auf intrathorakale Blutung: Zügiger Transport in die Klinik zur chirurgischen Blutstillung.
Bei Spannungspneumothorax: Pleuradrainage (S. 130 ff).
Lagerung:
– *Kreislaufstabile Patienten:* Sitzende Lagerung.
– *Kreislaufinstabile Patienten:* Flach- oder Schocklagerung.
Analgesie: z. B. Morphin 5 – 10 mg i. v.
Beachte:
– Jeder Patient mit schweren Thoraxschmerzen muß unter intensiver Überwachung in die Klinik gebracht werden!
– Auch bei jungen Männern und Frauen an die Möglichkeit eines Herzinfarkts bzw. akuten Koronarsyndroms denken!

7.6 *Akutes Koronarsyndrom ohne ST-Hebung*

Definitionen und Symptomatik

▶ **Akutes Koronarsyndrom (ACS):** Umfaßt folgende akuten, schweren Koronarekrankungen (Abb. 106):
  – Instabile Angina pectoris.
  – Myokardinfarkt **ohne** ST-Strecken-Hebungen im EKG: Non-ST-Segment-elevation myocardial infarction (NSTEMI).
  – Myokardinfarkt **mit** ST-Strecken-Hebungen im EKG: ST-Segment-elevation myocardial infarction (STEMI) (s. Kap. 7.7.).

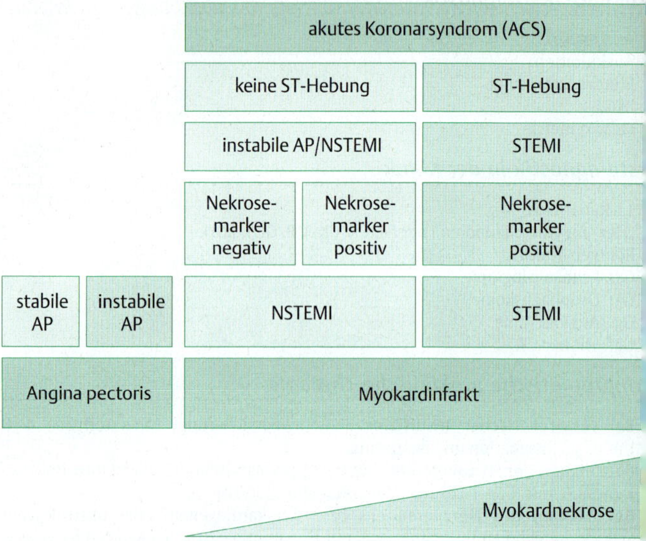

akutes Koronarsyndrom (ACS)	
keine ST-Hebung	ST-Hebung
instabile AP/NSTEMI	STEMI

Abb. 106 · Übersicht über die Zusammenhänge von akutem Koronarsyndrom, Angina pectoris und Myokardinfarkt. Nekrosemarker: Troponin I oder T bzw. CK-MB. Näheres s. Text.

▶ **Angina-pectoris-Anfall** (AP, Stenokardie):
  – *Ursache:* Regionales Mißverhältnis zwischen koronarem Sauerstoffangebot und myokardialem Sauerstoffbedarf.
  – *Symptomatik:* Akute thorakale Schmerzen.
    • Lokalisation: Hauptsächlich retrosternal mit Ausstrahlung in linke Schulter und Arm, gelegentlich auch in Hals, Kiefer oder Oberbauch.
    • Engegefühl der Brust (Stenokardie, Angina pectoris).
    • Außerdem oft: Übelkeit, Erbrechen.
  – *Vorkommen:* Im Rahmen einer stabilen Angina pectoris (ohne besondere notfallmedizinische Bedeutung) oder eines ACS.

Instabile Angina pectoris (instabile AP).
– Leitsymptom: Akuter Thoraxschmerz (retrosternal und/oder ausstrahlend).
  • Erstmalig auftretende Angina-pectoris-Anfälle.
  • Anfälle treten in Ruhe (im Liegen) auf (sog. *Angina decubitus*).
  • Heftigkeit und Häufigkeit nehmen zu (sog. *Crescendo-Angina*).
  • Anfälle halten dauerhaft an und sprechen nicht auf Nitrate an.
– Kein Anstieg der sog. „Herzenzyme" Troponin I oder T bzw. CK-MB (Abgrenzung zum Myokardinfarkt); d.h.: keine nennenswerten myokardialen Zellnekrosen..
– Gefahr: Entstehung von myokardialen Zellnekrosen, d.h. Entwicklung eines Myokardinfarktes.

Non-ST-Segment-elevation myocardial infarction (NSTEMI).
– Symptomatik: Wie bei instabiler Angina pectoris. Leitsymptom: akuter Thoraxschmerz (retrosternal und/oder ausstrahlend).
– Weitere Charakteristika:
  • Signifikanter Anstieg der sog. „Herzenzyme" Troponin I oder T bzw. CK-MB als Zeichen eines myokardialen Zelluntergangs (daher auch: „Nekrosemarker").
  • Keine signifikanten ST-Hebungen (Abgrenzung zum STEMI; s. Kap. 7.7)

rsache

Erkrankungen der Koronararterien, meist Koronararteriensklerose.
Risikofaktoren: Hypertonie, Hyperlipidämie, Diabetes mellitus und Nikotinabusus (Chlamydieninfektion?)
Merke: Einem ACS liegt eine akute oder subakute Verminderung der myokardialen Sauerstoffversorgung zugrunde. Ursache hierfür ist nach aktuellem pathophysiologischem Verständnis eine atherosklerotische Plaqueruptur mit begleitender Entzündung, Thrombose, Mikroembolisation und Vasokonstriktion.

uslöser

Anstrengung, aber auch Kälteexposition oder opulente Mahlzeiten.
Blutdruckveränderungen: Hypertensive Krise; Blutdruckabfall; Infektionen.
▶ *Beachte:* Eine Angina pectoris und insbesondere ein akutes Koronarsyndrom können auch ohne erkennbare Auslöser auftreten!

räklinische Diagnostik

Leitsymptom: akuter Brustschmerz (retrosternal und/oder ausstrahlend).
Anamnese: Frühere AP-Anfälle? Risikofaktoren? Auslöser?
EKG, wenn immer möglich 12-Kanal-EKG (Abb. 107). Typischer Befund: ST-Streckensenkungen mit anschließender positiver T-Welle (können aber auch im Anfall fehlen).
Blutdruckmessung. Hypertension oder Hypotension als Anfallsauflöser.
– **Troponin-Schnelltest,** wenn vorhanden (unmittelbar nach einem ischämischen Ereignis kann der Troponin jedoch trotz Myokardzellnekrose negativ sein!)
Beachte: Eine Unterscheidung der verschiedenen Formen des ACS nur anhand der klinischen Symptome, d.h. ohne EKG bzw. Troponin/CK-MB-Bestimmung ist nicht sicher möglich!

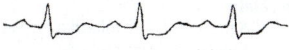

ıb. 107 · Schwere koronare Herzkrankheit.

▣ **Beachte:** Die wichtigste Erstdiagnostik bei Symptomen eines akuten Koronarsyndroms ist die Ableitung eines aussagekräftigen 12-Kanal-EKGs! Hierdurch gelingt die prognostisch und therapeutisch wichtige Unterscheidung eines ACS mit signifikanten ST-Strecken-Hebung (Myokardinfarkt; STEMI) von einem ACS ohne ST-Strecken-Hebung (instabile Angina pectoris oder NSTEMI).

▣ **Merke:** Von signifikanten ST-Strecken-Hebung spricht man bei Hebungen in mdst. 2 zusammenhängenden Ableitungen um mind. 0,1 mV in den Extremitätenableitungen bzw. mind. 0,2 mV in den Brustwandableitungen.

Erstdiagnostik in der Klinik

► 12-Kanal-EKG (wenn nicht im NAW abgeleitet, bzw. als Verlaufskontrolle)
► sog. „Herzenzyme", insb.
  - Troponin I oder T: gelten als hoch spezifisch und sensitiv für eine myokardiale Zellschädigung.
    • Die Höhe des Troponinanstiegs korreliert mit der Menge des untergegangenen myokdialen Gewebes.
    • Ist die erste Bestimmung negativ, soll 6 – 12 h später erneut eine Troponinbestimmung vorgenommen werden.
  - CK-MB: ist weniger spezifisch und sensitiv für einen Myokardschaden; sollte bestimmt werden, wenn keine Troponinmessung erfolgen kann.
► Ggf. Echokardiographie, Koronarangiographie.

▣ **Beachte:** Eine instabile Angina pectoris läßt sich vom Myokardinfarkt ohne ST-Strecken-Hebungen nur durch Bestimmung der „Herzenzyme", insbesondere der Troponine abgrenzen!
  - Daher ist rettungsmedizinisch in der Regel keine Differenzierung zwischen instabiler AP und NSTEMI möglich.
  - Dies ist jedoch weitgehend unproblematisch, denn die akutmedizinische Therapie der instabilen AP und des NSTEMI sind zunächst gleich.

▣ **Merke:**
  - *ACS ohne ST-Hebung:* Durch Bestimmung der sog. „myokardialer Nekrosemarker", also insb. Troponin T oder I, weitere Differenzierung in
    • **Instabile Angina pectoris** (kein signifikanter Nekrosemarker-Anstieg)
    • **Myokardinfarkt ohne ST-Hebung = NSTEMI** (signifikanter Nekrosemarker-Anstieg)
  - *ACS mit ST-Hebung* = immer **Myokardinfarkt mit ST-Hebung = STEMI** (immer signifikanter Nekrosemarker-Anstieg)

Differentialdiagnose

► Myokardinfarkt mit ST-Hebungen (STEMI); EKG-Diagnose! (S. 276).
► Lungenembolie (S. 281).
► Akute Aortendissektion (S. 287).
► Perikarditis (S. 271).
► Funktionelle Herzbeschwerden (Da Costa-Syndrom; S. 271).
► Extrathorakale Erkrankungen wie Gallenkolik (S. 284), perforiertes Magen- oder Duodenalulkus (S. 390), Glaukomanfall (S. 269).

Präklinische Therapie

► **Ziele:**
  - Senkung des myokardialen Sauerstoffbedarfs. Geeignete Substanzen: v. a. β-Blocker, Nitrate, Opioide.
  - Verhinderung einer Koronararterienthrombose. Geeignete Substanzen: v. a. ASS, Heparin.

▶ **Basistherapie nach Empfehlung der AHA:** Morphin, Sauerstoffgabe (Oxygen), Nitrate und ASS. Merkname **MONA**.
  – Die Maßnahmen müssen nicht unbedingt in dieser Reihenfolge verabreicht werden.
  – Zusätzlich ist auch bereits präklinisch insbesondere die Gabe von β-Blockern empfehlenswert (in den USA jedoch unüblich, daher nicht in das MONA-Konzept integriert).
▶ **Praktisches Vorgehen:**
  – Absolute Bettruhe.
  – Sauerstoff, z.B. 4 l/min per Nasensonde.
  – Nitrate, z.B. Nitroglycerin 0,8 – 1,6 mg sublingual oder 1 – 2 mg langsam i.v.; evtl. repetitiv (*cave* Reflextachykardie und Blutdruckabfall!). Reicht als Akuttherapie der stabilen AP oft aus.
  – Opioide, z.B. Morphin 5 – 10 mg i.v.
  – Thrombozytenaggregationshemmung durch ASS, 325 – 500 mg i.v. oder p.o.
  – *Evtl. zusätzlich:* Heparin.
    ● Unfraktioniertes Heparin (UFH): 5000 I. E. i.v.; dann 1000 I. E./h kontinuierlich i.v.
    ● Alternativ: Niedermolekulares Heparin (NMH), z.B. Enoxaparin 0,7 ml s.c.
    ● Gängige Maßnahme, jedoch Stellenwert zusätzlich zu ASS nicht gesichert.
  – *Insbesondere bei Tachykardie und Hypertension:* β-Blocker, z.B. Metoprolol 2,5 – 5 mg i.v. Kontraindikationen sind: schwere Bradykardie, AV-Block II° oder höher, schweres Asthma bronchiale.
  – *Bei Übelkeit und Erbrechen:* z.B. DHB oder Haloperidol 1,25 – 2,5 mg i.v. oder Metoclopramid 10 mg i.v.
◼ *Beachte:* Eine präklinische Lysetherapie ist bei ACS ohne ST-Strecken-Hebung nicht indiziert!
▶ **Weitere medikamentöse Therapiemaßnahme in der Klinik:** Bei Patienten mit hohem Risiko (z.B. Diabetiker): GPIIb/IIIa-Antagonisten wie Eptifabatide oder Tirofiban.

7.7 Akutes Koronarsyndrom: Myokardinfarkt mit ST-Hebung (STEMI)

Definition

▶ **Myokardinfarkt:** Regionale myokardiale Durchblutungsstörung mit unterschiedlich ausgeprägtem myokardialen Zelluntergang (Myokardnekrose) durch Obstruktion eines Koronararterienastes.
  – Wird heute terminologische dem *akuten Koronarsyndrom (ACS)* zugeordnet, zu dem neben allen Formen des Myokardinfarkts auch die instabile Angina pectoris gehört (s. Kap. 7.6)
  – Je nach Ausprägung und elektrokardiographischem Verhalten der ST-Strecke unter akutmedizinischen Aspekten unterteilt in 2 Formen:
    ● Myokardinfarkt **ohne** ST-Hebungen im EKG: Non-ST-Segment-elevation myocardial infarction (NSTEMI, s. Kap. 7.6)
    ● Myokardinfarkt **mit** ST-Hebungen im EKG: ST-Segment-elevation myocardial infarction (STEMI).

▶ **Myokardinfarkt ohne ST-Strecken-Hebungen im EKG** (NSTEMI, s. Kap. 7.6):
  – Klinische Symptomatik: wie instabile Angina pectoris (s. Kap. 7.6). Leitsymptom: akuter Thoraxschmerz.
  – Außerdem: Anstieg von Troponin I oder T bzw. CK-MB als Ausdruck eines myokardialen Zelluntergangs.
  – Im EKG keine signifikanten ST-Hebungen.
  – m weiteren Verlauf zumeist auch keine Ausbildung von Q-Zacken im EKG; sog. „Non-Q-wave-infarction".

▶ **Myokardinfarkt mit ST-Strecken-Hebungen im EKG (STEMI):**
  – Symptomatik ähnlich wie bei instabiler AP oder NSTEMI, jedoch oft ausgeprägter.
  – Meist deutlicher Anstieg von Troponin I oder T bzw. CK-MB als Ausdruck eines größeren myokardialen Zelluntergangs.
  – Im EKG rasche Ausbildung signifikanter ST-Hebungen in mind. 2 zusammenhängenden Ableitungen.
  – Im weiteren Verlauf meist Ausbildung von Q-Zacken als Ausdruck eines transmuralen Myokardinfarkts.

◨ *Merke:* Der Myokardinfarkt mit ST-Strecken-Hebungen im EKG (STEMI) macht etwa 50% der ACS aus.

Symptomatik des STEMI

▶ **Wie bei den anderen Formen des akuten Koronarsyndroms, jedoch häufig ausgeprägter:**
  – Thorakale Schmerzen, hauptsächlich retrosternal mit Ausstrahlung in die linke Schulter, den linken Arm oder gelegentlich auch in Hals, Kiefer oder Oberbauch.
  – Krampfartiges Engegefühl in der Brust.
  – Vernichtungsgefühl.
  – Kaltschweißigkeit.
  – Übelkeit, Erbrechen.
  – Todesangst.

◨ *Beachte:* Meist keine wesentliche Besserung der Symptome auf Nitroglycerin-Gabe; Besserung der Symptome auf Nitrate schließt jedoch die Diagnose eines STEMI nicht aus!

Komplikationen

▶ Herzrhythmusstörungen.
▶ Herzinsuffizienz.
▶ Kardiogener Schock.
▶ Plötzlicher Herztod, meist durch Kammerflimmern.

◨ *Beachte:* Die meisten Todesfälle nach Infarkt ereignen sich innerhalb der ersten Stunde durch Kammerflimmern.

Präklinische Diagnostik

▶ **Anamnese:** Frühere ACS-Episoden? Angina pectoris-Anfälle? Herzoperationen? Risikofaktoren (s. Kap. 7.6, S. 273)?
▶ **EKG, wenn immer möglich 12-Kanal-EKG** (Abb. 107). Typischer Befund: ST-Strecken-Hebungen (s. u.).
▶ Blutdruckmessung.
▶ Pulsoximetrie.
▶ Kapilläre Reperfusionszeit.
▶ Ggf. Troponin-Schnelltest, wenn vorhanden.

- ▪ *Beachte*: Eine Abgrenzung des STEMI von den anderen Formen des ACS ist nur durch die Ableitung eines aussagekräftigen 12-Kanal-EKGs möglich! Dies ist prognostisch und therapeutisch von erheblicher Bedeutung.
- ▪ *Merke*: Von signifikanten ST-Strecken-Hebung spricht man bei Hebungen in mind. 2 zusammenhängenden Ableitungen um mind. 0,1 mV in den Extremitätenableitungen bzw. mind. 0,2 mV in den Brustwandableitungen.
- ▪ *Cave*: In etwa 7% der Fälle ist anhand des EKG keine eindeutige Beurteilung des EKG möglich (Schenkelblöcke, Schrittmacher-EKG).

Erstdiagnostik in der Klinik

- ▸ **12-Kanal-EKG** (wenn noch nicht im NAW abgeleitet, bzw. als Verlaufskontrolle)
- ▸ **Sog. „Herzenzyme", insb.** Troponin I oder T: Höhe korreliert mit dem Ausmaß des myokardialen Zelluntergangs.
- ▸ Echokardiographie.
- ▸ Ggf. interventionelle Koronarangiographie (s. u.).

EKG-Veränderungen bei STEMI

- ▸ **Veränderungen der ST-Strecke, der Q-Zacke oder der T-Welle** (Abb. 108):
  - – *T-Wellenüberhöhung:* Hohe, spitze T-Wellen entwickeln sich innerhalb von Sekunden bis Minuten.
  - – *Hebungen der ST-Strecke:* Entwicklung innerhalb von Minuten.
  - – *Ausprägung von Q-Zacken*, die tiefer als ¹/₄ der nachfolgenden R-Zacke sind, entwickeln sich innerhalb von Stunden („Nekrose-Q").

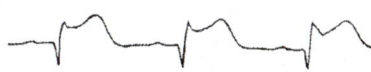

Abb. 108 · Frischer Myokardinfarkt mit ST-Hebungen (STEMI).

- ▸ **Infarktstadien** (Abb. 109): Einteilung nach dem zeitlichen Ablauf der EKG-Veränderungen:
  - – *Stadium 0 (Frühstadium):* Dauer: Minuten.
    - • ST-Hebung noch nicht nachweisbar.
    - • Q klein oder nicht nachweisbar.
    - • T hoch und spitz („Erstickungs-T").
  - – *Stadium I* (Abb. 109): Dauer: Stunden bis Tage.
    - • ST-Hebungen ausgeprägt.
    - • Q klein oder nicht nachweisbar.
    - • T positiv.
  - – *Stadium II:* Dauer: Tage.
    - • ST-Hebung weniger ausgeprägt.
    - • Q groß.
    - • T spitz negativ.
  - – *Stadium III:* Dauer: Wochen.
    - • ST-Hebung verschwunden.
    - • Q groß.
    - • T spitz negativ.
  - – *Stadium IV:* Dauer: Jahre.
    - • ST-Hebung verschwunden.
    - • Q nachweisbar.
    - • T positiv.

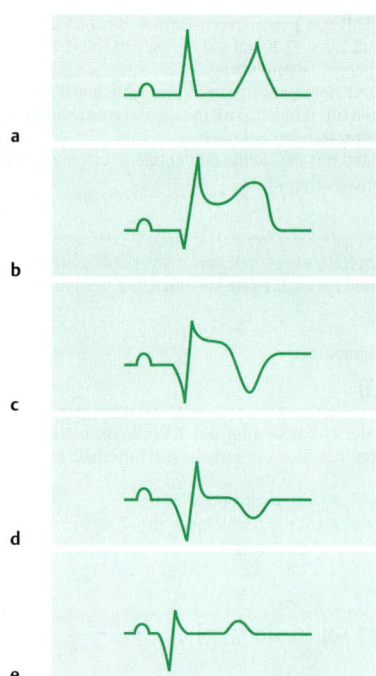

Abb. 109 · Zeitlicher Ablauf der EKG-Veränderungen bei STEMI: Stadium 0 (Frühstadium) mit „Erstickungs-T" (a); Stadium I mit ausgeprägter ST-Hebung (b); Stadium II mit zurückgehender ST-Hebung, großem Q und spitz negativem T (c); Stadium III mit verschwundener ST-Hebung, großem Q und negativem T (d); Stadium IV mit negativem Q und positivem T (e).

▶ *Beachte:* Notfallmedizinisch relevant ist vor allem Stadium I (= namensgebend für STEMI). Stadium 0 entgeht meist der Diagnostik.

▶ **Lokalisation der Veränderungen:**
  – Nur über den geschädigten Arealen.
  – In anderen Ableitungen keine oder spiegelbildliche Veränderungen der ST-Strecke.

▶ **Vereinfachte topographische Zuordnung:**
  – *Vorderwandinfarkt:*
    • Verschluß von Ästen der linken Koronararterie, v. a. RIVA.
    • EKG-Veränderungen in V1 – 6, I, aVL.
  – *Hinterwandinfarkt* (in 50 % der Fälle auch Beteiligung des rechten Ventrikels)*:*
    • Verschluß von Ästen der rechten Koronararterie oder des R. circumflexus der linken Koronararterie.
    • EKG-Veränderungen in II, III, aVF.

Differentialdiagnose

▶ Instabile AP oder NSTEMI (S. 273).
▶ Lungenembolie (S. 281).
▶ Akute Aortendissektion (S. 287).

► Perikarditis; auch hier ST-Hebungen typisch, aber gleichsinnig in allen Ableitungen (S. 271).
► Funktionelle Herzbeschwerden: keine ST-Veränderungen, keine Herzenzymanstiege (S. 271).
► Extrathorakale Erkrankungen wie Gallenkolik (S. 284), perforiertes Magen- oder Duodenalulkus (S. 390), Glaukomanfall (S. 269).

Therapieprinzipien bei STEMI

► **Grundsätzliches Ziel:**
  – Begrenzung der Infarktgröße durch
    • Senkung des myokardialen Sauerstoffbedarfs,
    • Verhinderung des Fortschreitens der Thrombosierung und
    • schnelle Wiedereröffnung der verschlossenen Gefäße.
  – Vermeidung und Therapie von Komplikationen wie Arrhythmie und Herzversagen.
  – Vermeidung schwerer therapiebedingter Komplikationen wie Blutung.
– **Allgemeine Therapie:** weitgehend identisch mit der Therapie der anderen Formen des ACS (s. Kap. 7.6) unter Berücksichtigung der oft stärker eingeschränkten Hämodynamik.
► **Reperfusonstherapie:** so früh wie möglich anstreben.

Reperfusionstherapie bei STEMI

► **Möglichkeiten:**
  – *Fibrinolytische Therapie* (kurz: „Lyse"); einzige Möglichkeit der bereits präklinischen Wiedereröffnungstherapie.
  – *Perkutane Koronarintervention (PCI):* Wiedereröffnung durch Ballondilatation, oft gefolgt von der Einlage eines intrakoronaren Stents; nur in Kliniken mit entsprechendem Katheterlabor möglich.
► **Lysetherapie:**
  – Einfache Durchführung (i. v. Injektion)
  – Reperfusionsrate nach 1 h insg. jedoch nur max. 70%; bei sehr früher Lyse (< 90 min nach Infarkt) jedoch besser (zeitabhängige Effektivität).
  – Schwere Blutungskomplikationen (insb. Gehirn) in ca. 1%.
► **PCI:**
  – Aufwendiges Verfahren.
  – Erfolgsrate höher als bei Lysetherapie: über 90%.
► **Lyse oder PCI?** (Rangfolge nach Empfehlungen der Deutschen Gesellschaft für Kardiologie)
  – 1. Rang: Primäre PCI innerhalb 2 h („contact-to-balloon")
  – 2. Rang: Prästationäre Lyse mit anschließender Verbringung in Krankenhaus mit PCI
  – 3. Rang: Prästationäre Lyse und Verbringung in ein Krankenhaus ohne PCI-Möglichkeit
  – 4. Rang: Stationäre Lyse
◢ *Merke:* Die PCI gilt heute als Rekanalisationsverfahren der Wahl, wenn sie innerhalb von 90 – 120 min verfügbar ist.
Daher gilt: Patienten mit STEMI wenn irgend möglich zügig in eine Klinik mit PCI-Möglichkeit bringen.
Bei Nichtverfügbarkeit eines Krankenhauses mit PCI-Möglichkeit innerhalb von 120 min präklinische Lyse erwägen.

► **Voraussetzungen zur Durchführung der prähospitalen Lyse:**
  – Arzt mit der Methode vertraut, Medikamente verfügbar.
  – 12-Kanal-EKG: Signifikante ST-Hebungen in mind. 2 Extremitäten- oder Brustwandableitungen.
  – Beginn der Beschwerden vor weniger als 4 – 6 h.
  – Keine Kontraindikationen wie manifeste Blutung, Blutungsneigung, Marcumarisierung, Apoplex, schlecht eingestellte Hypertonie, Gravidität im 1. Trimenon, vorausgegangene Entbindung oder größere Operation.
► **Lyse unter CPR?**
  – Hierzu gibt es gegenwärtig keine verbindlichen Empfehlungen
  – Lyse kann erwogen werden, wenn die Ursache des Kreislaufstillstands wahrscheinlich ein Myokardinfarkt (oder eine Lungenembolie) war.
  – Unklar ist jedoch: Nach welcher Reanimationsdauer soll der Lyseversuch gemacht werden?
► **Dosierung:** Gegenwärtig sind eine Vielzahl älterer und neuerer Fibrinolytika verfügbar. Gängig sind z. B.:
  – *Streptokinase:* 1,5 Mio. I. E. i. v. über 60 min; dann Heparin 5000 I. E. i. v., gefolgt von 1000 I. E./h i. v.
  – *rt-Pa:* Insgesamt 100 mg i. v.: zunächst 15 mg als Bolus; dann 50 mg über 30 min; dann 35 mg über 60 min; parallel Heparin 5000 I. E. i. v., gefolgt von 1000 I. E./h i. v.
  – *Reteplase* Bolus 10 + 10 I. E. (im Abstand von 30 min)
  – *Tenecteplase* Bolus 0,5 mg/kg (bis maximal 50 mg)
▶ *Beachte:* Bei Durchführung einer Lysetherapie ist mit dem Auftreten sog. **Reperfusionsarrhythmien** bis hin zum Kammerflimmern zu rechnen! Vorbereitet sein und adäquat mit Antiarrhythmika (s. u. und S. 178) oder Defibrillation (S. 142) reagieren!

Präklinische Therapie des STEMI

► **Absolute Bettruhe.** Keine Anstrengungen, kein Umherlaufen (d. h.: Patient muß zum und aus dem NAW getragen werden).
► **Sauerstoff,** z. B. 4 – 8 l/min per Nasensonde oder Maske, im Schock ggf. Intubation und Beatmung..
► **Nitrate,** z. B. Nitroglycerin 0,8 – 1,6 mg sublingual oder 1 – 2 mg langsam i. v.; evtl. repetitiv (*cave* Reflextachykardie und Blutdruckabfall! Nicht bei Blutdruck unter 90 mmHg systolisch!).
► **Opioide,** z. B. Morphin 5 – 10 mg i. v. Euphorisierender Effekt reicht meist auch zur Anxiolyse aus.
  – *Alternative zu Morphin:* Dipidolor 5 – 10 mg i. v. (bessere Kreislaufstabiltät, dafür aber keine vorlastsenkende Wirkung).
► **Anxiolytische Therapie,** wenn Opioide zur Anxiolyse nicht ausreichen: Benzodiazepine wie Diazepam 5 – 10 mg i. v. (Atem- und kreislaufdepressive Wirkung beachten!)
► **Thrombozytenaggregationshemmung durch ASS,** 325 – 500 mg i. v. oder p. o. Erwiesene Effektivität.
► **Evtl. zusätzlich: Heparin** 5000 I. E. i. v.; dann 1000 I. E./h kontinuierlich i. v. Alternativ niedermolekulares Heparin, z. B. Enoxaparin 0,7 ml s. c. (gängige Maßnahme, jedoch Stellenwert zusätzlich zu ASS nicht gesichert).
► **β-Blocker:** Z. B. Metoprolol 2,5 – 5 mg langsam i. v. (fraktioniert in 0,5 – 1-mg-Boli).
  – Erwiesene Wirksamkeit zur Senkung des myokardialen Sauerstoffverbrauchs, Begrenzung der Infarktgröße, Erhöhung der Flimmerschwelle des Herzens und Mortalitätsreduktion.

- Insbesondere indiziert bei Tachykardie und Hypertension.
- *Kontraindikationen:* Bradykardie, AV-Block, schweres Asthma bronchiale.
- *Bei Übelkeit und Erbrechen:* Z. B. DHB oder Haloperidol 1,25 – 2,5 mg i. v. oder Metoclopramid 10 mg i. v.

▶ **Vorgehen bei Herzrhythmusstörungen** (siehe auch Algorithmus S. 373, Abb. 111).
- *Atropin* (zunächst 0,5 – 3 mg i. v.): Bei Bradykardie trotz ausreichender analgetischer und antiemetischer Therapie.
- *Amiodaron* (zunächst 150 – 300 mg i. v.) oder andere Antiarrhythmika: Bei manifester ventrikulärer oder supraventrikulärer Tachyarrhythmie. Prophylaktische Gabe von Antiarrhythmika wird nicht empfohlen.
- *β-Blocker* (z. B. Metoprolol 2,5 – 5 mg langsam i. v., fraktioniert in 0,5 – 1-mg-Boli): Bei Sinustachykardie > 120/min.
- *Magnesium* zur Therapie oder Prophylaxe ventrikulärer Post-Infarkt-Arrhythmien früher empfohlen (1 – 2 mg Magnesiumsulfat = 8 – 16 mmol Mg^{++} über 5 – 60 min i. v.). Jedoch ungesicherte Effektivität, nach neueren Studien nicht indiziert.

▶ **Kardiogener Schock:** Katecholamine, z. B. Dopamin 2 – 20 µg/kg/min.
▶ **Kreislaufstillstand:** CPR; Lysetherapie unter Reanimation erwägen!
▶ **Bei Entschluß zur präklinischen Lysetherapie** (s. o.):
- *Streptokinase:* 1,5 Mio. I. E. i. v. über 60 min; dann Heparin 5000 I. E. i. v., gefolgt von 1000 I. E./h i. v.
- *rt-Pa:* Insgesamt 100 mg i. v.: zunächst 15 mg als Bolus; dann 50 mg über 30 min; dann 35 mg über 60 min; parallel Heparin 5000 I. E. i. v., gefolgt von 1000 I. E./h i. v.
- *Reteplase* Bolus 10 + 10 I. E. (im Abstand von 30 min).
- *Tenecteplase* Bolus 0,5 mg/kg (bis maximal 50 mg).

7.8 Lungenembolie

Definition

▶ Embolischer Verschluß pulmonalarterieller Äste mit Durchblutungsstop der entsprechenden Lungenareale.

Ursachen

▶ **Thromboembolie**, meist infolge einer tiefen Bein- oder Beckenvenenthrombose, häufigste Ursache einer Lungenembolie. Prädispositionen:
- Immobilisation.
- Verletzungen der unteren Körperhälfte.
- Angeborene oder medikamentös induzierte hyperkoagulabile Gerinnungsstörungen (Faktor-V-Leiden, AT III-Mangel, Kontrazeptiva).

▶ **Seltenere Ursachen:**
- *Luftembolie:* Fehlerhafte Infusionstherapie oder homizide bzw. suizidale Ursachen.
- *Fettembolie:* Besonders nach Frakturen großer Röhrenknochen.
- *Fruchtwasserembolie:* Nach oder während Geburt; sehr selten!
- Tumorembolie.
- Fremdkörperembolie.

Pathophysiologie

▶ **Hämodynamische Veränderungen:**
  – Behinderung des rechtsventrikulären Auswurfs.
  – Verminderung der linksventrikulären Vorlast.
  – Anstieg des pulmonalarteriellen und zentralvenösen Drucks.
  – Abnahme der Lungenperfusion.
▶ **Anstieg der Totraumventilation** durch Zunahme des Ventilations-Perfusions-Verhältnisses.
▶ **Oxygenierungsstörungen**, wahrscheinlich durch Ventilations-Perfusions-Störungen aufgrund lokaler Mediatoreinwirkungen.
▶ **Schockentwicklung** in schweren Fällen: Obstruktiver bzw. kardiogener Schock mit akutem Rechtsherzversagen *(akutes Cor pulmonale)*.
▶ **Lungeninfarkt** in ca.10% der Fälle mit Einblutung ins Lungengewebe.

Symptomatik

▶ Kardiozirkulatorische und respiratorische Symptomentwicklung, wenn mehr als 30% der Lunge nicht mehr durchblutet werden.
▶ **Thorakale Schmerzen:** Häufiges Symptom auch bei kleineren, nicht kreislaufwirksamen Lungenembolien.
▶ Dyspnoe, Tachypnoe.
▶ Zyanose.
▶ Hustenreiz.
▶ Oxygenierungsstörung.
▶ Hypokapnie durch reaktive Hyperventilation, in schweren Fällen Hyperkapnie.
▶ Systemische Hypotension, pulmonalarterielle Hypertension.
▶ ZVD-Anstieg bzw. gestaute Halsvenen.
▶ Gelegentlich Zeichen eines Lungenödems (Pathogenese nicht eindeutig geklärt).

Schweregrade

▶ **Grad I:** Leichtere, kurz anhaltende klinische Symptome ohne zirkulatorische oder respiratorische Störung.
▶ **Grad II:** Mäßige, länger anhaltende Symptome ohne wesentliche zirkulatorische oder respiratorische Beeinträchtigung.
▶ **Grad III:** Ausgeprägte, anhaltende Symptome mit deutlicher zirkulatorischer und respiratorischer Beeinträchtigung.
▶ **Grad IV:** Obstruktiver Schock mit schweren Oxygenierungsstörungen oder Herz-Kreislaufstillstand.

Präklinische Diagnostik

▶ **Klinische Symptomatik** (s.o.): Symptome nicht spezifisch für Lungenembolie!
▶ **Anamnese:** Hinweise auf Risikofaktoren.
▶ **Untersuchungsbefund:** Zeichen für tiefe Becken-/Beinvenenthrombose (S. 290)?
▶ **Blutdruckmessung:** Niedriger Blutdruck (ab Grad III).
▶ **EKG:** Evtl. Hinweise auf eine akute Rechtsherzbelastung (z.B. Sagittaltyp (S_IQ_{III}-Typ), ST-Hebungen über V1 – 3, III, aVF).
▶ **Auskultationsbefund:** Zunächst meist unauffällig.
▶ **Pulsoxymetrie:** $pSaO2 < 90\%$ unter Raumluftatmung (ab Grad III).

▶ *Beachte:* Die Diagnose einer Lungenembolie muß erwogen werden bei allen ansonsten nicht erklärbaren Zuständen von akuter Dyspnoe, Hypoxie, Hypotension oder thorakalen Schmerzen!

Erstdiagnostik in der Klinik

▶ Röntgen-Thorax.
▶ **Zentraler Venenkatheter:** ZVD erhöht.
▶ **Pulmonaliskatheter:** PAP erhöht, PCWP normal oder erniedrigt, HZV erniedrigt.
▶ **Blutgasanalyse:** PaO_2 erniedrigt, $PaCO_2$ zunächst erniedrigt oder normal, in schweren Fällen erhöht.
▶ **Echokardiographie:** Dilatation des rechten Ventrikels.
▶ **Perfusionsszintigraphie:** Falsch positive Ergebnisse möglich.
▶ **Pulmonalisangiographie:** Goldstandard zur Diagnosesicherung.

Differentialdiagnose

▶ **Myokardinfarkt** (S. 275): Wichtigste DD!
▶ Akute Linksherzinsuffizienz (S. 356).
▶ Herzbeuteltamponade (S. 462).
▶ Rupturiertes thorakales Aortenaneurysma (S. 287).

Therapie

▶ **Ziele:**
  – Aufrechterhaltung einer adäquaten Zirkulation und Oxygenierung.
  – Verhinderung eines appositionellen Thrombuswachstums.
  – Auflösung des Thrombus, wenn möglich.
  – Symptomatische Schmerztherapie.
▶ **Sauerstoffgabe** 4–8 l/min, in schweren Fällen Intubation und Beatmung.
▶ **Kreislaufstabilisierung mit Katecholaminen:** z. B. Dopamin-Perfusor 3–30 µg/kg KG/min.
▶ **Antikoagulation:** Heparin 5000 I.E. i. v., dann 1000–2000 I.E./h i. v.
▶ **Analgesie** mit Opioiden, z. B. Morphin 5–10 mg vorsichtig i. v.
▶ **Bei Kreislaufstillstand:** CPR. Evtl. kann ein größerer Thrombus durch Herzdruckmassage mechanisch zertrümmert werden.
▶ **Lysetherapie:** Bei Grad III–IV Versuch einer Thrombusauflösung durch prähospitale Lyse, wenn der Arzt die Methode beherrscht: Z. B.
  – *Streptokinase* 0,5–1 Million IE über 15 Minuten i. v. oder
  – *rt-PA* 50 mg als Bolus i. v.
▶ **Zügiger Transport,** in schweren Fällen am besten in eine Klinik mit herzchirurgischer Abteilung.
▶ **Therapie in der Klinik:** Ggf. Embolektomie unter Einsatz der Herz-Lungen-Maschine, ausnahmsweise auch durch Embolektomie nach Trendelenburg ohne Herz-Lungen-Maschine (hohe Letalität!).

7.9 Abdominale Schmerzen: Übersicht

Definition

▶ **Akutes Abdomen:** Heterogenes Krankheitsbild mit dem Leitsymptom der akuten, schweren Bauchschmerzen.

Grundsätzliche Ursachen

▶ Intraabdominelle Blutung.
▶ Entzündungen.
▶ Perforation, Ruptur oder Stieldrehung von Abdominalorganen.
▶ Lumenverlegung intraabdominaler Hohlorgane.
▶ Verletzung intraabdomineller Organe.
▶ Vaskuläre Reaktionen.

Konkrete Ursachen

▶ **Abdominaltrauma:**
  – Leberruptur.
  – Milzruptur.
▶ **Darmverschluß:** Mechanischer Ileus durch stenosierende Tumoren oder bindegewebige Stränge (Briden).
▶ **Darmlähmung:** Paralytischer Ileus.
▶ **Perforationen des Magen-Darm-Traktes:** z. B. perforiertes Ulcus ventriculi oder duodeni.
▶ **Einklemmung** einer Darmschlinge: Inkarzeration.
▶ **Gallenblasenerkrankungen:**
  – Akute Cholezystitis.
  – Gallenkolik durch Stein in Gallenblase (Cholezystolithiasis) oder Gallengang (Choledocholithiasis).
▶ **Urologische Erkrankungen:**
  – Nieren- oder Harnleiterkolik: Nephro- oder Urolithiasis.
  – Harnverhalt.
▶ **Gynäkologische Erkrankungen:**
  – *Im Zusammenhang mit einer Schwangerschaft:*
    • Extrauteringravidität, Tubargravidität.
    • Leberbeteiligung bei Präeklampsie (HELLP-Syndrom, S. 408).
    • Uterusruptur oder Uterusperforation bei unfachmännischer Abtreibung.
    • Vorzeitige Plazentalösung.
  – *Ohne Vorliegen einer Schwangerschaft:*
    • Ovarialzystenruptur.
    • Stieldrehung eines Ovarialtumors oder Myoms.
▶ **Infektionen:** z. B. Salmonellose.
▶ **Bakterielle oder abakterielle Entzündungen:**
  – Pankreatitis.
  – Appendizitis.
  – Peritonitis.
▶ **Gefäßerkrankungen:**
  – Rupturiertes Aortenaneurysma.
  – Mesenterialgefäßverschluß.
▶ **Metabolische Erkrankungen:**
  – Ketoazidose.
  – Porphyrie.

Symptomatik

▶ **Abdominale Schmerzen** unterschiedlichen Charakters (s. u.).
▶ Übelkeit, Erbrechen.
▶ **Oft fehlende Darmgeräusche:** Darmparalyse, Ileus.
▶ **Abwehrspannung der Bauchdecke:** Peritonitiszeichen. Extremform: Bretthartes Abdomen.
▶ **In schweren Fällen Kreislaufinsuffizienz bis hin zum Schock:**
  – *Hypovolämischer Schock* durch Flüssigkeitsverluste in die Bauchhöhle, ins Darmlumen und ins Peritoneum.
  – *Hämorrhagischer Schock* bei intraabdomineller Blutung.
  – *Septischer Schock* bei intraabdomineller Entzündung.
▶ In schweren Fällen Ateminsuffizienz.
▶ Häufig Fieber und Leukozytose.

Präklinische Diagnostik

▶ Anamnese.
▶ Puls.
▶ Blutdruck.
▶ EKG (Differentialdiagnose Myokardinfarkt!).
▶ Pulsoxymetrie.
▶ Palpation des Abdomens.
▶ Lokalisation des Schmerzes (s. u.; Dokumentieren!).
▶ Art des Schmerzes (s. u.; Dokumentieren!).

Erstdiagnostik in der Klinik

▶ Sonographie des Abdomens.
▶ Abdominale Röntgenübersichtsaufnahme.
▶ Computertomographie des Abdomens.
▶ Laborchemische Untersuchungen (z. B. Hb, Leukozyten).
▶ Ggf. Peritoneallavage (bei anderweitig nicht abzuklärendem Verdacht auf intraabdominelle Blutung); heute kaum mehr erforderlich.

Schmerzlokalisation

▶ **Schmerzen im Oberbauch:**
  – *Gallenblasenerkrankung:* Rechter Oberbauch, oft in die rechte Schulter ausstrahlend.
  – *Leberruptur:* Rechter Oberbauch, oft in die rechte Schulter ausstrahlend.
  – *Milzruptur:* Linker Oberbauch, oft in die linke Schulter ausstrahlend.
  – *Ulcus duodeni:* Epigastrium, rechter Oberbauch.
  – *Ulcus ventriculi:* Epigastrium.
  ▶ *Beachte:* Differentialdiagnose: Myokardinfarkt!
▶ **Schmerzen im Unterbauch:**
  – Akute Appendizitis: Rechter Unterbauch.
  – Harnleiterkolik.
  – Eileiterschwangerschaft.

Schmerztypen

▶ **Somatische Schmerzen:** Beim akuten Abdomen Ursprung in der Bauchdecke und dem parietalen Peritoneum. Charakteristik:
   – Schneidend.
   – Gut lokalisierbar.
▶ **Viszerale Schmerzen:** Ursprung in den inneren Organen und dem viszeralen Peritoneum. Charakteristik:
   – Eher dumpf.
   – Schlecht lokalisierbar.
▶ **Grundtypen viszeraler Schmerzen:**
   – *Akute, bohrende Schmerzen:* Plötzlich einsetzend, maximal heftig, bei
     ● Magen-Darmperforation.
     ● Akuter nekrotisierender Pankreatitis.
     ● Herzinfarkt!
   – *Drückende, leichte bis mittelschwere, quälende Schmerzen:* Bei Organdehnung:
     ● Kapseldehnung (Leber, Milz).
     ● Hohlorgandehnung (paralytischer Ileus).
   – *Brennende Schmerzen:* Bei Entzündungen, z. B.
     ● Gastritis.
     ● Enteritis.
     ● Kolitis.
   – *Kolikartige Schmerzen:* Krampfartig zu- und abnehmende, wehenartige Schmerzen bei Kontraktionen verlegter Hohlorgane:
     ● Gallenkolik.
     ● Nieren- oder Harnleiterkolik.
     ● Mechanischer Ileus.

Präklinische Therapie

▶ **Spezifische präklinische Therapie** praktisch nie möglich, daher:
   – Stets Einweisung in die Klinik; insbesondere bei Hinweis auf intraabdominelle Blutung zügiger Transport.
   – Vor Ort und auf dem Transport symptomatische Therapie (s. u.).
▶ **Bei Zeichen der Hypovolämie** bzw. beim hypovolämischen, hämorrhagischen oder septischen Schock: Infusionstherapie, z. B. mit Ringer-Lösung und/oder HAES 200 10 % 500 – 1500 ml i. v., ggf. mehr.
▶ **Bei respiratorischer Insuffizienz:** Atemwegssicherung, Sauerstoffgabe 4 – 8 l/min, ggf. Intubation und Beatmung.
▶ **Lagerung:**
   – *Kreislaufstabile Patienten:* Halbsitzende Lagerung mit Knierolle.
   – *Kreislaufinstabile Patienten:* Schocklagerung.
▶ **Antiemetika,** wenn erforderlich, z. B. DHB oder Haloperidol 1,25 – 2,5 mg i. v.
▶ **Analgesie:** z. B.
   – *Metamizol* 1 – 2,5 g langsam i. v.; bei starken Schmerzen auch
   – *Morphin* 5 – 10 mg i. v.; bei kolikartigen Schmerzen kombiniert mit
   – *Nitroglycerin* 0,8 mg (2 Hübe) s. l. und/oder
   – *Butylscopolamin* 20 – 40 mg i. v.
▶ *Beachte:* Auch beim akuten Abdomen ist eine suffiziente präklinische Analgesie indiziert!

7.10 Aortenruptur

Ursachen

▶ **Aortenaneurysma:** Pathologische Wandaussackung der Aorta, meist der Aorta abdominalis (95%).
  - *Ursachen:*
    • Arteriosklerose.
    • Chronische Hypertonie.
    • Selten: Angeborene Bindegewebserkrankungen, z.B. Marfan-Syndrom.
  - *Auslöser der Ruptur:*
    • Anstrengung.
    • Pressen.
    • Blutdruckanstieg.
▶ **Trauma:**
  - Ruptur oder Dissektion der (thorakalen) Aorta bei Dezelerationstrauma, z.B. Sturz aus großer Höhe.
  - Direkte Aortenverletzung, z.B. durch penetrierende Waffen.

Formen

▶ **Freie Ruptur:** Ungehemmter Blutaustritt in den Thorax, die freie Bauchhöhle, oder nach außen. Praktisch immer tödlich innerhalb weniger Minuten.
▶ **Gedeckte Ruptur:** Tamponade der Blutung durch Weichteile und Muskeln (bei Ruptur in das Retroperitoneum).
▶ **Aortendissektion:** Ruptur der Intima und Bluteintritt in ein „falsches Lumen" zwischen Intima und Adventitia:
  - Beginn der Dissektion meist thorakal in der Aorta ascendens (Typ A) oder distal des Abgangs der A. subclavia sinistra (Typ B).
  - Sekundäre Ruptur der Adventitia möglich.

Lokalisation

▶ **Thorakale Aortenruptur:** Meist nach Trauma, jedoch auch spontan.
▶ **Abdominale Aortenruptur:** Meist spontane Ruptur eines Bauchaortenaneurysmas.

Folgen

▶ **Ischämie** distal der Ruptur:
  - Ischämie der unteren Körperhälfte.
  - Ggf. Ischämie des Rückenmarks, der Nieren und des Darms.
▶ Hämorrhagischer Schock.

Symptomatik der thorakalen Aortenruptur

▶ **Akuter Thoraxschmerz** (Differentialdiagnose: Myokardinfarkt!).
▶ Symptome des hämorrhagischen Schocks.
▶ Kalte Extremitäten.
▶ Leistenpulse, evtl. Armpulse nicht oder schlecht tastbar.

Symptomatik der abdominellen Aortenruptur

► **Rücken- oder Flankenschmerzen.**
► Symptome des hämorrhagischen Schocks.
► Kalte Extremitäten.
► Leistenpulse nicht oder schlecht tastbar.

Präklinische Diagnostik

► **Anamnese:** Aortenaneurysma bekannt? Hinweis auf Trauma?
► **Schmerzsymptome** und klinischer Befund.
► **Palpation** des Abdomens (Tasten des pulsierenden Aneurysmas) und der Leisten-pulse.

Erstdiagnostik in der Klinik

► Ultraschall des Abdomens.
► Echokardiographie.
► Computertomographie des Thorax bzw. Abdomens.

Therapie

► **Sauerstoffgabe** 4–8 l/min, im schweren Schock Intubation und Beatmung.
► **Kreislaufstabilisierung** im mäßig hypotensiven Bereich (Ziel: RR_{syst} 80–110 mmHg): Cave Blutungsverstärkung!
  – *Hypertension:* Antihypertensive Therapie, z.B. mit Nitroglycerin 0,8–1,2 mg s.l. (= 2–3 Hübe).
  – *Hypotension, hämorrhagischer Schock:*
    • Infusionstherapie: Kristalloide oder Kolloide, z.B. Ringer-Lösung oder HAES 500–1500 ml i.v. (Effizienz bei freier Ruptur ungesichert!).
    • Ggf. Katecholamintherapie: z.B. Dopamin 2–20 µg/kg KG/min.
► **Analgesie:** z.B. Morphin 3–10 mg i.v.
► Ggf. **Sedierung:** z.B. Diazepam 2–10 mg i.v.
► Ggf. im schweren Schock **Kompressionsversuch** der Aorta abdominalis mit der Faust (Abb. 135, S. 421 und Abb. 143 a, S. 447) oder Antischockhose (MAST, S. 59 und Abb. 20, S. 60), wenn vorhanden.
► **Zügiger Transport** in die nächste Klinik der Maximalversorgung!
► **Weiterführende Therapie in der Klinik:** Sofortige operative Aneurysmaaus-schaltung.
► ◻ *Beachte:*
  – Blutdruckanstiege vermeiden! Gefahr der Blutungsverstärkung.
  – Muskelrelaxierung vermeiden! Gefahr der Blutungsverstärkung durch Aufhe-bung der muskulären Komponente der Blutungstamponade.

7.11 Extremitätenschmerzen: Übersicht

Ursachen

► **Traumatische Ursachen** (S. 439):
  – Frakturen.
  – Luxationen.
  – Bänder- oder Gelenkkapselzerrungen/-dehnungen.

► **Arterieller Gefäßverschluß:** Ischämie, meist durch arterielle Embolie (S. 289).
► **Venöser Gefäßverschluß:** Tiefe Beinvenenthrombose (S. 290).
► **Neurologische Ursachen:** Neuropathien.
► **Projizierte Schmerzen:** z.B. Schmerzausstrahlung in den linken (seltener rechten) Arm bei Myokardinfarkt (S. 275).

Diagnostik

► **Anamnese:** Sturz, Trauma?
► **Inspektion:**
  – Frakturzeichen?
  – *Arterieller Verschluß:* Extremität distal des Verschlusses weiß und kühl.
  – *Venöser Verschluß:* Extremität livide und gestaut.
► **Palpation:** Beim arteriellen Verschluß Pulslosigkeit distal des Verschlusses.
► Blutdruck, Puls, EKG.

Symptomatische präklinische Therapie

► **Analgesie:** z.B. Morphin 5 – 10 mg i.v.
► **Lagerung:**
  – *Frakturierte Extremitäten:* Schienung, Immobilisation.
  – *Ischämische Extremitäten:* Tieflagerung (Beine herabhängen lassen).
  – *Venös gestaute Extremitäten:* Flach- oder Hochlagerung.
► **Bei arterieller Embolie oder venöser Thrombose:** Antikoagulation mit Heparin 5000 I.E. i.v.
▣ *Beachte:* Patienten mit V.a. tiefe Beinvenenthrombose nicht mobilisieren! Gefahr der Lungenembolie!

7.12 Akuter peripherer Arterienverschluß

Lokalisation

► **Becken- und Beinarterien:** 80% der Fälle.
  – Sonderform: *Leriche-Syndrom:* Verschluß beider Iliacalarterien durch reitenden Thrombus auf der Bifurkation.
► **Achsel- und Armarterien:** 20% der Fälle.

Ursachen

► **Embolie:** 70–80% der Fälle, meist kardiogener Genese.
► **Thrombose:** 20% der Fälle, meist auf dem Boden einer Arteriosklerose (Arterielle Verschlußkrankheit, AVK).

Symptomatik

▣ *Merkhilfe:* „6-P-Symptomatik":
  – *Pain:* Schmerzen in der betroffenen Extremität.
  – *Paleness:* Blass-kalte Haut distal des Verschlusses.
  – *Pulslessness:* Kein tastbarer Puls distal des Verschlusses.
  – *Paresthesia:* Gefühlsstörungen in der betroffenen Extremität.
  – *Paralysis:* Bewegungsunfähigeit der betroffenen Extremität.

– *Prostration:* Erschöpfung des Patienten, im Extremfall Entwicklung eines Schockzustandes, v. a. bei sehr proximalem Gefäßverschluß, z. B. Aortenbifurkation.

Diagnostik

▶ Inspektion und Palpation.
▶ **Anamnese:** AVK bekannt?
▶ **Pulsoxymetrie:** Ableitungsversuch an betroffener Extremität!
▶ Puls, Blutdruck, EKG,

Therapie

▶ **Ziele:**
  – Symptomatische Schmerzlinderung.
  – Verhinderung eines weiteren Thrombuswachstums.
  – Frühzeitige Wiederherstellung der Durchblutung.
▶ **Blutdruckstabilisierung,** ggf. Schockbekämpfung (S. 345).
▶ **Hämorrheologische Therapie** zur Verbesserung der peripheren Mikrozirkulation: z. B. 500 ml HAES 200.000 6% (cave Herzinsuffizienz!).
▶ **Analgesie:** z. B. 5 – 10 mg Morphin i. v.
▶ **Antikoagulation:** Heparin 5000 – 10.000 I.E. i. v.
▶ **Lagerung:** Tieflagerung der Beine.
▶ **Weiterführende Therapie in der Klinik:** Abhängig vom angiographischen Befund.
  – Ggf. Lysetherapie.
  – Ggf. chirurgische Intervention.

7.13 Akuter venöser Gefäßverschluß

Formen

▶ **Tiefe Beinvenenthrombose:** Akuter Verschluß der Becken- und Beinvenen.
▶ **Phlegmasia coerulea dolens:** Akuter Verschluß sämtlicher Beinvenen.
▶ **Paget-von Schroetter-Syndrom:** Verschluß der Achselvenen (selten).

Ursachen

▶ **Thrombose** aufgrund des Zusammentreffens mehrerer Faktoren der Virchow-Trias:
  – Verletzung der Gefäßwand.
  – Stase des Blutes.
  – Erhöhte Blutgerinnungsneigung.
▶ **Prädisponierende Faktoren:**
  – *Immobilisation:* Bettlägerigkeit, langes Sitzen im Reisebus, Auto oder Flugzeug (sog. „travellers thrombosis").
  – Trauma.
  – Hyperkoagulabile Blutgerinnungsstörung, Kontrazeptiva, Schwangerschaft.

Symptomatik

▶ Schmerzen, Spannungsgefühl.
▶ Stauung, Schwellung, Überwärmung und Rötung.
▶ **Klassische Zeichen einer tiefen Beinvenenthrombose:**
  – *Homann-Zeichen:* Wadenschmerz bei Dorsalflexion des Fußes.
  – *Payr-Zeichen:* Schmerzen in Fuß und Unterschenkel bei Druck auf die Fußsohle.
  – *Pratt-Warnvenen:* Venenerweiterung an der Tibiavorderkante.

Komplikationen

▶ Lungenembolie.
▶ Sekundäre Ischämie.

Diagnostik

▶ **Anamnese:** Trauma? Immobilisation?
▶ Inspektion und Palpation.
▶ Puls, Blutdruck, EKG, Pulsoxymetrie.

Therapie

▶ **Ziele:**
  – Symptomatische Schmerzlinderung.
  – Verhinderung eines weiteren Thrombuswachstums.
  – Ggf. Wiedereröffnung der Vene.
▶ **Blutdruckstabilisierung**, ggf. Schockbekämpfung (S. 345).
▶ **Analgesie:** z. B. 5 – 10 mg Morphin i. v.
▶ **Antikoagulation:** Heparin 5000 – 10.000 I.E. i. v.
▶ **Lagerung:** Hochlagerung der Beine.
▶ **Weiterführende Therapie in der Klinik:** Abhängig vom phlebographischen Befund.
  – Ggf. Lysetherapie.
  – Ggf. chirurgische Intervention.
◭ *Beachte:* Patienten mit V.a. tiefe Beinvenenthrombose nicht mobilisieren! Gefahr der Lungenembolie!

7.14 Urologische Notfälle

Übersicht

▶ **Wichtige Ursachen:**
  – Verletzung.
  – Entzündung.
  – Harnwegsobstruktion (→ kolikartige Schmerzen!).
  – Mechanisch bedingte Durchblutungsstörung der Geschlechtsorgane.
▶ **Symptomatik:**
  – *Schmerzen* im Unterbauch oder in den Geschlechtsorganen, oft kolikartig.
  – Schocksymptome:
    ● Bei starker Blutung: Hämorrhagischer Schock.
    ● In der Rettungsmedizin selten: Septischer Schock (Urosepsis).
  – *Fieber:* Bei Entzündungen und Infektionen.
  – *Vitalfunktionsstörungen:* Insgesamt selten.

▶ **Allgemeine Therapie:**
- *Kausale Therapie*, wenn möglich: z. B.
  - Akuter Harnverhalt: Blasenkatheterisierung, suprapubische Entlastung.
  - Paraphimose: Reposition der Vorhaut.
- *Infusionstherapie:* Bei Blutverlust oder Zeichen der Sepsis, z. B. Ringer-Lösung 500 – 1500 ml i. v.
- Analgesie: z. B. Morphin 5 – 10 mg i. v. Bei kolikartigen Schmerzen:
  - Metamizol 1 – 2,5 g langsam i. v. oder andere Zyklooxygenaseinhibitoren plus Nitroglycerin 2 Hübe à 0,4 mg s. l. oder Butylscopolamin 0,3 mg/kg (20 mg) i. v.
  - Bei starken Schmerzen: Pethidin 1 – 2 mg/kg KG (50 – 100 mg i. v.) oder andere Opioide in Kombination mit Nitroglycerin 2 Hübe à 0,4 mg s. l. oder Butylscopolamin 0,3 mg/kg KG (20 mg) i. v.
- Im Schock *Sauerstoffgabe, Atemwegssicherung*; ggf. ergänzende *Katecholamintherapie*, z. B. Dopamin 2 – 20 µg/kg KG/min i. v.

▶ **Beachte:** Abgesehen von der seltenen Möglichkeit zur kausalen therapeutischen Intervention beschränkt sich die rettungsmedizinische Therapie urologischer Notfälle meist auf supportive Maßnahmen der Infusions- und Schmerztherapie.

Verletzungen der Nieren

▶ **Ursachen:**
- *Direkte Traumen:* Meist stumpfe, selten penetrierende Gewalteinwirkung im Bereich der Flanken (Fußtritt, Überrolltrauma).
- *Indirekte Traumen:* z. B. bei Dezelerationstrauma und maximaler, heftiger seitlicher Rumpfbeugung.

▶ **Folgen:** Isoliertes oder kombiniertes Vorliegen von
- Subkapsulärem oder pararenalem Hämatom.
- Nierenparenchymeinrissen und -zerstörungen.
- Gefäßabrissen.
- Nierenbeckenruptur.

▶ **Symptomatik:**
- Schmerzen im Bereich der Flanken, hervorgerufen oder verstärkt durch Beklopfen der Flanken (Klopfschmerz).
- Hämaturie.
- Schocksymptome.

▶ **Therapie:** Unabhängig von der Form der Nierenverletzung:
- *Sauerstoffgabe* 4 – 8 l/min, bei Bewußtlosigkeit und schwerem Schock Intubation und Beatmung.
- *Infusionstherapie:* z. B. Ringer-Lösung 500 – 1500 ml i. v., im Schock plus Kolloide, z. B. HAES 500 – 1000 ml i. v.
- Bei ungenügender Kreislaufstabilisierung zusätzlich *Katecholamine:* z. B. Akrinor 0,5 – 2 ml i. v. oder Dopamin 2 – 20 µg/kg KG/min i. v.
- *Analgesie:* z. B. Morphin 5 – 10 mg i. v.
- *Zügiger Transport* in die nächste geeignete Klinik.

Verletzungen der Blase und äußeren Geschlechtsorgane

▶ **Ursachen:**
- Stumpfe, selten penetrierende Gewalteinwirkung im Unterbauch bzw. Genitalbereich.
- Traumatische Sexualpraktiken, häufig autoerotisch; z. B. Penisringe, Staubsauger-induzierte Verletzungen, Einführen verschiedener Gegenstände in die Harnröhre.

▶ **Folgen:**
- Blasenruptur, besonders bei vorher gut gefüllter Blase.
- Harnröhrenruptur.
- Penisverletzungen, Penisfraktur.
- Hodenquetschung.
- Skrotumruptur.

▶ **Symptomatik:**
- Schmerzen im Unterbauch, evtl. Peritonitiszeichen bei Blasenruptur.
- Sichtbare Verletzungen der äußeren Geschlechtsorgane.
- Übelkeit, Erbrechen.
- Evtl. Hämaturie.
- Selten Schocksymptome.

▶ **Therapie:**
- *Sauerstoffgabe* 4 – 8 l/min, bei Bewußtlosigkeit und schwerem Schock Intubation und Beatmung.
- *Infusionstherapie:* Bei größerem Blutverlust und Schock, z. B. Ringer-Lösung 500 – 1500 ml i. v., ggf. plus Kolloide, z. B. HAES 200 10 % 500 – 1000 ml i. v.
- Bei ungenügender Kreislaufstabilisierung zusätzlich *Katecholamine:* z. B. Akrinor 0,5 – 2 ml i. v. oder Dopamin 2 – 20 µg/kg KG/min i. v.
- *Analgesie:* z. B. Morphin 5 – 10 mg i. v.
- *Bei Verletzung der äußeren Geschlechtsorgane:* Steriler Wundverband, Polsterung, ggf. Hochlagerung der Hoden.

▶ **Beachte:** Keine präklinischen Blasenkatheterisierungsversuche!

Hodentorsion

▶ **Definition:** Torsion des Samenstrangs mit Durchblutungsstörung des Hodengewebes.
▶ **Vorkommen:** Kinder und Jugendliche.
▶ **Folge:** Gefahr der Infarzierung und nachfolgenden Atrophie des Hodens.
▶ **Symptomatik:** Heftige Schmerzen im Bereich der Hoden, oft mit begleitenden Peritonitiszeichen.
▶ **Differentialdiagnose:** Epididymitis = entzündliche, fieberhafte Nebenhodenentzündung.
▶ **Therapie:**
- *Hochlagerung* der Hoden.
- *Analgesie:* z. B. Morphin 0,1 mg/kg KG i. v.
- *Transport in urologische oder chirurgische Klinik* zur dringlichen operativen Detorsion der Hoden und Orchidopexie.

Akuter Harnverhalt

▶ **Ursache:** Akute Blasenentleerungsstörung, meist auf dem Boden von Prostataerkrankungen (Hyperplasie, Entzündung), Urethraverlegungen (Strikturen, Steine) oder neurologischer Störungen; häufige Ursache einer akuten postrenalen Anurie.
▶ **Symptomatik:**
- Starker Harndrang bei gleichzeitigem Unvermögen, Wasser zu lassen.
- Starke Schmerzen im Unterbauch.
- Unruhe, Übelkeit, Erbrechen.
- Tachykardie, Hypertension.
- Gefüllte, bis unter den Nabel tastbare Blase.

► **Therapie:**
– Schnellstmögliche *Blasenkatheterisierung*, am besten noch im Notarztwagen.
– Wenn unmöglich: Ggf. *suprapubische Blasenpunktion* mit einer Venenverweilkanüle (1,1 – 1,3 mm ID) 2 Querfinger oberhalb der Symphyse (vorherige Desinfektion und Lokalanästhesie mit Lidocain 1 %).
– Wenn präklinische Blasenentlastung unmöglich: *Analgesie* mit z.B. Morphin 5 – 10 mg i. v.; *unverzüglicher, rascher Transport* in die Klinik.

Koliken der ableitenden Harnwege (Nieren, Harnleiter, Blase, Urethra)

► **Definition:** Schmerzen aufgrund krampfartigen Zusammenziehens der Muskulatur eines Hohlorgans; hier: der ableitenden Harnwege.
► **Ursachen:** Partielle oder totale Verlegung der ableitenden Harnwege, meist durch Steine (Urolithiasis):
– Kelchstein.
– Nierenbeckenausgußstein.
– Harnleiterstein.
– Blasenstein.
– Urethrastein.
► **Symptomatik:**
– *Wehenartig zu- und abnehmende Schmerzen:*
 • In der Nierengegend: Nierenkolik (Kelchstein, Nierenbeckenausgußstein).
 • Im Unterbauch: Harnleiter- oder Blasenkolik (Harnleiter-, Blasenstein).
 • Im Becken bzw. im Penis: Urethrakolik (Harnröhrenstein).
– Übelkeit, Erbrechen.
– Tachykardie, Schweißausbruch.
► **Differentialdiagnose:** Für die Rettungsmedizin relativ unerheblich, da gleiche präklinische Therapie:
– *Gallenkolik:* Steine in den ableitenden Gallenwegen.
– *Darmkolik:* Mechanischer Darmverschluß; häufig schwerste Störung des Allgemeinzustandes.
► **Therapie:** Analgesie mit:
– *Zyklooxygenaseinhibitoren:* z.B. Metamizol 1 – 2,5 g langsam i. v.
– *Zusätzlich Spasmolytika:*
 • Nitroglycerin 2 Hübe à 0,4 mg s.l. und/oder
 • Butylscopolamin 0,3 mg/kg (20 mg) i. v.
– *Bei schweren Schmerzen Opioide (zusätzlich zu Spasmolytika):* z.B.
 • Pethidin 1 – 2 mg/kg (50 – 100 mg i. v.) oder
 • Morphin 0,1 mg (5 – 10 mg) i. v.

Paraphimose

► **Definition:** Schmerzhafte ödematöse Schwellung der Glans penis durch eine relativ zu enge, zurückgestreifte Vorhaut.
► **Vorkommen:** Oft bei Dauerkatheterträgern sowie unmittelbar postkoital.
► **Therapie:**
– *Versuch des manuellen Auspressens des Ödems* und Vorstreifen der Vorhaut.
– Wenn unmöglich: In der Klinik *operative Intervention* durch dorsale Inzision des Schnürrings.
– *Ggf. symptomatische analgetische Therapie:* z.B. Metamizol 1 – 2,5 g i. v. oder Morphin 5 – 10 mg i. v.

Priapismus

► **Definition:** Länger als 2 Stunden anhaltende, schmerzhafte Dauererektion.
► **Ursache:** Abflußstörung der Corpora cavernosa-Venen.
► **Auslöser** (Beispiele):
  – Thrombosierungen auf dem Boden von Blutkrankheiten wie Leukämie oder Sichelzellanämie.
  – Medikamente wie Chlorpromazin oder Sildenafil.
  – Intrakavernöse Injektionen zur Therapie erektiler Dysfunktion.
► **Folge:** Dauerhafte Störungen der Potentia coeundi.
► **Therapie:**
  – *Symptomatische analgetische Therapie:* z.B. Metamizol 1 – 2,5 g i. v. oder Morphin 5 – 10 mg i. v.
  – *Transport in urologische Klinik* zur medikamentösen oder operativen Therapie (schwierig!).

8 Leitsymptom: Bewußtseinstrübung und neurologische Ausfälle

8.1 Kurzdauernde Bewußtlosigkeit: Synkope

Definition

▶ **Synkope:** Anfallsartige, kurzdauernde Bewußtlosigkeit aufgrund einer vorübergehenden Durchblutungsverminderung des Gehirns.

Ursachen und Einteilung

▶ **Vasovagale Synkope** (S. 355): Blutdruckabfall duch vagale Fehlregulation mit Bradykardie und/oder Weitstellung der peripheren Gefäße.
▶ **Vaskuläre Synkope:** Zerebrale Durchblutungsstörung aufgrund hochgradiger Verengungen der A. carotis und/oder der A. vertebralis.
▶ **Kardiale Synkope:** Durchblutungsstörung aufgrund kardialer Erkrankungen:
  – *Herzrhythmusstörungen* (S. 366): z. B. Adams-Stokes-Anfall.
  – *Herzklappenfehler:* z. B. Aortenstenose.

Symptomatik

▶ Rasch reversible Bewußtlosigkeit.
▶ Evtl. **neurologische Ausfälle** bei zerebral-vaskulärer Ursache (S. 305):
  – Paresen der Gesichtsmuskulatur (hängender Mundwinkel).
  – Paresen der Arme oder Beine.
▶ **Rhythmusstörungen** im EKG bei kardialer Ursache; Bradykardie bei vasovagaler Synkope.
▶ Ggf. auskultatorisch **kardiale Strömungsgeräusche** bei kardialer Ursache.

Diagnostik

▶ Anamnese.
▶ Auskultation des Herzens.
▶ Orientierende neurologische Untersuchung.
▶ Puls, Blutdruck.
▶ Blutzuckerbestimmung.
▶ EKG.
▶ Pulsoxymetrie.

Differentialdiagnose

▶ **Koma** (S. 297): Länger anhaltende Bewußtlosigkeit.
▶ Hypoglykämie (S. 298).

Allgemeine Therapie

▶ **Kausale Therapie** präklinisch nicht möglich.
▶ **Spezielle präklinische Therapie** oft nicht nötig, da Patient meist bei Ankunft des Notarztes wieder bei Bewußtsein.
▶ **Bei Bewußtlosigkeit:** Freihalten der Atemwege.
▶ **Bei Hypotension:** Kreislaufstabilisierung, Schocklagerung.

▶ **Bei Bradykardie:** Atropin 0,5 – 1 (– 3) mg i. v..
▶ **Krankenhauseinweisung:** Bei vagovasaler Synkope meist nicht erforderlich, bei kardialer und vaskulärer Synkope sowie anhaltenden neurologischen Ausfällen aber indiziert.

8.2 Länger anhaltende Bewußtseinstrübung

Definitionen, Einteilung, Symptomatik

▶ Siehe auch Glasgow Coma Scale, S. 26.
▶ **Somnolenz:** Patient schläfrig; auf Anruf erweckbar.
▶ **Sopor:** Patient bewußtlos; durch Anrufen oder Schmerzreize erweckbar.
▶ **Koma:** Patient bewußtlos; nicht erweckbar. Augen stets geschlossen. Stadieneinteilung:
  I Bewußtlosigkeit ohne neurologische Störungen.
  II *Bewußtlosigkeit mit neurologischen Störungen:* Paresen, Störungen der Pupillomotorik.
  III *Bewußtlosigkeit mit Hirnstamm- und Mittelhirnsymptomen:* Spontane oder durch Schmerzreiz ausgelöste Streck- oder Beugesynergismen; Pupillen: Erhaltene Lichtrektion.
  IV *Bewußtlosigkeit mit Bulbärhirnsyndrom:* Spontanatmung erhalten, Pupillen reaktionslos.

Ursachen

▶ **Traumatische Ursachen:**
  – Schädelhirntrauma (S. 449).
  – Traumatisch-hämorrhagischer Schock (S. 465).
▶ **Respiratorische Ursachen:**
  – Hypoxie (S. 320).
  – Hyperkapnie (S. 322).
▶ **Kardiozirkulatorische Ursachen:**
  – Schock (S. 344).
  – Hypertensiver Notfall (S. 363).
▶ **Metabolische Ursachen:**
  – Leberversagen (Coma hepaticum, S. 303).
  – Nierenversagen (Coma uraemicum, S. 304).
▶ **Endokrinologische Ursachen:**
  – Hypo- und Hyperglykämie (S. 298, 300).
  – Hypo- und Hyperthyreose (S. 301, 302).
  – Addison-Krise (Nebenniereninsuffizienz, S. 358).
▶ **Toxikologische Ursachen:**
  – Siehe auch S. 490 ff.
  – Alkohol.
  – Barbiturate.
  – Benzodiazepine.
  – Opioide.
  – Zentral anticholinerges Syndrom (ZAS, S. 503).
▶ **Primär neurologische Ursachen:**
  – Subarachnoidalblutung (S. 268).
  – Schlaganfall (S. 305).

– Zerebraler Krampfanfall (postiktuale Bewußtseinsstörung, S. 307).
– Intrazerebrale Blutung.
– Meningoenzephalitis.
– Hirnabszeß.
– Hirntumor.

Diagnostik

► Anamnese.
► Orientierende neurologische Untersuchung, Pupillenstatus.
► Scoring nach Glasgow Coma Scale.
► Blutzuckerbestimmung.
► Puls, Blutdruck.
► EKG.
► Pulsoxymetrie.

Allgemeine Therapie

► **Respiratorische Therapie:**
  – Sauerstoffgabe 4 – 8 l/min.
  – Atemwegssicherung; Intubation und Beatmung bei nicht rasch zu behebenden Koma.
► **Therapie der Grunderkrankung**, wenn möglich:
  – *Hypoglykämisches Koma:* Glukose 20 – 40 g (0,5 g/kg KG) i. v.
  – *Opioidinduziertes Koma:* Evtl. Naloxon 0,4 – 0,8 mg (10 μg/kg KG) i. v.
  – *Benzodiazepininduziertes Koma:* Evtl. Flumazenil 0,2 – 0,4 mg (5 μg/kg KG) i. v.
► Bei **Hypotension:** Kreislaufstabilisierung durch:
  – Schocklagerung.
  – *Infusionstherapie:* Bei Hinweis auf Volumenmangel, z. B. Ringer-Lösung 500 – 1500 ml i. v.
  – *Katecholamintherapie:* z. B. Akrinor 0,5 – 2 ml i. v. oder Dopamin 5 – 20 μg/kg KG min.
► Bei **Bradykardie:** Herzfrequenzbeschleunigung, z. B. durch Atropin 0,5 – 3 mg (0,01 – 0,04 mg/kg KG) i. v.
► Bei **Hypertension** > 220 mmHg systolisch:
  – Oberkörperhochlagerung.
  – Vorsichtige *Blutdrucksenkung*, z. B. mit Urapidil 12,5 – 25 mg i. v.

8.3 Hypoglykämie

Ursachen

► **Überdosierung von Insulin** oder (seltener) oralen Antidiabetika (Sulfonylharnstoffe, insb. Glibenclamid) bei Patienten mit Diabetes mellitus.
► **Insulinintoxikation:** In suizidaler oder homizider Absicht!
► **Alkoholabusus:** Alkoholinduzierte Hypoglykämie.
► **Leberversagen:** Präklinisch seltene Ursache.
► **Insulinproduzierende Tumoren** (Inselzelladenom): Seltene Ursache.

Symptomatik

- Unruhe.
- Heißhunger.
- Schweißausbruch.
- Verwirrtheit, Agitiertheit.
- Halluzinationen, Delirium.
- Krämpfe.
- **Bewußtseinsstörungen:** Somnolenz, Sopor, Koma (Coma hypoglycaemicum).

Diagnostik

- **Blutzuckerbestimmung:** Bei schwerer Hypoglykämie Blutzucker < 40 mg/dl.
- **Beachte:** Auch bei grenzwertig normalem Blutzucker kann individuell u. U. eine hypoglykämische Krise vorliegen!

Differentialdiagnose

- Hyperglykämie (Tab. 12).
- Krampfanfälle anderer Genese (S. 307).
- Bewußtseinsstörungen anderer Genese.
- **Beachte:** Besteht keine Möglichkeit einer Blutzuckerbestimmung, im Zweifelsfall Hypoglykämie annehmen und Behandlung wie bei Hypoglykämie durchführen.

Therapie

- **Glukose** 0,5 g/kg KG (20 – 50 g bzw. 40 – 100 ml Glukose 40 – 50 %) i. v.
- **Bei fehlendem Therapieerfolg und anhaltendem Koma:** Intubation, Beatmung.
- **Bei fehlendem Therapieerfolg und anhaltenden Krämpfen:** Antikonvulsive Therapie (S. 309); ggf. Intubation, Beatmung.

Tabelle 12 · Hypo- und hyperglykämische Komata im Vergleich

	Hypo-glykämisches Koma	Hyper-glykämisches ketoazi-dotisches Koma	Hyper-glykämisches hyper-osmolares Koma
Alter	jedes Alter	eher jünger	eher älter
Vorzeichen	Heißhunger, kein Durst	starker Durst	Durstempfinden gestört
Entwicklung der Symptome	Minuten bis Stunden	Tage	Stunden
Atmung	normal bis tachypnoeisch	sehr tief (Kussmaul-Typ)	normal
Fötor	normal	Aceton (Apfelgeruch)	normal
Blutglukose	sehr niedrig (< 50 mg/dl)	deutlich erhöht (um 500 mg/dl)	sehr stark erhöht (> 1000 mg/dl)
Zustand der Haut	feucht	trocken	sehr trocken

8.4 Hyperglykämie

Ursachen

- ► Diabetes mellitus.
- ► Fehlerhafte Infusionstherapie mit Glukoselösungen.

Pathophysiologie

- ► **Hyperosmolarität:**
  - *Folge:* In schweren Fällen *hyperosmolares Koma* (Tab. 12).
  - Meist bei älteren Patienten mit Diabetes Typ II.
- ► **Lipidstoffwechselstörung, Ketoazidose:**
  - *Folge:* In schweren Fällen *ketoazidotisches Koma* (Tab. 12).
  - Meist bei jungen Diabetikern mit Diabetes Typ I.

Symptomatik

- ► **Dehydratation, Exsikkose** (S. 404): Ausgeprägt beim hyperosmolaren Koma.
- ► **Azetongeruch** (Apfelgeruch) in der Ausatemluft: Bei ketoazidotischem Koma.
- ► **Kußmaulatmung** (S. 319): Bei Ketoazidose.
- ► **Bewußtseinsstörungen:** Somnolenz, Sopor, Koma (Coma diabeticum bzw. hyperglycaemicum).

Differentialdiagnose

- ► Hypoglykämie (Tab. 12, S. 299).
- ► Bewußtseinsstörungen anderer Genese.
- ▣ *Beachte:* Besteht keine Möglichkeit einer Blutzuckerbestimmung, im Zweifelsfall Hypoglykämie annehmen und Behandlung wie bei Hypoglykämie durchführen.

Diagnostik

- ► **Blutzuckerbestimmung:**
  - *Hyperosmolares Koma:* BZ stark erhöht, oft > 1000 mg/dl.
  - *Ketoazidotisches Koma:* BZ weniger stark erhöht, meist < 500 mg/dl.
- ► **In der Klinik:** Blutgasanalyse: Ggf. metabolische Azidose (Ketoazidose).

Therapie

- ► **Atemwegssicherung**, bei Koma Intubation und Beatmung.
- ► **Sauerstoffgabe** 4 – 8 l/min.
- ► **Infusionstherapie:** Ringer-Lösung 500 – 1500 ml i. v.
- ▣ *Beachte:* Keine Puffertherapie, keine präklinischen Insulingaben!
- ► **In der Klink:**
  - *Volumentherapie:* Je nach Volumenstatus (Hkt, ZVD, Urinausscheidung) und Elektrolytstatus.
  - *Langsame Senkung der Blutglukosekonzentration:* Alt-Human-Insulin 3 – 5 I.E./ i. v.; Blutzucker-Senkung nicht schneller als 50 mg/dl/h bis zu einem BZ von etwa 200 mg/dl.
  - *Kaliumsubstitution:* KCL 5 – 20 mmol/h (Ziel: Serum-Kalium zwischen 4,2 und 4,8 mmol/l).
  - Keine Puffertherapie, kein Natriumbikarbonat!
- ▣ *Beachte:* Die präklinische Therapie des ketoazidotischen Komas unterscheidet sich nicht von der Therapie des hyperosmolaren Komas.

▶ **Beachte:** Bei beiden Komaformen ist die wichtigste präklinische und innerklinische Maßnahme die ausreichende Volumenzufuhr (Infusionstherapie)! Bereits durch Volumenzufuhr allein kommt es zum deutlichen Abfall der Blutglukosekonzentration; daher in den ersten Stunden auch in der Klinik **kein** Insulin!

▶ **Cave:** Bei zu rascher BZ-Senkung drohen schwere neurologische und ophtalmologische Komplikationen.

8.5 Hyperthyreote Krise

Synonyma

▶ Thyreotoxische Krise.
▶ Basedow-Krise.

Ursachen

▶ **Exazerbation einer Hyperthyreose** durch:
  – *Triggersubstanzen:* z. B. jodhaltige Mittel bzw. Medikamente wie Amiodaron oder Röntgenkontrastmittel.
  – *Triggersituationen:* z. B. Infektionen.
▶ Autonomes Schilddrüsenadenom.
▶ Morbus Basedow.

Pathophysiologie

▶ Inadäquate, thyroxinassoziierte Regulation der Katecholaminwirkungen.
▶ Jedoch keine klare Beziehung zur Höhe des Serum-Thyroxins.
▶ **Folgen:** Hypermetabolismus, Nebennierenrindeninsuffizienz.

Symptomatik

▶ Unruhe, Verwirrtheit.
▶ Somnolenz, Sopor, Koma (Coma basedowicum).
▶ Tachykardie, Tachyarrhythmie.
▶ Akute Herzinsuffizienz.
▶ Erhöhte Körpertemperatur (Hyperpyrexie).
▶ Muskelschwäche.
▶ Lokale Myxödeme (S. 302).

Diagnostik

▶ Anamnese.
▶ Inspektion (Struma?).
▶ EKG.
▶ Blutdruckmessung.
▶ **In der Klinik:** Messung der Schilddrüsenfunktion (Hormonbestimmung etc.).

Präklinische Therapie

▶ **Ziele:**
  – Vitalfunktionssicherung, ggf. Intubation und Beatmung.
  – Abschwächung der sympathikotonen Stoffwechsellage.

- ► **β-Blocker:** z. B.
  - *Metoprolol* 2,5 – 5 mg i. v.
  - *Propanolol* 0,5 – 5 mg i. v., dann 1 – 5 mg/h kontinuierlich i. v.; Propanolol ist dem Metoprolol für diese Indikation möglicherweise vorzuziehen, da es die Umwandlung von T_4 zu T_3 hemmen soll.
- ► **Benzodiazepine:** z. B. Diazepam 10 mg i. v.
- ► **Kortikosteroide:** z. B. Methylprednisolon 80 mg i. v.:
  - Verzögerter Wirkungseintritt.
  - Im NAW nicht obligat.
- ► **Thyreostatika:** z. B. Thiamizol 80 mg i. v.:
  - Verzögerter Wirkungseintritt.
  - Im NAW nicht obligat.

8.6 Hypothyreose

Ursachen

- ► **Primäre Form:** Thyreoiditis, Schilddrüsenhypoplasie. Weitaus häufigste Form.
- ► **Sekundäre Form:** Unterfunktion des Hypophysenvorderlappens.
- ► **Tertiäre Form:** Unterfunktion des Hypothalamus.

Pathophysiologie

- ► Verminderter Thyroxingehalt des Blutes
- ► **Häufige Begleiterkrankung:** Nebenniereninsuffizienz.

Symptomatik

- ► Somnolenz, Sopor, Koma (Myxödemkoma).
- ► Evtl. Struma.
- ► Hypotonie.
- ► Hypothermie.
- ► **Myxödem:** Trockene, schuppige, durch Mukopolysacharideinlagerungen wachsartig aufgequollene Unterhaut; im Gegensatz zur Hyperthyreose generalisiert.
- ► Ateminsuffizienz.

Diagnostik

- ► Anamnese.
- ► Blutdruckmessung.
- ► Ggf. Temperaturmessung.
- ► **In der Kinik:** Messung der Schilddrüsenfunktion (u. a. Hormonbestimmung).

Therapie

- ► **Atemwegssicherung**, bei Ateminsuffizienz oder Koma Intubation und Beatmung.
- ► **Blutdruckstabilisierung:** Ggf. mit Katecholaminen, z. B. Dopamin 2 – 20 μg/kg KG/min i. v.
- ► **Kortikoidsubstitution:** z. B. Methylprednisolon 80 mg i. v.
- ► **Längerfristig: Substitution von Schilddrüsenhormon:** z. B. L-Thyroxin 100 μg die p.o.

8.7 Leberversagen

Definition und Einleitung

▶ **Fulminantes Leberversagen:** Schwere hepatozelluläre Schädigung ohne Leber-vorerkrankung, die zur hepatischen Enzephalopathie (s. u.) führt.
  – *Hyperakutes Leberversagen:* Entwicklung der Enzephalopathie innerhalb von 7 Tagen nach Beginn des Ikterus.
  – *Akutes Leberversagen:* Beginn der Enzephalopathie innerhalb von 8 – 28 Tagen nach Beginn des Ikterus.
  – *Subakutes Leberversagen:* Beginn der Enzephalopathie innerhalb von 5 – 12 Wo-chen.
▶ **Chronisches Leberversagen:** Enzephalopathie auf dem Boden einer chronischen Lebererkrankung.

Pathophysiologie

▶ Versagen der hepatischen Entgiftungs-, Synthese- und Ausscheidungsfunktion; Störungen der Leber- und Pfortaderdurchblutung.
▶ **Folgen:** U. a. Blutgerinnungsstörungen, Bilirubinanstieg, Produktion falscher zere-braler Transmittersubstanzen aus zyklischen Aminosäuren, erhöhte Ammoniak-spiegel, Entwicklung von Ösophagusvarizen.

Symptomatik

▶ **Zerebral:** Hepatische Enzephalopathie.
  – Grad 1: Aufmerksamkeitsstörungen, Apathie.
  – Grad 2: Persönlichkeitstörungen, Benommenheit.
  – Grad 3: Verwirrtheit, Desorientiertheit.
  – Grad 4: Koma („Leberkoma").
▶ **Kardiozirkulatorisch:** Hypotension, Tachykardie.
▶ Ikterus, Hämatome, Aszites.
▶ **Labor:** Hypoglykämie, Alkalose.

Diagnostik

▶ Symptomkonstellation, Inspektion, Anamnese, Blutdruck, Puls, EKG.
▶ **In der Klinik:** U. a. Bestimmung von Bilirubin, Ammoniak, Gerinnungsstatus und Serum-Albumin bzw. Gesamteiweiß.

Therapie

▶ Keine spezifische präklinische Therapie.
▶ **Atemwegssicherung,** bei Ateminsuffizienz oder Koma Intubation und Beat-mung.
▶ Antihypertensive Therapie, wenn erforderlich: Z. B. mit Akrinor 0,5 – 2 ml i. v. oder Dopamin 2 – 10 µg/kg KG/min i. v.
▶ Therapie der Paracetamolvergiftung (S. 514).
▶ Therapie der Knollenblätterpilzvergiftung (S. 539).
▶ **In der Klinik:** Supportive Intensivtherapie, evtl. Lebertransplantation, evtl. Al-bumindialyse (MARS).

8.8 Nierenversagen

Ursachen (Beispiele)
....

- ► Glomerulonephritis.
- ► Intoxikationen und Medikamentennebenwirkungen.
- ► Schock.

Pathophysiologie
....

- ► Abnahme der glomerulären Filtrationsrate.
- ► Anstieg des Serum-Kreatinins und Harnstoffs.
- ► Anstieg des Serum-Kaliums.
- ► Verminderung der Wasserausscheidung.
- ► Verminderung der Säureausscheidung.

Symptomatik
....

- ► **Zerebral:** Bewußtseinsstörungen, Koma (Coma uraemicum), Krampfanfall.
- ► **Kardiozirkulatorisch:** Meist Hypertonie.
- ► Zeichen der **Überwässerung**, in schweren Fällen Lungenödem.
- ► **Laborchemisch:** Erhöhte Retentionswerte (Harnstoff, Kreatinin), metabolische Azidose, Hyperkaliämie.

Diagnostik
....

- ► Symptomkonstellation, Inspektion, Anamnese.
- ► **In der Klink:** U.a. Bestimmung des Serum-Kreatinin, Kalium und pH. Röntgen Thorax, EKG.

Therapie
....

- ► **Atemwegssicherung**, bei Ateminsuffizienz oder Koma Intubation und Beatmung.
- ► **Therapie des Lungenödems**, wenn erforderlich:
  - – *Nitroglycerin* 1,2 mg s.l. (= 3 Hübe à 0,4 mg oder 1 Kapsel à 1,2 mg).
  - – *Furosemid* 40 – 125 mg i.v.; nur sinnvoll bei noch vorhandener Restausscheidung.
- ► **Antikonvulsive Therapie**, wenn erforderlich: z.B. Diazepam 5 – 10 mg i.v.
- ► **Antihypertensive Therapie**, wenn erforderlich: z.B. Nifedipin 5 – 10 mg p.o. (zerbeißen und herunterschlucken lassen) oder Nitroglycerin 1,2 mg s.l. (= 3 Hübe à 0,4 mg oder 1 Kapsel à 1,2 mg).
- ◧ *Beachte:* Bei Dialysepatienten keine Venenpunktionen am Shuntarm! *Ausnahmen:* Akute Lebensbedrohung, Reanimation.
- ► **In der Klinik:**
  - – Therapie der Hyperkaliämie (S. 399; bei dringendem Verdacht auf lebensbedrohliche Hyperkaliämie und hyperkaliämischen Herzstillstand auch schon präklinisch).
  - – Therapie der metabolischen Azidose durch Natriumbikarbonat (S. 177).
  - – Extrakorporale Nierenersatzverfahren (Dialyse, Hämofiltration).

8.9 Zerebrale Ischämie: Schlaganfall

Definitionen

- **Schlaganfall** (*Synonyma:* Apoplektischer Insult, Apoplex, engl. stroke): Akute regionale zerebrale Durchblutungsstörung mit plötzlich einsetzenden, anhaltenden fokalen Symptomen.
- **Transitorische ischämische Attacke (TIA):** Akute zerebrale Durchblutungsstörung mit plötzlich einsetzenden fokalen Symptomen; vollständige Rückbildung innerhalb von 24 Stunden (nach neuer Ansicht innerhalb von 1 Stunde).
- **Bezeichnungen wie Prolongiertes reversibles ischämisches neurologisches Defizit (PRIND)** sind verlassen worden.

Ursachen

- **Arterielle Thrombose** auf dem Boden einer Arteriosklerose.
- **Sonderfall:** Basilaristhrombose.
- **Arterielle Embolie,** z.B. kardiogener Genese (v.a. bei Vorhofflattern/Vorhofflimmern).
- **Poststenotische Minderperfusion** nach hochgradigen Gefäßverengungen, z.B. im Rahmen eines Blutdruckabfalls.
- **Risikofaktoren:** Hypertonie, Hyperlipidämie, Diabetes mellitus, Rauchen.

Pathophysiologie

- **Zugrundeliegender Schädigungsmechanismus:**
  - *Ischämischer Infarkt* (80%) durch Gefäßverschluß.
  - *Hämorrhagischer Infarkt* (20%) durch Gefäßruptur. Begünstigende Faktoren: Hypertension, Gerinnungsstörungen.
  - *Sonderfall:* Subarachnoidalblutung (SAB), Kap. 7.3, S. 268.
- **Schädigungszonen:**
  - *Kernzone:* Im Zentrum des Schädigungsgebietes; Gewebe zerstört, kein Strukturstoffwechsel, kein Funktionsstoffwechsel; therapeutisch nicht mehr zugänglich.
  - *Penumbra-Zone:* Umgibt die Kernzone; Gewebe geschädigt, Strukturstoffwechsel noch erhalten, kein Funktionsstoffwechsel; therapeutisch prinzipiell zugänglich.
- **Zerebrale Schädigungsmechanismen bei Apoplex:** U.a. Ischämie, Reperfusion, exzitatorische Aminosäuren, Sauerstoffradikale.

Symptomatik

- **Bewußtseinsstörungen:** Somnolenz, Sopor, Koma.
- **Halbseitenlähmung:** Gesichtsmuskulatur, Arm, Bein.
- Sprach- oder Sprechstörungen.
- Gesichtsfeldausfälle, Sehstörungen.
- Schwindel, Übelkeit, Erbrechen.
- Kopfschmerzen.
- Bei Basilaristhromose komplexe Symptomatik, Schwindel, faciale Sensibilitätsstörungen, Sehstörungen

Diagnostik

► Symptomkonstellation.
► **Anamnese:** Hypertonie? Vorausgegangene Schlaganfälle?
► **Inspektion:** Pupillendifferenz? Hängender Mundwinkel?
► Blutdruckmessung.
► Orientierende neurologische Untersuchung.
► **Beachte:** Präklinisch kann ein ischämischer Infarkt nicht von einem hämorrhagischen Infarkt unterschieden werden.
► **In der Klinik:** Kranielle Computertomographie (CCT) oder Kernspintomographie (NMR).

Therapie

► **Ziele:**
  – Aufrechterhaltung einer adäquaten zerebralen Perfusion und Oxygenierung.
  – Verhinderung einer weiteren Zellschädigung und Ausbreitung der Kern- und Penumbra-Zone.
  – Bei Ischämie: Frühzeitige Wiedereröffnung des verschlossenen Gefäßareals (nur in der Klinik nach Ausschluß einer Blutung im CCT).
  – Bei Ischämie: Verhinderung eines weiteren Thrombuswachstums durch Antikoagulation (nur in der Klinik nach Ausschluß einer Blutung im CCT).
► **Sauerstoffgabe** 4–8 l/min, bei Bewußtlosigkeit Intubation und Beatmung.
► **Beachte:** Anlage der Venenverweilkanüle möglichst *nicht* am gelähmten Arm. Erhöhte Thrombophlebitisgefahr!
► **Kreislaufstabilisierung:**
  – *Hypotension:* Blutdruckanhebung bis ca. 140 mmHg systolisch:
    • Infusionstherapie: z.B. Ringer-Lösung 500–1500 ml i.v.
    • Katecholamine: z.B. Akrinor 0,5–2 ml i.v. oder Dopamin 2–20 µg/kg KG/min i.v.
  – *Hypertension:* Blutdruckstabilisierung bei 200 mmHg systolisch:
    • Keine Blutdrucksenkung bei RR_{syst} < 200–220 mmHg!
    • Bei RR_{syst} > 220 mmHg: Vorsichtige Blutdrucksenkung mit Urapidil 12,5–25(–50) mg i.v.
► **Lagerung:**
  – *Niedriger Blutdruck:* Flachlagerung.
  – *Normaler oder erhöhter Blutdruck:* Oberkörperhochlagerung.
► Ggf. **Sedierung** mit Benzodiazepinen, z.B. Diazepam 5–10 mg i.v.
► **Weiterführende Therapie in der Klinik** bei ischämischem Apoplex:
  – *Ggf. Lysetherapie* mit rt-Pa (Voraussetzung: Ischämie < 6 h).
  – *Antikoagulation* mit Heparin (umstritten) und/oder ASS zur Sekundärprophylaxe.
  – *Hämodilution* bis zu einem Hb von ca. 12 g% zur Verbesserung der zerebralen Mikrozirkulation (ungesicherte Effektivität, heute eher verlassen).
  – *Hämorheologische Therapie* zur Verbesserung der zerebralen Mikrozirkulation z.B. mit 500–1000 ml HAES 200 6%/die (ungesicherte Effektivität).
► **Beachte:**
  – *Therapeutisches Fenster beim Schlaganfall:* Maximal 6 Stunden; bei Basilaristhrombose bis 24 h!
  – *Cave Hypotension!* Kreislauftherapie = Hirntherapie.
  – *Cave Hyperglykämie!* Keine glukosehaltigen Lösungen in der präklinischen Infusionstherapie! Engmaschige Blutzuckerkontrollen in der Klinik! Regulation des Blutzuckers < 150 mg/dl.

8.10 Zerebraler Krampfanfall

Definitionen

▶ **Epileptischer Anfall:** Zerebraler Krampfanfall aufgrund pathologischer synchroner neuronaler Depolarisationen.
▶ **Status epilepticus:** Anfallsdauer > 5 Minuten oder Bewußtlosigkeit des Patienten zwischen einzelnen Anfällen.

Ursachen

▶ **Zerebrale Erkrankungen:**
  – Hereditäre Epilepsie.
  – Hirntumoren.
  – Zerebrovaskuläre Erkrankungen.
  – Narbenbildung im Gehirn nach Verletzungen, Einblutungen, Ischämien oder Operationen.
  – Meningitis und Enzephalitis.
▶ **Extrazerebrale Erkrankungen:**
  – Hypoglykämie.
  – Alkoholabusus und Alkoholentzugssyndrom.
  – Eklampsie bzw. Präeklampsie (Schwangerschaft).
  – Fieber (bei Kleinkindern).
  – Zentral anticholinerges Syndrom (ZAS, S. 503).

Formen

▶ **Grand mal:** Generalisierter tonisch-klonischer Krampfanfall.
  – Vorkommen in jedem Lebensalter.
  – Von großer rettungsmedizinischer Bedeutung.
▶ **Petit mal:** Anfall mit mehr oder weniger ausgeprägter Bewußtseinstrübung, oft ohne wesentliche Krampfanzeichen.
  – Vorkommen oft altersbezogen.
  – Insgesamt von untergeordneter rettungsmedizinischer Bedeutung.
  – *Beispiele:*
    • Myoklonische Anfälle des Kleinkindes.
    • Absencen im Kindesalter.
    • Impulsive Anfälle im Jugendalter.
    • Propulsive Petit-mal-Anfälle (West-Syndrom; Blitz-Nick-Salaam-Anfälle) im Säuglingsalter nach frühkindlicher Hirnschädigung.
    • Myoklonisch-astatische Petit-mal-Anfälle: Lennox-Syndrom im Kindesalter nach frühkindlicher Hirnschädigung.

Symptomatik und Phasen des Grand-mal-Anfalls

▶ **Präkonvulsive Phase:** Allgemeinsymptome, die dem Anfall vorausgehen können:
  – Kopfschmerzen.
  – Müdigkeit.
  – Optische oder akustische Halluzinationen: Sog. *Aura.*
▶ **Konvulsive Phase I: Tonisches Stadium** (ca. 30 Sekunden):
  – Hinstürzen.
  – Bewußtseinsverlust bei weit geöffneten Augen.
  – Kurze Apnoe.
  – Zungenbiß.

- Gelegentlich sog. Initialschrei.
- Strecktonus der Extremitäten und des Rückens *(Opisthotonus).*
▶ **Konvulsive Phase II: Klonisches Stadium** (1 – 2 Minuten):
  - Rhythmische Kontraktionen der Muskulatur.
  - Oft Einnässen und Einkoten.
▶ **Postkonvulsive Phase:**
  - Zunächst kurzdauerndes Koma (wenige Minuten).
  - Dann länger anhaltendes Schlafbedürfnis: Postiktualer Nachschlaf bzw. postiktualer Dämmerzustand.

Gefahren des Grand-mal-Anfalls

▶ **Hypoxie** durch:
  - Apnoe.
  - Atemwegsverlegung.
  - Aspiration.
▶ **Verletzungen** durch unkontrolliertes Hinstürzen.
▶ **Zerebrale Zellzerstörung** durch den Krampfanfall selbst.

Diagnostik

▶ Anamnese.
▶ Ggf. Krampfbeobachtung.
▶ Typische Krampffolgen wie Zungenbiß, Speichelfluß.
▶ Anzeichen für Verletzungen bzw. Frakturen?
▶ Orientierende neurologische Untersuchung.
▶ **Blutzuckerbestimmung:** Ausschluß hypoglykämisch bedingter Krämpfe.

Erstdiagnostik in der Klinik

▶ **Elektroenzephalogramm (EEG):** Charakteristische Krampfaktivitäten.
▶ **Kranielle Computertomographie (CCT):** Insbesondere bei erstmalig aufgetretenen Anfällen (Ursachensuche).

Differentialdiagnose

▶ Vergiftungen, z.B. mit Ecstasy oder Amphetaminen.
▶ Bewußtseinsstörung anderer Ursache.
▶ Synkopen.

Besonderheiten

▶ **Fieberkrämpfe** (sog. Gelegenheits- oder Okkasionskrämpfe, S. 433): Im Kindesalter häufiger im Rahmen fieberhafter Infekte auftretende Grand-mal-Anfälle.
  - *Ursache:* Fieberhafte Infekte mit zerebraler Beteiligung.
  - *Vorkommen:* Bei etwa 3 – 5% aller Kinder im Alter zwischen 6 Monaten und 6 Jahren.
▶ **Eklampsie** (S. 408): Zerebrale Krampfanfälle im Rahmen einer Schwangerschaft bei Präklampsie.
  - *Vorkommen:* Meist nach der 30. Schwangerschaftswoche.
  - *Weitere Symptome:* Zusätzlich Vorliegen anderer Präklampsie-Symptome wie Hypertonie und Ödeme.

Therapie des Patienten mit abgelaufenem Krampfanfall

▸ **Häufige Situation:** Patient bei Ankunft des Rettungsdienstes wieder wach oder im postiktalen Dämmerzustand.
▸ Keine spezifische medikamentöse Therapie erforderlich.
▸ **Entscheidung über weiteres Vorgehen:**
  – *Patient allein, erstmaliger Anfall, unzureichende medikamentöse Therapie:* Klinikeinweisung.
  – *Patient in kundiger Umgebung, bekanntes Anfallsleiden mit rezidivierenden Anfällen trotz optimaler medikamentöser Einstellung:* Patient kann auf eigenen Wunsch oder Wunsch der Angehörigen daheim gelassen werden; Hausarzt verständigen.

Therapie des anhaltenden Anfalls und des Status epilepticus

▸ **Ziele:**
  – Durchbrechung des Krampfanfalls (medikamentöse Therapie bis zum Verschwinden der sichtbaren Krampfaktivitäten).
  – Verhinderung krampfassoziierter Komplikationen wie Hypoxie und Verletzungen.
▸ **Sauerstoffzufuhr** 4–8 l/min.
▸ **Atemwegssicherung:**
  – Kopf leicht überstreckt halten, Seitenlagerung.
  – Die Einlage eines „Beißkeils" ist obsolet.
▸ **Benzodiazepine,** z.B. Diazepam 10–20 mg, Lorazepam 2–4 mg, Clonazepam 1–2 mg oder Midazolam 5–10 mg i.v.
▸ Wiederholung der Benzodiazepingabe, wenn nach 5 Minuten keine Wirkung.
▸ Bei Therapieresistenz: **Phenytoin** (wenn vorhanden) 750 mg als Infusion über 20–30 Minuten.
  – Cave: Bradykardie und Hypotension.
  – Cave: Ausgeprägte Venenreizung.
▸ Bei weiterer Therapieresistenz: **Thiopental** 3–5 mg/kg KG (200–500 mg) i.v. oder ein anderes Injektionshypnotikum wie Etomidate oder Propofol; stets kombiniert mit Intubation und Beatmung, evtl. Relaxierung (Narkoseeinleitung).
▸ *Beachte:* Der Status epilepticus sit ein lebensbedrohlicher Zustand mit hoher Letalität (bei älterne Menschen bis 50%) und bedarf sofortiger, effektiver antikonvulsiver Therapie!

Therapie des hypoglykämischen Krampfanfalls

▸ Siehe auch S. 299.
▸ **Glukose 40–50%** 40–100 ml i.v. bis zum Sistieren der Krämpfe und Aufklaren des Bewußtseins.

Therapie des Krampfanfalls in der Spätschwangerschaft

▸ Siehe auch S. 409.
▸ **Magnesiumsulfat** 2–4 g (16–32 mmol) über 5–10 Minuten langsam i.v. Zur Eklampsietherapie effektiver als Benzodiazepine oder Phenytoin!
▸ Alternativ oder zusätzlich **Diazepam** 5–20 mg i.v.

Therapie von Fieberkrämpfen im Kindesalter

▶ Siehe auch S. 433.
▶ **Diazepam** 0,3 – 0,5 mg/kg KG rektal.
▶ Alternativ: **Chloralhydrat** 1 – 2 Rectiolen à 0,6 mg.
▶ **Paracetamol**-Zäpfchen 10 – 20 mg/kg KG zur Fiebersenkung (keine antikonvulsive Wirkung im Anfall; kann jedoch, prophylaktisch gegeben, den Krampfanfall evtl. verhindern).

8.11 Hörsturz

Definition

▶ Plötzlich auftretende **Innenohrschwerhörigkeit** bis zur Ertaubung, meist aus voller Gesundheit heraus.

Ursache

▶ Wahrscheinlich **regionale Durchblutungsstörungen** und/oder Vasospasmen im Cochleabereich.
▶ Streß.
▶ Evtl. Virusinfektion.

Symptomatik

▶ Schwerhörigkeit, Ertaubung auf der betroffenen Seite.
▶ Ohrensausen (Tinnitus).
▶ Druckgefühl im Ohr.
▶ Schwindel.
▶ Gelegentlich begleitender Nystagmus (= vestibuläre Symptome; prognostisch ungünstig).

Diagnostik

▶ Anamnese.
▶ Blutdruckmessung.

Therapie

▶ **Spezifische, wirksame (präklinische) Therapie nicht bekannt**! Vasodilatatoren wie Kalziumantagonisten oder Pentoxiphyllin sind unwirksam.
▶ Evtl. **Versuch der rheologischen Therapie:** Mikrozirkulationsverbesserung durch Kolloide, z. B. HAES 200 6 % 500 ml i. v. (Cave Hyperhydratation, Linksherzinsuffizienz!). Präklinischer Therapiebeginn nicht obligat! Umstrittene Wirksamkeit!

9 Leitsymptom: Akute Erregung, Verwirrtheit, Suizidalität

9.1 Akuter Erregungs- und Verwirrtheitszustand

Ursachen

▶ **Metabolisch-endokrinologische Erkrankungen:** z. B. Hypoglykämie (S. 298).
▶ **Intoxikationen** (S. 490): z. B. Alkohol, Halluzinogene, Ecstasy oder Kokain.
▶ **Drogenentzug:** z. B. Opioide, Benzodiazepine oder Alkohol.
▷ Zentral anticholinerges Syndrom (ZAS, S. 503).
▶ **Psychische/psychiatrische Erkrankungen:**
  – Manisch-depressive Erkrankung (Zyklothymie).
  – Schizophrenie.
  – Akute Belastungsreaktion (S. 312).
  – Wochenbettpsychose Tage nach der Geburt.
  – Panikattacken.
▶ **Neurologische Erkrankungen:** z. B. Meningitis, Huntington-Chorea.
▶ **Infektionen:** z. B. Meningitis.
▶ **Traumatologisch:** Schädel-Hirn-Trauma (S. 449).

Symptomatik

▶ **Symptome des Erregungszustandes:**
  – Agitiertheit.
  – Aggressivität.
  – Manischer Zustand.
▶ **Symptome des Verwirrtheitszustandes:**
  – Verwirrtheit.
  – Desorientiertheit.
  – Halluzinationen.
  – Paranoia.
  – Delirium.
◨ *Beachte:* Bei rettungsmedizinisch relevanten Krankheitsbildern liegen meist Symptome der Erregung und Verwirrtheit kombiniert vor.

Folgen

▶ **Vegetative Störungen:** Tachykardie, Hypertension.
▶ Fremdgefährdung.
▶ Eigengefährdung, Suizidalität, Suizid(versuch) (S. 313).

Therapie

▶ **Kausale Therapie,** wenn möglich; vor allem bei Hypoglykämie: 40 – 50 ml Glukose 40 – 50 % i. v.
▶ Beruhigendes Zureden.
▶ **Symptomatische medikamentöse Therapie:** Durchführung als Monotherapie oder in Kombination:

– *Starke, antipsychotisch wirkende Neuroleptika:* Indiziert vor allem bei Verwirrtheitszuständen, z.B.:
  - Haloperidol 5 – 10 mg i.v.
  - DHB 2,5 – 10 mg i.v.
– *Schwache, eher sedierend wirkende Neuroleptika:* Indiziert vor allem bei Erregungszuständen, z.B.:
  - Promethazin 25 – 50 mg i.v.
  - Levomepromethazin 25 – 50 mg langsam i.v. oder i.m.
– *Benzodiazepine:* Indiziert vor allem bei Erregungszuständen, z.B.:
  - Diazepam 5 – 10(– 20) mg i.v.
  - Midazolam 2 – 10 mg i.v.
– *Kombinationen* von stark und schwach wirksamen Neuroleptika oder von Neuroleptika und Benzodiazepinen möglich und häufig sinnvoll.
▶ **Einweisung des Patienten in eine psychiatrische Klinik:** Bei fortbestehender Eigen- oder Fremdgefährdung. Praktisches Vorgehen (S. 22):
  – Patienten von der Notwendigkeit der Maßnahme möglichst überzeugen.
  – *Bei Weigerung:* Polizei verständigen und sofortige *vorläufige Unterbringung ("Zwangseinweisung")* veranlassen:
    - Polizei nimmt auf Grundlage der Empfehlung des Notarztes Einlieferung in psychiatriche Klinik auch gegen den Willen des Patienten vor.
    - Gewaltanwendung gegenüber dem Patienten nur durch Polizei (Ausnahmen: Notwehrsituationen oder akute Lebensgefahr für den Patienten)!

9.2 Akute Belastungsreaktion

Definition

▶ In engem Zusammenhang mit einer psychischen Ausnahmesituation auftretende, meist innerhalb von Stunden abklingende Symptome der Erregung, Verwirrtheit oder Teilnahmslosigkeit mit Fehlwahrnehmung der Wirklichkeit und inadäquatem Verhalten (Umgangssprachlich: Psychischer Schock oder einfach nur Schock).

Ursachen

▶ Eigene schwere Verletzung (z.B. traumatische Amputation).
▶ Lebensbedrohliche Verletzung oder Erkrankung Angehöriger (z.B. Erlebnis der CPR des Ehepartners).
▶ Tod nahestehender Personen.
▶ Katastrophensituation, Großunfall.
▶ Vorkommen auch bei Rettungspersonal möglich!

Symptomatik

▶ Akuter Erregungszustand (S. 311).
▶ Gelegentlich Verwirrtheit.
▶ Inadäquate Realitätswahrnehmung (z.B. Verleugnung des Todes des eigenen Kindes).
▶ Aggressivität, u.U. Aggression gegen Rettungsteam.
▶ Apathie, Teilnahmslosigkeit.
▶ Depression.

Folgen

- Suizidgefahr.
- Eigengefährdung durch inadäquates Handeln (z. B. Sprung aus dem Fenster).
- Häufig Amnesie.

Therapie

- Beruhigendes Zureden und einfühlsames Vorgehen.
- Abschirmung von Angehörigen vor Reanimationsmaßnahmen.
- Schutz vor eigengefährdenden Handlungen.
- Ggf. **symptomatische medikamentös-sedierende Therapie** mit Diazepam 5 – 10 mg i. v. oder p.o.
- Hinzuziehung einer Vertrauensperson, z. B. Pfarrer oder Hausarzt.
- In schweren Fällen Hinzuziehung eines Psychiaters bzw. Einweisung in psychiatrische Klinik.

9.3 Suizidversuch und Suizidalität

Symptomatik

- Depressive Verwirrtheit.
- Paranoide Wahnvorstellungen.
- Agitiertheit, Erregungszustand.
- Aggressivität gegen sich und andere.

Suizidmethoden

- **Suizid durch äußeres Trauma** (S. 436 ff):
  - Sprung aus großer Höhe (von einer Brücke, aus dem Fenster).
  - Sich vor den Zug werfen.
  - Suizid mit dem Auto (gegen eine Wand, einen Baum fahren, Kollision mit anderem Fahrzeug suchen).
  - Aufschneiden von Blutgefäßen bzw. Arterien („Pulsadern"; meist Handgelenk).
  - Erschießen.
  - Erhängen.
  - Ertränken („ins Wasser gehen").
- **Suizid durch Intoxikation** (S. 490 ff):
  - Schlaf- und Beruhigungsmittel (Barbiturate; Benzodiazepine).
  - Alkohol; meist in Kombination mit anderen Suizidmaßnahmen.
  - Autoabgase (Kohlenmonoxid [CO]).
  - Antidepressiva.
  - Zyanide (Blausäure, Zyankali).
  - Opioide, evtl. in Kombination mit Muskelrelaxanzien (bei Angehörigen medizinischer Berufsgruppen).
  - Nicht-Opioid-Analgetika (Paracetamol; ASS).
  - Insektizide.
  - Herbizide.

Ersteinschätzung

- ► Suiziddrohung?
- ► Stattgehabter Suizidversuch, Patient klar ansprechbar und kommunikationsfähig und nicht vital bedroht?
- ► Stattgehabter Suizidversuch, Patient bewußtlos, vital bedroht oder reanimationspflichtig?
- ► Suizid, Patient tot.

Grundsätzliches Verhalten beim wachen suizidalen Patienten

- ► **Verhalten des Arztes/der Helfer:** Freundlich, verständnisvoll und anteilnehmend.
- ► **Anamnese erheben und Motive erfragen:** Psychische/psychiatrische Erkrankung? Akuter Anlaß? Frühere Suizidversuche?
- ► **Klinikeinweisung:** Immer veranlassen (wenn möglich, direkt in psychiatrische Klinik), da fortbestehende Suizidneigung präklinisch nie sicher ausgeschlossen werden kann. Praktisches Vorgehen (S. 22):
  - – Patienten von der Notwendigkeit der Maßnahme möglichst überzeugen.
  - – Ggf. sofortige *vorläufige Unterbringung ("Zwangseinweisung")* veranlassen:
    - Polizei verständigen.
    - Diese nimmt auf Grundlage der Empfehlung des Notarztes Einlieferung in psychiatrische Klinik auch gegen den Willen des Patienten vor.
    - Gewaltanwendung gegenüber dem Patienten nur durch Polizei (Ausnahmen: Notwehrsituationen oder akute Lebensgefahr für den Patienten).
- ► **Patienten nie allein lassen**; stets Transportbegleitung!

Suiziddrohung

- ► **Beruhigend auf Patienten eingehen**; diesen möglichst verbal von seinem Vorhaben abbringen.
- ► Wenn erforderlich: **Medikamentöse Sedierung** mit
  - – Benzodiazepinen, z. B. 5 – 20 mg Diazepam i. v. und/oder
  - – Schwachen Neuroleptika wie Levomepromethazin 25 – 50 mg langsam i. v. oder i. m.
- ► Ggf. **Maßnahmen zur Rettung des Patienten** ergreifen, z. B. Feuerwehr alarmieren, aufblasbares Sprungkissen unter dem Fenster positionieren, o. ä.

Suizidversuch, Patient nicht vital bedroht

- ► **Erstbehandlung** der Verletzungen bzw. Vergiftung (S. 436 ff, 490 ff).
- ► **Klinikeinweisung** stets veranlassen: Zunächst in chirurgische oder internistische Ambulanz, nach Versorgung Verlegung in die Psychiatrie. Praktisches Vorgehen (S. 22):
  - – Möglichst im Einverständnis mit Patienten handeln, Patienten von der Notwendigkeit einer Klinikeinweisung überzeugen.
  - – Bei Uneinsichtigkeit sofortige *vorläufige Unterbringung ("Zwangseinweisung")* durch Polizei veranlassen.

Suizidversuch, Patient vital bedroht

- ► **Atemwege sichern,** Sauerstoff 4 – 8 l/min, ggf. Intubation und Beatmung.
- ► **Schockbekämpfung:** Meist hämorrhagischer Schock oder kardiogener, medikamenteninduzierter Schock: Volumentherapie und Katecholamine.

- **Bei Vergiftungen** ggf. Antidottherapie und/oder Giftelimination (S. 493).
- **Bei Kreislaufstillstand:** CPR.

Suizid

- **Keine CPR** bei sicheren Todeszeichen oder nicht mit dem Leben vereinbaren Verletzungen.
- **Bei klar erkennbaren sicheren Todeszeichen** möglichst keine Veränderungen der Gegebenheiten induzieren! In Zweifelsfällen jedoch Primat der Therapie vor der Möglichkeit der Spurenverwischung.
- **Kriminalpolizei** verständigen, wenn nicht schon geschehen.
- **Todesbescheinigung:** Nicht natürlicher Tod.
- *Beachte:* Bei allen unklaren Todesfällen an Suizid oder Tod durch Fremdverschulden denken!

9.4 Hyperventilationstetanie

Definition

- Durch ausgeprägte, anfallsartige Hyperventilation ausgelöste Krämpfe der Muskulatur.

Ursache

- **Inadäquate Reaktion auf Streßsituationen**, besonders bei jungen Menschen.

Pathophysiologie

- Verschiebung des Verhältnisses von ionisiertem zu eiweißgebundenem Kalzium im Blut (normalerweise etwa 1 : 1) durch respiratorische Alkalose (S. 398).
- Vermehrte Bindung von Kalzium an Proteine, dadurch Abnahme des freien, ionisierten und eigentlich aktiven Kalziums.
- Dadurch global erhöhte muskuläre Kontraktionsbereitschaft und neurologische Sensationen.

Symptomatik

- Ängstliche, aufgeregte Patienten.
- Kribbeln und Parästhesien in Händen, Füßen und perioral.
- Tonische Kontraktionen im Bereich der Hände *("Pfötchenstellung")*.
- Tonische Kontraktionen im Bereich der Füße.
- Tonische Kontraktionen im Bereich des Mundes *("Karpfenmaul")*.
- Erhöhte Auslösbarkeit von Reflexen *(Chvostek-Zeichen: Kräftige Mundwinkelzuckungen bei Beklopfen des N. facialis im Bereich der Wange)*.

Diagnostik

- Anamnese.
- Orientierende neurologische Untersuchung.
- Blutdruck-, Pulsmessung.
- EKG.
- Ggf. Pulsoximetrie.

Therapie

- ▶ Beruhigendes Zureden.
- ▶ Evtl. **Sedierung** mit Benzodiazepinen, z. B. 5 – 10 mg Diazepam.
- ▶ Evtl. (nach vorheriger Besprechung des Vorgehens) kurzzeitige **Rückatmung** in eine Plastiktüte zur Anhebung des $PaCO_2$ (Cave: Hypoxie!).
- ▷ *Beachte:*
  - – Keine orale oder intravenöse Kalziumgabe, da keine Verminderung des totalen Serum-Kalziums.
  - – Die Hyperventilationstetanie ist nicht lebensbedrohlich.

10 Leitsymptom: Störungen der Atmung

10.1 Respiratorische Insuffizienz: Übersicht

Definitionen

▶ **Respiratorische Insuffizienz** (Ateminsuffizienz, respiratorisches Versagen): Störung bis hin zum Versagen des normalen pulmonalen Gasaustausches für Sauerstoff (O_2) und Kohlendioxid (CO_2).
▶ **Ventilationsversagen:** Störung der CO_2-Abatmung.
▶ **Oxygenierungsversagen:** Störung der pulmonalen O_2-Aufnahme.
▶ **Globalinsuffizienz:** Störungen der CO_2-Abatmung und der O_2-Aufnahme.

Ursachen

▶ **Primäre Ventilationsstörungen:**
  – *Zentrale Atemregulationsstörung* (S. 324):
    ● Medikamenteninduziert: Opioide, Barbiturate, Benzodiazepine.
    ● Traumatisch (SHT).
    ● Hypoxisch.
    ● Durch intrakranielle Blutung.
    ● Selten: Tumoren, Undines Fluch-Syndrom.
  – *Innervationsstörung der Atemmuskulatur* (S. 325):
    ● Hohe Querschnittslähmung, z.B. nach Wirbelsäulentrauma.
    ● Guillain-Barré-Syndrom.
  – *Primäre Störungen der Atempumpe* (S. 326):
    ● Thoraxtrauma.
    ● Medikamenteninduziert: Muskelrelaxanzien.
  – *Obstruktion der oberen Atemwege* (S. 327):
    ● Zurückfallende Zunge.
    ● Verlegung der oberen Atemwege durch Fremdkörper.
    ● Epiglottitis.
    ● Krupp-Syndrom.
    ● Schwellungen im Larynx-/Glottisbereich.
  – *Obstruktion der unteren Atemwege* (S. 328):
    ● Asthmaanfall.
    ● Reizgasinhalation.
    ● Dekompensierte chronisch obstruktive Lungenerkrankung (COPD).
▶ **Primäre Oxygenierungsstörungen** aufgrund Ventilations-Perfusions-Fehlverteilung oder Shunt (S. 335):
  – Kardiogenes Lungenödem.
  – Nicht-kardiogenes Lungenödem, ARDS, ALI.

Pathophysiologie

▶ **Primäre Ventilationsstörung:** Folgen:
  – Hyperkapnie.
  – Respiratorische Azidose.

– Hypoxie durch sekundäre Oxygenierungsstörung (unter Raumluftatmung), Globalinsuffizienz.
– *Blutgasanalyse:* $PaO_2 \downarrow$, $PaCO_2 \downarrow$, pH $\downarrow$.
▶ **Primäre Oxygenierungsstörung:** Folgen:
– Hypoxie.
– Hypokapnie durch kompensatorische Hyperventilation oder Normokapnie (Partialinsuffizienz).
– *Blutgasanalyse:* $PaO_2 \downarrow$, $PaCO_2 \uparrow$.
– *Im weiteren Verlauf:*
  • Hyperkapnie durch Erschöpfung der Atemmuskulatur.
  • Sekundäres Ventilationsversagen mit Entwicklung einer Globalinsuffizienz.
  • Entwicklung einer gemischten respiratorischen und metabolischen Azidose.
  • Blutgasanalyse: $PaO_2 \downarrow\downarrow$, $PaCO_2 \uparrow$, pH $\downarrow$.

Symptomatik

▶ **Dyspnoe:** Atemnot.
▶ **Veränderungen der Atemfrequenz** (Normalwert 12 – 18/min):
– *Tachypnoe:* Hohe Atemfrequenz.
– *Bradypnoe:* Sehr niedrige Atemfrequenz.
▶ **Veränderungen des Atemtyps** (S. 319):
– *Pathologische* Atemtypen.
– *Paradoxe* Atemtypen.
▶ **Atemnebengeräusche:** Stridor, Rasselgeräusche.
– *Inspiratorische* Atemnebengeräusche.
– *Exspiratorische* Atemnebengeräusche.
▶ **Zyanose und/oder Abfall der $pSaO_2$** unter 85 – 90% (Hypoxie, Hypoxygenation).
▶ **Veränderungen der endexspiratorischen Kohlendioxidkonzentration:**
– *Erniedrigung* der endexspiratorischen Kohlendioxidkonzentration.
– *Erhöhung* der endexspiratorischen Kohlendioxidkonzentration.
▶ **Bewußtseinsstörungen:** Verwirrtheit, Somnolenz, Bewußtlosigkeit.

Allgemeine Diagnostik

▶ Anamnese.
▶ Inspektion.
▶ Auskultation.
▶ Blutdruck-, Pulsmessung.
▶ Pulsoxymetrie.
▶ **In der Klinik:**
– Blutgasanalyse.
– Röntgen-Thorax.

Allgemeine Therapie

▶ **Sauerstoffzufuhr** 4 – 8 l/min.
▶ **Intubation und Beatmung,** wenn erforderlich.
▶ **Behebung der Ursache** der respiratorischen Insuffizienz, wenn möglich.
▶ **Vorsichtige Analgesie und Sedierung,** wenn erforderlich.
▶ **Adäquate Lagerung,** meist in sitzender oder halbsitzender Position.

10.2 Pathologische und paradoxe Atemtypen

Pathologische Atemtypen

▸ **Ursachen:** Zentrale Atemregulationsstörungen, Stoffwechselentgleisungen.
▸ **Biot-Atmung:**
  – *Beschreibung:* Intermittierende, ausreichend tiefe Atmung mit plötzlichen Atempausen.
  – *Vorkommen:* Meningitis und andere zerebrale Erkrankungen.
▸ **Cheyne-Stokes-Atmung:**
  – *Beschreibung:* Periodische Atmung mit jeweils zu- und abnehmender Atemtiefe.
  – *Vorkommen:* Hirnstammschaden und Apoplex.
▸ **Kußmaul-Atmung:**
  – *Beschreibung:* Sehr tiefe, regelmäßige Atemzüge.
  – *Vorkommen:* Metabolische Azidose und diabetisches Koma.
▸ **Schnappatmung (agonale Atmung):**
  – *Beschreibung:* Unregelmäßige, mehr oder weniger tiefe Atemzüge mit niedriger Frequenz.
  – *Vorkommen:* Präterminal und unter Reanimation.

Paradoxe Atemtypen

▸ **Definition:** Störung der Gleichsinnigkeit und Symmetrie der Bewegungen von Thorax und Abdomen. Normalerweise synchrone und symmetrische Hebung von Thorax und Abdomen bei Inspiration und Senkung bei Exspiration.
▸ **Thorakoabdominale paradoxe Atmung (Schaukelatmung):**
  – *Beschreibung:*
    • Bei Inspiration Senkung des Thorax bei gleichzeitiger Vorwölbung des Abdomens.
    • Bei Exspiration Hebung des Thorax bei gleichzeitigem Einsinken des Abdomens.
  – *Vorkommen:*
    • Hohe Querschnittslähmung (hochthorakal oder im unteren Zervikalbereich): Ausfall der thorakalen Atemmuskulatur (reine Zwerchfellatmung).
    • (Teil-)Verlegung der Atemwege (z.B. Epiglottitis, Fremdkörper): Maximale Zwerchfellkontraktion bewirkt Sog im Thorax, der zum Einsinken führt.
▸ **Thorakale paradoxe Atmung (seitenparadoxe Atmung):**
  – *Beschreibung:*
    • Bei Inspiration Hebung der gesunden Thoraxseite bei gleichzeitigem Einsinken der anderen Seite.
    • Bei Exspiration Einsinken der gesunden und Hebung der kranken Thoraxseite.
  – *Vorkommen:* Instabiler Thorax (Flatterbrust, „flail chest") bei einseitiger Rippenserienfraktur.

10.3 Hypoxie und Hypoxämie

Definitionen

▶ **Hypoxie:** Verminderter Sauerstoffpartialdruck.
  – *Im engeren Sinne:* Arterielle Hypoxie; herabgesetzter Sauerstoffpartialdruck im arteriellen Blut (PaO_2). Normalwert: 78–95 mmHg.
  – *Im weiteren Sinne:* Verminderter Sauerstoffpartialdruck im Blut (arteriell oder venös), in den Organen, Geweben oder Zellen (z.B. Gewebshypoxie, zerebrale oder myokardiale Hypoxie).
▶ **Hypoxygenation:** Verminderte Sauerstoffsättigung.
  – Normalwert der arteriellen Sauerstoffsättigung ($pSaO_2$): 96%.
  – Hypoxygenation wird im klinischen Alltags-Slang meist unter Hypoxie subsumiert.
▶ **Hypoxämie:** Herabgesetzter Sauerstoffgehalt im Blut. Normalwert im arteriellen Blut: Ca. 20 ml Sauerstoff/100 ml.
▶ *Beachte:* Klinisch gilt: Von Hypoxie spricht man bei einem PaO_2 von < 60 mmHg bzw. einer $pSaO_2$ von < 90%.

Physiologische Grundlagen

▶ **Sauerstoffpartialdruck und Sauerstoffsättigung:** Zusammenhang über den Verlauf der Sauerstoffbindungskurve (Abb. 13, S. 51).
  – *Linksverschiebung der Sauerstoffbindungskurve* = Erhöhung der Affinität des Sauerstoffs zum Hämoglobin, Zunahme der Sauerstoffsättigung bei gegebenem Partialdruck und Verschlechterung der Sauerstoffabgabe im Gewebe; rettungsmedizinisch wichtige Ursachen:
    • Hypothermie.
    • Hypokapnie.
    • Alkalose.
  – *Rechtsverschiebung der Sauerstoffbindungskurve* = Verminderung der Affinität des Sauerstoffs zum Hämoglobin, Abnahme der Sauerstoffsättigung bei gegebenem Partialdruck und Verbesserung der Sauerstoffabgabe im Gewebe; rettungsmedizinisch wichtige Ursachen:
    • Hyperthermie.
    • Hyperkapnie.
    • Azidose.
    • Anämie.
▶ **Determinanten des arteriellen Sauerstoffgehalts:**
  – Sauerstoffpartialdruck.
  – Sauerstoffsättigung.
  – Hämoglobingehalt.
▶ *$CaO_2 = Hb \times pSaO_2 \times 1,39 + 0,0031 \times PaO_2$*
▶ *Merke:* Der normale arterielle Sauerstoffgehalt beträgt etwa 20 ml O_2/100 ml.

Diagnostik

▶ **Inspektion:** Die *Zyanose* ist ein unsicheres und spätes Zeichen der Hypoxie, das u. U. ganz ausbleiben kann!
▶ **Pulsoxymetrie:** Messung der Sauerstoffsättigung mit einem Pulsoxymeter. Zur Zeit einzige präklinische Möglichkeit zur quantitativen Einschätzung der Hypoxie bzw. Hypoxygenation.

▶ **In der Klinik:**
  – *Blutgasanalyse:* Blutgasanalytische Bestimmung des PaO$_2$.
  – *Messung der Hämoglobinkonzentration* und pathologischer Hämoglobinformen als zusätzliche Verfahren zur Diagnostik einer Hypoxämie.
▷ *Beachte:* Die pulsoxymetrische Messung der Sauerstoffsättigung ist die zuverlässigste Methode zur Diagnose einer Hypoxie bzw. Hypoxygenation im Rettungsdienst.

Ursachen der Hypoxie

▶ **Pulmonale Oxygenierungsstörungen** (S. 335): z. B.
  – Lungenödem.
  – Pneumonie.
▶ **Pulmonale Ventilationsstörungen** (S. 328): z. B.
  – Asthma bronchiale.
  – COPD.
▶ **Extrapulmonale Ventilationsstörungen** (S. 324 – 327): z. B.
  – Zentrales Atemregulationsversagen.
  – Instabiler Thorax bei Rippenserienfraktur.
  – Ersticken, Ertrinken.
▶ **Einatmung hypoxischer Gasgemische:** z. B.
  – Grubenunfall.
  – Brände in geschlossenen Räumen.

Ursachen und Einteilung der Hypoxämie

▶ **Hypoxische Hypoxämie: Verminderung des Sauerstoffgehaltes durch einen verminderten Sauerstoffpartialdruck bzw. durch verminderte Sauerstoffsättigung.**
▶ **Toxische Hypoxämie:** Verminderung des Sauerstoffgehaltes durch erniedrigte Sauerstoffbindungsfähigkeit des Hämoglobins (z. B. Dyshämoglobinämien mit Methämoglobin und CO-Hb).
▶ **Anämische Hypoxämie:** Verminderung des Sauerstoffgehaltes durch eine niedrige Hämoglobinkonzentration.
▷ *Beachte:* Klinisch gilt: Eine anämische Hypoxämie wird bei Normovolämie besser toleriert als eine toxische oder hypoxische Hypoxämie:
  – Manifeste Gefährdung des Patienten bei *anämischer Hypoxämie:* < 10 ml O$_2$/100 ml.
  – Manifeste Gefährdung des Patienten bei *hypoxischer oder toxischer Hypoxämie:* < 15 ml O$_2$/100 ml.
  – Eine toxische oder anämische Hypoxämie kann gegenwärtig präklinisch nicht sicher diagnostiziert, sondern nur vermutet werden.

Folgen von Hypoxie und Hypoxämie

▶ **Zell- und Organschäden** durch Hypoxie und/oder Reperfusion (Reoxygenierung). Mögliche Schädigungsmechanismen: DNA-Schädigung, Zellmembranschädigung, ATP-Verarmung, primäre Nekrose, programmierter Zelltod (Apoptose), sekundäre Nekrose.
▶ **Organversagen, Multiorganversagen:** V. a. zerebrale Schäden, Lungenversagen, Herz-Kreislauf-Versagen, Nierenversagen, Leberversagen.

Symptomatik

► Zyanose.
► Unruhe, Agitiertheit, Verwirrtheit.
► Somnolenz, Koma.
► Krämpfe.

Allgemeine Therapie

► Immer: **Sauerstoffzufuhr**, in schweren Fällen 100 % O_2.
► **Bei Ventilationsversagen:** Intubation und Beatmung; daneben Behandlung des Grundleidens.
► **Bei schwerem Oxygenierungsversagen:** Sauerstoffzufuhr, Intubation und Beatmung, am besten mit PEEP; daneben Behandlung des Grundleidens.
► **Bei toxischer Hypoxämie:**
  – *Methämoglobinämie* (S. 532): Antidottherapie mit Toluidinblau.
  – *Kohlenmonoxidvergiftung* (S. 533): Beatmung mit 100 % Sauerstoff, evtl. hyperbare Oxygenierung in entsprechenden Zentren.
► **Bei anämischer Hypoxie:** Tranfusion von Erythrozytenkonzentraten in der Klinik; als Transfusionsgrenze wird heute meist ein Hb von 7 – 10 g% angesehen.

10.4 Hyperkapnie

Definition

► Erhöhung des arteriellen Kohlendioxidpartialdrucks > 45 mmHg (Normalwert: 35 – 45 mmHg).

Ursachen

► **Hypoventilation:** z. B.
  – *Pulmonale Ventilationsstörungen:* COPD und Status asthmaticus (schwere Verlaufsform).
  – *Extrapulmonale Ventilationsstörungen:*
    • Zentrales Atemregulationsversagen nach Schädelhirntrauma oder nach Opioid- bzw. Benzodiazepinapplikation/-intoxikation.
    • Instabiler Thorax bei Rippenserienfraktur.
    • Spannungspneumothorax.
► **Schwere pulmonale Gasaustauschstörungen** bei Lungenödem und ARDS.
► **Fehlerhafte Einstellung des Beatmungsgerätes** (zu niedriges Atemminutenvolumen).

Folgen

► **Hypoxie** (unter Raumluftatmung; nicht unbedingt unter Sauerstoffzufuhr!).
► Respiratorische Azidose.
► **Rechtsverschiebung** der Sauerstoffbindungskurve: Erleichterte Abgabe von Sauerstoff.
► Vermehrte Hirndurchblutung, evtl. Hirndruckanstieg.

Diagnostik

- **Präklinisch** kann eine Hyperkapnie mit den gegenwärtig üblichen Mitteln ohne Kapnometrie nur vermutet werden:
  - Bei Verwendung eines *Kapnometers* kann bei erhöhter endexspiratorischer Kohlendioxidkonzentrationen auf Hyperkapnie geschlossen werden.
  - Eine normale oder erniedrigte endexspiratorische Kohlendioxidkonzentration schließt eine Hyperkapnie jedoch nicht aus!
- **In der Klinik:** Blutgasanalytische Bestimmung des $PaCO_2$.

Klinische Zeichen

- Es gibt **keine spezifischen Zeichen** der Hyperkapnie!
- **Unspezifische Zeichen:**
  - Bradypnoe oder Tachypnoe (mit flacher Atmung), Dyspnoe.
  - Somnolenz, Sopor, Koma (sog. *CO_2-Narkose* bei $PaCO_2 > 70 - 80$ mmHg).

Therapie

- **Grundsätzliches Ziel:** Verbesserung der alveolären Ventilation.
- **Sauerstoffzufuhr** zur Vermeidung einer Hypoxie.
- **Therapie der Grunderkrankung**, wenn möglich: z. B.
  - *Asthma und COPD:* Bronchodilatation (S. 330).
  - *Spannungspneumothorax:* Thoraxdrainage (S. 130).
- Evtl. **Antagonisierung atemdepressiver Substanzen** (Opioide, Benzodiazepine, S. 201) bei spontanatmenden Patienten.
- **Intubation und Beatmung** in schweren Fällen.
- **Bei beatmeten Patienten:** Erhöhung des Atemminutenvolumens durch Erhöhung des Atemhubvolumens und/oder der Atemfrequenz.

10.5 Hypokapnie

Definition

Erniedrigung des arteriellen Kohlendioxidpartialdrucks auf < 35 mmHg (Normalwert: $35 - 45$ mmHg).

Ursachen

Hyperventilation: z. B. bei
- Hypoxie aufgrund einer primären Oxygenierungsstörung (reaktive Hyperventilation).
- Angst, Aufregung, Schmerzen.
- Emotionalen Störungen (Hyperventilationstetanie, S. 315).
- Fehlerhafter Einstellung des Beatmungsgerätes (zu hohes Atemminutenvolumen).
- Bewußt erhöht eingestelltem Atemminutenvolumen: Therapeutische Hyperventilation (S. 112).

Folgen

▶ Respiratorische Alkalose.
▶ **Linksverschiebung** der Sauerstoffbindungskurve: Erschwerte Abgabe von Sauerstoff.
▶ **Abnahme des zerebralen Blutvolumens** durch verminderte Hirndurchblutung in Extremfällen (partielle) zerebrale Ischämie.
▶ Hyperventilationstetanie (S. 315).

Diagnostik

▶ **Präklinisch** kann eine Hypokapnie mit den gegenwärtig üblichen Mitteln nur vermutet werden:
  – Auch bei Verwendung eines *Kapnometers* kann bei Messung erniedrigter endexspiratorischer Kohlendioxidkonzentrationen eine Hypokapnie nur vermutet werden.
  – Erniedrigte endexspiratorische Kohlendioxidkonzentrationen können auch mit einer Normo- oder Hyperkapnie einhergehen!
▶ **In der Klinik:** Blutgasanalytische Bestimmung des $PaCO_2$.

Klinische Zeichen

▶ Zeichen der Hyperventilationstetanie (S. 315).
▶ **Unspezifische Zeichen:** Tachypnoe, Dyspnoe.

Therapie

▶ **Grundsätzliches Ziel:** Normalisierung der alveolären Ventilation.
▶ **Sauerstoffzufuhr**, wenn Hypoxie die Ursache ist.
▶ Ggf. **Analgesie und/oder Sedierung** bei spontanatmenden Patienten.
▶ **Intubation und Beatmung** in schweren Fällen.
▶ **Bei beatmeten Patienten:** Erniedrigung des Atemminutenvolumens durch Erniedrigung des Atemhubvolumens und/oder der Atemfrequenz.

10.6 Zentrale Atemregulationsstörungen

Ursachen

▶ **Medikamentenüberdosierung:**
  – Opioide.
  – Benzodiazepine.
  – Barbiturate.
  – Andere Hypnotika.
▶ **Schwere zerebrale Schädigung:**
  – *Zerebrale Ischämie (Apoplex) und Hypoxie:*
    • Globale zerebrale Ischämie, z. B. beim Kreislaufstillstand.
    • Regionale zerebrale Ischämie, z. B. beim Hirnstamminfarkt.
  – Intrazerebrale Blutung.
  – Schädelhirntrauma.
▶ **Schlafapnoe-Syndrome:** Verschiedene Erkrankungen inkl. Plötzlicher Kindstod (SIDS, S. 434).

Folgen

▶ Hyperkapnie.
▶ Hypoxie.

Symptomatik

▶ Bradypnoe (stark verlangsamte Atmung).
▶ Zyanose.
▶ Somnolenz, Koma.
▶ Keine Atemnot!

Diagnostik

▶ Siehe S. 318.

Therapie

▶ **Beseitigung der Hypoxie:**
  – *Unterstützung der Ventilation:* In schweren Fällen stets Intubation und Beatmung.
  – *Sauerstoffzufuhr:* Bei schweren Atemregulationsstörungen jedoch allein nicht ausreichend!
▶ **Therapie der Atemdepression:**
  – *Ggf. Antagonisierung atemdepressiver Medikamente:*
    • Opioidüberdosierung: Naloxon 0,5 – 10 µg/kg KG (0,04 – 1 mg) i.v. (Titration der Dosis bis zum erwünschten Effekt).
    • Benzodiazepinüberdosierung: Flumazenil 3 – 30 µg/kg KG (0,2 – 2 mg) i.v. (Titration der Dosis bis zum erwünschten Effekt).
  ▶ *Beachte:* Keine Verabreichung von Atemanaleptika (= atemantriebssteigernde Medikamente) wie z.B. Doxapram oder Amiphenazol! Diese Substanzen sind nicht ausreichend sicher wirksam, potentiell gefährlich und daher im Notarztdienst obsolet!

10.7 Innervationsstörungen der Atemmuskulatur

Ursachen

▶ Hohe Querschnittslähmung, z.B. nach Wirbelsäulentrauma (S. 454).
▶ Guillain-Barré-Syndrom.

Folgen

▶ Hyperkapnie.
▶ Hypoxie.

Symptomatik

▶ **Atemnot** (keine Störung des Atemantriebs!).
▶ **Schädigung unterhalb von C 4:**
  – Ausfall der thorakalen Atemmuskulatur.

– Zwerchfellatmung erhalten.
– Thorakoabdominale paradoxe Atmung (S. 319).
▶ **Schädigung oberhalb von C 4:**
– Ausfall jeglicher Atemmuskulatur.
– Atemstillstand.

Diagnostik

▶ Siehe S. 318.

Therapie

▶ **Unterstützung der Ventilation:** Intubation und künstliche Beatmung.
▶ **Verbesserung der Oxygenierung:**Sauerstoffzufuhr.
▶ Begleitende **Sedierung** (S. 195).

10.8 Primäre Störungen der Atempumpe

Ursachen

▶ **Thoraxtrauma** (S. 455):
– Instabiler Thorax bei Rippenserienfraktur.
– Offener Pneumothorax.
– Spannungspneumothorax.
▶ **Medikamenteninduziert:** Muskelrelaxanzien (S. 200).

Folgen

▶ Hyperkapnie.
▶ Hypoxie.

Symptomatik

▶ Atemnot.
▶ Tachypnoe (flache, schnelle Atmung).
▶ Zyanose.

Diagnostik

▶ Siehe S. 318.

Therapie

▶ **Beseitigung der Störung**, wenn möglich:
– *Spannungspneumothorax:* Sofortige Anlage einer Thoraxdrainage (S. 130).
– *Offener Pneumothorax:* Verschluß des Thorax nach Anlage einer Thoraxdrainage mit Einwegventil (bei künstlicher Beatmung nicht erforderlich).
▶ **Unterstützung der Ventilation:** Künstliche Beatmung; immer bei Verwendung von Muskelrelaxanzien zur Narkose!
▶ **Bei Thoraxtrauma:** Ausreichende Analgesie (S. 194).

0.9 *Akute Obstruktion der oberen Atemwege*

rsachen

- Zurückfallende Zunge beim komatösen Patienten.
- Verlegung der oberen Atemwege durch Fremdkörper, z. B. große Speiseteile; gehäuftes Vorkommen bei Kindern und mental retardierten Patienten.
- Epiglottitis.
- Krupp-Syndrom.
- Schwellungen im Larynx/Glottisbereich.

olgen

- Zunächst vor allem Behinderung der Inspiration.
- In schweren Fällen Entwicklung von Hyperkapnie und Hypoxie.
- Ersticken.

ymptomatik

- Dyspnoe.
- Inspiratorischer Stridor.
- Thorakoabdominale paradoxe Atmung (Schaukelatmung, S. 319).

iagnostik

Siehe S. 318.

herapie

Beseitigung der Obstruktion:
- *Freimachen und Freihalten* der Atemwege.
- *Ggf. Fremdkörperentfernung:*
  - Unter Sicht mit Fingern oder Magill-Zange.
  - Bei Erwachsenen durch Schläge auf den Rücken, Oberbauchkompression bzw. (wenn bewußtlos) Thoraxkompression (S. 68, Abb. 25).
  - Bei Kindern durch Rückenklopfen, Thoraxkompressionen und abdominale Kompressionen (S. 251, Abb. 100).
  - Bei Säuglingen Schläge auf den Rücken und Thoraxkompression.
- Ggf. *Kortikosteroide* zur Abschwellung des Larynx- bzw. Glottisödems (z. B. Krupp-Syndrom), z. B.:
  - Dexamethason: 0,5 – 2 mg/kg KG (40 – 100 mg) i. v. oder
  - Methylprednisolon: 1 – 4 mg/kg KG i. v. (40 – 250 mg) i. v. oder
  - Triamcinolonacetonid: 80 – 200 mg i. v.
- Ggf. *Überbrücken der Stenose* durch Einführen eines Endotrachealtubus über die Obstruktion hinaus.

Beseitigung der Hypoxie:
- Ergibt sich aus der Beseitigung der Obstruktion.
- Sauerstoffzufuhr über Sonde oder Maske, ggf. Beatmung.

10.10 Akute Obstruktion der unteren Atemwege

Ursachen

- ▶ Asthmaanfall.
- ▶ Reizgasinhalation.
- ▶ Dekompensierte chronisch obstruktive Lungenerkrankung (COPD).

Folgen

- ▶ Zunächst Beeinträchtigung der Exspiration, später auch der Inspiration.
- ▶ Erhöhung des intrapulmonalen Gasvolumens.
- ▶ Gefahr des Air-trappings und der Lungenüberblähung.
- ▶ Zunahme der Totraumventilation und Verschlechterung des Ventilations-Perfusions-Verhältnisses.
- ▶ In schweren Fällen Hyperkapnie und Hypoxie.

Symptomatik

- ▶ Zunächst exspiratorisches, dann auch inspiratorisches Giemen.
- ▶ Reaktive Tachypnoe.
- ▶ Reaktive Tachykardie.
- ▶ Dyspnoe.
- ▶ Respiratorische Erschöpfung.
- ▶ Kaltschweißigkeit.
- ▶ Zyanose.

Diagnostik

- ▶ Siehe S. 318.

Therapie

- ▶ **Beseitigung der Obstruktion:**
  - *Bronchodilatation:*
    - β$_2$-Mimetika: z.B. Fenoterol 2–4 Hübe p.i.
    - Theophyllin: 5 mg/kg über 20 Minuten i.v.
  - Ggf. Entzündungshemmung durch *Kortikosteroide*, z.B.:
    - Dexamethason: 0,5–2 mg/kg KG (40–100 mg) i.v. oder
    - Methylprednisolon: 1–4 mg/kg KG i.v. (40–250 mg) i.v. oder
    - Triamcinolonacetonid: 80–200 mg i.v.
- ▶ **Beseitigung der Hypoxie:**
  - *Sauerstoffzufuhr* über Sonde oder Maske.
  - *Intubation und Beatmung:* In schweren Fällen mit 50–100% Sauerstoff.
- ▶ **Unterstützung der erschöpften Atemmuskulatur:**
  - *Sitzende Lagerung:* Besserer Einsatz der Atemhilfsmuskulatur möglich.
  - *Intubation und Beatmung:* In schweren Fällen, dabei folgendes beachten:
    - Ausreichend lange Exspirationszeit.
    - Inspirations-/Exspirationsverhältnis 1:2 oder 1:3.
    - Kein PEEP in der Akutbehandlungsphase.

10.11 *Asthmaanfall*

Definitionen

▶ **Asthma bronchiale:** Chronisch entzündliche Erkrankung der unteren Atemwege mit Überempfindlichkeit auf eine Vielzahl von Stimuli, die eine Obstruktion der unteren Atemwege hervorrufen können (hyperreagibles Bronchialsystem).

▶ **Asthmaanfall:** Akute, u.U. lebensbedrohliche, jedoch prinzipiell reversible Obstruktion der unteren Atemwege.

▶ **Status asthmaticus:** Länger anhaltende, nicht zu durchbrechende oder in dichter Folge auftretende Asthmaanfälle (nicht genau definiert).

Pathophysiologie

▶ **Atemwegsentzündung** durch inadäquate Freisetzung von Mediatoren, z.B.:
- Zytokine.
- Lipidmediatoren.
- Histamin.

▶ **Atemwegsverengung** durch:
- Bronchospasmus.
- Bronchialschleimhautödem.
- Zähes Bronchialsekret (Dyskrinie).

▶ **Oxygenierungsstörung** durch:
- Ventilations-Perfusions-Fehlverteilung.
- Hyperkapnisches Atemversagen im schweren Anfall.

Auslöser eines Asthmaanfalls

▶ Allergische Reaktion.
▶ Infektionen der Atemwege.
▶ Medikamente (z.B. ASS und andere Zyklooxygenaseinhibitoren, β-Blocker).
▶ Anstrengung.
▶ Streß.
▶ Schlaf (die meisten tödlichen Asthmaanfälle ereignen sich nachts!).

Symptomatik des Asthmaanfalls

▶ Atemnot.
▶ Einsatz der Atemhilfsmuskulatur (sitzende Position).
▶ Tachypnoe (bis zu > 40–50/min).
▶ Tachykardie (kompensatorisch bei akuter Rechtsherzbelastung).
▶ **Im schweren Anfall:**
- Zyanose.
- Unfähigkeit zu Sprechen (Sprechdyspnoe).

Präklinische Diagnostik

▶ Klinisches Bild (Symptomatik, s.o.).
▶ Anamnese.
▶ **Pulsoxymetrie:** $pSaO_2$ im schweren Anfall erniedrigt.
▶ **Auskultation der Lunge:**
- *Exspiratorisches Giemen und Pfeifen.*
- *Im schweren Anfall:* Kein Atemgeräusch aufgrund schwerster Atemwegsobstruktion („Stumme Lunge").

▶ Blutdruckmessung.
▶ EKG.

Differentialdiagnose

▶ Obstruktion der oberen Atemwege.
▶ Asthma cardiale bei akuter Herzinsuffizienz.
▶ Atemwegsobstruktion nach Reizgasinhalation.
▶ Dekompensation bei COPD.

Erstdiagnostik in der Klinik

▶ **Blutgasanalyse:**
  – PaO_2 und $pSaO_2$ erniedrigt.
  – $PaCO_2$ zunächst erniedrigt (kompensatorische Hyperventilation); im schweren Anfall erhöht.
  – pH im schweren Anfall erniedrigt: kombinierte respiratorische und metabolische Azidose bei Erschöpfung der Atemmuskulatur.
▶ **Lungenfunktionsmessung:** Deutliche Verminderung des exspiratorischen Spitzenflows: „Peak flow" $< 50\%$ des für den Patienten besten Wertes bzw. < 120 l/min.
▶ **Röntgen-Thorax:** Pneumothorax?

Therapie

▶ **Ziele:**
  – Therapie oder Verhinderung der Hypoxie.
  – Ventilationsverbesserung durch Bronchodilatation.
  – Therapie der zugrundeliegenden Entzündung.
▶ **Lagerung:** Sitzend.
▶ **Sauerstoffzufuhr** 4 – 8 l über Sonde. Die Hypoxie im Asthmaanfall läßt sich meist relativ gut durch Sauerstoffzufuhr therapieren.
▶ **Bronchodilatation:**
  – β_2-*Mimetika:* Effektivste Medikamente zur Bronchodilatation.
    ● Fenoterol oder Salbutamol 2 – 4 Hübe p.i., ggf. wiederholt in Abständen von 5 – 10 Minuten.
    ● Systemische Zufuhr in schweren Fällen erwägen, wenn inhalative Zufuhr nicht möglich: z.B. Terbutalin 0,25 – 0,5 mg s.c oder Reproterol 0,9 mg (= 1 ml) langsam i. v..
  – *Methylxanthine:* Bronchodilatatorische Wirkung deutlich geringer als bei β_2-Mimetika.
    ● Erstdosis: Theophyllin 5 mg/kg KG (200 – 400 mg) langsam i.v.
    ● Unter Theophyllin-Dauermedikation: 1 – 2 mg/kg KG (50 – 150 mg) langsam i.v.
▶ **Antientzündliche Therapie mit Kortikosteroiden:**
  – z.B. Methylprednisolon 1 – 4 mg/kg (40 – 250 mg) i.v.
  – Sehr hohe Dosen (bis zu 10 mg/kg KG) haben keine nachweisbar bessere Effektivität.
  – Inhalative Kortikosteroide im Anfall wirkungslos.
▶ **Adjuvante Infusionstherapie:** Kristalloide zur Sekretverflüssigung, z.B. Ringer-Lösung 500 – 1000 ml i.v.

▶ **Intubation und Beatmung:** Nur bei persistierender Hypoxie und schwerster Atemnot:
- Indikation zur Beatmung beim Asthmaanfall streng stellen!
- *Narkoseeinleitung:* Propofol, Etomidate oder Ketamin bevorzugen.
- *Beatmung* mit ausreichend langer Exspirationszeit!
  - I/E: 1 : 2 oder 1 : 3.
  - Beatmungsfrequenz: 8 – 12/min.
  - In schweren Fällen: Patienten intermittierend (z. B. alle 3 – 6 Minuten) für 15 – 20 Sekunden vom Beatmungsgerät diskonnektieren, um eine vollständige Entleerung der Lunge zu ermöglichen.
  - Obere Druckbegrenzung: Ca. 40 mbar.

▶ *Beachte:*
- *Prinzipien der Beatmung im Asthmaanfall:*
  - Vermeidung von Hypoxie.
  - Keine Normoventilation auf Kosten hoher Atemwegsdrücke anstreben.
  - Hypoventilation tolerieren: Permissive Hyperkapnie.
- *Gefahren der Beatmung im Status asthmaticus:*
  - Überblähung der Lunge (air-trapping).
  - Barotrauma der Lunge: Pneumothorax.
  - Obstruktiver Schock bis hin zum Herz-Kreislaufstillstand durch intrathorakale Druckerhöhung.

▶ **Weitere Therapieaspekte:**
- Keine Sedierung des spontanatmenden Patienten!
- Keine Therapie der reaktiven Tachykardie mit β-Blockern!
- „Mukolytika" wie Ambroxol oder N-Acetylcystein sind im Asthmaanfall ohne nachgewiesenen Nutzen.

10.12 Chronisch obstruktive Lungenerkrankung (COPD)

Definition

▶ Alle chronischen obstruktiven Atemwegserkrankungen, die nicht unter die Diagnose „Asthma bronchiale" fallen; umfaßt im wesentlichen alle Formen der chronischen Bronchitis und des Lungenemphysems.

Pathophysiologie

▶ **Partiell irreversible Veränderungen der Bronchialschleimhaut und des Lungenparenchyms:**
- Umbau des Flimmerepithels.
- Verlust der Wandstabilität.
- Abbau funktionsfähigen Lungenparenchyms.
- Hyperreagibles Bronchialsystem mit Neigung zum Bronchospasmus.
- Zähes Bronchialsekret (Dyskrinie).

▶ **Oxygenierungsstörung:**
- Häufig chronische Hypoxämie.
- *Ursachen:*
  - Ventilations-Perfusions-Fehlverteilung.
  - Hyperkapnische Hypoxie.

► **Auswirkungen auf den Kreislauf:**
  – Chronische hypoxische pulmonale Vasokonstriktion.
  – Chronische Nachlasterhöhung für den rechten Ventrikel.
  – Chronisches Cor pulmonale.
► Erhöhte Atemarbeit.

Unterformen

► **Emphysem:** Häufig beim *pink puffer*-Typ:
  – Starke Dyspnoe.
  – Erheblich gesteigerte Atemanstrengung.
  – Keine Hyperkapnie.
  – Kein Cor pulmonale.
  – Keine ausgeprägte Hypoxie.
► **Chronische Bronchitis:** Häufig beim *blue boater*-Typ:
  – Keine Dyspnoe.
  – Hypoxie, Zyanose.
  – Hyperkapnie.
  – Cor pulmonale.

Auslöser einer Dekompensation

► Infektionen der Atemwege (häufigste Ursache).
► Linksherzdekompensation.

Symptomatik der COPD-Dekompensation

► Atemnot.
► Einsatz der Atemhilfsmuskulatur (sitzende Position).
► Tachypnoe.
► Tachykardie.
► Zyanose.
► Unfähigkeit zu Sprechen (Sprechdyspnoe).

Präklinische Diagnostik

► Klinisches Bild (Symptomatik, s.o.).
► Anamnese.
► **Pulsoxymetrie:** $pSaO_2$ erniedrigt.
► **Auskultation der Lunge:** Exspiratorisches Giemen.
► Blutdruckmessung.
► EKG.

Differentialdiagnose

► Asthma bronchiale.
► Obstruktion der oberen Atemwege.
► Asthma cardiale bei akuter Herzinsuffizienz.
► Atemwegsobstruktion nach Reizgasinhalation.

Erstdiagnostik in der Klinik

► **Blutgasanalyse:**
  – PaO_2 und $pSaO_2$ unter Raumluft erniedrigt.
  – $PaCO_2$ erhöht.

– pH erniedrigt; da viele COPD-Patienten chronisch an erhöhte $PaCO_2$-Werte adaptiert sind (normaler pH trotz Hyperkapnie: metabolische Kompensation einer respiratorischen Azidose), ist ein pH-Abfall für die Dekompensation pathognomonischer als erhöhte $PaCO_2$-Werte.

Therapie

Ziele:
– Therapie oder Verhinderung der Hypoxie.
– Ventilationsverbesserung durch Bronchodilatation.
– *In schweren Fällen:* Ventilationsunterstützung durch maschinelle Beatmung.
– *In der Klinik:* Behandlung der Dekompensationsursache (z.B. Antibiotikatherapie).

Lagerung: Sitzend.

Sauerstoffzufuhr: Vorsichtig 1–8 l über Sonde. Die Hypoxie läßt sich meist relativ gut durch Sauerstoffzufuhr therapieren.

▶ *Beachte:*
- Gefahr der Hypoventilation durch Reduktion des hypoxischen Atemantriebs! Genaue Überwachung des Patienten, ggf. Intubation und Beatmung (S. 103)! Beachte jedoch:
- Auch beim Patienten mit COPD muß eine Hypoxie unter sorgfältiger Überwachung der Atmung durch Sauerstoffgabe therapiert werden, bis eine $pSaO_2 > 85–90\%$ erzielt wird.

Bronchodilatation:
– β_2-*Mimetika:* Fenoterol oder Salbutamol 2–4 Hübe p.i., ggf. wiederholt.
– *Methylxanthine:*
- Erstdosis: Theophyllin 5 mg/kg KG (200–400 mg) langsam i. v.
- Unter Theophyllin-Dauermedikation: 1–2 mg/kg KG (50–150 mg) langsam i. v.
- Dann kontinuierlich 0,5–1 mg/kg KG/h i. v.

Antientzündliche Therapie mit Kortikosteroiden:
– z.B. Methylprednisolon 0,5 mg/kg KG (40 mg) i. v.
– Stellenwert der Kortikosteroide bei dekompensierter COPD ungesichert.
– Stellenwert inhalativer Kortikosteroide zur Therapie der Dekompensation ungesichert.

Intubation und Beatmung: Durchführung nur bei persistierender Hypoxie und schwerster Atemnot:
– *Indikation* für die Beatmung bei COPD streng stellen!
– *Narkoseeinleitung:* Propofol, Etomidate oder Ketamin bevorzugen.
– *Beatmung* mit ausreichend langer Exspirationszeit!
- I/E: 1 : 2 oder 1 : 3.
- Beatmungsfrequenz: 8–12/min.
- In schweren Fällen: Patienten intermittierend (z.B. alle 3–6 Minuten) für 15–20 Sekunden vom Beatmungsgerät diskonnektieren, um eine vollständige Entleerung der Lunge zu ermöglichen.
- Obere Druckbegrenzung: Ca. 40 mbar.

Beachte:
– *Prinzipien der Beatmung bei COPD:*
- Vermeidung von Hypoxie.
- Keine Normoventilation auf Kosten hoher Atemwegsdrücke anstreben.
- Hypoventilation tolerieren: Permissive Hyperkapnie.

– *Gefahren der Beatmung bei COPD:*
  - Überblähung der Lunge (air-trapping).
  - Barotrauma der Lunge: Pneumothorax.
  - Obstruktiver Schock bis hin zum Herz-Kreislaufstillstand durch intrathorakale Druckerhöhung.

▶ **Weitere Therapieaspekte:**
  - „Mukolytika" wie Ambroxol oder N-Acetylcystein sind ohne nachgewiesenen Nutzen.
  - Keine Verbesserung der Sekretmobilisation durch Volumenzufuhr (im Gegensatz zur Asthmatherapie).

10.13 Angioödem

Definition
....
▶ Flüchtige, in unregelmäßigen Abständen auftretende Ödeme der Haut, des Magen-Darm-Trakts, der Zunge, der Glottis, des Larynx.
▶ **Synonyma:** Quincke-Ödem, angioneurotisches Ödem.

Formen
....
▶ **Histamin-vermitteltes Angioödem:**
  - Häufigste Form.
  - Beginn oft im Erwachsenenalter.
  - Oft Urtikaria in der Anamnese.
  - Ursache/Aulöser meist unbekannt.
  - Ödemlokalisation meist periorbital und an den Lippen.
  - *Rettungsmedizinisch relevante Manifestation:* Glottis- bzw. Larynxödem: Selten, aber möglich.
▶ **Angioödem durch C1-Esterase-Inhibitor-Mangel:**
  - Deutlich selteneres Vorkommen (ca. 50–100× seltener als die Histamin-vermittelte Form).
  - Meist hereditär (autosomal dominant) durch absoluten Mangel an C1-Esterase-Inhibitor oder Mangel an funktionell intaktem C1-Esterase-Inhibitor.
  - Sehr selten erworbene Formen, z. B. bei malignen Erkrankungen oder Autoantikörperbildung gegen C1-Esterase-Inhibitor.
  - Beginn meist im Kindes- oder Jugendalter.
  - Auslöser: z. B. Traumen, Operationen, Aufregung.
  - Ödemlokalisation meist fazial, an den Extremitäten oder am Stamm; oder gastrointestinale Symptommanifestation (abdominale Schmerzattacken).
  - Rettungsmedizinisch relevante Manifestation: Glottis- bzw. Larynxödem: Relativ selten, jedoch Haupttodesursache der Patienten mit C1-Esterase-Inhibitor-Mangel.
  - Therapeutisch meist Substitution von C1-Esterase-Inhibitor wirksam.
▶ **Angioödem nach Einnahme von ACE-Hemmern:**
  - Angiotensin-Coverting-Enzyme-Inhibitoren (ACE-Hemmer) sind Mittel der Wahl zur Therapie der Herzinsuffizienz und werden daher häufig verordnet.
  - Sie führen u. a. zur Erhöhung der Bradykinin-Konzentration.
  - Gelegentlich Entwicklung eines Quincke-Ödems als Nebenwirkung.

Symptomatik

▶ Ödeme der Haut (vor allem im Gesicht) oder (soweit sichtbar) der Schleimhaut (Lippe, Zunge).
▶ Ggf. Luftnot, Stridor und Ersticken bei oberer Atemwegsobstruktion durch Glottis- bzw. Larynxödem.

Diagnostik

▶ Klinisches Bild.
▶ Anamnese (C1-Esterase-Inhibitor-Mangel bekannt? Familiäre Häufung? Einnahme von ACE-Hemmern?).
▶ Auskultation.
▶ Pulsoxymetrie.

Therapie

▶ *Beachte:* Nur erforderlich bei Zeichen des Glottis- bzw. Larynxödems.
▶ **Sauerstoffgabe** 4–8 l/min.
▶ **Atemwegsmanagement:**
 – Ggf. *Intubation und Beatmung.*
 – Wenn Intubation unmöglich: *Koniotomie.*
▶ **Antihistaminika und Kortikosteroide:** Wirksam nur bei Histamin-vermitteltem Angioödem; z.B.
 – *Clemastin* 2–4 mg i.v.
 – *Methylprednisolon* 250 mg i.v.
▶ **In der Klinik:** Bei C1-Esterase-Inhibitor-Mangel an Substitution des Enzyms denken: 1000–2000 I.E. C1-Esterase-Inhibitor-Konzentrat oder 4–6 Einheiten Fresh frozen plasma (FFP).

10.14 Primäres Oxygenierungsversagen

Ursachen

▶ **Lungenödem:**
 – Kardiogenes Lungenödem (Linksherzinsuffizienz, S. 337).
 – Nicht-kardiogenes Lungenödem (S. 339).
▶ Pneumonie.
▶ Inhalationstrauma (S. 535).
▶ ALI, ARDS (S. 339).

Pathophysiologie

▶ **Ventilations/Perfusions-Störungen:** Verminderung der alveolären Ventilation im Verhältnis zur pulmonalkapillären Durchblutung.
 – *Folgen:*
  • Venöse Beimischung des arteriellen Blutes bzw. Rechts-Links-Shunt.
  • Abnahme des Sauerstoffpartialdrucks im arteriellen Blut.
 – *Entscheidende klinische Ursache* für alle primären Oxygenierungsstörungen.
▶ **Diffusionsstörungen:** Spielen klinisch keine wesentliche Rolle.
▶ **Shuntterminologie:**
 – *Rechts-Links-Shunt:* Venöse Beimischung durch Lungenbezirke mit erhaltener Perfusion, aber verminderter oder fehlender Belüftung.

– *Effektiver Rechts-Links-Shunt:* Das venöse Blut fließt durch Alveolarbezirke, die schlecht ventiliert werden.
– *Wahrer Rechts-Links-Shunt:* Das Blut fließt durch Alveolarbezirke, die gar nicht ventiliert werden, oder es fließt überhaupt nicht durch Alveolarbezirke (sog. anatomischer Shunt).
– *Funktioneller Rechts-Links-Shunt:* Die aus effektivem und wahrem Shunt resultierende venöse Gesamtbeimischung.

Folgen

▶ Hypoxie.
▪ Zunächst fehlende oder geringe Beeinträchtigung der CO_2-Abgabe: Aufgrund reaktiver Hyperventilation zunächst oft Hypokapnie.
▶ Später Hyperkapnie.
▶ Verminderung der effektiven Gasaustauschfläche (FRC).
▶ Verminderung des intrapulmonalen Gasvolumens.

Symptomatik

▶ Reaktive Tachypnoe.
▶ Reaktive Tachykardie.
▶ Dyspnoe.
▶ Respiratorische Erschöpfung.
▶ Kaltschweißigkeit.
▶ Zyanose.

Allgemeine Therapie

▶ **Wichtigstes Ziel:** Beseitigung der Hypoxie, d.h. Erzielung einer Sauerstoffsättigung von > 90 % durch:
– Erhöhung der inspiratorischen Sauerstoffkonzentration.
– Bei schweren Oxygenierungsstörungen Intubation und Beatmung (mit PEEP).
▶ **Erhöhung der inspiratorischen Sauerstoffkonzentration:** Sauerstoffzufuhr über Sonde. Auswirkungen auf die Oxygenierung:
– *Überwiegendes Vorliegen eines effektiven Shunts:* Erhöhung der Sauerstoffkonzentration in den schlecht belüfteten Alveolen; dadurch Erhöhung des PaO_2.
– *Überwiegendes Vorliegen eines wahren Shunts:* Keine oder nur geringfügige Erhöhung des PaO_2.
▷ **Beachte:**
  • Bei den meisten primären Oxygenierungsstörungen gleichzeitiges Vorliegen beider Shuntformen in unterschiedlichem Verhältnis; daher:
  • Erhöhung der inspiratorischen Sauerstoffkonzentration bzw. Sauerstoffzufuhr immer sinnvoll, wenn auch nicht immer gleich effektiv.
▶ **Intubation und Beatmung:** Indiziert bei persistierender Hypoxie oder Erschöpfung. Bei schweren Oxygenierungsstörungen Beatmung möglichst mit PEEP. Auswirkungen:
– *Erhöhung des intrapulmonalen Volumens*, Erhöhung der FRC, Vergrößerung der Gasaustauschfläche und Verminderung des Rechts-Links-Shunts.
– Dadurch Verbesserung der Oxygenierung.
▶ **Therapie der Grunderkrankung**, wenn möglich, z.B.:
– *Vorlastsenkung:* Nitroglycerin beim kardialen Lungenödem (S. 338).
– *Inotropiesteigerung:* Katecholamine bei Linksherzinsuffizienz (S. 338).
– *Diuresesteigerung:* Furosemid bei Lungenödem durch Linksinsuffizienz und Überwässerung (S. 338 und 406).
– *Kortikosteroide* beim toxischen Lungenödem (S. 535).

0.15 Kardiogenes Lungenödem, Hochdrucklungenödem

Definition

Pathologische Zunahme des extravaskulären Lungenwassers durch erhöhten pulmonalen Kapillardruck.

Ursachen

Herzversagen (S. 356) **bzw. kardiogener Schock** (S. 346): Linksherzinsuffizienz durch Pumpversagen oder Rhythmusstörungen.
Seltener: Überwässerung (Hyperhydratation, S. 405).

Pathophysiologie

Zunächst Entwicklung eines **interstitiellen Lungenödems**:
- Verminderung der Lungendehnbarkeit (Complianceabnahme).
- Einengung der kleinen Atemwege.
- Erhöhung des Atemwegswiderstands bis hin zum *Asthma cardiale*.
- Erhöhung der Atemarbeit.
- Keine wesentliche Oxygenierungsstörung.

Dann zusätzlich Entwicklung eines **alveolären Lungenödems**:
- Übertritt des Transsudats in die Alveolarräume: *alveolar flooding.*
- *Folge:* Oxygenierungsstörungen aufgrund eines erhöhten Rechts-Links-Shunt bei verminderter Gasaustauschfläche; Diffusionsstörungen spielen eine untergeordnete Rolle.

Sekundär evtl. Ausbildung von **Kapillarpermeabilitätsstörungen**.

Symptomatik

Tachypnoe.
Dyspnoe.
Orthopnoe: Typischerweise Besserung der Atemnot im Sitzen (Entlastung des Herzens durch Verminderung des venösen Rückstroms).
Zyanose.
Herzrasen.
Asthma cardiale.
Gelegentlich blutig-schaumiger Auswurf.
Gestaute Halsvenen.

Präklinische Diagnostik

Klinische Symptomatik (s. o.).
Anamnese: Hinweise auf eine chronische Herzinsuffizienz.
Blutdruckmessung: Blutdruck hoch ($RR_{syst} > 200$ mmHg; reflektorische Vasokonstriktion), normal oder niedrig ($RR_{syst} < 90$ mmHg; kardiogener Schock).
EKG: Meist Tachykardie.
Auskultation: Grob- oder feinblasige Rasselgeräusche über der Lunge.
Pulsoxymetrie: $pSaO_2$ unter Raumluftatmung erniedrigt ($< 90\%$).
Weitere Zeichen des Herzversagens (S. 356) bzw. kardiogenen Schocks (S. 346).

Erstdiagnostik in der Klinik

▶ **Röntgen-Thorax:** Typischerweise perihiläre, symmetrische, schmetterlingsförmige Stauungszeichen.
▶ **Zentraler Venenkatheter:** ZVD erhöht.
▶ **Pulmonaliskatheter:** PCWP erhöht, HZV meist erniedrigt.
▶ **Blutgasanalyse:** PaO_2 erniedrigt, $PaCO_2$ zunächst erniedrigt oder normal, später erhöht.
▶ **Echokardiographie:** Myokardiale Kontraktilitätsstörungen, erhöhtes enddiastolisches Volumen.

Differentialdiagnose

▶ Lungenödem anderer Genese (nicht-kardiales Lungenödem).
▶ Asthma bronchiale.
▶ Dekompensation bei COPD.

Therapie

▶ **Ziel:** Verbesserung der respiratorischen und kardiozirkulatorischen Störungen durch:
  – *Oxygenierungsverbesserung:* Erhöhung der inspiratorischen Sauerstoffkonzentration.
  – *Ventilationsverbesserung:* Bei schweren Oxygenierungsstörungen Intubation und Beatmung (mit PEEP).
  – *Entlastung des Herzens:* Vorlastsenkung, evtl. Nachlastsenkung.
  – *Verbesserung der myokardialen Pumpleistung:* Inotropieverbesserung, Therapie bradykarder oder tachykarder Rhythmusstörungen.
▶ **Respiratorische Therapie:**
  – *Sauerstoff* 4 – 8 l per Sonde.
  – *Intubation und Beatmung:* Indiziert bei trotz Sauerstoffzufuhr erniedrigter $pSaO_2 < 85 – 90\%$, am besten mit niedrigem PEEP (bis 5 cm H_2O).
  – *Bronchodilatation:* Bei ausgeprägtem exspiratorischen Stridor β_2-Mimetika, z.B. Fenoterol 2 Hübe p.i. und/oder Methylxanthine, z.B. Theophyllin 200 – 400 mg i.v.
▶ **Kardiozirkulatorische Therapie bei hohem oder normalem Blutdruck:**
  – *Lagerung:* Sitzend, am besten mit herabhängenden Beinen (Minderung des venösen Rückstroms).
  – *Vorlastsenkung:* Nitroglycerin 2 Hübe s.l., evtl. wiederholt alle 5 – 10 Minuten oder 0,3 – 3 µg/kg KG/min i.v.
  – *Diuresesteigerung:* Furosemid 10 – 80 mg i.v. (Höhe der „Standardinitialdosierung" umstritten)
  – *Inotropiesteigerung:* Evtl. Katecholamine, z.B. Dobutamin 3 – 10 µg/kg KG/min i.v. oder in Kombination mit Dopamin.
  – *Antiarrhythmika,* wenn erforderlich.
  – Ggf. *Sedierung,* z.B. Diazepam 5 mg i.v. oder Morphin 2 – 5 mg i.v.
  – *Unblutiger Aderlaß mittels rotierender Tourniquets:* Wenig effektiv und daher obsolet; Vorgehen:
    • Anlegen von 4 Blutdruckmanschetten an allen 4 Extremitäten möglichst weit proximal.
    • Intermittierende Erzeugung einer venösen Stauung an je 3 Extremitäten gleichzeitig.
    • Die 4. Extremität jeweils zur Durchblutung freigeben.

▶ **Kardiozirkulatorische Therapie bei niedrigem Blutdruck und im kardiogenen Schock** (S. 346):
  – *Lagerung:* Flachlagerung.
  – *Inotropiesteigerung:* Dopamin 2 – 20 µg/kg KG/min i. v., evtl. in Kombination mit Dobutamin.
  – *Antiarrhythmika,* wenn erforderlich.
  – *Diuretika- und Vasodilatatortherapie* (s. o.): Erst nach Blutdruckstabilisierung.

10.16 Nicht-kardiogenes Lungenödem, ALI und ARDS

Definitionen
....

▶ **Nicht-kardiogenes Lungenödem:** Pathologische Zunahme des extravaskulären Lungenwassers ohne erhöhten pulmonalen Kapillardruck (PCWP < 18 mmHg).
▶ **Acute lung injury (ALI):** Nicht-kardiogenes Lungenödem mit deutlichen Oxygenierungsstörungen (PaO_2/FiO_2 < 300 mmHg).
▶ **Acute respiratory distress syndrome (ARDS):** Nicht-kardiogenes Lungenödem mit schweren Oxygenierungsstörungen (PaO_2/FiO_2 < 200 mmHg).

Ursachen
....

▶ **Direkter Lungenschaden über die Luftwege:**
  – Pneumonie.
  – Inhalation toxischer Substanzen (Reizgase, S. 535).
  – Aspiration von Mageninhalt.
  – Beinahe-Ertrinken (S. 483).
▶ **Direkter, traumatischer Lungenschaden:**
  – Lungenkontusion (Thoraxtrauma, S. 455).
▶ **Indirekter Lungenschaden über die Blutbahn:**
  – Schock jeglicher Genese (S. 344).
  – Sepsis.
  – Polytrauma (S. 465).
  – Verbrennungen (S. 468).
  – Pankreatitis.
  – Schädel-Hirntrauma, Hirnödem (neurogenes Lungenödem).
  – Fettembolie.
  – Medikamente (Heroin, β_2-Mimetika).
▶ **Lungenembolie** (S. 281): Pathogenese des Lungenödems nicht genau geklärt.
▶ **Tauchunfall** (S. 485): Dekompressionsphase.
◼ *Beachte:* Im Rettungsdienst Überwiegen des direkten Lungenschadens, in der Klinik (Intensivstation) Überwiegen des indirekten Lungenschadens, der sich meist verzögert ausbildet (> 12 Stunden Latenzzeit).

Pathophysiologie
....

▶ **Häufigster Pathomechanismus:** Permeabilitätsödem:
  – *Störung der Kapillarpermeabilität* durch:
    • Endogene Toxine (Proteasen, Sauerstoffradikale).
    • Exogene Toxine (Reizgase).
  – Übertritt intravasaler Flüssigkeit und Proteine in pathologischem Ausmaß ins Interstitium und den Alveolarraum.

▶ **Seltenere Pathomechanismen:**
  – *Erniedrigung des kolloidosmotischen Drucks:* Hungerödeme, nephrotisches Syndrom.
  – *(Relative) Senkung des intraalveolären Luftdrucks:* z. B. Tauchunfälle in der Kompressionsphase beim Abtauchen (theoretisch möglich, praktisch ohne Bedeutung; S. 485).
  – Behinderungen des Lymphabflusses.

Symptomatik

▶ Tachypnoe, Dyspnoe, Zyanose.
▶ Herzrasen.
▶ **Besonders bei Inhalationstrauma:** Gelegentlich Asthma-bronchiale-ähnliches Bild durch Bronchospasmus.

Präklinische Diagnostik

▶ Klinische Symptome (s. o.).
▶ **Akutanamnese:** z. B. Thoraxtrauma, Inhalationstrauma.
▶ **Blutdruck:** Unspezifische Veränderungen.
▶ **EKG:** Tachykardie.
▶ **Auskultation:** Grob- oder feinblasige Rasselgeräusche über der Lunge.
▶ **Pulsoxymetrie:** $pSaO_2$ unter Raumluftatmung erniedrigt ($< 90\%$).

Erstdiagnostik in der Klinik

▶ **Röntgen-Thorax:** Typischerweise diffuse, „schneegestöberähnliche" Transparenzminderungen.
▶ **Zentraler Venenkatheter:** ZVD erniedrigt.
▶ **Pulmonaliskatheter:** PCWP erniedrigt, HZV oft erhöht.
▶ **Blutgasanalyse:** PaO_2 erniedrigt, $PaCO_2$ zunächst erniedrigt oder normal, später erhöht.

Differentialdiagnose

▶ Kardiogenes Lungenödem (S. 337).

Therapie

▶ **Ziele:**
  – Verbesserung der Oxygenierung.
  – Verhinderung eines weitergehenden Kapillarschadens; therapeutische Möglichkeiten jedoch begrenzt.
▶ **Sauerstoffgabe** 4 – 8 l/min.
▶ Ggf. **Intubation und Beatmung**, am besten mit PEEP 5 – 10 mbar. Es gibt jedoch keine klinischen Beweise für die Effektivität einer „prophylaktischen PEEP-Beatmung" im Hinblick auf die spätere Entwicklung eines ARDS.
▶ **Bei Inhalationstrauma** zusätzlich:
  – *Kortikoide* zur Begrenzung des Alveolar- und Kapillarschadens, z. B. Budesonid 2 Hübe p.i. alle 5 Minuten, in schweren Fällen auch Methylprednisolon 250 mg i. v. (ungesicherte Effektivität).
  – Bronchodilatatoren bei ausgeprägtem Bronchospasmus, z. B. Fenoterol 2 Hübe p.i., evtl. wiederholen.

11 Leitsymptom: Hypotension

11.1 Hypotension: Übersicht

Definition

▶ **Hypotension (Hypotonie):** Systolischer Blutdruck < 110 mmHg beim Mann (< 100 mmHg bei der Frau) und diastolischer Blutdruck < 60 mmHg.

Ursachen

▶ **Konstitutionell:** Ohne Zeichen der Gewebsminderperfusion; kein rettungsmedizinischer Interventionsbedarf.
▶ **Symptomatisch:** Mit oder ohne Zeichen der Gewebsminderperfusion, z. B.:
  – *Hormonelle Störungen:*
    • Morbus Addison (S. 358).
    • Hypothyreose (S. 302).
  – *Medikamenteninduziert:* Mit oder ohne Zeichen der Gewebsminderperfusion, z. B.:
    • Benzodiazepine, Barbiturate, Narkosemittel.
    • β-Blocker, α-Blocker, ACE-Hemmer, Kalziumkanal-Blocker.
  – *Schock:* Mit Zeichen der Gewebsminderperfusion (S. 344):
    • Hypovolämischer Schock (S. 349): Blutverlust, Volumenverlust.
    • Kardiogener Schock (S. 346): z. B. Myokardinfarkt.
    • Obstruktiver Schock (S. 348): z. B. Lungenembolie.
    • Distributiver Schock (S. 351): z. B. Anaphylaxie (S. 359), Sepsis, Neurotrauma.
▶ **Orthostase:** Mit vorübergehenden Zeichen der Gewebsminderperfusion: Vasovagale Synkope (S. 355).

Pathophysiologie

▶ **Prinzipielle Mechanismen der Hypotension**: Störungen der „kardiovaskulären Triade" (Tab. 13):
  – *Reizleitungssystem:* Frequenzstörungen.
  – *Myokard:* Pumpschwäche.
  – *Gefäßsystem:* Volumenmangel (absolut oder relativ).
▶ **Frequenzstörungen:**
  – *Zu langsam:* Ungenügendes Hezminutenvolumen; kann zum kardiogenen Schock führen.
  – *Zu schnell:* Ungenügendes Hezminutenvolumen; kann zum kardiogenen Schock führen.
▶ **Pumpschwäche:**
  – *Primär:* Direkte Störungen der myokardialen Kontraktilität; können zum kardiogenen Schock führen.
  – *Sekundär:* Indirekte Störungen der myokardialen Kontraktilität bei zunächst prinzipiell gesundem Myokard; können zum obstruktiven oder kardiogenen Schock führen.
▶ **Volumenmangel:**
  – *Absolut:* Verminderung des intravaskulären Volumens; kann zum hypovolämischen Schock führen.

Tabelle 13 · Auslöser und Ursachen einer Hypotension (Beispiele)

Frequenzstörungen	Pumpschwäche	Volumenmangel
Zu langsam:	*Primär:*	*Absolut:*
Sinusbradykardie	Myokardinfarkt	Blutung
AV-Block	Myokarditis	Gastrointestinale Verluste
Herzschrittmacherausfall	Kardiomyopathie	Renale Verluste
	Akute Aorteninsuffizienz	Schwitzen
	Papillarmuskelruptur	Nebennierenrindeninsuffizienz (Aldosteron)
	Septumruptur	
Zu schnell:	*Sekundär:*	*Relativ (Vasodilatation):*
Sinustachykardie	Medikamente	ZNS-Trauma (SHT)
Vorhofflattern	Herzbeuteltamponade	Rückenmarkstrauma
Vorhofflimmern	Lungenembolie	Nebennierenrindeninsuffizienz (Kortisol)
Paroxysmale supraventrikuläre Tachykardie	Vorhofmyxome	Sepsis
Kammertachykardie		Anaphylaxie

- *Relativ:* Inadäquate Vasodilatation und Verminderung des peripheren Widerstandes; kann zum distributiven Schock führen.

Symptomatik

- ▶ Palpatorisch verminderter Pulsdruck.
- ▶ Ggf. Tachykardie oder Bradykardie.
- ▶ Ggf. **Zeichen des Herzversagens:**
  - Lungenödem.
  - Gestaute Halsvenen.
- ▶ Ggf. **Zeichen des Volumenmangels:**
  - Kollabierte Halsvenen.
  - Tachykardie.
- ▶ Evtl. **Zeichen der Gewebsminderperfusion:**
  - Verlängerte kapilläre Reperfusionszeit.
  - Angina pectoris.
  - Bewußtseinsstörungen.
  - Anurie, Oligurie.
  - *Labor:* Laktazidose, deutliches Basendefizit.

Präklinische Diagnostik

- ▶ Pulsmessung.
- ▶ Blutdruckmessung.
- ▶ EKG.
- ▶ Kapilläre Reperfusionszeit.
- ▶ Pulsoxymetrie (wenn aufgrund der oft vorhandenen Vasokonstriktion möglich).
- ▶ Anamnese, äußere Umstände.

Weiterführende Diagnostik in der Klinik

▶ 12-Kanal-EKG.
▶ Laborchemische Untersuchung („Herzenzyme", pH, Laktat, Hb, Hkt).
▶ ZVD.
▶ Pulmonaliskatheter: PCWP, HZV.
▶ Echokardiographie.

Allgemeine Therapie

▶ **Prinzipielle Ziele:**
 – Korrektur der zugrundeliegenden Störung.
 – Aufrechterhaltung oder Wiederherstellung einer ausreichenden Organperfusion, insbesondere des Gehrins und der Koronarien.
 – Aufrechterhaltung oder Wiederherstellung eines adäquaten Perfusionsdrucks.
 – Aufrechterhaltung oder Wiederherstellung einer ausreichenden Oxygenierung.
▶ **Immer indiziert:**
 – *Sauerstoffgabe* 4 – 8 l/min.
 – *Intubation und Beatmung:* Bei anhaltender Bewußtlosigkeit und Ateminsuffizienz.
▶ **Frequenzstörungen:** (Ausreichende) Normalisierung der Herzfrequenz:
 – *Zu langsam:*
  ● Atropin 0,5 – 3 mg i.v.
  ● Adrenalin 10 – 100 µg i.v.
  ● Herzschrittmacher (S. 148).
 – *Zu schnell:*
  ● Antiarrhythmika (S. 178).
  ● Kardioversion/Defibrillation (S. 142).
▶ **Pumpschwäche:** Pharmakologische Unterstützung der myokardialen Kontraktilität, evtl. gleichzeitige Entlastung des Myokards; bei sekundären Problemen möglichst Beseitigung der Ursache:
 – *Primär:*
  ● Katecholamine, z.B. Dopamin oder Dobutamin 2 – 10 µg/kg KG/min i.v.; Adrenalin 0,05 – 0,5 µg/kg KG/min i.v.
  ● Bei mäßiger Hypotension evtl. plus Nitrate, z.B. Nitroglycerin 1 – 4 µg/kg KG/min i.v.
 – *Sekundär:* Je nach Ursache, z.B.:
  ● Herzbeuteltamponade → Perikardpunktion (S. 133).
  ● Lungenembolie → Lysetherapie (S. 175).
▶ **Volumenmangel:** Ausreichende Auffüllung des intravaskulären Volumens, evtl. zusätzlich Tonisierung der Gefäßperipherie:
 – *Absoluter Volumenmangel:*
  ● Schocklagerung.
  ● Kristalloide 500 – 1500 ml i.v. oder mehr.
  ● Kolloide 500 – 1500 ml i.v. oder mehr.
  ● Evtl. plus Akrinor 0,5 – 2 ml i.v.
  ● Evtl. plus Katecholamine (s.o.).
 – *Relativer Volumenmangel:*
  ● Schocklagerung.
  ● Kristalloide oder Kolloide 500 – 1500 ml i.v. oder mehr.
  ● Plus Vasokonstriktoren, z.B. Akrinor 1 – 2 ml i.v., Dopamin 5 – 20 µg/kg KG/min; Adrenalin oder Noradrenalin 0,1 – 0,5 µg/kg KG/min.

11.2 Schock: Übersicht

Definition

▶ Durch Kreislaufversagen hervorgerufene kritische Organminderdurchblutung mit Störung der zellulären Sauerstoffversorgung.

Einteilung der Schockformen und prinzipielle Ursachen

▶ **Einteilung** (nach Weil):
  - *Kardiogener Schock* durch akutes Herzversagen (S. 346).
  - *Obstruktiver Schock* durch Obstruktion der großen Gefäße (S. 348).
  - *Hypovolämischer Schock* durch akuten Volumenmangel (S. 349).
  - *Distributiver Schock* durch akutes Versagen der Mikrozirkulation (S. 351).
▶ **Andere übliche Schockbezeichnungen** lassen sich unter eine der 4 genannten Schockformen subsumieren bzw. stellen eine Kombination aus mehreren der 4 genannten Schockformen dar:
  - *Hämorrhagischer Schock:* Akuter Blutverlust; Sonderform des hypovolämischen Schocks (S. 349).
  - *Anaphylaktischer/anaphylaktoider Schock:* Mikrozirkulationsversagen aufgrund einer schweren, akuten Unverträglichkeitsreaktion; Sonderform des distributiven Schocks (S. 353).
  - *Neurogener Schock:* Mikrozirkulationsversagen aufgrund einer akuten neurogenen Fehlregulation; Sonderform des distributiven Schocks (S. 353).
  - *Septischer Schock:* Durch schwere Infektion ausgelöstes Mikrozirkulationsversagen mit Hypovolämie und Myokarddepression; Sonderform des distributiven Schocks mit Komponenten des hypovolämischen und kardiogenen Schocks.
  - *Hypoglykämischer Schock:* Laut Schockdefinition unzutreffende Bezeichnung der akuten Hypoglykämie (S. 298). Eine zirkulatorische Störung liegt primär nicht vor, sondern eine Unterversorgung der Zellen mit dem Substrat Glukose.

Schockfolgen

▶ Mißverhältnis zwischen zellulärem Sauerstoffangebot und Sauerstoffbedarf.
▶ Gewebshypoxie.
▶ **Organschäden, Organversagen, Multiorganversagen**, v. a.:
  - Zerebrale Schäden.
  - Lungenversagen (nicht-kardiogenes Lungenödem, ARDS).
  - Nierenversagen, Leberversagen.
▶ Disseminierte intravasale Gerinnung (DIC).
▶ Systemic inflammatory response syndrome (SIRS; S. 354).

Pathophysiologie

▶ **Wichtige, an der Entwicklung der Organschäden beteiligte Faktoren:**
  - Hypoxie.
  - Reperfusion.
  - Überaktivierung bzw. Fehlregulation des Immunsystems.
  - Mediatorfreisetzung (Zytokine, Lipidmediatoren, Sauerstoffradikale).
▶ **Gegenregulation bzw. Kompensationsmechanismen** des Organismus:
  - Endogene Katecholaminfreisetzung.
  - Erhöhte Sauerstoffausschöpfung.
  - Tachykardie.
  - Vasokonstriktion.

Allgemeine Schocksymptomatik

▶ Blutdruckabfall, Hypotension.
▶ Tachykardie (selten Bradykardie).
▶ Blasse, kaltschweißige Haut (seltener rote, warme Haut).
▶ Bewußtseinsstörung (Somnolenz, Sopor, Koma).
▶ Verzögerte oder fehlende kapilläre Reperfusion.
▶ Verminderte Urinproduktion.

Laborchemische Zeichen

▶ Azidose.
▶ Basendefizit (negativer Base-Excess).
▶ Laktatämie bzw. Laktazidose.

Diagnostik

▶ **Präklinisch:**
  – Schocksymptome (s. o.).
  – Anamnestische Hinweise auf zugrundeliegende Erkrankung und/oder auslösendes Ereignis.
  – Klinische Untersuchung, insbesondere Inspektion der (Hals)Venenfüllung.
  – Blutdruckmessung.
  – EKG.
  – Kapilläre Reperfusionszeit.
  – Pulsoxymetrie.
▶ **In der Klinik** zusätzlich:
  – Invasive Blutdruckmessung.
  – Zentraler Venendruck (ZVD).
  – HZV und PCWP (Pulmonaliskatheter).
  – Laborchemische Untersuchungen inkl. Blutgasanalyse.

Schockausprägung

▶ **Kompensierter Schock:**
  – Partiell ausgeprägte Schocksymptome.
  – *Keine Hypotension* ($RR_{syst} \geq 90$ mmHg): Blutdruckaufrechterhaltung durch Vasokonstriktion aufgrund endogener oder exogen zugeführter Katecholamine.
  – Dennoch bereits eingeschränkte Organdurchblutung.
▶ **Dekompensierter Schock:**
  – Voll ausgeprägte Schocksymptome.
  – Hypotension ($RR_{syst} < 90$ mmHg).
  – Versagen der Kompensationsmechanismen.

Allgemeine Therapie

▶ **Ziele:**
  – Beseitigung der Schockursache, wenn möglich.
  – Wiederherstellung eines ausreichenden Blutdrucks.
  – Wiederherstellung eines ausreichenden Blutflusses (Herzminutenvolumens) bzw. einer ausreichenden Organdurchblutung.
  – Wiederherstellung eines ausreichenden Sauerstoffangebots.
▶ **Sauerstoffzufuhr**, ggf. Intubation und Beatmung.

▶ **Katecholamintherapie:** Insbesondere beim kardiogenen, obstruktiven und distributiven Schock, z.B. Dopamin 2–20 µg/kg KG/min.
▶ **Volumentherapie:** Insbesondere beim hypovolämischen und distributiven Schock, z.B. Ringer-Lösung und/oder HAES 200 10% 500–1500 ml i.v. oder mehr.
  ◪ *Beachte:* Vorsichtige Volumenzufuhr beim kardiogenen Schock!
▶ **Adäquate Lagerung:**
  – *Schocklagerung* besonders beim hypovolämischen und distributiven Schock.
  – *Flachlagerung* im dekompensierten obstruktiven und kardiogenen Schock.
  – *Oberkörperhochlagerung* im kompensierten kardiogenen Schock.
▶ **Azidoseausgleich:** Pufferung mit Natriumbikarbonat ist eine symptomatische Maßnahme ohne erwiesenen günstigen Effekt und mit potentiell gefährlichen Nebenwirkungen. Daher umstritten.
  ◪ *Beachte:* Eine präklinische Blindpufferung der vermuteten Azidose ist nicht indiziert!

11.3 Kardiogener Schock

Definition
▶ Kritisch verminderter Herzauswurf bzw. vermindertes Herzminutenvolumen aufgrund eines Herzversagens.

Ursachen
▶ **Kontraktilitätsstörungen des linken und/oder rechten Ventrikels:**
  – Myokardinfarkt (S. 275).
  – Kardiomyopathie.
  – Hypoxie, Azidose (S. 396).
  – *Medikamenteninduziert:* Überdosierung von β-Blockern, Kalziumkanal-Blockern, Antiarrhythmika.
▶ **Arrhythmien** (S. 366):
  – Tachyarrhythmien.
  – Bradyarrhythmien.
▶ **Herzklappenfehler:**
  – Akute Aortenklappeninsuffizienz.
  – Akute Mitralklappeninsuffizienz.
▶ **Herzkontusion.**
▶ **Ruptur von Herzstrukturen:**
  – Ventrikelseptumruptur.
  – Papillarmuskelruptur.

Symptomatik
▶ Allgemeine Schocksymptome (S. 345).
▶ **Symptome des Vorwärtsversagens:** Hypotension.
▶ **Symptome des Rückwärtsversagens:** Venöse Stauung.
  – *Linksherzversagen:* Lungenödem (S. 337).
  – *Rechtsherzversagen:* Gestaute Halsvenen.

Diagnostik
▶ Siehe S. 345.

Differentialdiagnose

▶ **Abgrenzung gegenüber hypovolämischen und distributiven Schockformen:**
- *Kardiogener Schock:*
  - Inspektion: Halsvenen gestaut.
  - Meßwerte in der Klinik: ZVD erhöht; PCWP erhöht.
- *Hypovolämischer und distributiver Schock:*
  - Inspektion: Halsvenen kollabiert.
  - Meßwerte in der Klinik: ZVD erniedrigt; PCWP erniedrigt.

▶ **Abgrenzung gegenüber obstruktivem Schock:** Präklinisch nicht sicher möglich (gleiche oder ähnliche Symptomkonstellation). Obstruktive Schockformen wie Lungenembolie und Perikardtamponade werden oft auch dem kardiogenen Schock zugerechnet.

Therapie

▶ **Spezifische Therapie zugrundeliegender Erkrankungen:** z.B.
- *Myokardinfarkt* → Lysetherapie bzw. PCI (i.d. Klinik).
- *Überdosierung mit Kalziumantagonisten* → Kalziumgabe.

▶ **Respiratorische Therapie:**
- *Sauerstoffzufuhr* 4–8 l/min über Sonde bei ausreichender Spontanatmung.
- *Intubation und Beatmung:* Bei persistierender Hypoxie, ausgeprägtem Lungenödem oder im schweren Schock, am besten mit moderatem PEEP (5 mbar).

▶ **Lagerung:**
- *Dekompensierter Schock* ($RR_{syst} < 90$ mmHg): Flachlagerung.
- *Kompensierter Schock* ($RR_{syst} \geq 90$ mmHg): Oberkörperhochlagerung.

▶ **Katecholamintherapie:**
- *Dekompensierter Schock* ($RR_{syst} < 90$ mmHg): Dopamin 2–10(–20) µg/kg KG/min. Im schwersten Schock Gabe von Adrenalin oder Noradrenalin erwägen.
- *Kompensierter Schock* ($RR_{syst} \geq 90$ mmHg): Dopamin und/oder Dobutamin, evtl. auch als Kombination: Je 2–10 µg/kg KG/min.
- in der Klinik: Einsatz von Phosphodiestefrase-III-Inhibitoren (PDE-Hemmer) wie Enoximon oder Milrinon erwägen, oder (neu und vielversprechend) von Kalziumsensitizeren wie Levosimendan (teuer!).

▶ **Antiarrhythmische Therapie** (S. 178), wenn nötig.

▶ **Vasodilatatortherapie** zur Vorlastsenkung und myokardialen Entlastung im kompensierten Schock: z.B.
- *Nitroglycerin* 2 Hübe s.l., wiederholt alle 5–10 Minuten bzw. Nitroglycerin 0,3–3 µg/kg KG/min i.v.; evtl. zunächst Bolus von 50–200 µg i.v. (0,5–3 µg/kg KG) i.v.
- Kombination mit Katecholaminen möglich und sinnvoll.

▶ **Diuretische Therapie** zur Vorlastsenkung im kompensierten Schock: z.B. Furosemid 10–80 mg i.v.

▶ **Adjuvante Analgesie, Sedierung oder Narkose**, wenn erforderlich:
- Hypotensive Wirkung der Analgetika/Sedativa und kleineres Verteilungsvolumen im Schock beachten!
- Vorsichtig dosieren, Wirkung titrieren!

▣ *Beachte:* Die Letalität des kardiogenen Schocks ist sehr hoch! Bislang ist kein sicher prognoseverbesserndes Katecholamin-/Vasodilatator-„Schema" bekannt. Möglicherweise gelingt jedoch eine medikamentöse Prognoseverbesserung mit Levosimendan.

11.4 Obstruktiver Schock

Definition

▸ Kritisch verminderter Herzauswurf bzw. vermindertes Herzminutenvolumen trotz ausreichenden intravasalen Volumens aufgrund einer Obstruktion des Herzens oder der großen Gefäße.

Ursachen

▸ Lungenembolie (S. 281).
▸ Perikardtamponade (S. 462).
▸ Spannungspneumothorax (S. 458).
▸ Kompressives Mediastinalemphysem (S. 460).
▸ Aortokavale Kompression (Spätschwangerschaft, S. 407).

Symptomatik

▸ Allgemeine Schocksymptome (S. 345).
▸ **Evtl. Symptome des Rückwärtsversagens:** Venöse Stauung.
  – *Linksherzversagen:* Lungenödem (S. 337; nicht bei V. cava-Kompression!).
  – *Rechtsherzversagen:* Gestaute Halsvenen (nicht bei V. cava-Kompression!).

Diagnostik

▸ Siehe S. 345.

Differentialdiagnose

▸ **Abgrenzung gegenüber hypovolämischen und distributiven Schockformen:**
  – *Obstruktiver Schock:*
    • Inspektion: Halsvenen gestaut.
    • Meßwerte in der Klinik: ZVD erhöht; PCWP erhöht (Ausnahme: V. cava-Kompression).
  – *Hypovolämischer und distributiver Schock:*
    • Inspektion: Halsvenen kollabiert.
    • Meßwerte in der Klinik: ZVD erniedrigt; PCWP erniedrigt.
▸ **Abgrenzung gegenüber kardiogenem Schock:** Präklinisch nicht sicher möglich (gleiche oder ähnliche Symptomkonstellation). Obstruktive Schockformen wie Lungenembolie und Perikardtamponade werden daher oft auch dem kardiogenen Schock zugerechnet.

Therapie

▸ **Spezifische Therapie zugrundeliegender Erkrankungen:** z. B.
  – *Lungenembolie* → Lysetherapie.
  – *Spannungspneumothorax* → Entlastung durch Thoraxdrainage bzw. Punktion.
  – *Perikardtamponade* → Entlastung durch Punktion.
  – *Kompressives Mediastinalemphysem* → kollare Mediastinotomie.
▸ **Respiratorische Therapie:**
  – *Sauerstoffzufuhr* 4 – 8 l/min über Sonde bei ausreichender Spontanatmung.
  – *Intubation und Beatmung* (ohne PEEP!): Bei persistierender Hypoxie, ausgeprägtem Lungenödem oder im schweren Schock.

▶ **Lagerung:**
  – *Dekompensierter Schock* ($RR_{syst} < 90$ mmHg): Flachlagerung.
  – *Kompensierter Schock* ($RR_{syst} \geq 90$ mmHg): Oberkörperhochlagerung.
  – *In der Schwangerschaft* (V. cava-Kompression): Seitenlagerung, am besten auf die linke Seite.
▶ **Katecholamintherapie:**
  – *Dekompensierter Schock* ($RR_{syst} < 90$ mmHg): Dopamin 2 – 20 µg/kg KG/min. Im schwersten Schock Gabe von Adrenalin oder Noradrenalin erwägen.
  – *Kompensierter Schock* ($RR_{syst} \geq 90$ mmHg): Dopamin und/oder Dobutamin, evtl. auch als Kombination: Je 2 – 10 µg/kg KG/min.
▶ **Vasodilatatortherapie** bei Lungenembolie zur rechtsventrikulären Entlastung im kompensierten Schock: *Nitroglycerin* 2 Hübe s.l., wiederholt alle 5 – 10 Minuten bzw. 0,3 – 3 µg/kg KG/min i. v., meist in Kombination mit Katecholaminen.
▶ **Adjuvante Analgesie, Sedierung oder Narkose,** wenn erforderlich:
  – Hypotensive Wirkung der Analgetika/Sedativa und kleineres Verteilungsvolumen im Schock beachten!
  – Vorsichtig dosieren, Wirkung titrieren!
  ▷ *Beachte:* Beim obstruktiven Schock gilt noch mehr als bei den anderen Schockformen: Nur durch rasche Therapie der Grunderkrankung kann die Prognose verbessert werden!

11.5 Hypovolämischer Schock

Definition
. . . .
▶ Kritisch vermindertes Herzminutenvolumen aufgrund unzureichenden intravasalen Volumens.

Ursachen
. . . .
▶ **Blutung: Hämorrhagischer Schock**; zusätzlich zum Flüssigkeitsverlust gehen auch Erythrozyten (Sauerstoffträger) verloren.
  – *Blutung nach außen:* Gut sichtbar für den Notarzt; leicht zu diagnostizieren.
  – *Blutung nach innen:* U.U. schwer zu diagnostizieren.
  – *Traumatische Ursachen (traumatisch-hämorrhagischer Schock):* Stumpfes oder penetrierendes Trauma.
  – *Nicht-traumatische Ursachen:* z.B. gastrointestinale Blutung, Ruptur eines Aortenaneurysmas, gynäkologisch-geburtshilfliche Blutungen.
▶ **Flüssigkeitsverluste** (siehe auch Dehydratation, S. 404): z.B.
  – Verbrennungen.
  – Diarrhoe/Erbrechen.
  – Ileus.
  – Kapillarlecksyndrom bei Sepsis oder SIRS (S. 354).

Symptomatik
. . . .
▶ Allgemeine Schocksymptome (S. 345).
▶ **Symptome des Volumenmangels:** Schlecht gefüllte (Hals)Venen.
▶ Evtl. offensichtliche Blutung.

Diagnostik

► Siehe S. 345.

Differentialdiagnose

► **Abgrenzung gegenüber distributiven Schockformen:** Anamnese; beim septischen Schock evtl. warme, gut durchblutete Haut gegenüber kalter, schlecht durchbluteter Haut beim hypovolämischen Schock.
► **Abgrenzung gegenüber dem kardiogenen und obstruktiven Schock:**
  – *Hypovolämischer Schock:*
    • Inspektion: Halsvenen kollabiert.
    • Meßwerte in der Klinik: ZVD erniedrigt; PCWP erniedrigt.
  – *Kardiogener und obstruktiver Schock:*
    • Inspektion: Halsvenen gestaut.
    • Meßwerte in der Klinik: ZVD erhöht; PCWP erhöht.

Abschätzung des Volumenverlustes

► **Oft schwierig** sowohl bei sichtbarer als auch besonders bei unsichtbarer Blutung und Flüssigkeitsverlust.
► **Schockindex nach Allgöwer:** Quotient aus Herzfrequenz und Blutdruck:
  ▶ *Schockindex = HF [pro Minute]/RR$_{syst}$ [mmHg]*
  – *Normalwert:* 60/120 = 0,5
  – *Schockindex > 1* (d.h Herzfrequenz [/min] > systolischer Blutdruck [mmHg]): Spricht für einen Blutverlust von > 30%, also bei Erwachsenen von > ca. 1500 ml.
  – *Bewertung:* Aufgrund vielfältiger medikamentöser und nichtmedikamentöser Einflußmöglichkeiten auf Blutdruck und Herzfrequenz eher schlechter Anhalt für die Größe des Blutverlustes und die Schwere des Schocks.
► **Weitere Beurteilungsparameter:** Bessere Abschätzung des Blutverlustes anhand der Beurteilung mehrerer Parameter (Tab. 14, nach American College of Surgeons, 1989).

Tabelle 14 · **Abschätzung des Blutverlustes (nach American College of Surgeons, 1989)**

Parameter	Grad I	Grad II	Grad III	Grad IV
Herzfrequenz/min	< 100	> 100	> 120	> 140
Blutdruck	normal	normal	niedrig	sehr niedrig
Puls	kräftig	schwach	schwach	fadenförmig
Atemfrequenz/min	14 – 20	20 – 30	30 – 40	> 35
Kapilläre Reperfusion	normal	verlängert	verlängert	verlängert
Bewußtsein	normal	ängstlich	ängstlich, verwirrt	verwirrt, lethargisch
Blutverlust	< 750 ml (15%)	750 – 1 500 ml (15 – 30%)	1 500 – 2 000 ml (30 – 40%)	> 2 000 ml (> 40%)

Therapie

▶ **Ziele:**
- *Ursache des Volumenverlustes identifizieren und möglichst beheben:* Kompression der Blutungsquelle (S. 445).
- Normalisierung bzw. Rückgang der Herzfrequenz.
- *Normalisierung bzw. Anstieg des Blutdrucks* (i.d.R. auf > 90 – 100 mmHg systolisch). Besonderheiten:
  - Bei begleitendem Schädelhirntrauma: Höheren Blutdruck anstreben (um 140 mmHg systolisch).
  - Beim unkontrollierten hämorrhagischen Schock nach penetrierendem Trauma: Starken Blutdruckanstieg vermeiden, evtl. eher zurückhaltende Infusionstherapie und schneller Transport in die Klinik.
- Aufrechterhaltung bzw. Verbesserung der Oxygenierung.

▶ **Respiratorische Therapie:**
- *Sauerstoffzufuhr* 4 – 8 l/min über Sonde bei ausreichender Spontanatmung.
- *Intubation und Beatmung* (zunächst ohne PEEP!): Im schweren Schock.

▶ **Volumenersatztherapie** mit kristalloiden und/oder kolloidalen Volumenersatzmitteln, bei schweren Blutungen über mindestens 2 venöse Zugänge: z.B.
- Ringer-Lösung 500 – 1500 ml i. v. oder mehr und/oder
- HAES 200 10% 500 – 1500 ml i. v.

▶ **Katecholamine (Vasopressoren):** Begleitend zur Infusionstherapie indiziert, wenn durch Volumenzufuhr allein kein ausreichender Blutdruck erzielt werden kann: z.B. Akrinor 0,5 – 2 ml i. v. (Tonisierung des kapazitativen Venensystems!) oder Dopamin 5 – 20 μg/kg/min i. v.

▶ **Schocklagerung:** Autotransfusion.

▶ **Adjuvante Analgesie, Sedierung oder Narkose**, wenn erforderlich:
- Hypotensive Wirkung der Analgetika/Sedativa und kleineres Verteilungsvolumen im Schock beachten!
- Vorsichtig dosieren, Wirkung titrieren!
- Zur Narkose im hypovolämischen/hämorrhagischen Schock Ketamin bevorzugen!

▶ **Erstversorgung in der Klinik:** Schnellstmögliche Ergänzung der Infusionstherapie durch chirurgische Maßnahmen und Transfusionen, wenn indiziert.

▷ *Beachte:* Zwar ist die Volumentherapie grundsätzlich eine logische und wichtige Säule der Therapie des hypovolämischen Schocks; Sie kann jedoch bei zugrundeliegender **unkontrollierter Blutung** die Prognose verschlechtern.

11.6 Distributiver Schock

Definition

▶ Kritische Störung der mikrovaskulären Vasomotion und Durchblutungsverteilung.

Formen

▶ Anaphylaktischer Schock (s. u.).
▶ Neurogener Schock (s. u.).
▶ Septischer Schock bzw. SIRS-Schock (s. u.).

Symptomatik

▶ Allgemeine Schocksymptome (S. 345).
▶ **Symptome des Volumenmangels:** Schlecht gefüllte (Hals)Venen.
▶ Evtl. Fieber und warme, gut durchblutete Haut (hyperdynamer septischer Schock bzw. SIRS-Schock).

Diagnostik

▶ Siehe S. 345.

Differentialdiagnose

▶ **Abgrenzung gegenüber hypovolämischen Schockformen:**
   – Anamnese, Notfallhergang.
   – *Distributiver Schock:* Kann z. T. auch als *relativer Volumenmangelschock* aufgefaßt werden, da im Gefäßsystem aufgrund der ausgeprägten Vasodilatation (die durch endogene Katecholamine nicht kompensiert werden kann) relativ zu wenig Volumen vorhanden ist, auch wenn kein Volumen nach außen verloren worden ist.
   – *Septischer und SIRS-Schock:* Meist warme, gut durchblutete Haut gegenüber kalter, schlecht durchbluteter Haut beim hypovolämischen Schock.
▶ **Abgrenzung gegenüber dem kardiogenen und obstruktiven Schock:**
   – *Distributiver Schock:*
      • Inspektion: Halsvenen kollabiert.
      • Meßwerte in der Klinik: ZVD erniedrigt; PCWP erniedrigt.
   – *Kardiogener und obstruktiver Schock:*
      • Inspektion: Halsvenen gestaut.
      • Meßwerte in der Klinik: ZVD erhöht; PCWP erhöht.

Gemeinsame Therapie aller distributiven Schockformen

▶ **Ziele:**
   – Schockursache identifizieren und möglichst beheben.
   – Normalisierung bzw. Rückgang der Herzfrequenz.
   – Normalisierung bzw. Anstieg des Blutdrucks, i.d.R. auf > 90 – 100 mmHg systolisch.
   – Aufrechterhaltung bzw. Verbesserung der Oxygenierung.
▶ **Respiratorische Therapie:**
   – *Sauerstoffzufuhr* 4 – 8 l/min über Sonde bei ausreichender Spontanatmung.
   – *Intubation und Beatmung* (zunächst ohne PEEP!): Im schweren Schock.
▶ **Volumenersatztherapie** mit kristalloiden und/oder kolloidalen Volumenersatzmitteln.
▶ **Katecholamine:** Vasopressoren wie Noradrenalin, Adrenalin oder Dopamin, in weniger schweren Fällen evtl. Akrinor.
▶ **Schocklagerung:** Autotransfusion.
▶ **Adjuvante Analgesie, Sedierung oder Narkose**, wenn erforderlich:
   – Hypotensive Wirkung der Analgetika/Sedativa und kleineres Verteilungsvolumen im Schock beachten!
   – Vorsichtig dosieren, Wirkung titrieren!

Anaphylaktischer/anaphylaktoider Schock

▶ **Definition:** Distributiver Schock aufgrund einer schweren Unverträglichkeitsreaktion; entspricht einer Unverträglichkeitsreaktion Grad III (S. 360).
- *Anaphylaktischer Schock:* Schock aufgrund einer schweren allergischen Sofortreaktion (Antigen-Antikörper-Reaktion Typ I).
- *Anaphylaktoider Schock:* Maximalvariante einer schweren Sofortreaktion ohne Aussage über den Pathomechanismus.
- ▣ *Beachte:* Unterscheidung zwischen anaphylaktischem und anaphylaktoidem Schock im Notfall unmöglich und für die Therapie irrelevant!
▶ **Ursachen:** Unverträglichkeitsreaktionen auf
- *Medikamente:* z. B. Penicillin, kolloidale Volumenersatzlösungen, Röntgenkontrastmittel.
- *Tierische Gifte:* z. B. Insektenstiche.
- *Nahrung, Speisen:* z. B. Erdbeeren, Nüsse.
▶ **Symptomatik:**
- *Allgemeine Symptome einer Unverträglichkeitsreaktion* (S. 360):
  - Erythem, Urtikaria, Ödem der Haut.
  - Übelkeit, Erbrechen.
  - Bronchospastik, Hustenreiz, Glottisödem.
- Zusätzlich allgemeine Schocksymptome (S. 345).
▶ **Diagnostik:** Siehe S. 345.
▶ **Therapie:**
- *Respiratorische Therapie:*
  - Sauerstoffzufuhr 4 – 8 l/min über Sonde bei ausreichender Spontanatmung.
  - Intubation und Beatmung: Bei schwerer Ateminsuffizienz und Bewußtlosigkeit.
- *Volumenersatztherapie*, vorzugsweise mit kolloidalen Volumenersatzmitteln, z. B.:
  - HAES 200 10 % 500 – 2000 ml i. v., ggf. auch mehr (Druckinfusion!).
  - Bei anaphylaktischen Reaktionen auf ein Volumenersatzmittel dieses sofort stoppen und ein andersartiges Volumenersatzmittel geben.
- *Katecholamine:* Adrenalin 0,1 mg i. v. (repetitiv im Abstand von 1 – 3 Minuten).
- *Kortikoide* in hoher Dosis, z. B. Methylprednisolon 1000 mg i. v.
- *Antihistaminika:* Wirksamkeit im Schock umstritten.
  - H_1-Blocker: Clemastin 2 – 4 mg i. v. plus
  - H_2-Blocker: Cimetidin 200 – 400 mg i. v.
- *Bronchodilatation:* Bei schwerer Bronchospastik evtl. zusätzlich: Theophyllin 200 – 400 mg (5 mg/kg KG) i. v.

Neurogener Schock

▶ **Definition:** Distributiver Schock aufgrund einer schweren, akuten Schädigung des zentralen Nervensystems.
▶ **Ursachen:** Schädelhirntrauma, Rückenmarkstrauma.
▶ **Pathophysiologie und Verlauf:**
- Regulationsstörung der peripheren Vasomotion.
- Zusätzlich bei schweren zerebralen Läsionen oft negativ inotrope Wirkung auf das Myokard.
- Ein neurogener Schock verläuft meist weniger schwer als andere Formen des distributiven Schocks.
▶ **Symptomatik:** Allgemeine Schocksymptome in Verbindung mit einer akuten neurologischen Erkrankung, meist einem Neurotrauma.

▶ **Diagnostik:** Siehe S. 345.
▶ **Therapie:**
  – *Respiratorische Therapie:* Atemwegssicherung, Sauerstoffzufuhr, ggf. Intubation und Beatmung.
  – *Infusionstherapie* mit Kristalloiden und/oder Kolloiden, z. B. Ringer-Lösung oder HAES 200 10% 500–1000 ml i. v. oder mehr.
  – Zusätzlich *Akrinor oder vasopressorische Katecholamine,* z. B. Dopamin 5–20 µg/kg KG/min, wenn erforderlich.
  – Bei Traumen oder Erkrankungen des ZNS ist die ausreichende Anhebung des Blutdrucks (RR$_{syst}$ um 140 mmHg) zur adäquaten Gewebsperfusion besonders wichtig!

◩ *Beachte:* Ein neurologisches Trauma allein ist nur sehr selten Ursache eines schweren, protrahierten Schocks! Immer an andere Verletzungen oder andere Schockursachen denken!

Septischer Schock und SIRS-Schock

▶ **Definitionen:**
  – *SIRS-Schock:* Distributiver Schock aufgrund einer schweren systemischen Entzündungsreaktion (SIRS = systemic inflammatory response syndrome).
  – *Septischer Schock:* Distributiver Schock aufgrund einer schweren systemischen Entzündungsreaktion infolge einer Infektion.
▶ **Ursachen:**
  – *SIRS-Schock:* Trauma, Pankreatitis, Verbrennung, Ischämie/Reperfusionsschaden.
  – *Septischer Schock:* Gram-positive oder Gram-negative Bakterien oder andere Mikroorganismen. Zugrundeliegende Infektionen: z. B.
    • Pneumonie (in ca. 50% Quelle einer Sepsis).
    • Harnwegsinfektion (Urosepsis).
    • Peritonitis.
    • Hautinfektion.
▶ **Pathophysiologie:** Unkontrollierte, starke endogene Mediatorfreisetzung als Reaktion auf infektiöse oder nicht-infektiöse Noxen. Folgen:
  – Periphere Vasodilatation und verminderte Ansprechbarkeit der prä- und postkapillären Gefäße auf Katecholamine (relativer Volumenmangel).
  – **Extravasation von Flüssigkeit aus den entzündeten Kapillaren: Volumenverlust.**
  – Beeinträchtigung der myokardialen Kontraktilität.
▶ **Symptomatik:**
  – *Allgemeine Symptome des SIRS und der Sepsis:*
    • Fieber (selten Hypothermie).
    • Tachykardie.
    • Tachypnoe.
    • Labor: Leukozytose bzw. Linksverschiebung im Differentialblutbild (selten Leukopenie).
  – *Hyperdynamer Schock* („warmer Schock"; „roter Schock"):
    • Tachykardie und Hypotension bei gut durchbluteter, warmer Haut und erhöhtem Herzzeitvolumen.
    • Präklinisches Zeichen: Normale kapilläre Reperfusionszeit.
    • Voraussetzung für einen hyperdynamen Schock: Ausreichende Volumenfüllung des Gefäßsystems und ausreichende Herzfunktion.

- *Hypodynamer Schock* („kalter Schock"; „weißer Schock"):
  - Tachykardie und Hypotension bei schlecht durchbluteter, kalter Haut und erniedrigtem Herzzeitvolumen.
  - Präklinisches Zeichen: Pathologische kapilläre Reperfusionszeit.
- **Besonderheiten:**
  - Hypodynamer Schock: Zeichen für Versagen der körpereigenen Kompensationsmechanismen oder inadäquate Therapie; entwickelt sich meist aus einem hyperdynamen Schock. Prognose sehr ungünstig.
  - Der septische Schock verläuft heute in der Klinik unter adäquater Therapie meist als hyperdynamer Schock.
  - Septischer Schock bzw. SIRS-Schock spielen im Rettungsdienst quantitativ eine geringe, auf Intensivstationen jedoch eine herausragende Rolle: Wesentliche Ursachen für ein Multiorganversagen!
- **Diagnostik:** Siehe S. 345.
- **Therapie:**
  - *Respiratorische Therapie:* Atemwegssicherung, Sauerstoffzufuhr, ggf. Intubation und Beatmung.
  - *Infusionstherapie* mit Kristalloiden und/oder Kolloiden.
  - *Katecholamintherapie* bei persistierender Hypotension: Vasopressoren wie Dopamin oder Noradrenalin.
  - *In der Klinik:* Zusätzlich kausale Therapie:
    - Antibiotikatherapie, z.B. initial mit Imipenem/Cilastatin.
    - Chirurgische Herdsanierung, wenn möglich.

11.7 Hypotensive Krise und vasovagale Synkope

Definitionen

- **Hypotensive Krise** (Synonyma: Vasovagaler Kollaps, orthostatischer Kollaps): Akuter, vorübergehender Blutdruckabfall.
- **Vasovagale Synkope:** Hypotensive Krise mit Bewußtlosigkeit.

Ursachen

- Vagale Fehlregulation des Gefäßtonus.
- Oft bei jungen, ängstlichen oder aufgeregten Menschen besonders im Stehen bzw. beim Aufrichten.
- Begünstigung durch Hitzeeinwirkung (Hitzesynkope; S. 473).
- Auslösung durch Pressen (Stuhlgang, Husten, Anstrengung; Vagusreiz durch Valsalva-Manöver!).

Symptomatik

- Hypotension.
- Meist Bradykardie.
- Schwindel.
- Übelkeit.
- Sehstörungen.
- Kurzdauernde Bewußtlosigkeit.

Diagnostik

► Siehe S. 342.

Differentialdiagnose

► **Schock:**
  – Meist Tachykardie.
  – Ernste Prognose.
  – Schwierige, langwierige Therapie.
► **Vasovagale Reaktion:**
  – Meist Bradykardie.
  – Gute Prognose.
  – Rasch zu therapieren.
► Andere Synkopen (S. 296).

Therapie

► **Lagerung:** Flach- oder Schocklagerung; dadurch Verbesserung der zerebraler Perfusion.
► **In schweren Fällen:**
  – Akrinor 0,5 – 2 ml i. v.
  – Infusionslösungen, z. B. Ringer-Lösung 500 ml i. v.
  – *Bei Bradykardie:* Atropin 0,5 – 1 mg i. v.

11.8 Akute Herzinsuffizienz

Definition

► Plötzliche kritische Verminderung der Herzauswurfleistung trotz normalen intravaskulären Volumens.

Einteilung

► **Akute Linksherzinsuffizienz:** Häufigste Form.
► **Akute Rechtsherzinsuffizienz:** Geringere rettungsmedizinische Bedeutung.

Ursachen

► **Primäre Ursachen:**
  – *Koronare Herzerkrankung:* Myokardinfarkt (S. 275), ischämische Kardiomyopathie.
  – *Hypertonie:* Hypertensive Krise (S. 363).
  – *Herzmuskelerkrankungen:* Kardiomyopathie, Myokarditis.
  – *Herzklappenfehler:* Aortenstenose/-insuffizienz, Mitralstenose/-insuffizienz.
  – *Herzrhythmusstörungen* (S. 366): Tachykarde und bradykarde Herzrhythmusstörungen.
► **Sekundäre Ursachen:**
  – Herzbeuteltamponade.
  – Lungenembolie.
  – *Medikamente:* z. B. Kalziumkanal-Blocker, β-Blocker.
  – *Toxine:* z. B. im Rahmen einer Sepsis.

Pathophysiologie

- **Akute Rechtsherzinsuffizienz:**
  - *Vorwärtsversagen:*
    - Hypotension, Schock.
    - Verminderung des Herzzeitvolumens.
  - *Rückwärtsversagen:*
    - (Hals)Venenstauung.
- **Akute Linksherzinsuffizienz:**
  - *Vorwärtsversagen:*
    - Hypotension, Schock.
    - Verminderung des Herzzeitvolumens.
  - *Rückwärtsversagen:*
    - Lungenödem.
    - Oxygenierungsstörung.
- **Kompensationsmechanismen:**
  - Sympathikusaktivierung.
  - Vasokonstriktion.
- **Folgen:**
  - Gewebshypoxie.
  - Gewebsischämie.

Symptomatik

- Gestaute Halsvenen.
- Blaß-zyanotisch marmorierte Haut.
- Häufig Herzrasen.
- Oligurie.
- Meist **Symptome des Lungenödems** (S. 337): Tachypnoe, Dyspnoe, Orthopnoe, Zyanose.
- **Extremform:** Kardiogener Schock (S. 346) oder obstruktiver Schock (S. 348).

Präklinische Diagnostik

- Klinische Symptome (s. o.).
- **Anamnese:** Hinweise auf eine chronische Herzinsuffizienz oder Rhythmusstörungen.
- **EKG:** Meist Tachykardie, seltener Bradykardie; evtl. Rhythmusstörungen.
- **Blutdruckmessung:**
  - *Blutdruck hoch* ($RR_{syst} > 200$ mmHg): Herzinsuffizienz bei hypertensiver Krise.
  - *Blutdruck normal oder leicht erhöht:* Reflektorische Vasokonstriktion.
  - *Blutdruck niedrig* ($RR_{syst} < 90$ mmHg): Kardiogener Schock.
- **Kapillare Reperfusionszeit:** Verlängert.
- **Auskultation:** Grob- oder feinblasige Rasselgeräusche über der Lunge, wenn sich ein Lungenödem entwickelt.
- **Pulsoxymetrie:** $pSaO_2 < 90\%$ unter Raumluftatmung, wenn sich ein Lungenödem entwickelt.

Erstdiagnostik in der Klinik

- **Röntgen-Thorax:** Bei Lungenödem perihiläre, symmetrische, schmetterlingsförmige Stauungszeichen.
- **Zentraler Venenkatheter:** ZVD erhöht.

▶ **Pulmonaliskatheter:** PCWP erhöht, HZV meist erniedrigt.
▶ **Blutgasanalyse:** PaO$_2$ erniedrigt, PaCO$_2$ zunächst erniedrigt oder normal, späte erhöht.
▶ **Echokardiographie:** Myokardiale Kontraktilitätsstörungen, erhöhtes enddiasto lisches Volumen.

Differentialdiagnose

▶ Hypovolämischer Schock.
▶ **Lungenödem anderer Genese:** Nicht-kardiogenes Lungenödem.

Therapie

▶ **Ziele:**
  – Entlastung des Herzens.
  – Verbesserung der myokardialen Pumpleistung.
▶ **Respiratorische Therapie:**
  – *Sauerstoff* 4 – 8 l per Sonde.
  – *Intubation und Beatmung:* Bei pSaO$_2$ < 85 %, am besten mit niedrigem PEEP (bi 5 cm H$_2$O).
  – Ggf. Therapie des Lungenödems.
▶ **Kardiozirkulatorische Therapie bei hohem oder normalem Blutdruck:**
  – *Lagerung:* Sitzend, am besten mit herabhängenden Beinen (Minderung des ve nösen Rückstroms).
  – *Vorlastsenkung:* Nitroglycerin 2 Hübe s.l., evtl. wiederholt alle 5 – 10 Minuten oder 0,3 – 3 µg/kg KG/min i. v.
  – *Inotropiesteigerung:* Evtl. Katecholamine, z. B. Dobutamin 3 – 10 µg/kg KG/min i. v. oder in Kombination mit Dopamin.
  – Ggf. *Antiarrhythmika*, wenn erforderlich.
  – Ggf. *Sedierung*, z. B. Diazepam 5 mg i. v. oder Morphin 2 – 5 mg i. v.
▶ **Kardiozirkulatorische Therapie bei niedrigem Blutdruck und im Schock:**
  – *Lagerung:* Flach.
  – *Inotropiesteigerung:* Dopamin 2 – 20 µg/kg KG/min i. v., evtl. in Kombination mi Dobutamin.
  – Ggf. *Antiarrhythmika* oder *elektrische Kardioversion*, wenn erforderlich.
▶ *In der Klinik:*
  – Einsatz von PDE-Hemmern wie Enoximon oder Milrinon (ggf. zusätzlich z Adrenalin oder Noradrenalin) erwägen (sog. Inodilatatoren).
  – Neuere med. Therapieoption: Levosimendan, ein Kalzium-Sensitizer; führ möglicherweise zur Prognoseverbesserung.
  – Ggf. Einsatz kardiozirkulatorischer Assist-Systeme erwägen, z. B. IABP (Intraa ortale Ballon-Gegenpulsation).

11.9 Nebenniereninsuffizienz (Morbus Addison)

Ursachen

▶ **Primäre Nebenniereninsuffizienz:** Autoimmunologische Prozesse.
▶ **Sekundäre Nebenniereninsuffizienz:** z. B. Tuberkulose, Sepsis (Waterhouse-Fri derichsen-Syndrom), Tumore.

Pathophysiologie

▶ Mangel an Glukokortikoiden und Mineralkortikoiden.
▶ **Folgen:**
  – Elektrolytstörungen, Volumenmangel, hämodynamische Dekompensation.
  – Absoluter Volumenmangel durch Aldosteronmangel.
  – Relativer Volumenmangel durch Kortisolmangel.
▶ **Addison-Krise:** Vollbild mit krisenhafter Zuspitzung. Lebensbedrohlich!

Symptome

▶ Hypotension.
▶ Tachykardie.
▶ Verstärkte Hautpigmentierung.
▶ Laborchemisch: Hypoglykämie, Hyponatriämie und Hyperkaliämie.

Diagnostik

▶ Anamnese, Symptomkonstellation.
▶ Blutdruckmessung.
▶ EKG.
▶ **In der Klinik**: Kortisol- und ACTH-Bestimmungen im Plasma sowie ACTH-Stimulationstest.

Therapie

▶ Spezifische präklinische Therapie meist nicht erforderlich.
▶ Ggf. **symptomatische kardiozirkulatorische Therapie:**
  – *Volumengabe:* z.B. Ringer-Lösung 500–1500 ml i.v., und
  – *Katecholamintherapie:* z.B. Dopamin 2–10 µg/kg KG/min i.v. (im Vollbild der Addison-Krise jedoch verminderte Katecholaminwirkung).
▶ **In der Klinik:** Kortikoidsubstitution, z.B. Hydrokortison 100 mg i.v. als Bolus; dann 10 mg/h kontinuierlich i.v.

11.10 Anaphylaktische/Anaphylaktoide Reaktion

Definitionen

▶ **Allergische Reaktion:** Überempfindlichkeitsreaktion aufgrund einer Antigen-Antikörper-Reaktion.
▶ **Pseudoallergische Reaktion:** Überempfindlichkeitsreaktion ohne zugrundeliegende Antigen-Antikörper-Reaktion.
▶ **Anaphylaktische Reaktion:** Sonderform der schweren allergischen Sofortreaktion: Antigen-Antikörper-Reaktion Typ I.
▶ **Anaphylaktoide Reaktion:** Schwere Sofortreaktion ohne Aussage über den Pathomechanismus.

Ursachen

▶ **Unverträglichkeitsreaktion** auf:
- *Medikamente:* z.B. Penicillin, kolloidale Volumenersatzlösungen, Röntgenkontrastmittel.
- *Tierische Gifte:* z.B. Insektenstiche.
- *Nahrung, Speisen:* z.B. Nüsse, Erdbeeren; siehe auch China-Restaurant-Syndrom (S.523).

Pathophysiologie

▶ **Freisetzung verschiedener vasoaktiver Mediatoren**, vor allem aus den Mastzellen, z.B.:
- Histamin.
- Leukotriene (Slow reacting substance of anaphylaxis).
▶ **Allergische (anaphylaktische) Reaktion:** Immunglobulin E-vermittelte Antigen-Antikörper-Reaktion.
▶ **Allergische (anaphylaktische) und pseudoallergische Reaktionen** können präklinisch nicht differenziert werden; beide sollen etwa gleich häufig sein; die Therapie unterscheidet sich nicht.

Symptomatik

▶ **Haut und Schleimhaut:** Erythem, Urtikaria, Ödem.
▶ **Magen-Darmtrakt**: Übelkeit, Erbrechen.
▶ **Atmungssystem:** Bronchospastik, Hustenreiz, Glottisödem.
▶ **Kreislauf:** Periphere Vasodilatation („Vasoplegie"), Tachykardie, Hypotension.

Diagnostik

▶ Symptomatik (s.o.).
▶ Anamnese (Auslöser?).
▶ Inspektion (Urtikaria? Erythem?).
▶ Auskultation (Stridor? Bronchospasmus?).
▶ Blutdruck, Puls.
▶ EKG, Pulsoxymetrie.

Schweregradeinteilung

▶ **Stadium I:** Ödeme, Erythem, Juckreiz.
▶ **Stadium II:** Übelkeit, Erbrechen, Tachykardie, Blutdruckabfall, Atemnot, beginnende Bronchospastik.
▶ **Stadium III:** Schock, schwere Bronchospastik, Bewußtlosigkeit.
▶ **Stadium IV:** Kreislauf- und Atemstillstand.

Therapie

▶ **Grundsätzliche Maßnahmen:**
- Allergenexposition sofort beenden, wenn möglich.
- Adrenalin ist in Fällen schwerer Kreislaufdepression aufgrund seiner vasokonstriktiven und bronchodilatierenden Eigenschaften das Katecholamin der Wahl.
  ▷ *Beachte:* Kalzium ist ohne nachgewiesenen günstigen Effekt und daher obsolet!

Stadium I:
- *Antihistaminika:* z. B.
  - H$_1$-Blocker: Clemastin 2 – 4 mg i. v. plus
  - H$_2$-Blocker: Cimetidin 200 – 400 mg i. v.

Stadium II:
- *Antihistaminika* wie bei Stadium I.
- Sauerstoffzufuhr 4 – 8 l/min.
- Infusionstherapie mit Kristalloiden oder Kolloiden: z. B. Ringer-Lösung 500 – 2000 ml i. v. Bei anaphylaktischen Reaktionen auf ein Volumenersatzmittel dieses sofort stoppen und ein anderes Volumenersatzmittel geben.
- *Kortikosteroide,* z. B. Methylprednisolon 250 mg i. v.
- *Bronchodilatation:* Bei Bronchospastik *inhalative* β$_2$-*Mimetika,* z. B. Fenoterol 2 Hübe repetitiv p. i.

Stadium III = anaphylaktischer/anaphylaktoider Schock (S. 353):
- Sauerstoffzufuhr 4 – 8 l/min.
- *Infusionstherapie,* vorzugsweise mit Kolloiden: z. B. HAES 200 10% 500 – 2000 ml i. v., ggf. auch mehr. Bei anaphylaktischen Reaktionen auf ein Volumenersatzmittel dieses sofort stoppen und ein anderes Volumenersatzmittel geben.
- Adrenalin 0,1 mg i. v. (repetitiv im Abstand von 1 – 3 Minuten).
- *Kortikoide* in hoher Dosis, z. B. Methylprednisolon 1000 mg i. v.
- *Antihistaminika* wie bei Stadium I (Wirksamkeit im etablierten Schock umstritten).
- *Bronchodilatation:* Bei schwerer Bronchospastik evtl. zusätzlich: Theophyllin 200 – 400 mg (5 mg/kg KG) i. v.
- *Intubation und Beatmung:* Bei schwerer Ateminsuffizienz und Bewußtlosigkeit.

Stadium IV:
- *Kardiopulmonale Reanimation* (CPR).
- Zusätzlich Maßnahmen wie Stadium III.

12 Leitsymptom: Hypertension

12.1 Hypertension: Übersicht

Definition (nach WHO)

▶ **Hypertension (Hypertonie):** Blutdruck systolisch > 160 mmHg und diastolisch > 95 mmHg.

Ursachen

▶ Essentielle Hypertonie.
▶ Renale Hypertonie.
▶ Präeklampsie (Schwangerschaft, S. 364 u. 408).
▶ Endokrine Hypertension, z. B. Phäochromozytom (S. 365).
▶ Sympathomimetische Drogen (Kokain, Amphetamine, Ecstasy; S. 526).
▶ Schmerzen, Aufregung, Angst.

Folgen

▶ Erhöhung des myokardialen Sauerstoffbedarfs und -verbrauchs.
▶ Erhöhung des Hirndrucks.
▶ Hypertensive Krise (S. 363).
▶ Hypertensiver Notfall (S. 363).
▶ Schlaganfall, Hirnblutung.
▶ Herzinsuffizienz, Lungenödem (S. 337).

Symptomatik

▶ Oft keine klinischen Symptome.
▶ Ggf. Tachykardie (bei Schmerzen, Angst, Aufregung, sympathomimetischen Drogen, Phäochromozytom).
▶ Ggf. Zeichen des hypertensiven Notfalls (S. 363).

Präklinische Diagnostik

▶ Puls, Blutdruck.
▶ EKG.
▶ Auskultation.
▶ Kapilläre Reperfusionszeit.
▶ Pulsoxymetrie.
▶ Anamnese, äußere Umstände.
▶ Orientierende neurologische Untersuchung, Pupillenstatus (Zeichen für intrazerebrale Blutung?).

Therapie

▶ **Symptomatische Hypertension:** Therapie der Ursache, wenn möglich:
  – *Schmerzen:* Analgesie.
  – *Angst, Aufregung:* Sedierung.
▶ Hypertensive Krise und hypertensiver Notfall: S. 363.
▶ Präeklampsie: S. 364 u. 408.

12.2 Hypertensive Krise und hypertensiver Notfall

Definitionen

▶ **Hypertensive Krise:** Akuter Blutdruckanstieg auf > 230 mmHg systolisch und/oder > 130 mmHg diastolisch.
▶ **Hypertensiver Notfall:** Hypertensive Krise mit neurologischen oder kardiopulmonalen Symptomen.

Ursachen

▶ Exazerbation einer essentiellen Hypertonie.
▶ Renale Hypertonie.
▶ Präeklampsie bei Schwangeren (S. 408).
▶ Phäochromozytom.
▶ Sympathomimetische Drogen (Kokain, Amphetamine, Ecstasy; S. 526).

Symptomatik

▶ Hypertension.
▶ **Zerebrale Symptome:** Hypertensive Enzephalopathie.
   – Kopfschmerzen.
   – Sehstörungen.
   – Schwindel.
   – Bewußtseinsstörung.
   – Neurologische Ausfälle.
   – Krampfanfälle.
▶ **Kardiozirkulatorisch-respiratorische Symptome:**
   – Luftnot.
   – Angina pectoris.

Präklinische Diagnostik

▶ Siehe S. 362.

Komplikationen

▶ **Zerebrale Komplikationen:**
   – Hirnblutung.
   – Schlaganfall.
▶ **Kardiale Dekompensation:**
   – Linksherzversagen.
   – Lungenödem.
   – Myokardinfarkt.
▶ Dissezierendes Aortenaneurysma.
▶ **Blutungen:**
   – Hirnblutung.
   – Nasenbluten.

Differentialdiagnose

▶ **Reaktive Hypertension** auf Angst und Schmerzreiz ausschließen!
▶ **Erfordernishochdruck** bei primär neurologischen Erkrankungen nicht therapieren (s. u., S. 364)!

Therapie

▶ **Ziele:**
  – Blutdrucksenkung, jedoch nicht mehr als 30% pro Stunde!
  – Vermeidung bzw. Therapie der Komplikationen.
▶ **Lagerung:** Sitzend bzw. mit erhöhtem Oberkörper.
▶ **Medikamentöse Therapiemöglichkeiten der 1. Wahl:**
  – *Nifedipin* 5 – 10 mg p.o. (zerbeißen und herunterschlucken lassen; s.u.).
  – *Nitroglycerin* 1,2 mg s.l. (= 3 Hübe à 0,4 mg oder 1 Kapsel à 1,2 mg).
  – *Urapidil* 25 – 50 mg i.v.
  – *Clonidin* 75 – 150 µg langsam i.v.
▶ **Medikamentöse Therapie bei unzureichender Wirkung:**
  – *Dihydralazin* 6,25 – 12,5(– 25) mg langsam i.v. (verzögerten Wirkungseintritt beachten!).
▶ **Ergänzende Therapie:**
  – *Steigerung der Diurese:* Furosemid 20 – 40 mg i.v.
  – *Sedierung* erwägen: Diazepam 5 – 10 mg i.v.
▷ *Beachte:* Überschießende Blutdrucksenkung vermeiden! Nach jeder medikamentösen Intervention Abwarten des Effektes über einen ausreichend langen Zeitraum (10 – 15 Minuten)!

Besondere Situationen

▶ **Hypertensive Krise in der Spätschwangerschaft:**
  – Siehe auch S. 425.
  – *Meist Folge einer Präeklampsie* durch generalisierte Gefäßverengung.
  – *Therapie:* Medikamentöse Therapie mit Pharmaka, die die Uterusdurchblutung nicht negativ beeinflussen:
    • Nifedipin 5 – 10 mg p.o.
    • Urapidil 12,5 – 25 mg i.v.
    • Dihydralazin 6,25 – 12,5 mg langsam i.v.; galt früher als Mittel der Wahl, ist jedoch dem Nifedipin und Urapidil im Hinblick auf Effektivität und Verträglichkeit unterlegen.
▶ **Akute neurologische Erkrankungen:**
  – *Hypertensive Enzephalopathie:* Hypertension als Ursache der neurologischen Erkrankung.
  – *Erfordernishochdruck:* Hypertension als Folge einer neurologischen Erkrankung. Reaktive Blutdrucksteigerung zur Sicherstellung einer adäquaten zerebralen Perfusion bei Hirnödem oder Apoplex. Auch bei hypertensiver Enzephalopathie mit schweren neurologischen Symptomen liegt schließlich ein Erfordernishochdruck vor.
  – *Therapie:*
    • $RR_{syst} < 220$ mmHg: Keine Blutdrucksenkung!
    • $RR_{syst} > 220$ mmHg: Blutdrucksenkung mit Urapidil 12,5 mg i.v., evtl. repetitiv, bis RR_{syst} um 200 mmHg. Die Anwendung anderer Antihypertensiva ist möglich, diese haben jedoch den Nachteil der zerebralen Vasodilatation, evtl. mit Hirndrucksteigerung.
    • Ausnahme: Verdacht auf Subarachnoidalblutung: Wegen erheblichen Nachblutungsrisikos RR_{syst} um 140 mmHg anstreben.

12.3 Phäochromozytom

Ursache

➤ Katecholaminproduzierende Tumoren chromaffiner Zellen, meist des Nebennierenmarks.

Pathophysiologie

➤ Dauerhafte oder intermittierend erhöhte Katecholaminfreisetzung (Noradrenalin, Adrenalin).

Symptome

➤ Hypertension, hypertensive Krise: Dauerhafte oder paroxysmale Blutdruckanstiege.
➤ Tachykardie.
➤ Profuses Schwitzen.

Diagnostik

➤ Anamnese, Symptomkonstellation.
➤ Blutdruckmessung.
➤ EKG.
➤ **In der Klinik:** Katecholaminspiegel-Bestimmungen im Plasma sowie Vanillin-mandelsäure im Urin.

Therapie

➤ **Ziel:** Blutdrucksenkung, jedoch nicht mehr als 30% pro Stunde!
➤ **Atemwegssicherung**, bei Ateminsuffizienz oder Koma Intubation und Beatmung.
➤ **Lagerung:** Sitzend bzw. mit erhöhtem Oberkörper.
➤ **Blutdrucksenkung** mit α–Blockern oder Vasodilatatoren: z.B.
  – *Urapidil* 25 – 50 mg i.v.
  – *Nifedipin* 5 – 10 mg p.o. (zerbeißen und herunterschlucken lassen).
  – *Nitroglycerin* 1,2 mg s.l. (= 3 Hübe à 0,4 mg oder 1 Kapsel à 1,2 mg).
◢ *Beachte:* Gabe von β-Blockern nur nach Vorbehandlung mit α-Blockern! Andernfalls Verstärkung der peripheren Vasokonstriktion und Durchblutungsverschlechterung durch Blockade der vasodilatierenden β_2-Rezeptoren.

13 Leitsymptom: Störungen des Herzrhythmus

13.1 Herzrhythmusstörungen: Übersicht

Einteilung

▶ **Nach der Herzfrequenz:**
- *Tachykarde Rhythmusstörungen (Tachyarrhythmien,* S. 369):
  - Herzfrequenz > 90/min.
  - Größte Bedeutung für die Rettungsmedizin.
  - Hauptgefahr: Übergang in Kammerflimmern und Herzstillstand.
- *Bradykarde Rhythmusstörungen (Bradyarrhythmien,* S. 381):
  - Herzfrequenz < 60/min.
  - Seltener als Tachyarrhythmien.
  - Hauptgefahr: Entwicklung einer Asystolie.
- *Normofrequente Rhythmusstörungen:*
  - Herzfrequenz > 60/min und < 90/min.
  - Für die Rettungsmedizin von geringer Bedeutung.
  - Selten präklinisch therapiebedürftig.

▶ **Nach der Art der Rhythmusstörung:**
- *Erregungsleitungsstörungen:*
  - Zu schnelle Fortleitung der Erregung: Tachykardien, Tachyarrhythmien.
  - Zu langsame oder fehlende Fortleitung der Erregung (z. B. AV-Block): Bradykardie, Bradyarrhythmie bis hin zur Asystolie.
  - Anormale Fortleitung der Erregung (z. B. pathologische akzessorische Leitungsbündel zwischen Vorhof und Kammer oder kreisende Erregung im Vorhof, im AV-Knoten oder in der Kammer): Tachykardie, Tachyarrhythmie bis hin zu Kammerflimmern.
- *Erregungsbildungsstörungen:*
  - Zu hohe Depolarisationsfrequenz des Schrittmacherzentrums: Tachykardie.
  - Zu niedrige Depolarisationsfrequenz des Schrittmacherzentrums: Bradykardie.

▶ **Nach dem Ursprung der Erregungsbildung:**
- *Supraventrikuläre Rhythmusstörungen:* Erregungsbildungszentrum liegt im Bereich des Vorhofs oder AV-Knotens.
  - Der Kammerkomplex ist normalerweise schmal (< 0,12 s).
  - Breiter Kammerkomplex (> 0,12 s) bei Schenkelblock (meist Rechtsschenkelblock) oder akzessorischem Leitungsbündel (z. B. WPW-Syndrom).
- *Ventrikuläre Rhythmusstörungen:* Erregungsbildungszentrum liegt in einer Herzkammer. Meist gefährlicher als supraventrikuläre Rhythmusstörungen.
  - Kammerkomplex ist immer breit (> 0,12 s).

Extrasystolen

▶ Vorzeitig einfallende Kammeraktionen supraventrikulären oder ventrikulären Ursprungs (Abb. 110a, b).
▶ Gelegentlich Hinweis auf ernsthafte kardiale Erkrankung.
▶ Gelegentlich Auslöser tachykarder Rhythmusstörungen.
▶ Präklinisch normalerweise nicht therapiebedürftig.

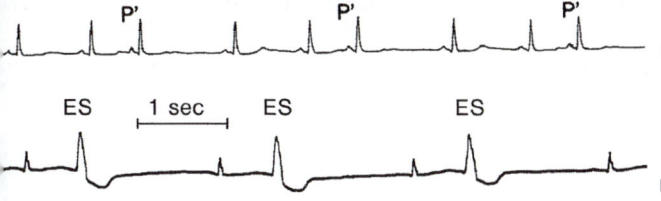

Abb. 110 · Extrasystolen: Supraventrikuläre Extrasystolen (a); ventrikuläre Extrasystolen (b).

Ursachen tachykarder und bradykarder Rhythmusstörungen

▸ **Kardiale Ursachen:**
- *Koronare Herzerkrankung, myokardiale Ischämie* (S. 272 ff): Häufigste und wichtigste Ursache kardialer Rhythmusstörungen! → meist Tachyarrhythmie, seltener Bradyarrhythmie.
- *Strukturelle Anomalien des Erregungsleitungssystems* (pathologische Erregungsleitungsbündel, z. B. WPW-Syndrom, S. 377) → Tachyarrhythmie.
- *Herzklappenerkrankungen:* Stenose, Insuffizienz → meist Tachyarrhythmie.
- *Myokarditis* → meist Tachyarrhythmie.
- *Kardiomyopathien* → meist Tachyarrhythmie.

▸ **Metabolische Ursachen:**
- *Hypoxie*, Hypoxygenation, Hypoxämie (S. 320) → bei Erwachsenen meist Tachyarrhythmie, bei Kindern meist Bradyarrhythmie.
- *Elektrolytstörungen* (S. 399 – 403):
  - Hypokaliämie → meist Tachyarrhythmie.
  - Hyperkaliämie → meist Bradyarrhythmie.
  - Hypomagnesiämie → meist Tachyarrhythmie.
- *Störungen des Säure-Basen-Haushalts:* Azidose (S. 396) → meist Tachyarrhythmie.

▸ **Endokrinologische Erkrankungen:**
- *Hyperthyreose* (S. 301) → Tachyarrhythmie.
- *Phäochromozytom* (S. 365) → Tachyarrhythmie.

▸ **Drogen und Medikamente:**
- *Antiarrhythmika!* Fast alle Antiarrhythmika können ihrerseits tachykarde und bradykarde Rhythmusstörungen auslösen (S. 178).
- *Kokain* (S. 525) → Tachyarrhythmie.
- *Amphetamine*, *Ecstasy* (S. 526) → Tachyarrhythmie.
- β-*Blocker* (S. 172), *Clonidin* (S. 172) → Bradycardie.
- *Atropin* (S. 168), *Katecholamine* (S. 162), *Theophyllin* → Tachyarrhythmie.

▸ **Sonstige:**
- *Schock* (S. 344) → meist Tachykardie, Tachyarrhythmie.
- *Anaphylaxie oder Pseudoanaphylaxie* (S. 359) → Tachyarrhythmie.
- *Anstrengung, Aufregung, Angst, Schmerzen* → Tachykardie, Tachyarrhythmie.
- *Hyperthermie* → Tachykardie.
- *Hypothermie* → zunächst Tachykardie, dann Bradyarrhythmie.
- *Dehydratation, Hypovolämie* (S. 404) → Tachykardie.
- *Lungenembolie, pulmonalarterielle Hypertension* (S. 281) → Tachykardie, Tachyarrhythmie.
- *Hirndruck* (S. 449) → Bradyarrhythmie.

▶ *Beachte:* Tachykarde oder bradykarde Rhythmusstörung sind häufig Symptom extrakardialer Erkrankungen!

Diagnostik

▶ **Anamnese:**
- – Antiarrhythmikaeinnahme?
- – Bekannte KHK?
- – Anzeichen für extrakardiale Ursache der Rhythmusstörungen?
▶ Puls.
▶ EKG (wenn möglich, Extremitäten- und Brustwandableitungen; 12-Kanal-EKG).
▶ Blutdruck.
▶ Pulsoxymetrie.

Allgemeine Therapie

▶ *Beachte:* Nicht jede tachykarde oder bradykarde Rhythmusstörung muß antiarrhythmisch therapiert werden! Gelegentlich ist die Tachykardie erforderlich (z. B. Volumenmangelschock), und gelegentlich sollte auch eine ausgeprägte Bradykardie besser belassen werden (z. B. tiefe Hypothermie). Daher vor antiarrhythmischer Therapie stets an mögliche extrakardiale Grunderkrankung denken und möglichst gezielt therapieren! Häufig erübrigt sich dann eine spezifische antiarrhythmische Therapie. Beispiele:
- – *Hypoxie, Hypoxygenation, Hypoxämie* → Sauerstoffgabe, ggf. Beatmung, ggf. (in der Klinik) Bluttransfusion (bei anämischer Hypoxie).
- – *Hypokaliämie, Hypomagnesiämie* → Kaliumsubstitution, Magnesiumsubstitution.
- – *Hyperkaliämie* → S. 399.
- – *Hypothermie* → Wiedererwärmung.
- – *Hyperthermie* → Kühlung.
- – *Anstrengung, Aufregung, Angst, Schmerzen* → Sedierung, Analgesie.
- – *Dehydratation, Hypovolämie* → Volumentherapie.
- – *Lungenembolie, pulmonalarterielle Hypertension* → Lysetherapie, wenn möglich; ggf. (pulmonale) Vasodilatatoren.
- – *Hirndruck* → Hirndrucksenkende und/oder blutdrucksteigernde Therapie.
▶ **Grundsätzliches Ziel:**
- – Ausreichende Normalisierung der Herzfrequenz.
- – Ausreichender Blutdruck.
- – Linderung der unangenehmen subjektiven Symptome.
▶ Grundsätzliches Vorgehen bei Tachykardien: S. 369.
▶ Grundsätzliches Vorgehen bei Bradykardien: S. 381.
▶ **Basismaßnahmen:** Sauerstoffgabe, im Schock Intubation und Beatmung, venöser Zugang.
▶ **Medikamentöse Therapie:**
- – *Tachyarrhythmien* (S. 371):
  - • Antiarrhythmika.
  - • Adjuvante Therapie mit Sedativa/Analgetika, wenn erforderlich: Indirekt antiarrhythmische Wirkung durch Senkung des Sympathotonus.
  - • Elektrolytsubstitution (v. a. Kalium, Magnesium) in Kenntnis der Serumkonzentrationen.
- – *Bradyarrhythmien* (S. 381):
  - • Atropin.
  - • Adrenalin.

▶ **Nicht-medikamentöse Therapie:**
  – *Tachyarrhythmien* (S. 371):
    • Vagale Stimulation.
    • Kardioversion und Defibrillation.
  – *Bradyarrhythmien* (S. 381):
    • Schrittmachertherapie.

Beachte:
  – Keine Rhythmuskosmetik! Präklinische Therapie nur bei bedrohlichen, kreislaufwirksamen Rhythmusstörungen!
  – Bei akut lebensbedrohlichen Tachyarrhythmien und Bradyarrhythmien rechtzeitig elektrische Therapiemaßnahmen erwägen (Kardioversion/Defibrillation bzw. Schrittmachertherapie).

3.2 Tachykarde Herzrhythmusstörungen: Übersicht

Formen

▶ **Supraventrikuläre Tachykardien** (S. 376):
  – Sinustachykardie (siehe unten).
  – Vorhofflimmern (S. 376).
  – Vorhofflattern (S. 376).
  – Vorhoftachykardie (S. 376).
  – AV-Re-entry-Tachykardien (Präexzitationssyndrome): V.a. Wolff-Parkinson-White-Syndrom (WPW-Syndrom, S. 377).
  – AV-Knoten-Re-entry-Tachykardie (S. 377).
▶ **Ventrikuläre Tachykardien** (S. 379):
  – Pulslose Kammertachykardie (S. 380).
  – Kammerflattern (S. 380).
  – Kammerflimmern (S. 380).
  – Torsades de pointes (Spitzenumkehrtachykardien, S. 380).

Ursachen

▶ **Pathologische Tachykardien:**
  – Siehe auch S. 367.
  – Meist koronare Herzerkrankung, Myokardinfarkt.
  – *Sonderform:* Reperfusionsarrhythmien nach Lysetherapie eines akuten Myokardinfarkts.
  – Gelegentlich anatomische akzessorische Leitungsbündel (WPW-Syndrom).
▶ **Reaktive bzw. kompensatorische Sinustachykardie:**
  – Angst, Schmerz oder Aufregung.
  – Anstrengung, Volumenmangelschock oder akute Rechtsherzbelastung.

Pathophysiologie

▶ **Re-entry (kreisende Erregung):**
  – Innerhalb des Vorhofs: Sinus- oder Vorhoftachykardien.
  – Innerhalb der Kammer: Ventrikuläre Tachykardien.
  – Zwischen Vorhof und Kammer: AV-Re-entry-Tachykardien.

► **Erhöhte Automatie (spontane Depolarisationsfrequenz) eines Erregungs**bildungszentrums:
  – Im Vorhof.
  – Im AV-Knoten.
  – In der Kammer.

Folgen

► Erhöhter myokardialer Sauerstoffverbrauch.
► Verminderte myokardiale Durchblutung, Myokardischämie.
► Vermindertes Herzzeitvolumen.
► Hypotension.
► Herzinsuffizienz, Herzversagen.
► Kardiogener Schock.
► Plötzlicher Herztod des Erwachsenen (sudden adult death syndrome; SADS) be Kammerflimmern.

Symptomatik

► **Herzklopfen** (Palpitationen).
► **Angina pectoris:** Auftreten, wenn die Rhythmusstörungen zur Myokardischämi führen.
► **Dyspnoe:** Auftreten, wenn die Rhythmusstörungen zur Herzinsuffizienz führen.
► **Schwindel, Bewußtlosigkeit:** Auftreten, wenn die Rhythmusstörungen zu Hy potension und Schock führen.

Diagnostik

► Siehe S. 368.

Therapeutische Grundsätze

► Medikamentöse Therapie mit Antiarrhythmika nur bei bedrohlichen, kreislau wirksamen Rhythmusstörungen. Keine Rhythmuskosmetik!
► Keine Therapie der kompensatorischen Tachykardie mit Antiarrhythmika!
► Tachykardie mit breiten Kammerkomplexen im Zweifelsfall wie ventrikuläre Ta chykardie therapieren!
► Bei akut lebensbedrohlichen Tachyarrhythmien rechtzeitig Kardioversion/Def brillation erwägen!

Therapeutische Möglichkeiten

► **Antiarrhythmika** (S. 178):
  – *Klasse I a (z. B. Ajmalin):* Wirksam bei vielen ventrikulären und supraventrikula ren Tachyarrhythmien.
  – *Klasse I b (z. B. Lidocain):* Wirksam nur bei ventrikulären Rhythmusstörungen
  – *Klasse I c (z. B. Propafenon):* Wirksam bei vielen ventrikulären und supraventr kulären Tachyarrhythmien.
  – *Klasse II, β-Blocker (z. B. Metoprolol):* Wirksam vor allem bei supraventrikulärer aber auch bei ventrikulären Tachyarrhythmien.
  – *Klasse III (z. B. Amiodarone):* Sehr wirksam bei vielen ventrikulären und supra ventrikulären Tachyarrhythmien; im Rettungsdienst heute zumeist Mittel de Wahl bei den meisten lebensbedrohlichen Tachyarrhythmien.
  – *Klasse IV, Kalzium-Kanal-Blocker (z. B. Verapamil):* Nur bei supraventrikulärer Rhythmusstörungen.

- *Digitalisglykoside (z. B. Digoxin):* Wirksam nur bei bestimmten supraventrikulären Rhythmusstörungen (Vorhofflimmern/-flattern).
- *Adenosin:* Therapeutisch wirksam nur bei bestimmten supraventrikulären Rhythmusstörungen (AV-Re-entry-Tachykardien).
- *Magnesium:* U.U. wirksam bei vielen ventrikulären und supraventrikulären Tachyarrhythmien. Stellenwert als Antiarrhythmikum jedoch außer bei Torsades de pointes (S. 380) nicht gesichert.
  - ▶ *Merke:* Das wichtigste Antiarrhythmikum in der Akutmedizin ist gegenwärtig das **Amiodaron** in der Initialdosis von 150 – 300 µg (langsam) i.v.
- **Adjuvante Therapie mit Sedativa/Analgetika:** Indirekte antiarrhythmische Wirkung durch Senkung des Sympathotonus, z.B.:
  - Diazepam.
  - Morphin.
- Vagale Stimulation (s.u.).
- Kardioversion und Defibrillation (S. 142).

Vagale Stimulation

- **Indikationen:** Supraventrikuläre Tachyarrhythmien, vor allem AV-Re-entry-Tachykardien (S. 377).
- **Wirkung:** Erhöhung des Parasympathotonus; dadurch Verlangsamung der AV-Überleitung.
- **Methoden (Auswahl):**
  - Trinken großer Schlucke eiskalten Wassers.
  - Husten.
  - *Valsalva-Manöver:* Pressen gegen die geschlossene Stimmritze.
  - *Karotissinusmassage:* Dosierte, wenige Sekunden dauernde Massage im Bereich der A. carotis. Durchführung:
    - Zunächst den rechten, wenn unwirksam anschließend den linken Karotissinus stimulieren.
    - Kopf des Patienten zur anderen Seite drehen.
    - Fester, kurzer Druck auf die Karotisbifurkation nahe dem Unterkieferwinkel.
    - Wenn unwirksam: Massierende Bewegungen an der gleichen Stelle für maximal 5 – 10 Sekunden.
    - Wiederholungen der Massage nach Pausen von 15 – 30 Sekunden möglich.
    - ▶ *Gefahr:* Zerebrale Ischämie durch zu starke und zu lange Kompression der A. carotis!
    - ▶ *Gefahr:* Asystolie.
    - ▶ *Kontraindikation:* Karotisstenose! Daher keine Karotissinusmassage bei älteren Patienten.
    - ▶ *Beachte:* Nie beide Karotiden gleichzeitig massieren!

13.3 Tachykarde Herzrhythmusstörungen: Allgemeine Therapie

Tachykardien mit breiten Kammerkomplexen

- Siehe auch Abb. 111 b. Ablauf, Präparateauswahl und Dosierungen nach den Empfehlungen des ERC. Anwendung von Alternativpräparaten mit gleichem oder ähnlichem Wirkmechanismus ist möglich. Geringfügige Abweichungen von anderen Empfehlungen in den Dosierungsangaben sind möglich. Dosierungsangaben gelten für einen Erwachsenen durchschnittlichen Gewichts.

- ► **Sauerstoffgabe** 4–8 l/min.
- ► Schaffung eines **venösen Zugangs**.
- ► **Puls gut tastbar?**
  - *Nein* → Beginn CPR inkl. möglichst baldiger Defibrillation (siehe Kammerflimmern und pulslose Kammertachykardie, S. 236).
  - *Ja* → Zustandseinschätzung.
- ► **Kritischer Zustand?**
  - Systolischer Blutdruck ≤ 90 mmHg?
  - Thorakale Schmerzen bzw. Angina pectoris?
  - Zeichen des Herzversagens?
  - Herzfrequenz ≥ 150/min?
- ► **Wenn Ja:**
  - Sedierung.
  - *Kardioversion* mit 100 J → 200 J → 360 J; wenn ohne gewünschten Effekt:
    - bei Hypokaliämie: KCL bis 60 mmol (max. 30 mmol/Stunde).
    - bei Hypomagnesiumämei: Mg-Sulfat 50 % 5 ml über 30 min.
  - *Amiodaron* 150 mg über 10 min.
  - *Weitere Kardioversionen*, wenn erforderlich.
  - In therapierefraktären Fällen weitere *Antiarrhythmika* erwägen: Amiodaron, Lidocain, Procainamid, Sotalol sofern vorhanden.
  - *In der Klinik:* Ggf. Überstimulation (overdrive pacing).
- ► **Wenn Nein:**
  - bei Hypokaliämie: bis 60 mmol langsam i. v. (s. o.)
  - *Amiodaron* 150 mg über 10 min; **oder**:
  - *Lidocain:*
    - 50 mg i. v. über 2 Minuten.
    - Wiederholung alle 5 Minuten bis zu einer Gesamtdosis von 200 mg.
  - *Kardioversion*, wenn erforderlich, mit 100 J → 200 J → 360 J; wenn ohne gewünschten Effekt:
  - Wenn erforderlich, erneut Amiodaron 150 µg, gefolgt von 300 µg über 1 h.
  - *Weitere Kardioversionen*, wenn erforderlich.

Tachykardien mit schmalen Kammerkomplexen

- ► Siehe auch Abb. 111 c. Ablauf, Präparateauswahl und Dosierungen nach den aktuellen Empfehlungen des ERC. Anwendung von Alternativpräparaten mit gleichem oder ähnlichem Wirkmechanismus ist möglich. Geringfügige Abweichungen von anderen Empfehlungen zu den Dosierungsangaben sind möglich. Dosierungsangaben gelten für einen Erwachsenen durchschnittlichen Gewichts.
- ► **Sauerstoffgabe** 4–8 l/min.
- ► Schaffung eines **venösen Zugangs**.
- ► Pulslose Tachykardie (> 250/min)? Wenn ja, sofort elektrische Kardioversion mit 100 J → 200 J → 360 J.
- ► **Vorhofflimmern?**
  - *Ja* → Zustandseinschätzung (s. u.) und weitere Therapie (Abb. 117; keine vagale Stimulation, kein Adenosin).
  - *Nein* →
    - Vagale Stimulation (S. 371): Vorsicht bei möglicher Digitalisintoxikation, akuter myokardialer Ischämie oder Anzeichen für Karotisstenose!
    - Adenosin: Bolus 6 mg i. v.; wenn erforderlich, erneute Boli alle 1–2 Minuten mit jeweils 12 mg (bis zu 3 × wiederholen).
- ► **Kritischer Zustand?**
  - Systolischer Blutdruck ≤ 90 mmHg?
  - Thorakale Schmerzen bzw. Angina pectoris?

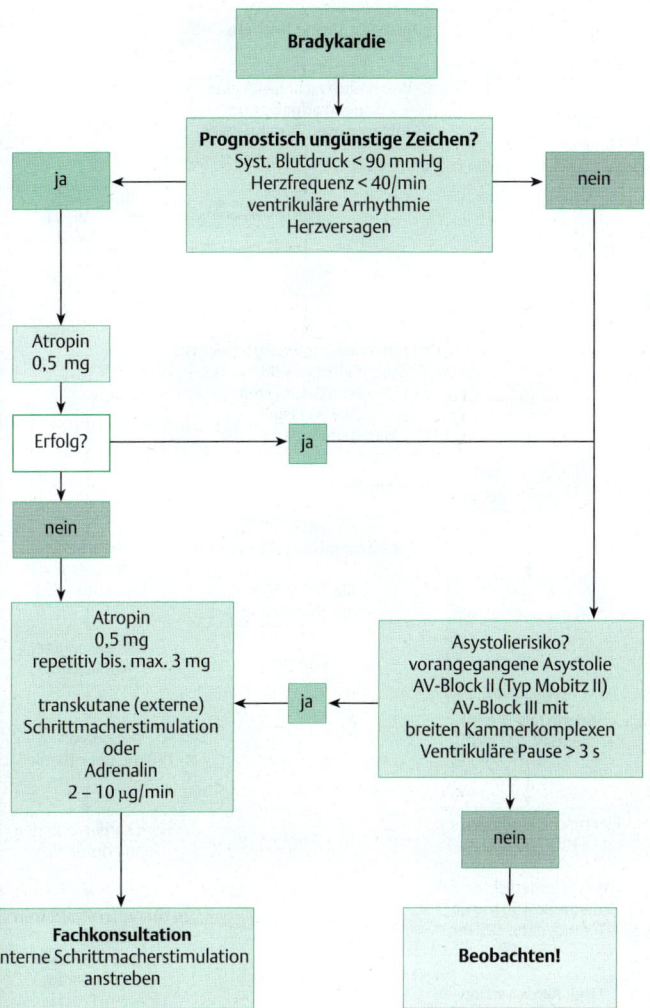

Abb. 111a–c · Maßnahmen bei lebensbedrohlichen Arrhythmien (modifiziert nach European Resuscitation Council): Bradykardie (a); Tachykardie mit breiten Kammerkomplexen (b); Tachykardie mit schmalen Kammerkomplexen (c).

Fortsetzung Abb. 111b und c ▶

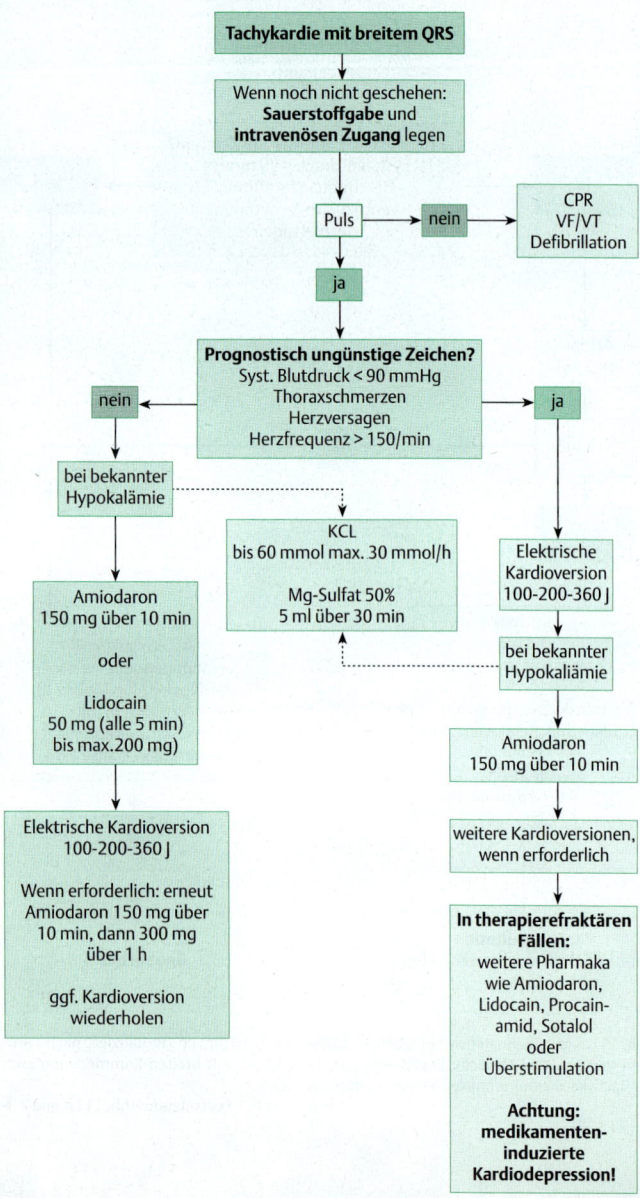

Tachykardie mit breitem QRS

↓

Wenn noch nicht geschehen:
Sauerstoffgabe und
intravenösen Zugang legen

↓

Puls → nein → CPR
VF/VT
Defibrillation

ja

↓

Prognostisch ungünstige Zeichen?
Syst. Blutdruck < 90 mmHg
Thoraxschmerzen
Herzversagen
Herzfrequenz > 150/min

nein ← → ja

bei bekannter
Hypokaliämie

KCL
bis 60 mmol max. 30 mmol/h

Mg-Sulfat 50%
5 ml über 30 min

Elektrische
Kardioversion
100-200-360 J

Amiodaron
150 mg über 10 min

oder

Lidocain
50 mg (alle 5 min)
bis max.200 mg)

bei bekannter
Hypokaliämie

Amiodaron
150 mg über 10 min

Elektrische Kardioversion
100-200-360 J

Wenn erforderlich: erneut
Amiodaron 150 mg über
10 min, dann 300 mg
über 1 h

ggf. Kardioversion
wiederholen

weitere Kardioversionen,
wenn erforderlich

**In therapierefraktären
Fällen:**
weitere Pharmaka
wie Amiodaron,
Lidocain, Procain-
amid, Sotalol
oder
Überstimulation

**Achtung:
medikamenten-
induzierte
Kardiodepression!**

b

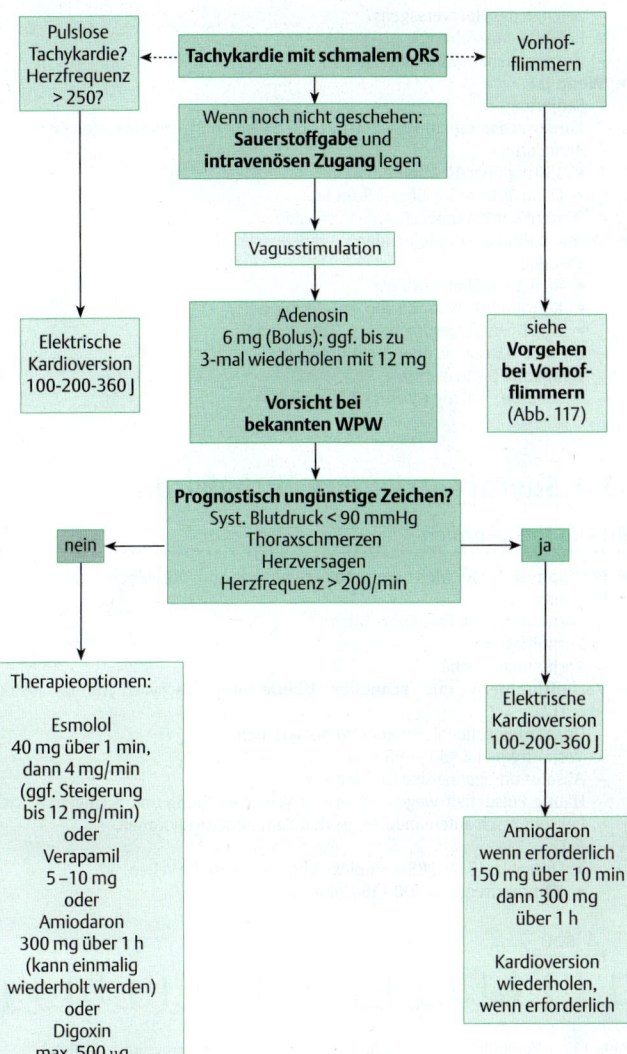

Pulslose Tachykardie? Herzfrequenz > 250?

Tachykardie mit schmalem QRS

Vorhof- flimmern

Wenn noch nicht geschehen: **Sauerstoffgabe** und **intravenösen Zugang** legen

Vagusstimulation

Elektrische Kardioversion 100-200-360 J

Adenosin 6 mg (Bolus); ggf. bis zu 3-mal wiederholen mit 12 mg

Vorsicht bei bekannten WPW

siehe **Vorgehen bei Vorhof- flimmern** (Abb. 117)

Prognostisch ungünstige Zeichen? Syst. Blutdruck < 90 mmHg Thoraxschmerzen Herzversagen Herzfrequenz > 200/min

nein

ja

Therapieoptionen:

Esmolol 40 mg über 1 min, dann 4 mg/min (ggf. Steigerung bis 12 mg/min) oder Verapamil 5–10 mg oder Amiodaron 300 mg über 1 h (kann einmalig wiederholt werden) oder Digoxin max. 500 µg über 30 min (x 2)

Elektrische Kardioversion 100-200-360 J

Amiodaron wenn erforderlich 150 mg über 10 min dann 300 mg über 1 h

Kardioversion wiederholen, wenn erforderlich

c

- – Zeichen des Herzversagens?
- – Bewußtseinstrübung?
- – Herzfrequenz ≥ 200/min?
▶ **Wenn Ja:**
  - – Sedierung.
  - – *Kardioversion* mit 100 J → 200 J → 360 J; wenn ohne gewünschten Effekt:
  - – *Amiodaron*
    - • 150 mg über 10 Minuten.
    - • Dann 300 mg i.v. über 1 Stunde.
  - – *Weitere Kardioversionen*, wenn erforderlich.
▶ **Wenn Nein:** Eine der folgenden therapeutischen Maßnahmen:
  - – *Esmolol:*
    - • 40 mg i.v. über 1 Minute.
    - • Kontinuierliche Gabe von 4 mg/min i.v.
    - • Ggf. Dosissteigerung bis zu 12 mg/min i.v.
  - – *Digoxin:* 0,5 mg i.v. über 30 Minuten, ggf. 2 ×.
  - – *Verapamil:* 5 – 10 mg i.v.
  - – *Amiodaron:* 300 mg i.v. über 1 Stunde.

13.4 Supraventrikuläre Tachykardien

Atriale Tachykardien

▶ **Pathophysiologie:** Meist kreisende Erregungen auf Vorhofebene.
▶ **Formen:**
  - – Vorhofflimmern (häufigste Form).
  - – Vorhofflattern.
  - – Vorhoftachykardie.
▶ **Vorhofflimmern mit schneller Überleitung** (Tachyarrhythmia absoluta Abb. 112):
  - – Ungeordnete, hochfrequente Vorhofaktionen.
  - – Vorhoffrequenz 350 – 600/min.
  - – Absolut unregelmäßige Überleitung.
  - – Häufig Pulsdefizit wegen schlechter Ventrikelfüllung und geringem Auswurf bei sehr rasch aufeinanderfolgenden Kammerkontraktionen.
  - – *EKG:*
    - • Unregelmäßige QRS-Komplexe ohne sichtbare P-Wellen.
    - • Kammerfrequenz 100 – 160/min.

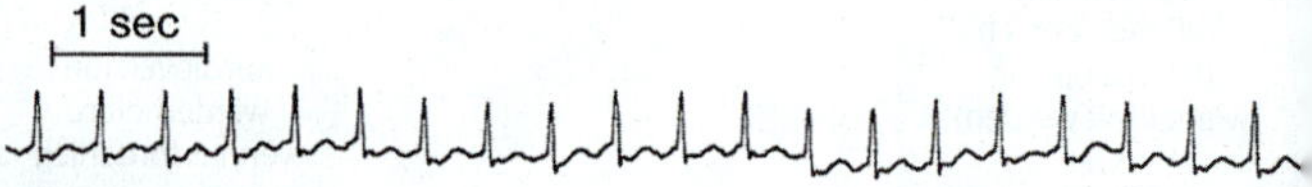

Abb. 112 · Vorhofflimmern mit schneller Überleitung (Tachyarrhythmia absoluta).

▶ **Vorhofflattern** (Abb. 113):
  - – Regelmäßige, hochfrequente Vorhoferregungen.
  - – Vorhoffrequenz 220 – 350/min.
  - – Ventrikuläre Überleitung meist in einem bestimmten Verhältnis: 2 : 1-, 3 : 1 oder 4 : 1.

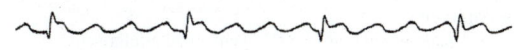

Abb. 113 · Vorhofflattern mit 4 : 1-AV-Überleitung.

- *EKG:*
  - Sägezahnartige P-Wellen.
  - Meist regelmäßige Kammerfrequenzen um 150/min.
- **Vorhoftachykardie** (Abb. 114):
  - Vorhoffrequenz 120 – 250/min.
  - Ventrikuläre Überleitung meist im Verhältnis 1 : 1.
  - *EKG:* Regelmäßige Tachykardie; mit präklinischen Mitteln nicht von einer Sinustachykardie zu unterscheiden.

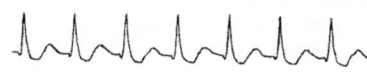

Abb. 114 · Vorhoftachykardie.

- **Therapie:** Antiarrhythmika der Klassen I a, I c, II, III, IV, Magnesium oder Digitalisglykoside.
  - Therapie des Vorhofflimmerns (häufigste Indikation) s. Abb. 117, S. 379.
  - Therapie der übrigen atrialen Tachykardien:
    - *Kalziumkanal-Blocker* (Klasse IV): z. B. Verapamil 5 mg i. v. *oder*
    - β-*Blocker* (Klasse II): z. B. Metoprolol 2,5 – 5 mg i. v.
    - Evtl. zusätzlich zu Kalziumkanal-Blocker oder β-Blockern: *Metildigoxin* 0,2 – 0,4 mg i. v.
  - In schweren Fällen immer Amiodaron erwägen: 300 mg i. v. über 1 h.
  - *Im Schock:* Elektrische Kardioversion (S. 146) erwägen (höhere Erfolgsquote als bei medikamentöser Therapie).

AV-Re-entry-Tachykardien (Präexzitationssyndrome)

- **Pathophysiologie:** Vorzeitige Kammererregung durch pathologische akzessorische atrioventrikuläre Erregungsleitungsbündel.
- **Häufigste Form:** Wolff-Parkinson-White-Syndrom (WPW-Syndrom).
- **EKG bei WPW-Syndrom** (Abb. 115):
  - QRS-Komplex durch sog. *Delta-Welle* als elektrokardiographisches Korrelat der vorzeitigen Kammererregung verbreitert (breite Kammerkomplexe).
  - *Bei Tachykardie:* Delta-Welle oft nicht mehr sichtbar; dann enge Kammerkomplexe.
  - Tachykardie oft plötzlich auftretend und selbst terminierend (paroxysmale supraventrikuläre Tachykardie).

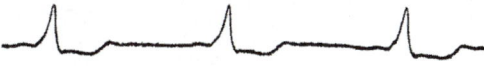

Abb. 115 · WPW-Syndrom.

► **Therapie:**
 – *Vagale Stimulation* (S. 371); wenn nicht erfolgreich:
 – *Klasse I a- oder I c-Antiarrhythmikum,* z. B.:
  ● Propafenon 35 – 70 mg i. v. oder
  ● Ajmalin 25 – 50 mg i. v.
 – *Im Schock:* Elektrische Kardioversion (S. 146) erwägen.
 ◪ *Beachte:* Verapamil oder β-Blocker sind nicht indiziert!

AV-Knoten-Re-entry-Tachykardie

► **Pathophysiologie:** Kreisende Erregung innerhalb des AV-Knotens (Sonderform der AV-Re-entry-Tachykardien).
► **Häufigste Form** einer paroxysmalen supraventrikulären Tachykardie: Sog. paroxysmale AV-junktionale Tachykardie.
► **EKG** (Abb. 116):
 – Regelmäßige Kammerfrequenz, 130 – 150/min.
 – Keine P-Welle.

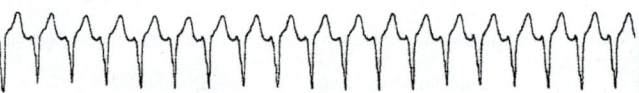

Abb. 116 · Paroxysmale AV-Knoten-Tachykardie.

► **Therapie:**
 – *Vagale Stimulation* (S. 371); wenn nicht erfolgreich:
 – *Adenosin:* Medikamentöses Mittel der Wahl. Dosierung:
  ● 6 mg i. v. über 1 – 3 Sekunden; bei ausbleibender Wirkung nach 1 – 2 Minuten:
  ● 12 mg i. v. über 1 – 3 Sekunden; bei ausbleibender Wirkung nach 1 – 2 Minuten:
  ● Erneut 12 mg i. v. über 1 – 3 Sekunden.
 – *Bei engen Kammerkomplexen:* Verapamil 5 mg i. v.
 – *Bei weiten Kammerkomplexen:* Klasse I a- oder I c-Antiarrhythmika: z. B.
  ● Ajmalin 25 – 50 mg i. v.
  ● Propafenon 35 – 70 mg i. v.
 – Alternativ: Amiodaron 300 mg i. v.
 – *Im Schock:* Elektrische Kardioversion (S. 146) erwägen.

Symptome	Gefähr-dung	Therapie
Herzfrequenz < 100/min keine oder nur milde Symptome, gute Durchblutung	niedrig	Präklinisch meist keine Therapie erforderlich • in der Klinik Heparinisierung oder Marcuma-risierung • Amiodaron 300mg über 1 h i.v. (oder Flecainid 100 – 150mg) • ggf. elektive Kardioversion
Herzfrequenz zwischen 100/min und 150/min, Atemnot schlechte Durchblutung	mittel	Therapiebeginn abhängig von Transportdauer und Ausmaß und Entwicklung der Symptomatik: z.B. (i.v.) • Metoprolol 5mg o. Verapamil 5mg o. Digoxin 0,2 – 0,4mg oder • Amiodaron 300mg (vor allem bei akutem Auftreten) • bei Symptomverschlechterung: elektrische Kardioversion (s. unten: hohe Gefährdung)
Herzfrequenz > 150/min, Thoraxschmerzen, kritische Durchblutung	hoch	präklinischer Therapiebeginn indiziert: • sofortige Heparinisierung (5000 – 10000 I.E. i.v.) • elektrische Kardioversion (100-200-300 J) in Narkose/Sedierung • anschließend Amiodaron 300 mg i.v. über eine Stunde

Abb. 117 · Gefährdungsgradabhängige Therapie des Vorhofflimmerns (vereinfacht nach ERC 2000).

13.5 Ventrikuläre Tachykardien

Pathophysiologie
....
➤ Meist kreisende Erregungen im Kammermyokard.
➤ Ineffektiver Herzauswurf, insbesondere bei hohen Frequenzen (> 150/min).

EKG
....
➤ Meist regelmäßige, breite Kammerkomplexe.
➤ Isoelektrische Linie oft noch erkennbar.

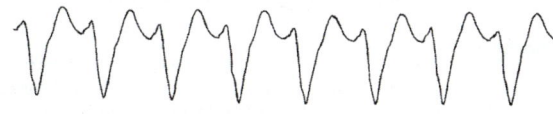

Abb. 118 · Ventrikuläre Tachykardie.

Sonderformen

▶ **Pulslose Kammertachykardie:**
- Kammertachykardie ohne tastbaren Puls: Kreislaufstillstand.
- Meist innerhalb weniger Minuten Degeneration in Kammerflimmern.

▶ **Kammerflattern** (Abb. 119):
- Frequenz um 250/min.
- Haarnadelähnliche, breite Kammerkomplexe ohne dazwischen erkennbare isoelektrische Linie.
- Meist kein Puls tastbar (Sonderform der pulslosen Kammertachykardie).
- Meist innerhalb weniger Minuten Degeneration in Kammerflimmern.

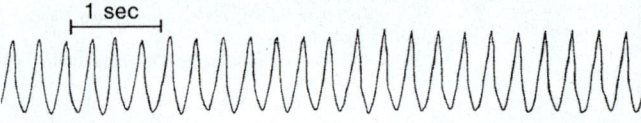

Abb. 119 · Kammerflattern.

▶ **Kammerflimmern** (Abb. 120):
- Ungeordnete Herzaktionen mit einer Frequenz > 300/min.
- Kreislaufstillstand.

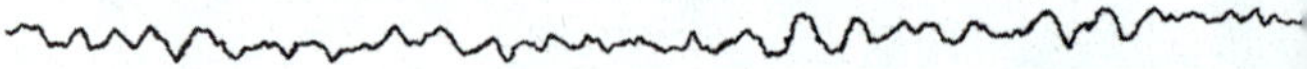

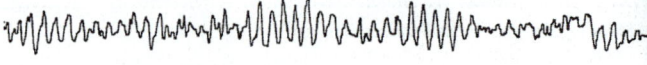

Abb. 120 · Kammerflimmern.

▶ **Torsades de pointes** (Spitzenumkehrtachykardien, Abb. 121):
- Paroxysmale, unkoordinierte Tachykardie mit polymorphen Kammerkomplexen unterschiedlicher Amplitude.
- Kammerkomplexe tanzen scheinbar um die isoelektrische Linie.
- Übergang in Sinusrhythmus oder Degeneration zu Kammerflimmern.
- *Ursache:* Angeborenes oder erworbenes QT-Syndrom (verlängerte QT-Zeit).
- *Häufige Auslöser:* Antiarrhythmika (vor allem Klasse I und III) oder Elektrolytstörungen (Hypokaliämie, Hypomagnesiämie).

Abb. 121 · Torsades de pointes (Spitzenumkehrtachykardien).

Therapie

▶ **Medikamentöse Therapie:** Wirksam können sein Antiarrhythmika der Klassen I a, I b, I c, II, III. Bevorzugt wird jedoch heute Amiodaron:
- Amiodaron 300 mg i.v.
- Alternativ bzw. wenn nicht verfügbar:
  - *Lidocain* 100 mg i.v.; wenn ohne Erfolg oder auch primär:
  - *Ajmalin* 25 – 50 mg i.v. oder
  - *Propafenon* 35 – 70 mg i.v.

- **Elektrische Therapie:**
  - *Kardioversion* (S. 146) im Schock.
  - *Defibrillation* (S. 142) bei Kreislaufstillstand.
- **Besonderheiten bei Torsades de pointes:** Übliche Antiarrhythmika sind meist wirkungslos und können die Situation verschlimmern. Vorgehen:
  - *Magnesiumsulfat* 1 – 2 g über 1 – 2 Minuten; dann 1 – 2 g kontinuierlich über 1 Stunde. Wenn ohne Erfolg:
  - *Kardioversion* (S. 146) erwägen.

13.6 Bradykarde Rhythmusstörungen: Allgemeine Therapie

Bradykardie

- Siehe auch Abb. 111 a. Ablauf, Präparateauswahl und Dosierungen nach den Empfehlungen des ERC. Anwendung von Alternativpräparaten mit gleichem oder ähnlichem Wirkmechanismus ist möglich. Geringfügige Abweichungen von anderen Empfehlungen in den Dosierungsangaben sind möglich. Dosierungsangaben gelten für einen Erwachsenen durchschnittlichen Gewichts.
- **Sauerstoffgabe** 4 – 8 l/min.
- Schaffung eines **venösen Zugangs**.
- **Bei bestehendem Risiko einer Asystolie:**
  - *Atropin:* Zunächst 0,5 mg i.v., repetitiv bis zu maximal 3 mg.
  - Wenn erfolgreich → Beobachten.
  - Wenn erforderlich (Atropintherapie ohne gewünschten Effekt) → *Transvenöse Schrittmachertherapie*, wenn möglich.
  - *Vorübergehende Therapiemaßnahmen:*
    - Externe Schrittmachertherapie (S. 148).
    - Adrenalin 2 – 10 µg/min i.v. (S. 163).
- **Kein akutes Asystolierisiko** → Zustandseinschätzung.
- **Kritischer Zustand?**
  - Klinische Zeichen eines niedrigen Herzzeitvolumens?
  - Systolischer Blutdruck ≤ 90 mmHg?
  - Zeichen des Herzversagens?
  - Herzfrequenz < 40/min?
  - Vorliegen therapiebedürftiger ventrikulärer Arrhythmien?
- **Wenn Ja:**
  - *Atropin:* Zunächst 0,5 mg i.v., repetitiv bis zu maximal 3 mg.
  - Wenn erfolgreich → Beobachten.
  - Wenn erforderlich (Atropintherapie ohne gewünschten Effekt) → *Transvenöse Schrittmachertherapie*, wenn möglich.
  - *Vorübergehende Therapiemaßnahmen:*
    - Externe Schrittmachertherapie (S. 148).
    - Adrenalin 2 – 10 µg/min i.v. (S. 163).
- **Wenn Nein** → Beobachten.

13.7 Bradykarde Rhythmusstörungen: Spezielle Formen

Formen

- ▶ Sinusbradykardie (Abb. 122).
- ▶ Langsamer Knotenrhythmus (Abb. 123).
- ▶ **Atrioventrikulärer Block** (AV-Block; Abb. 124, S. 384):
  - – AV-Block I°.
  - – AV-Block II° Typ Mobitz I (oder Wenckebach-Typ).
  - – AV-Block II° Typ Mobitz II.
  - – AV-Block III°.

Ursachen

- ▶ Siehe auch S. 367.
- ▶ **Vagale Stimulation** (siehe hypotensive Krise und vasovagale Synkope, S. 355).
- ▶ **Koronare Herzerkrankung.**
- ▶ **„Sportlerherz“:**
  - – Meist Sinusbradykardie, gelegentlich AV-Rhythmus.
  - – Ruhefrequenzen < 50/min möglich.
  - – Therapie nicht erforderlich.

Pathophysiologie

- ▶ Störungen der autonomen Erregungsbildung.
- ▶ Störungen der Erregungsleitung.
- ▶ Parasympathische Übererregbarkeit.

Folgen

- ▶ Vermindertes Herzzeitvolumen.
- ▶ Hypotension.
- ▶ Zerebrale Minderperfusion.
- ▶ Kardiogener Schock.

Symptomatik

- ▶ Bewußtseinstrübung.
- ▶ Schocksymptome (S. 345).

Diagnostik

- ▶ Siehe S. 368.

Sinusbradykardie

- ▶ **Ursachen:**
  - – Erhöhter Vagotonus.
  - – „Sportlerherz“.
  - – Syndrom des kranken Sinusknotens.
  - – Sinuaurikulärer Block.
  - – Überdosierung von β-Blockern.
- ▶ **EKG** (Abb. 122): P-Wellen vor jedem QRS-Komplex.
- ▶ **Therapie:** s. S. 384.

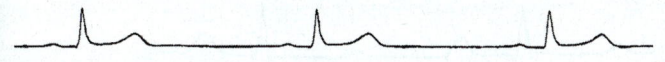

Abb. 122 · Sinusbradykardie.

Langsamer Knotenrhythmus

► **Ursache:** Ausfall des Sinusknotens und Übernahme der Schrittmacherfunktion des Herzens durch den AV-Knoten.
► **Reizursprung:** In der Nähe des AV-Knotens.
► **EKG** (Abb. 123): Keine P-Wellen, oder negative P-Wellen vor QRS-Komplex.
► **Therapie:** s. S. 384.

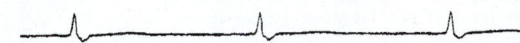

Abb. 123 · Langsamer Knotenrhythmus.

Atrioventrikulärer Block (AV-Block)

► **Ursache:** Verzögerung oder Aufhebung der Erregungsleitung zwischen Vorhöfen und Kammern.
► **Folge:** U.U. bedrohliche Abnahme der Kammerfrequenz.
► **AV-Block I°** (Abb. 124 a):
  – Verzögerte Überleitung aller Vorhofaktionen.
  – *EKG:* PQ-Zeit > 0,2 s.
  – Keine akute Gefährdung.
► **AV-Block II° Typ Mobitz I (oder Wenckebach-Typ)** (Abb. 124 b):
  – Fehlende Überleitung einiger Vorhofaktionen.
  – Inkonstante Überleitungszeit, die sich verlängert, bis schließlich 1 Vorhofaktion nicht mehr übergeleitet wird (in der Regel nach 3 – 5 Aktionen).
  – Periodische Wiederholung des Vorgangs (sog. Wenckebach-Periodik).
  – Meist keine akute Gefährdung.
► **AV-Block II° Typ Mobitz II** (Abb. 124 c):
  – Fehlende Überleitung einiger Vorhofaktionen.
  – Überleitung nur nach jeder z.B. 2. oder 3. Vorhofaktion (2 : 1- oder 3 : 1-Block).
  – Akute Gefährdung!
► **AV-Block III°** (Abb. 124 d):
  – Keine Überleitung zwischen Vorhof und Kammer.
  – Übernahme der Schrittmacherfunktion durch ein Ersatzzentrum in der Kammer. *EKG:* Unabhängige Depolarisation von Vorhof und Kammer (AV-Dissoziation). Meist langsame Kammerfrequenz < 40/min.
  – Bei Ausbleiben eines ventrikulären Ersatzzentrums: Ventrikuläre Asystolie bei (zunächst) weiter nachweisbarem Vorhofrhythmus → Kreislaufstillstand und Bewußtlosigkeit (Adams-Stokes-Anfall).
  – Immer akute Gefährdung!
► **Therapie:** s. S. 384.

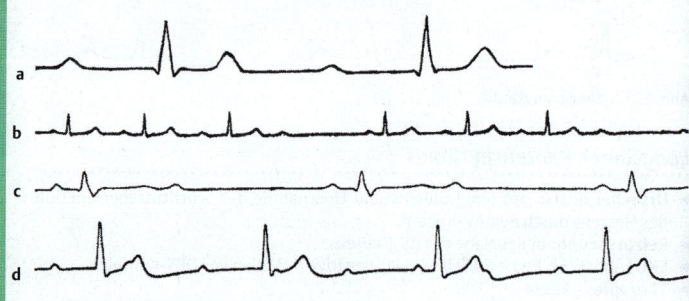

Abb. 124 · Atrioventrikulärer Block: AV-Block I° (a); AV-Block II° Typ Mobitz I (Wenckebach-Typ) (b); AV-Block II° Typ Mobitz II (c); AV-Block III° (d).

Therapie

▶ **Atropin** 0,5 – 3 mg i.v.; wenn ohne Erfolg:
▶ **Adrenalin** 10 – 100 μg als Bolus; dann 2 – 10 μg/min; wenn ohne Erfolg oder alternativ:
▶ **Externe Schrittmacherstimulation** (S. 148) mit einer Frequenz von 70 – 100/min.
▶ **CPR:** Bei Asystolie oder unzureichendem kardialen Auswurf.
▶ *Merke:* Orciprenalin wird zur Therapie bradykardiv Rhythmusstörungen von AHA und ERC heute **nicht** mehr empfindlich.

13.8 Patienten mit implantierten Schrittmachern

Grundleiden

▶ Dauerhafte oder intermittierende schwere bradykarde Rhythmusstörung.

Prinzip und Klassifikation des Schrittmachers

▶ **Prinzip:**
 – Übernahme der endogenen, natürlichen Schrittmacherfunktion des Herzens durch exogene elektrische Impulse auf Vorhof und/oder Kammer.
 – Stimulation der rechten Kammer oder – heute häufiger – sequentielle Stimulation des rechten Vorhofs und der Kammer.
▶ **Kenntnis der Schrittmacherklassifikation:** Für den Notarzt nützlich, jedoch für die präklinische Therapie nicht unbedingt erforderlich:
 – *Typ des Schrittmachers:* Im Schrittmacherpaß des Patienten angegeben. Wichtig sind vor allem die ersten 3 Buchstaben des Codes. Evtl. vorhandene 4. und 5. Buchstaben kodieren programmierbare Funktionen und besondere Tachyarrhythmiefunktionen.
 – *1. Buchstabe* kodiert den Ort der Stimulation:
  ● A = Atrium (Vorhof).
  ● V = Ventrikel.
  ● D = Beides (Double); Vorhof und Ventrikel.

- *2. Buchstabe* kodiert den Ort der Impulswahrnehmung (des Sensings):
  - A = Atrium (Vorhof).
  - V = Ventrikel.
  - D = Beides (Double); Vorhof und Ventrikel.
  - 0 = Nicht vorhanden (kein Sensing).
- *3. Buchstabe* kodiert die Steuerung der Stimulation:
  - T = Getriggert (Sensing stimuliert Impulsabgabe des Schrittmachers).
  - I = Inhibiert (Sensing hemmt Impulsabgabe des Schrittmachers).
  - D = Vorhof-getriggert und Ventrikel-inhibiert.
  - 0 = Nicht vorhanden (keine Steuerung durch Sensing).
- *Gängige Schrittmachertypen:* z. B. DDD und VVI.

Schrittmacherposition

▶ **Gehäuse mit Batterie:** Meist infraklavikulär im Bereich des M. pectoralis major tastbar.
▶ **Lage des Schrittmacherkabels und der Elektroden:** Via V. subclavia im rechten Ventrikel, bei sequentiellen Schrittmachern auch im Vorhof.

Schrittmacher-EKG

▶ Schmale, hohe Zacken (Schrittmacher-Spikes), gefolgt von einer elektrischen Herzaktion (Abb. 125).

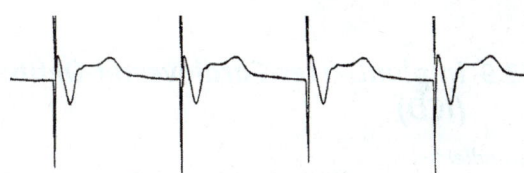

Abb. 125 · Intakte Schrittmacherstimulation (VVI).

Funktionsstörungen des Schrittmachers

▶ **Ursachen (Auswahl):**
- Defekte der Batterie (Batterieerschöpfung).
- Exit-Block: ineffektive Stimulation, keine myokardiale Reizantwort.
- Entrance-Block: „Sensing"-Defekt, keine Detektion von P-Welle bzw. QRS-Komplex.
▶ **Mögliche Folgen:**
- Schwere Bradykardie bis zum Herzstillstand.
- Gelegentlich durch den Schrittmacher aufrechterhaltene Tachykardie.

Therapie einer bedrohlichen Bradykardie bei Schrittmacherpatienten

▶ **Ursache:** Störung und Ausfall der Schrittmacherfunktion.
▶ **Therapie:**
- *Medikamentöse Therapie:* Siehe bradykarde Rhythmusstörungen (S. 381); allerdings oft wenig wirksam.
- Stimulation mit *externem Schrittmacher* (S. 148).

– Ggf. *CPR.*
– *In der Klinik:* Definitive Therapie durch Behebung des Problems oder Neuimplantation eines Schrittmachers.

Therapie einer bedrohlichen Tachykardie bei Schrittmacherpatienten

▶ **Schrittmacherunabhängige Tachykardie:**
– *EKG:* Keine Schrittmacherzacken vor den QRS-Komplexen.
– *Ursache und Therapie:* Siehe tachykarde Rhythmusstörungen (S. 369).
▶ **Schrittmacherabhängige Tachykardie:**
– *EKG:* Schrittmacherzacken vor den QRS-Komplexen.
– *Ursache:* z. B. Re-entry-Tachykardien.
– *Therapie:* Wenn möglich, Aufsetzen eines Magneten auf das Schrittmachergehäuse; dadurch Induktion einer starren, normfrequenten Stimulation.

Reanimation eines Schrittmacherpatienten mit Kammerflimmern

▶ **Position der Defibrillator-Elektroden:** Möglichst weit, mindestens 10 cm, vom Schrittmacheraggregat entfernt anlegen.
▶ **Weiteres Vorgehen:** Wie bei Standard-Defibrillation (S. 142).
▶ Standard-CPR.

13.9 Implantierter Cardioverter-Defibrillator (ICD)

Grundleiden

▶ Lebensbedrohliche ventrikuläre Tachykardien.
▶ Überlebter Kreislaufstillstand durch Kammerflimmern.

Prinzip des ICD

▶ Erkennen lebensbedrohlicher tachykarder Rhythmusstörungen und Therapie durch automatische Defibrillation oder Überstimulation.
▶ Erkennen lebensbedrohlicher bradykarder Rhythmusstörungen und Therapie durch Schrittmacherstimulation.

Position des ICD

▶ **ICD-Gehäuse:**
– *Ältere Geräte:* Unterbauchbereich (Muskeltasche des M. rectus abdominis).
– *Neuere Geräte:* Subkutan in der Infraklavikulärregion.
▶ **ICD-Kabel:** Heute meist transvenöse Lage im rechten Ventrikel.

Störungen des ICD

▶ Störungen der Antibradykardiefunktion (siehe Patienten mit künstlichen Schrittmachern, S. 384).
▶ Störungen der Antitachykardiefunktion, z.B. wiederholte ineffektive ICD-Entladungen.
▶ Vollständiger ICD-Ausfall durch Dislokationen oder Defekte.

Therapie einer ICD-Fehlfunktion

▶ **ICD-Ausfall und Bradykardie/Asystolie:** siehe Patienten mit künstlichen Schrittmachern (S. 384).
▶ **ICD-Fehlfunktion durch inadäquat häufige Defibrillationen:** Möglichkeit der Auflage eines Magneten; dadurch lassen sich die meisten ICDs inhibieren, ohne die antibradykarde Funktion zu beeinträchtigen.

Behandlung eines ICD-Patienten mit Kammerflimmern

▶ **Entladung des ICD:** Berührungen des Patienten während einer ICD-Defibrillation sind harmlos.
▶ **Externe Defibrillation**: Wenn erforderlich, stets mit maximaler Energie (360 – 400 J) defibrillieren. Defibrillator-Elektroden 10 – 30 cm vom ICD-Implantat entfernt aufsetzen.

14 Leitsymptom: Blutverlust

14.1 Akute Blutung: Übersicht

Einteilung

► **Blutungen nach außen (sichtbarer Blutverlust):**
  – *Direkte perkutane Blutung:*
    • Offene Fraktur (S. 440).
    • Offene Weichteilverletzung.
    • Venöse oder arterielle Gefäßruptur.
  – *Blutung in bzw. aus:*
    • Verdauungstrakt (S. 390, 392).
    • Atemwegen.
    • Urogenitaltrakt.
► **Blutungen nach innen** (kein sichtbarer Blutverlust):
  – *In Körperhöhlen:*
    • Schädel: Intrakranielle Blutung, z. B. bei SHT (S. 449).
    • Thorax: Intrathorakale Blutung bei Thoraxtrauma (S. 455).
    • Abdomen: Intraabdominale Blutung, akutes Abdomen (S. 284).
  – *In umliegendes Gewebe, z. B.:*
    • Gehirn: Intrazerebrale Blutung.
    • Retroperitoneum: Nierenruptur, Ruptur eines Bauchaortenaneurysmas, Wirbelsäulentrauma.
    • Geschlossene Fraktur (S. 440).

Ursachen

► **Trauma, Verletzungen** (S. 436):
  – *Stumpfes* Trauma (z. B. Aufprall aus großer Höhe).
  – *Penetrierendes* Trauma (z. B. Messerstichverletzung).
► Ulkusblutungen (S. 390).
► Hypertensive Krise bzw. hypertensiver Notfall (S. 363).
► Geburtshilfliche Blutungen, v. a. atonische Uterusblutung (S. 420).
► **Spontane Gefäßrupturen:**
  – Arterielle Gefäßruptur, z. B. rupturiertes Aortenaneurysma (S. 287).
  – Venöse Gefäßruptur, Varizenblutung.
► Blutgerinnungsstörungen, angeboren oder erworben.
► Tumorblutungen.

Pathophysiologie

► Abnahme des intravaskulären Volumens.
► Verlust von Sauerstoffträgern (Hämoglobin bzw. Erythrozyten).
► Verlust von Thrombozyten und Gerinnungsfaktoren.
► Direkte Gewebszerstörung durch die Blutung. Polyvalente Mediatoraktivierung.

Folgen

► **Gefahr der Entwicklung eines hypovolämischen Schocks:** Hämorrhagischer bzw. traumatisch-hämorrhagischer Schock (S. 349).
► **In schwersten Fällen:** Rasches Ausbluten des Patienten.

Symptomatik

▶ Evtl. offensichtliche Blutung.
▶ **Systemische Zeichen des Volumenmangels bzw. hypovolämischen Schocks:**
  – Blutdruckabfall, Hypotension.
  – Tachykardie.
  – Blasse, kaltschweißige Haut.
  – Bewußtseinsstörung.
  – Verzögerte oder fehlende kapilläre Reperfusion.
  – Verminderte Urinproduktion.
▶ **Organspezifische Folgen der Blutungslokalisation:** z. B.
  – Rückenschmerzen bei rupturiertem Bauchaortenaneurysma.
  – Anisokorie, Krämpfe und Bewußtseinstrübung bei intrakranieller (z. B. epi- oder subduraler) Blutung.

Diagnostik

▶ Inspektion.
▶ Puls.
▶ Blutdruck.
▶ Kapilläre Reperfusionszeit (Druck auf das Nagelbett, Wiederauffüllung nach > 2 Sekunden pathologisch).
▶ EKG.
▶ Pulsoxymetrie.

Therapie

▶ **Blutstillung:** z. B. durch Kompression der Blutung (S. 445), wenn möglich.
▶ **Sauerstoffzufuhr** 4–8 l/min, ggf. Intubation und Beatmung.
▶ **Volumenersatztherapie** mit kristalloiden und/oder kolloidalen Volumenersatzmitteln, bei schweren Blutungen über mindestens 2 venöse Zugänge; z. B.:
  – Ringer-Lösung 500–1500 ml i. v. oder mehr und/oder
  – HAES 200 10% 500–1500 ml i. v.
▶ **Katecholamine:** Im hämorrhagischen Schock begleitend zur Infusionstherapie indiziert, wenn durch Volumenzufuhr allein kein ausreichender Blutdruck erzielt werden kann; z. B. Akrinor 0,5–2 ml i. v. oder Dopamin 5–20 µg/kg KG/min i. v.
▶ **Schocklagerung:** Autotransfusion.
▶ **Adjuvante Analgesie, Sedierung oder Narkose,** wenn erforderlich:
  – Hypotensive Wirkung der Analgetika/Sedativa beachten!
  – Vorsichtig dosieren, Wirkung titrieren!
  – Zur Narkose im hypovolämischen/hämorrhagischen Schock Ketamin bevorzugen!
▶ **In der Klinik:** Schnellstmögliche Ergänzung der Infusionstherapie durch chirurgische Maßnahmen und Transfusionstherapie, wenn indiziert.
▣ *Cave:* Bei persistierender unkontrollierter Blutung kann durch aggressive präklinische Volumenersatztherapie das Ausbluten gefördert werden! Hier ist eher eine zurückhaltende Infusionstherapie mit permissiver Hypotension (Blutdruck syst. < 90 mmHg) und raschem Transport in die Klinik angezeigt.

14.2 Akute obere gastrointestinale Blutung

Blutungslokalisation

▶ Ösophagus.
▶ Magen.
▶ Duodenum.

Ursachen

▶ **Häufige Ursachen:**
  – *Ulkusleiden:* Schleimhautarrosionen in Magen oder Duodenum:
    • Ulcus duodeni: Häufigste Lokalisation.
    • Ulcus ventriculi.
  – *Gastrointestinale Varizen:* Blutgefüllte Venen im unteren Speiseröhren- und oberen Magenanteil:
    • Ösophagusvarizen.
    • Fundusvarizen.
▶ **Seltene Ursachen:**
  – *Mallory-Weiss-Syndrom:*
    • Schleimhauteinrisse im gastroösophagealen Übergang.
    • Auslöser: Häufiges Erbrechen.
  – *Boerhaave-Syndrom:*
    • Spontanruptur des Ösophagus.
    • Maximalvariante des Mallory-Weiss-Syndroms.

Pathophysiologie

▶ **Ulkusleiden:**
  – Infektion mit Helicobacter pylori.
  – Säureüberproduktion.
  – Hemmung defensiver Mechanismen der Magenschleimhaut, z. B. durch chronische Einnahme von nichtsteroidalen Antirheumatika oder Glukokortikosteroiden.
▶ **Gastrointestinale Varizen:**
  – Chronischer Hochdruck im Pfortaderkreislauf.
  – Leberzirrhose, z. B. alkoholinduziert.

Folgen

▶ Hämorrhagischer Schock durch Gefäßarrosion.
▶ Hohlorganperforation.

Symptomatik

▶ Akute **Schmerzen** im Oberbauch, häufig in den Rücken ausstrahlend (Akutes Abdomen; S. 284).
▶ **Hämatemesis:** Bluterbrechen.
▶ **Meläna:** Schwarzgefärbter Stuhl einige Stunden nach einem Blutungsereignis.

Diagnostik

▶ Inspektion.
▶ **Anamnese:** Bekanntes Ulkusleiden? Alkoholabusus?
▶ Blutdruck-, Pulsmessung.

▸ Kapilläre Reperfusionszeit.
▸ **EKG:** Differentialdiagnose Myokardinfarkt!
▸ **Erstdiagnostik in der Klinik:**
  – Endoskopie.
  – Röntgen Abdomen.
▪ *Beachte:* Die Quelle einer akuten oberen gastrointestinalen Blutung läßt sich mit präklinischen Mitteln meist nicht diagnostizieren.

Differentialdiagnose

▸ Myokardinfarkt!
▸ Pankreatitis.

Präklinische Therapie

▸ **Sauerstoffgabe** 4 – 8 l.
▸ **Atemwegssicherung,** ggf. Intubation und Beatmung.
▸ **Volumenersatztherapie,** z. B. 500 – 1500 ml Ringer-Lösung oder HAES.
▸ **Ggf. Analgetika,** z. B. Morphin 5 – 10 mg vorsichtig fraktioniert i. v.
▸ **Bei dringendem V. a. Ösophagusvarizenblutung:** Ggf. Einführen einer Ösophaguskompressionssonde (S. 136).
▸ **Zügiger Transport** in die Klinik.

Ersttherapie in der Klinik

▸ **Ulkusblutung:**
  – Endoskopische Unterspritzung der Blutungsquelle, z. B. mit Adrenalin.
  – Medikamentöse Blutstillung wenig erfolgversprechend.
▸ **Ösophagus- und Fundusvarizenblutung:**
  – Endoskopische Injektion sklerosierender Mittel in oder neben die Varizen.
  – Ggf. mechanische Therapie mit Ösophaguskompressionssonde (S. 136).
  – Ggf. medikamentöse Therapie (s. u.).
▸ **Ösophagusruptur:** Sofortige operative Therapie.
▸ **Medikamentöse Therapie der Ösophagusvarizenblutung:**
  – *Prinzip:*
    • Medikamentöse Vasokonstriktion der Splanchnikusgefäße und damit der Varizendurchblutung.
    • Kombination mit mechanischer Therapie (Ösophaguskompressionssonde, S. 136) möglich.
  – *Gefahren:*
    • Generalisierte Vasokonstriktion.
    • Myokardischämie; daher Kombination mit Nitroglycerin bei Verwendung von Vasopressin empfohlen.
  – *Medikamente* (Beispiele):
    • Vasopressin 0,4 – 0,8 E/min plus Nitroglycerin 50 – 400 µg/min.
    • Glycylpressin 2 mg alle 4 – 6 Stunden.
    • Somatostatin 250 µg als Bolus i. v.; dann 250 – 500 µg/h kontinuierlich i. v.

14.3 Untere gastrointestinale Blutung

Blutungslokalisation

▶ Distaler Dünndarm.
▶ Kolon.
▶ Rektum.
▶ Analkanal.

Ursachen

▶ Kolitis.
▶ Polypen.
▶ Hämorrhoiden.
▶ Tumoren.
▶ Darmverletzungen.

Symptomatik

▶ Ggf. **Schmerzen** im Unterbauch oder im Analbereich.
▶ **Hellroter Blutabgang** als Zeichen einer frischen, aktiven Blutung.
▶ **Meläna** als Zeichen einer älteren Blutung (> 8 Stunden).

Folgen

▶ Selten Entwicklung einer schweren Blutung und eines hämorrhagischen Schocks.

Diagnostik

▶ Siehe S. 390.

Therapie

▶ Meist keine spezifische präklinische Therapie erforderlich. Abklärung der Blutungsursache in der Klinik.
▶ **Ggf. Analgetika**, z. B. Morphin 5 mg i. v.
▶ **Bei größerem Blutverlust:** Volumenersatztherapie, z. B. 500 – 1500 ml Ringer-Lösung oder HAES i. v.

14.4 Nasenbluten (Epistaxis)

Ursachen

▶ **Lokal:** Trauma. Meist Verletzung des *Locus Kiesselbachii.*
▶ **Systemisch:** Hypertension (hypertensive Krise), Gerinnungsstörungen.

Diagnostik

▶ Inspektion, Anamnese, äußere Umstände.
▶ Blutdruck-, Pulsmessung.
▶ Kapilläre Reperfusionszeit.
▶ In schweren Fällen: EKG, Pulsoxymetrie.

Therapie

▶ **Digitale Kompression** beider Nasenflügel über 5 Minuten. Dabei
▶ **Sitzende Lagerung**, leicht vorn übergebeugt (Senkung des hydrostatischen Drucks in der Nase, Abfließen des Blutes nach vorn). *Ausnahmen:* Schock, Bewußtlosigkeit.
▶ **Bei Bewußtlosigkeit:** Intubation und Beatmung. Gefahr der Blutaspiration und Atemwegsverlegung durch Blut und Blutkoagel beim nicht intubierten Patienten!
▶ **Bei Hypertension:** Blutdrucksenkung, z.B. mit Urapidil 25–50 mg i.v.
▶ **Wenn Maßnahmen ohne Erfolg: Vordere Nasentamponade:**
  – Tamponadestreifen in Salbe tränken.
  – Mit Pinzette in blutendes Nasenloch einführen.
▶ **Wenn Maßnahme ohne Erfolg: Hintere Nasentamponade** mit einem Ballonkatheter, z.B. Blasenkatheter (Bellocq-Tamponade, S. 141):
  – Vorsichtiges Einführen des Katheters (16–20 Ch) in das blutende Nasenloch bis in den Rachen (ca. 15 cm).
  – Blockung mit 20 ml Wasser.
  – Zurückziehen bis zum Widerstand; dadurch Kompression der blutenden Gefäße im hinteren Nasenbereich (Aa. ethmoidales, A. sphenopalatina).
  – Fixierung des Katheters vor der Nase unter Zug, z.B. durch Verknoten über einem Steg.
  – Ggf. beidseitig tamponieren.
▶ **Maßnahmen in der Klinik** bei unstillbarer Blutung: Operative Gefäßunterbindung, in schweren Fällen Ligatur der A. carotis externa.

14.5 Vaginale Blutungen

Ursachen

▶ **Im Zusammenhang mit einer Schwangerschaft:**
  – Abort.
  – Extrauteringravidität.
  – Placenta praevia.
  – Vorzeitige Plazentalösung.
  – Uterusruptur.
  – Postpartale Blutung bei Uterusatonie.
  – Postpartale Blutungen durch Einrisse im Bereich der äußeren Geschlechtsteile.
▶ **Ohne Vorliegen einer Schwangerschaft:**
  – Karzinomblutung.
  – Dysfunktionelle Blutungen.
▶ **Verletzungen:**
  – Kohabitationsverletzungen.
  – Pfählungsverletzungen.

Symptomatik

▶ Blutung aus der Scheide.
▶ Häufig Schmerzen.
▶ Ggf. zusätzlich Symptome des akuten Abdomens (S. 284).
▶ **Zeichen des Volumenmangels bzw. hypovolämischen Schocks** (S. 349):
  – Blutdruckabfall, Hypotension.
  – Tachykardie (selten Bradykardie).

– Blasse, kaltschweißige Haut (seltener rote, warme Haut).
– Bewußtseinsstörung (Somnolenz, Sopor, Koma).
– Verzögerte oder fehlende kapilläre Reperfusion.
– Verminderte Urinproduktion.

Diagnostik

► Anamnese.
► Inspektion.
► Blutdruck-, Pulsmessung.
► Kapilläre Reperfusionszeit.
► EKG, Pulsoxymetrie.
▣ *Beachte:* Keine prähospitale vaginale Untersuchung!

Therapie

► **Volumenersatztherapie** mit kristalloiden und/oder kolloidalen Volumenersatz-mitteln, z. B. Ringer-Lösung oder HAES 500 – 1500 ml i. v.
► **Lagerung:**
  – *Schocklagerung* bzw. *Beckenhochlagerung*: Senkung des hydrostatischen Drucks am Blutungsort und Autotransfusion.
  – *Halbseitenlagerung:* Patientinnen in der Spätschwangerschaft.
► Ggf. **Analgesie**, z. B. Morphin 5 – 10 mg i. v. (cave Hypotension!).
▣ *Beachte:* Kein Austamponieren der Scheide!

15 Leitsymptom: Störungen des Säure-Basen-, Wasser- und Elektrolythaushalts

15.1 Störungen des Säure-Basenhaushalts: Übersicht

Definitionen

► **pH-Wert:** Negativer dekadischer Logarithmus der Wasserstoffionenkonzentration: Je höher der pH, desto niedriger die Wasserstoffionenkonzentration (und umgekehrt). Normwert des Blut-pH: 7,35 – 7,45.
► **Azidose:** Blut-pH < 7,35.
► **Alkalose:** Blut-pH > 7,45.
▣ *Beachte:* Die hier im Folgenden wiedergegebene Terminologie und die knapp dargestellten pathophysiologischen Konzepte und Klassifikationen folgen dem gegenwärtig (noch) dominierenden „Mainstream". Das „modernere" sog. „Stewart-Konzept" unterscheidet sich theoretisch erheblich davon, nicht jedoch in seinen praktischen (therapeutischen) Konsequenzen für die Notfallmedizin.

Regulationsorgane des Säure-Basenhaushalts

► **Lunge:** Kohlendioxidelimination ($CO_2 + H_2O \leftrightarrow HCO_3^- + H^+$).
  – *Hyperventilation* → respiratorische Alkalose.
  – *Hypoventilation* → respiratorische Azidose.
► **Niere:** Wasserstoffionenausscheidung und Bikarbonatretention.
  – *Nierenversagen* → metabolische Azidose.
► **Leber:** Wasserstoffionenproduktion und Laktatmetabolismus.
  – *Leberversagen* → metabolische Alkalose oder metabolische Azidose.

Bedeutung

► **Azidose und Alkalose:**
  – Meist Symptome einer schweren Grunderkrankung.
  – *Folge:* Zellschädigung, Zellfunktionsstörung.
► **Azidose:**
  – Beeinträchtigung der myokardialen Kontraktilität.
  – Auslösung von Herzrhythmusstörungen.
  – Abschwächung der Wirksamkeit von Katecholaminen.
► **Alkalose:** Behinderung der Sauerstoffabgabe des Hämoglobins im Gewebe.

Diagnose und Klassifikation

► **Präklinisch:** Zur Zeit in der Routine nicht möglich!
► **In der Klinik:** Laborparameter aus dem arteriellen Blut:
  – *pH:* Normwert: 7,35 – 7,45.
  – *Standard-Bikarbonat (HCO_3^-):* Normwert: 23 – 25 mmol/l.
  – *Basenüberschuß (base excess; BE):* Normwert: -2 bis + 2 (Basendefizit = negativer BE).
  – *PaCO_2:* Normwert: 35 – 45 mmHg.

Tabelle 15 · Störungen des Säure-Basen-Haushalts (ohne Kompensationsmechanismen)

Störung	pH	PaCO$_2$	HCO$_3^-$	BE	mögliche Ursachen
Respiratorische Azidose	↓	↑	↔	↔	Ventilationsversagen
Metabolische Azidose	↓	↔	↓	↓	Additionsazidose Retentionsazidose Verlustazidose
Respiratorische Alkalose	↑	↓	↔	↔	Hyperventilation
Metabolische Alkalose	↑	↔	↑	↑	Verlustalkalose Verteilungsalkalose Additionsalkalose Verringerung der H$^+$-Produktion

▶ **Unterscheidung** zwischen metabolischen und respiratorischen Störungen je nach Konstellation der Laborwerte (Tab. 15).

Allgemeine Therapie

▶ Primär Therapie der Grunderkrankung.
▶ **Nur bei bedrohlicher Entgleisung:** Symptomatische Therapie mit alkalisierenden Substanzen (Puffertherapie; präklinisch selten indiziert) resp. azidifizierenden Substanzen (präklinisch nie indiziert).
▶ Keine Laborkosmetik!

15.2 Azidose

Respiratorische Azidose

▶ Siehe auch Tab. 15.
▶ **Leitmerkmale:** pH erniedrigt, PaCO$_2$ erhöht (Hyperkapnie S. 322).
▶ **Ursachen:** Respiratorische Globalinsuffizienz bzw. Ventilationsversagen unterschiedlicher Genese (S. 317): z.B.
  – Akuter Asthmaanfall.
  – COPD.
  – Schädel-Hirn-Trauma.
  – Lungenödem (sekundär).
  – Narkotikaüberdosierung/-überhang.
▶ **Klinische Zeichen:** Je nach Ursache und Ausprägung:
  – Tachypnoe oder Bradypnoe.
  – Dyspnoe.
  – Zyanose.
▶ **Kompensationsmöglichkeit:** Bei längerem Bestehen metabolische Kompensation durch Bikarbonatretention.
▶ Diagnostik: S. 395.

▶ **Therapie:**
  – Ursache der Ateminsuffizienz beheben.
  – Ggf. atemdepressive Substanzen antagonisieren (S. 201).
  – Ggf. Intubation und künstliche Beatmung.
  – Bei bereits beatmeten Patienten: Erhöhung des Atemminutenvolumens.
  ▣ *Beachte:* Eine Bikarbonat-Pufferung ist nicht indiziert!

Metabolische Azidose

▶ Siehe auch Tab. 15.
▶ **Leitmerkmale:** pH erniedrigt, BE negativ, HCO_3^- erniedrigt.
▶ **Ursachen und Subklassifikation:**
  – *Additionsazidosen:* Erhöhte H^+-Ionen-Produktion (notfallmedizinisch häufigste Formen!).
    • Hypoxisch: Laktazidose bei Schock, Reanimation und Oxygenierungsversagen (notfallmedizinisch wichtigste Form!).
    • Nicht-hypoxisch: Nicht-hypoxische Laktazidose oder Ketoazidose (Coma diabeticum).
  – *Retentionsazidose:* Der Körper kann die sauren Valenzen nicht mehr ausscheiden: z. B. bei Nierenversagen.
  – *Verlustazidose:* Verlust von Basen: z. B. bei Diarrhoe (Cholera, Ruhr).
  – *Dilutionsazidose:* Bei Massivinfusion kristalloider Lösungen, v. a. mit hohem Chloridgehalt (z. B. NaCl 0,9%); andere Bezeichnung: hyperchlorämische Azidose; klinische Bedeutung unklar.
▶ **Klinische Zeichen:**
  – *Kußmaul-Atmung* (S. 319): Vertiefte Atmung als Versuch der respiratorischen Kompensation.
  – Azeton-Geruch bei Ketoazidose.
  – Klinische Zeichen der Grunderkrankung (Schock etc.).
▶ **Kompensationsmöglichkeit:** Respiratorische Kompensation durch Hyperventilation.
▶ **Diagnostik:** S. 395.
▶ **Therapie:**
  – *Kausale Therapie der Grunderkrankung:*
    • Oxygenierung verbessern (Hypoxische Laktazidose).
    • Kreislauf stabilisieren (Hypoxische Laktazidose).
    • Metabolische Störungen beseitigen (Ketoazidose, Laktazidose).
    • Organersatztherapie erwägen (Nierenversagen).
  – *Symptomatische Therapie:* Zufuhr von Puffersubstanzen, meist $NaHCO_3$:
    • Sinnvoll bei Retentions- und Verlustazidose.
    • Umstritten bei Additionsazidose (Laktazidose und Ketoazidose); hier keine nachgewiesene Prognoseverbesserung und potentiell schädliche Nebenwirkungen: *Paradoxe intrazelluläre Azidose* durch CO_2-Diffusion in die Zellen, Verschlechterung der Sauerstoffabgabe durch Linksverschiebung der Sauerstoffbindungskurve.
  – *Präklinisches Vorgehen ohne Kenntnis des pH:*
    • Eine präklinische Puffertherapie ist grundsätzlich nicht obligat.
    • Akute Anhebung des pH-Wertes durch Hyperventilation des beatmeten Patienten (respiratorische Kompensation einer metabolischen Azidose, v. a. bei Reanimation).
    • Gabe von $NaHCO_3$ u. U. bei länger andauernder Reanimation erwägen (*Blindpufferung*): 50 mmol oder 1 mmol/kg KG (= 50 ml oder 1 ml/kg KG der 8,4%igen Lösung) i. v. alle 10 Minuten.

– *Vorgehen in der Klinik bei bekanntem pH und Basendefizit:*
  • Puffertherapie bei schwerer hypoxischer Azidose und Ketoazidose umstritten.
  • Puffertherapie erwägen bei pH < 7,1.
  • Errechnung der erforderlichen Bikarbonatmenge nach der *Astrup-Formel:* mmol NaHCO$_3^-$ = 0,3 × kg KG × Basendefizit; davon zunächst die Hälfte i. v.; Ziel: pH > 7,2.

▶ *Beachte:*
  • Keine übereilte präklinische Puffertherapie vermuteter Azidosen!
  • Keine übereilte Puffertherapie nachgewiesener Azidosen!
  • Gefahr der iatrogenen Induktion einer schweren Alkalose durch Überpufferung!
  • Eine leichte Azidose wird besser toleriert als eine Alkalose!

15.3 Alkalose

Respiratorische Alkalose

▶ Siehe auch Tab. 15.
▶ **Leitmerkmale:** pH erhöht, PaCO$_2$ erniedrigt (Hypokapnie, S. 323).
▶ **Ursachen:** Zu starke CO$_2$-Abatmung (Hyperventilation) bei:
  – Angst, Schmerzen (*Sonderform:* Hyperventilationstetanie, S. 315).
  – Mittelhirnsyndrom.
  – Hypoxie (reaktive Hyperventilation).
  – Aufenthalt in großer Höhe (Gebirge).
  – Iatrogen: Beabsichtigte oder unbeabsichtigte Hyperventilation des beatmeten Patienten (S. 112).
▶ **Klinische Zeichen:**
  – Oft aufgeregte Patienten mit Angst oder Schmerzen.
  – Tachypnoe.
▶ **Kompensationsmöglichkeit:** Bei längerem Bestehen metabolische Kompensation.
▶ **Diagnostik:** S. 395.
▶ **Therapie:**
  – Bei zugrundeliegender Hypoxie: Sauerstoffzufuhr.
  – Verbale Beruhigung.
  – Medikamentöse Analgesie und Sedierung (nicht als alleinige Maßnahme bei zugrundeliegender Hypoxie!).
  – Bei beatmeten Patienten: Reduktion des Atemminutenvolumens.

Metabolische Alkalose

▶ Siehe auch Tab. 15.
▶ **Leitmerkmale:** pH erhöht, BE positiv, HCO$_3^-$ erhöht.
▶ **Ursachen und Subklassifikation:**
  – *Verlustalkalose:* Saure Valenzen gehen nach außen verloren, z. B. bei starkem Erbrechen (Magensaftverlust).
  – *Verteilungsalkalose:* H$^+$-Ionen werden nach intrazellulär umverteilt, z. B. bei Hypokaliämie oder Hypochlorämie.
  – *Additionsalkalose:* Überinfusion mit alkalisierenden Infusionen, z. B. bei Bikarbonat-, Laktat-, Acetatinfusionen.

– *Verringerung der H⁺-Ionen-Produktion* bei Leberinsuffizienz (verminderte H^+-Ionen-Produktion im Rahmen des Harnstoffzyklus).

▶ **Kompensationsmöglichkeit:** Bei längerem Bestehen respiratorische Teilkompensation durch Hypoventilation.

▶ **Diagnostik:** S. 395.

▶ **Therapie:**
– Meist ausschließlich Therapie der Grunderkrankung.
– Zufuhr alkalisierender Substanzen beenden.
– Bei Hypochlorämie: Chlorid in Form von NaCl-Lösungen zuführen.
– In sehr schweren Fällen: H^+-Ionen in Form stark verdünnter Salzsäure (HCl) zuführen.

▷ *Beachte:* Die präklinische Therapie einer vermuteten metabolischen Alkalose ist nicht indiziert!

15.4 Störungen des Kaliumhaushalts: Hyperkaliämie

Definition
....

▶ **Serum-Kaliumkonzentration:** > 4,8 mmol/l.

Normwert
....

▶ **Serum-Kaliumkonzentration:** 3,8 – 4,8 mmol/l.

Ursachen
....

▶ Nierenversagen.
▶ Zellzerfall (z. B. Hämolyse, Rhabdomyolyse).
▶ Azidose (S. 396).
▶ Nebennierenrindeninsuffizienz.
▶ Seltene genetische Defekte (z. B. periodische hyperkaliämische Paralyse).
▶ **Medikamentös induziert:** Verwendung von Succinylcholin (S. 200) bei Patienten mit Verbrennungen oder Polytraumen (wenn Verbrennung oder Trauma mehr als 1 Woche zurückliegen).

Folgen
....

▶ Lebensbedrohliche Beeinträchtigungen der kardialen Erregbarkeit bis zum Herzstillstand bei Serum-Kaliumwerten > 6 mmol/l.

Diagnostik
....

▶ Zur Zeit präklinisch nicht sicher möglich!
▶ **EKG** (Abb. 126): Hohe, spitze T-Wellen.
▶ **In der Klinik:** Bestimmung der Serum-Kaliumkonzentration.

Therapie der schweren Hyperkaliämie
....

▶ **β-Mimetika:**
– *Wirkungsweise:* Serum-Kaliumkonzentrationssenkung durch β_2-Rezeptor-vermittelte intrazelluläre Kaliumaufnahme.

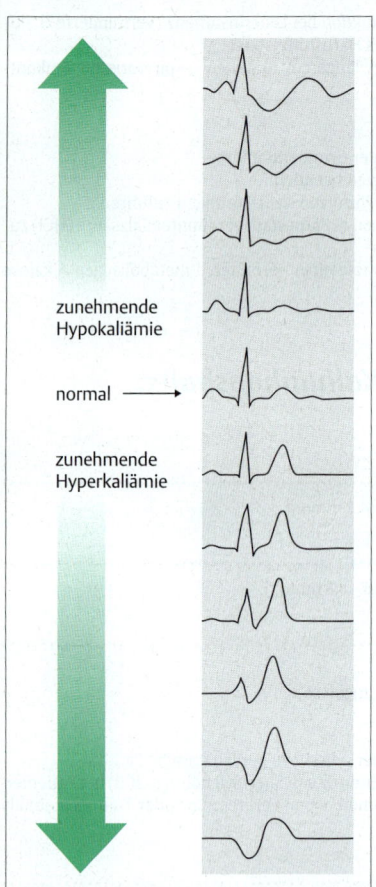

zunehmende
Hypokaliämie

normal →

zunehmende
Hyperkaliämie

Abb. 126 · EKG-Veränderungen
bei Störungen des Kaliumhaus-
halts.

- – *Wirkbeginn:* Nach ca. 1 Minute.
- – *Wirkdauer:* Einige Minuten.
- – *Möglichkeit der Durchführung im Rettungsdienst:* Ja.
- – *Dosierung:* Fenoterol 2 – 5 Hübe p.i.
- ▶ **Kalzium:**
  - – *Wirkungsweise:* Funktioneller Kaliumantagonismus, ohne die Kaliumkonzen
tration zu senken.
  - – *Wirkbeginn:* Nach 1 – 3 Minuten.
  - – *Wirkdauer:* 30 – 60 Minuten.
  - – *Möglichkeit der Durchführung im Rettungsdienst:* Ja.
  - – *Dosierung:* 5 – 10 ml Kalziumchlorid 10 % langsam i.v.

► **Hyperventilation** (bei beatmeten Patienten):
  – *Wirkungsweise:* Erzeugung einer respiratorischen Alkalose; Kaliumspiegelsenkung durch Kaliumverschiebung nach intrazellulär.
  – *Wirkbeginn:* Nach 1 – 3 Minuten.
  – *Wirkdauer:* Solange respiratorische Alkalose anhält.
  – *Möglichkeit der Durchführung im Rettungsdienst:* Ja; Effektivität jedoch relativ gering.
  – *Vorgehen:* Erhöhung des Atemminutenvolumens auf 100 – 140 ml/kg KG bzw. Anstreben eines PeeCO$_2$ von 30 mmHg.

► **Natriumbikarbonat:**
  – *Wirkungsweise:* Kaliumspiegelsenkung durch Kaliumverschiebung nach intrazellulär.
  – *Wirkbeginn:* Nach 5 – 10 Minuten.
  – *Wirkdauer:* Ca. 2 Stunden.
  – *Möglichkeit der Durchführung im Rettungsdienst:* Ja.
  – *Dosierung:* 50 – 100 ml NaHCO$_3$ 8,4% i. v.

► **Glukose-Insulin-Infusion:**
  – *Wirkungsweise:* Kaliumspiegelsenkung durch Kaliumverschiebung nach intrazellulär.
  – *Wirkbeginn:* Nach 20 – 30 Minuten; die Senkung der Serum-Kaliumkonzentration erfolgt mit einer Geschwindigkeit von etwa 0,5 – 1,2 mmol/l pro 1 – 2 Stunden.
  – *Wirkdauer:* 4 – 6 Stunden.
  – *Möglichkeit der Durchführung im Rettungsdienst:* In der Regel nicht, da meist kein Insulin vorhanden.
  – *Dosierung:* Infusion einer Glukose-Insulin-Mischung im Verhältnis von 10 I.E. Insulin zu 40 – 50 g Glukose, z. B. 100 ml G 40 – 50% oder 500 ml G 10% plus 10 I.E. Insulin über 60 Minuten i. v.

► **Schleifendiuretika:**
  – *Wirkungsweise:* Senkung der Kaliumkonzentration im Blut durch Natriurese und Kaliurese, wenn noch Restausscheidung vorhanden.
  – *Wirkbeginn:* Nach wenigen Minuten; allerdings nur sehr langsame Senkung der Serum-Kaliumkonzentration.
  – *Wirkdauer:* Einige Stunden.
  – *Möglichkeit der Durchführung im Rettungsdienst:* Ja.
  – *Dosierung:* Furosemid 40 – 125 mg i. v.

► **Dialyse:**
  – *Wirkungsweise:* Extrakorporale Elimination von Kalium.
  – *Indikation:* Schwere Hyperkaliämie, insbesondere bei Nierenversagen.
  – *Wirkbeginn:* Sofort nach Beginn der Dialyse. Kaliumelimination pro Stunde: Ca. 30 – 40 mmol oder mehr. Dadurch Senkung des Kalium-Spiegels um 1,2 – 1,5 mmol/l pro Stunde.
  – *Möglichkeit der Durchführung im Rettungsdienst:* Nein.

► **Ionenaustauscher:**
  – *Wirkprinzip:* Kaliumelimination über den Darm; der Ionenaustausch erfolgt vorwiegend im Kolon.
  – 1 g Resonium bindet etwa 0,5 – 1 mmol Kalium.
  – *Dosierung:* 4 – 6× pro Tag 15 – 25 g Resonium als rektaler Einlauf, evtl. zusätzlich Resonium per os.
  – *Wirkbeginn:* Nach 1 – 2 Stunden.
  – *Wirkdauer:* Stunden; 50 g Resonium senken den Kaliumspiegel um etwa 0,5 – 1 mmol/l über 4 – 6 Stunden.
  – *Möglichkeit der Durchführung im Rettungsdienst:* Nein.

▷ *Beachte:* Das entscheidende Hindernis einer adäquaten Therapie der schweren Hyperkaliämie im Rettungsdienst ist die zur Zeit fehlende laborchemische Diagnosemöglichkeit. Sehr selten kann im begründeten Verdachtsfall bei lebensbedrohlichem Zustand des Patienten eine „blinde" kaliumsenkende bzw. kaliumantagonistische Therapie mit β-Mimetika, Kalzium und Natriumbikarbonat indiziert sein.

15.5 Störungen des Kaliumhaushalts: Hypokaliämie

Definition

▶ **Serum-Kaliumkonzentration:** $< 3,8\,mmol/l$.

Normwert

▶ **Serum-Kaliumkonzentration:** $3,8 - 4,8\,mmol/l$.

Ursachen

▶ Kaliumverluste über Darm oder Nieren.
▶ Primärer Hyperaldosteronismus.
▶ Sekundärer Hyperaldosteronismus, z.B. postoperativ oder posttraumatisch.
▶ **Medikamentös induziert:** z.B. durch Katecholamine, Natriumbikarbonat oder Diuretika.

Folgen

▶ Muskuläre Übererregbarkeit und Herzrhythmusstörungen bis hin zum Kammerflimmern.

Diagnostik

▶ Zur Zeit präklinisch nicht sicher möglich!
▶ **EKG** (Abb. 126): Abflachung der T-Wellen.
▶ **In der Klinik:** Bestimmung der Serum-Kaliumkonzentration.

Therapie

▶ **Kaliumzufuhr**, in schweren Fällen intravenös: max. $30\,mmol/h$ i.v.; höherkonzentrierte, längerfristige Zufuhr nur über ZVK!
▷ *Beachte:* Therapie der Hypokaliämie normalerweise nur in Kenntnis der Kaliumwerte! Mögliche Ausnahme: Therapieresistentes Kammerflimmern unter CPR dann evtl. $10\,mmol$ Kalium langsam i.v.

15.6 Störungen des Natriumhaushalts

Normwert

▸ **Serum-Natriumkonzentration:** 135 – 145 mmol/l.

Diagnostik

▸ Präklinisch nicht möglich.
▸ Laborchemische Bestimmung der Serum-Natriumkonzentration erforderlich.
▣ **Beachte:** Es bestehen enge Verbindungen zwischen Störungen des Natriumhaushalts und Störungen des Wasserhaushalts, da dieser wesentlich über den Natriumhaushalt reguliert wird.

Hypernatriämie

▸ **Definition:** Serum-Natriumkonzentration > 145 mmol/l.
▸ **Ursachen:**
  – *Verlust an freiem Wasser:* Hohes Fieber (Perspiratio insensibilis), Erbrechen, Osmodiuretika, Diabetes insipidus, Trinkstörungen.
  – *Akut erhöhte Natriumzufuhr:* Fehlerhafte Infusionstherapie mit hypertonen Elektrolytlösungen.
▸ **Therapie:**
  – *Begleitende Dehydratation* (Verlust an freiem Wasser; s. u.): Halb- oder Drittelelektrolytlösungen (sog. „Anwässerungslösungen") bis zum Erreichen einer ausreichenden Diurese (> 0,5 ml/kg KG/h) und eines normalen ZVD.
  – *Begleitende Hyperhydratation:* Diuretika, z. B. Furosemid 10 – 40 mg repetitiv i. v.

Hyponatriämie

▸ **Definition:** Serum-Natriumkonzentration < 135 mmol/l.
▸ **Ursachen:**
  – *Erhöhter Natriumverlust:* Diuretika, starkes Schwitzen.
  – *Erhöhte Zufuhr von freiem Wasser:* Fehlerhafte Infusionstherapie mit elektrolytfreien Lösungen wie z. B. Glucose 5 %.
▸ **Therapie:**
  – NaCl 0,9 % (1 l = 154 mmol Natrium) ggf. mit weiterem Zusatz von Natrium (z. B. 10 – 20 ml NaCl 20 %).
  – *Bei begleitender Hyperhydratation:* Ggf. zusätzlich Diuretika, z. B. Furosemid 10 – 40 mg repetitiv i. v.
▣ **Beachte:** Hyponatriämie langsam ausgleichen (über 12 – 24 Stunden); bei zu schneller Anhebung der extrazellulären Natriumkonzentration droht die Entwicklung einer schweren Hirnstammerkrankung (sog. zentrale pontine Myelinolyse).

15.7 Störungen des Wasserhaushalts

Normwert

▶ **Zentraler Venendruck (ZVD):** 3 – 8 mmHg.

Dehydratation

▶ **Definition:** Wassermangel im Extrazellulärraum (= Intravasalraum *und* Interstitium und evtl. „dritte Räume").

▶ **Verwandte Begriffe:**
  – *Exsikkose* (Austrocknung): Folge der Dehydratation.
  – *Hypovolämie:* Flüssigkeitsmangel im Intravasalraum. Folge oder Ursache der Dehydratation.

▶ **Unterformen:**
  – *Hypotone Dehydratation:* Serum-Natriumkonzentration erniedrigt; Intrazellulärraum vergößert.
  – *Isotone Dehydratation:* Serum-Natriumkonzentration normal; Intrazellulärraum unverändert.
  – *Hypertone Dehydratation:* Serum-Natriumkonzentration erhöht; Intrazellulärraum verkleinert.

▶ **Ursachen:** Flüssigkeitsverlust (mit oder ohne Salzverlust) ohne adäquate Flüssigkeits- und Salzzufuhr: z. B.
  – *Hypotone Dehydratation:* Starkes Schwitzen, Nebenniereninsuffizienz, Diuretika.
  – *Isotone Dehydratation:* Blutverlust, Verbrennungen, Diarrhoe, Erbrechen, Ileus, Diuretika.
  – *Hypertone Dehydratation:* Hohes Fieber (Perspiratio insensibilis), Erbrechen, Osmodiuretika, Diabetes insipidus, Diabetes mellitus (hyperosmolares Coma diabeticum), Trinkstörungen (vor allem alte Menschen und kleine Kinder), Verdursten.

▷ *Beachte:* Besonders gefährdet für gefährliche Auswirkungen eines Flüssigkeitsverlustes sind kleine Kinder. Dehydratation ist weltweit eine der häufigsten Todesursachen im Kindesalter!

▶ **Klinische Symptomatik, Folgen:**
  – Durst.
  – Müdigkeit, Lethargie, Schwindel.
  – Haut läßt sich bei längerem Bestehen in Falten abheben.
  – Kollabierte periphere Venen.
  – *Extremfall:* Hypovolämischer Schock („Dehydratationsschock", S. 349).

▶ **Diagnostik:**
  – *Präklinisch:*
    • Inspektion: „Stehende Hautfalten", kollabierte periphere Venen.
    • Anamnese.
    • Pulsmessung, EKG: Häufig Tachykardie.
    • Blutdruckmessung: Meist erniedrigter Blutdruck.
    • Kapilläre Reperfusionszeit (S. 45): Verlängert.
  – *In der Klinik:*
    • ZVD: Niedrige Meßwerte (< 3 mmHg).
    • Blutbild: Hoher Hämatokrit („Eindickung").
    • Elektrolytbestimmung.

▶ **Therapie:**
- *Präklinisch:* Vollelektrolytlösungen, z. B. 500 – 1000 ml Ringer-Lösung, im hypovolämischen Schock auch mehr.
- *In der Klinik:* In Kenntnis der Elektrolytzusammensetzung des Plasmas ggf. differenziertere Therapie:
  - Hypotone Dehydratation: Fortführung der Therapie mit Vollelektrolytlösungen, ggf. mit Zusatz von Natrium (z. B. 10 – 20 ml NaCl 20%; siehe Hyponatriämie, S. 403).
  - Isotone Dehydratation: Fortführung der Therapie mit Vollelektrolytlösungen bis zum Erreichen einer adäquaten Diurese ($> 0,5$ ml/kg KG/h) und eines normalen ZVD.
  - Hypertone Dehydratation: Halb- oder Drittelelektrolytlösungen (sog. „Anwässerungslösungen") bis zum Erreichen einer adäquaten Diurese und eines normalen ZVD.

Hyperhydratation

▶ **Definition:** Überwässerung des Extrazellulärraums.
▶ **Verwandter Begriff:** Hypervolämie: Volumenüberschuß im Intravasalraum. Folge oder Ursache der Hyperhydratation.
▶ **Unterformen:**
- *Hypotone Hyperhydratation:* Serum-Natriumkonzentration erniedrigt; Intrazellulärraum vergrößert.
- *Isotone Hyperhydratation:* Serum-Natriumkonzentration normal; Intrazellulärraum unverändert.
- *Hypertone Hyperhydratation:* Serum-Natriumkonzentration erhöht; Intrazellulärraum verkleinert.
▶ **Ursachen:** Zu hohe Flüssigkeitszufuhr (z. B. fehlerhafte Infusionstherapie) oder verminderte Wasserausscheidung.
- *Hypotone Hyperhydratation:* Fehlerhafte Infusionstherapie mit elektrolytfreien Lösungen, übermäßige ADH-Sekretion (Schwartz-Bartter-Syndrom).
- *Isotone Hyperhydratation:* Fehlerhafte Infusionstherapie mit isotonen Lösungen (Vollelektrolytlösungen), Herzinsuffizienz, Niereninsuffizienz. Hyperaldosteronismus.
- *Hypertone Hyperhydratation:* Fehlerhafte Infusionstherapie mit hypertonen Elektrolytlösungen, Hyperaldosteronismus (Conn-Syndrom).
▶ *Beachte:* Besonders gefährdet für gefährliche Auswirkungen einer fehlerhaften Infusionstherapie sind kleine Kinder.
▶ **Klinische Symptomatik, Folgen:**
- *Hypotone und isotone Formen:*
  - Generalisierte Ödeme.
  - Hirnödem und zentralnervöse Symptome wie Kopfschmerzen und Bewußtseinstrübung.
  - Lungenödem.
  - Hautverdickung.
- *Hypertone Form:*
  - Durst.
  - Hypertension.
▶ **Diagnostik:**
- *Präklinisch:*
  - Anamnese.
  - Orientierende neurologische Untersuchung.
  - Inspektion: Ödeme.

- Auskultation: Ggf. Rasselgeräusche (Lungenödem).
- Blutdruckmessung: Oft erhöhter Blutdruck.
- – *In der Klinik:*
  - ZVD: Erhöht.
  - Blutbild: Niedriger Hämatokrit („Verdünnung").
  - Elektrolytbestimmung.
- ▶ **Therapie:**
- – *Präklinisch:*
  - In schweren Fällen Diuretika, z.B. Furosemid 10 – 80 mg i.v.
  - Ggf. Therapie des Lungenödems (S. 338).
- – *In der Klinik:*
  - Therapie der Grunderkrankung.
  - Symptomatisch Diuretika, kombiniert mit gezielter Elektrolytsubstitution.
  - Bei dekompensierter Niereninsuffizienz: Dialyse oder Hämofiltration.
- ◨ *Beachte:* Genaue Diagnose und spezifische Therapie aufgrund fehlende präklinischer Meßmöglichkeiten der Elektrolyte erst in der Klinik möglich.

16 Notfälle der Spätschwangerschaft, geburtshilfliche Notfälle

16.1 Schwangerschaft, Geburt: Übersicht

Typische Erkrankungen und Notsituationen

▶ **Aortokavales Kompressionssyndrom** (s. u.): Leitsymptome: Hypotension, Schwindel in Rückenlage.
▶ **Präeklampsie** (S. 408): Leitsymptom: Hypertension.
▶ **Eklampsie** (S. 408): Leitsymptom: Krampfanfälle.
▶ **HELLP-Syndrom** (S. 408): Leitsymptom: Oberbauchschmerzen.
▶ **Peripartale Kardiomyopathie** (S. 410): Leitsymptome: Atemnot, Hypotension, Tachykardie.
▶ **Peripartales Lungenödem** (S. 409): Leitsymptome: Atemnot, Tachypnoe.
▶ **Geburtshilfliche Notfälle** (S. 415).
▶ Postpartale Blutung (S. 420).
▶ **Fruchtwasserembolie** (sehr selten; siehe Lungenembolie, S. 281): Leitsymptome: Dyspnoe, Schock.
▶ **Kreislaufstillstand:** CPR S. 207.

Aortokavales Kompressionssyndrom

▶ **Definition:** Kompression der V. cava inferior und (in geringerem Ausmaß) der Aorta abdominalis durch den zunehmend größer und schwerer werdenden Uterus in Rückenlage.
▶ **Bedeutung:** Es handelt sich nicht um einen eigenständigen Notfall, sondern um eine Komplikation anderer Notfälle in der Spätschwangerschaft, die z. B. durch Bewußtlosigkeit und falsche Lagerung (Rückenlage) ausgelöst wird.
▶ **Folgen:** Gefahr für Mutter und Kind!
  – Blutdruckabfall und Verminderung des Herzzeitvolumens. Extremform: obstruktiver Schock.
  – Abnahme der uterinen Durchblutung und Abnahme der fetalen Sauerstoffversorgung. Extremfall: Intrauterine Hypoxie.
▶ **Vermeidung und Therapie:** Mutter in Linksseitenlage bringen, sofern sie es nicht selbst tut. Rücken evtl. mit Kissen o. ä. abstützen. Ggf. Uterus manuell zur Seite halten.
◩ *Beachte:* Patientinnen in der Spätschwangerschaft nur in Linksseitenlage, wenn nicht anders möglich alternativ auch in Rechtsseitenlage transportieren!

Medikamentöse Therapie in der Spätschwangerschaft

◩ *Beachte:* Stets an Mutter *und* Kind denken!
▶ **Vasoaktive Substanzen** (Katecholamine, Vasokonstriktoren und -dilatatoren):
  – Gefahr der Uterusminderperfusion bei beiden Substanzklassen!
  – Möglichst nur Medikamente mit bekannt günstiger Wirkung auf die uteroplazentare Einheit einsetzen, z. B.:
    ● Bei Hypotension: Akrinor.
    ● Bei Hypertension: Urapidil, Nifedipin, Dihydralazin.

▶ **Opioide:** Keine Kontraindikation bei Schmerzen in der Spätschwangerschaft, aber:
- Bei bevorstehender Geburt Opioide wegen Gefahr der fetalen Atemdepression zurückhaltend einsetzen und vorsichtig titrieren (z.B. titrierende Gabe von Morphin in 2 mg-Einzeldosen oder Tramadol in 25 mg-Einzeldosen i.v.).
- Für die „normale Geburt" werden meist keine Opioide benötigt.
- *Vorgehen bei (befürchteter) perinataler Opioid-Überdosierung oder -intoxikation:*
  • Naloxon pro infantibus bereitlegen zur Injektion beim Neugeborenen.
  • Maßnahmen zur Beatmung des Neugeborenen treffen (siehe Neugeborenenreanimation, S. 260).

16.2 Präeklampsie, Eklampsie und HELLP

Definitionen

▶ **Präeklampsie:** Schwangerschaftskomplikation mit den Symptomen Ödeme, Proteinurie, Hypertonie, (*Synonym:* EPH-Gestose = edema, proteinuria and hypertension).
▶ **Eklampsie:** Zusätzlich zerebrale Krampfanfälle.
▶ **HELLP-Syndrom:** Zusätzlich zu den Symptomen der Präeklampsie: Hämolyse, Leberenzymanstieg, Leberschwellung, Thrombozytopenie, (HELLP = Hemolysis, elevated liver enzymes and low platelet count).

Auftreten

▶ **Spätschwangerschaft**, meist nach der 30. Schwangerschaftswoche.

Ursache, Pathophysiologie

▶ Wahrscheinlich autoimmunologische Folge einer Plazentationsstörung mit mikrovaskulärer generalisierter Durchblutungsstörung aufgrund eines erheblichen Ungleichgewichts zwischen vasodilatierenden (Prostazyklin) und vasokonstringierenden (Thromboxan) Prostaglandinen.
▶ Trotz Hypertension oft schwerer Volumenmangel (aufgrund ausgeprägter Vasokonstriktion!).

Symptomatik

▶ **Hypertension** bis hin zur hypertensiven Krise oder zum hypertensiven Notfall.
▶ **Generalisierte Ödeme**, vor allem an Beinen und Füßen; gelegentlich auch Lungenödem.
▶ **Akutes Abdomen:** Oberbauchschmerzen bei HELLP-Syndrom.
▶ **Zerebrale Krampfanfälle:** Bei Eklampsie.

Diagnostik

▶ **Anamnese:** Schwangerschaft? Wievielte Schwangerschaftswoche?
▶ **Mutterpaß:** Hypertonus bekannt? Bereits frühere Anzeichen für Präeklampsie?
▶ Inspektion (Ödeme?), Blutdruckmessung, EKG.

Therapie

▸ **Lagerung:** Schwangere in Linksseitenlage mit erhöhtem Oberkörper lagern.
▸ **Sauerstoffgabe** 4–8 l über Nasensonde.
▸ **Antikonvulsive Therapie:** Indiziert bei Krampfanfällen:
  – *Magnesiumsulfat:* Bei der Therapie der Eklampsie Mittel der Wahl und effektiver als Benzodiazepine oder Phenytoin. Uterusrelaxation, Blutdrucksenkung, Vasodilatation und antiarrhythmische Wirkung sind in dieser Situation meist erwünschte Effekte des Magnesiums. Vorsicht bei Nierenfunktionsstörungen! Dosierung:
    • 2–4 g (16–32 mmol) über 5–10 Minuten i. v.
    • Anschließend 1–2 g Mg/h i. v.
  – Alternativ *Benzodiazepine*, z. B. Diazepam 5–10(–20) mg i. v.
▸ **Blutdrucksenkung:** Vorsichtige Senkung, nicht mehr als 30% pro Stunde; z. B. mit
  – *Nifedipin* 5–10 mg p. o. (einfach, effektiv und heute in der Spätschwangerschaft etabliert).
  – *Urapidil* 12,5–25 mg i. v..
  – *Dihydralazin* 6,25–12,5 mg alle 20 Minuten i. v. (Gefahr der Reflextachykardie; verzögerter Wirkungseintritt).
▸ **Infusionstherapie** begleitend zur Blutdrucksenkung, z. B. Ringer-Lösung oder HAES 10% 500–1000 ml.
▸ Transport in Klinik mit geburtshilflicher Abteilung.
▣ *Beachte:* Bei zu rascher Blutdrucksenkung Beeinträchtigung der fetomaternalen Blut- und Sauerstoffversorgung!

16.3 Peripartale kardiopulmonale Notfälle

Definitionen

▸ **Peripartales Lungenödem:**
  – Lungenödem im letzten Schwangerschaftsmonat, unter der Geburt oder unmittelbar postpartal.
▸ **Peripartale Kardiomyopathie:**
  – Linksherzversagen bei vorher herzgesunden Schwangeren.
  – Auftreten im letzten Schwangerschaftsmonat, unter der Geburt oder in den ersten 5 Monaten nach der Geburt.

Peripartales Lungenödem

▸ **Wichtige Ursachen:**
  – Peripartale Kardiomyopathie (s. unten).
  – Angeborene Herzklappenfehler
  – Tokolyse mit β_2-Mimetika, z. B. Fenoterol („Fenoterol-assoziiertes Lungenödem")
  – Präeklampsie (s. 408)
▸ **Symptome:** wie beim kardiogenen/nichtkardiogenen Lungenödem (s. Kap. 10.15/10.16), insb.
  – Tachypnoe.
  – Dyspnoe.
  – Orthopnoe.
  – Zyanose.
  – Herzrasen.

– Asthma cardiale.
– Gelegentlich blutig-schaumiger Auswurf.
▶ **Diagnostik**: s. Kap. 10.15/10.16
▶ Klinische Symptomatik (s. o.).
▶ **Anamnese:** Vorbestehende Herzerkrankung? Schwangerschaftsverlauf? Präeklampsie? Tokolyse?
▶ **Blutdruckmessung:** Blutdruck hoch (RR_{syst} > 200 mmHg; reflektorische Vasokonstriktion) oder niedrig (RR_{syst} < 90 mmHg; kardiogener Schock).
▶ **EKG:** Meist Tachykardie.
▶ **Auskultation:** Grob- oder feinblasige Rasselgeräusche über der Lunge.
▶ **Pulsoxymetrie:** $pSaO_2$ unter Raumluftatmung erniedrigt (< 90%).
▶ Weitere Zeichen des Herzversagens bzw. kardiogenen Schocks (S. 346).
▶ **Therapie**: s. Kap. 10.15/10.16. , insb.
– *Sauerstoffgabe*, ggf. Intubation und Beatmung
– *Vorlastsenkung:* Nitroglycerin 2 Hübe s.l., evtl. wiederholt alle 5 – 10 Minuten oder 0,3 – 3 µg/kg KG/min i. v.
– *Diuresesteigerung:* Furosemid 10 – 80 mg i. v.
– *Inotropiesteigerung:* Evtl. Katecholamine, z. B. Dobutamin und/oder Dopamin 3 – 10 µg/kg KG/min i. v.

Peripartale Kardiomyopathie

▶ **Ursache:** unbekannt.
▶ **Risikofaktoren:**
– Präeklampsie.
– Mehrlingsschwangerschaft.
– Schwangerschaft > 30 Jahre.
– Schwarze Hautfarbe.
▶ **Inzidenz**: Starke Variation der Angaben von 1 : 100 – 1 : 15000
▶ **Symptome**: alle Symptomausprägungen der leichten bis schwersten akuten Herzinsuffizienz sind möglich:
– Lungenödem mit Reizhusten, Orthopnoe, Dyspnoe
– Kardiogener Schock
– Herzstillstand
▶ **Diagnostik:** s. o. (Peripartales Lungenödem)
▶ **Letalität**: bis 50%
▶ **Therapie**: Die Therapie ist symptomatisch und entspricht der der akuten Herzinsuffizienz (Kapitel 11.8, S. 372): Diuretika, Nitrate, Katecholamintherapie, ACE-Hemmer, später β-Blocker und evtl. Digitalis.

16.4 Geburt: Übersicht

Phasen der Geburt

▶ **Eröffnungsphase:**
– 30 – 60 Sekunden andauernde Wehen im Abstand von 5 – 10 Minuten.
– Abgang von Fruchtwasser (Blasensprung) und blutigem Schleim.
▶ **Austreibungsphase:** Zunahme der Wehenfrequenz.
– 30 – 60 Sekunden andauernde Wehen im Abstand von 2 Minuten.
– Instinktiver Preßdrang der Mutter.

- *Kindlicher Kopf* wird in der Scheide sichtbar:
  - Normalerweise: Kopf in Hinterhauptslage, Gesicht zum Rücken der Mutter; sichtbar ist die kleine Fontanelle.
  - Regelwidrige Lagen (S. 415).

Eröffnungsphase: Generelles Vorgehen

- **Zügiger Transport** der Patientin in Linksseitenlage in die Klinik.
- **Voranmeldung** auf geburtshilflicher Abteilung!
- **Ggf. Tokolyse:** Verabreichung von β_2-Mimetika, wenn erforderlich (z. B. langer Transportweg, zu erwartende komplizierte Geburt), z. B.:
  - Fenoterol 2–5 Hübe p.i.
  - Salbutamol 2–5 Hübe p.i.

Austreibungsphase: Generelles Vorgehen

- **Normale Geburt:** Entbindung an Ort und Stelle durchführen (s. u.).
- **Pathologische Geburt und Komplikationen,** die vor Ort nicht gelöst werden können: Möglichst rascher Transport in die Klinik unter Tokolyse.

Nachgeburtsphase

- Abstoßung der Plazenta, Kontraktion des Uterus.
- **Blutverlust:** Normalerweise nur geringer Blutverlust (ca. 500 ml).
  - *Gefahr:* Atonische Blutung mit hämorrhagischem Schock.
  - Bei *größerem Blutverlust:* Tonisierung des Uterus mit:
    - Oxytocin (Orasthin, Syntocinon) 10 bis 20 I.E. langsam i. v. (z. B. zunächst 3 I.E. als Bolus i. v., dann 10 I.E. zur Infusion zugeben); in schweren Fällen zusätzlich
    - Methylergometrin (Methergin) 0,2–1 mg i. v. (cave hypertensive Krise!)

Neugeborenes

- **Adaptation an das extrauterine Leben:**
  - Beginn der Atmung.
  - Umstellung des fetalen Kreislaufs.
- **Maßnahmen des Geburtshelfers (Notarztes):**
  - Abnabelung (S. 417).
  - Erstversorgung (S. 417).
  - Ggf. Reanimation (S. 260).

Präklinische geburtshilfliche Diagnostik

Anamnese, Mutterpaß einsehen!
Blutdruck, Herzfrequenz, Sauerstoffsättigung bei der Mutter.
Palpation des Beckens und Abdomens (Ermittlung der Kindslage):
- *1. Leopold-Handgriff* (Abb. 127 a): Palpation am Oberrand des Uterus zwischen Nabel und Rippenbogen zur Feststellung des Fundusstandes. Normaler Fundusstand: Ende 36. Woche am Rippenbogen, Ende 24. Woche am Nabel.
- *2. Leopold-Handgriff* (Abb. 127 b): Seitliche Palpation des Uterus zur Feststellung der Lage (Längs- oder Querlage) und Stellung des Rückens.
- *3. Leopold-Handgriff* (Abb. 127 c): Palpation oberhalb der Symphyse zur Überprüfung der Poleinstellung (Schädel- oder Steißlage).
- *4. Leopold-Handgriff* (Abb. 127 d): Überprüfung des Höhenstands des vorangehenden Kindsteils im Vergleich zum Beckeneingang.

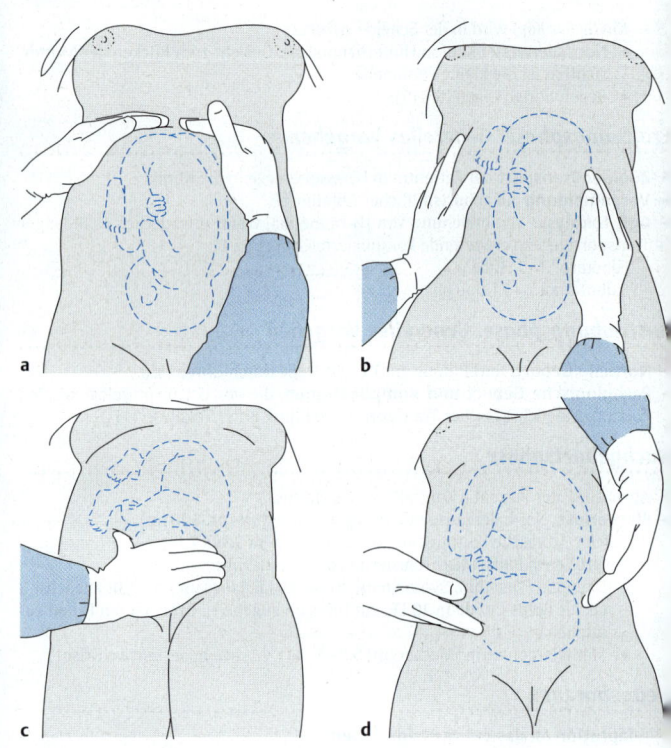

Abb. 127 · Palpation des Beckens und Abdomens zur Ermittlung der Kindslage. 1. Leopold-Handgriff (a); 2. Leopold-Handgriff (b); 3. Leopold-Handgriff (c); 4. Leopold-Handgriff (d).

Notwendiges Instrumentarium (Geburts-Set)

▶ Sterile Tücher.
▶ Sterile Klemmen und Scheren.
▶ Sterile Unterlagen für die Mutter.
▶ Sterile Handschuhe für den Arzt.
▶ Wärmeschutzfolie oder Decke für das Neugeborene.

16.5 Normale Geburt

Voraussetzungen

▶ **Schädellage** des Kindes (96 % aller Geburten).
▶ **Kein Mißverhältnis** zwischen fetalem Kopfdurchmesser und mütterlichem Becken.

Geburtshilfliche Maßnahmen

▶ **Verbale Unterstützung des Pressens** durch den Notarzt. Aufforderung an die Mutter auf dem Höhepunkt der Wehe: *„Kopf anheben, Kinn auf die Brust, Luft anhalten, kräfig drücken".*
▶ **Dammschutz** (Abb. 128): Schutz des Beckenbodens vor dem Zerreißen beim Durchtritt des kindlichen Kopfes. Durchführung:
 – Mit einer Hand und abgespreiztem Daumen gegen den Damm drücken.
 – Mit der anderen Hand den Kopf führen und abbremsen (Gewebe Zeit zur Dehnung lassen).

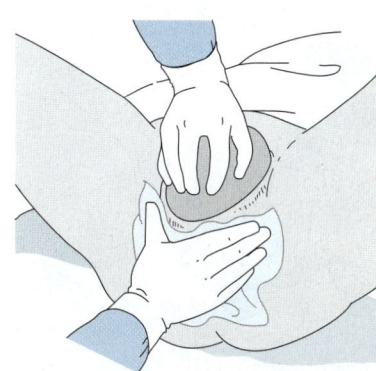

Abb. 128 · Dammschutz.

▶ **Mediolateraler Dammschnitt (Episiotomie**, Abb. 129): Möglicherweise indiziert bei verzögerter Geburt und blassem, stark gespanntem Damm. Durchführung:
 – Mit steriler Schere ca. 2–4 cm vom untersten Punkt der Vaginalöffnung 30–45 ° nach lateral schneiden.
 – Schnitt während einer Wehe vornehmen; dann meist keine Lokalanästhesie erforderlich.
▶ **Schulterentwicklung** nach Durchtritt des Kopfes (Abb. 130):
 – Kopf mit beiden Händen seitlich halten.
 – Zunächst die vordere (obere) Schulter entwickeln (Abb. 130a).
 – Dann die hintere (untere) Schulter entwickeln (Abb. 130b).

Postpartal durchzuführende Maßnahmen

▶ **Neugeborenenversorgung** (S. 417): Wichtigste Maßnahmen:
 – *Abtrocknen und Wärmeschutz:* Vorbeugen eines Wärmeverlusts durch Einhüllen des Neugeborenen in Decke oder Wärmeschutzfolie.

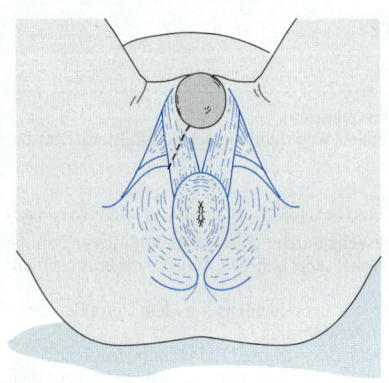

Abb. 129 · Mediolateraler Dammschnitt (Episiotomie).

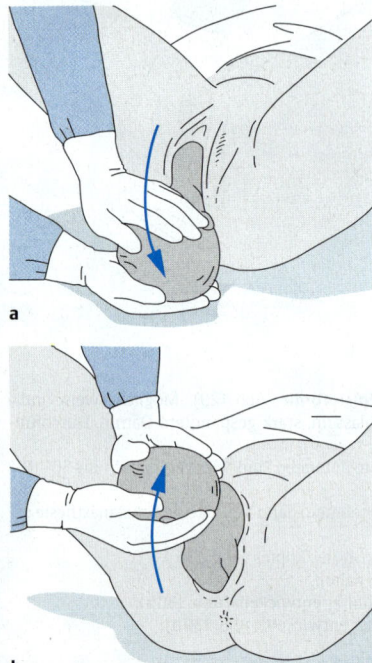

a

b

Abb. 130 · Schulterentwicklung: Entwicklung der vorderen Schulter (a); Entwicklung der hinteren Schulter (b).

– *Freisaugen der Atemwege (wenn erforderlich):* Zunächst Mund und Rachen, dann Nase.
▶ **Abnabelung:** 2 Klemmen 10 – 20 cm vom Nabel entfernt auf die Nabelschnur setzen. Nabelschnur dazwischen mit Schere durchtrennen (siehe auch S. 418, Abb. 132).
▶ **Nachgeburt:**
   – Die Plazenta kann bis zur Ankunft in der Klinik in utero belassen werden.
   – Bemühungen zur Entwicklung der Nachgeburt sind rettungsmedizinisch nicht indiziert!

16.6 Pathologische Geburt

Ursachen

▶ Beckenendlage.
▶ Querlage.
▶ Nabelschnurvorfall.
▶ Armvorfall.
▶ Regelwidrige Kopflagen (Vorderhaupts-, Stirn- oder Gesichtslage).

Grundsätzliches Vorgehen

▶ **Stets Mutterpaß einsehen!** Meist sind pathologische Kindlagen durch frühere (Ultraschall)untersuchungen bekannt.
▶ **Schneller Transport** in die Klinik, wenn immer möglich (Voranmeldung Geburtshilfe!).
▶ **Erfahrenen Geburtshelfer** nachfordern, wenn möglich!
▶ **Lagerung:** Kopftief-Beckenhochlagerung auf der linken Seite.
▶ **Tokolyse** mit β_2-Mimetika, z. B.:
   – *Fenoterol* 2 – 5 Hübe p.i.; repetitiv alle 5 – 10 Minuten.
   – Bei längerem Transportweg Fenoterol 10 μg als Bolus langsam i. v., dann 2 – 5 μg/min kontinuierlich i. v.
▶ Ggf. **Hochdrücken und Hochhalten des kindlichen Kopfes** von vaginal mit der Hand (sterile Handschuhe!).
◗ *Beachte:* Niemals an heraushängenden Händen, Füßen oder an der Nabelschnur ziehen!

Beckenendlage (meist Steißlage)

▶ **Definition:** Kindslage in Längsachse des Uterus mit vorangehendem Becken.
▶ **Gefahr:** Während der Austreibungsphase besteht die Gefahr der *fetalen Hypoxie* durch Kompression der Nabelschnur durch den zuletzt durch ein unzureichend vorgedehntes Becken tretenden kindlichen Kopf.
▶ **Therapie in der Eröffnungsphase:**
   – *Tokolyse,* z. B. mit Fenoterol 2 – 5 Hübe p.i.; repetitiv alle 5 – 10 Minuten.
   – Sofortiger *rascher Transport* in die Klinik (Voranmeldung Geburtshilfe!).
   – *Lagerung:* Kopftief-Beckenhochlagerung auf der linken Seite.
▶ **Therapie in der Austreibungsphase:**
   – Möglichst sofort erfahrenen Geburtshelfer nachfordern!
   – Nach Entwicklung der Schulter kindlichen Kopf möglichst rasch (innerhalb von 1 Minute!) mittels *Bracht-Handgriff* (Abb. 131) entwickeln:

- Steiß mit beiden Händen umgreifen.
- Über die Symphyse auf den Bauch der Mutter führen.
- Ein Helfer drückt dabei leicht von oben durch die Bauchdecke den kindlichen Kopf in Richtung Beckenausgang.

Querlage

▶ **Definition:** Kindslage quer zur Uteruslängsachse.
▶ **Gefahr:** Mit dem Blasensprung einsetzende *Gefahr für Mutter und Kind:*
  – Armvorfall.
  – Abknicken des Kindes.
  – Uterusruptur.
  ▱ *Beachte:* Bei Querlage ist eine vaginale Geburt unmöglich!
▶ **Therapie:**
  – Tokolyse (s. o.).
  – Sofortiger *rascher Transport* in die Klinik mit Voranmeldung Geburtshilfe!
  – *Lagerung:* Kopftief-Beckenhochlagerung auf der linken Seite.

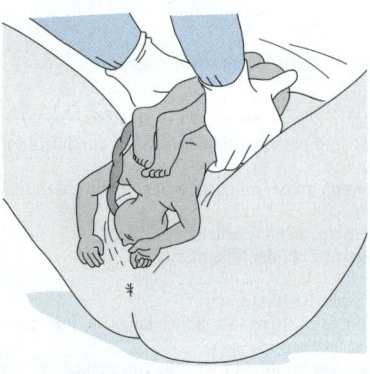

Abb. 131 · Bracht-Handgriff zur vaginalen Entwicklung eines Kindes in Beckenendlage.

Vorzeitiger Blasensprung

▶ **Definition:** Einriß der Fruchtblase mit spontanem Abgang von Fruchtwasser vo[r] Beginn der Wehen.
▶ **Gefahr:** Nabelschnurvorfall (s. u.), Armvorfall (s. u.).
▶ **Therapie:** Patientin in Linksseitenlage in die Klinik transportieren.

Nabelschnurvorfall

▶ **Definition:** Vorfallen einer oder mehrerer Nabelschnurschlingen vor dem im Ge[-] burtskanal vorangehenden Kindsteil.
▶ **Auftreten:** Unmittelbar nach Blasensprung.
▶ **Gefahr:** Druckstenosierung der Nabelschnurgefäße (Nabelschnurkompression[)] mit *intrauteriner Hypoxie*. Lebensgefahr für das Kind!
▶ **Diagnostik** bei sichtbarer Nabelschnur: Bei Palpation der Nabelschnur zeigt Pul[-] sieren eine noch vorhandene Durchblutung und die Herzfrequenz des Kindes an[.]

▶ **Therapie:**
- *Dekompression der Nabelschnur* durch transvaginales Hochdrücken des kindlichen Kopfes durch die Hand des Notarztes (sterile Handschuhe!) bis zur operativen Entbindung per Sectio caesarea!
- *Tokolyse* (s. o.).
- Sofortiger *rascher Transport* in die Klinik (Voranmeldung Geburtshilfe!).
- *Lagerung:* Kopftief-Beckenhochlagerung auf der linken Seite.

Armvorfall

▶ **Definition:** Vorfallen von Hand und Arm aus dem Geburtskanal.
▶ **Vorkommen:** Unmittelbar nach Blasensprung; vor allem bei Querlage, aber auch Schädellage.
▶ **Therapie:**
- *Tokolyse* (s. o.).
- Sofortiger *rascher Transport* in die Klinik (Voranmeldung Geburtshilfe!).
- *Lagerung:* Kopftief-Beckenhochlagerung auf der linken Seite.

16.7 Neugeborenenversorgung

Übersicht

▶ Abnabeln.
▶ Abtrocknen und Wärmeschutz.
▶ Freisaugen der Atemwege.
▶ **Einschätzung des Neugeborenen** und ggf. Beginn mit Reanimationsmaßnahmen (Abb. 133, S. 419 sowie Abb. 105, S. 261):
- *Hautfarbe (Aussehen des Stamms):* Rosig oder zyanotisch?
  - Wenn rosig (und Kind schreit) → Keine weiteren Maßnahmen erforderlich. Kind Mutter in den Arm geben.
  - Wenn zyanotisch → Atmung überprüfen. Zeichen für Adaptationsstörung.
- *Atmung:* Ausreichend oder unzureichend? (Inspektion, Auskultation).
  - Wenn ausreichend → Sauerstoffgabe.
  - Wenn unzureichend → Taktile Stimulation der Atmung (s. u. und S. 262), Absaugen, ggf. Beatmung und Überprüfung des Pulses.
- *Puls:* Puls tasten an der Basis der Nabelschnur.
  - Wenn ≥ 60/min → Weiter beatmen, bis Spontanatmung ausreichend und Herzfrequenz ≥ 100/min.
  - Wenn bradykard (< 60/min) → Weiter beatmen, Beginn mit Herzdruckmassage und medikamentöser CPR (S. 264).
▶ Erhebung des **APGAR-Score** (Tab. 16).
▶ *Beachte:* Das normale Kind schreit nach der Geburt sofort, entwickelt rasch eine regelmäßige Atmung (etwa 30–40/min) und hat eine Pulsfrequenz von etwa 130–140/min.

Abnabelung

▶ **Abklemmen der Nabelschnur** durch Klemmen 10–20 cm vom Nabel entfernt (Abb. 132).
▶ **Durchtrennen der Nabelschnur** zwischen den Klemmen mit einer Schere.

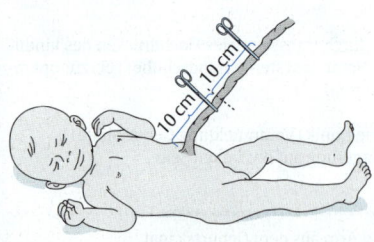

Abb. 132 · Abnabelung des Neugeborenen.

▶ **Kind dabei möglichst in Höhe des Uterus halten:**
- *Kind zu tief:* Blutvolumenumverteilung Plazenta → Kind; Folge: Verstärkung des Neugeborenenikterus.
- *Kind zu hoch:* Blutvolumenumverteilung Kind → Plazenta; Folge: Volumenverlust beim Kind.

Abtrocknen und Wärmen

▶ **Abtrocknen und Abdecken des Kindes** mit warmer Decke; alternativ kann auch Wärmeschutzfolie oder Alu-Folie verwendet werden.
▶ **Kindliche Kaseinschicht** schützt vor Wärmeverlust und kann präklinisch belassen werden.
▷ *Beachte:* Abtrocknen reicht meist als Stimulans für eine ausreichende Spontanatmung aus!

Freisaugen der Atemwege

▶ **Indikation:** Nur bei gestörter Atmung! Nicht routinemäßig bei normaler Adaptation.
▶ **Vorgehen:** Zunächst Mund und Rachen, dann Nase.
▶ **Material:** Dünner Absaugschlauch (8 oder 10 F).

Erhebung des APGAR-Score

▶ Siehe auch S. 260; Apgar ist eigentlich ein Eigenname; er wird jedoch zur Merkhilfe gerne als Akronym umgedeutet (s. Tab. 16).
▶ **Zweck:** Dokumentation der Vitalität bzw. der Adaptationsstörungen des Neugeborenen.
▶ **Beurteilungskriterien:** Beurteilt und mit jeweils 0, 1 oder 2 Punkten bewertet werden die in Tabelle 16 aufgeführten Aspekte.
▶ **Zeitpunkt:** Erhebung des Apgar-Score 1, 5 und 10 Minuten nach Geburt.
▶ **Interpretation:** Addition der Punktzahlen aller 5 Kategorien:
- *APGAR 8 – 10:* Kind gesund; Mutter in die Arme geben.
- *APGAR 4 – 7:* Mäßige Störung: Sauerstoffgabe, Atemwegssicherung. Genaue Beobachtung bis zur Besserung der Vitalität..
- *APGAR 0 – 3:* Vitalfunktionsstörung: Neugeborenenreanimation (S. 260).

Adaptationsstörungen

▶ **Definition:** Mangelhafte Anpassung des Neugeborenen an die extrauterinen Bedingungen; v. a. mangelhaftes Einsetzen der Atmung.
▶ **Gefahr:** Hypoxie, zerebrale Schäden, Tod des Neugeborenen.

Tabelle 16 · **APGAR-Score zur Beurteilung der Vitalität des Neugeborenen**

Punkte	Atmung	Puls	Grund-tonus	Aussehen	Reflexe
0	keine	kein	schlaff	blau (blaue Asphyxie) blaß (weiße Asphyxie)	keine
1	unregel-mä-ßig	< 100	träge	Stamm rosig, Extremitäten blau	Grimassie-ren
2	regel-mäßig	> 100	Spontan-bewegungen	rosig	Schreien

► **Symptome und Zeichen:**
   – Insuffiziente oder fehlende Atmung nach 90 Sekunden.
   – Bradykardie < 100/min bzw. Asystolie; oder
   – Zyanose, Areflexie, fehlende Spontanbewegungen.

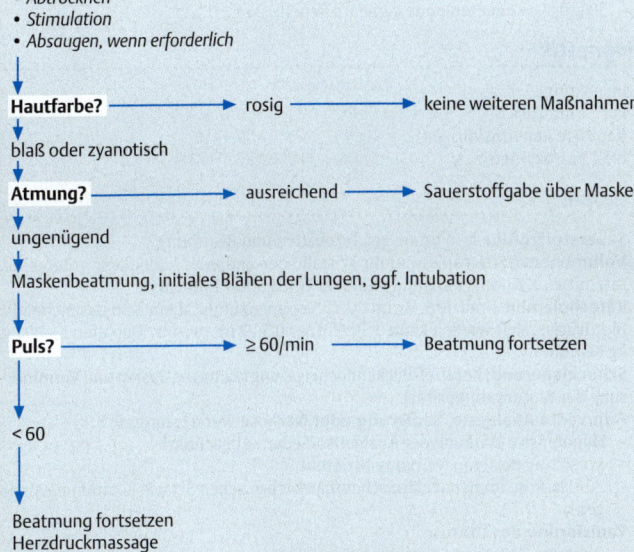

Abb. 133 · Ersteinschätzung des Neugeborenen und therapeutische Konsequenzen.

▶ **Therapie** (S. 262):
– *Taktile Stimulation der Atmung:*
  • Abtrocknen und Absaugen.
  • Reiben der Fußsohlen und des Rückens.
– *Sauerstoffgabe:* Möglichst FiO$_2$ 40 – 50 % anstreben.
– *Beatmung* mit Maske.
– Beginn der *Neugeborenenreanimation* (S. 260).

16.8 Postpartale Blutungen

Ursachen

▶ **Atonische Uterusnachblutung:** Mangelhafte Uteruskontraktion.
▶ **Verletzungen der Geburtswege:** Uterusruptur, Zervixruptur, Scheideneinrisse.
▷ *Beachte:* Normaler mütterlicher peripartaler Blutverlust: Bis ca. 500 ml.

Symptomatik

▶ (Anhaltende) vaginale Blutung.
▶ In schweren Fällen Zeichen des **hypovolämischen Schocks:**
– Blutdruckabfall, Hypotension.
– Tachykardie.
– Blasse, kaltschweißige Haut.
– Bewußtseinsstörung.
– Verzögerte oder fehlende kapilläre Reperfusion.

Diagnostik

▶ Inspektion.
▶ Puls, Blutdruck.
▶ Kapilläre Reperfusionszeit.
▶ EKG, Pulsoxymetrie.

Therapie

▶ **Sauerstoffzufuhr** 4 – 8 l/min, ggf. Intubation und Beatmung.
▶ **Volumenersatztherapie:** Zufuhr kristalloider und/oder kolloidaler Volumenersatzmittel, z. B. Ringer-Lösung und/oder HAES 500 – 1500 ml i. v.
▶ **Katecholamine:** Indiziert, wenn durch Volumenzufuhr allein kein ausreichender Blutdruck erzielt werden kann, z. B. Akrinor 0,5 – 2 ml i. v. oder Dopamin 5 – 20 μg/kg KG/min i. v.
▶ **Schocklagerung:** Kopftief-Beckenhochlagerung (Autotransfusion und Verminderung der Blutungsintensität).
▶ **Adjuvante Analgesie, Sedierung oder Narkose** wenn erforderlich:
– Hypotensive Wirkung der Analgetika/Sedativa beachten!
– Vorsichtig dosieren, Wirkung titrieren!
– Zur Narkose im hypovolämischen/hämorrhagischen Schock Ketamin bevorzugen!
▶ **Tonisierung des Uterus:**
– Oxytocin (Orasthin, Syntocinon) 10 – 20 I.E. i. v.:
  • zunächst 3 I.E. als Bolus i. v. (kann wiederholt werden);
  • dann 10 I.E. zur Infusion zugeben

◨ *Beachte:* Oxytocin liegt in Ampullen zu 3 I.E. und 10 I. E. vor!

– Methylergometrin (Methergin) 0,2 – 1 mg i.v.; kann in schweren Fällen zusätzlich gegeben werden; aber cave: Hypertensive Krise!

▶ **Manuelle Uteruskompression** (Abb. 134):

– *Uteruskompression durch die Bauchdecke* (Credé-Handgriff): Uterusfundus zwischen Daumen (unten) und Fingern (oben) fassen und komprimieren.

– Evtl. *bimanuelle Uteruskompression:* Zusätzliche manuelle Kompression des Uterus von vaginal durch einen Helfer.

▶ **In schwersten Fällen:** Externe Kompression der Aorta abdominalis mit der Faust (Abb. 135).

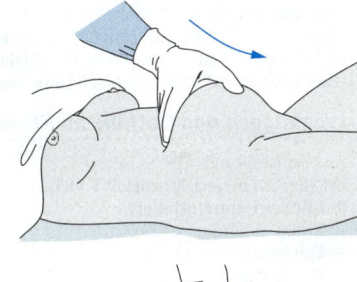

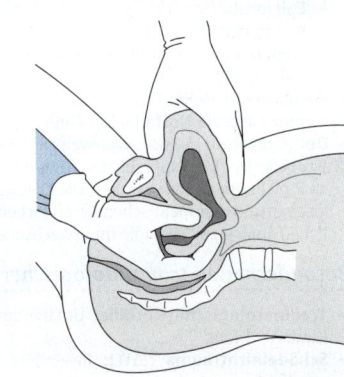

Abb. 134 · Manuelle Uteruskompression. a) Credé-Handgriff, b) bimanuelle Kompression.

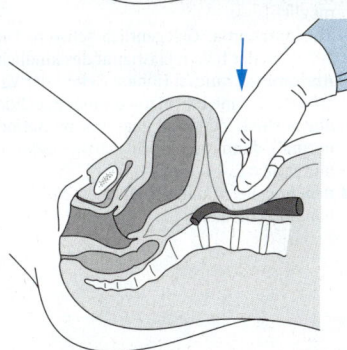

Abb. 135 · Externe Kompression der Aorta abdominalis mit der Faust.

17 Notfälle im Kindesalter

17.1 Notfälle im Kindesalter: Übersicht

Definitionen

▶ **Frühgeborenes:** Geburt vor der vollendeten 37. Schwangerschaftswoche.
▶ **Neugeborenes:** Bis Ende des 1. Lebensmonats.
▶ **Säugling:** Bis 1 Jahr.
▶ **Kind** (laut ERC): 1 Jahr bis zum Beginn des Erwachsenenalters.
▶ **Kleinkind:** 1–6 Jahre, **Schulkind:** 6–12 Jahre.
▶ (Laut ERC): Junges Kind bis etwa 8 Jahre, älteres Kind über 8 Jahre.

Erkrankungen und Notfälle im Kindesalter (Auswahl)

▶ Kreislaufstillstand (CPR, S. 245).
▶ Unfälle (S. 436) incl. Ertrinken (S. 483).
▶ **Respiratorische Notfälle:**
  – Krupp-Syndrom (S. 429).
  – Epiglottitis (S. 431).
  – Asthmaanfall (S. 329).
  – Fremdkörperaspiration (S. 250).
  – SIDS (S. 434).
▶ **Zerebrale Notfälle:** Krampfanfall (S. 307, 433).
▶ **Primär kardiale Notfälle:** Bei Kindern mit angeborenen Herzvitien.
▶ **Dehydratation** (S. 404): Weltweit sehr häufige Todesursache im Kindesalter!
▶ *Beachte:* Der Merkspruch: „Ein Kind ist kein kleiner Erwachsener" soll beachtet, aber nicht überbetont werden! Die Therapie erfolgt unter Beachtung der physiologischen und therapeutischen Besonderheiten bei Kindern (S. 423, 426) im wesentlichen analog zur Therapie im Erwachsenenalter.

Besonderheiten traumatologischer Notfälle im Kindesalter

▶ **Traumatologische Notfälle:** Unfälle sind hierzulande Haupttodesursache für Kinder > 1 Jahr.
▶ **Schädelhirntrauma (SHT):** Besonders rasche Entwicklung eines Hirnödems möglich!
▶ **Thoraxtrauma:** Gelegentlich schwere Lungenkontusion ohne Rippenfrakturen aufgrund der hohen Elastizität des kindlichen Thorax.
▶ **Abdominaltrauma:** Höhere Gefahr der Verletzung der Oberbauchorgane (relativ größere Organe bei relativ dünner Bauchdecke).
▶ **Blutverlust:** Zunächst gute Kompensationsmöglichkeiten (Blutdruck bleibt fast normal), dann rasche, schlagartige Dekompensation möglich (bei etwa 30%igem Blutverlust).
▶ *Beachte:* Bei traumatologischen Notfällen im Kindesalter auch an Kindesmißhandlung denken!

Besonderheiten nicht-traumatologischer Notfälle im Kindesalter

▶ **Respiratorische Notfälle:** Häufigste und wichtigste Ursache nicht-traumatologischer Herzstillstände im Kindesalter! Häufigste Todesursache im Säuglingsalter.
▶ **Kardiozirkulatorische Notfälle** (Bradykardie, Kreislaufstillstand): Meist sekundäre Folge primär respiratorischer Notfälle; Ausnahmen: Angeborene Herzvitien, Myokarditis.

17.2 Physiologische Besonderheiten

Normwerte

▶ **Puls- und Herzfrequenz:** Höher als beim Erwachsenen (Tab. 17).
▶ **Blutdruck:** Niedriger als beim Erwachsenen (Tab. 17).
▶ **Atemfrequenz:** Höher als beim Erwachsenen bei deutlich kleinerem absoluten, aber gleichem relativen Atemzugvolumen (Atemzugvolumen/kg KG bei Kindern *und* Erwachsenen = ca. 8 – 10 ml/kg KG, Tab. 17).

Atemwege

▶ **Engste Stelle im tracheolaryngealen Bereich:** Ringknorpel (bei Erwachsenen Glottis!):
  ▷ *Beachte:*
    • Bei der Intubation ist diese physiologische Enge unbedingt zu beachten! Bei Kindern < 8 Jahre ungeblockte Tuben wählen, die leicht über den Ringknorpel vorzuschieben sind.
    • Schleimhautschwellungen als Folge einer traumatischen Intubation führen rasch zur erheblichen Atemwegsobstruktion.
▶ **Epiglottis:** (Relativ) größer, anders geformt (U-förmiger) und höher stehend als beim Erwachsenen:
  ▷ *Beachte:* Bei der Intubation sind die physiologischen Unterschiede der kindlichen Epiglottis im Vergleich zum Erwachsenen zu beachten! Bei Neugeborenen und Kleinkindern evtl. geraden Spatel bevorzugen, mit dem die Epiglottis aufgeladen wird.

Herzzeitvolumen

▶ Frequenzabhängigkeit beachten!
▶ **Bradykardien** führen beim Kleinkind rasch zur kritischen Abnahme des Herzzeitvolumens und der Sauerstoffversorgung.
  – Häufigste *Ursache* für Bradykardie im Kindesalter: Hypoxie!
  – Bradykardien vermeiden bzw. *sofort therapieren:*
    • Sauerstoffgabe, Beatmung.
    • Atropin, ggf. Adrenalin.
    • Herzmassage bei HF < 60 (Kinder bis 8 Jahre).

Blutvolumen

▶ **Absolutes Blutvolumen erheblich niedriger** als beim Erwachenen: Blutverluste können (trotz zunächst guter Kompensationsmöglichkeiten) sehr rasch zum Schock führen.
▶ **Blutvolumen beim Kind** (Anhaltswert): 80 ml/kg KG.

Tabelle 17 · Wichtige physiologische und therapeutische Größen im Kindesalter (Anhaltswerte)

| | | Physiologische Normwerte | | | | Atemwegsmanagement | | | Ausgewählte Medikamente | | | |
Alter	Gewicht	Puls	Blutdruck systolisch	Atemfrequenz	Atemzugvolumen	Masken, Spatel, Guedeltuben	Tubusgröße (ID)	Tubuseinführtiefe ab Zahnreihe (Lippe)	Adrenalin (Standarddosis bei CPR)	Atropin	Paracetamol (Standarddosis rektal)	Diazepam (rektal)
Jahre	*kg*	*1/min*	*mmHg*	*1/min*	*ml*	*–*	*mm*	*cm*	*mg*	*mg*	*mg*	*mg*
Frühgeborene	2	140	60	50	20	00	2,5	7	0,03	0,1	–	–
Neugeborene	3	140	60	50	30	0	3	9	0,05	0,1	–	–
3 Monate	5	130	80	40	40	1	3,5	10	0,05	0,1	125	2,5
6 Monate	8	130	90	30	60	1	3,5	11	0,1	0,2	125	5
1	10	120	90	30	80	1	4	12	0,1	0,2	250	5
2	12	115	95	30	100	1	4,5	13	0,15	0,3	250	5
3	15	110	100	25	140	2	4,5	14	0,15	0,3	250	5
4	17	105	100	20	160	2	5	15	0,2	0,3	250	10
5	20	100	100	20	180	2	5	16	0,2	0,4	500	10
6	22	100	100	20	200	2	5,5	17	0,2	0,4	500	10
7	25	100	105	20	220	2	5,5	18	0,25	0,4	500	10
8	27	95	105	20	250	2	6	19	0,3	0,4	500	10
9	30	90	110	20	280	3	6	20	0,3	0,5	500	10
10	32	85	110	20	300	3	6,5	20	0,3	0,5	500	10
11	35	85	115	18	330	3	6,5	21	0,35	0,5	1000	10
12	37	80	115	18	350	3	7	21	0,35	0,5	1000	10

Tabelle 18 · Wichtige therapeutische Formeln und Faustregeln im Kindesalter

Medikamentendosis	Tubusgröße für Kinder ≥ 1 Jahr	Tubuseinführtiefe (cm) ab Zahnreihe (Lippe)	Beatmung	Defibrillation: Erforderliche Energie	Basisbedarf an Flüssigkeit pro Stunde
Pädiatrische Dosis = (Erwachsenendosis/70) × kg KG des Kindes	*Innendurchmesser (ID) in mm* 4 + Alter$_{Jahre}$/4 *Außendurchmesser (AD) in Chr.* 18 + Alter$_{Jahre}$	*Faustregel für Früh- und Neugeborene* 6 + Körpergewicht in kg *Faustregel für Kinder > 1 Jahr* 12 + Alter$_{Jahre}$/2	*Atemhubvolumen* 8 ml/kg *Atemfrequenz* Kinder > 1 Monat: 20/min Neugeborene: 40–60/min	*1. + 2. Defibrillation* 2 J/kg KG *Alle weiteren* 4 J/kg KG	4 ml/kg für die ersten 10 kg plus 2 ml/kg für die zweiten 10 kg plus 1 ml/kg für jedes weitere kg

Temperaturregulation

▶ **Wärmeverlust:** Im Kindesalter aufgrund der erheblich größeren relativen Körperoberfläche größer als bei Erwachsenen:
  - *Wärmeschutz:* Wärmeverlust durch Zudecken vermeiden! Heizung im NAW anstellen!
  - *Hypotherme Notfälle* (Ertrinken in kaltem Wasser): Rasche Hypothermie des Körperkerns → Verlängerung der Wiederbelebungszeit → erfolgreiche Reanimation auch noch nach bis zu 60 Minuten u. U. möglich.
▶ **Überhitzungsgefahr:** Im Kindesalter größer als beim Erwachsenen → erhöhte Anfälligkeit für Hitzenotfälle (S. 473).

Wasserhaushalt

▶ **Flüssigkeitsverlust:** Führt im Kindesalter schnell zu lebensbedrohlichen Zuständen:
  - *Häufige Ursachen:* Fieberhafte Erkrankungen, Erbrechen und Diarrhoe.
  - *Folgen:* Dehydratation, Exsikkose (S. 404).
  - *Symptomatik:* Tachykardie, trockene Haut mit vermindertem Hautturgor, trockener Mund, eingesunkene Fontanelle, eingesunkene Augen, Bewußtseinstrübung.
  - *Präklinische Therapie:* Infusionstherapie mit Vollelektrolytlösungen; Vorgehen S. 429.

17.3 Therapeutische Besonderheiten

Venenpunktion und Medikamentenverabreichung

▶ **Peripherer Venenzugang:** Häufig schwierig, besonders bei Volumenmangel, Exsikkose und Kindern zwischen 6 Monaten und 2 Jahren (subkutane „Speckschicht"). Geeignete Punktionsstellen:
  - *Im Säuglingsalter:*
    • Handrücken.
    • Fußrücken, mediale Knöchelregion.
    • Ellenbeuge.
    • Kopfvenen.
  - *Beim Neugeborenen* zusätzlich im Notfall: Nabelvene (Abb. 136). Steriles Vorgehen!

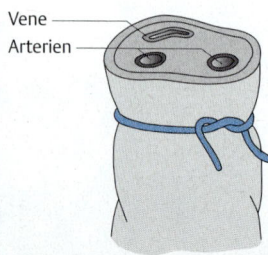

Vene —
Arterien —

Abb. 136 · Querschnitt Nabelschnur.

▶ **Intraossäre Punktion** (S. 128): Alternativer Zugang mit 16-G-Spezialnadel an der Medialseite der proximalen Tibia.

▶ **Zentraler Venenkatheter (ZVK):** Präklinisch nur bei akuter Vitalbedrohung und Unmöglichkeit eines anderen Venenzugangs indiziert. Durchführung nur durch einen in der Punktion zentraler Venen beim Säugling und Kleinkind geübten Notarzt! Gefahr der Lungen- und Arterienverletzung! Intraossäre Punktion bevorzugen!

▷ *Beachte:*
   – *Rektale Verabreichung* der Notfallmedikamente reicht bei nicht akut lebensbedrohlichen pädiatrischen Notfällen oft aus.
   – *Keine Verzögerung eines notwendigen Transports* in die Klinik durch langwieriges Anlegen eines Zugangs.

▶ **Venenverweilkanülen** (Anhaltsgrößen):
   – *Gelb* (0,6 mm ID): Bei Neugeborenen, Säuglingen.
   – *Blau* (0,9 mm ID): Bei Kindern > 1 Jahr.
   – *Rosa* (1,1 mm ID): Bei Schulkindern.

Atemwegsmanagement

▶ Siehe auch Tab. 18.

▶ **Pharyngealtuben:**
   – *Größen:*
     • 000: Kleine Frühgeborene.
     • 00: Frühgeborene, Neugeborene.
     • 0: Neugeborene, Säuglinge.
     • 1: Kleinkinder.
     • 2–3: Schulkinder.
   ▷ **Faustregel:** Länge des Guedeltubus ≈ Entfernung Mundwinkel ↔ Ohrläppchen.

▶ **Spatelgrößen** für Laryngoskope:
   – *Gebogene Spatel* (z. B. Macintosh):
     • Nr. 1: Neugeborene und Kleinkinder; Spatellänge 9 cm.
     • Nr. 2: Schulkinder; Spatellänge ca. 11 cm.
   – *Gerade Spatel:* (z. B. Miller):
     • Nr. 0: Frühgeborene; Spatellänge ca. 8 cm.
     • Nr. 1: Kleinkinder; Spatellänge ca. 10 cm.
     • Nr. 2: Schulkinder; Spatellänge ca. 15 cm.
   ▷ *Beachte:* Bei der Intubation von Säuglingen geraden Spatel bevorzugen (Aufladen der Epiglottis).

▶ **Endotrachealtuben:** Geblockte Tuben erst ab 8 Jahren einsetzen!
   – *Tubusgrößen im Frühgeborenen- und Säuglingsalter:*
     • Frühgeborene: 2,5 mm ID bzw. 12 Ch AD (1 Ch = 1/3 mm).
     • Neugeborene: 3,0 mm ID bzw.14 Ch AD.
     • Säuglinge: 3,5 mm ID oder 16 Ch AD.
   – *Berechnungsformeln ab Kleinkindesalter:*
     • Passender Innendurchmesser (ID) [mm] = 4 + (Alter [in Jahren]/4)
     • Passender Außendurchmesser (AD) [Ch] = 18 + Alter [in Jahren]
   ▷ **Faustregel für jedes Alter:** AD ≈ Durchmesser des kleinen Patientenfingers.
   ▷ **Faustregel:** Einführtiefe Tubus ab Mundwinkel: 12 + (Alter [in Jahren]/2)

▶ **Larynxmasken:**
   – Nr. 1: Neugeborene und Säuglinge bis 6,5 kg; Füllvolumen des Cuffs: 5 ml.
   – Nr. 2: Säuglinge ab 6,5 kg und Kleinkinder bis 20 kg; Füllvolumen des Cuffs: 10 ml.
   – Nr. 2,5: Kleinkinder von 20–30 kg; Füllvolumen des Cuffs: 15 ml.

Beatmung

▶ Siehe auch Tab. 18.
▶ **Beatmungsmasken** (z.B. vom Typ Rendell Baker):
– *Größe 0:* Frühgeborene.
– *Größe 1:* Neugeborene und Säuglinge.
– *Größe 2:* Kleinkinder.
– *Größe 3:* Schulkinder.
▶ **Maskenbeatmung:** Kopf nicht zu stark überstrecken! Sonst droht, anders als beim Erwachsenen, Atemwegsverlegung!
▶ **Manuelle Beatmung** (Beatmungsbeutel):
– *Kinderbeatmungsbeutel* wählen, wenn vorhanden.
– *Kleineres Hubvolumen beachten* → Kompression des Beutels nur so tief, bis sich der Thorax sichtbar hebt.
– *Kompression des Beutels bei Säuglingen* nur zwischen Daumen und Zeigefinger oder zwischen Daumen und 2 Fingern!
▶ **Maschinelle Beatmung** (Beatmungsgerät): Initialeinstellung (bei Säuglingen druckbegrenzte Beatmung bevorzugen):
– *Atemmodus:* CMV
– *Ventilation:*
  • AF 15–20/min, bei Säuglingen 25/min
  • V_T 10 ml/kg *oder* AMV 150–200 ml/kg *oder* druckbegrenzt bei 20–25 mbar
– *FiO_2:* 100%
– *Weitere Einstellungen:*
  • I/E 1:2
  • P_{max} 30 mbar
  • PEEP 0–5 mbar

Dosierung von Medikamenten

▷ **Anhalt:** Medikamentendosis im Kindesalter = (Erwachsenendosis/70) × Gewicht des Kindes in kg
▶ **Reanimationsmedikamente** (S. 254):
– *Adrenalin:* 0,01 mg/kg KG i.v.
– *Atropin:* 0,02 mg/kg KG i.v.
– *Lidocain:* 1 mg/kg KG i.v.
▶ **Analgetika:**
– *Paracetamol:* Suppositorien; 10–20 mg/kg KG (nach neueren Empfehlungen initial 30–40 mg/kg) rektal.
– *Morphin* oder *Piritramid:* 0,1 mg/kg KG i.v.
– *Tramadol:* 1 (nach neueren Empfehlungen initial 3) mg/kg KG i.v.
– *Ketamin* (S-Ketamin die Hälfte):
  • 0,25–0,5 mg/kg KG i.v. (Analgesie).
  • 1 mg/kg KG (i.v.-Narkose).
  • 5 mg/kg KG (i.m.-Narkose).
▶ **Sedativa:**
– *Chloralhydrat:* Rectiolen; 0,1 g/kg KG rektal.
– *Diazepam:* Rectiolen; 0,3–0,5 mg/kg KG rektal.

Infusionstherapie im Kindesalter

▶ **Infusionslösungen:** Vollelektrolytlösungen (z.B. Ringer-Lösung) oder kolloidale Plasmaersatzmittel. Spezielle Infusionslösungen für Kinder präklinisch nicht erforderlich.
▶ **Basisbedarf Elektrolytlösung** pro Stunde:
  – 4 ml/kg für die ersten 10 kg KG; plus
  – 2 ml/kg für die zweiten 10 kg KG; plus
  – 1 ml/kg für jedes weitere kg KG > 20 kg.
▶ **Volumenersatztherapie:** Indiziert bei Dehydratation und hypovolämischem Schock. Praktisches Vorgehen:
  – Zunächst Vollelektrolytlösung *20 ml/kg KG rasch i. v. (Bolus).* Dann Kontrolle von Puls, Blutdruck, Herzfrequenz.
  – Bei weiterem Volumenbedarf erneut *20 ml/kg KG i. v.:*
    • Evtl. als kolloidale Volumenersatzlösungen wie HAES oder Gelatine.
    • Ggf. repetitive Zufuhr; dazwischen stets Kontrolle von Puls, Blutdruck, Herzfrequenz.
  – Dann *5 – 10 ml/kgKG/h i. v.* bis zum Erreichen der Klinik.
▣ *Beachte:* Überwässerungsgefahr durch übermäßige Infusionstherapie besonders bei Säuglingen und Kleinkindern:
  – Gefahr des Lungen- und Hirnödems!
  – Infusion nicht unbeaufsichtigt tropfen lassen!
  – Auf längeren Transportstrecken ggf. Verabreichung über Motorspritzenpumpen oder Infusomaten.
  – Wenn nicht vorhanden: Evtl. Mikrotropfkammern oder spezielle semiquantitative Infusionsregler (z. B. Dial-a-flow) verwenden.

17.4 Krupp-Syndrom

Definition

▶ Entzündliche subglottische Stenose mit Stridor und bellendem Husten.

Ursachen

▶ **Akute obstruktive Laryngotracheobronchitis:**
  – Meist *Virusinfektion* (Erreger: Parainfluenza- oder Adenoviren).
  – Heute selten: *Diphtherie* (Erreger: Corynebacterium diphtheriae).

Pathogenese

▶ Kritische Einengung des Larynxeingangs durch Schwellung im Bereich der Stimmlippen (subglottischer Raum).

Prädilektionsalter

▶ $^1/_2$ bis 3 Jahre.

Symptomatik

▶ Bellender Husten.
▶ Heiserkeit.

- Inspiratorischer Stridor.
- Schaukelatmung (thorakoabdominale paradoxe Atmung, Einziehungen des Brustkorbs während Inspiration).
- Tachypnoe, Dyspnoe.
- Hautblässe, Zyanose.
- Meist nur mäßiges Fieber.

Stadieneinteilung

- **Stadium 1:** Bellender Husten, Heiserkeit.
- **Stadium 2:** Zusätzlich inspiratorischer Stridor mit Schaukelatmung (thorakoabdominale paradoxe Atmung).
- **Stadium 3:** Zusätzlich Tachykardie, Hautblässe, Unruhe.
- **Stadium 4:** Zusätzlich Zyanose, Bewußtseinstrübung.

Diagnostik

- Inspektion des Kindes.
- Anamnese.
- Auskultation des Thorax und über dem Larynx.
- Puls.
- Möglichst Pulsoxymetrie.
- EKG und Blutdruckmessung nur bei schwerem Verlauf.

Differentialdiagnose

- Siehe auch Tab. 19.
- Akute Epiglottitis (S. 431).
- Verlegung der oberen Atemwege durch Fremdkörper (S. 250).

Tabelle 19 · **Differentialdiagnose akuter oberer Atemwegsobstruktionen im Kindesalter**

	Krupp-Syndrom	Epiglottitis	Fremdkörperaspiration
Stridor	ja	ja	ja
Einziehungen	ja	ja	ja
Krankheitsbeginn	langsam	schnell	akut
Infektion	viral	bakteriell	nein
Fieber	mäßig	hoch	nein
Allgemeinzustand	meist gut	schwer krank	gut
Speichelfluß	fehlt	oft	nein
Husten	ja, bellend	nein	ja
Stimme	heiser	kloßig und leise	leise bis fehlend
Schluckbeschwerden	nein	ja	nein
Vitalbedrohung	selten	immer	oft

Therapie

▶ **Ziele:**
  – Beruhigung des Kindes (und der Eltern).
  – Abschwellung der Laryngealschleimhaut durch antientzündliche und lokal vasokonstringierende Medikamente.
▶ **Lagerung:** Sitzend (z. B. auf dem Schoß der Mutter, wenn möglich).
▶ **Respiratorische Therapie:**
  – Anfeuchtung der Atemluft mit Wasserdampf, wenn möglich.
  – *Stadium 1 – 2:* Keine routinemäßige Sauerstoffgabe.
  – *Ab Stadium 3:* Sauerstoffgabe 2 – 4 l über Maske.
  – *Stadium 4:* Maskenbeatmung, ggf. endotracheale Intubation (sehr selten notwendig).
▶ **Sedierung:** Indiziert bei sehr unruhigen Kindern:
  – *Diazepam* rektal:
    ● 5 mg Rectiole bei Kindern ≤ 15 kg KG.
    ● 10 mg Rectiole bei Kindern > 15 kg KG.
  – *Alternative: Chloralhydrat* rektal:
    ● 0,3 g = $^1/_2$ Rectiole bei Säuglingen.
    ● 0,6 g = 1 Rectiole bei Kindern ≤ 15 kg KG.
▶ **Kortikosteroide** (rektal): Prednison- oder (besser) Prednisolon-Suppositorien à 100 mg, 5 – 20 mg/kg KG (nach oben aufrunden).
▶ **In der Klinik** (oder wenn bereits präklinisch verfügbar): Ggf. Adrenalinverneblung in der Inspirationsluft.

17.5 Epiglottitis

Definition

▶ Entzündliche Schwellung des Kehldeckels mit Stridor und Ateminsuffizienz.

Ursache

▶ Akute Laryngopharyngitis meist durch Hämophilus influenzae Typ 1.

Pathogenese

▶ Verlegung des Larynxeingangs durch oft perakute, riesige Schwellung des Kehldeckels.

Prädilektionsalter

▶ 2 – 3 Jahre.
▶ Vorkommen jedoch auch bei Erwachsenen möglich!

Symptomatik

▶ Inspiratorischer Stridor.
▶ Halsschmerzen.
▶ Kloßige Sprache.
▶ Schluckstörungen.
▶ Speichelfluß.

► Schaukelatmung (thorakoabdominale paradoxe Atmung, Einziehungen des Brustkorbs während Inspiration).
► Tachypnoe.
► Dyspnoe („Nasenflügeln").
► In schweren Fällen Zyanose.
► Hohes Fieber.
► Ausgeprägtes Krankheitsgefühl.

Diagnostik

► Inspektion des Kindes.
► **Beachte:** Keine präklinische Inspektionen des Rachens! Gefahr reflektorischer Herz- und Atemstillstände und einer Zunahme der Schwellung.
► Anamnese.
► Auskultation des Thorax und über dem Larynx.
► Puls.
► Möglichst Pulsoxymetrie.
► EKG und Blutdruckmessung.

Differentialdiagnose

► Siehe auch Tab. 19.
► Krupp-Syndrom (S. 429).
► Verlegung der oberen Atemwege durch Fremdkörper (S. 250).

Therapie

► **Ziele:**
  – Verbale Beruhigung des Kindes (und der Eltern).
  – Vermeidung von Hypoxie.
  – Immer Klinikeinweisung in ärztlicher Begleitung bereits im Verdachtsfall!
► **Lagerung:** Sitzend (z. B. auf dem Schoß der Mutter, wenn in leichteren Fällen möglich).
► **Sauerstoffgabe** 2 – 4 l über Maske bei Zyanose oder $pSaO_2 < 85 - 90\%$.
► **Atemwegsmanagement** bei deutlicher Ateminsuffizienz:
  – Zunächst *Maskenbeatmung!*
  – *Intubationsversuch* bei unmöglicher oder unzureichender Maskenbeatmung (zunehmende Hypoxie). Intubation wegen der Epiglottisschwellung oft sehr schwierig!
  – Wenn Intubation unmöglich (2 vergebliche Versuche), aber unumgänglich: Rechtzeitige, besonnene *Koniotomie* (S. 97)!
► **Keine Sedierung** des spontanatmenden Kindes!
► **In der Klinik:**
  – Racheninspektion und Intubation unter Tracheotomiebereitschaft.
  – Intensivtherapie inkl. Antibiotikatherapie mit Aminopenicillinen oder Cephalosporinen.

17.6 *Fieberkrampf*

Definition

► Tonisch-klonische Krämpfe bei plötzlichem Fieberanstieg.

Ursache

► Fieberhafte Infektionen (meist Virusinfektionen) unter zerebraler Mitbeteiligung.

Prädilektionsalter

► $1/2$– 6 Jahre. Vorkommen bei etwa 3 – 5% aller Kinder in diesem Alter.

Symptomatik

► S. auch S. 316.
► Tonisch-klonische Krämpfe.
► Ggf. postiktaler Nachschlaf.
► Fieber.

Diagnostik

► Anamnese.
► **Inspektion:**
  – Gesamtaspekt.
  – Ggf. Krampfbeobachtung.
  – Krampffolgen wie Zungenbiß, Speichelfluß? Roter Kopf? Pupillen? Anzeichen für Verletzungen bzw. Frakturen?
► **Palpation:** Heiße Stirn.
► Ggf. Temperaturmessung.
► Puls.
► **Blutzuckerbestimmung:** Ausschluß hypoglykämisch bedingter Krämpfe.

Differentialdiagnose

► S. auch S. 316.
► Konnatale Epilepsie.
► Hypoglykämie, Hypoxie.
► Schädelhirntrauma.
► Vergiftungen.

Therapie

► **Ziele:**
  – Beruhigung der Eltern.
  – Fiebersenkung.
  – Ggf. Durchbrechung eines Krampfanfalls.
► **Nach abgelaufenem Krampfanfall:**
  – *Fiebersenkung:* Verabreichung von *Paracetamol*-Suppositorien. Dosierung:
    • Anhalt: 10 – 40 mg/kg KG.
    • Säuglinge: 1 Paracetamol-Supp. à 125 mg rektal.
    • Kleinkinder: 1 Paracetamol-Supp. à 250 mg rektal.
    • Schulkinder: 1 Paracetamol-Supp. à 500 mg rektal.
  – Keine weiteren Maßnahmen erforderlich.
  – Transport in Kinderklinik.

► **Bei beobachtetem Krampfanfall:**
  – *Antikonvulsive Therapie* mit Diazepam rektal oder intravenös (wenn venöser Zugang möglich). Dosierung:
    ● Anhalt: 0,3 – 0,5 mg/kg KG.
    ● Säuglinge 2,5 – 5 mg.
    ● Kleinkinder 5 – 10 mg.
    ● Schulkinder 10 – 20 mg.
  – Alternativ: *Chloralhydrat* rektal. Dosierung (Rectiolen à 0,6 mg):
    ● Säuglinge 0,3 – 0,6 g.
    ● Kleinkinder 0,6 g.
    ● Schulkinder 1,2 g.
  – *Sauerstoffgabe* 2 – 4 l über Maske.
  – Transport in Kinderklinik.

17.7 Syndrom des plötzlichen Kindstods (SIDS)

Definitionen

► **Syndrom des plötzlichen Kindstods (SIDS):** Plötzlicher und unerwarteter Tod meist während des nächtlichen Schlafs ohne vorhergehende wesentliche Krankheitszeichen.
► **Near missed SIDS** oder **Appearent life threatening event (ALTE):** Alle beobachteten akuten, lebensbedrohlichen, jedoch nicht-letalen Zustände im Säuglingsalter, die mit Apnoe und Zyanose oder Blässe einhergehen.

Ursachen

► Häufig unklar.
► Wahrscheinlich meist zentrale Atemregulationsstörung.
► Oft begleitender Infekt.

Risikofaktoren

► Frühgeburtlichkeit.
► Intrauterine Probleme.
► Bauchlagerung.
► Rauchen in der Umgebung des Kindes sowie Rauchen der Mutter während der Schwangerschaft.

Prädilektionsalter

► 2. – 4. Monat; selten jenseits des 1. Lebensjahres.

Symptomatik

► **ALTE:** Apnoe, evtl. Bradykardie.
► **SIDS:** Apnoe, Asystolie, evtl. sichere Todeszeichen (S. 23).

Diagnostik

► Inspektion des Kindes und der Umgebung.
► Puls, EKG, Pulsoxymetrie, wenn möglich.

Differentialdiagnose

▶ Gewaltverbrechen (v. a. Ersticken mit einem Kissen).
▶ Kindesmißhandlung.

Therapie des ALTE

▶ **Stimulation des Kindes:** Ansprechen und Rütteln an den Schultern.
▶ **Wenn nicht erfolgreich:**
  – Maskenbeatmung mit 2 – 4 l bzw. 100 % Sauerstoff.
  – Intubation und Beatmung.
  – Ggf. Reanimation.
▶ In jedem Fall Transport in Kinderklinik.

Vorgehen bei SIDS

▶ **Großzügige Indikation zur Reanimation,** jedoch nicht bei bereits erkennbaren sicheren Todeszeichen.
▶ Einfühlsame Betreuung der Eltern.
▶ Verständigung der Kriminalpolizei, wie bei allen unklaren Todesursachen (S. 25).
▶ Evtl. vorhandenen Zwilling in der Klinik untersuchen lassen!

18 Traumatologische Notfälle

18.1 Traumatologische Notfälle: Übersicht

Verletzungsursachen und -mechanismen

▶ Stumpfes Trauma (s. u.).
▶ Penetrierendes Trauma (s. u.).
▶ **Schädigung durch Druck:** Explosionsverletzungen (S. 437), Tauchunfälle (S. 485).
▶ **Thermische Schädigung:** Verbrennungen (S. 468), Hitzenotfälle (S. 473), Unterkühlung (S. 477).
▶ Schädigung durch Elektrizität, Strom (S. 481).
▶ Schädigung durch ionisierende Strahlung, Radioaktivität (S. 487).
▶ **Schädigung durch chemische Substanzen:** Verätzungen durch Säuren, Laugen (S. 537).
▶ **Verletzung durch Tiere:** Bisse, Stiche (S. 541).

Stumpfes Trauma

▶ **Häufige Ursachen:**
  – *Verkehrsunfälle:* Auto, Zweirad, Schienenfahrzeuge.
  – *Sturz aus großer Höhe,* z.B. vom Gerüst, von der Leiter, vom Balkon, aus dem Fenster.
▶ **Schädigungsmechanismen:**
  – Gewebszerstörende Kräfte durch akute Akzeleration oder (wesentlich häufiger) Dezeleration.
  – Scherkräfte.
  – Gewebszertrümmerung.
  – Gewebszerquetschung.
▶ **Besonderheiten bei Verkehrsunfällen:**
  – Häufig innere Verletzungen und Blutungen.
  – *Meistverletzte Organe:* Milz, Leber, Gehirn.
  – *Verletzungsschwere* zunächst häufig nicht erkennbar (oft keine oder nur geringfügige äußere Verletzungen).
  – *Unfallmechanismus und -hergang* kann Hinweise auf Verletzungsschwere geben.
  – *Besonders schwere Verletzungen* bei Zweiradfahrern und angefahrenen Fußgängern wegen fehlender Energieabsorption durch umgebenden Fahrzeugkäfig.
▶ **Besonderheiten bei Sturz aus großer Höhe:**
  – *Hauptschädigungsmechanismus:* Gewebeverformung und -zerstörung durch Dezeleration.
  – *Häufig betroffene Körperstrukturen:*
    • Skelett: Wirbelsäule, Becken, Hüfte, Beine, Füße.
    • Organe: Herz, Duodenum, Mesenterialgefäße, thorakale Aorta.

Penetrierendes Trauma

▶ **Häufige Ursachen:**
  – *Spitze und/oder scharfe Gegenstände:* Messer, Eisenstäbe, Schraubenzieher.
  – *Schußwaffen:* Gewehr, Pistole.

► **Schädigungsmechanismen:**
- *Direkte* Gewebszerstörung und -durchtrennung.
- *Indirekte* Gewebszerstörung durch Kräfte, die beim Durchdringen des Gewebes abgegeben werden.

► **Verletzungsausmaß und -lokalisation** meist besser vorhersagbar als bei stumpfem Trauma.

► **Häufige Todesursache:** Verbluten nach Durchtrennung oder Verletzung großer Gefäße.

Explosionsverletzung

► **Häufige Ursache:** Fehlerhafter Umgang mit Feuerwerkskörpern (Silvester!).

► **Schädigungsmechanismen und Verletzungen:**
- Penetrierende Verletzungen durch Splitter.
- Stumpfes Trauma durch Schockwellen.
- Verbrennungen.
- Amputationsverletzungen.

Betroffene Körperregionen

► Extremitäten und Becken (S. 439).
► Wirbelsäule (S. 454).
► Schädel, Gehirn (S. 449).
► Gesichtsschädel, Hals (S. 453).
► Thorax (S. 455).
► Abdomen (S. 463).
► **Polytrauma** (S. 465): Verletzung mehrerer Körperregionen.

Allgemeine Traumafolgen

► Frakturen, Luxationen (S. 440).
► Gefäß- und Nervenverletzungen (S. 444).
► **Gewebs- und Organzerstörungen:** z. B. Gehirn, Herz, Lunge, Leber, Milz.
► Blutung.
► **Schock:**
- *Hypovolämischer bzw. hämorrhagischer Schock* durch schwere Blutung.
- *Traumatisch-hämorrhagischer Schock* durch schwere Blutung in Kombination mit ausgeprägter Gewebszerstörung (häufig bei stumpfem Trauma, Polytrauma).
- *Obstruktiver Schock* bei Thoraxtrauma durch:
  - Herzbeuteltamponade (S. 462).
  - Spannungspneumothorax (S. 458).
  - Kompressives Mediastinalemphysem (sehr selten, S. 460).
- *Distributiver Schock:*
  - Neurogener Schock bei Schädel-Hirntrauma (S. 449) oder Wirbelsäulentrauma mit Rückenmarksverletzung (S. 454).
  - Septischer Schock durch Wundinfektion.
► Organversagen, Multiorganversagen.

Allgemeine Diagnostik

► Anamnese, Unfallhergang.
► **Inspektion:** Hautfarbe, Wunden, Blutungsquellen, Frakturen.
► **Palpation** von Thorax und Abdomen.

▶ **Auskultation** des Thorax.
▶ **Orientierende neurologische Untersuchung:** Bewußtsein, Motorik, Sensibilität, Pupillen.
▶ Blutdruck-, Pulsmessung.
▶ Kapillärer Reperfusionstest.
▶ EKG, Pulsoxymetrie.
▣ *Beachte:* An nicht-traumatologische Erkrankungen als Begleiterkrankung und evtl. auch als Traumaursache denken! z. B.:
  – Myokardinfarkt.
  – Zerebraler Krampfanfall.
  – Hypoglykämie.
  – Intoxikation, z. B. Alkohol.
▣ *Beachte:* An die Möglichkeit mehrerer, noch nicht aufgefundener Verletzter, v. a. bei Verkehrsunfällen in der Nacht, denken!

Allgemeine Therapie

▶ **Stabilisierung der Vitalfunktionen:**
  – *Atmung:*
    • Sauerstoffgabe 4 – 8 l/min.
    • Ggf. Intubation und Beatmung.
    • Ggf. Thoraxdrainage bei Thoraxtrauma (S. 130).
  – *Kreislauf:*
    • Blutungsstillung, wenn möglich.
    • Schocklagerung bei Hypovolämie und Hypotension.
    • Anlage von 2 großlumigen (mindestens 1,7 mm ID) periphervenösen Gefäßzugängen, wenn möglich.
    • Infusionstherapie mit Vollelektrolytlösungen: z. B. Ringer-Lösung 500 – 1500 ml i. v., bei großen Blutverlusten evtl. zusätzlich Kolloide, z. B. HAES 500 – 1000 ml i. v.
    • Katecholamintherapie: Im Schock evtl. zusätzlich zur Infusionstherapie, z. B. Akrinor 0,5 – 2 ml i. v. oder Dopamin 5 – 20 µg/kg KG/min i. v.
    • Ggf. spezifische Interventionen bei Thoraxtrauma.
▶ **Analgesie:**
  – Opioide, z. B. Morphin 5 – 10 mg i. v., ggf. mehr.
  – Ketamin 20 – 40 mg i. v.
  – Ggf. Intubationsnarkose.
▶ **Lagerungs- und Schienungsmaßnahmen:**
  – *Schienung und Reposition* von Frakturen und Luxationen, wenn möglich und erforderlich; ggf. Asservierung von Amputaten.
  – *Immobilisierende Halskrawatte* schon beim Verdacht auf Halswirbelsäulentrauma stets so früh wie möglich anlegen.
  – *Schaufeltrage* (S. 54): Bei Wirbelsäulentrauma und Polytrauma zur Rettung verwenden.
  – *Vakuummatratze:* Bei Wirbelsäulentrauma und Polytrauma zur Lagerung verwenden.
  – *Schocklagerung* bei Hypotension.
  – *Oberkörperhochlagerung* bei stabilem Kreislauf, insbesondere bei SHT und Thoraxtrauma; mit angezogenen Beinen bei Bauchtrauma.
  – *Flachlagerung* bei Wirbelsäulentrauma.
▶ **Zügiger Transport in die Klinik** insbesondere bei:
  – Anhalt für schwere, persistierende Blutung.
  – Schwerem SHT.

– Schwerem Thoraxtrauma.
– Schwerem Bauchtrauma.
– Polytrauma.

18.2 Extremitäten- und Beckentrauma: Übersicht

Ursachen (Auswahl)

► Verkehrsunfall.
► Sturz.
► Schußverletzung.

Formen

► Fraktur.
► Weichteilverletzung.
► Luxation.
► Gefäß- und Nervenverletzung.
► Traumatische Amputation.

Komplikationen und Gefahren

► **Traumatisch-hämorrhagischer Schock** durch:
  – Blutverlust.
  – Gewebeverletzungen.
► Durchblutungsstörung.
► Motorische und/oder sensible Ausfälle.
► Wundinfektion, besonders bei offenen Frakturen.
► Thrombose und Lungenembolie.
► Dauerhafte Funktionseinschränkung der betroffenen Extremität.

Allgemeine Diagnostik

► **Immer:** Anamnese, Unfallhergang, Puls-, Blutdruckmessung.
► **Bei größeren Blutverlusten, Mehrfachverletzungen oder Verletzungen im Rahmen eines Polytraumas:**
  – Auskultation des Thorax.
  – EKG, Pulsoxymetrie.
  – Orientierende neurologische Diagnostik.

Spezifische Diagnostik

► Schmerzen?
► Blutverlust?
► Frakturzeichen?
► Luxationszeichen?
► Anzeichen für Nervenschädigung (Sensibilität und Motorik distal der Verletzung vorhanden)?
► Anzeichen für Durchblutungsstörungen (Puls distal der Verletzung vorhanden)?
► Ausschluß weiterer relevanter Verletzungen (Kopf, Thorax, Abdomen)!

Allgemeine Therapie

▶ **Vitalfunktionsstabilisierung:** Bei größeren Blutverlusten, ausgedehnten Verletzungen und Mehrfachverletzungen:
  – *Atmung:*
    • Sauerstoffgabe 4 – 8 l/min.
    • Ggf. Intubation und Beatmung.
  – *Kreislauf:*
    • Anlage von 2 großlumigen (mindestens 1,7 mm ID) periphervenösen Gefäßzugängen, wenn möglich.
    • Infusionstherapie mit Vollelektrolytlösungen: z. B. Ringer-Lösung 500 – 1500 ml i. v., bei großen Blutverlusten evtl. zusätzlich Kolloide, z. B. HAES 500 – 1000 ml i. v.
    • Katecholamintherapie: Im Schock evtl. zusätzlich zur Infusionstherapie, z. B. Akrinor 0,5 – 2 ml i. v. oder Dopamin 5 – 20 µg/kg KG/min i. v.
▶ **Analgesie** mit Opioiden, z. B. Morphin 5 – 10 mg i. v.
▶ **Schienung und Reposition** wenn möglich und erforderlich.

18.3 Frakturen

Einteilung

▶ **Geschlossene Frakturen:** Haut im Frakturbereich intakt. Kein Knochenkontakt zur Außenwelt.
▶ **Offene Frakturen:** Haut im Frakturbereich zerstört. Knochenkontakt zur Außenwelt. Einteilung (Abb. 137):
  – *Offene Fraktur I°:* Durchspießung der Haut von innen nach außen; kleine Weichteilschädigung.
  – *Offene Fraktur II°:* Verletzung von außen nach innen durch direkte Gewalteinwirkung; größere Weichteilschädigung.
  – *Offene Fraktur III°:* Ausgedehnte, verschmutzte Weichteilverletzung mit freiliegender Fraktur; häufig kombiniert mit Gefäß- und Nervenläsionen.

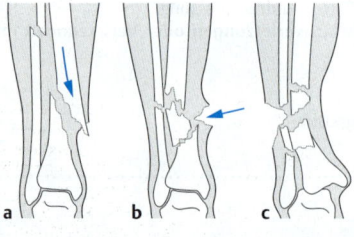

Abb. 137 · Offene Frakturen, Einteilung: I° (a); II° (b); III° (c).

Frakturdiagnostik, Symptomatik

▶ **Hinweise auf Vorliegen einer Fraktur:**
  – Schmerz.
  – Hämatom.
  – Funktionseinschränkung.

► **Sichere Frakturzeichen:**
 – Fehlstellung.
 – „Abnormes Gelenk".
 – Knochenreiben (Krepitation).

▷ *Beachte:* Keine unnötigen und wiederholten Untersuchungen! Gefahr der Verstärkung des Gewebetraumas, Verstärkung von Gefäßverletzungen, Schmerzverstärkung!

Allgemeine Diagnostik

► Anamnese, Unfallhergang.
► Puls-, Blutdruckmessung.
► Bei größeren Frakturen und Mehrfachverletzung: EKG, Pulsoxymetrie.
► Ausschluß weiterer relevanter Verletzungen!

Folgen und Gefahren

► **Blutverlust** und Entwicklung eines hämorrhagischen Schocks.
 – *Anhaltswerte für Blutverlust bei geschlossenen Frakturen* (Abb. 138):
  • Unterarm: Bis zu 400 ml.
  • Oberarm: Bis zu 800 ml.
  • Unterschenkel: Bis zu 1000 ml.
  • Oberschenkel: Bis zu 2000 ml.
  • Becken: Bis zu 5000 ml.

 ▷ *Beachte:* Besonders bei den präklinisch gelegentlich schwer zu diagnostizierenden Beckenfrakturen großer, von außen unsichtbarer Blutverlust möglich! Schockgefahr!

► Gefäßverletzung und Durchblutungsstörung distaler Extremitätenanteile.
► Verletzungen des umgebenden Gewebes und der Haut; Entwicklung eines traumatischen Schocks.

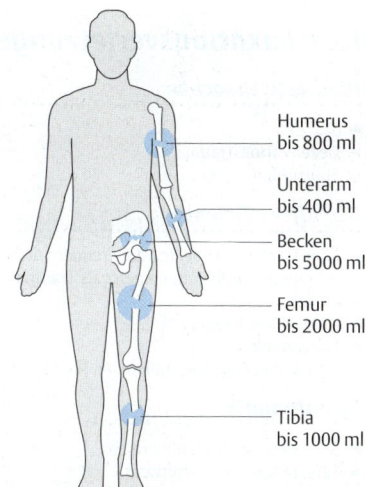

Humerus
bis 800 ml

Unterarm
bis 400 ml

Becken
bis 5000 ml

Femur
bis 2000 ml

Tibia
bis 1000 ml

Abb. 138 · Anhaltswerte für
Blutverlust bei geschlossenen Frakturen.

▶ Wundinfektion, besonders bei offenen Frakturen.
▶ Thrombose und Lungenembolie.

Therapie

▶ **Vitalfunktionsstabilisierung:** Bei größeren Blutverlusten, Mehrfachfrakturen oder Frakturen im Rahmen eines Polytraumas:
  – *Atmung:*
    • Sauerstoffgabe 4 – 8 l/min.
    • Ggf. Intubation und Beatmung.
  – *Kreislauf:*
    • Anlage von 2 großlumigen (mindestens 1,7 mm ID) periphervenösen Gefäßzugängen, wenn möglich.
    • Infusionstherapie mit Vollelektrolytlösungen: z. B. Ringer-Lösung 500 – 1500 ml i. v., bei großen Blutverlusten evtl. zusätzlich Kolloide, z. B. HAES 500 – 1000 ml i. v.
    • Katecholamintherapie: Im Schock evtl. zusätzlich zur Infusionstherapie, z. B. Akrinor 0,5 – 2 ml i. v. oder Dopamin 5 – 20 µg/kg KG/min i. v.
▶ **Analgesie** mit Opioiden, z. B. Morphin 5 – 10 mg i. v.
▶ **Schienung** frakturierter Extremitäten.
▶ **Reposition:** Bei Fehlstellungen vor der Schienung vorsichtige achsengerechte Reposition (bzw. Repositionsversuch) unter dosiertem Längszug, wenn möglich; 1 Versuch ist immer erlaubt!
▶ **Offene Wunden:** Sterile Abdeckung, z. B. mit Mullkompressen, steriler Folie oder sterilen Tüchern.
▶ **In der Klinik:**
  – Ggf. operative Versorgung, z. B. mit Fixateur externe.
  – Bei offenen Frakturen: Kurzzeitantibiotikaprophylaxe/-therapie über 24 Stunden, z. B. mit Basiscephalosporinen wie Cefuroxim 3× 1500 mg i. v.

18.4 Luxationsverletzungen

Häufigste Ursachen

▶ Sturz.
▶ Dezelerationstrauma.
▶ Sportunfall.

Betroffene Gelenke

▶ **Schultergelenk:** Bei rezidivierendem Auftreten häufig Vorliegen einer *habituellen Schultergelenksluxation*, meist als Traumafolge; Luxation meist nach vorne.
▶ Finger.
▶ Kniegelenk, Patella.
▶ Hüftgelenk.
▶ Halswirbelsäule (besonders bei Rheuma-Kranken!) (S. 454).

Symptomatik

▶ Schmerzen im Gelenkbereich.
▶ Fehlstellung der Extremität.

► Funktionsstörung der Extremität.
► „Federnde Fixation" des Kopfes in der Gelenkpfanne.

Folgen und Gefahren

► Nerven- und Gefäßverletzungen.
► Zerstörung benachbarter knöcherner und bindegewebiger Gelenkstrukturen.

Diagnostik

► **Inspektion** des Gelenkbereichs.
► **Palpation** des Gelenkbereichs: Gelenkkopf kann an atypischer Stelle getastet werden.
► **Puls und Sensibilitätsprüfung** distal der Luxation.

Allgemeine Therapie

► **Analgesie:**
  – Mit *Opioiden*, z. B. Morphin 5 – 10 mg i. v.
  – Mit *Ketamin* 20 – 40 mg i. v.
  – Ggf. *Kurznarkose* zur Reposition, z. B. mit Ketamin 50 – 100 mg i. v. (cave Aspiration!).
► **Reposition** bei Schultergelenks- und Fingerluxation unter Zug und Gegenzug möglichst noch am Notfallort, um Gefäß-, Nerven- und Druckschäden des Weichteilmantels und der Gelenkkapsel zu minimieren:
  – Inverses Wiederholen des Luxationsereignisses.
  – Evtl. leichter Seitendruck oder Rotationsbewegung zum Einschnellen des Kopfes in die Pfanne.
  – Niemals Gewalt anwenden!
► **Bei Unmöglichkeit der Reposition:** Lagerung der Extremität in der für den Patienten angenehmsten Stellung (z. B. Vakuummatratze); Transport in die Klinik.

Spezifische Therapie

► **Hüftluxation:** Reposition nur in der Klinik unter Vollrelaxierung und Narkose möglich.
► **Kniegelenksluxation:** Reposition nur in der Klinik unter Vollrelaxierung und Narkose möglich.
► **Patellaluxation:** Reposition in der Klinik bei Überstreckung des Gelenks.
► **Sprunggelenksluxation:** Meist Luxationsfraktur; daher Reposition oft nur in der Klinik unter Vollrelaxierung und Narkose möglich.
► **Fingerluxation:** Finger nach distal ziehen, bis das Gelenk zurückspringt.
► **Schultergelenksluxation:**
  – *Reposition nach Hippokrates* (Abb. 139):
    • Luxierten Arm des Patienten mit beiden Händen greifen.
    • Fuß in die Axilla des Patienten zum Gegendruck stemmen.
    • Zug am Arm nach distal, bis das Gelenk fühlbar zurückspringt.
  – *Reposition über eine Stuhllehne nach Arlt* (Abb. 140):
    • Lehne polstern, Arm des Patienten darüber legen.
    • Arm im Ellenbogen beugen.
    • Oberarm mit der einen, Unterarm mit der anderen Hand greifen.
    • Arm kontinuierlich nach distal ziehen, bis der Gelenkkopf in die Pfanne zurückspringt.

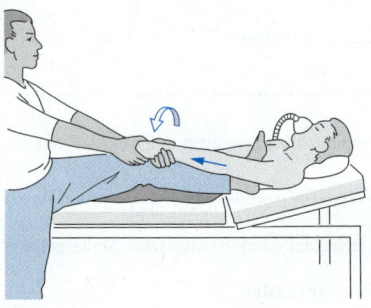

Abb. 139 · Schultergelenksluxation: Reposition nach Hippokrates.

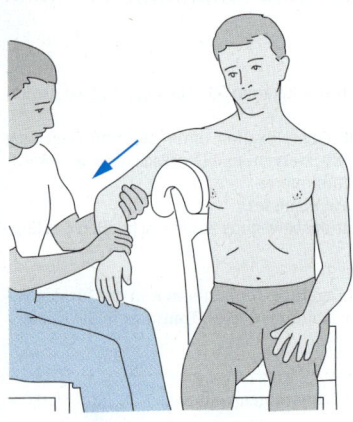

Abb. 140 · Schultergelenksluxation: Reposition nach Arlt.

18.5 Gefäß- und Amputationsverletzungen

Ursachen

► Verkehrsunfall, besonders Zweiradfahrer, Überrolltraumen, Unfälle mit Schienenfahrzeugen.
► Schußverletzung.
► Messerstichverletzung.
► Explosionsverletzung.
► Maschinenunfall.
► Suizid(versuch) durch Öffnen der „Pulsadern" (meist A. radialis).

Wichtige Blutungsquellen

► Siehe auch Abb. 141.
► **A. temporalis:** z. B. bei Schädelhirntrauma.
► **A. submandibularis:** z. B. bei Unterkieferfraktur.

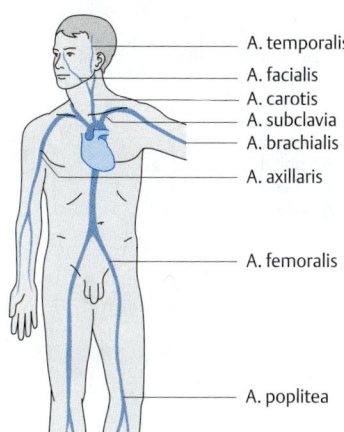

A. temporalis
A. facialis
A. carotis
A. subclavia
A. brachialis
A. axillaris
A. femoralis
A. poplitea

Abb. 141 · Wichtige Blutungsquellen des Stammes und der
Extremitäten.

- ▶ **A. carotis:** z. B. bei Halsverletzungen, insb. Schnitt- oder Messerstichverletzun-
  gen.
- ▶ **A. subclavia:** z. B. bei Thoraxtrauma, Amputationsverletzung; besonders Motor-
  radunfall!
- ▶ **A. brachialis:** z. B. bei Oberarmfraktur.
- ▶ **A. cubitalis:** z. B. bei Armfraktur, Amputationsverletzung.
- ▶ **A. radialis:** z. B. bei Suizidversuch.
- ▶ **A. ulnaris:** z. B. bei Suizidversuch.
- ▶ **Aorta** und ihre kostalen und abdominalen Äste: z. B. bei schwerem, insbesondere
  penetrierendem Thorax- und Bauchtrauma.
- ▶ **A. femoralis:** z. B. bei Becken-Bein-Trauma, Amputationsverletzungen.
- ▶ **A. poplitea:** z. B. bei Beinfraktur, Amputationsverletzung.

Diagnostik

- ▶ Sichtbare, anhaltende Blutung?
- ▶ Blutungslokalisation, Blutungsquelle?
- ▶ Puls und kapilläre Reperfusion distal der Gefäßverletzung: (Rest-) Durchblutung
  erhalten?
- ▶ Blutdruckmessung.
- ▶ EKG, Pulsoxymetrie.
- ▶ Weitere Verletzungen?

Abdruckstellen bei starker Blutung

- ▶ Siehe auch Abb. 142.
- ▶ **A. temporalis:** Kompression gegen Schläfenbein.
- ▶ **A. submandibularis:** Kompression gegen Unterkiefer.
- ▶ **A. carotis:** Kompression gegen HWS. Cave zerebrale Durchblutungsstörung!
- ▶ **A. subclavia:** Kompression gegen die 1. Rippe durch kräftigen Druck in die Moh-
  renheim-Grube (obere Schlüsselbein-Grube).

1. A. temporalis
2. A. submandibularis
3. A. carotis
4. A. subclavia
5. A. brachialis
6. A. femoralis
7. A. cubitalis
8. A. ulnaris
9. A. radialis

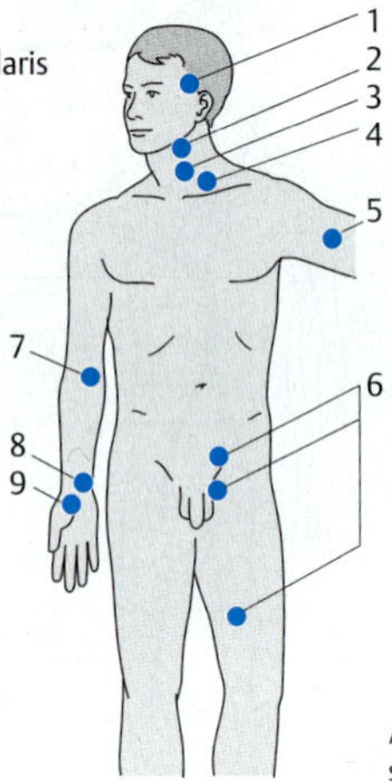

Abb. 142 · Abdruckstellen bei starker Blutung.

▶ **A. brachialis** (Abb. 143 c): Kompression gegen Oberarmknochen.
▶ **A. cubitalis:** Kompression in der Ellenbeuge.
▶ **A. radialis:** Kompression gegen Radiusknochen.
▶ **A. ulnaris:** Kompression gegen die Elle.
▶ **Aorta** (Abb. 143 a): Mit einer oder beiden Fäusten abdominal gegen die Wirbelsäule drücken.
▶ **A. femoralis** (Abb. 143 b): Kompression gegen Oberschenkelknochen.
▶ **A. poplitea:** Kompression in der Kniekehle.
▷ *Beachte:* An den oben angegebenen Stellen
  – direkte Kompression der Blutungsquelle (1. Wahl, wenn immer möglich) oder
  – Kompression der zuführenden Arterie proximal der Blutungsquelle (2. Wahl, wenn direkte Kompression unmöglich).

Therapie

▶ **Ziele:**
  – Blutstillung.
  – Therapie des hypovolämischen Schocks.
  – *Bei Amputation:* Adäquate Asservierung des Amputats.
▶ **Blutstillung:**
  – *Methode der 1. Wahl:* Direkte Kompression der blutenden Wunde bzw. des Amputationsstumpfes, z. B. mit Kompressen und einer straffen Bandage (Druckverband, Abb. 144).
  – *Methode der 2. Wahl:* Arterienkompression proximal der Blutungsquelle (Abb. 142, 143).
  – *Methode der letzten Wahl:* Direktes Aufsuchen des Gefäßstumpfes und möglichst distales Setzen einer Klemme.
  – *Ungeeignet:* Abbinden mit einem Tourniquet. Gefahren:
    • Erhebliche Gewebszerstörungen durch Einschnürungen.
    • Verstärkung der Blutung durch venöse Stauung.
  – *Zusätzliche Maßnahme:* Hochlagerung der Blutungsstelle.

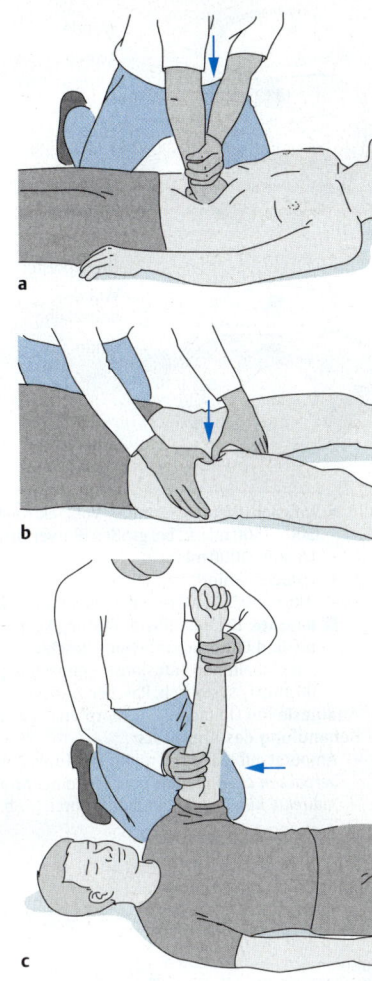

Abb. 143 · Kompression Aorta
(a); A. femoralis (b); A. brachialis
(c).

▶ **Vitalfunktionsstabilisierung:**
- – *Atmung:*
  - • Sauerstoffgabe 4 – 8 l/min.
  - • Ggf. Intubation und Beatmung.
- – *Kreislauf:*
  - • Anlage von 1 – 2 großlumigen (mindestens 1,7 mm ID) periphervenösen Ge-
    fäßzugängen.

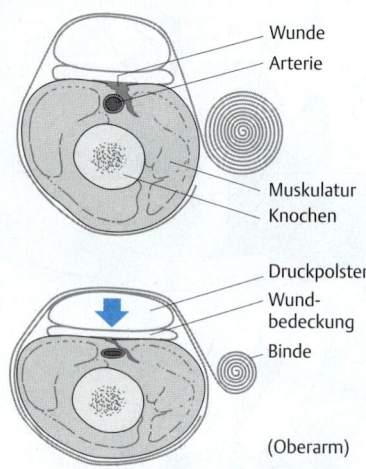

(Oberarm)

Abb. 144 · Druckverband.

- Infusionstherapie mit Vollelektrolytlösungen: z.B. Ringer-Lösung 500–1500 ml i.v., bei großen Blutverlusten evtl. zusätzlich Kolloide, z.B. HA-ES 500–1000 ml i.v.
- Katecholamintherapie: Im Schock evtl. zusätzlich zur Infusionstherapie, z.B. Akrinor 0,5–2 ml i.v. oder Dopamin 5–20 µg/kg KG/min i.v.
- ▷ *Beachte:* Bei unstillbarer Blutung kann das Ausbluten durch Infusionstherapie und Blutdruckanhebung beschleunigt werden! In diesem Fall u.U. eher zurückhaltende Infusionstherapie mit permissiver Hypotension bei etwa 90 mmHg systolisch. Rascher Transport zur chirurgischen Blutstillung!

▶ **Analgesie** mit Opioiden, z.B. Morphin 5–10 mg i.v.

▶ **Behandlung des Amputats:**
  - Amputat auf jeden Fall mit in die Klinik nehmen!
  - *Verpacken des Amputats* oder einzelner Knochen in einem sterilen Beutel.
  - *Indirekte Kühlung des Amputats* durch (Abb. 145):

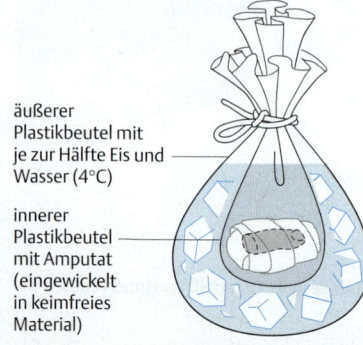

äußerer Plastikbeutel mit je zur Hälfte Eis und Wasser (4°C)

innerer Plastikbeutel mit Amputat (eingewickelt in keimfreies Material)

Abb. 145 · Amputatkühlung zum Transport.

- Einbringen des Amputatbeutels in einen mit Eiswasser gefüllten zweiten Beutel.
- Verwendung von Spezial-Kühlbeuteln (z. B. Replant-Beutel).
- ▶ *Beachte:* Die folgenden gewebezerstörenden Maßnahmen sind unbedingt zu unterlassen (!):
  - Amputat direkt mit Eis kühlen.
  - Amputat in Tiefkühltruhen lagern.
- ▶ *Beachte:* Ist eine kühle Aufbewahrung des Amputats nicht möglich → keine Zeit verlieren und rasch mit Patient und Amputat Klinik anfahren!

18.6 Schädelhirntrauma (SHT)

Terminologie

- ▶ **Geschlossenes SHT:** Dura mater intakt. Keine direkte Verbindung zwischen Schädelinnerem und Außenwelt.
- ▶ **Offenes SHT:** Dura mater nicht mehr intakt. Direkte Verbindung zwischen Schädelinnerem und Außenwelt. *Gefahr:* Infektion (Meningoenzephalitis oder Abszesse).
- ▶ **Einteilung nach der Glasgow Coma Scale** (GCS, S. 26):
  - *Leichtes SHT:* GCS 13 – 15 Punkte.
  - *Mittelschweres SHT:* GCS 9 – 12 Punkte.
  - *Schweres SHT:* GCS 3 – 8 Punkte.
- ▶ **Ältere, ungenaue Terminologie:**
  - *Commotio cerebri (Gehirnerschütterung):* Leichtes SHT ohne nachweisbare Zerstörung der Gehirnsubstanz.
  - *Contusio cerebri (Gehirnprellung):* SHT mit Hirngewebsverletzungen („Kontusionsherde").
  - *Compressio cerebri (Gehirnquetschung):* Schweres SHT mit deutlicher Zerstörung der Gehirnsubstanz.

Ursachen

- ▶ **Stumpfes Trauma:**
  - Verkehrsunfall.
  - Sturz aus größerer Höhe und/oder auf harten Untergrund.
  - Schlag gegen den Kopf.
- ▶ **Penetrierendes Trauma:**
  - Schußverletzung.
  - Pfählungsverletzung, z. B. nach Sturz auf Eisenstab.

Pathophysiologie

- ▶ **Primärschaden:**
  - Direkte Gehirnzerstörung durch das Trauma.
  - *Penetrierende Traumen:* Vorwiegend, umschriebene Verletzungen.
  - *Stumpfe Verletzungen:* Vorwiegend diffuse Hirnschäden, jedoch meist mit fokaler Betonung (Kontusions- oder Blutungsherde):
    - Coup: Zerebrale Läsion auf der Seite der Gewalteinwirkung.
    - Contre-coup: Zerebrale Läsion auf der gegenüberliegenden Seite.

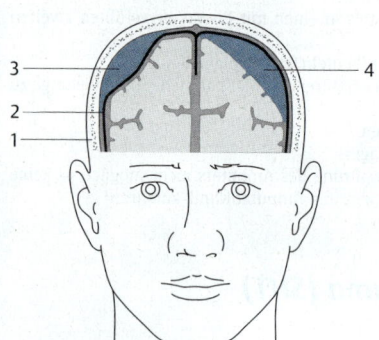

Abb. 146 · Intrakranielle Blutungen:
1 = knöcherner Schädel,
2 = harte Hirnhaut, 3 = epidurale Blutung, 4 = subdurale Blutung.

▶ **Sekundärschaden:** Ursachen:
 – *Intrakranielle Raumforderung* durch eine Blutung (Abb. 146), z. B.:
  • Epidurales Hämatom.
  • Subdurales Hämatom.
 – *Hypoxie* → hypoxischer Zellschaden.
 – *Hypotension* → Zerebrale Minderperfusion.
 – *Hirnödem* → Hirndruckanstieg.
 – *Hyperkapnie* → Hirndruckanstieg.
 – *Hyperglykämie* → Verstärkung der lokalen Azidose in unmittelbarer Nachbarschaft der zerebralen Primärläsionen.
 ▣ *Beachte:* Sekundärschäden sind im Gegensatz zu den Primärschäden prinzipiell vermeidbar oder therapierbar!

Symptomatik

▶ Kopfschmerzen.
▶ Amnesie (retrograd oder anterograd).
▶ Zerebrale Krampfanfälle.
▶ **Fokale neurologische Ausfälle:** Sehstörungen, Paresen.
▶ **Bewußtseinstrübung:** Somnolenz, Sopor, Koma.
 – *Primäres persistierendes Koma:* Zeichen für schwere primäre zerebrale Schädigung.
 – *Sekundäre Eintrübung eines vorher wachen Patienten:* Zeichen für sekundäre zerebrale Schädigung, meist durch intrakranielle Blutung, etwa bei akutem Epiduralhämatom.
▶ **Liquorfluß** aus Nase oder Ohr: Zeichen für offenes SHT!
▶ **Blutungen** aus Nase und Ohr: Zeichen für Schädelbasisbruch.
 – *Differentialdiagnose:* Verletzungen von Nase und Ohren.
▶ **Monokel- oder Brillenhämatom:** Zeichen für Schädelbasisbruch.
▶ **Pupillenveränderungen:**
 – *Einseitig weite, lichtstarre Pupille (Anisokorie):* Zeichen für akute einseitige Raumforderung auf der Seite der weiten Pupille durch ipsilaterale Einklemmung des N. oculomotorius im Tentoriumschlitz.
 – *Beidseitig weite, lichtstarre Pupillen:* Zeichen für sehr schweres SHT mit Hirnstammschädigung.
 – *Differentialdiagnose:* Traumatische Okulomotoriusschädigung!

► **Kreislaufwirkungen:** Unterschiedlich!
  – *Blutdruckanstieg und Bradykardie:* Cushing-Reflex bei Hirndruck.
  – *Blutdruckabfall* durch neurogenen Schock.
  ▶ *Beachte:* Kreislaufreaktion auf zerebrale Schädigung kann durch Blutverlust und hämorrhagischen Schock überlagert sein!
► **Ateminsuffizienz:** Ursachen:
  – Zentrale Atemregulationsstörungen (Hirnstammbeteiligung).
  – Atemwegsverlegung durch die Zunge bei Bewußtlosigkeit.
  – Atemwegsobstruktion durch Verletzungen, Blut oder Blutkoagel.
  – Oxygenierungsstörungen durch neurogenes Lungenödem.

Diagnostik

► Inspektion, Anamnese, Unfallhergang.
► **Neurologische Untersuchung**, insbesondere:
  – Bewußtseinszustand.
  – Pupillen.
► Puls-, Blutdruckmessung.
► EKG.
► Pulsoxymetrie.
► **In der Klinik:**
  – *CCT:* So bald wie möglich!
  – *Röntgen-HWS:* Ausschluß begleitender HWS-Luxation oder Fraktur.

Therapie

► Die folgenden Therapieempfehlungen sind in Übereinstimmung mit den „Guidelines for the prehospital Care of patients with severe head injuries" der Working Group for Neurosurgical Intensive Care of the European Society of Intensive Care Medicine.
► **Ziel:** Verhinderung oder Minimierung von Sekundärschäden.
► **Sauerstoffgabe** 4–8 l/min.
► **Endotracheale Intubation:**
  – *Indikationen:*
    • Immer bei bewußtlosen Patienten.
    • Immer bei Ateminsuffizienz.
    • Bei GCS < 8 dringend erwägen.
  ▶ *Beachte:* Keine nasotracheale Intubation bei Rhinoliquorrhoe (Gefahr einer Via falsa mit Verletzung der Gehirnsubstanz!).
► **Kontrollierte Beatmung:**
  – *Indikation:* Immer bei intubierten Patienten.
  – *Empfohlene Grundeinstellung des Beatmungsgerätes:*
    • AMV 100–120 ml/kg KG/min (Faustregel: 10 l/min beim Erwachsenen).
    • FiO_2 100%.
    • Kein PEEP.
  ▶ *Beachte:* Hypoventilation und ausgeprägte Hyperventilation vermeiden! Wenn möglich, $PeeCO_2$-Kontrolle durch Kapnometrie; Ziel: $PeeCO_2$ um 35 mmHg.
► **Kreislaufstabilisierung:**
  – *Ziel:* RR_{syst} um 140 mmHg systolisch.
  – *Infusionstherapie:* Verwendung von Elektrolytlösungen und/oder Kolloiden zur Volumentherapie; keine Glukoselösungen!

- Ringer-Lösung oder NaCl 0,9% 500 – 1500 ml i. v.
- Bei zusätzlich großen Blutverlusten evtl. zusätzlich Kolloide, z. B. HAES 500 – 1000 ml i. v.
- Ggf. small volume resuscitation (S. 158), wenn entsprechende Lösungen vorhanden.
- *Katecholamintherapie:* Indiziert, wenn der Blutdruck durch Infusionen allein nicht wie gewünscht stabilisiert werden kann; z. B. Akrinor 0,5 – 2 ml i. v. oder Dopamin 5 – 20 µg/kg KG/min i. v.

▶ **Lagerung:**
- *Blutdruckstabile Patienten:* 30°-Oberkörperhochlagerung.
- *Hypotensive Patienten:* Flachlagerung.
- ▶ *Beachte:* An begleitendes HWS-Trauma (S. 454) denken! Halskrawatte anlegen!

▶ **Analgesie** mit Opioiden, wenn erforderlich, z. B. Morphin 5 mg i. v.
- ▶ *Beachte:*
  - Gefahr der Atemdepression beim spontanatmenden Patienten!
  - Gefahr der Hypotension!

▶ **Narkose:** Wenn erforderlich, stets als Intubationsnarkose mit kontrollierter Beatmung (s. o.):
- *Narkoseeinleitung:* z. B.
  - Etomidate 0,2 – 0,3 mg/kg KG (20 – 30 mg) i. v.
  - Ketamin 1 – 2 mg/kg KG (50 – 200 mg) i. v.
- *Narkoseaufrechterhaltung:* Mehrere Möglichkeiten, z. B.:
  - Opioid-Benzodiazepin-Kombinationsnarkose: Fentanyl 1 – 4 µg/kg KG alle 10 – 30 Minuten i. v. plus Diazepam oder Midazolam 0,1 mg/kg KG alle 10 – 30 Minuten i. v.
  - Ketamin-Benzodiazepin-Kombinationsnarkose (indiziert besonders im Schock): Ketamin 1 mg/kg KG alle 10 – 15 Minuten plus Diazepam oder Midazolam 0,1 mg/kg KG alle 10 – 15 Minuten i. v.
- ▶ *Beachte:* Ketamin ist beim SHT *nicht* kontraindiziert, sofern eine adäquate Beatmung erfolgt!

▶ **Offenes SHT mit Austritt von Hirngewebe:** Abdeckung mit sterilen Mullkompressen oder Tüchern; *keine* Repositionsversuche!

▶ **Adjuvante, präklinisch nicht empfohlene Therapiemaßnahmen:**
- *Hyperventilation* zur Hirndrucksenkung: kann die zerebrale Perfusion kritisch mindern und die Prognose verschlechtern!
- *Kortikosteroide*, z. B. Dexamethason 100 mg i. v. oder Methylprednisolon 125 – 2000 mg i. v.; Maßnahme ohne erwiesene Effektivität!
- *Hirndrucktherapie mit Osmotherapeutika*, z. B. mit Mannit 20% 100 – 250 ml i. v.; etablierte Maßnahme zur Hirndrucksenkung in der Klinik, jedoch nicht präklinisch unmittelbar nach Trauma!
- *Barbiturate zur „Zerebroprotektion":* Ohne klinisch erwiesene Effektivität! Gefahr der Hypotension und zerebralen Minderperfusion!

▶ **Zügiger Transport in die nächste geeignete Klinik** die zumindest über ein CCT verfügt!

▶ *Beachte:* Hauptgründe für vermeidbare sekundäre Hirnschäden nach SHT:
- Verzögerte Diagnose und verzögerte Therapie einer raumfordernden intrakraniellen Blutung.
- Unzureichende Therapie von Hypoxie und Hypotension.

18.7 Gesichtsschädel- und Halsverletzung

Ursachen

► Autounfall, Glassplitterverletzung (z.B. Windschutzscheibe).
► Sturz oder Schlag auf das Gesicht.
► Schußverletzung.
► Strangulation, Erhängen (z.B. Suizidversuch).

Verletzungsformen

► Nasenfraktur, Mittelgesichtsfraktur, Unterkieferfraktur, Orbitafraktur, Larynxtrauma (besonders bei Strangulationsverletzung).

Folgen und Gefahren

► Schwere Blutungen.
► Augenverletzungen, Blindheit.
► **Atemwegsobstruktion** durch:
  – Blut und Blutkoagel.
  – Direktes Larynx- und Trachealtrauma.
► Häufig begleitendes Schädel-Hirn-Trauma und HWS-Trauma.

Diagnostik

► Inspektion, Anamnese, Unfallhergang.
► Blutungszeichen?
► **Neurologische Untersuchung**, insbesondere Bewußtseinszustand, Pupillen.
► Auskultation des Thorax.
► Puls-, Blutdruckmessung.
► EKG.
► Pulsoxymetrie.

Therapie

► **Kompression einer Blutungsquelle** (S. 445), wenn nötig und möglich.
► **Sauerstoffgabe** 4–8 l/min.
► **Endotracheale Intubation:**
  – *Indikationen:*
    • Drohende oder manifeste Atemwegsverlegung.
    • Bewußtlosigkeit.
    • Notwendigkeit einer Narkose.
  ▶ *Beachte:* Häufig Intubationsschwierigkeiten! Bei Scheitern der Intubation (3 vergebliche Versuche) rechtzeitiger Entschluß zur Koniotomie!
► **Infusionstherapie:** Ringer-Lösung 500–1500 ml i.v., bei großen Blutverlusten evtl. zusätzlich Kolloide, z.B. HAES 500–1000 ml i.v.
► **Analgesie** mit Opioiden, z.B. Morphin 5–10 mg i.v.
► **Lagerung:**
  – *Blutdruckstabile Patienten:* 30°-Oberkörperhochlagerung.
  – *Hypotensive Patienten:* Flachlagerung.
  – *Bei Blutung im Mund-Nase-Gesichtsbereich:* Seitenlagerung bei nicht-intubierten Patienten.
  ▶ *Beachte:* An begleitendes SHT und HWS-Trauma (S. 449, 454) denken! Halskrawatte anlegen!
► **Therapie bei Epistaxis:** Siehe S. 392.

18.8 Wirbelsäulen- und Rückenmarkstrauma

Einteilung

▶ **Nach Lokalisation:**
– *Halswirbelsäulentrauma (HWS-Trauma):* Die Halswirbelsäule ist aufgrund des geringen muskulären Schutzmantels besonders gefährdet!
– Brustwirbelsäulentrauma (BWS-Trauma).
– Lendenwirbelsäulentrauma (LWS-Trauma).
▶ **Nach neurologischer Mitbeteiligung:** Mit oder ohne neurologische Ausfälle.

Ursachen

▶ Verkehrsunfall.
▶ Sturz aus größerer Höhe.
▶ Sportunfall.
▶ Messer- oder Schußverletzung.
▶ Selten: Dekompressionskrankheit (S. 485), Stromunfall (S. 481).

Folgen und Gefahren

▶ **Rückenmarksschädigung und Querschnittslähmung** durch:
– *Primäre Läsion:* Schuß- oder Stichverletzung, Spinalkanalkompression durch Knochenanteile der Wirbelkörper bei Wirbelsäulenfrakturen.
– *Sekundärschäden:* Spinale Blutung, spinales Ödem, Hypoxie oder Hypotension (Mechanismen siehe SHT, S. 449).
▶ Neurogener (spinaler) Schock.
▶ Ateminsuffizienz bei hoher Querschnittslähmung.
▶ Retroperitoneale Blutung, u. U. Darmparalyse bis hin zum Ileus.

Symptomatik

▶ **Wirbelsäulenverletzung ohne Rückenmarksbeteiligung:** Rücken- bzw. Halsschmerzen im Bereich der frakturierten Wirbel.
▶ **Wirbelsäulenverletzung mit Rückenmarksbeteiligung:**
– *Neurologische Ausfälle:* Paresen, Parästhesien distal der Läsion.
– *Blutdruckabfall und Bradykardie:* Durch Ausfall des Sympathikus bei Läsionen im thorakalen Bereich und höher → neurogener Schock.
– *Thorakoabdominale paradoxe Atmung:* Bei hoher Querschnittslähmung (hochthorakal oder im unteren Zervikalbereich) durch Ausfall der thorakalen Atemmuskulatur.
– *Akutes respiratorisches Versagen:* Bei sehr hoher Querschnittslähmung (oberhalb C 4) durch zusätzlichen Ausfall der Zwerchfellinnervation.

Diagnostik

▶ Inspektion, Anamnese, Unfallhergang.
▶ **Neurologische Untersuchung**, insbesondere:
– Frage nach Parästhesien in Händen und Armen sowie Beinen und Füßen.
– Überprüfung von Paresen durch Aufforderung zum Bewegen der Arme und Beine.
– Bewußtseinszustand, Pupillen (begleitendes SHT?).
▶ **Auskultation des Thorax** (häufig begleitendes Thoraxtrauma).
▶ Blutdruck-, Pulsmessung.
▶ EKG, Pulsoxymetrie.

Therapie

▶ **Ziel:** Verhinderung einer (weiteren) Rückenmarksschädigung!

◻ *Beachte:* Rückenmarksüberdehnungen, -quetschungen oder -lazerationen können während der Rettung oder durch unsachgemäße Lagerung bei vorgeschädigter Wirbelsäule verstärkt oder überhaupt erst induziert werden!

▶ **Weitestgehende Immobilisation der Wirbelsäule:** Schon im Verdachtsfall während Rettung und Transport!
  – Immer immobilisierende Halskrawatte anlegen!
  – Zur Rettung Schaufeltrage verwenden!
  – Flachlagerung auf Vakuummatratze!
  – Schonender Transport.
  – Unnötige Bewegungen vermeiden: Kleidung ggf. mit Kleiderschere auftrennen.

▶ **Sauerstoffgabe** 4 – 8 l/min.

▶ **Endotracheale Intubation und Beatmung:**
  – Indikation beim HWS-Trauma wegen der Gefahr sekundärer Halsmarkschädigungen durch den Intubationsvorgang streng stellen!
  – Intubation bei Atemwegsverlegung oder schwerer respiratorischer Insuffizienz jedoch nicht aufschieben!
  – Intubation unter weitestgehender Schonung der Halswirbelsäule: Manuelle HWS-Fixierung durch Helfer.

▶ **Kreislaufstabilisierung:**
  – *Ziel:* RR$_{syst}$ um 140 mmHg.
  – *Infusionstherapie:* Elektrolytlösungen, z.B. Ringer-Lösung 500 – 1500 ml i.v. oder mehr, ggf. zusätzlich Kolloide, z.B. HAES 500 – 1000 ml oder mehr i.v.
  – *Katecholamintherapie:* Im Schock evtl. zusätzlich zur Infusionstherapie, z.B. Akrinor 0,5 – 2 ml i.v. oder Dopamin 5 – 20 µg/kg KG/min.
  ◻ *Beachte:* Hypotension vermeiden!

▶ **Analgesie** mit Opioiden, z.B. Morphin 5 – 10 mg i.v.

▶ **Kortikosteroidtherapie:** Methylprednisolon 30 mg/kg KG als Bolus, gefolgt von 5,4 mg/kg KG/h für 23 Stunden.
  – *Günstige Wirkung* (im Gegensatz zum SHT) bei Rückenmarktrauma für Methylprednisolon nachgewiesen (nicht unbedingt übertragbar auf andere Kortikosteroide!).
  – *Beginn der Kortikoidtherapie* nur innerhalb der ersten 8 Stunden nach Trauma!

18.9 Thoraxtrauma: Übersicht

Verletzungsformen

▶ **Verletzungen der Atempumpe (Thoraxwand):**
  – Rippenfraktur, Rippenserienfraktur.
  – *Pleuraverletzungen:*
    • Pneumothorax.
    • Spannungspneumothorax.
    • Offener Pneumothorax.
    • Hämatothorax.

▶ **Verletzungen der Lunge und Atemwege:**
  – Lungenkontusion.
  – Trachealruptur, Bronchusabriß.
  – Mediastinalemphysem, kompressives Mediastinalemphysem.

▶ **Verletzungen des Herzens und der großen Gefäße:**
  – Herzkontusion.
  – Perikardtamponade.

Ursachen

▶ **Stumpfes Thoraxtrauma:**
  – Verkehrsunfall.
  – Sturz aus größerer Höhe (Dezelerationstrauma).
  – Schlageinwirkung.
▶ **Penetrierendes Thoraxtrauma:**
  – Schußverletzung.
  – Messerstichverletzung.
▶ Selten: Tauchunfall.

Gefahren und Komplikationen

▶ **Hämorrhagischer Schock:** Durch Gefäßverletzungen und Gewebszerreißungen.
▶ **Kardiogener Schock:** Durch Herzkontusion.
▶ **Obstruktiver Schock:** Durch Spannungspneumothorax, Herzbeuteltamponade oder kompressives Mediastinalemphysem.
▶ **Rasches Ausbluten (Hämorrhagischer Schock):** Durch Ruptur der großen Gefäße und des Herzens.
▶ **Ventilationsversagen:** Durch Pneumothorax, Verlegung der Atemwege durch Blut oder Blutkoagel.
▶ **Oxygenierungsversagen:** Durch Lungenkontusion (meist verzögerte Entwicklung über einige Stunden).
▶ **Kammerflimmern, Herzstillstand:** Durch Herzkontusion.

Allgemeine Symptomatik

▶ Thoraxschmerzen.
▶ Dyspnoe.
▶ Tachypnoe.
▶ Hypotension.
▶ Tachykardie, selten Bradykardie (Spätzeichen).
▶ Ggf. Zyanose.
▶ Evtl. Prellmarken oder offene Wunden.

Spezielle Symptomatik

▶ **Pneumothorax:** Abgeschwächtes Atemgeräusch auf der betroffenen Seite.
▶ **Spannungspneumothorax:** Gestaute Halsvenen.
▶ **Rippenserienfraktur:** Thorakale paradoxe Atmung.
▶ **Rippenfrakturen:** Krepitation bei Palpation.
▶ **Herzbeuteltamponade:** Leises Herzgeräusch, Pulsus paradoxus, gestaute Halsvenen.
▶ **Ruptur des Tracheobronchialsystems:** Schneeballknistern der Haut als Zeichen eines Hautemphysems; an begleitendes Mediastinalemphysem denken!

Präklinische Diagnostik

▶ Anamnese, Unfallhergang.
▶ Inspektion der Atmung.
▶ Auskultation und Palpation des Thorax.

▶ Puls-, Blutdruckmessung.
▶ EKG.
▶ Pulsoxymetrie.

Diagnostik in der Klinik

▶ Röntgen-Thorax.
▶ Röntgen-HWS und -BWS.
▶ Bronchoskopie (diagnostisch und therapeutisch).
▶ Evtl. CT.
▶ Evtl. Echokardiographie.

Allgemeine Therapie

▶ **Lagerung:**
– *Oberkörperhochlagerung:* Indiziert bei stabilem Kreislauf.
– *Flach- oder Schocklagerung:* Indiziert bei Hypotension.
▶ **Sauerstoffgabe** 4–8 l/min.
▶ **Intubation und Beatmung:**
– *Indikation:* Drohende oder manifeste Ateminsuffizienz (Dyspnoe, Hypoxie, $pSaO_2 < 85 – 90\%$).
▶ **Beachte:**
  • Großzügige Indikation zur Intubation und Beatmung beim schweren Thoraxtrauma, ggf. zur Intubationsnarkose; aber:
  • Gefahr der Verstärkung oder Auslösung eines Spannungspneumothorax!
▶ **Kreislaufstabilisierung:**
– *Infusionstherapie:* Elektrolytlösungen, z.B. Ringer-Lösung 500–1500 ml i.v. oder mehr, ggf. zusätzlich Kolloide, z.B. HAES 500–1000 ml oder mehr i.v.
– *Katecholamintherapie:* Im Schock evtl. zusätzlich zur Infusionstherapie, z.B. Akrinor 0,5–2 ml i.v. oder Dopamin 5–20 µg/kg KG/min.
▶ **Beachte:** Bei unstillbarer Blutung, insbesondere bei penetrierenden Thoraxverletzungen, kann das Ausbluten durch Infusionstherapie und Blutdruckanhebung beschleunigt werden! In diesem Fall u.U. eher zurückhaltende Infusionstherapie mit permissiver Hypotension bei etwa 90 mmHg systolisch. Rascher Transport zur chirurgischen Blutstillung!
▶ **Analgesie** mit Opioiden, z.B. Morphin 5–10 mg i.v.

Therapie bei speziellen Thoraxverletzungen: Übersicht

▶ **Penetrierende Thorax- oder Herzverletzungen** mit penetrierendem Agens in situ (z.B. Messer): Gegenstand möglichst bis zur innerklinischen chirurgischen Versorgung in situ belassen!
▶ **Offene Thoraxverletzungen:**
– Lockere Abdeckung mit sterilen Mullkompressen.
▶ **Beachte:** Bei luftdichtem Verband Gefahr des Spannungspneumothorax!
▶ **Spannungspneumothorax**, auch schon im begründeten Verdachtsfall: Anlage einer Thoraxdrainage (S. 130)! Nicht auf Diagnosebestätigung durch Röntgen warten!
▶ **Herzkontusion, Rhythmusstörungen:** Bei Kreislaufwirksamkeit symptomatische Therapie mit Antiarrhythmika, z.B. Amiodaron 150–300 mg i.v.
▶ **Herzbeuteltamponade:** Im dringenden Verdachtsfall und bei schwerem, katecholaminresistentem Schock Perikardpunktion (S. 133).
▶ **Kompressives Mediastinalemphysem:** Im dringenden Verdachtsfall und bei schwerem, katecholaminresistentem Schock kollare Mediastinotomie (S. 132).

18.10 Thoraxtrauma: Spezielle Aspekte

Rippenserienfraktur

▶ **Definition:** Frakturen mehrerer benachbarter Rippen.
▶ **Symptomatik, Folgen und Gefahren:**
   – Instabiler Thorax, thorakale paradoxe Atmung.
   – Verletzungen der Pleura: Pneumothorax bzw. Hämatopneumothorax, Spannungspneumothorax, offener Pneumothorax.
   – Ventilationsversagen, Dyspnoe, Tachypnoe.
▶ **Diagnostik** (S. 457):
   – *Inspektion:* Paradoxe Atmung?
   – *Auskultation* des Thorax: Begleitender Pneumothorax?
   – *Palpation* des Thorax: Krepitationen im Bereich der Frakturen?
▶ **Therapie:**
   – Siehe auch S. 457.
   – Bei manifester respiratorischer Insuffizienz: *Intubation und Beatmung.*
   – Großzügige Indikationsstellung zur *Thoraxdrainierung,* da Gefahr der Entwicklung eines Spannungspneumothorax.

Pneumothorax, Hämatopneumothorax

▶ **Definitionen:**
   – *Pneumothorax:* Luftansammlung im Pleuraraum.
   – *Offener Pneumothorax* (Abb. 149): Sonderform des Pneumothorax, gekennzeichnet durch ungehindertes Eindringen und Entweichen von Luft durch eine Thoraxwandverletzung in den und aus dem Pleuraraum.
   – *Spannungspneumothorax* (Abb. 148): Sonderform des Pneumothorax, gekennzeichnet durch Eindringen von Luft in den Pleuraraum ohne Möglichkeit zum Entweichen.
   – *Hämatothorax:* Blutansammlung im Pleuraraum.
   – *Hämatopneumothorax:* Bei Thoraxtrauma häufige Mischform aus Pneumothorax und Hämatothorax mit Blut- und Luftansammlung im Pleuraraum.
▶ **Ursachen:** Verletzungen der viszeralen und/oder parietalen Pleura durch:
   – Thoraxtrauma.
   – Ruptur eines großen Lungenbläschens (Spontanpneumothorax).
   – Fehlpunktion beim Legen eines zentralen Venenkatheters.
   – Überdruckbeatmung: Baro- und Volotrauma.
   – Tauchunfall (S. 485).
▶ **Symptomatik, Folgen und Gefahren:**
   – *Alle Formen:*
      • Lungenkollaps.
      • Abnahme der Gasaustauschfläche.
      • Gefahr des Ventilations- und Oxygenierungsversagens.
   – *Offener Pneumothorax* (Abb. 149): Mediastinalflattern:
      • Bewegung des Mediastinums inspiratorisch in Richtung der unverletzten Thoraxseite und exspiratorisch in Richtung der verletzten Seite.
      • Negative Auswirkungen auf Herzkreislaufsystem gering; jedoch u. U. lebensbedrohliche Störung der Spontanatmung.
   – *Spannungspneumothorax* (Abb. 148):
      • Intrapleuraler Druckanstieg mit Mediastinalverlagerung zur anderen Seite.
      • Obstruktiver Schock.

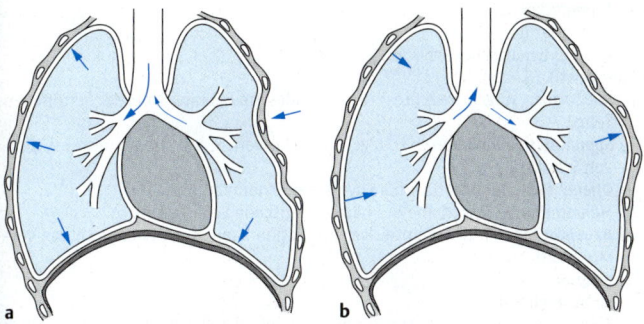

Abb. 147 · Instabiler Thorax: Inspiration (a); Exspiration (b).

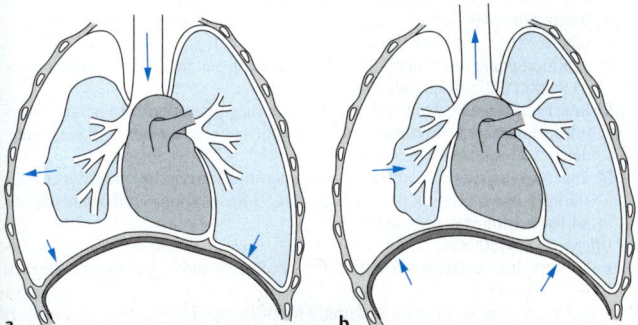

Abb. 148 · Spannungspneumothorax: Inspiration (a); Exspiration (b).

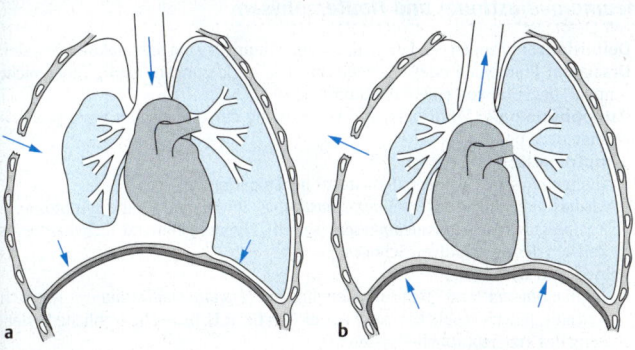

Abb. 149 · Offener Pneumothorax: Inspiration (a); Exspiration (b).

– *Hämatothorax:*
- Blutverlust.
- Hämorrhagischer Schock.

► **Diagnostik** (S. 457):
- *Alle Formen:* Abgeschwächtes oder fehlendes Atemgeräusch auf der betroffenen Seite.
- *Spannungspneumothorax:* U.U. gestaute Halsvenen; Symptome des obstruktiven Schocks.
- *Offener Peumothorax:* Sichtbare Wunde im Thoraxbereich.
- *Hämatothorax:* Symptome des hämorrhagischen Schocks.
- ▣ *Beachte:* Eine zu tiefe (einseitige) Intubation kann einen Pneumothorax vortäuschen!

► **Therapie:**
- Siehe auch S. 457.
- *Thoraxdrainage* (S. 130): Spezifische Therapie der Wahl. Evtl. zunächst auch Punktion der Pleurahöhle mit großlumiger Venenverweilkanüle (z. B. 2,0 mm ID). Grundsätzliche Indikationen:
  - Deutliche Beeinträchtigung der Atmung oder des Herzkreislaufsystems.
  - Bevorstehender Hubschraubertransport eines beatmeten Patienten mit frischem, schwerem Thoraxtrauma.
  - Spannungspneumothorax: Thoraxdrainierung schon im begründeten Verdachtsfall präklinisch indiziert.
  - ▣ *Beachte:* Durch Beatmung kann ein Spannungspneumothorax aufgrund des intrapulmonalen Überdrucks verstärkt oder überhaupt erst ausgelöst werden!
  - ▣ *Beachte:* Bei V.a. Hämatothorax und unkompliziertem Pneumothorax oder Hämatopneumothorax ohne deutliche Ateminsuffizienz ist präklinisch *keine* Thoraxdrainage indiziert!
- *Offener Pneumothorax:*
  - Lockere, luftdurchlässige Abdeckung der Brustwandverletzung mit sterilen Kompressen.
  - Gefahr der luftdichten Abdeckung: Entwicklung eines Spannungspneumothorax!
  - ▣ *Beachte:* Eine luftdichte Abdeckung ist nur dann indiziert, wenn keine Möglichkeit zur Beatmung besteht (Großunfall, Katastrophenbedingungen).

Pneumomediastinum und Hautemphysem

► **Definition:** Eindringen von Luft in das Mediastinum bzw. in das Subkutangewebe.
► **Ursachen:** Pulmonale oder tracheobronchiale Verletzungen, häufig (aber nicht immer!) begleitet von einem Pneumothorax.
► **Pathophysiologie:** Vordringen von Luft entlang der bronchialen Bindegewebsscheide nach proximal.
► **Symptomatik:**
- *Hautemphysem:* „Schneeballknistern" bei Palpation.
- *Mediastinalemphysem (Pneumomediastinum):* Initial meist keine Symptome.
- *Kompressives Mediastinalemphysem* (selten): Hypotension und Tachykardie als Zeichen des obstruktiven Schocks.
► **Folgen und Gefahren:**
- *Hautemphysem* und *Mediastinalemphysem (Pneumomediastinum):* An sich harmlos, jedoch möglicherweise Anzeichen für u. U. lebensbedrohliche Verletzung des Tracheobronchialsystems!
- *Kompressives Mediastinalemphysem:* Obstruktiver Schock.

► **Diagnostik** (S. 457):
  – *Hautemphysem:* Palpation der Haut im Hals- und Thoraxbereich.
  – *Mediastinalemphysem:* Präklinisch nicht zu diagnostizieren.
  – *Kompressives Mediastinalemphysem:* Präklinisch nur zu vermuten bei folgender Konstellation:
    • Symptome des obstruktiven Schocks.
    • Spannungspneumothorax als Ursache ausgeschlossen.
    • Gleichzeitig ausgeprägtes Hautemphysem.
► **Therapie:**
  – Siehe auch S. 457.
  – *Hautemphysem und vermutetes Mediastinalemphysem:* Keine spezifische Therapie!
  – *Kompressives Mediastinalemphysem:* Als ultima ratio bei entsprechender Verdachtsdiagnose: Kollare Mediastinotomie (S. 132).

Tracheal- und Bronchusruptur

► **Folgen und Symptomatik:**
  – Schwere respiratorische Insuffizienz.
  – Hämoptyse (Bluthusten).
  – Mediastinal- und Hautemphysem (S. 460).
  – Evtl. Pneumothorax.
► **Diagnostik** (S. 457):
  – Keine präklinische Diagnosemöglichkeit!
  – Beim Vorliegen eines Hautemphysems an die Möglichkeit einer Tracheal- oder Bronchusruptur denken!
► **Therapie:**
  – Siehe auch S. 457.
  – *Theoretische Forderung:* Tubus möglichst über die Läsion hinaus in die distale Trachea vorschieben (jedoch keine präklinischen Diagnose- und Kontrollmöglichkeiten).
  – Möglichst niedrigen Beatmungsdruck wählen.

Lungenkontusion

► **Ursache:** Meist stumpfes Trauma.
► **Pathophysiologie:** Mikroskopische und/oder makroskopische Zerreißungen und Quetschungen des Lungengewebes; Zerstörung der alveolokapillären Einheit.
► **Folgen und Komplikationen** (Ausbildung oft erst nach Stunden bis Tagen):
  – Oxygenierungsstörungen.
  – Nicht-kardiogenes Lungenödem, ALI, ARDS (S. 339).
► **Symptomatik:** Präklinisch vermittelbar nach dem Trauma oft fehlend!
  – Ggf. Tachypnoe, Dyspnoe.
  – Ggf. Zyanose.
► **Diagnostik:** Siehe S. 457.
► **Therapie:**
  – Siehe auch S. 457.
  – *Bei Zeichen der schweren Oxygenierungsstörung* (Zyanose oder Hypoxie, die sich durch Sauerstoffgabe allein nicht bessern läßt): Intubation und Beatmung mit hoher FiO_2 und möglichst mit einem PEEP von 5 – 10 mbar.
  ► **Beachte:** „Prophylaktische" präklinische PEEP-Beatmung kann jedoch die spätere Entwicklung eines ARDS offenbar nicht verhindern!

Herzkontusion

▶ **Ursache:** Kompression des Herzens zwischen Sternum und Wirbelsäule bei stumpfem Trauma.

▱ *Beachte:* Die Herzkontusion ist eine häufige Todesursache bei jungen, gesunden Sportlern!

▶ **Folgen, Gefahren, Symptomatik:**
  – Rhythmusstörungen aller Art.
  – Herzinsuffizienz.
  – Myokardiale Ischämie.
  – Hypotension.

▶ **Diagnostik** (S. 457):
  – Auskultation des Thorax.
  – EKG.

▶ **Therapie:**
  – Siehe auch S. 457.
  – *Rhythmusstörungen:* Antiarrhythmika, z. B Amiodaron 300 mg i. v.; bei VF/VT sofortige Defibrillation.
  – *Ischämiezeichen* (klinisch oder im EKG): Behandlung wie Angina pectoris (S. 274), z. B. Nitroglycerin 0,8 – 1,6 mg s.l.
  – *Herzinsuffizienz:* Katecholamine, z. B. Akrinor 0,5 – 2 ml i. v. oder Dopamin 2 – 20 µg/kg KG/min; evtl. zusätzlich Nitrate, z. B. Nitroglycerin 0,8 – 1,6 mg s.l.

Perikardtamponade (Herztamponade, Herzbeuteltamponade)

▶ **Definition:** Flüssigkeitsansammlung im Herzbeutel; bei Trauma. Blutansammlung im Herzbeutel = Hämoperikard.

▶ **Ursachen:** Meist penetrierende Verletzung (Stich- oder Schußverletzung), seltener stumpfes Thoraxtrauma.

▶ **Folgen, Komplikationen:**
  – Diastolische Funktionseinschränkung des Herzens.
  – Verminderte ventrikuläre Füllung.
  – Obstruktiver Schock.

▶ **Symptomatik:**
  – *Beck-Trias:*
    • Hypotension.
    • Leise Herztöne.
    • Gestaute Halsvenen bzw. hoher ZVD.
  – Tachykardie.
  – *Pulsus paradoxus:* Abnahme der Pulsdruckamplitude bzw. des Blutdrucks während der Inspiration.
  – Zyanose.

▶ **Diagnostik** (S. 457):
  – Auskultation des Thorax (Herz und Lunge).
  – EKG.

▶ **Therapie:** Siehe auch S. 457. Perikardpunktion (S. 133) bei katecholaminresistentem Schock und dringendem Verdacht auf Perikardtamponade.

► **Analgesie** mit Opioiden, z.B. Morphin 5 – 10 mg i. v.
► **Lagerung:**
  – *Stabile Kreislaufverhältnisse:* Halbsitzend mit Knierolle.
  – *Hypotension:* Flach- oder Schocklagerung.
► **Penetrierende Abdominalverletzungen und Pfählungsverletzungen** mit penetrierendem Agens in situ: Gegenstand möglichst bis zur chirurgischen Versorgung in der Klinik belassen!
► **Offene Bauchwunden:** Steril abdecken. Ausgetretene Eingeweide nicht reponieren.
▶ *Beachte:* Beim Bauchtrauma mit Verdacht auf intraabdominelle Blutung stets *zügiger Transport* in chirurgische Klinik, da Blutstillung nur durch sofortigen operativen Eingriff möglich.

18.12 Polytrauma

Definition
► Verletzungen mehrerer Körperregionen oder Organe, von denen mindestens eine oder die Kombination mehrerer lebensbedrohlich ist.

Ursachen
► Meist stumpfes Trauma, z.B. Verkehrsunfall oder Sturz aus großer Höhe; selten Verschüttung.

Pathophysiologie
► Ausgeprägte Aktivierung zellulärer und humoraler Mediatorsysteme durch Schock und/oder Gewebszerstörung.
► Regelmäßig Entwicklung eines SIRS (S. 354).

Folgen und Gefahren
► Schwerer traumatisch-hämorrhagischer Schock.
► Multiorganversagen bei überlebter Primärversorgungsphase.

Verletzungsmuster
► Abhängig vom Unfallmechanismus.
► **Häufigkeit** (Anhalt):
  – *SHT und Gesichtsschädeltrauma:* 60 – 90 %.
  – *Thoraxtrauma:* 20 – 60 %.
  – *Abdominaltrauma:* 10 – 40 %.
  – *Wirbelsäulentrauma:* 5 – 10 %.
  – *Extremitätentrauma:* 70 – 90 % (Arme 30 %, Beine und Becken 70 %).

Schweregradeinteilung
► **Polytrauma I°:** Keine Schockzeichen.
► **Polytrauma II°:** Beginnender Schock.
► **Polytrauma III°:** Schwerer, manifester Schock.

Mortalitätsursachen

▶ **Schädelhirntrauma:** 40–50%.
▶ **Verbluten:** 30–40%.
▶ **Multiorganversagen:** 5–10%.

Symptomatik

▶ Symptome der Einzelorganverletzungen.
▶ Symptome des traumatisch hämorrhagischen Schocks (S. 349).
▶ Häufig Ateminsuffizienz.

Diagnostik

▶ Inspektion, Anamnese, Unfallhergang.
▶ **Neurologische Untersuchung**, insbesondere: Bewußtseinszustand, Pupillen.
▶ Auskultation des Thorax.
▶ Palpation des Thorax, des Abdomens und der Extremitäten.
▶ Puls-, Blutdruckmessung, EKG, Pulsoxymetrie.

Therapie

▶ **Beachtung spezifischer Verletzungsprobleme:**
  – Extremitäten und Becken (S. 439).
  – Gehirn, Schädel (S. 449) und Gesichtsschädel (S. 453).
  – Wirbelsäule (S. 454).
  – Thorax (S. 455) und Abdomen (S. 463).
▶ **Ziele:** Respiratorische und kardizirkulatorische Stabilisierung bei adäquater Analgesie. Blutungsquellen möglichst stoppen!
▶ **Respiratorische Stabilisierung:**
  – *Sauerstoffgabe* 4–8 l/min.
  – *Endotracheale Intubation:* Bei bewußtlosen, ateminsuffizienten und schwerstverletzten Patienten.
    • Indikation beim Polytrauma großzügig stellen!
    • Beachtung einer möglichen Mitbeteiligung der HWS (S. 454).
    • Ggf. Intubationsnarkose (s. u.).
▶ **Kreislaufstabilisierung:**
  – Anlage von mindestens 2 großlumigen (mindestens 1,7 mm ID) periphervenösen Gefäßzugängen, wenn möglich.
  – *Infusionstherapie:* Elektrolytlösungen, z. B. Ringer-Lösung 500–1500 ml i. v. oder mehr, ggf. zusätzlich Kolloide, z. B. HAES 200 500–1000 ml oder mehr i. v.
  – *Katecholamintherapie:* Im Schock evtl. zusätzlich zur Infusionstherapie, z. B. Akrinor 0,5–2 ml i. v. oder Dopamin 5–20 µg/kg KG/min.
  ▷ *Beachte:* Bei unstillbarer Blutung, insbesondere bei penetrierenden Thorax- und Abdominalverletzungen sowie sehr proximalen Amputations- und Gefäßverletzungen, kann das Ausbluten durch Infusionstherapie und Blutdruckanhebung beschleunigt werden! In diesem Fall u. U. eher zurückhaltende Infusionstherapie mit permissiver Hypotension bei etwa 90 mmHg systolisch. Rascher Transport zur chirurgischen Blutstillung!
  – *Reanimation* des Polytraumatisierten (S. 241).
▶ **Lagerung:** Schocklagerung; bei SHT und stabilen Kreislaufverhältnissen jedoch eher 30°-Oberkörperhochlagerung.

- **Analgesie** (s. auch S. 194):
  - Opioide, z. B. Morphin 5 – 10 mg i. v.
  - Alternativ oder zusätzlich Ketamin 20 – 40 mg i. v.
- Ggf. **Narkose:** Stets als Intubationsnarkose mit kontrollierter Beatmung:
  - *Narkoseeinleitung:* z. B.
    - Etomidate 0,2 – 0,3 mg/kg KG (20 – 30 mg) i. v.
    - Ketamin 1 – 2 mg/kg KG (50 – 200 mg) i. v.
  - *Narkoseaufrechterhaltung:* Mehrere Möglichkeiten, z. B.
    - Opioid-Benzodiazepin-Kombinationsnarkose: Fentanyl 1 – 4 µg/kg KG alle 10 – 30 Minuten i. v. plus Diazepam oder Midazolam 0,1 mg/kg KG alle 10 – 30 Minuten i. v.
    - Ketamin-Benzodiazepin-Kombinationsnarkose (indiziert besonders im Schock): Ketamin 1 mg/kg KG alle 10 – 15 Minuten plus Diazepam oder Midazolam 0,1 mg/kg KG alle 10 – 15 Minuten i. v.
- **Rettung** vorzugsweise mit Schaufeltrage.
- **Lagerung** vorzugsweise auf Vakuummatratze.
- **Zügiger Transport** ins nächste geeignete Krankenhaus (CT, Blutbank).

18.13 Crush-Syndrom

Definition

- Myoglobinämie und Myoglobinurie durch Zerstörung großer Muskelmassen (traumatische Rhabdomyolyse).

Ursachen

- Polytrauma.
- Verschüttungen.
- Kindesmißhandlung durch Schläge.
- **Gleiche Symptomatik** durch:
  - Elektrounfall.
  - Kompartment-Syndrom.
  - Ischämie-Reperfusions-Syndrom.

Folgen, Gefahren

- Akutes Nierenversagen, v. a. durch myoglobinbedingte Verstopfung der Tubuli.
- Akutes Leberversagen.
- Traumatisch-hämorrhagischer Schock.

Symptomatik

- Anzeichen multipler Muskelschädigung.
- Brettharte, geschwollene Muskulatur.
- Symptome des traumatisch hämorrhagischen Schocks.
- Häufig Ateminsuffizienz.

Diagnostik

- Inspektion, Anamnese, Unfallhergang.
- Palpation der Muskeln und Extremitäten.

▶ **Neurologische Untersuchung**, insbesondere:
  – Bewußtseinszustand.
  – Pupillen.
▶ Puls-, Blutdruckmessung.
▶ EKG, Pulsoxymetrie.

Präklinische Therapie

▶ **Ausreichende Infusionstherapie:** z.B. Ringer-Lösung 1000–2000 ml i.v. oder mehr.
▶ **Weitere Therapie:** Siehe Polytrauma (S. 466).

Therapie in der Klinik

▶ **Forcierte Diurese:** Urinproduktion > 100–150 ml/h durch:
  – *Volumentherapie:* Elektrolytlösung 100–200 ml/h.
  – *Diuretika:* z.B. Furosemid 10–20 mg/h i.v.
▶ **Alkalisierung des Urin-pH:** Reduktion der tubulären Myoglobinausfällung durch Natriumbikarbonat, z.B. repetitive Boli von 50 ml i.v. bis Urin-pH > 10 (cave: Induktion einer systemischen Alkalose!).

18.14 Verbrennung

Definition

▶ Gewebsschädigung durch lokale Hitzeeinwirkung.

Ursachen

▶ Heiße Flüssigkeiten (Verbrühung).
▶ Heiße Gegenstände.
▶ Heiße Strahlung.
▶ Offenes Feuer.
▶ Hochspannungsunfall (S. 481).
▶ Blitzschlag (S. 481).

Pathophysiologie

▶ **Lokale Gewebsschädigung:**
  – *Primäre* lokale Gewebsschädigung durch direkte Hitzeeinwirkung.
  – *Sekundäre* lokale Gewebsschädigung durch überhitztes umgebendes Gewebe (sog. „Nachbrennen").
  – Lokale Freisetzung gewebsschädigender Mediatoren.
▶ **Verbrennungskrankheit:** Systemische Auswirkungen der lokalen Verbrennung durch Mediatorfreisetzung (z.B. Zytokine, Proteinasen):
  – *Generalisierter Kapillarschaden:* Erhöhte Kapillarpermeabilität:
    ● Entwicklung eines interstitiellen Ödems.
    ● Intravasaler Flüssigkeitsmangel.
  – *Disseminierte intravasale Gerinnung* (DIC).
  – *Organschädigung* z.B. Lunge, Niere: Multiorganversagen.
▶ **Hypovolämischer Schock:**
  – Flüssigkeitsverluste über die Wunde.
  – Flüssigkeitsverluste in das Interstitium.

▶ **Rauchgasvergiftung:** Inhalationstrauma (S. 535) und/oder Vergiftung durch Feuer in geschlossenen Räumen:
- *Heiße Gase:* Direkte thermische Atemwegs- und Lungenschädigung.
- *Reizgase:* Atemwegsschwellung und Lungenödem.
- *Unvollständige Verbrennung:* Kohlenmonoxidvergiftung (S. 533).
- *Kunststoffverbrennung:* Zyanidvergiftung (S. 530); klinisch relevante Zyanidvergiftung im Rahmen einer Verbrennung jedoch selten.

Verbrennungsgrade

▶ **Verbrennung I°:** Keine Hautzerstörung. Für die Prognose der Verbrennung wenig bedeutsam. Hautrötung (Hyperämie), Schwellung (Ödem), Schmerzen bei Berührung. Spontanheilung (z. B. Sonnenbrand).
▶ **Verbrennung II°:**
- *IIa:* Schädigung der Epidermis: Hautrötung, Blasenbildung, feuchter Wundgrund, Schmerzen bei Berührung, Sensibilität erhalten. Spontanheilung zu erwarten.
- *IIb:* Schädigung von Oberhaut, Lederhaut: Blasenbildung, trockener Wundgrund, blasse und gerötete Areale, Sensibilitätsverlust. Defektheilung mit Narbenbildung.
▶ **Verbrennung III°:** Schädigung aller Hautschichten bis in die Subkutis: Gräulichweißliche Verfärbung der Haut (koaguliertes Kollagen) mit sichtbaren koagulierten Blutgefäßen. Keine Schmerzen, da Schmerzrezeptoren zerstört. Hautregeneration nicht mehr möglich.
▶ **Verbrennung IV°:** Beteiligung von Muskeln, Sehnen oder Knochen: Gewebeverkohlung.

Verbrennungsausmaß

▶ **Abschätzung der verbrannten Körperoberfläche bei Erwachsenen:** Neuner-Regel nach Wallace (Abb. 150):
- *Kopf* (inkl. Hals): 9 %.
- *Arm:* 9 % → Beide Arme 18 %.
- *Bein:* 18 % → Beide Beine 36 %.
  - Unterschenkel: 9 % → Beide Unterschenkel 18 %.
  - Oberschenkel: 9 % → Beide Oberschenkel 18 %.
- *Stamm:* 36 %.
  - Thoraxvorderseite: 9 %.
  - Thoraxrückseite: 9 %
  - Abdomenvorderseite: 9 %.
  - Lendenregion (Abdomenrückseite): 9 %.
- *Genitalregion:* 1 %.
▶ **Abschätzung der verbrannten Körperoberfläche bei Kindern** (Abb. 151):
- *Altersabhängige Unterschiede der Körperproportionen:* insbesondere ist die Hautoberfläche des Kopfes an der Gesamtkörperoberfläche in der frühen Kindheit deutlich höher als im Erwachsenenalter, und der Anteil der Beine deutlich niedriger.
- *Faustregel* für Kinder < 10 Jahre in bezug auf die Neuner-Regel nach Wallace:
  - *Kopf:* 9 + (10 − Alter$_{[Jahre]}$)
  - *Bein:* 18 − (10 − Alter$_{[Jahre]}$)/2
▶ **Faustregel für Erwachsene und Kinder** (gilt für alle Altersgruppen): 1 Patientenhandfläche (inkl. der Finger) = etwa 1 % KOF.

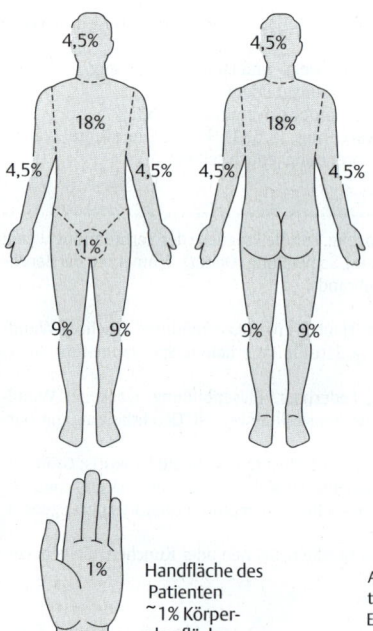

1% Handfläche des
Patienten
~1% Körper-
oberfläche

Abb. 150 · Abschätzung der verbrann-
ten Körperoberfläche bei
Erwachsenen nach Wallace
(„Neunerregel").

Schweregradeinteilung (nach American Burn Association)

▶ **Geringgradige Verbrennungen:**
  – Verbrennungen I°.
  – Verbrennungen II° < 15% KOF bei Erwachsenen; < 5% KOF bei Kindern und
    Greisen.
  – Verbrennungen III° < 2% KOF.
▶ **Mäßiggradige Verbrennungen:**
  – Verbrennungen II° 15 – 25% KOF bei Erwachsenen; 5 – 20% KOF bei Kindern und
    Greisen.
  – Verbrennungen III° 2 – 10% KOF.
▶ **Schwere Verbrennungen:**
  – Verbrennungen II° > 25% KOF bei Erwachsenen; > 20% KOF bei Kindern und
    Greisen.
  – Verbrennungen III° > 10% KOF.
  – Verbrennungen der Hände, Gesicht, Augen, Ohren, Füße, Geschlechtsteile.
  – Begleitendes Inhalationstrauma, begleitendes Polytrauma, Stromverletzung,
    erhebliche vorbestehende Erkrankungen.

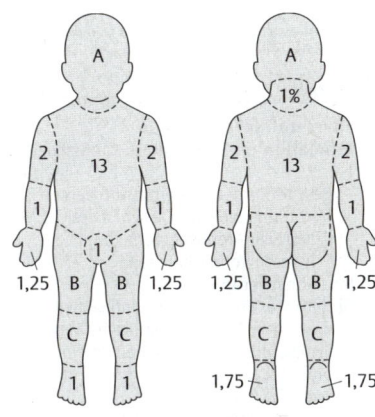

Abb. 151 · Berechnung der verbrannten Körperoberfläche bei Kindern.

Alter (Jahre)	A (50% des Kopfes)	B (50% eines Oberschenkels)	C (50% eines Unterschenkels)
0	9,5%	2,75%	2,5%
1	8,5%	3,25%	2,5%
5	6,5%	4%	2,75%

Symptomatik

► **Lokale Symptome:**
  – Schmerzen (Verbrennungen I° und II°).
  – Hautrötung.
  – Blasenbildung.
  – Hautablösung.
  – Verkohlung.
► **Allgemeinsymptome:**
  – Tachykardie.
  – Hypotension (durch Schock) *oder* Hypertension (durch starke Schmerzen)
  – *Atemnot:*
    • Bronchospasmus und/oder Stridor bei Inhalationstrauma und Verbrennung der Atemwege.
    • Störung der Atempumpe bei zirkulären Verbrennungen des Thorax.

Diagnostik

► **Inspektion** des entkleideten Patienten; Inspektion der Mundhöhle (Verbrennungsanzeichen? Ruß?).
► Unfallhergang.
► Puls-, Blutdruckmessung.

▶ EKG.
▶ Pulsoxymetrie.

Therapie

- **Sauerstoffgabe** 4 – 8 l/min.
- **Intubation und Beatmung:** Großzügige Indikation zur frühzeitigen Intubation bei:
  - Bewußtlosen und ateminsuffizienten Patienten.
  - Verbrennungen im Gesichtsbereich, Mund und Rachen (Schwellungsgefahr! Gefahr der Atemwegsverlegung!).
  - Schweren Verbrennungen.
- **Infusionstherapie:**
  - ◪ *Beachte:* Eine adäquate Infusionstherapie ist neben der Atemwegssicherung die entscheidende präklinische Maßnahme!
  - *Venenpunktion* (1 – 2 Venenverweilkanülen): Möglichst nicht im Bereich verbrannter Hautareale.
  - *Wahl der Infusionslösung:*
    - Kristalloide: Vollelektrolytlösung, z.B. Ringer-Lösung; Volumenersatzlösung der 1. Wahl.
    - Kolloide wie HAES, Dextrane oder Gelatine können insbesondere im schweren hypovolämischen Schock und bei zusätzlichen Volumenverlusten, z.B. durch begleitendes Trauma, eingesetzt werden.
    - ◪ *Beachte:* Kolloidale Volumenersatzmittel sind in der initialen Volumentherapie von Verbrennungen meist nicht erforderlich; sie sind jedoch *nicht* kontraindiziert!
  - *Dosierungsanhalt nach der Parkland- oder Baxter-Formel:*
    - ◪ *Infusionsmenge* (Vollelektrolytlösung) pro 24 h in ml = 4 × kg KG × % verbrannter KOF.
    - Hälfte innerhalb der ersten 8 Stunden infundieren.
    - Zusätzlich Deckung des Basisbedarfs: Ca. 30 – 40 ml/kg KG/die.
    - Tatsächliche Infusionsmenge vom aktuellen Volumenstatus (in der Klinik: Urinausscheidung, ZVD, PCWP) und der Kreislaufsituation (z.B. Hypotension) abhängig machen.
    - Überinfusion vermeiden → Ödemverstärkung.
    - Unterinfusion vermeiden → Hypoperfusion, Schock.
  - ◪ *Faustregel:* Anhalt für präklinische Infusionsmenge bei Patienten mit schwerer Verbrennung innerhalb der 1. Stunde nach Verbrennung (im Schock kreislaufangepaßt u. U. mehr infundieren!):
    - Erwachsene: 1000 ml Vollelektrolytlösung, z.B. Ringer-Lösung.
    - Kinder: 20 ml/kg KG Vollelektrolytlösung, z.B. Ringer-Lösung.
- **Katecholamintherapie:** Nur bei Infusionstherapie-resistenter Hypotension (schwerer Schock) indiziert; z.B. Akrinor 0,5 – 2 ml i. v. oder Dopamin 5 – 20 µg/kg KG/min.
- **Analgesie:**
  - Opioide, z.B. Morphin 5 – 10 mg i. v.
  - Alternativ oder zusätzlich: Ketamin 20 – 40 mg i. v.
- Ggf. **Narkose:** Stets als Intubationsnarkose mit kontrollierter Beatmung:
  - *Narkoseeinleitung:* z.B.
    - Etomidate 0,2 – 0,3 mg/kg KG (20 – 30 mg) i. v.
    - Ketamin 1 – 2 mg/kg KG (50 – 200 mg) i. v.

– *Narkoseaufrechterhaltung:* Mehrere Möglichkeiten, z. B.
  - Opioid-Benzodiazepin-Kombinationsnarkose: Fentanyl 1 – 4 µg/kg KG alle 10 – 30 Minuten i. v. plus Diazepam oder Midazolam 0,1 mg/kg KG alle 10 – 30 Minuten i. v.
  - Ketamin-Benzodiazepin-Kombinationsnarkose (indiziert besonders im Schock): Ketamin 1 mg/kg KG alle 10 – 15 Minuten plus Diazepam oder Midazolam 0,1 mg/kg KG alle 10 – 15 Minuten i. v.

▶ **Kaltwasserbehandlung:**
  – *Prinzip:* Schmerzlinderung und Verminderung des Nachbrennens durch frühzeitige lokale Kühlung.
  – *Durchführung* (wenn möglich):
    - Kaltes Wasser ca. 10 – 20 Minuten über verbrannte Hautareale fließen lassen.
    - Alternativ wiederholt wassergetränkte Kompressen auflegen.
  – *Gefahren:* Hypothermie, insbesondere bei Kindern!
    ▷ *Beachte:* Zu intensive und zu lange andauernde Kühlung vermeiden!

▶ **Abdeckung verbrannter Körperareale** (nach der Kühlungsbehandlung): Mit steriler Folie (z. B. Metalline-Tücher).

▶ **Therapie bei Rauchgasinhalation** (S. 536):
  – *Inhalative Kortikosteroide:* z. B. Budesonid 2 – 4 Hübe p.i. alle 5 – 10 Minuten.
  – *Bronchospasmolytika:* z. B.
    - Fenoterol 2 Hübe p.i. bei Bedarf.
    - Theophyllin 200 – 400 mg i. v.

▷ *Beachte!* Bei Haus- und Zimmerbränden auch an Zyanidintoxikation denken (Kunststoffverbrennung)! Dann Antidote verabreichen:
  – 4 DAMP 3 mg/kg und Na-Thiosulfat (S. 497 ff.)
  – oder besser (aber auch teurer): Hydroxokobolamin 5 g i. v.

▷ *Beachte!* Auch an Kohlenmonoxidintoxikation denken (S. 533) → möglichst 100 % O_2 geben.

▶ **Transportziel:**
  – Bei schweren Verbrennungen möglichst direkte Anfahrt eines Verbrennungszentrums (siehe Anhang).
  – Wenn nicht möglich: Transport ins nächste Krankenhaus; von dort aus nach innerklinischer Primärversorgung Sekundärverlegung.
    ▷ *Zentrale Vermittlungsstelle für Verbrennungspatienten:* Hamburg, ☎ 040/2882 – 3998 und -3999.

18.15 Hitzenotfälle

Formen, Definitionen

▶ **Hitzschlag:** Globale Überwärmung des Gesamtorganismus.
▶ **Hitzeerschöpfung:** Dehydratation durch starke Volumenverluste aufgrund starken Schwitzens.
▶ **Sonnenstich (Insolation):** Überwärmung des Gehirns.
▶ **Hitzeohnmacht:** Synkope durch hitzeinduzierte vasovagale Fehlregulation.
▶ **Hitzekrämpfe:** Muskelkrämpfe durch Natriumverluste aufgrund starken Schwitzens.

Ursachen, auslösende Faktoren

- ► Hohe Umgebungstemperatur.
- ► Hohe Luftfeuchtigkeit.
- ► Anstrengung.
- ► Flüssigkeits- und Elektrolytverlust bzw. mangelnde Flüssigkeits- und Elektrolytaufnahme.
- ► Inadäquate Bekleidung.

Pathophysiologie

- ► **Mechanismen der menschlichen Wärmeabgabe:**
  - – *Wärmeabstrahlung:* Nur bei Umgebungsgegenständen mit Temperaturen < 37 °C.
  - – *Leitung und Konvektion:* Direkte Wärmeabgabe an das Umgebungsmedium proportional zum Temperaturgradienten; nur bei Umgebungstemperaturen < 37 °C.
  - – *Verdunstung* von Wasser an der Körperoberfläche: Einzige Möglichkeit der Wärmeabgabe bei Umgebungstemperaturen > 37 °C:
    - • Schweiß (Perspiratio sensibilis).
    - • Diffusionswasser (Perspiratio insensibilis).
- ► **Beeinträchtigung der Wärmeabgabe** durch:
  - – Hohe Umgebungstemperaturen.
  - – Hohe Luftfeuchtigkeit.
  - – (Inadäquate) Bekleidung.

Diagnostik

- ► Inspektion.
- ► Neurologische Untersuchung.
- ► Puls-, Blutdruckmessung.
- ► EKG.
- ► Pulsoxymetrie.
- ► Ggf. Temperaturmessung.

Hitzschlag

- ► **Ursache:** Wärmezufuhr plus Wärmeproduktion übersteigen die Wärmeabgabe; Versagen der Temperaturregulationsmechanismen.
- ► **Folge:** Lebensbedrohliche Hyperthermie.
- ► **Begünstigender Faktor:** Körperliche Anstrengung *(Anstrengungshitzschlag)*.
- ► **Besonders gefährdet:** Kleinkinder, alte Menschen.
- ► **Symptomatik:**
  - – Trockene, warme Haut (Hyperthermie > 40 °C).
  - – Desorientiertheit.
  - – Bewußtseinstrübung.
  - – Übelkeit, Erbrechen.
  - – Tachykardie.
  - – Hypotension (zunächst evtl. auch Hypertension), Schock.
  - – Zerebrale Krampfanfälle.
  - – Organversagen: Leber, Niere.
- ► **Diagnostik:** S. o.

► **Therapie:**
  – *Sauerstoffgabe* 4 – 8 l/min.
  – Ggf. endotracheale Intubation und Beatmung.
  – *Kühlung des Patienten mit allen zur Verfügung stehenden Mitteln!*
    ● Weitgehende Entkleidung.
    ● In kühle Umgebung verbringen (Schatten, Haus, Kühlkammer/-raum, wenn möglich).
    ● Externe Kühlungsmaßnahmen, z.B. Abspritzen mit kühlem Wasser, Auflegen von Eispackungen.
  – *Lagerung:*
    ● Stabile Kreislaufverhältnisse: Oberkörperhochlagerung.
    ● Hypotension: Flach- oder Schocklagerung.
  – *Infusionstherapie:* Vollelektrolytlösung, z.B. Ringer-Lösung 500 – 1500 ml i.v.
  – *Antikonvulsive Therapie:* Bei zerebralen Krampfanfällen, z.B. mit Diazepam 5 – 10 mg i.v.
  – *Immer* Transport ins Krankenhaus!

Hitzeerschöpfung

► **Ursache:** Flüssigkeitsverlust in hoher Umgebungstemperatur.
► **Folge:** Dehydratation (S. 404).
► **Symptomatik** deutlich weniger ausgeprägt als beim Hitzschlag:
  – Erschöpfung.
  – Bewußtseinstrübung, Verwirrtheit.
  – Durst.
  – Kopf- und Muskelschmerzen.
► **Diagnostik:** Siehe S. 474.
► **Therapie:**
  – *Infusionstherapie:* Vollelektrolytlösung, z.B. Ringer-Lösung 1000 – 1500 ml i.v.
  – *Kühlung des Patienten:*
    ● Weitgehende Entkleidung.
    ● In kühle Umgebung verbringen (Schatten, Haus).
    ● Externe Kühlungsmaßnahmen, z.B. Abspritzen mit kühlem Wasser.
  – *Lagerung:*
    ● Stabile Kreislaufverhältnisse: Oberkörperhochlagerung.
    ● Hypotension: Flach- oder Schocklagerung.
  – *In schweren Fällen:* Transport ins Krankenhaus.

Sonnenstich

► **Ursache:** Überhitzung des Gehirns, meist durch direkte, langanhaltende, intensive Sonneneinstrahlung bei unbedecktem Kopf.
► **Folgen:** Meningeale Reizerscheinung, Hirnödem.
► **Symptomatik:**
  – Roter, heißer Kopf.
  – Bewußtseinstrübung, Verwirrtheit.
  – Schwindel.
  – Übelkeit, Erbrechen.
  – Kopfschmerzen; Verstärkung durch Beugung des Kopfes → Meningismuszeichen.
  – Zerebrale Krampfanfälle.

▶ **Diagnostik:** Siehe S. 474.
▶ **Therapie:**
  – *Sauerstoffgabe* 4 – 8 l/min.
  – Bei Bewußtlosigkeit *endotracheale Intubation und Beatmung.*
  – *Kühlung des Patienten, insbesondere des Kopfes:*
    • Weitgehende Entkleidung.
    • In kühle Umgebung verbringen (Schatten, Haus).
    • Externe Kühlungsmaßnahmen des Kopfes, z. B. Auflegen kalter, wassergetränkter Tücher.
  – *Lagerung:*
    • Stabile Kreislaufverhältnisse: Oberkörperhochlagerung.
    • Hypotension: Flachlagerung.
  – *Infusionstherapie:* Vollelektrolytlösung, z. B. Ringer-Lösung 500 – 1500 ml i. v.
  – *Antikonvulsive Therapie:* Bei zerebralen Krampfanfällen, z. B. mit Diazepam 5 – 10 mg i. v.
  – *In schweren Fällen:* Transport ins Krankenhaus.

Hitzeohnmacht (Hitzesynkope)

▶ **Ursache:** Hitzeinduzierte oder hitzebegünstigte vasovagale Synkope, besonders bei längerem Stehen (S. 296 und 355).
▶ **Symptomatik:** Schwindel, kurzdauernde Bewußtlosigkeit, evtl. Bradykardie.
▶ **Diagnostik:** Siehe S. 474.
▶ **Therapie:**
  – *Lagerung:* Flach- oder Schocklagerung.
  – *Kühlung des Patienten:*
    • Weitgehende Entkleidung.
    • In kühle Umgebung verbringen (Schatten, Haus).
    • Ggf. externe Kühlungsmaßnahmen.
    • Zufuhr kalter Getränke.
  – *In schweren Fällen:*
    • Infusionstherapie: Vollelektrolytlösung, z. B. Ringer-Lösung 500 – 1500 ml i. v.
    • Bei Bradykardie: Atropin 0,5 – 1 mg i. v.
    • Transport ins Krankenhaus.

Hitzekrämpfe

▶ **Ursache:** Elektrolytimbalance durch Natriumverlust (Flüssigkeitsersatz bei starkem Schwitzen durch kochsalzarme Getränke, z. B. reines Wasser).
▶ **Symptomatik:** Muskelkrämpfe (keine zerebralen Krämpfe!).
▶ **Diagnostik:** Siehe S. 474.
▶ **Therapie:**
  – Trinken kochsalzhaltiger Getränke.
  – In schweren Fällen Infusionstherapie: Vollelektrolytlösung, z. B. Ringer-Lösung 500 – 1000 ml i. v.

18.16 Unterkühlung (Hypothermie)

Ursache

▶ Ungeschützte oder schlecht geschützte Kälteexposition des Körpers.
▶ Häufige Komplikation des Ertrinkungsunfalls (S. 483).

Pathophysiologie

▶ Wärmeabgabe übersteigt Wärmezufuhr plus endogene Wärmeproduktion.
▶ Abfall der Körperkerntemperatur.
▶ **Begünstigende Faktoren:**
  – Kalte Umgebung, z. B. im Winter oder im Hochgebirge.
  – Immersion im kalten Wasser (Beinaheertrinken, S. 483).
  – Hohe Luftfeuchtigkeit.
  – Hohe Windgeschwindigkeit.
  – Unzureichende Bekleidung.
  – Lange Kälteexpositionszeit.
▶ **Besonders gefährdet:** Kleine Kinder, alte Menschen, in Armut lebende Menschen, Alkoholisierte, Obdachlose, Menschen in schlechtem Ernährungs- und Gesundheitszustand.

Phasen der Unterkühlung und klinische Symptomatik

▶ **34–36°C: Phase der Erregungssteigerung** (leichte Hypothermie) und Frierreaktion:
  – Kältezittern.
  – Hyperventilation.
  – Tachykardie.
  – Metabolische Azidose.
  – Hyperglykämie.
▶ **30–34°C: Phase der Erregungsabnahme** (mäßige Hypothermie):
  – Teilnahmslosigkeit, Bewußtseinstrübung: Somnolenz.
  – Muskelstarre.
  – Zunahme der Azidose.
  – Entwicklung einer Bradykardie.
  – Hypoglykämie.
▶ **27–30°C: Phase der Lähmung** (tiefe Hypothermie):
  – Zunahme der Bewußtseinstrübung: Sopor, Koma.
  – Hypotension.
  – Zunahme der Bradykardie.
  – Bradypnoe.
  – *EKG:* Rhythmusstörungen.
  – *Gefahr:* Kammerflimmern!
▶ **24–27°C: Phase des Scheintodes** (sehr tiefe Hypothermie):
  – Kein tastbarer Puls.
  – Keine sichtbare Atmung.
  – *EKG:* Sehr langsame Herzaktionen.

Diagnostik

▶ Inspektion, Anamnese.
▶ Temperaturmessung mit Spezialthermometer für niedrige Temperaturen.
▶ Neurologische Untersuchung.

► **EKG:** Ableitung u.U. mit Nadelelektroden (EKG-Clips an subkutan eingestochene Kanülen klemmen):
  – Rhythmusstörungen aller Art.
  – Entwicklung einer sog. J-Welle am Beginn der ST-Strecke (Abb. 152).
► **Puls:** Palpation der Karotiden; u.U. längere Tastdauer zur Detektion sehr niedriger Pulsfrequenzen (15 – 30/min).
► Blutdruck.
► Blutzucker.
► Pulsoxymetrie meist nicht möglich.

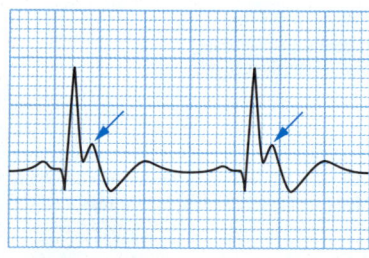

Abb. 152 · EKG bei Hypothermie: J-Welle (Pfeil) am Beginn der ST-Strecke.

Methoden der Wiedererwärmung

► **Passive Wiedererwärmung:** Verhinderung weiteren Wärmeverlustes; Erwärmung durch endogene Wärmeproduktion: Zudecken des Patienten mit Wolldecken, Wärme- oder Alufolie.
► **Aktive Wiedererwärmung:** Wärmezufuhr von außen:
  – *Innere Erwärmung:*
    • Zufuhr warmer Infusionslösungen.
    • Zufuhr heißer Getränke.
    • Anwärmung der Atemluft.
    • In der Klink: Invasive Erwärmungsmethoden, z.B. extrakorporale Zirkulation oder Spülung des Magens mit warmen Lösungen.
  – *Äußere Erwärmung:*
    • Heiße Umschläge, Wärmflaschen.
    • Hibler-Packung: Mehrfach zusammengefaltetes, von innen mit heißem Wasser befeuchtetes Leinentuch, das ausschließlich um den Rumpf gewickelt wird.
  ▷ *Beachte:* Warme Wannenbäder sind wegen der Gefahr des Wiedererwärmungskollapses (s.u.) bei mäßiger und tiefer Hypothermie zu unterlassen!

Gefahren der Rettung („Bergungstod")

► **Kammerflimmern:**
  – *Ursache:* Niedrige Flimmerschwelle des hypothermen Herzens.
  – *Auslöser:*
    • Starke Bewegungen während der Rettung.
    • Katecholamine.
► **Nachkühlung („after-drop",** Abb. 153):
  – *Ursache:* Weitere Abnahme der Körperkerntemperatur bei Bergung und peripherer Erwärmung.

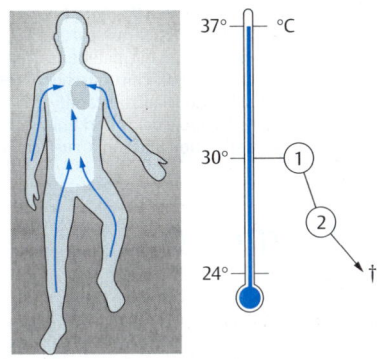

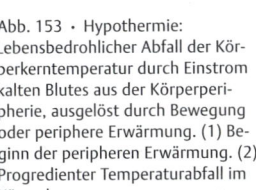

Abb. 153 · Hypothermie: Lebensbedrohlicher Abfall der Körperkerntemperatur durch Einstrom kalten Blutes aus der Körperperipherie, ausgelöst durch Bewegung oder periphere Erwärmung. (1) Beginn der peripheren Erwärmung. (2) Progredienter Temperaturabfall im Körperkern.

▶ **Wiedererwärmungskollaps** (Blutdruckabfall, Kreislaufversagen):
  – *Ursache:* Akute periphere Vasodilatation.
  – *Auslöser:* Aktive externe Wiedererwärmung unter Einbeziehung der Extremitäten, z.B. heißes Wannenbad.

Therapie der Unterkühlung

▶ **Ziele:**
  – Vitalfunktionsstabilisierung.
  – Beendigung der Kälteexposition und vorsichtige Wiedererwärmung.
  – Vermeidung von Rettungskomplikationen.
▶ **Sauerstoff** 4 – 8 l/min.
▶ **Intubation und Beatmung** bei Atemstillstand oder schwerer respiratorischer Insuffizienz; Beatmung wenn möglich mit angewärmter Atemluft.
▶ **Kreislauftherapie:**
  – *Kardiopulmonale Reanimation (CPR, S. 241):* Bei stark unterkühlten Patienten mit nicht feststellbaren Vitalfunktionen. Bei tiefer und sehr tiefer Hypothermie gilt:
    • Kammerflimmern: Maximal 3 Defibrillationen!
    • Keine medikamentöse Therapie.
    • U.U. längere Reanimationsdauer als üblich, ggf. unter Reanimation in die Klinik fahren.
  ▶ *Beachte:* Bradykardie ist bei Hypothermie physiologisch!
    • Keine Katecholamintherapie der Bradykardie bei suffizientem Kreislauf (Gefahr des Kammerflimmerns)!
    • Vorgehen bei extrem niedriger Herzfrequenz (< 20/min) umstritten: Untherapiert belassen oder Beginn von Reanimationsmaßnahmen.
▶ **Schonende Rettungsmaßnahmen:** Unnötige Bewegungen und Erschütterungen vermeiden! (Immobilisation des Patienten).
▶ **Stets passive Wiedererwärmung** (s.o.): Weiteren Wärmeverlust verhindern!
▶ **Infusionstherapie:** Möglichst angewärmte Infusionslösungen, z.B. auf 40 – 46 °C angewärmte Ringer-Lösung langsam applizieren.
▶ **Körpertemperaturabhängige Maßnahmen** zusätzlich zur passiven Wiedererwärmung:
  – *Leichte Hypothermie* (Temperaturen > 34 °C): Aktive Wiedererwärmung durch heiße Getränke, Wärmflaschen und warme Decken.

– *Mäßige, tiefe und sehr tiefe Hypothermie* (Temperaturen < 34 °C): Aktive Wiedererwärmung *nur* unter Aussparung der Extremitäten: Hibler-Packung (s. o.).
► **Transport** von Patienten mit tiefer und sehr tiefer Hypothermie vorzugsweise in Kliniken mit Herz-Thorax-chirurgischer Abteilung. Möglichkeit der extrakorporalen Zirkulation bei Kreislaufstillstand!
▶ *Beachte:* Keine Therapie der Unterkühlung mit alkoholischen Getränken! Alkohol führt zur Vasodilatation und somit zur Verstärkung der Nachkühlung (s. o.).

18.17 Erfrierung

Ursache

► Lokale, schwere Unterkühlung schlecht geschützter Körperregionen.

Pathophysiologie

► Eiskristallbildung im Gewebe.
► Zellzerstörung durch Dehydratation.
● Mikrovaskuläre Störung.

Betroffene Körperregionen

► **Akren:** Zehen, Finger, Nase, Ohren.

Symptomatik

► Zunächst Schmerzen, später Anästhesie.
► Hautblässe.
► Ödeme.
► Blasenbildung.

Erfrierungsstadien

► **Erfrierung I°:** Hautblässe, Ödem; später (nach Wiedererwärmung) Hyperämie und Hautrötung.
► **Erfrierung II°:** Ödem- und Blasenbildung; Teilnekrose der Haut.
► **Erfrierung III°:** Nekrose der gesamten Hautschicht und Teilen des Subkutangewebes.
► **Erfrierung IV°:** Schwerste Vereisungen mit Zerstörung aller Gewebsschichten.

Diagnostik

► Inspektion.
► Anamnese.
► **Ausschluß einer systemischen Hypothermie** (S. 477):
– Ggf. Temperaturmessung.
– Neurologische Untersuchung.
– Puls-, Blutdruckmessung, EKG.

Therapie

► Präklinisch keine spezifische Therapie.
► Auskühlung des Patienten verhindern; ggf. Therapie der Hypothermie (S. 479).

▶ **Lagerung:** Betroffene Körperareale gepolstert lagern.
▶ **Analgesie** mit Opioiden, z. B. Morphin 5 – 10 mg i. v.
▶ **Wiedererwärmung erfrorener Körperteile:** Sobald wie möglich, z. B. durch Immersion in 38 – 40 °C warmes Wasser für 20 – 30 Minuten; dabei ausreichende Analgesie!

18.18 Elektrounfall

Ursachen

▶ Niederspannungsunfall < 1000 Volt.
▶ Hochspannungsunfall ≥ 1000 Volt.
▶ Blitzschlag.

Folgen

▶ **Primäre Stromschäden:**
– *Elektrische Schädigung:* Herzrhythmusstörungen, Kammerflimmern.
– *Thermische Schädigungen:* Verbrennungen.
▶ **Sekundäre Stromschäden:** Werden mittelbar durch primäre Schäden hervorgerufen:
– Sturz.
– Schädelhirntrauma (S. 449).
– Rückenmarkstrauma, Querschnittslähmung (S. 454).
– Frakturen (S. 440).

Niederspannungsunfälle

▶ **Häufigkeit:** Ca. 50 % aller tödlichen Stromunfälle.
▶ **Ursache:** Meist Stromunfälle im Haushalt (Haushaltsstrom: in Deutschland 230 Volt Wechselstrom):
– *Wechselstrom:* Gefährlicher als Gleichstrom; für die gleichen schädigenden Effekte sind etwa 3 – 4fach niedrigere Spannungen erforderlich.
– *Begünstigender Faktor:* Feuchte, dünne Haut mit niedrigem Hautwiderstand.
▶ **Vorwiegender Schädigungsmechanismus:** Elektrische Schäden.
▶ **Mögliche Folgen:**
– Herzrhythmusstörungen, Kammerflimmern.
– Sehr niedrige Spannungen (< 50 Volt, z. B. Batterien, Klingelstrom, Telefonanlage) sind normalerweise harmlos.

Hochspannungsunfälle

▶ **Häufigkeit:** Ca. 50 % aller tödlichen Stromunfälle.
▶ **Ursache:** Kontakt mit Hochspannungsleitungen oder Aufenthalt im Spannungstrichter bei Bodenkontakt eines Kabels (Schrittspannung; siehe Blitzschlag):
– Spannung: Bis zu 380.000 Volt.
– Bundesbahnfahrleitungen 15.000 oder 25.000 Volt.
▶ **Vorwiegender Schädigungsmechanismus:** Thermische Schäden.
▶ **Folgen:**
– *Primäre Stromschäden:* Verbrennungen, Verkohlungen, Strommarken:
  • An den Kontaktstellen.
  • Im Bereich des Stromkreises im Körper.
– *Sekundäre Stromschäden:* Muskelverkrampfungen, Frakturen.

Blitzschlag

▶ **Charakteristik:** Hochspannungsunfall (3–200 Millionen Volt Gleichstrom) mit extrem kurzer Einwirkzeit (Mikro- oder Millisekunden).
▶ **Schädigungsmechanismen, Folgen:**
  – *Direkter Blitzeinschlag:* Herzstillstand, Kammerflimmern, schwere Verbrennungen.
  – *Schrittspannung:*
    ● Blitzeinschlag in den Boden → Ausbildung eines Spannungstrichters um die Einschlagstelle herum (gleicher Effekt bei Bodenkontakt eines Hochspannungskabels).
    ● Ausbildung einer Spannungsdifferenz zwischen beiden Füßen bei Personen, die innerhalb des Spannungstrichters mit gespreizten Beinen stehen (ein Bein näher an der Einschlagstelle als das andere).
▶ **Mortalität:** Insgesamt 30–50%
▶ **Spezifische Symptome:** Farnkrautartig verzweigte sog. *Lichtenberg-Blitzfiguren* auf der Haut.

Symptomatik

▶ **Kammerflimmern:** V.a. durch Wechselstrom.
▶ **Asystolie:** V.a. durch Gleichstrom (Blitz).
▶ **Herzrhythmusstörungen** (S. 366): Bei Starkstromunfällen Möglichkeit des Auftretens noch nach 24 Stunden!
▶ **Hypotension, Schock:** V.a. bei Hochspannungsunfällen.
▶ **Hypertension:** V.a. bei Niederspannungsunfällen.
▶ Ateminsuffizienz.
▶ Bewußtseinstrübungen, Sopor, Koma.
▶ Verbrennungen (S. 468).
▶ Muskelschäden, Myoglobinämie (Crush-Syndrom, S. 467).
▶ Nierenversagen (S. 304).
▶ Knochenfrakturen (S. 440).

Diagnostik

▶ Inspektion, Anamnese.
▶ Körperliche und spezielle neurologische Untersuchung.
▶ Puls-, Blutdruckmessung, EKG, Pulsoxymetrie.

Stromrettung

▶ **Selbstschutz** beachten!
▶ **Hochspannungsunfall:**
  – Rettung nur durch Experten!
  – Vor der Rettung durch den Fachmann immer Stromkreis unterbrechen und gegen Wiedereinschalten sichern!
  – *Sicherheitsabstand beachten:* Vermeidung eines Spannungsbogens (Lichtbogens).
    ▶ *Regel für Mindestabstand:* 1 cm pro 1000 Volt → bei Hochspannungsleitung 4–5 Meter.
▶ **Niederspannungsunfall:**
  – Vor der Rettung möglichst Stromkreis unterbrechen und gegen Wiedereinschalten sichern!
  – Ggf. Kabel mit einem nicht-leitenden Stab (z. B. Holzstock) vom Patienten entfernen.

Therapie

▶ *Beachte:* Elektrounfälle sind häufig mit Verletzungen verbunden! Therapeutische Aspekte spezifischer Verletzungen bzw. des Polytraumas (S. 465) bedenken! Insbesondere bei Stürzen an Anlegen einer immobilisierenden Halskrawatte denken!

▶ **Therapie von Herzrhythmusstörungen** (S. 366):
  – *Kammerflimmern:* Sofortige Defibrillation.
  – *Asystolie:* Verlängerte Reanimationsmaßnahmen (Prognose besser als bei anderen Ursachen einer Asystolie!).
  – *Schwere, kreislaufwirksame VES:* z.B. Lidocain 50–100 mg i.v.

▶ **Sauerstoffgabe** 4–8 l/min.

▶ **Endotracheale Intubation und Beatmung:** Indiziert bei bewußtlosen und ateminsuffizienten Patienten.

▶ **Kreislaufstabilisierung:**
  – *Infusionstherapie:* Elektrolytlösungen, z.B. Ringer-Lösung 500–1500 ml i.v. oder mehr, ggf. zusätzlich Kolloide, z.B. HAES 10% 500–1000 ml oder mehr i.v.
  – *Katecholamintherapie:* Im Schock evtl. zusätzlich zur Infusionstherapie, z.B. Akrinor 0,5–2 ml i.v. oder Dopamin 5–20 µg/kg KG/min i.v.

▶ **Lagerung:** Schocklagerung; bei SHT und stabilem Kreislauf jedoch eher 30°-Oberkörperhochlagerung.

▶ **Analgesie:**
  – Opioide, z.B. Morphin 5–10 mg i.v.
  – Alternativ Ketamin 20–40 mg i.v.

▶ **Therapie bei Verbrennungen:** Siehe S. 472.

18.19 Ertrinken und Beinaheertrinken

Ursachen

▶ Badeunfälle.
▶ Pädiatrische Unfälle, z.B. Ertrinken im Gartenteich.
▶ Einbruch ins Eis, z.B. beim Schlittschuhlaufen.

Definitionen, Pathophysiologie, Folgen

▶ **Hypoxie:** Ertrinken = Ersticken unter Wasser.
  – *Beinaheertrinken:* (Partiell) reversible Hypoxie und Hypoxiefolgen (Kreislaufversagen, Atmungsversagen).
  – *Ertrinken:* Tod durch hypoxisches Herz-Kreislaufversagen.

▶ **Häufig Unterkühlung** (S. 477) aufgrund der guten Wärmeleitfähigkeit des Wassers.

▶ **Nasses Ertrinken:** Aspiration von Wasser in 90% der Fälle.

▶ **Trockenes Ertrinken:** Keine Wasseraspiration durch reaktiven Laryngospasmus in etwa 10% der Fälle.

▶ **„Zweites Ertrinken":** Entstehung eines Lungenödems nach Beinaheertrinken innerhalb von 1–2 Tagen.

▶ **Salzwasserertrinken:**
  – Schädigungsmechanismus:
    • Eindringen von hypertoner Flüssigkeit in die Alveolen.
    • Konsekutiv Einstrom intravasaler und interstitieller Flüssigkeit in die betroffenen Alveolargebiete.

– Folgen:
  - Alveoläres Lungenödem mit Verlust von Gasaustauschfläche und Ausbildung von Rechts-links-Shunts → Hypoxie!
  - Blutvolumenverminderung und Hämokonzentration nur initial und pathophysiologisch von geringer Bedeutung.

▶ **Süßwasserertrinken:**
  – Schädigungsmechanismus:
    - Eindringen hypotoner Flüssigkeit in die Alveolen.
    - Einstrom intraalveolärer Flüssigkeit aus den betroffenen Alveolargebieten in das Gefäßsystem.
  – Folgen:
    - Zerstörung des Surfactantsystems mit Alveolarkollaps, Verlust von Gasaustauschfläche und Ausbildung von Rechts-links-Shunts → Hypoxie!
    - Blutvolumenvermehrung und Hämolyse nur initial und pathophysiologisch von geringer Bedeutung.

▷ *Beachte:* Die Unterscheidung zwischen Salz- und Süßwasserertrinken ist für die präklinische Therapie unwichtig! Im Vordergrund der Gefährdung steht in beiden Fällen der Verlust von Gasaustauschfläche und die damit verbundene Hypoxieentwicklung.

Symptomatik

▶ Kalte, blasse Haut.
▶ Zyanose.
▶ Ggf. Bradykardie.

Diagnostik

▶ Inspektion, Anamnese.
▶ Temperaturmessung mit Spezialthermometer für niedrige Temperaturen.
▶ Neurologische Untersuchung.
▶ EKG.
▶ Puls-, Blutdruckmessung.
▶ Pulsoxymetrie aufgrund peripherer Vasokonstriktion meist nicht möglich.

Therapie

▶ **Retten des Patienten aus dem Wasser** schnellstmöglich und ohne Verzögerung durch CPR-Maßnahmen im Wasser.
▷ *Beachte:* Bei Verdacht auf HWS-Verletzung (Unfallhergang: Kopfsprung in flaches Wasser) Vermeidung von Kopfbewegungen, besonders Anteflexion; Stabilisierung des Halses mit einer immobilisierenden Halskrause (z. B. Stiff-Neck).
▶ **Respiratorische Therapie:** Sauerstoff 4–8 l/min (möglichst 100 %), ggf. rechtzeitige Intubation und Beatmung.
  ▷ *Beachte:*
  – Kein „Ausschütteln des Patienten".
  – Ggf. endobronchiales Absaugen nach Intubation.
  – Beatmung am besten mit moderatem PEEP (5–10 mbar).
  – Magensonde (meist prall gefüllter Magen durch verschlucktes Wasser).
▶ **Kreislaufstabilisierung:**
  – *Infusionstherapie:* Kolloide und/oder Elektrolytlösungen. Z. B. Ringerlösung 500–1500 ml i. v., ggf. plus Kolloide wie HAES 500–1000 ml i. v.
  – *Katecholamintherapie:* Im Schock evtl. zusätzlich zur Infusionstherapie, z. B. Dopamin 5–20 μg/kg/min.
  – Ggf. CPR.

▶ **Lagerung:** Flach.
▶ **Therapie einer begleitenden Hypothermie:** Siehe S. 479.
▶ **Umstrittene Maßnahme** ohne erwiesene Effektivität: Kortikosteroide, z. B. Dexamethason 100 mg i. v.
▣ *Beachte:* Transport ins Krankenhaus und 48 h Intensivüberwachung in jedem Fall, auch bei initial günstigem Verlauf.

18.20 Tauchunfälle

Formen und Ursachen

▶ **Unfälle in der Kompressionsphase** (zunehmender Druck/beim Abtauchen): Notfallmedizinisch ohne besondere Bedeutung, z. B. Trommelfellruptur: HNO-ärztlicher Notfall ohne Vitalbedrohung.
▶ **Unfälle in der Isopressionsphase** (gleichbleibender Druck): In erster Linie atemgasbedingte Störungen.
  – *Tiefenrausch:* Ursache: Anstieg des Stickstoffpartialdrucks in stickstoffhaltigen Atemgasgemischen (Luft, Nitrox). Symptome (bei Luftatmung ab ca. 30 m Tiefe): Verminderung des Urteilsvermögens, Euphorie, Panik, Bewußtlosigkeit (lachgasähnliche Effekte).
  – *Sauerstofftoxizität:* Bei Verwendung von sauerstoffangereicherten Gasgemischen (Nitrox). Ursache: Anstieg des Sauerstoffpartialdrucks >1200 mmHg (1,6 bar). Symptome: Faziale Zuckungen, Zittern, Übelkeit, Krämpfe, Grandmal-Anfall, Bewußtlosigkeit.
  – *Kohlenmonoxidvergiftung:* Bei fehlerhaft befülltem Atemgerät, s. S. 533.
  – *Kohlendioxidvergiftung:* Ursachen: Fehlerhaft befülltes Atemgerät, zu niedriges AMV durch willentliche Minderatmung (Sparatmung) oder alveoläre Minderventilation (turbulente Atemgasströmung in den kleinen Atemwegen bei großer Tiefe und Anstrengung, sog. Essoufflement). Symptome: Lufthunger, Kopfschmerzen, Übelkeit, Erbrechen, panikartiges Auftauchen (Gefahr der Lungenüberblähung), u. U. Bewußtlosigkeit.
  ▣ *Beachte:* Individuelle Erkrankungen können beim Tauchen zu internistischen Notfällen führen, v. a. Herzinfarkt, Hypoglykämie, Asthmaanfall, ischämische Insulte. Unfälle in der Isopressionsphase imponieren in der Regel als Ertrinken/Beinaheertrinken (S. 483).
▶ **Unfälle in der Dekompressionsphase** (abnehmender Druck/beim Auftauchen): Dekompression Sickness (DCS) und Lungenüberdruckbarotrauma (s. u.).
▶ **Ertrinken** (s. S. 483), **Verletzungen**, z. B. durch Meerestiere oder Boote.

Pathophysiologie

▶ Mit zunehmender Tauchtiefe steigen die Umgebungsdrücke, dadurch Partialdruckerhöhung der Atemgase.
▶ Rasche Druckänderungen beim Ab- und Auftauchen, dadurch Kompression bzw. Dekompression luftgefüllter Hohlräume im Körper.
▶ Inertgasaufsättigung der Gewebe (i. d. R. Stickstoff als Inertgas), bei zu rascher Entsättigung dann Ausperlen von Inertgas.

Dekompressionskrankheit (DCS)

▶ **Ursache:** Zu rasches Auftauchen ohne Einhalten der Dekompressionszeiten nach längeren und/oder tiefen Tauchgängen. Kommt vor bei Tauchern, Arbeitern von

Druckluftbaustellen (z.B. Tunnel- und U-Bahnbau), Beschäftigten in Luft- und Raumfahrt (frühere Bezeichnung: Caisson-Krankheit).

▶ **Pathophysiologie:** Abfall des Umgebungsdrucks beim Auftauchen → Ausperlen des während des Tauchens vermehrt in den Körpergeweben aufgesättigten Inertgases (bei Tauchen mit Luft: Stickstoff).

▶ **Folge:** Gasblasenbildung im Gewebe, intravasal (v.a. venöse Strombahn).

▶ **Sonderfall PFO:** Bei offenem Foramen ovale arterielle Gasembolie (s.u.).

▶ **Symptomatik:** Zeit bis zum Auftreten der Symptome: Minuten bis Stunden.
  – *DCS Typ 1*: Hautsymptome ("Taucherflöhe"): Juckreiz, punktförmige Rötungen, Schwellung, Marmorierung der Haut. Muskel- und Gelenkschmerzen ("Bends"): V.a. Große Gelenke (belastungsabhängig). Evtl. Müdigkeit, Apathie. Geschwollene, druckdolente Lymphknoten (selten).
  – *DCS Typ 2*: Zusätzlich neurologische und/oder pulmonale Symptomatik: Schwindel und Erbrechen, Hör-, Seh- und Sprachstörungen, gestörte Muskelkoordination ("Staggers"). Sensibilitätsstörungen, Paresen, Paraplegie (oft ab Nabel abwärts). Blasen- und Mastdarmschwäche. Akute Dyspnoe ("Chokes") mit Brustschmerz, Husten, Erstickungsgefühl. Bei paradoxer Embolie (PFO, s.o.) auch Halbseitensymptomatik möglich.

▶ **Diagnostik:**
  – Anamnese, Sicherstellen von Tauchcomputer/Tauchgangsdaten. Langer und/oder tiefer Tauchgang > 20 m? Hautveränderungen, auffällige Lymphknoten? Pneumothorax? Lungenödem? Neurologischer Status.
  – Puls- und Blutdruckmessung, Pulsoxymetrie.

▶ **Präklinische Therapie:**
  – *Sauerstoffzufuhr:* Wichtigste Therapiemaßnahme. Beschleunigt Inertgas-elimination, verkleinert Gasblasen (Schaffung von Diffusionsgradienten). Möglichst 100% Sauerstoff so rasch wie möglich ohne Pausen bis zum Erreichen einer Therapiedruckkammer, mindestens aber über 45 Minuten.
  – *Flüssigkeitszufuhr:* Nach dem Tauchen Hypovolämie, Volumendefizit von ca. 1,5 l durch vermehrte Abgabe (Taucherdiurese, trockene Atemgase). Kristalloide, glukosefreie Lösungen, z.B. Ringer-Lösung. Dosierung: 1000 ml/h i.v. über 2 Stunden, dann ca. 1,5 ml/kgKG/h.
  – *Intubation und Beatmung* mit 100% Sauerstoff: Bei drohender oder manifester Ateminsuffizienz (massive Dyspnoe, Hypoxie, $pSaO_2 < 85-90\%$).
  – Ggf. zusätzlich Keislaufstabilisierung mit Katecholaminen, z.B. Akrinor 0,5–2 ml i.v., oder Dopamin 5–20 µg/kgKG/min. Ggf. CPR.
  – *Analgesie:* NSAID, z.B. ASS bis 1 g i.v. oder p.o. Opioid-Gabe nur, wenn unabdingbar und nach sorgfältiger Dokumentation der neurologischen Befunde, z.B. Morphin 5–10 mg i.v.
  – *Umstrittene Maßnahmen:* Thrombozytenaggregationshemmer (ASS 0,5–1 g i.v.) als spezifisches Therapeutikum, Kortikosteroide, z.B. Dexamethason 100 mg i.v., Lidocain 1,5 mg/kg KG i.v. als Bolus.

▶ **Transport und weiterführende Therapiemaßnahmen:**
  – *HBO:* Schnellstmögliche Rekompression und hyperbare Sauerstofftherapie in nächster einsatzbereiter Therapiedruckkammer (Telefonnummern s. Anhang).
  – *Transport:* Möglichst erschütterungsfrei. Bei Lufttransport im Flugzeug: Höchstmöglicher Kabinendruck; im Hubschrauber max. Flughöhe 300 m (jede weitere Druckreduktion führt zur Symptomverschlechterung).

▶ **Beachte:** Bei bewußtlosen und/oder beatmeten Patienten und Druckkammerbehandlung an Parazentese bds. denken, ggf. Tubus-Cuff mit Wasser blocken. Bei Patienten mit Pneumothorax mit dem Auftreten eines Spannungspneumothorax während der Dekompression rechnen!

...ungenüberdrucktrauma

- **Ursache:** Rasches Auftauchen auch aus geringer Tiefe mit inadäquater Ausatmung (Luftanhalten beim Auftauchen, Air-Trapping-Mechanismen).
- **Pathophysiologie:** Ausdehnung der Luft in der Lunge bei nachlassendem Umgebungsdruck. Entwicklung eines relativen Überdrucks in der Lunge mit Lungenüberdehnung und Parenchymverletzung.
  - ▣ *Beachte*: Relativ geringe Überdrücke reichen aus, Auftreten daher auch im Schwimmbad (z. B. Training von Tauchgruppen) möglich! Auftreten unabhängig von Tauchzeit und -tiefe.
- **Folgen:** (Spannungs-)pneumothorax, Mediastinalemphysem. AGE: Arterielle Gasembolie (bzw. Luftembolie). Grundsätzlich Embolisation aller Endstromgebiete möglich, z. B. des Herzens. CAGE: Cerebrale arterielle Gasembolie, in den hirnversorgenden Arterien mit Symptomatik wie Apoplex. Häufig!
- **Symptomatik:** (Spannungs-)pneumothorax (S. 458): Dyspnoe, Thoraxschmerz, Hypotension, Zyanose, obstruktiver Schock. Mediastinalemphysem: Brustschmerz, Hals-/Schulterschwellung, „Schneeballknistern" bei Palpation, Schluckbeschwerden. AGE der Koronararterien (selten): Symptome wie Myokardinfarkt (S. 275). CAGE (häufiger): Symptomatik wie bei Apoplex (S. 305): Verwirrtheit, Bewußtseinsstörungen, neurologische Ausfälle bis zur Halbseitensymptomatik, Bewußtlosigkeit, Krampfanfälle.
- **Diagnostik:** Anamnese, Sicherstellen von Tauchcomputer/Tauchgangsdaten (Auftreten jedoch unabhängig von Tauchtiefe und -zeit). Untersuchung: Hautemphysem? Pneumothorax? Neurologische Untersuchung. Puls- und Blutdruckmessung, Pulsoxymetrie.
- **Therapie:**
  - *Respiratorische Therapie und Kreislaufstabilisierung*: Sauerstoff 4 – 8 l/min., besser 100 %. Intubation und Beatmung bei Bewußtlosigkeit, Dyspnoe, Hypoxie, $pSaO_2 < 85 - 90$ %. Infusionstherapie mit Elektrolytlösungen, z. B. Ringerlösung 500 – 1500 ml i. v. Katecholamintherapie im Schock evtl. zusätzlich z. B. Dopamin 5 – 20 µg/kg/min. Ggf. CPR.
  - *Antikonvulsive Therapie:* Zerebraler Krampfanfall (bei CAGE, häufig sehr therapieresistent): Z. B. Diazepam 5 – 20 mg i. v., bei Versagen Thiopental (Trapanal) 5 mg/kg KG; Intubationsbereitschaft, Blutdruckabfall möglich.
  - Therapie des (Spannungs)pneumothorax (S. 460), Analgesie mit Opioiden, z. B. Morphin 5 – 10 mg i. v.
  - *Weiterführende Therapie*: Druckkammerbehandlung (s. DCS S. 486).
  - ▣ *Beachte:* Patienten mit Pneumothorax: Vor Druckkammerbehandlung: Entlastung und Dainageanlage! (Gefahr: Entwicklung eines Spannungspneumothorax während der Dekompression).

18.21 Strahlenunfall

Ursachen

- Reaktorunfall.
- Unfall beim Transport radioaktiver Substanzen.
- Unfall in medizinischen oder industriellen (Forschungs)einrichtungen.

Formen

▶ Ganzkörperbestrahlung.
▶ Teilkörperbestrahlung.
▶ Kontamination mit Radionukliden.
▶ Inkorporation von Radionukliden.

Strahlungsarten

▶ Siehe auch Abb. 154.
▶ **α-Strahlen** (Heliumkerne): Sehr kurze Reichweite (Zentimeter); geringes Durchdringungsvermögen.
▶ **β-Strahlen** (Elektronen): Kurze Reichweite (Meter).
▶ **γ- und Röntgenstrahlen** (Photonen): Starkes Durchdringungsvermögen.

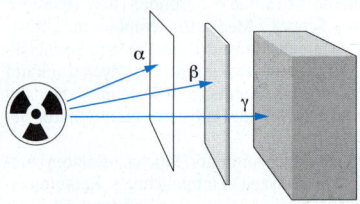

Abb. 154 · Durchdringungskraft von Strahlen: α-Strahlen-Absorption durch ein Blatt Papier (1); β-Strahlen-Absorption durch 4 mm starkes Aluminiumblech (2); γ-Strahlen-Absorption durch Bleiplatten oder Betonwände (3).

Strahlendosis

▶ **Maßeinheit der Äquivalentdosis:** 1 Sievert (Sv) = 100 rem.
▶ **Schwellendosis** für das Auftreten von Spätschäden nicht bekannt.
▶ **Ab 0,5 – 1 Sv:** Auftreten von Frühschäden.
▶ **Ab 3 – 6 Sv:** Lebensgefahr.

Schädigungsfaktoren

▶ Art der Strahlung.
▶ Strahlendosis.
▶ Zeitdauer der Strahlungseinwirkung.
▶ Bestrahlte Körperareale.

Folgen

▶ Schädigung der Haut und des Magen-Darm-Traktes.
▶ Gewebszerfall, Anämie, Leukämie, Karzinomentstehung.
▶ ◲ *Beachte:* Blutbildungssystem und Gastrointestinaltrakt sind besonders strahlungssensibel!

Akutes Strahlensyndrom: Symptomatik

▶ Hautrötung.
▶ Übelkeit, Erbrechen.
▶ Kopfschmerzen.
▶ Verwirrtheit.
▶ **Distributiver Schock** (S. 351) bei hohen Strahlendosen: Kapillarlecksyndrom, Vasoparalyse; stets tödlicher Verlauf!

▶ **Laborchemisch** (in der Klinik): Lymphopenie, Granulozytopenie, Thrombozytopenie, Anämie.

Stadien und Phasen des Strahlenschadens

▶ **Prodromalstadium (akute Phase):** Übelkeit, Erbrechen. Dauer: Stunden bis Tage.
▶ **Latente Phase:** Verschwinden der Akutphasesymptome; Wohlbefinden und Euphorie. Dauer: Tage bis Wochen.
▶ **Manifeste Erkrankung:** Nach 3–4 Wochen Auftreten von Durchfall, Erbrechen, Blutung, Infektionen, Haarausfall.
▶ **Erholungsphase:** Dauer: Monate.

Vorgehen

▶ Stets Alarmierung der Feuerwehr!
▶ Stets Information der Krankenhäuser!
▶ **Selbstschutz:**
  – Handschuhe.
  – Schutzkleidung.
  – Brille.
  – Mundschutz.
▶ *Beachte:*
  – Das Rettungspersonal ist nicht verpflichtet, sich in unzumutbare Gefahr zu begeben! Bei Großunfällen oder Reaktorkatastrophen außerhalb der Zone der akuten Gefährdung bleiben!
  – Von Patienten mit Strahlenschäden nach Ganz- oder Teilkörperbestrahlung mit γ- oder Röntgenstrahlen bei begrenzten Strahlenunfällen geht (nach Stoppen der Strahlungsquelle) keine Gefahr aus!
  – Von mit Radionukliden kontaminierten Patienten geht bei Beachtung adäquater Selbstschutzmaßnahmen ebenfalls keine wesentliche Gefahr aus!

Diagnostik

▶ **Anamnese:** Unfallhergang.
▶ **Inspektion:** Hautrötung?
▶ Puls-, Blutdruckmessung.
▶ EKG.

Therapie

▶ **Vitalfunktionsstabilisierung**, wenn erforderlich.
▶ **Kontaminationsunfälle:** Sofortige Dekontamination der Haut:
  – Alle Kleider entfernen.
  – Gründliche Hautreinigung.
  ▶ *Beachte:* Radioaktive Kontaminationen sind selten akut lebensbedrohlich!
▶ **Ingestionsunfälle:** Sofortige Eliminationsmaßnahmen (siehe Intoxikationen, S. 493):
  – Provokation von Erbrechen.
  – Magenspülung.
▶ **Keine spezifische Therapie** möglich.

19 Akute Intoxikationen

19.1 Allgemeine Aspekte und Diagnostik

Definition

▶ **Intoxikation (Vergiftung):** Schädliche Einwirkung von Substanzen auf den Organismus.

Giftstoffe

▶ **Genußgifte:** z. B. Alkohol, Nikotin.
▶ **Rauschdrogen:** z. B. Heroin, Kokain, LSD, Ecstasy.
▶ **Pharmaka:** z. B. Überdosierungen von Antidepressiva, β-Blockern, Digitalisglykosiden, Kalziumkanal-Blockern.
▶ **Chemische Gifte:** z. B. Insektizide, Herbizide, Lösungsmittel, Abgase.
▶ **Natürliche Gifte:** Pflanzliche, tierische und bakterielle Gifte.
▶ Die **Anzahl der möglichen Giftstoffe** ist unüberschaubar: Allein industriell werden z. Zt. etwa 500.000 potentiell giftige Substanzen verwendet.
▶ **Häufige Vergiftungen mit tödlichem Ausgang:**
  – Kohlenmonoxidvergiftung.
  – Rauschdrogenüberdosierung.
  – *Medikamentenüberdosierung:* Antidepressiva, Analgetika, kardiozirkulatorische Pharmaka (Digitalis, β-Blocker), Schlafmittel (Barbiturate), Asthmamedikamente (Theophyllin).

Ursachen

▶ Suizid, Suizidversuch; vor allem bei Erwachsenen (s. u. und S. 313).
▶ Verwechselungen oder versehentliche Einnahme; häufig bei Kindern.
▶ Versehentliche Überdosierung von Pharmaka oder Rauschdrogen.
▶ Lebensmittelvergiftung.
▶ Gewerbliche Vergiftungen.
▶ Unfälle (Hausbrand etc.).
▶ Mord, Mordversuch.

Giftaufnahme

▶ **Oral (Ingestion):** Mit ca. 80% weitaus häufigste Form der Giftaufnahme. Primäre Giftelimination prinzipiell möglich: Kohleapplikation, Erbrechen, Magenspülung (S. 493).
▶ **Pulmonal (inhalativ):** Häufigkeit ca. 5%; z. B. Kohlenmonoxid, Rauchgas, Schnüffeln von Lösungsmitteln.
▶ **Perkutan bzw. transdermal:** Häufigkeit ca. 10%; in etwa der Hälfte der Fälle sind die Augen mitbetroffen; z. B. Kontamination mit Säuren, Laugen, Insektiziden. Dekontamination (s. u.) indiziert!
▶ **Intravenös:** Insgesamt weniger als 1%; üblich für Morphium, Heroin.

Suizid(versuch) durch Gifteinnahme

▶ **Häufigkeit:** 70–90% aller Vergiftungen.
▶ **Häufig in suizidaler Absicht verwendete Substanzen** (siehe auch S. 313):
  – Trizyklische Antidepressiva.
  – Benzodiazepine.
  – Paracetamol.
  – Acetylsalicylsäure.
  – Kohlenmonoxid (Autoabgase).
▶ **Häufig Mischintoxikationen** (ca. 50% der Fälle)!
▶ **Gängige Kombination:** Alkohol plus 1 oder mehrere der o. g. Substanzen.

Vergiftungssymptomatik

▶ Meist unspezifisch.
▶ **Bewußtseinsstörung:** Häufigstes Symptom schwerer Vergiftungen.
  – *Somnolenz, Sopor, Koma:* z. B. bei Barbituraten, Benzodiazepinen, Opioiden, Alkohol.
  – *Verwirrtheit, Delir:* z. B. bei Halluzinogenen, Kokain.
▶ **Störungen des Herz-Kreislaufsystems:**
  – *Hypotension:* z. B. bei Alkohol, Barbituraten, β-Blockern, Opioiden.
  – *Hypertension:* z. B. bei Amphetaminen, Kokain, Ecstasy.
  – *Bradykardie:* z. B. bei β-Blockern, Insektiziden, Opioiden.
  – *Tachykardie:* z. B. bei Amphetaminen, Kokain, Theophyllin, trizyklischen Antidepressiva, Ecstasy.
▶ **Störungen der Atmung:**
  – *Hyperventilation:* z. B. bei Amphetaminen, Ecstasy.
  – *Hypoventilation:* z. B. bei Alkohol, Barbituraten, Benzodiazepinen, Opioiden.
  ▶ *Merke:*
    • Hypoventilation führt unter Raumluftatmung immer zur Hypoxie!
    • Hypoventilation und Atemstillstand sind die häufigsten präklinischen Todesursachen bei Vergiftungen.
    • Opioide verringern typischerweise vor allem die Atemfrequenz mit variablem Einfluß auf die Atemtiefe.
    • Benzodiazepine, Barbiturate und Alkohol verringern typischerweise vor allem die Atemtiefe ohne wesentlichen Einfluß auf die Atemfrequenz.
▶ **Störungen der Temperaturregulation:**
  – *Hyperthermie:* z. B. bei Amphetaminen, trizyklischen Antidepressiva, Ecstasy.
  – *Hypothermie:* z. B. nach prolongiertem Aufenthalt im Freien nach Intoxikaton mit Alkohol, Barbituraten, Benzodiazepinen, Opioiden.
▶ **Symptome in Abhängigkeit von Qualität (Art) und Quantität** der eingenommenen Gifte:
  – *Eher dämpfend wirkende Gifte:* Somnolenz, Sopor und Koma.
  – *Eher stimulierend wirkende Gifte:* Schwitzen, Verwirrtheit, Psychosen, Krämpfe, später Koma.
▶ **Charakteristische Vergiftungssymptome** mit mehr oder weniger großer Spezifität bei ca. 5% der Vergiftungen. z. B.:
  – *Alkoholgeruch:* Alkoholvergiftung.
  – *Bittermandelgeruch:* Zyanidvergiftung.
  – *Kirschrote Hautfarbe:* Kohlenmonoxidvergiftung.
  – *Stecknadelkopfgroße Pupillen:* Opioidintoxikation.
  – *Blasenbildung auf der Haut:* Barbituratintoxikation.

Allgemeine Schweregradeinteilung der Vergiftungssymptomatik

- ► **Vergiftung mit sedierenden Substanzen:** z.B. Alkohol, Barbiturate, Benzodiazepine, γ-Hydroxy-Buttersäure, Lösungsmittel, Opioide, Sympatholytika (Clonidin, β-Blocker).
  - *Grad 1:* Somnolenz, Lethargie.
  - *Grad 2:* Sopor oder Koma Grad I, Bradykardie, Hypotension.
  - *Grad 3:* Koma Grad II, Atemdepression.
  - *Grad 4:* Koma Grad III–IV.
- ► **Vergiftung mit stimulierenden Substanzen:** z.B. Amphetamine, Antidepressiva, Ecstasy, Halluzinogene, Koffein, Kokain, Theophyllin.
  - *Grad 1:* Schwitzen, Übererregbarkeit, Tremor, Mydriasis.
  - *Grad 2:* Verwirrtheit, Fieber, Hypertension, Tachykardie.
  - *Grad 3:* Exogene Psychose, Delir, Tachyarrhythmie.
  - *Grad 4:* Krämpfe, Schock, Koma.
- ▷ *Beachte!* Ähnliche Symptome wie bei der Intoxikation mit stimulierenden Giften werden beobachtet beim **Entzug** von dämpfend wirkenden Substanzen wie Alkohol, Barbituraten, Benzodiazepinen, β-Blockern, Clonidin, Opioiden.

Diagnostische Hinweise auf eine Vergiftung

- ► **Anamnese:**
  - Ggf. Aussage des Patienten selbst.
  - Angaben von Zeugen, Angehörigen oder Bekannten.
- ► **Äußere Umstände:**
  - Herumliegende Spritzen oder Medikamentenschachteln.
  - Abschiedsbriefe.
- ► Spezifische oder unspezifische Vergiftungssymptome, Symptomkonstellation (s.o.).
- ► Unklare Todesursache.

Diagnostik

- ► Anamnese.
- ► Inspektion (Haut, Pupillen).
- ► Blutdruckmessung.
- ► EKG.
- ► **Sauerstoffsättigung:** Cave! Pulsoxymetrische Fehlmessungen (falsch hohe Sättigungen) bei Intoxikationen mit Kohlenmonoxid und Methämoglobinbildnern (S. 49).
- ► **Blutzuckeruntersuchung:** Bei allen unklaren Bewußtseinsstörungen und Krampfanfällen!
- ► **Asservierung** von Medikamenten, Drogen oder Giftbehältnissen sowie präklinisch gewonnener Körpersekrete bei Verdacht auf eine Intoxikation!
- ▷ *Giftinformationszentralen* (siehe Anhang): Bei Einnahme von Substanzen unklarer Toxizität oder Unsicherheit in Diagnose und Therapie: Telefonische Nachfrage bei Giftinformationszentrale, z.B. Berlin ☎ 030/19240.
- ► **In der Klinik:** Giftnachweis in Blut, Urin oder Mageninhalt.

19.2 Allgemeine Therapie

Basistherapie

▶ **Sauerstoffgabe** 4–8 l/min (Vorsicht bei Herbizidvergiftung).
▶ **Atemwegsmanagement:**
  – Freimachen und -halten der Atemwege.
  – Ggf. Intubation und Beatmung.
▶ **Kreislaufstabilisierung**, wenn erforderlich, mit Infusionstherapie, Katechol-aminen, Vasodilatatoren, Antiarrhythmika.
▶ **Antikonvulsive Therapie** bei Krampfanfällen
▶ **Sedierung/antidelirante Therapie** bei Erregungszuständen.
▶ Ggf. **CPR:** Fortsetzung der CPR bei Vergiftungen u. U. länger als sonst, v. a. bei Ver-giftungen mit Barbituraten, Benzodiazepinen, β-Blockern und begleitender Hypo-thermie.
▶ **Besonderheiten bei einigen Vergiftungen:**
  – Erhöhter *Selbstschutz* (Insektizidvergiftung, Rauchgasvergiftung).
  – Maßnahmen der *Giftelimination* anschließen (s. u.).
  – *Antidote* geben (s. u.).
▶ **◀ Beachte:**
  – Die Basistherapie der Vergiftungen unterscheidet sich prizipiell nicht von der Versorgung anderer Notfälle.
  – Die allermeisten Vergiftungen lassen sich präklinisch und klinisch durch die o. g. supportiven Maßnahmen allein erfolgreich therapieren!
  – Vergiftungsspezifische Maßnahmen wie Dekontamination und Giftelimination sind präklinisch nur bei relativ wenigen lebensbedrohlichen Vergiftungen indi-ziert.
  – Spezifische Antidote (S. 497) sind nur in ca. 5 % der Vergiftungen indiziert!

Dekontamination

▶ **Definition:** Entfernung von auf der Haut oder äußeren Schleimhaut befindlichen Giftstoffen.
▶ **Indikation:** Kontamination der Haut mit Giftstoffen oder Ätzstoffen, insbeson-re wenn eine transdermale Resorption oder lokale Schädigung stattfinden kann.
▶ **Vorgehen:**
  – *Entfernen aller Kleidungsstücke*, die mit dem Giftstoff kontaminiert sein können.
  – *Abspülen der Haut* mit reichlich Wasser, evtl. auch mit Seife.
  – Ggf. ausführliches *Spülen der Augen* mit Wasser oder Kochsalzlösung.

Giftelimination: Übersicht

▶ **Primäre Giftelimination:**
  – *Definition:* Entfernung oder Neutralisation (Adsorption) eingenommener Gift-stoffe noch vor der Resorption aus dem Magen-Darm-Trakt.
  – *Indikation:* Schwere Vergiftungen (< 5 % aller Vergiftungen, s. u.).
  – *Formen:*
    • Induziertes Erbrechen (S. 494).
    • Magenspülung (S. 495).
    • Kohleapplikation („Universalantidot", S. 495).
▶ **Sekundäre Giftelimination:**
  – *Definition:* Entfernung eingenommener Giftstoffe aus dem Körper nach Ein-dringen in die Blutbahn.

– *Indikation:* Schwere Vergiftungen ($<5\%$ aller Vergiftungen, s. u.), selten präklinisch.
– *Formen:*
  • Forcierte Diurese (S. 496).
  • Induzierte Diarrhoe (s. u.).
  • Hyperventilation (forcierte Ventilation, S. 497).
▶ **Indikation zur präklinischen Giftelimination:** Lebensbedrohliche Vergiftungen mit hochtoxischen Substanzen. Wichtige Beispiele:
– *Insektizide:* Organophosphate, z. B. E 605.
– *Herbizide:* Dipyridiniumverbindungen, z. B. Paraquat und Diquat.
– *Zyanide:* HCN, KCN, NaCN.
– *Digitalisglykoside* in größeren Mengen.
– β-*Blocker* in größeren Mengen.
– *Trizyklische Antidepressiva* in größeren Mengen.
– Knollenblätterpilze.

Induziertes Erbrechen

▶ **Prinzip:** Elimination oral aufgenommener Gifte noch vor der Resorption.
– Sinnvoll innerhalb von 2 – 4 Stunden nach Giftaufnahme.
– Entleerung von ca. 50% des Mageninhalts.
– *Reduktion der resorbierten Giftmenge* um 30 – 70% bei Erbrechen 5 Minuten nach Giftaufnahme und 2 – 45% 30 Minuten nach Giftaufnahme.
– Effektivität geringer als bei Magenspülung und/oder Kohleapplikation.
– Nutzen im Verhältnis zu den Gefahren (s. u.) in vielen Fällen umstritten; routinemäßige Durchführung nicht indiziert.
▶ **Methoden:**
– Verabreichung von *Ipecacuanha-Sirup:*
  • Bevorzugtes Emetikum bei Kindern.
  • Weniger zuverlässige Wirkung bei Erwachsenen.
  • Vorgehen und Dosierung s. u.
– Verabreichung von *Apomorphin:*
  • Stark emetisch wirkendes Opioid mit zentralnervös dopaminerger Wirkung.
  • Antagonisierung der Apomorphinwirkung mit Naloxon möglich (S. 498).
  • Bevorzugtes Emetikum bei Erwachsenen.
  • Nicht bei Kleinkindern anwenden!
  • Unerwünschte Wirkungen: Hypotension, Kreislaufdepression, unstillbares Erbrechen.
  • Vorgehen und Dosierung s. u.
– *Mechanische Reizung der Rachenhinterwand* („Finger in den Hals stecken"): Unzuverlässiges Verfahren.
– *Trinken gesättigter, hypertoner Kochsalzlösung:* Wegen Gefahr der Kochsalzintoxikation im professionellen Rettungsdienst obsolet!
▶ **Gefahren:** Aspiration von (toxisch kontaminiertem) Mageninhalt → Pneumonie, respiratorische Insuffizienz, Hypoxie.
▶ **Kontraindikationen:**
– Ingestion von Säuren oder Laugen.
– Ingestion von Schaumbildnern (Waschpulver, Spülmittel).
– Ingestion von Petroleum.
▶ **Voraussetzungen:**
– Patient wach.
– Vitalfunktionen stabil.
– Schluck- und Hustenreflexe intakt.

▶ **Vorgehen:**
  – Verabreichung von *Ipecacuanha-Sirup:*
    • Dosierung: Kinder 10 – 20 ml p.o., ggf. Erwachsene 30 ml p.o.
    • Eintritt von Erbrechen nach ca. 10 – 20 Minuten.
  – Verabreichung von *Apomorphin:*
    • Therapie und Vermeidung eines Blutdruckabfalls: Ggf. Vasopressor (Katecholamine) verabreichen oder von vornherein mit Vasopressor kombinieren; meist wird das sonst eher selten verwendete α-Mimetikum Norfenefrin (Novadral) im Gewichtsverhältnis 1 : 1 empfohlen.
  – Dosierung: Apomorphin 0,1 mg/kg KG (5 – 10 mg) i.m. oder s.c., evtl. kombiniert mit Norfenefrin 0,1 mg/kg KG (5 – 10 mg) i.m. oder s.c.
  – Eintritt von Erbrechen nach ca. 10 Minuten.

Magenspülung

▶ **Prinzip:** Elimination oral aufgenommener Gifte noch vor der Resorption.
  – Gelegentlich effektiver, jedoch aufwendiger als induziertes Erbrechen.
  – *Reduktion der resorbierten Giftmenge* um 55 – 85 % bei Magenspülung 5 Minuten nach Giftaufnahme, ca. 30 % 30 Minuten danach und ca. 10 % 60 Minuten danach.
  – Nutzen im Verhältnis zu den Gefahren (s.u.) in vielen Fällen umstritten; routinemäßige Durchführung nicht indiziert.
▶ **Gefahren:**
  – Aspiration von (toxisch kontaminiertem) Mageninhalt in bis zu 10 % der Fälle!
  – Verletzungen von Mund, Ösophagus und Magen.
  – Atemwegsverlegung.
▶ **Kontraindikationen für das blinde Einführen einer Magensonde:** Ingestion von Säuren oder Laugen (Gefahr der iatrogenen Ösophagusruptur) sowie Petroleum.
▶ **Vorgehen:**
  – Komatöse und somnolente Patienten ohne sichere Schluckreflexe vorher intubieren! Ggf. Narkose einleiten.
  – Linksseitenlage.
  – Einführen einer großlumigen Magensonde (S. 134).
  – Jeweils mit ca. 500 ml (5 – 7 ml/kg KG) Wasser spülen und Flüssigkeit aus dem Magen in einen Eimer zurücklaufen lassen.
  – Spülvorgang wiederholen, bis die in einen Eimer zurücklaufende Flüssigkeit klar ist (insgesamt meist ca. 20 Liter).
  – Flüssigkeitsprobe asservieren!
  – Im Anschluß an die Magenspülung meist Kohleinstillation (s. u.), meist zusammen mit einem Laxans.

Kohle (Aktivkohle, Carbo medicinalis)

▶ **Prinzip:** Adsorption oral aufgenommener Gifte noch vor der Resorption.
▶ **Indikation:** Praktisch alle Vergiftungen („Universalantidot"), insbesondere lebensbedrohliche Vergiftungen mit Indikation zur präklinischen Elimination.
▶ **Wirkung, Wirkungsweise:**
  – *Universaladsorbens* aufgrund großer Oberfläche: 1 g Kohle bindet bis zu 2 g Giftstoff.
  – Adsorption von ca. 90 % der meisten Gifte im Magen-Darm-Trakt.
  – *Reduktion der Giftresorption* um ca. 80 % bei Kohleapplikation 5 Minuten nach Giftaufnahme, ca. 60 % 30 Minuten später, und ca. 30 % 60 Minuten später.

– Generiert durch intraluminare Giftbindung außerdem einen Gradienten zwischen Giftkonzentration in Blut und Darmlumen.
– Dadurch z. T. auch Elimination bereits resorbierter oder primär parenteral verabreichter Giftstoffe möglich (sog. „gastrointestinale Dialyse").

▶ **Anwendungshinweise und Kommentare:**
– *Gut wirksam* z. B. bei Antidepressiva, Barbituraten, Benzodiazepinen und Theophyllin.
– *Mäßig wirksam* z. B. bei ASS, Paracetamol, Zyaniden.
– *Schlecht wirksam* bei Alkoholen.
– *Großzügige Indikationsstellung*, auch zur repetitiven Gabe.

▶ **Kontraindikationen:** Grundsätzlich keine; jedoch Zurückhaltung bei Intoxikationen mit Säuren und Laugen, da Verschlechterung der endoskopischen Bedingungen.

▶ **Gefahren:** Gefahr des Lungenversagens bei Kohleaspiration!

▶ **Vorgehen:**
– Kohleinstillation vor Magenspülung/Erbrechen, nach Magenspülung/Erbrechen oder anstelle von Magenspülung/Erbrechen sowie repetitiv möglich.
– *Applikation* beim wachen Patient p.o., beim komatösen Patienten über eine Magensonde.
– *Dosierung:* Aktivkohle 0,5 – 1 (– 2) g/kg KG (50 – 100 g) suspendiert in ca. der 7 – 10fachen Menge Wasser: 4 – 20 ml/kg KG (0,3 – 1 l).

Forcierte Diurese und pH-Manipulation des Urins

▶ **Forcierte Diurese:**
– *Definition:* Induktion einer Diurese von 250 – 500 ml/h oder mehr.
– *Vorgehen:*
  • Furosemid 10 – 40 mg repetitiv oder 5 – 40 mg/h kontinuierlich i. v.
  • Zusätzlich ausreichende Flüssigkeits- und Kochsalzzufuhr, z. B. Ringer-Lösung oder NaCl 0,9 % 250 – 500 ml/h oder mehr.
– *Effektivität:* Vergleichsweise gering:
  • Ineffektiv zur Elimination von Substanzen mit hoher Proteinbindung wie z. B. trizyklische Antidepressiva.
  • Ineffektiv zur Elimination von Substanzen mit hohem Verteilungsvolumen wie z. B. Paracetamol, Digitalisglykoside oder Herbizide.

▶ **Manipulation des Urin-pH:** Zusätzliche Maßnahme zur forcierten Diurese; hierdurch bessere Elimination bestimmter Gifte:
– *Saure Giftstoffe → Alkalisierung* des Urins:
  • Natriumbikarbonat 50 mmol i. v., ggf. repetitiv.
  • Kontrolle von Urin-pH und Blut-pH!
  • Überschießende Alkalose vermeiden!
  • Vergiftungsbeispiele: Barbiturate, Salicylate.
– *Alkalische Giftstoffe → Ansäuerung* des Urins:
  • Ascorbinsäure (Vitamin C) 1000 mg i. v., ggf. repetitiv.
  • Kontrolle von Urin-pH und Blut-pH!
  • Überschießende Azidose vermeiden!
  • Vergiftungsbeispiele: Amphetamine, Kokain, Phencyclidin, Chinidin, Katecholamine, Strychnin.

▶ **Therapiebeginn:** Präklinisch möglich, aber normalerweise nicht indiziert.

Hyperventilation (forcierte Ventilation)

▶ **Indikation, Anwendung:** Verstärkte Elimination von Lösungsmitteln (Halogen-Kohlenwasserstoffe), z. B. Trichlorethylen.
▶ **Vorgehen** bei beatmeten Patienten:
  – Erhöhung des Atemminutenvolumens auf 120 – 150 ml/kg KG.
  – Exzessive Hyperventilation und Hypokapnie vermeiden!
  – *In der Klinik*, wenn möglich, CO_2-Anreicherung der Inspirationsluft zur Vermeidung einer exzessiven Hypokapnie.

Induzierte Diarrhoe

▶ **Prinzip:** Beschleunigung der Magendarmpassage mit Laxanzien.
▶ **Effektivität:** Vergleichsweise gering.
▶ **Vorgehen:**
  – Applikation meist nach Kohlegabe.
  – Substanzen und Dosierung: z. B. Glaubersalz 10 – 20 g p.o. oder über Magensonde verabreichen.
▶ **Therapiebeginn:** Präklinisch möglich, aber nicht notwendig.

Eliminationsverfahren in der Klinik

▶ **Hämodialyse:** Nur sinnvoll bei Vergiftungen mit dialysablen Substanzen.
▶ **Hämoperfusion:** Effektivste Maßnahme bei vielen Vergiftungen.

19.3 Antidote: Übersicht

Definition

▶ **Antidote („Gegengifte") im weiteren Sinne:** Alle Pharmaka, die zur Therapie von Intoxikationen eingesetzt werden und die Resorption der Giftstoffe vermindern, deren Elimination beschleunigen oder deren Toxizität abschwächen.
▶ **Antidote im engeren Sinne:** Substanzen, die die Toxizität resorbierter Gifte vermindern oder aufheben.

Allgemeines

▶ **Spezifische Antidote** im engeren Sinne sind nur für relativ wenige, darunter einige sehr seltene Vergiftungen verfügbar. In diesen Fällen ist eine rasche Antidotgabe jedoch oft lebensrettend.
▶ **Universalantidot:** Kohle (siehe S. 495).
▶ **Antidotbevorratung:**
  – Obligat auf arztbesetzten Rettungsfahrzeugen (NAW, NEF, RTH).
  – Bevorratung meist in einer *Intox-Box;* diese enthält die wichtigsten Antidote sowie Indikations- und Dosierungsanleitungen.
▶ **Dosierungsprinzipien:**
  – *Patienten- bzw. gewichtsbezogene Dosierung* unabhängig von Giftmenge und -wirkung. Beispiel: Toxogonin bei Insektizidvergiftung (3 mg/kg KG).
  – *Gift- bzw. wirkungsbezogene Dosierung* unabhängig von der Patientengröße bzw. dem Körpergewicht. Beispiel: Atropin bei Insektizidvergiftung.
    • Titration der Dosis nach Wirkung.
    • Notwendige Dosis wesentlich von der Giftmenge abhängig.
    • Genaue Dosisangaben daher a priori nicht möglich.

Antidote und ihre Indikationen: Übersicht

- ▶ **Atropin:** Insektizidvergiftung (S. 529), muskarinerge Pilze (S. 539), Überdosierung von Physostigmin (S. 502).
- ▶ **Biperiden:** Extrapyramidale Nebenwirkungen von Neuroleptika (S. 512).
- ▶ **Dimethylpolysiloxon** (sab simplex): Schaumbildner (Spül- und Waschmittel; S. 522).
- ▶ **4-DMAP:** Zyanidvergiftung (S. 530).
- ▶ **Flumazenil:** Benzodiazepinvergiftung (S. 506).
- ▶ **Hydroxocobolamin:** Zyanidvergiftung (S. 530).
- ▶ **Kalzium:** Kalziumkanal-Blocker-Intoxikation (S. 509).
- ▶ **N-Acetylcystein:** Paracetamolvergiftung (S. 514; präklinische Gabe nicht erforderlich).
- ▶ **Naloxon:** Opioidvergiftung (S. 513).
- ▶ **Natriumthiosulfat:** Zyanidvergiftung (S. 530).
- ▶ **Obidoxim:** Insektizidvergiftung (S. 529; präklinische Gabe nicht erforderlich).
- ▶ **Physostigmin:** Zentral-anticholoinerges Syndrom (ZAS; S. 503), Atropin- und Scopolaminvergiftung (S. 168), Vergiftung mit trizyklischen Antidepressiva (S. 504; umstrittene Indikation).
- ▶ **Sauerstoff:** Kohlenmonoxidintoxikation (S. 533), Zyanidintoxikation (S. 530).
- ▶ **Toluidinblau:** Methämoglobinbildnerintoxikation (S. 532).

Intoxikationen und ihre Antidote: Übersicht

- ▶ **Anticholinergika** (z. B. Belladonna-Alkaloide, Atropin, Scopolamin, Fliegen- oder Pantherpilze; S. 539) → Physostigmin.
- ▶ **Benzodiazepine** (z. B. Diazepam, Flunitrazepam, Oxazepam; S. 506) → Flumazenil.
- ▶ **β-Blocker** (z. B. Atenolol, Metoprolol, Propanolol; S. 507) → β-Agonisten (Adrenalin, Orciprenalin) oder Glukagon.
- ▶ **Digitalisglykoside** (z. B. Digoxin, Metildigoxin, Digitoxin; S. 508) → Fab-Antikörper-Fragmente (nicht präklinisch).
- ▶ **Eisen** → Desferoxamin (nicht präklinisch).
- ▶ **Insektizide** (Organophosphate, Carbamate; S. 529) → Atropin und Obidoxim (Obidoxim nicht unbedingt präklinisch).
- ▶ **Kalziumkanal-Antagonisten** (z. B. Nifedipin, Verapamil; S. 509) → Kalzium.
- ▶ **Kohlenmonoxid** (S. 533) → Sauerstoff.
- ▶ **Metalle** → Chelatbildner (nicht präklinisch).
- ▶ **Methämoglobinbildner** (S. 532) → Toluidinblau oder Methylenblau.
- ▶ **Methylalkohol** (S. 518) → Äthylalkohol.
- ▶ **Neuroleptika** (Akute dystone Reaktion; S. 512) → Biperiden.
- ▶ **Opioide** (z. B. Heroin, Morphin; S. 513) → Naloxon.
- ▶ **Paracetamol** (S. 514) → N-Acetylcystein (nicht unbedingt präklinisch).
- ▶ **Reizgase** (S. 535) → Kortikosteroide per inhalationem, z. B. Budesonid oder Dexamethason.
- ▶ **Schaumbildner** (Spül- und Waschmittel; S. 522): Dimethylpolysiloxon (sab simplex).
- ▶ **Schlangenbisse, Skorpionstiche** (S. 541) → Anti-Toxin-Serum (nicht präklinisch).
- ▶ **Trizyklische Antidepressiva** (S. 504) → Physostigmin (umstritten).
- ▶ **Zyanide** (HCN, NaCN, KCN; S. 530) → 4-DMAP, Natriumthiosulfat; oder Hydroxocobolamin; Sauerstoff.

19.4 Antidote: Spezielle Substanzen

Atropin

▶ **Indikationen:** Vergiftungen mit bzw. Überdosierungen von cholinergen bzw. muskarinergen Substanzen.
  – Vergiftung mit Insektiziden vom Typ der Organophosphate (= Alkylphosphate) und Carbamate (S. 529).
  – Muskarinhaltige Pilze, z. B. Rißpilze (S. 539).
  – Überdosierung von Physostigmin (s. u.).
▶ **Wirkungsweise:** Anticholinerg; Acetylcholinantagonismus an muskarinergen Rezeptoren.
▶ **Anwendungshinweise und Kommentare:**
  – *Allgemeine Symptomatik cholinerger Intoxikationen:* Miosis, Bradykardie, Hypersalivation, Bronchorrhoe, Diarrhoe, Muskelzuckungen oder -fibrillationen.
  – *Insektizidvergiftung (Alkylphosphate):* Sofortiger Therapiebeginn erforderlich! Atropin liegt für diese Indikation in höherer Konzentration (z. B. 1 ml à 10 mg) vor.
  – *Unerwünschte Wirkungen:* Tachykardie, Tachyarrhythmie, Zentralanticholinerges Syndrom (ZAS; S. 503).
▶ **Dosierung:** Wirkungsbezogene Titration:
  – *Insektizidvergiftung (Alkylphosphate):* 2 – 20 mg i. v. oder mehr.
  – *Intoxikation mit sonstigen cholinergen Substanzen:* 0,5 – 3 mg i. v. oder mehr.

Biperiden

▶ **Handelsname:** Akineton.
▶ **Indikation:** Akute dystone Reaktion bzw. neuroleptikainduzierte Extrapyramidalsymptomatik als bizzarre Nebenwirkung von Neuroleptika (Phenothiazine und Butyrophenone), gelegentlich auch von Metoclopramid (S. 512).
▶ **Wirkungsweise:** Zentral anticholinerg mit vorwiegend antimuskarinergem Effekt; insbesondere im nigrostriatalen System.
▶ **Unerwünschte Wirkungen:** Tachykardie, Zentrales anticholinerges Syndrom (ZAS; S. 503).
▶ **Dosierung:** 0,04 mg/kg KG (3 – 5 mg) i. v.

Dimethylpolysiloxan

▶ **Handelsname:** sab simplex.
▶ **Indikation:** Schaumbildneringestion: Wasch- und Spülmittel (S. 522).
▶ **Wirkungsweise:** Herabsetzung der Oberflächenspannung (Entschäumer).
▶ **Anwendungshinweis und Kommentar:** Schwere unerwünschte Wirkungen selten.
▶ **Dosierung:** Ca. 0,5 – 1 ml/kg KG:
  – *Erwachsene:* 10 – 30 ml oder 2 – 6 Eßlöffel p. o.
  – *Kinder:* 5 – 10 ml oder 2 – 4 Teelöffel p. o.

4-DMAP (Dimethylaminophenol)

▶ **Indikation:** Zyanidvergiftung (S. 530): Blausäure (HCl), Zyankali (KCl).
▶ **Wirkungsweise:** Methämoglobinbildung:
  – Umwandlung von Hb (Eisen-II) in Met-Hb (Eisen-III).
  – Vermehrte Bindung von Zyanidionen an Met-Hb statt an Eisen III der Atmungskette.

► **Anwendungshinweise und Kommentare:**
  – Bei entsprechender Indikation sofortiger Therapiebeginn erforderlich.
  – 3 mg/kg KG i. v. bewirkt eine Transformation von etwa 30% Hb in Met-Hb.
  ❏ *Beachte:* Überdosierung von 4-DMAP bewirkt eine kritische Abnahme des Sauerstofftransports, daher sollte bei Zyanidintoxikation präklinisch nur eine einmalige Gabe erfolgen!
  – *Bei Überdosierung oder Fehlindikation:* Toluidinblau 3 mg/kg KG i. v. (s. u.).
► **Dosierung:** 3 mg/kg KG i. v.

Flumazenil

► **Handelsname:** Anexate.
► Siehe auch S. 202.
► **Indikation:** Benzodiazepinintoxikation (S. 506).
► **Wirkungsweise:** Rezeptorantagonismus.
► **Anwendungshinweise und Kommentare:**
  – *Indikation* und Notwendigkeit der Flumazenilgabe bei Benzodiazepinintoxikation wegen möglicher Nebenwirkungen und meist relativ gutartigem Verlauf der Intoxikation umstritten.
  – *Kontraindikation:* Mischintoxikationen mit stimulierenden Pharmaka/Drogen! Durch Benzodiazepine supprimierte exzitatorische Wirkungen der Begleitsubstanz (häufig: trizyklische Antidepressiva) können sonst demaskiert werden.
  – *Unerwünschte Wirkungen:* Tachykardie, Krampfanfall.
  – *Titration* nach Wirkung erforderlich!
  – *Kurze Halbwertszeit* (1–2 Stunden) des Flumazenil im Vergleich zu den Benzodiazepinen beachten!
  ❏ *Beachte:* Lebensrettende Basismaßnahmen (Beatmung) dürfen nicht durch die Flumazenilgabe verzögert werden!
► **Dosierung:** 5 µg/kg KG (0,2–0,4 mg) i. v.; evtl. mehr (Titration).

Hydroxocobolamin

► **Indikation:** Zyanidvergiftung (S. 530): Blausäure, Zyankali.
► **Wirkungsweise:**
  – Hydroxocobolamin (= Vitamin B_{12}) enthält Kobalt.
  – Zyanid (CN^-) hat eine noch höhere Affinität zu Kobalt als zu Eisen-III.
  – Hydroxocobolamin bindet daher das Zyanid und neutralisiert es so.
► **Anwendungshinweise und Kommentare:**
  – Hydroxocobolamin ist praktisch untoxisch und daher besser zur Therapie geeignet als 4-DMAP.
  – Es ist jedoch sehr teuer und z. Zt. in Deutschland nicht zugelassen.
► **Dosierung:** 5 g über $^1/_2$ h i. v.; Kinder 2,5 g i. v.

Kohle

► Siehe S. 495.

N-Acetylcystein

► **Indikation:** Paracetamol-Vergiftung (S. 514).
► **Wirkungsweise:** Glutathion-Vorstufe; dadurch Entgiftung von Paracetamol möglich (Konjugation toxischer Paracetamolmetaboliten an Glutathion). Außerdem antioxidative Wirkung.
► **Anwendungshinweise und Kommentare:**
  – Verzögerter Wirkungseintritt.

- Präklinische Gabe nicht erforderlich.
- *Unerwünschte Wirkungen:* Selten.
- *Innerklinische Gabe* möglichst frühzeitig bereits im Verdachtsfall sowie auch bei bereits eingetretenem Organversagen.
▶ **Dosierung:**
  - 150 mg/kg KG i. v. innerhalb 15 – 30 Minuten.
  - Dann 50 – 100 mg/kg KG/h kontinuierlich i. v.

Naloxon

▶ **Handelsname:** Narcanti.
▶ **Siehe auch S. 201.**
▶ **Indikation:** Opioidintoxikation (S. 513).
▶ **Wirkungsweise:** Rezeptorantagonismus.
▶ **Anwendungshinweise und Kommentare:**
  - *Indikation* und Notwendigkeit der Naloxongabe bei Opioidintoxikation wegen möglicher unerwünschter Wirkungen (s. u.) umstritten.
  - *Unerwünschte Wirkungen:* Tachykardie, Krampfanfall.
  - *Titration* nach Wirkung erforderlich!
  - ❏ *Beachte:* Lebensrettende Basismaßnahmen (Beatmung) dürfen nicht durch die Gabe von Naloxon verzögert werden!
▶ **Dosierung:** 10 µg/kg KG (0,4 – 0,8 mg) i. v.; evtl. deutlich mehr (Titration).

Natriumthiosulfat

▶ **Indikation:** Zyanidvergiftung (S. 530): Blausäure (HCN), Zyankali (KCN), Natriumzyanid (NaCN).
▶ **Wirkungsweise:** Schwefeldonator ($Na_2S_2O_3$).
  - Schwefel ist erforderlich für die körpereigene Zyanid-Entgiftung durch das Enzym Rhodanase.
  - Katalysierung der folgenden Reaktion durch Rhodanase: $S + CN \rightarrow SCN$ (Rhodanid).
▶ **Anwendungshinweis und Kommentar:**
  - Schwere unerwünschte Wirkungen selten.
  - Anwendung meist in Kombination mit 4-DMAP.
▶ **Dosierung:** 50 – 100 mg/kg KG (6 – 10 g) i. v.; maximal 500 mg/kg KG.

Obidoxim

▶ **Indikation:** Insektizidvergiftung (S. 529):
  - *Alkylphosphate (Organophosphate):* Parathion (E 605), Demeton, Dimethoat (Metasystox).
  - *Carbamate:* Carbaryl, Isolan.
▶ **Wirkungsweise:** Reaktivierung der Acetylcholinesterase (AChE) durch Bindung des Phosphorrestes.
▶ **Anwendungshinweise und Kommentare:**
  - *Dauer der Reaktivierung:* Tage bis Wochen.
  - *Parathion:* Gute Wirksamkeit.
  - *Demeton:* Mäßige Wirksamkeit.
  - *Dimethoat:* Keine Wirksamkeit, sondern Verstärkung der AChE-Hemmung.
  - *Carbamate:* Umstrittene Indikation, da relativ rasche Regeneration auch ohne Reaktivator.
  - *Präklinische Gabe* grundsätzlich nicht unbedingt erforderlich.
▶ **Dosierung:** 3 mg/kg KG (250 mg) i. v.

Physosigmin ....

► **Indikationen:**
  – *Zentral anticholinerges Syndrom* (ZAS; S. 503).
  – Vergiftungen mit *Atropin* und *Scopolamin*.
  – Vergiftungen mit *Benzodiazepinen* (umstritten).
  – Vergiftungen mit *trizyklischen Antidepressiva* (umstritten):
    • Indiziert bei leichteren Vergiftungen zur Antagonisierung der (zentralen) anticholinergen Effekte der trizyklischen Antidepressiva.
    • Fraglich indiziert bei schweren Vergiftungen; Gefahr der Asystolie!
► **Kontraindikation:** Intoxikation durch trizyklische Antidepressiva mit Bradyarrhythmien oder Blockbildern (Rechtsschenkelblock). Gefahr der Asystolie!
► **Wirkungsweise:** Vorwiegend zentrale, aber auch periphere Hemmung der Acetylcholinesterase → Erhöhung der zentralen und peripheren Acetylcholinkonzentration.
► **Anwendungshinweise und Kommentare:**
  – Langsame Injektion (1 – 2 mg über 2 – 5 Minuten)!
  – Wirkungsbezogene Titration!
  – *Unerwünschte Wirkungen:* Bronchospasmus, Hypersalivation, Bradykardie.
  – *Bei Überdosierung:* Atropin in halbem Gewichtsverhältnis (0,5 – 1 mg) i. v.
► **Dosierung:** 20 µg/kg KG (1 – 2 mg) langsam i. v.

Sauerstoff ....

► **Spezielle Indikationen:** Kohlenmonoxidintoxikation (S. 533), Zyanidintoxikation (S. 530).
► **Wirkungsweise:**
  – Verdrängung des Kohlenmonoxids vom Hämoglobin.
  – Hemmung der Bindung von Zyanidionen an die Zytochromoxidase.
► **Anwendungshinweise und Kommentare:**
  – Im Verdachtsfall so früh wie möglich applizieren.
  – Ggf. Fortsetzung der Therapie in einer Überdruckkammer (hyperbare Oxygenation, stationäre Überdruckkammern); Indikation für Kohlenmonoxidvergiftung umstritten, für Zyanidintoxikation nicht evaluiert.
► **Dosierung:** Möglichst 100% inspiratorische Sauerstoffkonzentration.

Toluidinblau ....

► **Indikation:** Vergiftung mit Methämoglobinbildnern (S. 532), z. B.:
  – Nitrate, Nitrite.
  – Anilin.
  – 4-DMAP.
  – Prilocain (Lokalanästhetikum).
► **Wirkungsweise:** Redoxmediator.
  – Reduziert Eisen-III wieder weitgehend zu Eisen-II.
  – Redoxpotentialeinstellung bei etwa 10% Met-Hb.
► **Anwendungshinweise und Kommentare:**
  – Langsam injizieren!
  – Mögliche *unerwünschte Wirkungen:* Bronchospasmus, Bradykardie.
  – Wirkungsbezogene Titration!
► **Dosierung:** 3 mg/kg KG (2 – 4 mg/kg KG) i. v.

19.5 Zentrales anticholinerges Syndrom (ZAS)

Ursache

▶ **Zentrale cholinerge/anticholinerge Imbalance:** Hemmung cholinerger oder Überaktivität anticholinerger Systeme.

Auslösende Substanzen (Beispiele)

▶ **Psychopharmaka:** Antidepressiva, Neuroleptika.
▶ **Sedativa/Hypnotika:** Benzodiazepine, Barbiturate.
▶ Opioide und Narkosemittel.
▶ **Belladonnaalkaloide:** Atropin, Scopolamin.
▶ Fliegenpilze.

Zentrale Symptome

▶ **Agitierte Form** (Plussymptomatik):
  – Unruhe, Exzitation, Angst.
  – Akuter Erregungs- und Verwirrtheitszustand.
  – Krampfanfall.
  – Hyperthermie.
▶ **Komatöse Form** (Minussymptomatik):
  – Müdigkeit.
  – Bewußtseinstrübung: Somnolenz, Sopor, Koma.

Periphere Symptome

▶ Tachykardie.
▶ Mydriasis.
▶ Trockener Mund und rote, trockene, heiße Haut.

Diagnostik

▶ Anamnese, insbesondere Medikamenten- oder Drogenanamnese.
▶ Inspektion (Haut, Augen, Verhalten).
▶ Puls, Blutdruck, EKG.
▶ *Beachte:* Diagnose eines ZAS bei Vorliegen zentraler und peripherer Symptome in Erwägung ziehen; letztlich handelt es sich jedoch um eine Ausschlußdiagnose.

Differentialdiagnose

▶ Akuter Erregungs- und Verwirrtheitszustand anderer Ursache (S. 311).
▶ Krampfanfall anderer Ursache (S. 307).
▶ Bewußtseinstrübung anderer Ursache (S. 296).
▶ Tachykardie anderer Ursache (S. 369).
▶ Fieber anderer Ursache.

Medikamentöse Therapie

▶ Physostigmin 20 µg/kg KG (1 – 2 mg) langsam i. v. (wirkungsbezogene Titration).

19.6 Antidepressiva

Substanzen

▶ **Trizyklische Antidepressiva:** z. B. Amitryptilin, Desipramin, Imipramin, Doxepin.
▶ **Monoaminoxidaseinhibitoren (MAO-Hemmer):** Tranylcypromin, Moclobemid.
▶ **Selektive Serotonin-Wiederaufnahmeinhibitoren (SSRI):** Fluoxetin, Fluvoxamin.

Hinweise

▶ **Applikationsweg:** Oral; Spitzen-Serumkonzentrationen 2 – 6 Stunden nach Aufnahme.
▶ **Häufigkeit:** Zweithäufigste Vergiftungen nach Intoxikationen mit Sedativa/Hypnotika.
▶ **Besonders gefährdeter Personenkreis:** Depressive, suizidgefährdete Patienten, die mit diesen Pharmaka behandelt werden.
▶ **Toxische Wirkungen:**
  – *Trizyklische Antidepressiva:* Anticholinerge Wirkung; Entwicklung eines Zentral anticholinergen Syndroms (ZAS, S. 503); lebensbedrohliche kardiale und zerebrale Störungen.
  – *MAO-Hemmer:* Sympathikotone Wirkung durch Hemmung des Katecholaminabbaus.
  – *SSRI:* Erheblich geringere toxische Wirkungen als bei trizyklischen Antidepressiva oder MAO-Hemmern.
▶ **Primäre Giftelimination:** Aktivkohle wirksam.
▶ **Antidot für trizyklische Antidepressiva:** Physostigmin (S. 502, umstritten).

Symptomatik

▶ **Trizyklische Antidepressiva:**
  – Heiße, rote Haut, trockene Schleimhäute.
  – Mydriasis.
  – Tachykardie, Tachyarrhythmie.
  – Hypotension.
  – Erregungszustände.
  – Krämpfe.
  – In schweren Fällen Koma und Kreislaufstillstand durch elektromechanische Dissoziation (EMD).
▶ **MAO-Inhibitoren:**
  – Muskelspasmus, Trismus, Opisthotonus, Tremor.
  – Tachykardie, Tachypnoe.
  – Mydriasis.
  – Hyperthermie, heiße, feuchte Haut.

Diagnostik

▶ Anamnese.
▶ Blutdruckmessung, Sauerstoffsättigung.
▶ **EKG:** Charakteristisch bei Intoxikation mit trizyklischen Antidepressiva: QRS-Verbreiterung ($> 0,1$ s): Typischerweise Rechtsschenkelblock.
▶ **Blutzuckeruntersuchung:** Bei Bewußtlosigkeit, Verwirrtheit und Krämpfen.
▶ **In der Klinik:** Blutkonzentrationsbestimmung, Blutgasanalyse.

Therapie

- **Sauerstoffgabe** 4 – 8 l/min.
- **Atemwegsmanagement:**
  - Freimachen und -halten der Atemwege.
  - Ggf. *Intubation und Beatmung:* Großzügige Indikation bei schweren Rhythmusstörungen mit Kreislaufinsuffizienz und Bewußtlosigkeit.
- **Kreislaufstabilisierung** bei Blutdruckabfall:
  - *Infusionstherapie:* z. B. Ringer-Lösung 500 – 1500 ml i. v.
  - *Katecholamintherapie:* z. B. Akrinor 0,5 – 2 ml i. v. oder Dopamin (Vorsicht bei MAO-Hemmern!).
- **Therapie von Rhythmusstörungen:**
  - Hypoxie und Hyperkapnie ausgleichen: Sauerstoffgabe, Beatmung.
  - Azidose ausgleichen: Evtl. blind 50 mmol Natriumbikarbonat i. v., Hyperventilation (respiratorische Kompensation der metabolischen Azidose).
  - Ventrikuläre Rhythmusstörungen: z. B. Lidocain 50 – 100 mg i. v.
- Ggf. **CPR**.
- **Sedierung/antidelirante Therapie bei Erregungszuständen:** Benzodiazepine, z. B. Diazepam 10 – 20 mg i. v. (Cave Atemdepression!).
- **Antikonvulsive Therapie bei Krampfanfällen:** Benzodiazepine, z. B. Diazepam 10 – 20 mg i. v. (Cave Atemdepression!).
- **Präklinische Maßnahmen der Giftelimination** (S. 493): Bei Intoxikation mit trizyklischen Antidepressiva und MAO-Hemmern indiziert:
  - *Magenspülung* bei komatösen Patienten (kein induziertes Erbrechen!).
  - *Aktivkohle* 40 – 100 g p.o. oder über Magensonde.
- **Antidottherapie:** Bei Vergiftungen mit trizyklischen Antidepressiva ggf. Verabreichung von *Physostigmin* 0,02 mg/kg KG (1 – 2 mg) langsam i. v. Stellenwert umstritten:
  - *Indiziert* bei leichteren Vergiftungen zur Antagonisierung der anticholinergen Effekte.
  - *Nicht indiziert* bei schweren Vergiftungen: Gefahr der Asystolie.
  - *Kontraindiziert* bei Patienten mit Arrhythmien oder Blockbildern (Rechtsschenkelblock).

19.7 Barbiturate

Substanzen

- Meist **Phenobarbital**; selten kurzwirkende Barbiturate wie Thiopental, Methohexital.

Hinweise

- **Applikationsweg:** Meist oral; kurzwirkende Barbiturate intravenös.
- **Vergiftungsursachen:**
  - Im Jugend- und Erwachsenenalter meist suizidale Absicht.
  - Im Kleinkindesalter meist versehentliche Einnahme.
- **Wirkungen:** Antikonvulsiv, hypnotisch und atemdepressiv durch Stimulation der GABA-Rezeptoren (anderer Angriffsmechanismus als Benzodiazepine).
- **Primäre Giftelimination:** Aktivkohle gut wirksam.
- **Antidot:** Nein.

◼ *Beachte:* Barbituratintoxikationen sind deutlich gefährlicher und verlaufen häufiger tödlich als Benzodiazepinintoxikationen.

Symptomatik

▶ Müdigkeit, Somnolenz, Sopor, Koma.
▶ Hypotension.
▶ Hypothermie.
▶ **In schweren Fällen:** Zyanose durch Hypoxie bei Hypoventilation.
▶ **Schweregradeinteilung:** Siehe S. 492 (Vergiftung mit sedierenden Substanzen).

Diagnostik

▶ Anamnese.
▶ **Äußere Umstände:** Umherliegende Medikamentenschachteln?
▶ **Inspektion:** Evtl. Druckblasen (sog. „Schlafmittelblasen") an den Aufliegestellen.
▶ Blutdruckmessung, EKG, Sauerstoffsättigung.
▶ **Blutzuckeruntersuchung:** Bei Bewußtlosigkeit, Verwirrtheit und Krämpfen.
▶ **In der Klinik:** Blutuntersuchung auf Barbiturate.

Therapie

▶ **Sauerstoffgabe** 4–8 l/min.
▶ **Atemwegsmanagement:**
  – Freimachen und -halten der Atemwege.
  – Ggf. Intubation und Beatmung.
▶ **Kreislaufstabilisierung** bei Blutdruckabfall:
  – *Infusionstherapie:* z. B. Ringer-Lösung 500–1500 ml i. v.
  – *Katecholamintherapie:* z. B. Akrinor 0,5–2 ml i. v.
▶ Ggf. **CPR:** Wiederbelebungszeit möglicherweise verlängert!
▶ **Präklinische Maßnahmen der primären Giftelimination:** In den meisten Fällen nicht indiziert. Ggf. Verabreichung von *Aktivkohle* 0,5–1 g/kg KG p.o. oder über Magensonde.

19.8 Benzodiazepine

Substanzen (Auswahl)

▶ Diazepam, Flunitrazepam, Oxazepam.

Hinweise

▶ **Applikationsweg:** Meist oral.
▶ **Vergiftungsursachen:**
  – Im Jugend- und Erwachsenenalter meist suizidale Absicht.
  – Im Kleinkindesalter meist versehentliche Einnahme.
▶ **Wirkungen** (siehe auch S. 195): Sedierend, hypnotisch und atemdepressiv durch Stimulation der GABA$_A$-Rezeptoren.
▶ **Vergiftungsverlauf:** Bei reinen Benzodiazepinintoxikationen selten tödlich.
▶ **Primäre Giftelimination:** Aktivkohle gut wirksam.
▶ **Antidot:** Flumazenil (S. 500).
◼ *Beachte:* Benzodiazepinvergiftungen gehen häufig mit anderen Tablettenintoxikationen einher!

Symptomatik

► Müdigkeit, Somnolenz, Sopor, Koma.
► Hypotension.
► **In schweren Fällen:** Zyanose durch Hypoxie bei Hypoventilation.
► **Schweregradeinteilung:** Siehe S. 492 (Vergiftung mit sedierenden Substanzen).

Diagnostik

► Anamnese.
► **Äußere Umstände:** Umherliegende Medikamentenschachteln?
► Blutdruckmessung, EKG, Sauerstoffsättigung.
► **Blutzuckeruntersuchung:** Bei Bewußtlosigkeit, Verwirrtheit und Krämpfen.
► **In der Klinik:** Blutuntersuchung auf Benzodiazepine.

Therapie

► **Sauerstoffgabe** 4–8 l/min.
► **Atemwegsmanagement:**
  – Freimachen und -halten der Atemwege.
  – Ggf. *Intubation und Beatmung:* Bei isolierter Benzodiazepinintoxikation selten erforderlich.
► **Kreislaufstabilisierung** bei Blutdruckabfall:
  – *Infusionstherapie:* z. B. Ringer-Lösung 500–1500 ml i. v.
  – *Katecholamintherapie:* z. B. Akrinor 0,5–2 ml i. v.
► Ggf. **CPR:** Wiederbelebungszeit möglicherweise verlängert!
► **Präklinische Maßnahmen der primären Giftelimination:** In den meisten Fällen nicht indiziert.
► **Antidottherapie:** Ggf. Verabreichung von *Flumazenil* 5 μg/kg KG (0,2–0,4 mg) i. v., evtl. repetitiv bis zu 5 mg. Kurze Halbwertszeit beachten! Nicht bei V.a. Mischintoxikation!

19.9 β-Blocker

Substanzen

► Acebutolol, Atenolol, Metoprolol, Pindolol, Propanolol, Sotalol.

Hinweise

► Siehe auch S. 172.
► **Applikationsweg:** Oral.
► **Toxische Wirkungen:** Bradykardie (Extremfall: Asystolie), negative Inotropie (Hemmung der Kalziumfreisetzung aus dem sarkoplasmatischen Retikulum).
► **Beginn der Vergiftungssymptomatik:** Nach ca. 30 Minuten.
► **Primäre Giftelimination:** Aktivkohle gut wirksam.
► **Antidote:**
  – β-mimetische Katecholamine: (Orciprenalin), Adrenalin.
  – Glukagon oder Kalzium (S. 182).
  ❏ *Beachte:* Katecholamine sind aufgrund der β-Rezeptorbesetzung durch die β-Blocker häufig schlecht wirksam; daher ist die Gabe von Glukagon oder Kalzium gelegentlich effektiver.

Symptomatik

- ▶ **Zentrale Symptome:** Müdigkeit, Somnolenz, Verwirrtheit.
- ▶ **Gastrointestinale Symptome:** Übelkeit, Erbrechen, Diarrhoe.
- ▶ **Kardiozirkulatorische Symptome:** Bradykardie, Hypotension, in schweren Fällen Kreislaufstillstand durch Asystolie.
- ▶ **Sonstige:** Kalte, blasse Haut, Miosis.

Diagnostik

- ▶ Anamnese.
- ▶ **Äußere Umstände:** Umherliegende Medikamentenschachteln?
- ▶ Blutdruckmessung, EKG, Sauerstoffsättigung.
- ▶ **Blutzuckeruntersuchung:** Bei Bewußtlosigkeit, Verwirrtheit und Krämpfen.
- ▶ **In der Klinik:** Blutkonzentrationsbestimmung, EKG.

Therapie

- ▶ **Sauerstoffgabe** 4 – 8 l/min.
- ▶ **Atemwegsmanagement:**
  - – Freimachen und -halten der Atemwege.
  - – Ggf. Intubation und Beatmung.
- ▶ **Kreislaufstabilisierung** bei Hypotension und extremer Bradykardie:
  - – *Infusionstherapie:* z. B. Ringer-Lösung 500 – 1500 ml i. v.
  - – *Atropin* 0,5 – 3 mg i. v.
  - – *Katecholamintherapie:* Adrenalin, Dopamin oder Dobutamin sind häufig weniger effektiv, können aber in erhöhter Dosis wirksam sein.
  - – Bei β-Blocker-Intoxikation gelten folgende, ansonsten zur kardiozirkulatorischen Therapie kaum eingesetzte Substanzen als indiziert:
    - • Glukagon 5 – 10 mg i. v., dann 2 – 10 mg/h.
    - • Kalziumchlorid 10 % 0,1 – 0,2 ml/kg KG (10 ml) über 5 Minuten i. v., ggf. repetitiv.
- ▶ **Ggf. CPR:** Evtl. länger fortführen als sonst üblich (bis zum Abklingen der β-Blockade).
- ▶ **Präklinische Maßnahmen der primären Giftelimination:** Bei Einnahme hoher Dosen indiziert. Ggf. Aktivkohle 40 – 10 g p.o. oder über Magensonde.

19.10 Digitalisglykoside

Substanzen

- ▶ Digoxin, Metildigoxin, Acetyldigoxin, Digitoxin.

Hinweise

- ▶ **Applikationsweg:** Oral.
- ▶ **Vergiftungsursache:** Medikamentenüberdosierung, Suizid(versuch). Digitalisglykoside sind zur Behandlung einer chronischen Herzinsuffizienz und Tachyarrhythmia absoluta gerade bei älteren Menschen weit verbreitet.
- ▶ **Primäre Giftelimination:** Aktivkohle gut wirksam und indiziert.
- ▶ **Antidot:** Fab-Antikörper-Fragmente (in der Klinik) → Bildung unwirksamer Komplexe mit freien Digitalisglykosiden.

▶ **Probleme der Glykosidvergiftung,** die bereits präklinische Maßnahmen der primären Giftelimination rechtfertigen:
  – Geringe therapeutische Breite.
  – Lange Halbwertszeit.
  – Hohe Gewebebindung, hohes Verteilungsvolumen (Dialyse kaum wirksam).

Symptomatik

▶ **Zentrale Symptome:** Verwirrtheit, Kopfschmerzen, Sehstörungen (Farbensehen).
▶ **Gastrointestinale Symptome:** Übelkeit, Erbrechen.
▶ **Kardiale Symptome:** Rhythmusstörungen aller Art, v. a. Tachyarrhythmie.

Diagnostik

▶ Anamnese.
▶ Blutdruckmessung, Sauerstoffsättigung, Blutzuckeruntersuchung.
▶ **EKG:** Charakteristische muldenförmige ST-Streckensenkungen.
▶ **In der Klinik:** Plasmaspiegelbestimmung, Elektrolytbestimmungen. Vergiftungssymptome treten bei Digoxinspiegeln > 3 – 5 ng/ml auf.

Therapie

▶ **Sauerstoffgabe** 4 – 8 l/min.
▶ **Atemwegsmanagement:**
  – Freimachen und -halten der Atemwege.
  – Ggf. Intubation und Beatmung.
▶ **Kreislaufstabilisierung** bei Hypotension:
  – *Infusionstherapie:* z. B. Ringer-Lösung 500 – 1500 ml i. v.
  – *Katecholamintherapie:* z. B. Akrinor 0,5 – 2 ml i. v. oder Dopamin/Dobutamin.
▶ **Therapie von Rhythmusstörungen:**
  – *Bradykarde Rhythmusstörungen:* z. B. Atropin 0,5 – 2 mg i. v.
  – *Tachykarde Rhythmusstörungen:* z. B. Lidocain 50 – 100 mg i. v.
▶ Ggf. **CPR.**
▶ **Präklinische Maßnahmen der primären Giftelimination:** Bei Einnahme hoher Dosen indiziert. Aktivkohle 40 – 10 g p.o. oder über Magensonde evtl. plus Magenspülung oder induziertem Erbrechen.
▶ **Antidottherapie:** In der Klinik Verabreichung von *Digitalisantikörpern* (Fab-Antikörper-Fragmente) unter Digitalis-Plasmaspiegelkontrolle.
  ▶ *Faustregeln:*
    • 80 mg Digitalisantikörper binden etwa 1 mg Digoxin.
    • 1 ng/ml Digoxin entsprechen etwa 1 mg im Körper enthaltenes Glykosid.

19.11 Kalziumkanal-Blocker

Substanzen

▶ Dihydropyridine (sog. vasoselektive Kalziumkanal-Blocker): Nifedipin, Nitrendipin, Nicardipin.
▶ Sog. kardioselektive Kalziumkanal-Blocker: Verapamil und Diltiazem.

Hinweise

- Siehe auch S. 170.
- **Applikationsweg:** Oral.
- **Primäre Giftelimination:** Aktivkohle wirksam.
- **Antidot:** Kalzium (S. 182).
- **Toxische Wirkungen:** Bradykardie (Extremfall: Asystolie), negative Inotropie (Hemmung des langsamen Kalziumeinstroms), Vasodilatation.
- **Beginn der Vergiftungssymptomatik:** Nach ca. 30 min.

Symptomatik

- **Zentrale Symptome:** Müdigkeit, Somnolenz, Verwirrtheit.
- **Gastrointestinale Symptome:** Übelkeit, Erbrechen, Diarrhoe.
- **Kardiozirkulatorische Symptome:** Bradykardie (insb. bei Verapamil und Diltiazem), Hypotension (alle Kalziumkanal-Blocker), in schweren Fällen Kreislaufstillstand durch elektromechanische Entkopplung.
- ◘ *Beachte:* Der mit der höchsten Letalität assoziierte Kalziumkanal-Blocker ist **Verapamil**!

Diagnostik

- Anamnese.
- Blutdruckmessung, Sauerstoffsättigung.
- **EKG:** Meist Sinusbradykardie, oft AV-Block.
- **Blutzuckeruntersuchung:** Bei Bewußtlosigkeit, Verwirrtheit und Krämpfen.
- **In der Klinik:** Blutkonzentrationsbestimmung, EKG.

Therapie

- **Sauerstoffgabe** 4 – 8 l/min.
- **Atemwegsmanagement:**
  - Freimachen und -halten der Atemwege.
  - Ggf. *Intubation und Beatmung.*
- **Kreislaufstabilisierung** bei Hypotension und extremer Bradykardie:
  - *Infusionstherapie:* z.B. Ringer-Lösung 500 – 1500 ml i.v.
  - *Kalziumchlorid 10%:* 0,1 – 0,2 ml/kg KG (10 ml) über 5 Minuten, ggf. repetitiv; dann 20 – 50 mg/kg/h kontinuierlich i.v.
  - *Atropin* 0,5 – 3 mg i.v.
  - *Katecholamintherapie:* z.B. Adrenalin, Dopamin oder Dobutamin.
  - Bei Therapieresistenz evtl. *Glukagon* 5 – 10 mg i.v.
- Ggf. **CPR**; Evtl. länger fortführen als sonst üblich.
- **Präklinische Maßnahmen der primären Giftelimination:** Bei Einnahme hoher Dosen indiziert. Ggf. Aktivkohle 40 – 10 g p.o.

19.12 Methylxanthine

Substanzen

▶ Theophyllin, Koffein (weniger toxisch).

Hinweise

▶ **Applikationsweg:** Meist oral.
▶ **Vergiftungsursache:** Meist Medikamentenüberdosierung.
▶ **Antidot:** Nein.
▶ **Primäre Giftelimination:** Aktivkohle wirksam.

Symptomatik und Schweregradeinteilung

▶ **Wichtigste Symptome:**
  – *Kardial:* Tachykardie, Tachyarrhythmie, Herzrasen.
  – *Zentralnervös:* Verwirrtheit, Krämpfe.
  – *Gastrointestinal:* Übelkeit, Erbrechen.
▶ **Schweregradeinteilung und weitere Symptome:**
  – *Grad 1:* Übelkeit, Erbrechen, Bauchschmerzen, Diarrhoe, Nervosität, Tremor, Sinustachykardie > 120/min, Hypokaliämie.
  – *Grad 2:* Hämatemesis, Somnolenz oder Verwirrtheit, supraventrikuläre Tachyarrhythmie, Hypotension, Azidose oder Alkalose, Rhabdomyolyse.
  – *Grad 3:* Zerebrale Krampfanfälle, ventrikuläre Tachykardie, ausgeprägte Hypotension.
  – *Grad 4:* Status epilepticus, Kammerflimmern, Herzstillstand.

Diagnostik

▶ Anamnese.
▶ Blutdruckmessung, Sauerstoffsättigung, EKG.
▶ **Blutzuckeruntersuchung:** Bei Bewußtlosigkeit, Verwirrtheit und Krämpfen.
▶ **In der Klinik:** Blutkonzentrationsbestimmung, Blutgasanalyse.

Therapie

▶ **Sauerstoffgabe** 4–8 l/min.
▶ **Atemwegsmanagement:**
  – Freimachen und -halten der Atemwege.
  – Ggf. Intubation und Beatmung.
▶ **Kreislaufstabilisierung** bei Hypotension:
  – *Infusionstherapie:* z.B. Ringer-Lösung 500–1500 ml i.v.
  – *Katecholamintherapie:* z.B. Akrinor 0,5–2 ml i.v. oder Dopamin.
▶ **Therapie von Rhythmusstörungen:**
  – *Ventrikuläre Rhythmusstörungen:* z.B. Lidocain 50–100 mg i.v.
  – *Supraventrikuläre Rhythmusstörungen:* z.B. Metoprolol 2,5–5 mg i.v.
▶ Ggf. **CPR.**
▶ **Sedierung/antidelirante Therapie:** Bei agitierten Patienten Benzodiazepine, z.B. Diazepam 10–20 mg i.v. (cave Atemdepression!).
▶ **Antikonvulsive Therapie:** Bei Krampfanfällen Benzodiazepine, z.B. Diazepam 10–20 mg i.v.
▶ **Präklinische Maßnahmen der primären Giftelimination:** Nach oraler Aufnahme von Metylxanthinen Aktivkohle 0,5–1 g/kg KG p.o. oder über Magensonde.

19.13 Neuroleptika

Substanzen (Auswahl)

▶ **Phenothiazine:** z.B. Chlorpromazin, Promethazin, Promazin.
▶ **Butyrophenone:** z.B. Haloperidol, Dehydrobenzperidol.

Hinweise

▶ **Applikationsweg:** Oral.
▶ **Wirkung:** Hauptsächlich zentral antidopaminerg.
▶ **Krankheitsbilder:**
  – Neuroleptikaintoxikation.
  – Malignes neuroleptisches Syndrom.
  – Akute dystone Reaktion = Neuroleptikainduzierte Extrapyramidalsymptomatik.
▶ **Primäre Giftelimination:** Aktivkohle wirksam.

Neuroleptikaintoxikation

▶ **Ursache:** Überdosierung von Neuroleptika.
▶ **Symptomatik:**
  – Müdigkeit, Somnolenz, Koma.
  – Hypotension.
  – Hypothermie.
  – Tachykardie, Tachyarrhythmie, Blockbilder, Torsades de pointes (S. 380).
  – Zeichen eines zentralen anticholinergen Syndroms (ZAS; S. 503).

Malignes neuroleptisches Syndrom

▶ **Ursache:** Wahrscheinlich Dopaminverarmung in den Basalganglien.
▶ **Ernste Nebenwirkung** mit hoher Letalität um 20% bei Neuroleptikaeinnahme in üblicher Dosierung, selten nach Überdosis.
▶ **Symptomatik:**
  – Hyperthermie (> 41 °C), profuses Schwitzen.
  – *Extrapyramidalsymptome:* Muskelrigidität, Akinesie, Schlundkrämpfe, Blickkrämpfe.
  – Hypertension, Tachykardie.
  – Tachypnoe.
  – Verwirrtheit, Delirium, Koma.

Akute dystone Reaktion

▶ **Ursache:** Dopaminerg/cholinerges Ungleichgewicht im nigrostriatalen System mit Überwiegen cholinerger Aktivität.
▶ **Bizarre neurologische Nebenwirkung** von Neuroleptika (Phenothiazine und Butyrophenone), gelegentlich auch Metoclopramid.
▶ **Dosisunabhängige Nebenwirkung** bei Neuroleptikaeinnahme auch schon in niedriger oder üblicher Dosierung mit guter Prognose.
▶ **Antidot:** Biperiden (S. 499).
▶ **Symptomatik:** Neuroleptikainduzierte Extrapyramidalsymptomatik:
  – Muskelrigidität, Akinesie, Schlundkrämpfe, Blickkrämpfe.
  – Keine ausgeprägte Hyperthermie.
  – Patient wach (*keine* Symptome wie Verwirrtheit, Delirium, Koma).

Diagnostik

- ▶ **Anamnese:** Anhalt für Überdosierung?
- ▶ Blutdruckmessung, Sauerstoffsättigung.
- ▶ **EKG:** Typisch für Neuroleptikaüberdosierung: Verlängerte QT-Intervalle, Torsades de pointes.
- ▶ **Blutzuckeruntersuchung:** Bei Bewußtlosigkeit, Verwirrtheit und Krämpfen.
- ▶ **In der Klinik:** Blutkonzentrationsbestimmung, Blutgasanalyse.

Therapie

- ▶ **Sauerstoffgabe** 4 – 8 l/min.
- ▶ **Atemwegsmanagement:**
  - – Freimachen und -halten der Atemwege.
  - – Ggf. Intubation und Beatmung.
- ▶ **Kreislaufstabilisierung** bei Hypotension:
  - – *Infusionstherapie:* z. B. Ringer-Lösung 500 – 1500 ml i. v.
  - – *Katecholamintherapie:* Vorzugsweise Katecholamine mit α-mimetischer Wirkung, z. B. Dopamin 5 – 20 µg/kg KG/min i. v.
- ▶ **Therapie von Rhythmusstörungen:**
  - – Hypoxie und Hyperkapnie ausgleichen: Sauerstoffgabe, Beatmung.
  - – *Torsades de pointes* (S. 380): Magnesium 2 g i. v.
- ▶ Ggf. **CPR**.
- ▶ **Sedierung/antidelirante Therapie:** Bei agitierten Patienten Benzodiazepine, z. B. Diazepam 10 – 20 mg i. v. (cave Atemdepression!).
- ▶ **Antikonvulsive Therapie:** Bei Krampfanfällen Benzodiazepine, z. B. Diazepam 10 – 20 mg i. v.
- ▶ **Neuroleptikainduzierte Extrapyramidalsymptomatik** (akute dystone Reaktion): *Biperiden* 0,04 mg/kg KG (3 – 5 mg) i. v.
- ▶ **Malignes neuroleptisches Syndrom:** In der Klinik Dantrolene oder Bromocriptin sowie intensive Kühlung.
- ▶ **Präklinische Maßnahmen der primären Giftelimination:** Bei erheblicher Überdosierung von Neuroleptika indiziert: Magenspülung, induziertes Erbrechen, Aktivkohle 40 – 100 g p.o. oder über Magensonde.

19.14 Opioide

Substanzen (Auswahl)

- ▶ **Morphium** (Morphin).
- ▶ **Heroin** (Diazetylmorphin).
- ▶ **Fentanylderivate:** Designerdrogen.

Hinweise

- ▶ **Applikationsweg:** Meist intravenös.
- ▶ **Mischungen** mit anderen Drogen möglich:
  - – *Speed ball:* Mischung aus Heroin und Kokain (S. 525).
  - – *Frisco speed ball:* Mischung aus Heroin, Kokain (S. 525) und LSD (S. 524).
- ▶ **Vergiftungsursachen:**
  - – Meist versehentliche Überdosierung.
  - – Seltener suizidale Absicht.

- ▶ **Wirkungen:** Euphorie, Analgesie, Sedierung, Atemdepression und Blutdruckabfall durch Stimulation spezifischer Opioidrezeptoren.
- ▶ **Antidot:** Naloxon (S. 201 und 501).

Symptomatik

- ▶ **Miosis:** Enge, stecknadelkopfgroße Pupillen.
- ▶ **Bradypnoe:** Langsame Atmung bei normalen, vertieften oder flachen Atemzügen.
- ▶ **Zyanose:** Bei bereits eingetretener schwerer Hypoxie.
- ▶ **Hypotension.**
- ▶ **Bradykardie.**
- ▶ **Somnolenz, Sopor, Koma.**
- ▶ **Lungenödem** (selten): Sog. heroininduziertes bzw. opioidassoziiertes Lungenödem.

Diagnostik

- ▶ **Inspektion:** Pupillengröße, Einstichstellen.
- ▶ **Anamnese:** Bekannter Drogenabusus?
- ▶ **Äußere Umstände:** Umherliegende Spritzen.
- ▶ **Blutdruckmessung, EKG, Sauerstoffsättigung.**
- ▶ **Blutzuckeruntersuchung:** Bei Bewußtlosigkeit, Verwirrtheit und Krämpfen.
- ▶ **In der Klinik:** Drogenscreening; Blutgasanalyse.

Therapie

- ▶ **Sauerstoffgabe** 4–8 l/min.
- ▶ **Atemwegsmanagement:**
  - – Freimachen und -halten der Atemwege.
  - – Ggf. Intubation und Beatmung.
- ▶ **Kreislaufstabilisierung** bei Hypotension:
  - – *Infusionstherapie:* z. B. Ringer-Lösung 500–1500 ml i. v.
  - – *Katecholamintherapie:* z. B. Akrinor 0,5–2 ml i. v.
- ▶ Ggf. **CPR**.
- ▶ **Antidottherapie:** Ggf. titrierende Verabreichung von *Naloxon* (S. 501) 10 µg/kg KG (0,4–0,8 mg) i. v.; evtl. bis 2 mg oder mehr.
- ▶ *Cave:* Die Gabe von Naloxon bei Opioidintoxikation kann eine akute Entzugssymptomatik mit Hypertension und Tachykardie auslösen! Sie ist ohne Beatmungsmöglichkeit jedoch oft lebensrettend.

19.15 Paracetamol

Substanz

- ▶ **Paracetamol** (= Acetaminophen).

Hinweise

- ▶ **Applikationsweg:** Oral.
- ▶ **Wirkungen:** Organ-, insbesondere lebertoxische Wirkung durch Anhäufung der Metaboliten, v. a. Acetyl-p-Benzoquinoneimin. Häufigste Ursache für akutes Leberversagen in England!

► **Vergiftungserscheinungen** ab 140 mg/kg KG (3 – 10faches der therapeutischen Dosis). Letale Dosis beim Erwachsenen ab 15 g, beim Kleinkind ab 1 g. Gefahr der Leberschädigung beim Erwachsenen bereits ab 6 g.
► **Primäre Giftelimination:** Aktivkohle ist indiziert.
► **Antidot:** N-Acetylcystein (S. 500).

Symptomatik

► **Frühsymptome:** Unspezifisch; keine zentralnervösen Symptome!
  – Übelkeit, Erbrechen.
  – Schweißausbrüche.
  – Verwirrtheit.
► **Spätsymptome** (nach 24 – 48 Stunden): Zeichen des akuten Leberversagens (S. 303):
  – Schmerzen im rechten Oberbauch.
  – Ikterus.
  – Enzephalopathie.
  – Gerinnungsstörungen.
  – Metabolische Azidose oder Alkalose.

Diagnostik

► Anamnese.
► **Äußere Umstände:** Umherliegende Medikamentenschachteln.
► Blutdruckmessung, EKG, Sauerstoffsättigung.
► **Blutzuckeruntersuchung:** Bei Bewußtlosigkeit, Verwirrtheit und Krämpfen.
► **In der Klinik:** Blutkonzentrationsbestimmung, Blutgasanalyse, Leberwerte, Kreatinin, Gerinnungsanalyse.
► In der Klinik Paracetamol-Konzentrationsbestimmung im Blut, insb. nach ca. 4 und 8 – 10 h.
  – Vergleich der erhobenen Werte mit einschlägigen Normogrammen (Rumack-Mathew-Nomogramm).
  – So kann die Toxizität der eingenommenen Dosis beurteilt und die Therapie gesteuert werden.

Therapie

► **Vitalfunktionssicherung**, wenn erforderlich: Sauerstoffgabe, Atemwegssicherung, ggf. Intubation und Beatmung.
► **Präklinische Maßnahmen der primären Giftelimination:** Aktivkohle 0,5 – 1 g/kg KG p.o.
► **Antidottherapie:** Verabreichung von *N-Acetylcystein* möglichst innerhalb von 8 h(-24 h), aber auch bei schon länger zurückliegender Vergiftung mit bereits eingetretenem Leberversagen; *Dosierung:*
  – 150 mg/kg KG i.v. innerhalb 15 – 30 Minuten.
  – Dann 50 – 100 mg/kg KG/h kontinuierlich i.v.

19.16 Salicylate und NSAID

Substanzen

- **Acetylsalicylsäure** (ASS) S. 174.
- **Andere NSAID:** Z.B. Diclofenac, Ibuprofen, Indomethacin.

Hinweise

- **Applikationsweg:** Oral.
- **Wirkung:** Toxische Wirkung durch Entkopplung der oxidativen Phosphorylierung.
- **ASS: Vergiftungserscheinungen** bereits durch das 10–20fache der therapeutischen Dosis. Letale Dosis beim Erwachsenen im Bereich von 30–40 g, beim Kleinkind u. U. schon bei 2–4 g.
- **Andere NSAID:** Selten schwere Vergiftungen.
- **Primäre Giftelimination:** Aktivkohle mäßig wirksam.
- **Antidot:** Nein.

Symptomatik

- Unruhe, Übererregbarkeit, Halluzinationen.
- Ohrensausen (Tinnitus).
- Tachykardie.
- Hyperventilation.
- Fieber, Schwitzen.
- Übelkeit, Erbrechen.
- Metabolische Azidose oder respiratorische Alkalose.

Diagnostik

- **Anamnese:** Bekannter Drogenabusus?
- **Äußere Umstände:** Umherliegende Medikamentenschachtel?
- Blutdruckmessung, EKG, Sauerstoffsättigung.
- **Blutzuckeruntersuchung:** Bei Bewußtlosigkeit, Verwirrtheit und Krämpfen.
- **In der Klinik:** Blutkonzentrationsbestimmung, Blutgasanalyse.

Therapie

- **Vitalfunktionssicherung**, wenn erforderlich: Sauerstoffgabe, Atemwegssicherung, ggf. Intubation und Beatmung.
- **Kreislaufstabilisierung** bei Blutdruckabfall:
  - *Infusionstherapie:* z.B. Ringer-Lösung 500–1500 ml i. v.
  - *Katecholamintherapie:* z.B. Akrinor 0,5–2 ml i. v.
- **Sedierung/antidelirante Therapie:** Bei agitierten Patienten Benzodiazepine, z.B. Diazepam 10–20 mg i. v. (cave Atemdepression!).
- **Antikonvulsive Therapie:** Bei Krampfanfällen Benzodiazepine, z.B. Diazepam 10–20 mg i. v.
- **Präklinische Maßnahmen der primären Giftelimination:** Ggf. Aktivkohle 0,5–1 g/kg KG p.o.

19.17 Alkohol

Substanz

▶ Ethylalkohol.

Hinweise

▶ **Applikationsweg:** Meist oral.
▶ **Vergiftungsursachen:** Meist Trinkexzesse, seltener suizidale Absichten (dann meist in Verbindung mit anderen Medikamenten oder Maßnahmen).
▶ **Wirkung:** Zentralnervöse Enthemmung, später Lähmung.
▶ **Körpereigener Alkoholabbau** durch Alkoholdehydrogenase ca. 0,15‰ pro Stunde (lineare Kinetik).
▶ **Schweregradeinteilung:** Analog zu Narkosestadien möglich (s. u.).
▶ **Primäre Giftelimination:** Aktivkohle schlecht wirksam.
▶ **Antidot:** Nein.
▶ *Beachte:* Eine Alkoholvergiftung kann andere, lebensbedrohliche Zusatzerkrankungen/-verletzungen wie Hypoglykämie, zusätzliche Tablettenintoxikation und Schädelhirntrauma verschleiern.

Symptomatik

▶ Foetor alcoholicus.
▶ Euphorie, Exzitation.
▶ Somnolenz, Sopor, Koma.
▶ Partielle Analgesie.
▶ Gelegentlich Hypoglykämie.

Stadien der Alkoholintoxikation

▶ **Stadium I: Stadium der Exzitation:**
  – *Blutalkoholgehalt:* 1 – 2‰.
  – *Symptome:* Euphorie, Enthemmung, Sprachstörungen (Lallen), Gangstörungen (Torkeln), Sehstörungen (Doppelbilder).
▶ **Stadium II: Stadium der Hypnose:**
  – *Blutalkoholgehalt:* 2 – 2,5‰.
  – *Symptome:* Somnolenz, Tachykardie, partielle Analgesie.
▶ **Stadium III: Stadium der Narkose:**
  – *Blutalkoholgehalt:* 2,5 – 4‰.
  – *Symptome:* Sopor oder Koma Grad I–II, Hypotension, Hypoglykämie.
▶ **Stadium IV: Stadium der Asphyxie:**
  – *Blutalkoholgehalt:* > 4‰.
  – *Symptome:* Koma Grad III–IV, Hypothermie. Folgen: Respiratorische Insuffizienz, Schock, Tod.

Diagnostik

▶ **Äußere Umstände:** Kneipe, umherliegende Schnaps- oder Bierflaschen.
▶ Puls-, Blutdruckmessung.
▶ EKG.
▶ Pulsoxymetrie.
▶ **Blutzuckeruntersuchung:** Bei Bewußtlosigkeit, Verwirrtheit und Krämpfen.
▶ **In der Klinik:** Blutalkoholbestimmung; Säure-Basen-Status (Laktazidosegefahr!).

Therapie

- ▶ **Indikation für Therapie und Klinikeinweisung:** Ab Stadium II.
- ▶ **Sedierung/antidelirante Therapie:** Bei agitierten Patienten:
  - *Neuroleptika*, z.B. Haloperidol 5 – 10 mg i.v. (cave Herzrhythmusstörungen und Blutdruckabfall!).
  - *Benzodiazepine*, z.B. Diazepam 10 – 20 mg i.v. (cave Atemdepression!).
- ▶ **Antikonvulsive Therapie:** Bei Krampfanfällen Benzodiazepine, z.B. Diazepam 10 – 20 mg i.v.
- ▶ **Bewußtseinsgetrübte Patienten:**
  - Bei Hypoglykämie: Glukose 20 – 50 g i.v.
  - Sauerstoffgabe 4 – 8 l/min, Freimachen und -halten der Atemwege.
  - Ggf. Intubation und Beatmung, CPR.
- ▶ **Kreislaufstabilisierung** bei Blutdruckabfall:
  - *Infusionstherapie:* z.B. Ringer-Lösung 500 – 1500 ml i.v.
  - *Katecholamintherapie:* z.B. Akrinor 0,5 – 2 ml i.v.
- ▶ **Präklinische Maßnahmen der primären Giftelimination:** Meist nicht indiziert.
- ▶ *Beachte:* In der Akutphase auch an Thiaminsubstitution denken! Dosierung: 100 mg i.v. (bis zu 3 ×/die) zur Prophylaxe/Therapie einer Wernicke-Enzephalopathie bei chronischem Alkoholabusus.

19.18 Methanol und Glykole

Substanzen

- ▶ Methanol.
- ▶ Ethylenglykol.

Hinweise

- ▶ **Applikationsweg:** Oral.
- ▶ **Vergiftungsursachen:**
  - Oft Verunreinigung von Alkoholika.
  - Ingestion von Reinigungs- oder Frostschutzmitteln.
- ▶ **Wirkung:** Giftungsreaktion durch Oxidation (Alkoholdehydrogenase):
  - *Methanol:* Entstehung von Ameisensäure.
  - *Ethylenglykol:* Entstehung von Glykolsäure und Oxalsäure.
- ▶ **Primäre Giftelimination:** Aktivkohle schlecht wirksam.
- ▶ **Antidot:** Ethylalkohol; kompetitive Verdrängung der Substrate von der Alkoholdehydrogenase.

Symptomatik

- ▶ **Methanolvergiftung:**
  - *Frühsymptome:* Ähnlich wie bei Ethylalkohol (S. 517).
  - *Gastrointestinale Symptome:* Übelkeit, Erbrechen, Bauchschmerzen.
  - *Zentralnervöse Symptome:* Euphorie, Kopfschmerzen, Krampfanfälle, Koma.
  - *Sehstörungen:* Ab ca. dem 3. Tag:
    - Zunächst reversibel (Retinaödem).
    - Später irreversibel (Optikusatrophie).
  - *Zentrales Atemversagen*, Azidose.

▶ **Glykolvergiftung:**
- Symptome ähnlich der Alkoholintoxikation (S. 517).
- Nierenversagen (ab dem 2. Tag).
- Azidose.

Diagnostik

▶ Anamnese, äußere Umstände.
▶ Blutdruckmessung, EKG, Sauerstoffsättigung.
▶ **Blutzuckeruntersuchung:** Bei Bewußtlosigkeit, Verwirrtheit und Krämpfen.
▶ **In der Klinik:** Blutkonzentrationsbestimmung, Blutgasanalyse.

Therapie

▶ **Sauerstoffgabe** 4 – 8 l/min.
▶ **Atemwegsmanagement:**
- Freimachen und -halten der Atemwege.
- Ggf. Intubation und Beatmung.
▶ **Kreislaufstabilisierung** bei Hypotension:
- *Infusionstherapie:* z. B. Ringer-Lösung 500 – 1500 ml i. v.
- *Katecholamintherapie:* z. B. Akrinor 0,5 – 2 ml i. v.
▶ Ggf. **CPR.**
▶ **Zufuhr von Ethylalkohol** bereits im Verdachtsfall und so bald wie möglich: 40 ml Alkohol = ca. 100 – 120 ml Schnaps p.o. (Gin, Korn).
▶ **In der Klinik:** Aufrechterhaltung einer Blutalkoholkonzentration von ca. 1‰ über 5 Tage. Außerdem: Thiamin- und Folsäuresubstitution (1 mg/kg alle 4 – 6 h am ersten Tag).

19.19 Tabak und Nikotin

Substanzen im Tabak bzw. Tabakrauch

▶ **Nikotin:** Hauptalkaloid und wichtigster Wirkstoff für akute Intoxikationen.
▶ **Sonstige:** Kohlenmonoxid (S. 533), Teer (aromatische Kohlenwasserstoffe, Phenole), Nitrosamine, Ammoniak, Stickstoffoxide.

Vorkommen und Ursachen akuter Nikotinvergiftungen

▶ **Ingestionsintoxikation (orale Tabakaufnahme):**
- *Im Kindesalter und bei geistig retardierten Menschen:* Durch Essen von Zigaretten oder Verzehr des Aschenbecherinhalts.
- *Versehentliches Trinken nikotinhaltiger Lösungen,* z. B. nikotinhaltiger Pflanzenschutzmittel, die auch gelegentlich selbst durch Auflösen mehrerer Zigaretten in Wasser hergestellt werden.
- *Symptommaximum:* 2 – 3 Stunden nach oraler Aufnahme.
- *Als unbedenklich gelten folgende Mengen:*
  - < 1 Jahr: Bis maximal $^1/_3$ Zigarette.
  - 1 – 4 Jahre: Bis maximal $^1/_2$ Zigarette.
  - 4 – 12 Jahre: Bis maximal $^3/_4$ Zigarette.
  - > 12 Jahre: Bis maximal 1 Zigarette.
▶ **Inhalationsintoxikation:** Exzessive Rauchversuche Jugendlicher.

Wirkungsweise des Nikotins

▶ **Niedrige Dosen:** Ganglienstimulierend (wie Acetylcholin) → Stimulation der 2. Neurone des Parasympathikus und des Sympathikus sowie Katecholaminausschüttung aus Nebennierenmark (siehe zum Vergleich die ähnlich wirkenden Insektizide vom Organophosphattyp, S. 529).
▶ **Hohe Dosen:** Ganglienblockierend → Parasympathiko- und Sympathikolyse (Ganglienblocker wurden früher zur Induktion einer kontrollierten Hypotension verwendet).
▶ **Tödliche Dosis:** 40 – 60 mg, bei Kindern weniger; enthalten z. B. in 5 Zigaretten oder 1 Zigarre.

Symptomatik

▶ **Neurologische Symptome:**
  – Kopfschmerzen.
  – Tremor.
  – Schwäche in den Beinen.
  – Zerebraler Krampfanfall.
  – Koma.
  – Atemlähmung.
▶ **Gastrointestinale Symptome:**
  – Speichelfluß.
  – Übelkeit, Erbrechen.
  – Diarrhoe.
  – Bauchkrämpfe.
▶ **Kardiozirkulatorische Symptome:**
  – Tachykardie oder Bradykardie.
  – Hypertension oder Hypotension bis hin zum Schock.

Diagnostik

▶ Anamnese, Inspektion.
▶ Orientierende neurologische Untersuchung.
▶ Puls-, Blutdruckmessung.
▶ EKG.
▶ Pulsoxymetrie.
▶ **Blutzuckeruntersuchung:** Bei Bewußtlosigkeit und Krampfanfällen (Ausschluß Hypoglykämie).

Therapie

▶ **Schwere Vergiftungen:**
  – Sauerstoffgabe 4 – 8 l/min; auch wegen der oft begleitenden Kohlenmonoxidintoxikation (S. 533).
  – Intubation und Beatmung: Bei Koma und Atemdepression.
▶ **Übelkeit, Erbrechen:**
  – Bei oraler Nikotinaufnahme Erbrechen nicht unterdrücken, sondern womöglich fördern (primäre Giftelimination)!
  – Bei Nikotinaufnahme durch Rauchen: Ggf. Haloperidol 0,625 – 1,25 mg i. v.
▶ **Krampfanfall:** z. B. Diazepam 5 – 10 mg i. v.
▶ **Herzrhythmusstörungen:**
  – *Tachyarrhythmie:* Symptomatische Therapie siehe S. 371; ggf. Sedierung mit 5 – 10 mg Diazepam i. v.

– *Bradyarrhythmie:* Symptomatische Therapie siehe S. 381; Atropin 0,5 – 3 mg i. v., ggf. titrierend auch höher dosieren (ähnlich Insektizidvergiftung, S. 529).
▶ **Hypotension und Schock:** Siehe S. 344. Volumentherapie, z. B. 500 – 1000 ml Ringerlösung i. v., ggf. plus Akrinor 0,5 – 2 ml i. v. oder Dopamin 2 – 10 µg/kg KG/min.
▶ **Bei Intoxikation mit größeren Mengen an Tabak oder Nikotin:** Primäre Giftelimination durch Erbrechen, z. B. Ipecacuanha-Sirup: Kinder 10 – 20 ml p.o., ggf. Erwachsene 30 ml p.o.; dann Aktivkohle 0,5 – 1 g/kg KG p.o.

19.20 Lösungsmittel

Substanzen
▶ **Chlorierte Kohlenwasserstoffe:** z. B. Trichlorethylen, Tetrachlorkohlenstoff.

Hinweise
▶ **Applikationswege:** Per inhalationem (Schnüffeln, gewerblicher Unfall) oder oral (versehentliche Einnahme).
▶ **Vergiftungsursachen:** Orale Ingestion/Schnüffeln von Klebstoffen oder industriellen Reinigungsmitteln.
▶ **Wirkungen:** Ähnlich denen von Inhalationsanästhetika (Trichlorethylen wurde früher auch als Narkosemittel verwendet):
  – In niedrigeren Dosen Euphorie.
  – In höheren Dosen Sedierung, Somnolenz, Koma (Narkose).
▶ **Primäre Giftelimination:** Bei oraler Ingestion Aktivkohle wirksam.
▶ **Antidot:** Nein.

Symptomatik
▶ Euphorie.
▶ Somnolenz, Koma.
▶ Tachykardie, Tachyarrhythmien.
▶ Hypotension.

Diagnostik
▶ Anamnese.
▶ Äußere Umstände.
▶ Blutdruckmessung, EKG, Sauerstoffsättigung.
▶ **Blutzuckeruntersuchung:** Bei Bewußtlosigkeit, Verwirrtheit und Krämpfen.
▶ **In der Klinik:** Blutkonzentrationsbestimmung, Blutgasanalyse.

Therapie
▶ **Sauerstoffgabe** 4 – 8 l/min.
▶ **Atemwegsmanagement:**
  – Freimachen und -halten der Atemwege.
  – Ggf. *Intubation und Beatmung:* Verstärkung der Giftelimination durch kontrollierte Hyperventilation (S. 112, 497).
▶ **Kreislaufstabilisierung** bei Hypotension:
  – *Infusionstherapie:* z. B. Ringer-Lösung 500 – 1500 ml i. v.
  – *Katecholamintherapie:* z. B. Akrinor 0,5 – 2 ml i. v.

- ❏ *Beachte:* Die Lösungsmittel sensibilisieren das Herz gegen Katecholamine! Gefahr von Rhythmusstörungen!
- ▶ Ggf. **CPR**.
- ▶ **Sedierung/antidelirante Therapie:** Bei agitierten Patienten Benzodiazepine, z. B. Diazepam 10 – 20 mg i. v. (cave Atemdepression!).
- ▶ **Präklinische Maßnahmen der primären Giftelimination:** Bei oraler Aufnahme ggf. Aktivkohle 0,5 – 1 g/kg KG p.o.

19.21 Weitere haushaltsübliche Substanzen

Präparate

- ▶ **Lampenöle:** Hochgereinigte Erdöldestillate wie Petroleum, Isoparaffin.
- ▶ **Organische Lösungsmittel:** z. B. Benzin, Terpentin, Benzol.
- ▶ **Schaumbildner:** Spülmittel, Waschmittel, Tenside.
- ❏ *Beachte:* Spülmaschinenzusätze können starke Laugen enthalten! Siehe S. 537 (Verätzungen durch Säuren und Laugen).

Hinweise und Kommentare

- ▶ **Applikationswege:** Oral; Lösungsmittel auch per inhalationem (S. 521).
- ▶ **Vergiftungsursache:** Vor allem bei Kindern: Akzidentielle Ingestion oder Verwechselung mit schmackhaftem Getränk (gefärbte Lampenöle sehen oft aus wie Limonade!).

Allgemeine Diagnostik

- ▶ Anamnese.
- ▶ Äußere Umstände.
- ▶ Blutdruckmessung, EKG, Sauerstoffsättigung.
- ▶ Blutzuckeruntersuchung bei Bewußtlosigkeit, Verwirrtheit und Krämpfen.

Lampenöle und organische Lösungsmittel

- ▶ **Hauptgefahr:** Aspiration → Lungenversagen, ARDS.
- ▶ **Symptomatik:**
  - Husten. Luftnot.
  - Übelkeit, Erbrechen, Durchfall.
  - Tachykardie, Tachyarrhythmie.
  - Krampfanfälle.
- ▶ **Therapie:**
  - *Sauerstoffgabe* 4 – 8 l/min, ggf. Intubation und Beatmung.
  - *Bei Krampfanfällen und starker Erregung:* Diazepam 5 – 10 mg i. v. bzw. rektal.
  - *Antiarrhythmische Therapie:* Siehe S. 366.
  - *Präklinische Maßnahmen der primären Giftelimination:* Aktivkohle 0,5 – 1 g/kg KG p.o.
- ❏ *Beachte:* Kein Erbrechen provozieren! Aspirationsgefahr!

Schaumbildner

▶ **Wirkung und Symptomatik:** Insgesamt geringe Toxizität und meist benigner Krankheitsverlauf mit unspezifischen Symptomen; Hauptgefahr: Schaumaspiration! Schleimhautreizung, Husten, Übelkeit, Erbrechen, Durchfall, Aspirationsgefahr bei übermäßiger Schaumentwicklung.

▶ **Therapie:**
- *Sauerstoffgabe* 2 – 8 l/min, wenn erforderlich.
- *Sedierung*, wenn erforderlich: z.B. Diazepam 5 – 10 mg i.v. bzw. rektal.
- *Antidottherapie:* Bei Aspirationsgefahr → Entschäumer (Herabsetzung der Oberflächenspannung): Dimethylpolysiloxan (sab simplex) ca. 0,5 – 1 ml/kg KG:
  - Erwachsene: 10 – 30 ml oder 2 – 6 Eßlöffel p.o.
  - Kinder: 5 – 10 ml oder 2 – 4 Teelöffel p.o.

◪ *Beachte:* Keine Magenspülung, kein Erbrechen, kein Wasser trinken zur Verdünnung: Schaumbildungsgefahr!

19.22 China-Restaurant-Syndrom

Definition

▶ Vegetative Reaktion auf Genuß von Nahrungsmittelzusätzen oder Gewürzen, die häufig in hoher Konzentration in der chinesischen Küche verwendet werden.

Auslösende Substanzen

▶ Glutamat und andere Geschmacksverstärker.
▶ Enthalten z.B. in: Sojasauce, Weizen, Mais.

Verlauf

▶ **Beginn der Symptome:** $^1/_2$ – 2 Stunden nach dem Essen.
▶ **Dauer der Symptome:** Ca. 2 – 3 Stunden.

Symptomatik

▶ Übelkeit.
▶ Schwitzen.
▶ Kopfschmerzen.
▶ Tachykardie, Tachyarrhythmie.
▶ Parästhesien (v.a. Nacken, Arme).

Variante: Pseudoallergische Reaktion

▶ Siehe auch S. 359.
▶ Hautausschlag.
▶ Juckreiz.
▶ Schnupfen.
▶ Diarrhoe.
▶ Hypotension.
▶ Auslösung eines Asthma-Anfalls (S. 329).

Diagnostik

- ► Anamnese (chinesisches Essen?).
- ► Blutdruck-, Pulsmessung.
- ► Auskultation.
- ► EKG.
- ► Pulsoxymetrie.

Therapie

- ► In der Regel nicht erforderlich.
- ► Bei Tachyarrhythmie: S. 371.
- ► Bei Asthmaanfall: S. 330.
- ► Bei Hypotension: S. 343.
- ► Bei pseudoallergischer Reaktion: S. 360.

19.23 Halluzinogene

Substanzen

- ► **Cannabis:** Haschisch oder Marihuana.
- ► **Lysergsäurediaethylamid** (LSD).
- ► **Psilocybin:** Wirkstoff des Pilzes Psilocybes.
- ► Meskalin.

Hinweise

- ► **Wirkung:** Meist Modulation des zentralen und peripheren serotoninergen Systems. Auslösung akuter paranoider Erregungszustände möglich.
- ► **Toxizität:** Meist geringer als bei Kokain, Amphetaminen und Opioiden; schwere Vitalfunktionsstörungen selten.
- ► Eigen- und Fremdgefährdung durch inadäquate Verhaltensweisen möglich.

Symptomatik

- ► Halluzinationen („trip").
- ► Panik-Attacken.
- ► Paranoide Erregungszustände.
- ► Störungen der Körperwahrnehmung.
- ► Tachykardie, Hypertension.
- ► Mydriasis.
- ► Tremor.
- ► Fieber.

Diagnostik

- ► Anamnese.
- ► Blutdruck-, Pulsmessung.
- ► EKG.
- ► Pulsoxymetrie.
- ► **Blutzuckeruntersuchung:** Bei Bewußtlosigkeit, Verwirrtheit und Krämpfen.
- ► **In der Klinik:** Drogenscreening.

Therapie

- **Vitalfunktionssicherung**, wenn erforderlich: Sauerstoffgabe, Atemwegssicherung, ggf. Intubation und Beatmung; CPR.
- **Angstzustände:** Benzodiazepine, z.B. Diazepam 10 – 20 mg i.v.
- **Paranoide Erregungszustände:** Neuroleptika, z.B. Haldol 5 – 10 mg, evtl. kombiniert mit Benzodiazepinen, z.B. Diazepam 10 – 20 mg i.v.
- **Hypertensive Krise** (S. 364): Sedierung mit Benzodiazepinen, zusätzlich evtl. Vasodilatatoren, z.B. Nitroglycerin 2 – 4 Hübe s.l.
- **Präklinische Maßnahmen der primären Giftelimination:** Meist nicht indiziert.

19.24 Kokain

Substanzen

- Kokain.
- **Crack** = Kokain-Base kombiniert mit Natriumbikarbonat.

Hinweise

- **Applikationsweg:** Intranasal (Schnupfen), oral, pulmonal (Crack-Rauchen) oder intravenös (oft in Kombination mit Heroin = „speedball").
- **Vergiftungsursachen:** Überdosierung.
- **Wirkung:** Sympathoadrenerge Überaktivierung, v.a. durch Blockade der neuronalen Dopamin-Wiederaufnahme.
- **Wirkungseintritt und -dauer:**
  - *Intranasale Applikation (Schnupfen):* Beginn nach 3 – 5 Minuten, voller Effekt nach 10 – 20 Minuten, Dauer ca. 1 Stunde.
  - *Rauchen (Crack):* Beginn nach 8 – 10 Sekunden.
- **Primäre Giftelimination:** Bei intestinaler Aufnahme Aktivkohle wirksam.
- **Antidot:** Nein.
- **Besonders schwere Vergiftungen** nach Kokain plus Alkohol.

Symptome und Komplikationen

- **Schweregradeinteilung:** Siehe S. 492 (Vergiftung mit stimulierenden Substanzen).
- **Nervensystem:**
  - Euphorie, Agitiertheit, Unruhe.
  - Akuter Erregungs- und/oder Verwirrtheitszustand (S. 311).
  - Halluzinationen, Panik-Attacken, Suizidgefährdung (S. 313).
  - Später Sopor, Koma.
  - Krampfanfälle.
  - Apoplex, intrakranielle Blutung.
  - Tremor, Mydriasis.
- **Herz-Kreislaufsystem:**
  - Tachykardie, Tachyarrhythmie.
  - Hypertension, hypertensive Krise.
  - Akutes Koronarsyndrom.
- **Vegetative Effekte:**
  - Übelkeit, Erbrechen.
  - Temperaturanstieg (Hyperpyrexie).

> ☒ *Beachte:* Das führende Symptom einer Kokain-Intoxikation ist oft der Thorax-schmerz.

Diagnostik

▶ Anamnese.
▶ Blutdruck-, Pulsmessung.
▶ EKG.
▶ Pulsoxymetrie.
▶ **Blutzuckeruntersuchung:** Bei Bewußtlosigkeit, Verwirrtheit und Krämpfen.
▶ **In der Klinik:** Drogenscreening.

Therapie

▶ **Respiratorische Therapie:**
   – Sauerstoffgabe 4 – 8 l/min.
   – Freimachen und -halten der Atemwege.
   – Ggf. Intubation und Beatmung.
▶ **Kardiozirkulatorische Therapie:**
   – *Infusionstherapie:* Vor allem bei Hyperthermie und Dehydratation: 500 – 1000 ml Ringer-Lösung i. v.
   – *Therapie der Tachyarrhythmien:* z. B. Verapamil 5 mg i. v.
   – *Therapie der hypertensiven Krise:* Vasodilatatoren, z. B. Nitroglycerin 2 – 4 Hübe s.l.
   – Ggf. CPR. Dabei vorsichtige Verwendung von Adrenalin!
☒ *Beachte:* Bei Kokain-induzierter Tachykardie, Hypertension oder Myokardisch-ämie sind β-Blocker kontraindiziert! Sie können die kokaininduzierte Vasokon-striktion und den Myokardschaden verstärken.
▶ **Sedierung/antidelirante Therapie:** Bei agitierten Patienten Benzodiazepine z. B. Diazepam 10 – 20 mg i. v. (cave Atemdepression!); keine Neuroleptika!
▶ **Antikonvulsive Therapie:** Bei Krampfanfällen Benzodiazepine, z. B. Diazepam 10 – 20 mg i. v..
▶ **Präklinische Maßnahmen der Giftelimination:** Meist nicht indiziert; ggf. Aktiv-kohle 0,5 – 1 g/kg KG p.o. nach oraler Aufnahme.

19.25 Ecstasy und Amphetamine

Substanzen

▶ **Ecstasy (= XTC):** Sammelbergiff für verschiedene, ähnlich wirkende sympatho-mimetische Amphetaminabkömmlinge *(Designerdrogen)*, die meist in lustige Ta-bletten *(love pills)* gepreßt sind:
   – MDMA: Methylendioxymethamphetamin. Wichtigster Vertreter.
   – MDEA: Methylendioxyethylamphetamin. Zweitwichtigster Vertreter.
   – MDA: Methylendioxyamphetamin.
   – MBDB: Methylbenzodioxolbutanamin.
   – DOB: Dimethoxybromamphetamin.
▶ **Amphetamine (= Weckamine):** z. B.
   – Amphetamin (= Benzedrin).
   – Methamphetamin (= Pervitin).
   – Propylhexedrin (= Eventin).

- Amphetaminil (= AN 1).
- Fenetyllin (= Captagon).

Hinweise

▶ **Wirkungsweise:** Indirekte Sympathomimetika mit vorwiegend zentralerregender Wirkung (sog. *„upper"*).
▶ **Ecstasy:**
- Zunehmender Konsum in den letzten Jahren; vor allem 15–25jährige *(Modedroge; Spaß- und-Gute-Laune-Droge)*.
- *Mischpräparate* von o.g. Amphetaminderivaten mit LSD (S. 524), Koffein (S. 511), reinen Amphetaminen und evtl. auch anderen Substanzen wie ASS (S. 516) und Paracetamol (S. 514) sind immer häufiger.
- *Eingenommene Dosis:* Üblicherweise etwa 50–200 mg MDMA.
- *Wirkungseintritt:* 20–60 Minuten nach Tabletteneinnahme.
- *Wirkdauer:* 4–6 Stunden.
▶ **Amphetamine:** Einsatz der o.g. Substanzen oder verwandter Mittel auch als Doping-Mittel und Appetitzügler.
▶ **Vergiftungsursachen:** Überdosierung.
▶ **Applikationsweg:** Oral.
▶ **Primäre Giftelimination:** Aktivkohle wirksam.
▶ **Antidot:** Nein.

Symptomatik und Komplikationen

▶ **Schweregradeinteilung:** Siehe S. 492 (Vergiftung mit stimulierenden Substanzen).
▶ **Nervensystem:**
- Euphorie, Agitiertheit, Unruhe.
- Akuter Erregungs- und/oder Verwirrtheitszustand (S. 311).
- Halluzinationen, Panik-Attacken, Suizidgefährdung (S. 313).
- Später Sopor, Koma.
- Krampfanfälle.
- Apoplex, intrakranielle Blutung.
- Tremor, Mydriasis.
▶ **Herz-Kreislaufsystem:**
- Tachykardie, Tachyarrhythmie.
- Hypertension, hypertensive Krise.
▶ **Vegetative Effekte:**
- Übelkeit, Erbrechen.
- Temperaturanstieg (Hyperpyrexie) bis > 40 °C mit Muskelzerfall (Rhabdomyolyse), Leber- und Nierenversagen.
- Flüssigkeits- und Elektrolytverluste bis hin zur lebensbedrohlichen Dehydratation, vor allem bei gleichzeitigem stundenlangem Tanzen.

Diagnostik

▶ Anamnese, Umgebung: Techno- oder Housemusic-Partys, Raves.
▶ Blutdruck-, Pulsmessung.
▶ EKG.
▶ Pulsoxymetrie.
▶ **Blutzuckeruntersuchung:** Bei Bewußtlosigkeit, Verwirrtheit und Krämpfen.
▶ **In der Klinik:** Drogenscreening.

Therapie

▶ **Respiratorische Therapie:**
  – Sauerstoffgabe 4–8 l/min.
  – Freimachen und -halten der Atemwege.
  – Ggf. Intubation und Beatmung.
▶ **Kardiozirkulatorische Therapie:**
  – *Infusionstherapie:* Vor allem bei Hyperthermie und Dehydratation: 500–1000 ml Ringer-Lösung i. v.
  – *Therapie der Tachyarrhythmien:* z. B. Verapamil 5 mg i. v.
  – *Therapie der hypertensiven Krise:* Vasodilatatoren, z. B. Nitroglycerin 2–4 Hübe s. l., evtl. kombiniert mit Verapamil 5 mg i. v.
  – Ggf. CPR.
  ▶ *Beachte:* Der Einsatz von β-Blockern wird hier kontrovers beurteilt. Aufgrund der pathophysiologischen Ähnlichkeit mit einer Kokain-Intoxikation sollte auf eine β-Blockade besser verzichtet werden.
▶ **Sedierung/antidelirante Therapie:**
  • In leichteren Fällen: verbale Beruhigung („talk down").
  • In schweren Fällen bei agitierten Patienten: Benzodiazepine, z. B. Diazepam 10–20 mg i. v. (cave Atemdepression!); keine Neuroleptika!
▶ **Antikonvulsive Therapie:** Bei Krampfanfällen Benzodiazepine, z. B. Diazepam 10–20 mg i. v.
▶ **Präklinische Maßnahmen der Giftelimination:** Meist nicht indiziert; ggf. Aktivkohle 0,5–1 g/kg KG p.o. nach oraler Aufnahme.

19.26 Herbizide

Substanzen

▶ Diquat, Paraquat.

Hinweise

▶ **Applikationswege:** Oral.
▶ **Vergiftungsursache:** Häufig Ingestion von Pflanzenschutzmitteln in suizidaler Absicht.
▶ **Wirkung:** Bildung von Sauerstoffradikalen → Organfibrose, Lungenfibrose. Verstärkung der Toxizität durch Sauerstoff.
▶ **Probleme der Herbizidvergiftung**, die bereits präklinische Maßnahmen der primären Giftelimination rechtfertigen:
  – Hohe Toxizität (bereits ein Glas Pflanzenschutzmittel ist tödlich).
  – Hohe Gewebebindung, hohes Verteilungsvolumen (Dialyse kaum wirksam).
▶ **Primäre Giftelimination:** Aktivkohle wirksam und frühestmöglich indiziert!
▶ **Antidot:** Nein.

Symptomatik

▶ **Frühsymptome:** Lokale Verätzungen, Übelkeit.
▶ **Spätsymptome:** Tachypnoe, Zyanose.
▶ **Organschäden:** Lungenfibrose, Leber- und Nierenschaden (toxische Hepatitis und Nephritis).

Diagnostik

▶ Anamnese, äußere Umstände.
▶ Blutdruck-, Pulsmessung.
▶ EKG.
▶ Pulsoxymetrie.
▶ **Blutzuckeruntersuchung:** Bei Bewußtlosigkeit, Verwirrtheit und Krämpfen.
▶ **In der Klinik:** Giftnachweis im Blut.

Therapie

▶ **Sauerstoffgabe**, wenn überhaupt, nur bis zu einer Sauerstoffsättigung von ca. 85 %!
▶ **Atemwegsmanagement**, wenn erforderlich:
  – Freimachen und -halten der Atemwege.
  – Ggf. Intubation und Beatmung.
▶ Ggf. **CPR**.
▶ **Präklinische Maßnahmen der primären Giftelimination:** So früh wie möglich und mit allen Mitteln!
  – Induziertes Erbrechen, Magenspülung.
  – Aktivkohle 40 – 100 g p.o.; wenn nicht vorhanden, im Notfall 1 – 2 Handvoll Gartenerde p.o.

19.27 Insektizide

Substanzen

▶ **Alkylphosphate (Organophosphate):** Parathion (E 605), Demeton, Dimethoat (Metasystox).
▶ **Carbamate:** Carbaryl, Isolan.
▶ **Nervengas:** Sarin, VX (aktuell wieder gefürchtet bei Terroranschlägen!).

Hinweise

▶ **Applikationswege:** Oral, perkutan bzw. per inhalationem.
▶ **Vergiftungsursache:** Ingestion in suizidaler Absicht oder gewerblicher Unfall.
▶ **Wirkungen:**
  – *Alkylphosphate:* Irreversible Hemmung der Acetylcholinesterase (AChE).
  – *Carbamate:* Reversible AChE-Hemmung, daher meist weniger schwerwiegend als Organophosphatvergiftungen (Dauer der AChE-Hemmung liegt im Bereich von Minuten).
  – *Endogene Azetylcholinvergiftung:*
    – Stimulation der muskarinergen Rezeptoren des Parasympathikus.
    – Stimulation der nikotinergen Rezeptoren der vegetativen Ganglien (Parasympathikus und Sympathikus).
    – Stimulation der nikotinergen Rezeptoren an der neuromuskulären Endplatte.
  – *Folge:* Stark gesteigerter Vagotonus bei gleichzeitig gesteigerter Katecholaminfreisetzung (Phäochromozytomähnliche Reaktion) sowie unkontrollierte Muskelaktivierung.
▶ **Antidote:** Atropin (S. 499) und Obidoxim (S. 501).
▷ *Beachte:* Präklinisches Vorgehen unter erhöhtem Selbstschutz! Gute transdermale Penetration beachten! Hautkontakt vermeiden!

Symptomatik

- ► Miosis.
- ► Muskelfibrillationen, Muskelschwäche.
- ► Atemlähmung.
- ► **Gesteigerte Speichel- und Bronchialsekretion** (bis hin zum klinischen Bild eines „Lungenödems"), Bronchospasmus.
- ► **Kardiozirkulatorische Symptome:** Bradykardie (nicht immer!), Hypotension (nicht immer!).
- ► **Zentrale Symptome:** Krämpfe, Bewußtseinstrübung, Somnolenz, Koma.
- ◪ *Beachte:* Initial lebensbedrohlich sind vor allem die pulmonalen Auswirkungen der Vergiftung!

Diagnostik

- ► Anamnese, äußere Umstände.
- ► Blutdruck-, Pulsmessung.
- ► EKG.
- ► Pulsoxymetrie.
- ► Blutzuckeruntersuchung.
- ► **In der Klinik:** Giftnachweis im Blut, Serumcholinesteraseaktivität als Marker für die AChE-Hemmung.

Therapie

- ► **Sauerstoffgabe** 4 – 8 l/min.
- ► **Atemwegsmanagement:**
  - – Freimachen und -halten der Atemwege.
  - – Ggf. Intubation und Beatmung.
- ► **Kreislaufstabilisierung** bei Hypotension:
  - – *Infusionstherapie:* z. B. Ringer-Lösung 500 – 1500 ml i. v.
  - – *Katecholamintherapie:* z. B. Akrinor 0,5 – 2 ml i. v. oder Dopamin 2 – 20 μg/kg KG/min i. v.
- ► Ggf. **CPR.**
- ► **Ausgiebige Dekontamination und primäre Giftelimination,** wenn möglich.
- ► **Antidottherapie:**
  - – *Atropin:* Beginn so früh wie möglich mit titrierender Gabe bis zum Sistieren der Bronchial- und Speichelsekretion. Erstdosis: 2 – 5 mg i. v.; Wiederholung alle 2 – 5 Minuten; keine Höchstdosis!
  - – *Obidoxim:* Reaktivierung der AChE. Prähospitale Gabe nicht erforderlich. Umstritten bei Carbamaten, kontraindiziert bei Dimethoat.

19.28 Zyanide

Substanzen

- ► **Blausäure (HCN), Zyankali (KCN), Natriumzyanid (NaCN):** Enthalten in Metallreinigungsmitteln, Photoentwicklerlösungen, Entwesungsmitteln, Rauchgas bei Kunststoffverbrennung sowie natürlicherweise in Obstkernen und Nüssen (v. a. Mandeln).
- ► **Medikamente**, aus denen Zyanid (CN⁻) freigesetzt werden kann: z. B. Natriumnitroprussid.

Hinweise

► **Applikationsweg:** Oral oder (bei Rauchgasexposition) per inhalationem.
► **Vergiftungsursache:** Suizid(versuch), Kunststoffverbrennung bei Zimmerbränden. Bei Kindern evtl. auch exzessiver Mandelgenuß.
► **Wirkung:** Blockade der mitochondrialen Atmungskette durch reversible Bindung an Eisen-III; dadurch Hemmung der oxidativen Verwertung des Sauerstoffs („inneres Ersticken").
► **Wirkungsbeginn:** Sekunden nach Inhalation und ca. 30 Minuten nach oraler Einnahme.
► **Letale Dosis:** 200 mg NaCN oder KCN bzw. 50 mg HCN.
► **Primäre Giftelimination:** Aktivkohle wirksam.
► **Antidote:** 4-DMAP (oder andere Methämoglobinbildner, S. 499), Natriumthiosulfat (S. 501), Hydroxocobolamin sowie Sauerstoff (S. 502).

Symptomatik

► **Bittermandelgeruch** kann aufgrund genetischer Disposition von einigen Menschen sehr gut, von anderen (ca. 50%) gar nicht wahrgenommen werden.
► **Gastrointestinale Symptome:** Übelkeit, Erbrechen.
► **Zerebrale Symptome:** Tinnitus, Sehstörungen, Kopfschmerzen, Krampfanfälle, Koma.
► **Respiratorische Symptome:** Tachypnoe, Dyspnoe.
► **Kardiozirkulatorische Symptome:** Hypotension, tachykarde oder bradykarde Rhythmusstörungen.

Diagnostik

► Anamnese.
► Geruch.
► Blutdruck-, Pulsmessung.
► EKG.
► Pulsoxymetrie.
► **Blutzuckeruntersuchung:** Bei Bewußtlosigkeit, Verwirrtheit und Krämpfen.
► **In der Klinik:** Blutkonzentrationsbestimmung, Blutgasanalyse. EKG. Vergiftungssymptome treten bei Zyanidkonzentrationen von > 10 – 20 µmol/l auf, der Tod tritt bei Konzentrationen von > 120 µmol/l ein.

Therapie

► **Sauerstoffgabe:** So früh wie möglich und so viel wie möglich (mindestens 8 l/min), am besten 100% O_2.
► **Atemwegsmanagement:**
  – Freimachen und -halten der Atemwege.
  – Ggf. *Intubation und Beatmung:* Großzügige Indikationsstellung; Beatmung mit 100% O_2.
► **Kreislaufstabilisierung** bei Hypotension:
  – *Infusionstherapie:* z.B. Ringer-Lösung 500 – 1500 ml i.v.
  – *Katecholamine:* z.B. Akrinor 0,5 – 2 ml i.v. oder Dopamin 2 – 20 µg/kg KG/min i.v.
► Ggf. **CPR.**
► **Präklinische Maßnahmen der primären Giftelimination:**
  – Magenspülung oder induziertes Erbrechen.
  – Aktivkohle 40 – 100 g p.o.

► **Sofortige Antidottherapie:**
  – 1. Möglichkeit:
    • *4-DMAP* 3 mg/kg KG (ca. 250 mg) i. v.; anschließend
    • *Natriumthiosulfat* 50 – 100 mg/kg KG (6 – 10 g) i. v.; maximal 500 mg/kg KG.
  – 2. Möglichkeit (besser, aber erheblich teurer und bislang in Deutschland nicht zugelassen):
    • *Hydroxocobolamin* 5 g i. v. (Kinder 2,5 g).
► **Alternative bzw. zusätzliche Antidote:**
  – Statt 4-DMAP sind auch andere Methämoglobinbildner möglich und regional (z. B. in USA) auch üblich, z. B. *Nitrite:*
    • *Amylnitrit* p.i. (2 Amp. zerdrücken und inhalieren); anschließend
    • *Natriumnitrit* 5 – 10 mg/kg KG (300 – 450 mg) i. v.

19.29 Methämoglobinbildner

Substanzen

► **Chlorate, Perchlorate, Nitrate, Nitrite:** Enthalten in Reinigungsmitteln, Zahnpasta.
► **Medikamente:** Prilocain (Lokalanästhetikum), 4-DMAP (S. 499).

Hinweise

► **Applikationswege:** Meist oral; 4-DMAP intravenös, Prilocain durch Resorption nach Infiltration bzw. nach i. v.-Regionalanästhesie.
► **Vergiftungsursache:** Überdosierung oder versehentliche Einnahme.
► **Wirkung:**
  – Oxidation von Eisen-II zu Eisen-III → Umwandlung von Hämoglobin in Methämoglobin (MetHb).
  – MetHb kann Sauerstoff nicht mehr transportieren: dadurch Abnahme des Sauerstoffgehalts: toxische Hypoxämie.
  – Gleichzeitig Linksverschiebung der Sauerstoffbindungskurve mit verschlechterter Sauerstoffabgabe des verbleibenden Hämoglobins.
► **Wichtige rettungsdienstliche Vergiftungssituation:** Versehentliche, nicht indizierte oder überhöhte Gabe von 4-DMAP (S. 499).
► **Primäre Giftelimination:** Aktivkohle wirksam bei intestinaler Aufnahme.
► **Antidote:** Toluidinblau, Ascorbinsäure (Vitamin C; weniger effektiv).

Symptome

► Ab **10 % MetHb:** Zyanose, Kopfschmerzen, Schwindel.
► Ab **30 – 40 % MetHb:** Übelkeit, Benommenheit, Dyspnoe, Tachypnoe, Tachykardie.
► Ab **50 % MetHb:** Koma, Hypotension.
► Ab **60 % MetHb:** Tod.

Diagnostik

► Anamnese.
► **Inspektion:** Bläuliche oder blau-graue Verfärbung der Haut.
► Blutdruck-, Pulsmessung.
► EKG.

- **Pulsoxymetrie:** Cave Fehlmessung! Falsch hohe Werte!
- **Blutzuckeruntersuchung:** Bei Bewußtlosigkeit, Verwirrtheit und Krämpfen.
- **In der Klinik:** MetHb-Bestimmung, Blutgasanalyse.

Therapie

- **Sauerstoffgabe** 4–8 l/min.
- **Atemwegsmanagement:**
  - Freimachen und -halten der Atemwege.
  - Ggf. Intubation und Beatmung.
- **Kreislaufstabilisierung** bei Hypotension:
  - *Infusionstherapie:* z. B. Ringer-Lösung 500–1500 ml i. v.
  - *Katecholamintherapie:* z. B. Akrinor 0,5–2 ml i. v.
- Ggf. **CPR**.
- **Präklinische Maßnahmen der primären Giftelimination:** Ggf. Aktivkohle 40–100 g p.o.
- **Antidottherapie:** Toluidinblau 2–4 mg/kg KG i. v. und/oder Ascorbinsäure 10–20 mg/kg KG (1000 mg) i. v. (in leichteren Fällen allein ausreichend).

19.30 Kohlenmonoxid

Substanz

- **Kohlenmonoxid (CO):** Enthalten in Autoabgasen, Rauchgas, Zigarettenrauch (starke Raucher haben bis zu 10 % CO-Hb), Entstehung bei unvollständiger Verbrennung.

Hinweise

- **Applikationsweg:** Per inhalationem.
- **Vergiftungsursachen:**
  - *Suizid(versuch) mit Autoabgasen:* Diese enthalten bis 20 % CO (0,1 % CO in der Einatemluft führt mit der Zeit zum Tod).
  - *Zimmerbrand, Schwelbrände:* Unvollständige Verbrennung in geschlossenen Räumen.
- **Wirkung:**
  - Vor allem Bindung an Hämoglobin, aber auch an Myoglobin und mitochondriale Cytochromoxydasen.
  - 200–300× größere Affinität zu Hämoglobin als Sauerstoff.
  - COHb kann Sauerstoff nicht mehr transportieren; dadurch Abnahme des Sauerstoffgehalts: toxische Hypoxämie.
  - Gleichzeitig Linksverschiebung der Sauerstoffbindungskurve mit verschlechterter Sauerstoffabgabe des verbleibenden Hämoglobins.
  - **Akute Schädigung:** Vor allem durch Gewebehypoxie (Symptome s. u.).
  - **Neurologische Spätschäden:** Ursache weitgehend unklar. Symptomentwicklung 2–40 Tage nach Intoxikation auch bei relativ moderaten COHb-Werten (ab COHb 10–20 %) in 20–40 % der Fälle. Symptome:
    - Kopfschmerzen.
    - Konzentrationsschwäche, Müdigkeit.
    - Merkschwäche, Demenz.
    - Psychose.
    - Parkinsonismus, Neuropathie.

▶ **Antidot:** Sauerstoff: kompetitive Bindung an Hämoglobin, dadurch Verkürzung der Halbwertszeit des COHb:
- *FiO₂ 21% (Raumluftatmung):* Halbwertszeit COHb 4 – 6 Stunden.
- *FiO₂ 100%:* Halbwertszeit COHb 40 – 60 Minuten.
- *Hyperbare Oxygenierung und FiO₂ 100%:* Halbwertszeit COHb 15 – 30 Minuten.

▷ *Beachte:* Rettung unter erhöhtem Selbstschutz!

Symptomatik

▶ **Hautfarbe:** Kirschrot oder bläulich. Kirschrote Färbung typisch bei ausgeprägter CO-Vergiftung (ab 50% COHb); oft aber Zyanose.
▶ Ab **5% COHb:** Visusbeeinträchtigung.
▶ Ab **10% COHb:** Kopfschmerzen, Schwindel.
▶ Ab **20% COHb:** Herzklopfen, Herzrhythmusstörungen, Benommenheit.
▶ Ab **30% COHb:** Somnolenz.
▶ Ab **40% COHb:** Bewußtlosigkeit.
▶ Ab **50% COHb:** Koma.
▶ Ab **60% COHb:** Tod innerhalb von 10 Minuten bis 1 Stunde.
▶ Ab **70% COHb:** Tod in wenigen Minuten.

▷ *Beachte:*
- Nur lockere Korrelation zwischen COHb-Konzentration und klinischer Symptomatik!
- Neben der Höhe des COHb spielt auch die Expositionsdauer eine wichtige Rolle.

Diagnostik

▶ **Anamnese, äußere Umstände:** Zimmerbrand, Garage, Fahrzeug mit laufendem Motor.
▶ **Inspektion:** U.U. kirschrote Hautfarbe.
▶ Blutdruck-, Pulsmessung.
▶ EKG.
▶ **Pulsoxymetrie:** Cave Fehlmessung! Falsch hohe Werte!
▶ **Blutzuckeruntersuchung:** Bei Bewußtlosigkeit, Verwirrtheit und Krämpfen.
▶ **In der Klinik:** COHb-Bestimmung, Blutgasanalyse.

Therapie

▶ **Sauerstoffgabe:** So früh wie möglich und so viel wie möglich (mindestens 8 l/min), am besten 100% O₂.
▶ **Atemwegsmanagement:**
- Freimachen und -halten der Atemwege.
- Ggf. *Intubation und Beatmung:* Großzügige Indikationsstellung; Beatmung mit 100% O₂.
▶ **Kreislaufstabilisierung** bei Hypotension:
- *Infusionstherapie:* z.B. Ringer-Lösung 500 – 1500 ml i.v.
- *Katecholamine:* z.B. Akrinor 0,5 – 2 ml i.v. oder Dopamin 2 – 20 µg/kg KG/min i.v.
▶ **Therapie von Rhythmusstörungen** (S. 366):
- *Bradykarde Rhythmusstörungen:* z.B. Atropin 0,5 – 2 mg i.v.
- *Tachykarde Rhythmusstörungen:* z.B. Lidocain 50 – 100 mg i.v.
▶ Ggf. CPR.
▶ **Antikonvulsive Therapie:** Bei Krampfanfällen Benzodiazepine, z.B. Diazepam 10 – 20 mg i.v.

► **In der Klinik:** Indikation zur hyperbaren Oxygenierung in Überdruckkammer überprüfen (s. Anhang):
  – Effektivität zwar umstritten, jedoch wahrscheinlich.
  – Auch in nicht-akut lebensbedrohlichen Fällen erwägen, da die frühzeitige hyperbare Oxygenierung (Beginn < 6 h nach Intoxikation) neurologische Spätschäden (s. o.) reduziert.
  – Nach gegenwärtiger Ansicht indiziert bei
    • Koma, Perioden von Bewußtlosigkeit.
    • COHb > 40 %.
    • Schwangerschaft und COHb > 15 %.
    • Zeichen der Myokardischämie oder Arrhythmie.
    • Bekannter KHK und COHb > 20 %.
    • Symptome, die auf normobare Sauerstofftherapie für 4 – 6 h nicht ansprechen.

19.31 Reizgase, Inhalationstrauma

Substanzen

► **Wasserlösliche Substanzen:** Ammoniak, Chlorwasserstoff, Formaldehyd.
► **Intermediäre Substanzen:** Schwefeldioxid, Chlorgas, Isocyanate.
► **Fettlösliche Substanzen:** Nitrose-Gase (NO_x), Ozon, Phosgen.

Hinweise

► **Applikationsweg:** Per inhalationem.
► **Vergiftungsursachen:**
  – Einatmen von Reinigerdämpfen, Industrieunfälle.
  – *Rauchgasvergiftung:* Haus- und Zimmerbrände. Rauchgase enthalten häufig Reizgase, v. a. durch Verbrennung verschiedener Kunststoffe. Weitere mögliche toxische bzw. schädigende Komponenten von Rauchgasen:
    • Kohlenmonoxid (S. 533).
    • Zyanide (S. 530).
    • Hitze (S. 468).
► **Wirkung:** Schädigung des Respirationstrakts (Inhalationstrauma) durch unterschiedliche Mechanismen, z. B. ätzende Wirkung, Sauerstoffradikalproduktion. Die klinische Symptomatik hängt wesentlich von den physikalischen Eigenschaften der Reizstoffe ab:
  – *Wasserlösliche Substanzen:* Wirkung vorwiegend in den oberen Atemwegen (oberer Respirationstrakt, Pharynx, Larynx, Trachea).
  – *Intermediäre Substanzen:* Wirkung vorwiegend in den mittleren Atemwegen (Bronchien, Bronchiolen).
  – *Fettlösliche Substanzen:* Wirkung vorwiegend in den terminalen Atemwegen (Bronchiolen, Alveolen sowie Kapillaren).
► *Beachte:* Rettung unter erhöhtem Selbstschutz (Atemmasken, Schutzanzug)!

Symptomatik

► **Wasserlösliche Substanzen:** Aufgrund ihrer *Sofortwirkung* meist weniger gefährlich als Vergiftungen mit lipidlöslichen Reizgasen! Die Patienten bemerken das Gas aufgrund der Frühsymptome und entfernen sich selbständig aus dem Gefahrenbereich (sofern möglich).

– Augentränen, Konjunktivitis.
– Hustenreiz, Bronchospasmus, exspiratorischer Stridor.
– Pharyngitis, Glottisödem, inspiratorischer Stridor.
– Atemnot.
▶ **Intermediäre Substanzen:**
– Hustenreiz.
– Exspiratorischer Stridor.
– Bronchospasmus.
– Reizhusten.
– Atemnot.
▶ **Lipidlösliche Substanzen:** Diskrete, gelegentlich ganz fehlende Sofortsymptome. *Spätsymptome* mit einer Latenzzeit von bis zu 24 Stunden:
– Toxisches Lungenödem, ALI, ARDS (S. 339).
– Hypoxie, Zyanose, Tachypnoe.

Diagnostik

▶ **Anamnese, äußere Umstände:** Zimmerbrand, Garage, Fahrzeug mit laufendem Motor.
▶ **Inspektion:** Verbrennungen?
▶ Blutdruck-, Pulsmessung.
▶ EKG.
▶ **Pulsoxymetrie:** Cave Fehlmessung bei zusätzlicher CO-Vergiftung! Dann falsch hohe Werte!
▶ **Blutzuckeruntersuchung:** Bei Bewußtlosigkeit, Verwirrtheit und Krämpfen.
▶ **Giftgasnachweis** durch Gasspürgeräte der Feuerwehr.
▶ **In der Klinik:** COHb-Bestimmung, Blutgasanalyse, Röntgen-Thorax.

Therapie

▶ **Rettung:** Patient aus Gefahrenbereich entfernen; Rettung unter erhöhtem Selbstschutz (Atemmasken, Schutzanzug).
▶ **Sauerstoffgabe:** So früh wie möglich und so viel wie möglich (mindestens 8 l/min), am besten 100% O_2.
▶ **Atemwegsmanagement:**
– Freimachen und -halten der Atemwege.
– Ggf. *Intubation und Beatmung:* Großzügige Indikationsstellung; Beatmung mit 100% O_2.
▶ **Kreislaufstabilisierung** bei Hypotension:
– *Infusionstherapie:* z. B. Ringer-Lösung 500 – 1500 ml i. v.
– *Katecholamintherapie:* z. B. Akrinor 0,5 – 2 ml i. v. oder Dopamin 2 – 20 µg/kg KG/min i. v.
▶ **Therapie von Rhythmusstörungen** (S. 366):
– *Bradykarde Rhythmusstörungen:* z. B. Atropin 0,5 – 2 mg i. v.
– *Tachykarde Rhythmusstörungen:* z. B. Lidocain 50 – 100 mg i. v.
▶ Ggf. **CPR.**
▶ **Bronchospasmolyse:**
– *Inhalative* β_2-*Mimetika*, z. B. Fenoterol-Spray: 2(– 5) Hübe à 0,1 mg p.i.
– Evtl. zusätzlich *Theophyllin* 5 mg/kg KG (200 – 400 mg) i. v.
▶ **Topische Kortikoidapplikation:** z. B. Budesonid-Spray 5 Hübe alle 5 Minuten.
– *Ziel:* Verhinderung reaktiver ödematöser Schwellungen des Respirationstraktes, Suppression der folgenden Entzündungsreaktion und Abschwächung der Schädigung der Alveolarmembranen.

– Evtl. einmalige systemische Kortikoidgabe, z. B. Methylprednisolon 250 mg i. v. Keine protrahierte systemische Kortikoidtherapie!
– Wirksamkeit der Kortikoidtherapie bei Reizgasinhalationstrauma unbewiesen (Fehlen prospektiver randomisierter Studienergebnisse); dennoch allgemeine Empfehlung zur topischen Kortikoidapplikation bei dieser Indikation.
▶ **In der Klinik:** Indikation zur hyperbaren Oxygenierung überprüfen, insb. bei begleitender Kohlenmonoxid-Vergiftung (S. 533).

19.32 Verätzungen durch Säuren und Laugen

Substanzen

▶ **Säuren:** z. B. Salzsäure, Phosphorsäure, Schwefelsäure; enthalten z. B. in Toilettenreinigern, Batterien, Rostschutzmitteln.
▶ **Laugen:** z. B. Natronlauge, Ammoniak, Phosphate, Karbonate; enthalten in vielen Haushaltsreinigern.

Hinweise

▶ **Applikationswege, Schädigungsorte:**
– *Äußere Verletzungen (Kontaminationsverletzung):* Haut oder Schleimhaut. Besonders gefährdet: Augen!
– *Innere Veletzungen:*
  • Oberer Gastrointestinaltrakt (Mund, Rachen und Ösophagus) bei oraler Einnahme.
  • Respirationstrakt (Larynx, Trachea, Lunge) bei Inhalation ätzender Gase (Inhalationstrauma, S. 535) oder Aspiration ätzender Füssigkeiten.
▶ **Vergiftungsursachen:** Meist Fahrlässigkeit, Verwechselungen.
▶ **Schwere der Schädigung** korreliert mit Menge, Kontaktdauer und pH-Wert der Substanzen (besonders ausgeprägte Verätzung bei pH < 2 und > 12).
▶ **Folgen:**
– *Säureverätzung:* Koagulationsnekrosen, die ihre Ausbreitung in die Tiefe durch Schorfbildung selbst hemmen.
– *Laugenverätzung:* Kolliquationsnekrosen (Verflüssigungsnekrosen), die sich leicht bis in tiefe Gewebsschichten hin ausbreiten.

Symptomatik, Folgen

▶ **Äußere Verätzung:**
– Schmerzen an der Schädigungsstelle.
– Rötung, Nekrosen. Einteilung der Verätzungsschwere analog zu Verbrennungen (S. 468).
▶ **Innere Verätzung:**
– Schmerzen in Hals, Rachen und retrosternal.
– Evtl. sichtbare Verletzungen an Mund und Nase.
– *Ingestionsverletzungen:*
  • Hypersalivation, Würgen, Erbrechen.
  • Schleimhautschäden bis hin zu Perforationen des oberen Gastrointestinaltrakts.
  • Später Strikturen.

– *Inhalations- und Aspirationsverletzungen:*
  - Schleimhautschäden des Tracheobronchialsystems und Lungenschäden; Lungenödem.
  - Atemnot, Tachypnoe, Zyanose.

Diagnostik

► Anamnese, äußere Umstände.
► **Inspektion:** Lokale Verätzungsfolgen (Nekrosen, Wunden).
► Blutdruck-, Pulsmessung.
► EKG.
► Pulsoxymetrie.
► **In der Klinik:** Bei Ingestion oder Inhalation vorsichtige Endoskopie (Ösophago-gastroskopie, Bronchoskopie) innerhalb der ersten 24 Stunden.

Therapie

► **Ingestionsverätzung:**
  - *Vitalfunktionssicherung*, wenn erforderlich: Sauerstoffgabe, Atemwegssicherung, ggf. Intubation und Beatmung.
  - *Reichlich Wasser trinken lassen* → Verdünnung der Säure/Lauge, Anhebung/Senkung des pH-Werts.
  - ▶ *Beachte:* Folgende Maßnahmen sind *unbedingt zu unterlassen:*
    - Magensonde blind einführen: Gefahr der Ösophagusperforation!
    - Erbrechen provozieren: Gefahr der erneuten ösophagopharyngealen Schädigung!
  - *Analgesie:* z.B. Morphin 5–10 mg i.v.
  - *Infusionstherapie:* z.B. 500–1500 ml Ringer-Lösung i.v.
  - *Kortikosteroide:* Anwendung zur Strikturprophylaxe umstritten; präklinische Gabe nicht erforderlich; ggf. Methylprednisolon 1–2 mg/kg KG i.v.
► **Inhalationsverätzung** (siehe auch S. 535):
  - *Vitalfunktionssicherung*, wenn erforderlich: Sauerstoffgabe, Atemwegssicherung, ggf. Intubation und Beatmung.
  - *Bronchospasmolyse:*
    - Inhalative β_2-Mimetika, z.B. Fenotreol-Spray: 2(–5) Hübe à 0,1 mg p.i.
    - Evtl. zusätzlich Theophyllin 5 mg/kg KG (200–400 mg) i.v.
  - *Inhalative Kortikoide:* z.B. Budesonid 5 Hübe alle 5 Minuten.
► **Kontaminationsverätzung der Haut:**
  - Entfernen aller kontamierter Kleidungsstücke.
  - Ausgiebiges *Spülen* mit Wasser oder Elektrolytlösungen.
  - *Analgesie:* z.B. Morphin 5–10 mg i.v.
  - *Infusionstherapie:* z.B. 500–1500 ml Ringer-Lösung i.v.
► **Kontaminationsverätzung der Augen:**
  - Ausgiebiges *Spülen des Auges* mit Wasser oder (besser) Elektrolytlösungen bzw. spezieller Augenspüllösungen (z.B. Isogutt):
    - Kopf zur Seite des verletzten bzw. des zu spülenden Auges drehen.
    - Spüllösung vom inneren Lidwinkel ins Auge einträufeln und nach außen ablaufen lassen.
  - Ggf. zunächst bestehenden *Lidkrampf (Blepharospasmus) durchbrechen* durch Aufträufeln eines Lokalanästhetikums: Z.B. Lidocain 0,5–2%.
  - *Analgesie:* z.B. Morphin 5–10 mg i.v.

19.33 Pilze

Substanzen/Pilze

▶ **Knollenblätterpilz** (Amanita phalloides, A. verna, A. virosa): Amatoxine.
▶ **Fliegen- und Pantherpilz** (Amanita muscaria, A. pantherina): Isoxazole (Ibotensäure und Muscimol).
▶ **Rißpilze und Trichterlinge** (Inocybe- und Clitocybe-Arten): Muskarin.

Hinweise

▶ **Applikationsweg:** Oral.
▶ **Vergiftungsursachen:**
  – Meist versehentlicher Genuß von für eßbar gehaltenen Pilzen.
  – Bewußter Genuß halluzinogener Pilze (Fliegenpilz, Psilocybes-Arten, S. 524).
▶ **Wirkungen:**
  – *Amatoxine:* Zellgifte; Hemmung der RNA-Polymerase B.
  – *Isoxazole:* Interaktion mit Neurotransmitter-Rezeptoren, u. a. GABA-Rezeptor.
  – *Muskarin:* Parasympathomimetische Wirkung.
▶ **Latenz bis zum Auftreten der Symptome:**
  – *Geringe Latenz:* Frühes Auftreten der Symptome; meist assoziiert mit relativ geringer Toxizität.
  – *Lange Latenz:* Verzögertes Auftreten der Symptome (viele Stunden bis Tage); meist assoziiert mit relativ hoher Toxizität.
▶ **Besonderheiten einzelner Pilze:**
  – *Knollenblätterpilze:*
    • Verantwortlich für 90 – 95 % aller tödlichen Pilzvergiftungen.
    • Bereits 1 einziger Fruchtkörper kann tödlich sein.
    • Verwechselung mit Champignons möglich.
  – *Fliegen- und Pantherpilze:*
    • Halluzinogene und anticholinerge Symptome stehen im Vordergrund.
    • Lebensbedrohliche Zustände erst nach Genuß von mehr als 10 Pilzen.
  – *Rißpilze und Trichterlinge:*
    • Parasympathomimetische (cholinerge) Wirkung steht im Vordergrund.
    • In schweren Fällen Ähnlichkeit mit der Insektizidvergiftung (S. 329).
▶ **Beachte:** Auch andere, prinzipiell eßbare Pilze können unter folgenden Bedingungen zu gastrointestinalen Frühsymptomen führen:
  – Bakteriell kontaminierte Speisen.
  – Pilzgenuß im Übermaß.
  – Entstehung enterotoxischer Eiweißzerfallsprodukte durch Wiederaufwärmen von Pilzgerichten.
▶ **Antidote:**
  – *Amatoxine (Knollenblätterpilz):* Penicillin G und Silibinin.
  – *Isoxazole (Fliegen-, Pantherpilz):* Physostigmin.
  – *Muskarin (Rißpilze):* Atropin.

Symptomatik

▶ **Allgemeine gastrointestinale Frühsymptome:**
  – Übelkeit, Erbrechen.
  – Diarrhoe.
  – Abdominale Schmerzen.

► **Spezifische Symptome einzelner Pilze:**
  – *Knollenblätterpilze:* Phalloides-Syndrom. Dreiphasiger Verlauf:
    • Frühphase (nach 8 – 12 Stunden): Unspezifische gastrointestinale Symptome (s. o.).
    • Latenzphase (12 – 24 Stunden): Symptomfreies Intervall.
    • Spätphase: Hepatorenale Phase mit Entwicklung eines foudroyanten Leber- und Nierenversagens sowie Gerinnungsstörungen.
  – *Fliegen- und Pantherpilze:* Pantherina-Syndrom (siehe auch ZAS; S. 503):
    • Mydriasis.
    • Erregungszustand, Hyperthermie.
    • Tachykardie, Hypotonie.
    • In schweren Fällen: Krampfanfälle, Bewußtlosigkeit.
  – *Rißpilze und Trichterlinge:* Muskarin-Syndrom.
    • Miosis.
    • Erregungszustand, Schwitzen.
    • Bradykardie, Hypotonie.
    • Bronchospasmus, Hypersalivation.

Diagnostik

► **Anamnese:** Pilzgerichte?
► Blutdruck-, Pulsmessung.
► EKG.
► Pulsoxymetrie.
► **Blutzuckeruntersuchung:** Bei Bewußtlosigkeit, Verwirrtheit und Krämpfen.
► **In der Klinik:** Giftnachweis im Blut.

Therapie

► **Allgemeine präklinische Therapie:**
  – *Vitalfunktionssicherung:* Sauerstoffgabe 4 – 8 l/min, Atemwegssicherung, ggf. Intubation und Beatmung.
  – *Kreislaufstabilisierung* bei Hypotension:
    • Infusionstherapie: z. B. Ringer-Lösung 500 – 1500 ml i. v.
    • Katecholamintherapie: z. B. Akrinor 0,5 – 2 ml i. v.
  – Ggf. *CPR.*
  – *Sedierung/antidelirante Therapie:* Bei agitierten Patienten Benzodiazepine, z. B. Diazepam 10 – 20 mg i. v. (cave Atemdepression!); *keine* Neuroleptika!
  – *Antikonvulsive Therapie:* Bei Krampfanfällen Benzodiazepine, z. B. Diazepam 10 – 20 mg i. v.
  – *Präklinische Maßnahmen der primären Giftelimination:* Bei schweren Vergiftungen, insbesondere mit Knollenblätterpilzen, indiziert; Aktivkohle 0,5 – 1 g/kg KG p.o., evtl. zusätzlich induziertes Erbrechen oder Magenspülung.
► **Spezifische Therapie:**
  – *Knollenblätterpilze:*
    • Präklinisch: Maßnahmen der primären Giftelimination (Aktivkohle, Erbrechen bzw. Magenspülung) wegen hoher Toxizität indiziert.
    • In der Klinik: Silibinin (20 – 50 mg/kg KG/die i. v.) und Penicillin G (1.000.000 I.E./kg KG/die i. v.). Prinzip: Blockade der hepatozellulären Toxinaufnahme.
    • Intensivtherapie: Wasser-, Glukose- und Elektrolytsubstitution, Gerinnungssubstitution, ggf. Nierenersatztherapie, evtl. Lebertransplantation.

- *Fliegen- und Pantherpilze:* Bei ausgeprägtem zentral anticholinergen Syndrom (ZAS, S. 503) Physostigmin 1 – 2 mg i. v.
- *Rißpilze und Trichterlinge:* Atropin 0,5 – 5 mg initial i. v., dann weiter titrieren nach Wirkung.

19.34 Tierische Gifte

Tierarten, Substanzen

▶ **Insekten** (Wespen, Hornissen, Skorpione, Spinnen): Biogene Amine, Histamin.
▶ **Schlangen:** Neurotoxine, Kardiotoxine, Hämolysine.
▶ **Fische, Muscheln:** Neurotoxine (z. B. „paralytic shellfish poisoning").

Hinweise

▶ **Schädigungsmechanismen:**
  - Anaphylaktische Reaktionen auf Fremdeiweiß.
  - Direkte toxische Wirkung bei Bissen bzw. Stichen von Schlangen, Skorpionen oder Spinnnen.
  - Toxische Wirkung nach Verzehr bestimmter Fische oder Muscheln und Resorption derer Toxine (z. B. „paralytic shellfish poisoning").
▶ **Lebensbedrohliche Situationen durch tierische Gifte:**
  - *Lebensbedrohliche anaphylaktische/anaphylaktoide Reaktionen* (S. 353): Auftreten häufiger auf Wespenstiche, gelegentlich auch auf Bienen-, Hornissen-, Skorpionstiche.
  - *Lebensbedrohliche obere Atemwegsverlegung:* Bei intraoralen Stichen durch lokale Schwellung im Mund- und Rachenbereich möglich.
  - Europäische Tierarten verursachen nur äußerst selten gefährliche Vergiftungen durch direkte Giftwirkung.
▶ **Antiseren:** Bei bekannter Herkunft/Art der Schlange, Spinne bzw. des Skorpions erhältlich in Notfalldepots für Sera und Plasmaderivate, die meist großen Kliniken angegliedert sind:
  - *Charakterisierung:* Mischseren, die mehrere der in Frage kommenden Tierarten abdecken (z. B. Europaserum, Nord- und Westafrikaserum).
  - *Indikation:* Systemische Vergiftungszeichen.
  - *Gefahr:* Anaphylaktische/anaphylaktoide Reaktionen auf das Antiserum.

Symptomatik

▶ **Lokale Symptome:**
  - Schmerzen an der Stich-/Bißstelle.
  - Rötung, Schwellung, Ödembildung, evtl. Nekrose an der Stich-/Bißstelle.
▶ **Anaphylaktische/anaphylaktoide Symptome** (S. 359):
  - Exanthem.
  - Tachykardie.
  - Hypotension.
  - Bronchospasmus.
▶ Ggf. **systemische und zentralnervöse Symptome:**
  - Übelkeit, Erbrechen.
  - Lähmungserscheinungen.
  - Parästhesien.

- – Krämpfe.
- – Bewußtlosigkeit.
- – Gerinnungsstörungen.

Diagnostik

▶ Anamnese, äußere Umstände.
▶ **Inspektion:** Einstiche, Bißmale.
▶ Blutdruck-, Pulsmessung.
▶ EKG.
▶ Pulsoxymetrie.
▶ **Blutzuckeruntersuchung:** Bei Bewußtlosigkeit, Verwirrtheit und Krämpfen.
▶ **In der Klinik:** Giftnachweis im Blut.

Therapie

▶ **Sauerstoffgabe** 4 – 8 l/min.
▶ **Atemwegsmanagement:**
  - – Freimachen und -halten der Atemwege.
  - – Ggf. *Intubation und Beatmung:* Bei Zuschwellung der oberen Atemwege ggf. rechtzeitige Koniotomie.
▶ **Kreislaufstabilisierung** bei Hypotension:
  - – *Infusionstherapie:* z. B. Ringer-Lösung 500 – 1500 ml i. v.
  - – *Katecholamintherapie:* z. B. Akrinor 0,5 – 2 ml i. v.
▶ Ggf. **CPR.**
▶ **Schwere anaphylaktoide Reaktionen** (S. 359) **und anaphylaktoider Schock** (S. 353):
  - – *Volumenersatzmittel:* z. B. HAES 500 – 1500 ml i. v. oder mehr.
  - – *Katecholamine:* Adrenalin 0,1 mg i. v., ggf. repetitiv.
  - – *Kortikosteroide:* z. B. Methylprednisolon 250 mg i. v.
▶ Ggf. **Analgesie:** z. B. Morphin 5 – 10 mg i. v.
▶ **Ruhigstellung** der verletzten Extremität.
▶ **Antiserum:** Bei Schlangen- oder Spinnenbissen bzw. Skorpionstichen kann in der Klinik ggf. das spezifische Antiserum bei Vorliegen systemischer Vergiftungssymptome verabreicht werden.
▶ **Präklinische Maßnahmen der primären Giftelimination:** Bei Verzehr toxischer Nahrung (Fische, Muscheln) ggf. Aktivkohle 0,5 – 1 g/kg KG p.o., evtl. zusätzlich induziertes Erbrechen oder Magenspülung.
▷ *Beachte:* Folgende Maßnahmen sind bei Stichen oder Bissen *zu unterlassen:*
  - – Abbinden der Extremität (Tourniquets).
  - – Aussaugen oder Ausbrennen der Wunde.
  - – Präklinische Wundexzision.

20 Anhang

20.1 Notfallmedikamente

Tabelle 20 · Übersicht Notfallmedikamente (Auswahl; nicht körpergewichtsbezogene Dosierungsangaben gelten für normalgewichtige Erwachsene; ausführlichere Informationen, Nebenwirkungen (NW), Kontraindikationen (KI) siehe einzelne Kapitel und Produktinformationen der Substanzen).

Handelsname (Substanz) Seitenverweis	Zubereitung	Substanzgruppe Wirkung	Notfallmedizinische Indikationen Bemerkungen	Dosierung
Actilyse (rt-PA, Alteplase) S. 175	Inj.-Flaschen 10/20/50 mg	Fibrinolytikum	Myokardinfarkt Lungenembolie (Stadium III–IV)	*Myokardinfarkt:* Insgesamt 100 mg i. v.: 15 mg als Bolus; dann 50 mg über 30 min; dann 35 mg über 60 min *Lungenembolie:* 50 mg i. v. über 15 min
Adalat (Nifepidin) S. 170	Kapseln 10 mg/Kps.	Kalziumkanal-Blocker Vasodilatation Blutdrucksenkung	hypertensive Krise *NW: Reflextachykardie*	1 – 2 Kps. p. o.
Adrekar (Adenosin) S. 178	Inj.-Flaschen 6 mg/2 ml	Adenosin-Rezeptor-Agonist Antiarrhythmikum („Vagusverstärker")	paroxysmale supraventrikuläre Tachykardie *Rasche Bolusinjektion über 1 – 3 s*	6 mg i. v.; ggf. nach 1 – 2 min erneut 12 mg i. v. (ggf. 1 × wiederholen)
Akineton (Biperiden) S. 499	Ampullen 5 mg/1 ml	vorwiegend zentral wirkendes Anticholinergikum	neuroleptikainduzierte Extrapyramidalsymptomatik	0,04 mg/kg (3 – 5 mg) i. v.
Akrinor (Cafedrin/Theodrenalin) S. 167	Ampullen 200 mg Cafedrin + 10 mg Theodrenalin/2 ml	Sympathomimetikum Inotropes Antihypotensivum Tonisierung der venösen Kapazitätsgefäße	Hypotension	0,5 – 2 ml i. v.

Fortsetzung Tabelle 20 ▶

Tabelle 20 · (Fortsetzung)

Handelsname (Substanz) Seitenverweis	Zubereitung	Substanzgruppe Wirkung	Notfallmedizinische Indikationen Bemerkungen	Dosierung
Alupent (Orciprenalin) S. 166	Ampullen 0,5 mg/1 ml 5 mg/10 ml	Sympathomimetikum β-1- und β-2-Rezeptor-Stimulation Inotropicum Tachykardie Bronchodilatation	Bradykardie Asthmaanfall *heute weitgehend durch Adrenalin bzw. spez. β-2-Mimetika wie Fenoterol ersetzt*	0,05 – 0,2 mg i.v. kontinuierlich: 0,05 – 1 µg/kg/min. i.v.
Anexate (Flumazenil) S. 202	Ampullen 0,5 mg/5 ml 1 mg/10 ml	Benzodiazepinantagonist	Benzodiazepin-Überdosierung/-Intoxikation	3 – 30 µg/kg (0,2 – 2 mg) i.v. (Titration)
Anticholium (Physostigmin) S. 202	Ampullen 2 mg/5 ml	vorwiegend zentral wirkender Cholinesterase-Hemmer	zentral anticholinerges Syndrom leichtere Intoxikationen mit Antidepressiva	20 µg/kg (1 – 2 mg) langsam i.v. (Titration)
Apomorphin (Apomorphin) S. 495	Ampullen 10 mg/1 ml	Opioid mit überwiegend zentralnervös dopaminerger Wirkung Emetikum	induziertes Erbrechen nach oraler Giftaufnahme (nur bei Erwachsenen)	0,1 mg/kg (5 – 10 mg) i.m./s.c., evtl. kombiniert mit Norfenefrin (α-Mimetikum) 0,1 mg/kg (5 – 10 mg) i.m./s.c.
Arterenol (Noradrenalin) S. 166	Ampullen 1 mg/1 ml	Sympathomimetikum α- und β-1-Rezeptor-Stimulation Vasopressor Blutdruckanstieg	schwerer Schock	0,05 – 0,2 mg i.v. kontinuierlich: 0,05 – 1 µg/kg/min i.v.

Aspisol, Aspirin (Acetylsalicylsäure) S. 174 u. 189	Inj.-Flaschen 0,5 mg Trockensubstanz Ampullen 5 ml Lösungssubstanz Tabletten 500 mg/Tbl. 100 mg/Tbl.	fiebersenkendes Analgetikum peripher und zentral wirkende Hemmung der Zyklooxygenase Entzündungshemmung Gerinnungshemmung durch Inhibition der Thrombozytenaggregation	akutes Koronarsyndrom (Myokardinfarkt, instabile Angina pectoris), leichtere Schmerzzustände Fieber	500–1000 mg i. v. (oder p. o.)
Atosil (Promethazin) S. 197	Ampullen 50 mg/2 ml	sedierendes Neuroleptikum Antihistaminikum Dopamin- und Histamin-Rezeptor-Antagonismus Antiemesis Vasodilatation Blutdrucksenkung	akuter Verwirrtheits- und Erregungszustand Agitiertheit akute Psychose Delir leichtere anaphylaktoide Reaktion	0,5 mg/kg (25–50 mg) i. v.
Atropin (Atropinsulfat) S. 168 u. 230	Ampullen 0,5 mg/1 ml 1,0 mg/1 ml 2,0 mg/1 ml 100 mg/10 ml	Anticholinergikum Acetylcholinantagonismus an muskarinergen Rezeptoren Tachykardie Bronchodilatation Spasmolyse Speichel- und Bronchialsekretionshemmung Mydriasis	Bradykardie Vergiftungen mit Alkylphosphaten und Carbamaten, muskarinhaltigen Pilzen, Überdosierung von Physostigmin *Bei Asystolie erwägen: 3 mg i. v.*	*Bradykardie:* 5–10 µg/kg (0,5 mg) i. v. (max. 3 mg) *Alkylphosphatintoxikation:* 50–100 µg/kg (5–10 mg) i. v.: Dosissteigerung, bis Bronchial- und Speichelsekretion sistiert
Auxiloson (Dexamethason) S. 186	Dosieraerosol 0,125 mg/Hub	Kortikosteroid Entzündungshemmung	Reizgasinhalation/-intoxikation	5 Hübe p.i., wiederholt alle 5–10 min

Fortsetzung Tabelle 20 ▶

Tabelle 20 · (Fortsetzung)

Handelsname (Substanz) Seitenverweis	Zubereitung	Substanzgruppe Wirkung	Notfallmedizinische Indikationen Bemerkungen	Dosierung
Beloc (Metoprolol) S. 180	Ampullen 5 mg/5 ml	β-Rezeptorenblocker Antiarrhythmikum Klasse II Senkung des myokardialen Sauerstoffbedarfs Antianginös	Tachyarrhythmie akutes Koronarsyndrom und Angina pectoris *relative KI: Asthma bronchiale und COPD*	2,5 – 5 mg langsam i. v.
Ben-u-ron (Paracetamol) S. 189	Suppositorien 125, 250, 500, 1 000 mg Tabletten 500 mg	fiebersenkendes Analgetikum vorwiegend zentrale Zyklooxygenasehemmung	leichtere Schmerzen Fieber (insbes. bei Kindern) *bei Erwachsenen i. v.-Form bevorzugen; s. Perfalgan*	*bei Kindern:* initial einmalig 30 – 40 mg rektal oder p.o.; dann jeweils 10 – 20 mg/kg alle 6 h
Berotec (Fenoterol) S. 167	Dosieraerosol 0,2 mg/Hub	Sympathomimetikum β-2-Rezeptor-Agonist Bronchodilatation Wehenhemmung Senkung der Serum-Kaliumkonzentration	Asthmaanfall dekompensierte COPD Reizgasinhalation vorzeitige Wehen lebensbedrohliche Hyperkaliämie *NW: Tachykardie, Angina pectoris*	Bronchodilatation, Tokolyse: 2(–5) Hübe à 0,1 mg p.i.
Brevibloc (Esmolol) S. 172	Infusionslösung 100 mg/10 ml Infusionskonzentrat 2,5 g/10 ml	kurz wirksamer β-1-Rezeptorenblocker Antiarrhythmikum Klasse II Senkung des myokardialen Sauerstoffbedarfs Antianginös	Tachyarrhythmie Myokardinfarkt *relative KI: Asthma bronchiale und COPD*	35 mg (0,5 mg/kg) über 1 min i.v. dann evtl. 50 – 100 µg/kg/min kontinuierlich i. v.
Brevimytal (Methohexital) S. 198	Inj.-Flaschen 100/500 mg	Hypnotikum Antikonvulsivum Blutdrucksenkung	Narkoseeinleitung/-aufrechthaltung Status epilepticus	1 – 1,5 mg/kg (70 – 100 mg) i. v.

Medikament	Form	Wirkstoffklasse	Indikation	Dosierung
Bricanyl (Terbutalin) S. 167	Ampullen 0,5 mg/1 ml	Sympathomimetikum β-2-Rezeptor-Agonist Bronchodilatation Wehenhemmung Senkung der Serum-Kalium-konzentration	Asthmaanfall dekompensierte COPD Reizgasinhalation lebensbedrohliche Hyperkaliämie	*Bronchodilatation: 0,25–0,5 mg s.c.*
Bronchoparat (Theophyllin) S. 184	siehe Euphyllin			
Buscopan (Butylscopolamin) S. 169	Ampullen 20 mg/1 ml	Spasmolytikum	Koliken *NW: Tachyarrhythmie*	0,3 mg/kg (20 mg) i.v.
Catapresan (Clonidin) S. 172	Ampullen 0,15 mg/1 ml	Sympatholytikum vorwiegend zentrale α2-Rezeptor-Stimulation Blutdrucksenkung Herzfrequenzsenkung sedierende und analgetische Komponente	hypertensive Krise *langsam injizieren; Gefahr der initialen Hypertension bei zu schneller Injektion*	0,075–0,15 mg i.v.
Chloraldurat (Chloralhydrat) S. 197	Rectiolen 0,6 g/Rectiole	Sedativum Antikonvulsivum	Sedierung und Krampfanfälle im Kindesalter	Säuglinge: 0,3 g; Kleinkinder: 0,6 g rektal
Clexane (Enoxaparin) S. 173	Fertigspritzen zu je 20, 40, 60, 80 und 100 mg; 1 mg entspricht jewels 100 I.E.	Antikoagulans Inhibition plasmatischer Gerinnungsfaktoren, v.a. FX Kofaktor von Antithrombin III	Akutes Koronarsyndrom (Myokardinfarkt, instabile Angina pectoris) Lungenembolie	1 mg/kg KG 2 × pro Tag s.c.

Fortsetzung Tabelle 20 ▶

Tabelle 20 · (Fortsetzung)

Handelsname (Substanz) Seitenverweis	Zubereitung	Substanzgruppe Wirkung	Notfallmedizinische Indikationen Bemerkungen	Dosierung
Corase (Urokinase) S. 175	Inj.-Flaschen 500.000 I.E.	Fibrinolytikum	Myokardinfarkt Lungenembolie (Stadium III–IV)	1,5 Mio. I.E. i. v. (Bolus), dann 1,5 Mio. I.E. kontinuierlich über 90 min i. v.
Cordarex (Amiodaron) S. 180	Ampullen 150 mg/3 ml	Antiarrhythmikum Klasse III	ventrikuläre und supraventrikuläre Tachyarrhythmie *Notfallmedizinisch Mittel der Wahl bei den meisten schweren supraventrikulären und ventrikulären Tachyarrhythmien sowie bei defibrillationsresistentem Kammerflimmern*	4 mg/kg (300 mg) i. v. über 15 min; dann ggf. weitere 600 mg über 1 h.
Cormagnesin (Magnesiumsulfat) S. 182	Ampullen 1000 mg (= 4 mmol)/10 ml 2000 mg (= 8 mmol)/10 ml	Kalziumantagonismus Vasodilatation Blutdrucksenkung antiarrhythmische Wirkung	Eklampsie, Präeklampsie Torsade de pointes evtl. supraventrikuläre und ventrikuläre Rhythmusstörungen	8 – 16 mmol langsam i. v.
DHB (Dehydrobenzperidol) S. 197	Ampullen 5 mg/2 ml	stark wirksames Neuroleptikum Dopamin- Rezeptor-Antagonismus antipsychotisch antidelirant sedierend antiemetisch Vasodilatation Blutdrucksenkung chinidinartige antiarrhythmische Wirkung	akuter Erregungs- und Verwirrtheitszustand Agitiertheit akute Psychose, Delir starke Übelkeit Adjuvans zur Narkose *starke antiemetische Wirkung bereits mit 0,5 – 1 mg! NW: proarrhythmische Wirkung, Torsades des pointes z. Zt. in Deutschland nicht im Handel*	0,02 – 0,2 mg/kg (1,25 – 12,5 mg) i. v.

Dilzem (Diltiazem) S. 181	Ampullen 10/25/100 mg	Kalziumkanal-Blocker Antiarrhythmikum Klasse IV	supraventrikuläre Rhythmusstörungen, v. a. Tachyarrhythmia absoluta	10 – 25 mg i. v.
Dipidolor (Piritramid) **BtM** S. 190	Ampullen 15 mg/2 ml	Analgetikum Opioid Sedierung	starke Schmerzen *NW: Atemdepression bei Überdosierung*	0,1 – 0,2 mg/kg (5 – 15 mg) i. v.
Disoprivan (Propofol) S. 199	Ampullen 200 mg/20 ml	Hypnotikum	Narkoseeinleitung/-aufrechterhaltung *Gut geeignet bei Asthmatikern; NW: Blutdruckabfall*	2 mg/kg (100 – 200 mg) i. v.; dann evtl. 6 – 12 mg/kg/h kontinuierlich i. v.
4-DMAP (4-Dimethylamino- phenol) S. 499	Ampullen 250 mg/5 ml	Methämoglobinbildner	Zyanidvergiftung (Blausäure, Zyankali)	3 mg/kg (250 mg) i. v.
Dobutrex (Dobutamin) S. 165	Inj.-Flaschen 250 mg	Sympathomimetikum HZV-Steigerung	akute Herzinsuffizienz kardiogener Schock *NW: Möglichkeit des Blutdruckabfalls; ggf. Kombination mit Dopamin oder Noradrenalin*	2 – 10 µg/kg/min kontinuierlich i. v. evtl. kombiniert mit Dopamin (Verhältnis 1 : 1 oder 2 : 1)
Dolantin (Pethidin) **BtM** S. 190	Ampullen 50 mg/1 ml	Analgetikum Opioid Sedierung spasmolytisch	starke Schmerzen, insbesondere bei schwerer Kolik *NW: Atemdepression bei Überdosierung; Blutdruckabfall*	1 – 2 mg/kg (50 – 100 mg) i. v.

Fortsetzung Tabelle 20 ▶

Tabelle 20 · (Fortsetzung)

Handelsname (Substanz) Seitenverweis	Zubereitung	Substanzgruppe Wirkung	Notfallmedizinische Indikationen Bemerkungen	Dosierung
Dopamin Giulini (Dopamin) S. 164	Ampullen 50 mg/5 ml 200 mg/10 ml 250 mg/50 ml 500 mg/50 ml	Sympathomimetikum dosisabhängige Stimulation von α, β und Dopaminrezeptoren Blutdruckanstieg HZV-Anstieg Tachykardie	Schock akute Herzinsuffizienz Kreislaufstabilisierung nach CPR	2 – 30 µg/kg/min kontinuierlich i. v.
Dormicum (Midazolam) S. 196, 198	Ampullen 5 mg/1 ml 5 mg/5 ml 15 mg/3 ml	Benzodiazepin Stimulation der GABA_A-Rezeptoren Sedativum Anxiolytikum Antikonvulsivum	Angst Agitiertheit Krampfanfall Narkoseaufrechterhaltung	*Sedierung:* 0,05 – 0,1 mg/kg (2 – 8 mg) i. v. *Narkose:* 0,2 mg/kg (15 mg) i. v.
Ebrantil (Urapidil) S. 171	Ampullen 25 mg/5 ml 50 mg/10 ml	α-1-Rezeptorblocker Stimulation zentraler Serotoninrezeptoren Vasodilatation Antihypertensivum	hypertensive Krise *bevorzugtes Antihypertensivum bei neurologischen Notfällen*	0,2 – 0,5 mg/kg (12,5 – 50 mg) i. v.
Eminase (Antistreplase)	1 Injektionsfl. (Trockensubstanz) enth. 30 E	Fibrinolytikum	Myokardinfarkt Lungenembolie (Stadium III-IV)	30 E. in 5 Min. i. v.
Esmeron (Rocuronium) S. 201	Ampullen 50 mg/5 ml	Nicht depolarisierendes Muskelrelaxans	Notwendigkeit der Muskelrelaxation während Narkose	0,6 mg/kg (50 mg) i. v.
Euphyllin (Theophyllin) S. 184	Ampullen 0,12 g/2 ml 0,24 g/10 ml	Methylxanthin Adenosin-Rezeptor-Antagonismus Phosphodiesterase-Hemmung Bronchodilatation Vasodilatation	Bronchospasmus: Asthmaanfall Dekompensation einer COPD Reizgasinhalation *Bronchodilatative Wirkung den*	5 mg/kg (200 – 400 mg) langsam i. v. Kontinuierlich: 0,6 – 1 mg/kg/h

Fenistil (Dimetinden) S. 185	Ampullen 4 mg/4 ml	Antihistaminikum H₁-Rezeptorblocker	leichte anaphylaktoide Reaktionen	0,1 mg/kg (4–8 mg) langsam i. v.
Fentanyl-Janssen (Fentanyl) **BtM** S. 190	Ampullen 0,1 mg/2 ml 0,5 mg/10 ml	stark wirksames Opioid Analgesie Sedierung	starke Schmerzen Notwendigkeit einer Narkose *starke atemdepressive Wirkung*	Narkose mit Beatmung: 1–4 µg/kg (0,1–0,3 mg) i. v.
Fluimucil (N-Acetylcystein; NAC) S. 515	Ampullen 300 mg/Amp.	Glutathion-Precursor	Paracetamolvergiftung	150 mg/kg i. v. innerhalb 15–30 min, dann 50–100 mg/kg/h kontinuierlich i. v.
Fortecortin (Dexamethason) S. 186	Ampullen 40 mg/5 ml 100 mg/10 ml	Kortikosteroid Entzündungshemmung	Asthmaanfall schwere anaphylaktoide Reaktion	0,5–2 mg/kg (40–100 mg) i. v.
Fortral (Pentazocin) **BtM** S. 190	Ampullen 30 mg/1 ml	Analgetikum Opioid mit partiell antagonistischer Wirkung	starke Schmerzen *NW: pulmonalarterielle Blutdrucksteigerung*	0,1–0,4 mg/kg (10–30 mg) i. v.
Gilurytmal (Ajmalin) S. 180	Ampullen 50 mg/2 ml 50 mg/10 ml	Antiarrhythmikum Klasse Ia	ventrikuläre und supraventrikuläre Tachyarrhythmie	0,5–1 mg/kg i. v. (50 mg) i. v.
Glukose 40% S. 156	Ampullen 4 g/10 ml	Anhebung der Blutglukosekonzentration	Hypoglykämie	16–40 g i. v. (Titration!)
Glycilpressin (Terlipressin) S. 391	Inj.-Flaschen 1 mg	Vasopressor	Ösophagusvarizenblutung	1–2 mg i. v.

Fortsetzung Tabelle 20 ▶

Tabelle 20 · (Fortsetzung)

Handelsname (Substanz) Seitenverweis	Zubereitung	Substanzgruppe Wirkung	Notfallmedizinische Indikationen Bemerkungen	Dosierung
Haldol (Haloperidol) S. 197	Ampullen 5 mg/1 ml	stark wirksames Neuroleptikum Dopamin- Rezeptor-Antagonismus antipsychotisch antidelirant sedierend antiemetisch Vasodilatation Blutdrucksenkung chinidinartige antiarrhythmische Wirkung	akuter Erregungs- und Verwirrtheitszustand Agitiertheit akute Psychose Delir starke Übelkeit *NW: proarrhythmische Wirkung, Torsades des pointes*	0,1 mg/kg (5 – 10 mg) i. v.
Hypnomidate (Etomidat) S. 199	Ampullen 20 mg/10 ml	Hypnotikum	Narkoseeinleitung *gute Kreislaufstabilität*	0,2 – 0,3 mg/kg (20 – 30 mg) i. v.
Isoket (Isosorbiddinitrat, ISDN) S. 169	Dosieraerosol 1,25 mg/Hub Ampullen 10 mg/10 ml 25 mg/50 ml	Nitrat NO-Freisetzung vorwiegend venöse Vasodilatation arterielle und pulmonalarterielle Blutdrucksenkung	Akutes Koronarsyndrom (Angina pectoris Myokardinfarkt) Linksherzinsuffizienz Lungenödem hypertensive Krise kolikartige Schmerzen *NW: Reflextachykardie*	Aerosol: 1 – 3 Hübe s.l. Ampullen: 2 – 10 mg/h kontinuierlich i.v.
Isoptin (Verapamil) S. 181	Ampullen 5 mg/2 ml	Kalziumkanal-Blocker Antiarrhythmikum Klasse IV	supraventrikuläre Rhythmusstörungen, v. a. Tachyarrhythmia absoluta *Nur bei Tachyarrhythmien mit engen Kammerkomplexen einsetzen! Keine Kombination mit β-Blockern.*	0,05 – 1 mg/kg (5 mg) i. v.

Kalziumchlorid 10% Kalziumglukonat 10% (Kalzium) S. 182 u. 233	Ampullen Kalziumchlorid (10% = 1,36 mval/1 ml) Kalziumglukonat (10% = 0,48 mval/1 ml)	Erhöhung des Membranschwellen- potenzials positiv inotrop kurzfristiger Blutdruckanstieg funktioneller Kaliumantagonismus Überdosierung von Kalziumkanal- Blockern lebensbedrohliche Hyperkaliämie elektromechanische Dissoziation (?)	Kalziumchlorid 10%: 5 – 10 ml i. v. Kalziumglukonat 10%: 10 – 20 ml i. v.
Ketanest (Ketamin) S. 192	Stechflaschen 10 mg/5 ml 10 mg/20 ml 50 mg/2 ml 50 mg/10 ml	Anästhetikum Analgetikum NMDA-Rezeptor-Antagonist sympathikotone Wirkung Bronchodilatation starke Schmerzen (Trauma) Analgesie und Narkose in unübersichtli- chen Situationen Narkoseeinleitung, insb. bei schwerem Asthmaanfall	*Analgesie:* 0,2 – 0,5 mg/kg (20 – 40 mg) i. v. 1 – 2 mg/kg (50 – 200 mg) i. m. *Narkose:* 1 – 2 mg/kg (50 – 200 mg) i. v. 5 – 12 mg/kg (300 – 1000 mg) i. m.
Ketanest S (Esketamin) S. 192	Stechflaschen 25 mg/5 ml 100 mg/20 ml 50 mg/2 ml 1250 mg/50 ml	Anästhetikum Analgetikum NMDA-Rezeptor-Antagonist sympathikotone Wirkung Bronchodilatation starke Schmerzen (Trauma) Analgesie und Narkose in unübersichtli- chen Situationen Narkoseeinleitung, insb. bei schwerem Asthmaanfall	*Analgesie:* 0,1 – 0,2 mg/kg (10 – 20 mg) i. v. 1 mg/kg (50 – 100 mg) i. m. *Narkose:* 0,5 – 1 mg/kg (50 – 100 mg) i. v. 3 – 6 mg/kg (200 – 500 mg) i. m.
Kohle-Pulvis (med. Kohle) S. 495	Dosen 10 g/Dose	Universaladsorbens „Universalantidot"	perorale Giftaufnahme 1 g/kg (50 – 100 g) p. o. oder per Magensonde
Lanicor (Digoxin) S. 181	Ampullen zu 0,25 mg	Digitalisglykosid Inotropikum Antiarrhythmikum („Vagusverstärker") Tachyarrhythmia absoluta (Vorhofflim- mern mit schneller Überleitung)	0,2 – 0,6 mg langsam i. v.
Lasix (Furosemid) S. 183	Ampullen 20 mg/2 ml 40 mg/4 ml 250 mg/25 ml	Schleifendiuretikum Vorlastsenkung pulmunalarterielle Vasodilatation Hyperhydratation kardiogenes Lungenödem hypertensive Krise forcierte Diurese (z. B. Intoxikationen)	10 – 80 mg i. v.

Fortsetzung Tabelle 20 ▶

Tabelle 20 · (Fortsetzung)

Handelsname (Substanz) Seitenverweis	Zubereitung	Substanzgruppe Wirkung	Notfallmedizinische Indikationen Bemerkungen	Dosierung
Liquemin (Heparin) S. 173	Ampullen 5 000 I.E./1 ml 25 000 I.E./5 ml	Antikoagulans Inhibition plasmatischer Gerinnungsfaktoren, v. a. F X und F II Kofaktor von Antithrombin III	Akutes Koronarsyndrom (Myokardinfarkt, instabile Angina pectoris) Lungenembolie	100 I.E./kg (5 000 – 7 500 I.E.) i. v.; dann ggf. 10 – 20 I.E./kg/h (700 – 2 000 I.E./h) kontinuierlich i. v.
Lysthenon 2 % (Succinylcholin) S. 200	Inj.-Flaschen 100 mg/5 ml	kurz wirksames depolarisierendes Muskelrelaxans	Muskelrelaxierung zur Intubation *NW: Hyperkaliämie, sehr selten Maligne Hyperthermie*	1 – 1,5 mg/kg (70 – 100 mg) i. v.
Mestinon (Pyridostigmin) S. 202	Ampullen 25 mg/5 ml	peripher wirkender Acetylcholinesteraseinhibitor indirektes Parasympathomimetikum	Überhang nicht depolarisierender Muskelrelaxanzien	0,15 mg/kg (10 mg) langsam i. v. (in Kombination mit Atropin 1 mg)
Metalyse (Tenecteplase) S. 175	Durchstechampullen: 8 000 U (40 mg) 10 000 U (50 mg)	Fibrinolytikum	Myokardinfarkt Lungenembolie (Stadium III–IV)	0,5 mg/kg (bis maximal 50 mg) i. v. (Bolus über 10 s)
Morphium hydrichloricum (Morphin) **BtM** S. 190	Ampullen 10 mg/1 ml 20 mg/1 ml	Analgetikum Opioid Stimulation zentraler und peripherer Opioidrezeptoren Sedierung pulmonalarterielle Blutdrucksenkung	starke Schmerzen kardiogenes Lungenödem *NW: Atemdepression bei Überdosierung Blutdruckabfall*	0,1 mg/kg (5 – 10 mg) i. v.
Narcanti (Naloxon) S. 201	Ampullen 0,4 ml/1 ml	Opioidantagonist	Opioidintoxikation/-überdosierung	0,5 – 10 μg/kg (0,04 – 1 mg) i. v. (Titration!)

Natriumbikarbonat 8,4% (Natriumbikarbonat 8,4%) S. 177 u. 232	Infusionslösung 8,4 g/100 ml (1 mmol/ml)	Puffersubstanz Anstieg des Blut-pH Abfall der Kaliumkonzentration	schwere Azidose lebensbedrohliche Hyperkaliämie prolongierte CPR (?)	während CPR alle 10 Minuten 50 ml Nabic i. v. in Kenntnis des pH-Wertes nach Astrup-Formel
Nepresol (Dihydralazin) S. 170	Ampullen 25 mg/Amp.	Antihypertensivum vorwiegend arterioläre Vasodilatation	hypertensive Krise, insb. bei Präeklampsie *verzögerter Wirkungseintritt*	6,25 – 12,5 mg i. v.
Neurocil (Levomepromazin) S. 197	Ampullen 25 mg/1 ml	Neuroleptikum Dopamin-Rezeptor-Antagonismus antipsychotisch antidelirant sedierend antiemetisch Vasodilatation	akuter Erregungs- und Verwirrtheitszustand Agitiertheit akute Psychose Delir *NW: Blutdrucksenkung*	0,2 – 0,5 mg/kg (12,5 – 50 mg) i. m. oder langsam i. v.
Nitrolingual (Glycerolnitrat) S. 169	Spray 0,4 mg/Hub Kapseln 0,8 mg/Kps. Ampullen 5 mg/5 ml 25 mg/25 ml 50 mg/50 ml	Nitrat NO-Freisetzung vorwiegend venöse Vasodilatation arterielle und pulmonalarterielle Blutdrucksenkung	Angina pectoris Myokardinfarkt Linksherzinsuffizienz Lungenödem hypertensive Krise kolikartige Schmerzen	Spray: 2 – 3 Hübe s.l. Kapseln: 1 Kps. à 0,8 mg s.l. Ampullen: 0,01 – 0,1 mg i. v. bzw. 0,3 – 3 µg/kg/min kontinuierlich i. v.
Norcuron (Vecuronium) S. 201	Ampullen 4 mg/2 ml	nicht depolarisierendes Muskelrelaxans	Notwendigkeit der Muskelrelaxation während Narkose	0,05 – 0,1 mg/kg (4 – 8 mg) i. v.
Novalgin (Metamizol) S. 189	Ampullen 1 g/2 ml	fiebersenkendes Analgetikum vorwiegend zentrale Zyklooxygenasehemmung Spasmolyse	Schmerzen insb. Koliken *NW: sehr selten Agranulozytose; Hypotension bei zu rascher Injektion*	1 – 2,5 g langsam i.v. (am besten als Kurzinfusion)

Fortsetzung Tabelle 20 ▶

Tabelle 20 · (Fortsetzung)

Handelsname (Substanz) Seitenverweis	Zubereitung	Substanzgruppe Wirkung	Notfallmedizinische Indikationen Bemerkungen	Dosierung
Orpec-Sirup (Ipecacuanha) S. 495	Flaschen	Emetikum	induziertes Erbrechen nach oraler Gift-aufnahme	Kinder 10 – 20 ml p.o., Erwachsene 30 ml p.o.
Pancuronium Organon (Pancuronium) S. 201	Ampullen 4 mg/2 ml	nicht depolarisierendes Muskel-relaxans	Notwendigkeit der Muskelrelaxation während Narkose	0,05 – 1,0 mg/kg (4 – 8 mg) i.v.
Partusisten (Fenoterol) S. 167	Ampullen Partusisten: 0,5 mg/10 ml Partusisten intrapartal: 0,025 mg/1 ml	Sympathomimetikum β-2-Rezeptor-Agonist Bronchodilatation Wehenhemmung Senkung der Serum-Kaliumkon-zentration	vorzeitige Wehentätigkeit NW: Tachykardie, selten: Lungenödem	25 µg langsam i.v.; dann evtl. 0,5 – 3 µg/kg/min kontinuierlich i.v.
Paspertin (Metoclopramid) S. 512	Ampullen 10 mg/1 ml	Antiemetikum zentraler Dopaminantagonist gastrointestinale Motilitäts-erhöhung	Übelkeit, Erbrechen NW: Extrapyramidalsymptomatik	01 – 0,2 mg/kg (10 mg) i.v.
Perfalgan (Paracetamol) S. 189	Infusion 1 000 mg/100 ml	fiebersenkendes Analgetikum vorwiegend zentrale Zyklo-oxygenasehemmung	leichtere Schmerzen	1 000 mg i.v. über 30 min bei Erwachsenen
Phenhydan (Phenytoin) S. 309	Ampullen 250 mg/5 ml	Antikonvulsivum Antiarrhythmikum Klasse I	Status epilepticus Ventrikuläre Tachyarrhythmie Starke Venenreizung; im Rettungsdienst unüblich	3 – 4 mg/kg (250 mg) über 10 – 20 min i.v.

Psyquil (Triflupromazin) S. 197	Ampullen 10 mg/1 ml	Antiemetikum, sedierend wirkendes Neuroleptikum, Dopamin-Rezeptor-Antagonismus	Übelkeit, Erbrechen, Singultus, Agitiertheit	0,1 mg (5–10 mg) langsam i.v.
Pulmicort (Budesonid) S. 186	Dosieraerosol 0,2 mg/Hub	Kortikosteroid, Entzündungshemmung	Reizgasinhalation/-intoxikation	5 Hübe p.i., wiederholt alle 5–10 Minuten
Rapilysin (Reteplase) S. 175	Injektionsflaschen zu 10 E	Fibrinolytikum	Myokardinfarkt, Lungenembolie (Stadium III–IV)	2 Bolus-Injektionen im Abstand von 30 Min. (10 + 10 E) jeweils langsam i.v.
Rectodelt (Prednison) S. 186	Suppositorien 5/10/30/100 mg	Kortikosteroid, Entzündungshemmung	bei Kindern: Krupp-Syndrom, Asthma bronchiale, Anaphylaxie	5–20 mg/kg rektal
Rivotril (Clonazepam) S. 196, 309	Ampullen 1 mg	Antikonvulsivum, Benzodiazepin, Stimulation der $GABA_A$-Rezeptoren, Sedierung	Krampfanfall	0,5–1 mg langsam i.v.
Rytmonorm (Propafenon) S. 180	Ampullen 70 mg/20 ml	Antiarrhythmikum Klasse Ic	ventrikuläre und supraventrikuläre Tachyarrhythmie	1 mg/kg (70 mg) i.v.
Sab simplex (Dimeticon bzw. Dimethylpolysiloxan) S. 499	Flaschen 40 mg/0,6 ml Lösung	Entschäumer	Ingestion von Schaumbildern (z.B. Spülmittel)	0,5–1 mg/kg p.o.: Erwachsene: 10–30 ml (2–6 Esslöffel) Kinder: 5–10 ml (2–4 Teelöffel)

Fortsetzung Tabelle 20 ▶

Tabelle 20 ⋅ (Fortsetzung)

Handelsname (Substanz) Seitenverweis	Zubereitung	Substanzgruppe Wirkung	Notfallmedizinische Indikationen Bemerkungen	Dosierung
Solu-Decortin H (Prednisolon) S. 186	Ampullen 10/25/50/250/ 1000 mg	Kortikosteroid Entzündungshemmung	Asthmaanfall schwere anaphylaktoide Reaktion	1 – 10 mg/kg (40 – 1000 mg) i. v.
Streptase (Streptokinase) S. 175	Inj.-Flaschen 250.000 I.E. 750.000 I.E. 1.500 000 I.E.	Fibrinolytikum	Myokardinfarkt Lungenembolie (Stadium III-IV)	1,5 Mio I.E. i. v. über 30 – 60 min
Sultanol (Salbutamol) S. 167	Dosieraerosol 0,1 mg/Hub	Sympathomimetikum β-2-Rezeptor-Agonist Bronchodilatation Wehenhemmung Senkung der Serum-Kalium-konzentration	Asthmaanfall dekompensierte COPD Reizgasinhalation vorzeitige Wehen lebensbedrohliche Hyperkaliämie	2 – 5 Hübe à 0,1 mg p.i.
Suprarenin (Adrenalin) S. 163, 229	Ampullen 1 mg/1 ml Stechflaschen 25 mg/25 ml Fertigspritzen 1 mg/10 ml	Sympathomimetikum α- und β-Rezeptor-Agonist Blutdruckanstieg Tachykardie Bronchodilatation Senkung der Serum-Kalium-konzentration	CPR Schock schwere Bradykardie schwerer Bronchospasmus schwere Hyperkaliämie	*CPR:* 0,01 mg/kg (1 mg) i. v. bzw. 3 mg (0,03 – 0,05 mg) in 10 ml NaCl 0,9% endobronchial kontinuierlich: 0,1 – 1 µg/kg/min i. v.
Syntocinon (Oxytocin) S. 420	Ampullen 3 I.E./1 ml 10 I.E./1 ml	Wehensteigerung Uteruskontraktion	Geburtsstillstand postpartale Blutung	3 – 5 I.E. langsam i. v.
Tagamet (Cimetidin) S. 185	Ampullen 200 mg/2 ml	Antihistaminikum H₂-Rezeptorblocker	leichte anaphylaktoide Reaktionen	200 – 400 mg i. v. (zusätzlich Fenistil oder Tavegil)

Handelsname (Wirkstoff)	Darreichungsform	Wirkung	Indikation	Dosierung
Tavegil (Clemastin) S. 185	Ampullen 2 mg/5 ml	Antihistaminikum H₁-Rezeptorblocker	leichte anaphylaktoide Reaktionen	2–4 mg i. v.
Temgesic (Buprenorphin) BtM S. 190	Ampullen 0,3 mg/Amp.	Analgetikum Opioid mit partiell antagonistischer Wirkung	starke Schmerzen	0,15–0,3 mg i. v.
Thrombophob (Heparin)	s. Liquemin			
Toluidinblau (Toluidinblau) S. 502	Ampullen 400 mg/10 ml	Redoxmediator Eisenreduktion: Eisen-III nach Eisen-II	Vergiftung mit Methämoglobinbildnern	2–4 mg/kg (250–400 mg) i. v.
Toxogonin (Obidoxim) S. 501	Ampullen 0,25 g/1 ml	Reaktivator der Acetylcholinesterase	Intoxikation mit Alkyphosphaten und Carbamaten	3 mg/kg (250 mg) i. v.
Tracrium (Atracurium) S. 201	Ampullen 25 mg/2,5 ml 50 mg/ 5 ml	nicht depolarisierendes Muskelrelaxans	Notwendigkeit der Muskelrelaxation während Narkose	0,5 mg/kg (40 mg) i. v.
Tramal (Tramadol) S. 201	Ampullen 50 mg/1 ml 100 mg/2 ml	Analgetikum Opioid mit zusätzlicher Nicht-Opioid-Wirkung	mittelstarke Schmerzen	Initial 3 mg/kg i. v. (200 mg); dann alle 4–6 h 1–2 mg/kg (50–100 mg) i. v.
Trapanal (Thiopental) S. 201	Stechflaschen 0,5 g/20 ml	Hypnotikum Antikonvulsivum Blutdrucksenkung Hirndrucksenkung	Narkoseeinleitung/-aufrechterhaltung Status epilepticus	3–5 mg/kg (250–500 mg) i. v.
Urbason (Methylprednisolon) S. 201	Ampullen Urbason: 10/25/50/250/ 1 000 mg	Kortikosteroid Entzündungshemmung	Asthmaanfall schwere anaphylaktoide Reaktion Rückenmarktrauma	1–4 mg/kg i. v. (40–250 mg) i. v. *Rückenmarktrauma:* 30 mg/kg (2 000–3 000 mg) i. v., dann 5,4 mg/kg i. v. für 23 h

Fortsetzung Tabelle 20 ▶

Tabelle 20 · (Fortsetzung)

Handelsname (Substanz) Seitenverweis	Zubereitung	Substanzgruppe Wirkung	Notfallmedizinische Indikationen Bemerkungen	Dosierung
Urokinase S. 201	Inj.-Flaschen 10.000 I.E. 50.000 I.E. 100.000 I.E. 250.000 I.E.	Fibrinolytikum	Myokardinfarkt Lungenembolie (Stadium III–IV)	1,5 Mio. I.E. i. v. (Bolus), dann 1,5 Mio. I.E. kontinuierlich über 90 min i. v.
Valium (Diazepam) S. 201	Ampullen 10 mg/2 ml Tabletten 5/10 mg Rectiolen 5/10 mg	Sedatives Antikonvulsivum Benzodiazepin GABA$_A$-Rezeptor-Agonismus Anxiolyse	Erregungszustand Krampfanfall Narkoseaufrechterhaltung	Ampullen: 0,1 mg/kg (5 – 10 mg) i. v. Tabletten: 5 – 10 mg p. o. Rectiolen: Kinder < 15 kg: 5 mg; Kinder > 15 kg: 10 mg rektal
Volon A solubile (Triam-cinolonacetonid) S. 201	Ampullen 40 mg/1 ml 80 mg/1 ml 200 mg/5 ml	Kortikosteroid Entzündungshemmung	Asthmaanfall schwere anaphylaktoide Reaktion	1 – 3 mg/kg (80 – 200 mg) i. v.
Xylocain 2 % (Lidocain) S. 201	Ampullen 100 mg/5 ml	Antiarrhythmikum Klasse Ib	ventrikuläre Tachyarrhythmie Lokalanästhesie	1 – 2 mg/kg i. v. (50 – 100 mg) i. v.
Zentropil (Phenytoin)	s. Phenhydan			

Abkürzungen: NW = Nebenwirkungen; KI = Kontraindikationen; HZV = Herzzeitvolumen; i.m = intramuskulär; i. v. = intravenös; p.i. = per inhalationem; s.l. = sublingual

20.2 Handelsnamen und Wirkstoffe

Tabelle 21 · **Handelsnamen und Wirkstoffe häufig verwendeter Arzneimittel**

Handelsnamen/ *Wirkstoffe*	Wirkstoffe/ *Handelsnamen*	Substanz-/ Indikationsgruppe
A.T. 10	Dihydrotachysterol	Vitamin-D-Derivat
Aarane	Cromoglicinsäure + Reproterol	Antiallergikum + β–Mimetikum
Abacavir	*Ziagen*	Virostatikum
Abciximab	*ReoPro*	Thrombozytenaggregrationshemmer
Acarbose	Glucobay	orales Antidiabetikum (Glukosidasehemmer)
ACC	Acetylcystein	Mukolytikum
Accolate	Zafirlukast	Antiasthmatikum (Leukotrienantagonist)
Accupro	Quinapril	ACE-Hemmer
Accuzide	Quinapril + Hydrochlorothiazid	ACE-Hemmer + Thiaziddiuretikum
Acebutolol	*Neptal, Prent*	β–Blocker
Acemetacin	*Peran, Rantudil*	Antirheumatikum
Acemuc	Acetylcystein	Mukolytikum
Acenorm	Captopril	ACE-Hemmer
Acerbon	Lisinopril	ACE-Hemmer
Acercomp	Lisinopril + Hydrochlorothiazid	ACE-Hemmer + Thiaziddiuretikum
Acesal	Acetylsalicylsäure	Analgetikum (NSAID)
Acesal-CALCIUM	Acetylsalicylsäure + Calcium-carbonat	Analgetikum (NSAID) + Kalzium
Acetabs	Acetylcystein	Mukolytikum
Acetalgin	Paracetamol	Analgetikum
Acetazolamid	Diamox, Diuramid, Glaupax	Carboanhydrasehemmer (Ophtalmikum)
Acetylcystein	*Acemuc, Fluimucil*	Mukolytikum
β-Acetyldigoxin	*Digotab, Novodigal, Stillacor*	Digitalisglykosid
Acetylo	Acetylsalicylsäure	Analgetikum (NSAID)
Acetylsalicylsäure	*Aspirin, Colfarit*	Analgetikum, Thrombozytenaggr.-Hemmer
Acetyst	Acetylcystein	Mukolytikum
Acic Hexal	Aciclovir	Virostatikum
Aciclovir	*Acic Hexal, Zovirax*	Virostatikum
Acifugan	Allopurinol + Benzbromaron	Gichtmittel
Acimethin	Methionin	Urologikum
Acipimox	*Olbemox*	Lipidsenker (Nikotinsäurederivat)
Actifed	Triprolidin + Pseudoephedrin	Antihistaminikum + Sympatho-mimetikum
Actilyse	Alteplase	Fibrinolytikum
Actihaemyl	Kälberblutextrakt	Durchblutungsmittel
Actiq	Fentanyl	Analgetikum (hochpotentes Opioid)

Tabelle 21 · (Fortsetzung)

Handelsnamen/ **Wirkstoffe**	Wirkstoffe/ *Handelsnamen*	Substanz-/ Indikationsgruppe
Actonel	Risedronsäure	Bisphosphonat
Actos	Pioglitazon	Antidiabetikum (Insulinsensitizer)
Actosolv	Urokinase	Fibrinolytikum
Actovegin	Kälberblutextrakt	Durchblutungsmittel
Adalat	Nifedipin	Kalziumantagonist
Addel	Spurenelemente	Infusionslösung
ADEK-Falk	Vitamine A,D,E,K	Vitaminkombination
Adelphan-Esidrix	Reserpin + Dihydralazin + Hydrochlorothiazid	Antihypertonikakombination
Adenosin	*Adrekar*	Antiarrhythmikum
Adenylocrat f	Weißdornextrakt	Kardiakum
Adocor	Captopril	ACE-Hemmer
Adrekar	Adenosin	Antiarrhythmikum
Adrenalin = Epinephrin	*Suprarenin*	α- u. β-Sympathomimetikum
Adriblastin	Doxorubicin	Zytostatikum
Adumbran	Oxazepam	Benzodiazepin
Adversuten	Prazosin	Antihypertonikum (α_1-Blocker)
Aequamen	Betahistin	Antivertiginosum (Histaminikum)
Aerobin	Theophyllin	Broncholytikum
Aerodur	Terbutalin	Broncholytikum (β_2-Sympathomimetikum)
aeromax	Salmeterol	Broncholytikum (β_2-Sympathomimetikum)
Aescusan	Roßkastanienextrakt	Venentherapeutikum
Aethoxysklerol	Polidocanol	Venentherapeutikum
Afonilum	Theophyllin	Broncholytikum
Agaroletten	Bisacodyl	Laxans
Agarol	Paraffin + Phenolphthalein	Laxans
Agenerase	APV = Amprenavir	Virostatikum
Aggrenox	Dipyridamol + ASS	Koronarmittel + Thrombozytenaggr.-Hemmer
Agiolax	Plantago-Samenextrakt u. a.	Laxans
Agit depot	Dihydroergotamin	Antihypotonikum
Agit plus	Dihydroergotamin + Etilefrin	Antihypotonikakombination
Agnolyt	Keuschlammfruchtextrakt	Gynäkologikum
Agopton	Lansoprazol	Protonenpumpenhemmer
Aggrastat	Tirofiban	Thrombozytenaggregationshemmer
AH3 N	Hydroxyzin	Antiallergikum
AHP 200	Oxaceprol	Antirheumatikum
Ajmalin	*Gilurytmal*	Klasse-I-Antiarrhythmikum
Akineton	Biperiden	Parkinsonmittel (Anticholinergikum)

Tabelle 21 · (Fortsetzung)

Handelsnamen/ *Wirkstoffe*	Wirkstoffe/ *Handelsnamen*	Substanz-/ Indikationsgruppe
Akrinor	Cafedrin + Theodrenalin	Antihypotonikum
Albendazol	*Eskazole*	Anthelminthikum
Aldactone	Spironolacton	Diuretikum (Aldosteron-Antagonist)
Alendronsäure	Fosamax	Bisphosphonat
Alexan	Cytarabin	Zytostatikum
Alfacalcidol	Bondiol, Doss, Eins Alpha	Vitamin D
Alfuzosin	Urion, UroXatral	Prostatamittel (Alphablocker)
Algesal	Diethylaminsalicylat + Myrtecain	Antirheumatikum
Algesalona	Diethylaminsalicylat + Myrtecain + Flufenaminsäure	Antirheumatikum
Algesalona E	Etofenamat	Antirheumatikum
Alimix	Cisaprid	Prokinetikum
Alizaprid	*Vergentan*	Antiemetikum
Alkeran	Melphalan	Zytostatikum
Allergocrom	Cromoglicinsäure	Antiallergikum (bei Heuschnupfen)
Allergodil	Azelastin	Antiallergikum (bei Heuschnupfen)
Allergopos	Antazolin + Tetryzolin	Antiallergikum (bei Konjunktivitis)
Allergospasmin	Cromoglicinsäure + Reproterol	Antiallergikum + β-Mimetikum
allo von ct	Allopurinol	Gichtmittel
Allo. comp.-ratioph.	Allopurinol + Benzbromaron	Gichtmittel
Allomaron	Allopurinol + Benzbromaron	Gichtmittel
Allopurinol	*Urtias, Zyloric*	Gichtmittel
Allvoran	Diclofenac	Antirheumatikum (NSAID)
almag von ct	Aluminiumhydroxid + Magnesiumtrisilicat	Antazidum
Almirid	Dihydroergocryptin	Parkinsonmittel (Dopaminagonist)
Almogran	Almotriptan	Migränemittel
Almotriptan	Almogran	Migränemittel
Alna	Tamsulosin	Prostatamittel (Alphablocker)
Aloprostadil	*Prostavasin*	Prostaglandin
Alpha-Depressan	Urapidil	Antihypertonikum
Alpicort	Prednisolon + Salicylsäure	Haarwuchsmittel
Alpicort-F	Estradiol + Prednisolon + Salicylsäure	Haarwuchsmittel
Alprazolam	*Tafil, Xanax*	Benzodiazepin
Alteplase	*Actilyse*	Fibrinolytikum
Altramet	Cimetidin	H_2-Blocker
Alupent	Orciprenalin	Antiarrhythmikum
Amagesan	Amoxicillin	Breitbandpenicillin
Amalium	Flunarizin	Kalziumantagonist

Tabelle 21 · (Fortsetzung)

Handelsnamen/ **Wirkstoffe**	Wirkstoffe/ *Handelsnamen*	Substanz-/ Indikationsgruppe
Amantadin	*PK-Merz, Viregyt*	Parkinson-/Grippemittel
Amaryl	*Glimepirid*	orales Antidiabetikum (Sulfonylharnstoff)
Ambacamp	*Bacampicillin*	Breitbandpenicillin
Ambene	*Phenylbutazon*	Antirheumatikum
Ambril	*Ambroxol*	Mukolytikum
Ambrodoxy	*Doxycyclin + Ambroxol)*	Antibiotikum (Tetrazyklin) + Mukolytikum
Ambrohexal	*Ambroxol*	Mukolytikum
Ambrolös	*Ambroxol*	Mukolytikum
Ambroxol	*Bronchopront, Mucosolvan*	Mukolytikum
Amciderm	*Amcinonid*	glukokortikoidhaltiges Dermatikum
Amdox Puren	*Doxycyclin + Ambroxol*	Antibiotikum (Tetrazyklin) + Mukolytikum
Amikacin	*Biklin*	Aminoglykosidantibiotikum
Amiloretik	*Amilorid + Hydrochlorothiazid*	Diuretikakombination (kaliumsparend)
Amilorid comp.	*Amilorid + Hydrochlorothiazid*	Diuretikakombination (kaliumsparend)
Amindan	*Selegilin*	Parkinsonmittel (MAO-Hemmer)
Amineurin	*Amitriptylin*	Antidepressivum (trizyklisch)
ε-Aminocapron-säure		Antifibrinolytikum
Aminomix	*Glukose-Aminosäuren-Mischlösung*	Infusionslösung
Aminophyllin	*Theophyllin*	Broncholytikum
Amiodaron	*Cordarex*	Antiarrhythmikum
Amitriptylin	*Equilibrin, Saroten*	Antidepressivum (trizyklisch)
Amixx	*Amantadin*	Parkinsonmittel
Amlodipin	*Norvasc*	Kalziumantagonist (Nifedipintyp)
Amorolfin	*Loceryl*	Antimykotikum
amoxi von ct	*Amoxicillin*	Breitbandpenicillin
Amoxicillin	*Clamoxyl*	Breitbandpenicillin
Amoxihexal	*Amoxicillin*	Breitbandpenicillin
Amoxillat	*Amoxicillin*	Breitbandpenicillin
Amoxi-Tablinen	*Amoxicillin*	Breitbandpenicillin
Amoxi-Wolff	*Amoxicillin*	Breitbandpenicillin
Amoxypen	*Amoxicillin*	Breitbandpenicillin
Ampho-Moronal	*Amphotericin*	Antimykotikum
Amphotericin	*Ampho-Moronal*	Antimykotikum
Ampicillin	*Binotal*	Breitbandpenicillin
Amprenavir	*Agenerase*	Virostatikum
Amrinon	*Wincoram*	Phosphodiesterasehemmer

Tabelle 21 · (Fortsetzung)

Handelsnamen/ *Wirkstoffe*	Wirkstoffe/ *Handelsnamen*	Substanz-/ Indikationsgruppe
Amuno	Indometacin	Antirheumatikum (NSAID)
Anaesthesin	Benzocain	Lokalanästhetikum
Anaesthesulf P	Polidocanol	Lokalanästhetikum
Anafranil	Clomipramin	Antidepressivum (trizyklisch)
Analgin	Metamizol	Analgetikum
Anco	Ibuprofen	Antirheumatikum (NSAID)
Ancotil	Flucytosin	Antimykotikum
Andante	Bunazosin	Antihypertonikum (α_1-Blocker)
Andolor	Tilidin + Naloxon	Analgetikum (niederpotentes Opioid)
Androcur	Cyproteronacetat	Antiandrogen
Anemet	Dolasetron	Antiemetikum (5-HT_3-Antagonist)
Anexate	Flumazenil	Benzodiazepinantagonist
Angionorm	Dihydroergotamin	Antihypotonikum
Aniflazym	Serrapeptase	Antiphlogistikum
Antagonil	Nicardipin	Kalziumantagonist (Nifedipintyp)
Antagosan	Aprotinin	Antifibrinolytikum
Antares	Kava-Kava-Extrakt	Psychopharmakum
Antidol	Acetylsalicylsäure	Analgetikum (NSAID)
Antifungol	Clotrimazol	Antimykotikum
Antiparkin	Selegilin	Parkinsonmittel (MAO-Hemmer)
Antistax	Weinlaubblätterextrakt	Venentherapeutikum
Antithrombin III	*Atenativ, Kybernin*	Blutgerinnungspräparat
Antochin	Chloroquin	Antimalariamittel
Antra	Omeprazol	Protonenpumpenhemmer
Anusol	Wismut + Zinkoxid + Perubalsam	Hämorrhoidenmittel
Anvitoff	Tranexamsäure	Antifibrinolytikum
Anxiolit	Oxazepam	Benzodiazepin
Aponal	Doxepin	Antidepressivum (trizyklisch)
Aprical	Nifedipin	Kalziumantagonist
Aprovel	Irbesartan	AT_1-Antagonist
Aprotinin	*Antagosan, Trasylol*	Antifibrinolytikum
Apsomol	Salbutamol	Broncholytikum (β_2-Sympathomimetikum)
Aptin	Alprenolol	β-Blocker
Aptol Duriles	Alprenolol	β-Blocker
Aquaphor	Xipamid	Thiaziddiuretikum
Aquapred	Chloramphenicol + Prednisolon	Antibiotikum + Glukokortikoid
Aquareduct	Spironolacton	Diuretikum (Aldosteron-Antagonist)
Aquaretic	Amilorid + Hydrochlorothiazid	Diuretikakombination (kaliumsparend)
Arava	Leflunomid	Rheuma-Basistherapeutikum

Tabelle 21 · (Fortsetzung)

Handelsnamen/ **Wirkstoffe**	Wirkstoffe/ *Handelsnamen*	Substanz-/ Indikationsgruppe
Arbid N	Diphenylpyralin	Antiallergikum
Arcasin	Phenoxymethylpenicillin	Oralpenicillin
Ardeytropin	L-Tryptophan	Antidepressivum
Arelix	Piretanid	Schleifendiuretikum
Arelix ACE	Piretanid + Ramipril	Schleifendiuretikum + ACE-Hemmer
Argun	Lonazolac	Antirheumatikum
Aricept	Donepezil	Nootropikum (Cholinesterasehemmer)
Arilin	Metronidazol	Antibiotikum
Aristochol	verschiedene pflanzliche Extrakte	Gallenwegstherapeutikum, Laxans
Arlevert	Cinnarizin + Dimenhydrinat	Antivertiginosum
Aromasin	Exemestan	Antiöstrogen
Arteopic	Carteolol	β-Blocker (bei Glaukom)
Arterenol	Norepinephrin (Noradrenalin)	α-Sympathomimetikum
Arthotec	Diclofenac + Misoprostol	Antirheumatikum + Prostaglandinderivat
arthrex	Diclofenac	Antirheumatikum (NSAID)
Arubendol	Terbutalin	Broncholytikum (β₂-Sympathomimetikum)
Arutimol	Timolol	β-Blocker (bei Glaukom)
Asacolitin	Mesalazin	Magen-Darm-Mittel (z. B. bei Morbus Crohn)
Asasantin	Dipyridamol + Acetylsalicylsäure	Koronarmittel + Thrombozytenaggr.-Hemmer
AscoTop	Zolmitriptan	Migränemittel
Asgoviscum N	verschiedene pflanzliche Extrakte	Kardiakum
Aspecton	Thymianfluidextrakt	Mukolytikum
Aspirin	Acetylsalicylsäure	Analgetikum, Thrombozytenaggr.-Hemmer
Aspisol	Lysin-Acetylsalicylsäure	Analgetikum, Thrombozytenaggr.-Hemmer
ASS	*Acetylsalicylsäure*	Analgetikum, Thrombozytenaggr.-Hemmer
Astemizol	*Hismanal*	Antiallergikum (Antihistaminikum)
Astonin	Fludrocortison	Mineralokortikoid
A.T. 10	Dihydrotachysterol	Vitamin-D-Derivat
Atacand	Candesartan	AT₁-Antagonist
Atacand Plus	Candesartan + Hydrochlorothiazid	AT₁-Antagonist + Thiaziddiuretikum
Atarax	Hydroxyzin	Antiallergikum
Atehexal	Atenolol	β-Blocker
Atehexal comp.	Atenolol + Chlortalidon	β-Blocker + Thiaziddiuretikum

Tabelle 21 · (Fortsetzung)

Handelsnamen/ *Wirkstoffe*	Wirkstoffe/ *Handelsnamen*	Substanz-/ Indikationsgruppe
atemur	Fluticason	topisches Glukokortikoid
Atenativ	Antithrombin III	Blutgerinnungspräparat
Atendol	Atenolol	β-Blocker
Ateno-Isis	Atenolol	β-Blocker
Atenolol	*duratenol, Tenormin*	β-Blocker
Atenolol comp	Atenolol + Chlortalidon	β-Blocker + Thiaziddiuretikum
atereal	Atenolol	β-Blocker
Atorvastatin	Sortis	Lipidsenker (CSE-Hemmer)
Atosil	Promethazin	Neuroleptikum (Phenothiazin)
Atropin		Anticholinergikum
Atrovent	Ipratropiumbromid	Broncholytikum (Anticholinergikum)
Augmentan	Amoxicillin + Clavulansäure	Breitbandantibiotikum
Auranofin	*Ridaura*	Rheuma-Basistherapeutikum (Goldpräparat)
Aureomycin	Chlortetracyclin	Antibiotikum
Aurorix	Moclobemid	Antidepressivum (MAO-Hemmer)
Auxiloson	Dexamethason	topisches Glukokortikoid
Avalox	Moxifloxacin	Antibiotikum (Gyrasehemmer)
Avamigran N	Ergotamintartrat + Propyphenazon	Migränemittel
Avandia	Rosiglitazon	Antidiabetikum (Insulinsensitizer)
Avonex	Interferon-β-1a	Virostatikum
Axura	Memantine	Nootropikum
Azactam	Aztreonam	Antibiotikum (Monobactam)
Azafalk	Azathioprin	Immunsuppressivum
Azathioprin	*Azafalk, Imurek*	Immunsuppressivum
Azithromycin	*Zithromax*	Makrolidantibiotikum
Azosemid	*Luret*	Schleifendiuretikum
Aztreonam	*Azactam*	Antibiotikum (Monobactam)
Azubronchin	Acetylcystein	Mukolytikum
Azucimet	Cimetidin	H_2-Blocker
Azudoxat	Doxycyclin	Antibiotikum (Tetrazyklin)
Azudoxat comp.	Doxycyclin + Ambroxol	Antibiotikum (Tetrazyklin) + Mukolytikum
Azufibrat	Bezafibrat	Lipidsenker
Azuglucon	Glibenclamid	orales Antidiabetikum (Sulfonylharnstoff)
Azulfidine	Sulfasalazin	Sulfonamid (z. B. bei Colitis, Morbus Crohn) /Rheuma-Basistherapeutikum
Azumetop	Metoprolol	β-Blocker
Azupamil	Verapamil	Kalziumantagonist
Azupentat	Pentoxifyllin	Durchblutungsmittel

Tabelle 21 · (Fortsetzung)

Handelsnamen/ *Wirkstoffe*	Wirkstoffe/ *Handelsnamen*	Substanz-/ Indikationsgruppe
Azuprostat	β-Sitosterin	
Azur comp.	Paracetamol + Coffein + Codein	Analgetikum
Azutrimazol	Clotrimazol	Antimykotikum
Bacampicillin	*Ambacamp, Penglobe*	Breitbandpenicillin
Baclofen	*Lioresal*	Muskelrelaxans (z. B. bei MS)
Bactoreduct	Trimethoprim + Sulfamethoxazol	Sulfonamidantibiotikum
Bactrim	Trimethoprim + Sulfamethoxazol	Sulfonamidantibiotikum
Baldrianextrakt	*Sedacur, Valdispert*	pflanzliches Sedativum
Balkis	Xylometazolin	Sympathomimetikum
Balneum Hermal	Sojabohnenöl	Balneotherapeutikum
Balneum + Hermal	Sojabohnenöl + Polidocanol	Balneotherapeutikum
Balneum Hermal F	Erdnußöl + Paraffin	Balneotherapeutikum
Bambec	Bambuterol	Broncholytikum (β$_2$-Sympathomimetikum)
Bamipin	*Soventol*	Antiallergikum
Baralgin	Metamizol	Analgetikum
Barazan	Norfloxacin	Antibiotikum (Gyrasehemmer)
Basodexan	Harnstoff	Dermatikum
Batrafen	Ciclopiroxolamin	Antimykotikum
Baycillin	Propicillin	Oralpenicillin
Baycuten	Clotrimazol + Dexamethason	Antimykotikum + Glukokortikoid
Baymycard	Nisoldipin	Kalziumantagonist (Nifedipintyp)
Bayotensin	Nitrendipin	Kalziumantagonist (Nifedipintyp)
Baypen	Mezlocillin	Antibiotikum (Breitspektrumpenicillin)
Bazoton	Brennesselwurzelextrakt	Urologikum (z. B. bei Prostata-Adenom)
Beclomet Easyh.	Beclometason	topisches Glukokortikoid
Beclometason	*Junik, Ventolair*	topisches Glukokortikoid
Becloturmant	Beclometason	topisches Glukokortikoid
Beconase	Beclometason	topisches Glukokortikoid
Belnif	Metoprolol + Nifedipin	β–Blocker + Kalziumantagonist
Beloc	Metoprolol	β–Blocker
Beloc-Zok	Metoprolol (retardiert)	β–Blocker
Beloc-Zok comp	Metoprolol + Hydrochlorothiazid	β–Blocker + Thiaziddiuretikum
Benadryl N	Diphenhydramin	Antihistaminikum
Benalapril	Enalapril	ACE-Hemmer
Benazepril	*Cibacen*	ACE-Hemmer
Bencyclan	*Fludilat*	Durchblutungsmittel
Bendigon N	Mefrusid + Reserpin	Antihypertonikakombination
Benfofen	Diclofenac	Antirheumatikum (NSAID)
ben-u-ron	Paracetamol	Analgetikum

Tabelle 21 · (Fortsetzung)

Handelsnamen/ **Wirkstoffe**	Wirkstoffe/ *Handelsnamen*	Substanz-/ Indikationsgruppe
Benzbromaron	*Narcaricin*	Gichtmittel
Bepanthen	Dexpanthenol	Wundbehandlungs-/Magen-Darm-Mittel
Berberil N	Tetryzolin	Sympathomimetikum
Beriate	Blutgerinnungsfaktor VIII	Blutgerinnungspräparat
Beriglobin	Immunglobuline	Impfstoff
Berinert	C1-INH-Konzentrat	Enzymhemmer
Berinin	Blutgerinnungsfaktor IX	Blutgerinnungspräparat
Beriplex	Prothrombin-Komplex (Faktoren II, VII, IX, X)	Blutgerinnungspräparat
Berlicetin	Chloramphenicol	Antibiotikum
Berlicort	Triamcinolon	Glukokortikoid
Berlocid	Trimethoprim + Sulfamethoxazol	Sulfonamidantibiotikum
Berlocombin	Trimethoprim + Sulfamerazin	Sulfonamidantibiotikum
Berlosin	Metamizol	Analgetikum
Berniter	Steinkohlenteer	Dermatikum
Berodual	Ipratropiumbromid + Fenoterol	Broncholytikakombination
Berotec	Fenoterol	Broncholytikum (β_2-Sympathomimetikum)
Betadermic	Betamethason	glukokortikoidhaltiges Dermatikum
Betadorm	Diphenhydramin	Hypnotikum (Antihistaminikum)
betadrenol	Bupranolol	β–Blocker
Betaferon	Interferon-β-1b	Virostatikum
Betahistin	*Aequamen, Vasomotal*	Antivertiginosum
Betaisodonna	Povidon-Iod	Desinfizienz
Betamann	Metipranolol	β-Blocker (bei Glaukom)
Betamethason	*Betnelan, Diprosone*	Glukokortikoid
Betapressin	Penbutolol	β-Blocker
Betarelix	Penbutolol + Piretanid	β-Blocker + Schleifendiuretikum
Betasemid	Penbutolol	β-Blocker
Beta-Tablinen	Propranolol	β-Blocker
Betathiazid	Propranolol + Hydrochlorothiazid + Triamteren	β-Blocker + Diuretika-kombination
Betavert	Betahistin	Antivertiginosum (Histaminikum)
Betaxolol	*Kerlone*	β-Blocker
Bethathiazid A	Propranolol + Hydrochlorothiazid	β-Blocker + Thiaziddiuretikum
Betnelan	Betamethason	Glukokortikoid
Betnesol-V	Betamethason	glukokortikoidhaltiges Lokaltherapeutikum
Betoptima	Betaxolol	β-Blocker (bei Glaukom)
Bezacur	Bezafibrat	Lipidsenker
Bezafibrat	*Azufibrat, Cedur*	Lipidsenker

Tabelle 21 · (Fortsetzung)

Handelsnamen/ **Wirkstoffe**	Wirkstoffe/ *Handelsnamen*	Substanz-/ Indikationsgruppe
Beza-Lande	Bezafibrat	Lipidsenker
Bezalip	Bezafibrat	Lipidsenker
Biaxin HP	Clarithromycin	Makrolidantibiotikum
Biciron	Tramazolin	Sympathomimetikum
Bidocef	Cephadroxil	Cephalosporin (1. Generation)
Bifiteral	Lactulose	Laxans
Bifonazol	*Bifomyk, Mycospor*	Antimykotikum
Bikalm	Zolpidem	Hypnotikum (Imidazopyridin)
Biklin	Amikacin	Aminoglykosidantibiotikum
Binotal	Ampicillin	Breitbandpenicillin
Biofanal	Nystatin	Antimykotikum
Biofenac	Aceclofenac	Antirheumatikum (NSAID)
Biomagnesin	Magnesium	Mineralstoffpräparat
Biosorb	Nährstoffmischung	Diätetikum
Biperiden	*Akineton, Norakin*	Parkinsonmittel (Anticholinergikum)
Bisacodyl	*Agaroletten, Prepacol*	Laxans
Bisobloc	Bisoprolol	β-Blocker
Bisolvon	Bromhexin	Mukolytikum
Bisolvon NAC	Acetylcystein	Mukolytikum
Bisolvonat	Bromhexin + Erythromycin	Mukolytikum + Antibiotikum
Bisomerck	Bisoprolol	β-Blocker
Bisoprolol	*Bisobloc, Concor*	β-Blocker
Blemaren	Citrat + N^+-Citrat + K^+-hydrogen-carbonat	Urologikum (bei Harnsäuresteinen)
BLEO-cell	Bleomycin	Zytostatikum
Bleomycin	*BLEO-cell*	Zytostatikum
Blephamide	Sulfacetamid + Prednisolon	Sulfonamid + Glukokortikoid
Blocotenol	Atenolol	β-Blocker
Blopress	Candesartan	AT_1-Antagonist
Blopress Plus	Candesartan + Hydrochloro-thiazid	AT_1-Antagonist + Thiaziddiuretikum
Bondiol	Alfacalcidol	Vitamin D
Bondronat	Ibrandronsäure	Bisphosphonat
Bonoq	Gatifloxacin	Antibiotikum (Gyrasehemmer)
Bornaprin	*Sormodren*	Parkinsonmittel (Anticholinergikum)
Borocarpin	Pilocarpin	Cholinergikum (bei Glaukom)
Braunovidon	Polyvidon-Jod	Lokaldesinfizienz
Bresben	Atenolol + Nifedipin	Antihypertonikakombination
Brevibloc	Esmolol	β-Blocker
Brexidol	Piroxicam	Antirheumatikum (NSAID)

Tabelle 21 · (Fortsetzung)

Handelsnamen/ **Wirkstoffe**	Wirkstoffe/ *Handelsnamen*	Substanz-/ Indikationsgruppe
Bricanyl	Terbutalin	Broncholytikum (β_2-Sympathomimetikum)
Briserin N	Clopamid + Reserpin	Antihypertonikakombination
Brivudin	*Zostex*	Virostatikum
Bromazanil	Bromazepam	Benzodiazepin
Bromazep	Bromazepam	Benzodiazepin
Bromazepam	*durazanil, Lexotanil, Normoc*	Benzodiazepin
Bromelain-POS	Bromelaine	Antiphlogistikum
Bromhexin	*Bisolvon, Lubrirhin*	Mukolytikum
Bromocriptin	*Kirim, Pravidel*	Prolaktinhemmer, Parkinsonmittel
Bromuc	Acetylcystein	Mukolytikum
Bronchicum	verschiedene pflanzliche Extrakte	Mukolytikum
Bronchicum Codein	Codeinphosphat	Antitussivum
Bronchipret	verschiedene pflanzliche Extrakte	Mukolytikum
Broncho Spray	Salbutamol	β-Mimetikum
Bronchodurat N	Eucalyptusöl + Levomenthol	Mukolytikum
Broncho-Euphyllin	Theophyllin + Ambroxol	Broncholytikum + Mukolytikum
Bronchoforton	Eucalyptusöl u. a.	Mukolytikum
Bronchopront	Ambroxol	Mukolytikum
Bronchoretard	Theophyllin	Broncholytikum
Bronchospasmin	Reproterol	Antiallergikum + β-Mimetikum
Broncho-Vaxom	Bakterienextrakt	Immunstimulans
Brotizolam	*Lendormin*	Benzodiazepin
Brufen	Ibuprofen	Analgetikum (NSAID)
BS-ratiopharm	Butylscopolamin	Spasmolytikum
Budenofalk	Budesonid	topisches Glukokortikoid
Budepur	Budesonid	topisches Glukokortikoid
Budesonid	*Entocort, Pulmicort*	Glukokortikoid
Budipin	*Parkinsan*	Parkinsonmittel
Bufedil	Buflomedil	Durchblutungsmittel
Bufexamac	*Bufederm, duradermal, Ekzemase, Parfenac*	Antiphlogistikum
Buflomedil	*Bufedil, Defluina*	Durchblutungsmittel
Bunazosin	*Andante*	Antihypertonikum (α_1-Blocker)
Bupivacain	*Carbostesin*	Lokalanästhetikum/Neuraltherapeutikum
Buprenorphin	*Subutex, Temgesic*	Analgetikum (hochpotentes Opioid)
Buronil	Melperon	Neuroleptikum (Butyrophenon)
Buscopan	Butylscopolamin	Spasmolytikum

Tabelle 21 · (Fortsetzung)

Handelsnamen/ *Wirkstoffe*	Wirkstoffe/ *Handelsnamen*	Substanz-/ Indikationsgruppe
Buscopan plus	Butylscopolamin + Paracetamol	Spasmolytikum
Busulfan	*Myleran*	Zytostatikum
Butizid		Thiaziddiuretikum
Butylscopolamin	*BS-ratiopharm, Buscopan, Spasmovern*	Spasmolytikum
BVK Roche	Vitamin B$_1$, B$_2$, B$_3$, Nicotinamid, Dexpanthenol	Vitaminkombination
Bykomycin	Neomycin	Aminoglykosidantibiotikum
Cabaseril	Cabergolin	Parkinsonmittel (Dopaminagonist)
Cabergolin	*Cabaseril, Dostinex*	Parkinsonmittel (Dopaminagonist)
Cafergot N	Ergotamintartrat + Coffein	Migränemittel
Calciparin	unfraktioniertes Heparin	Antikoagulans
Calcipotriol	*Daivonex, Psorcutan*	Psoriasismittel
Calcitonin	*Calsynar, Cibacalcin, Karil*	Parathormonantagonist
Calcitriol	*Decostriol, Rocaltrol*	Vitamin D$_3$
Calciumfolinat	*Leucovorin*	Antidot gegen Folsäureantagonisten
Calcium-Sandoz	Calciumgluconat	Kalziumpräparat
Campto	Irinotecan	Zytostatikum
Cancidas	Caspofungin	Antimykotikum
Candesartan	*Atacand, Blopress*	AT$_1$-Antagonist
Candio-Hermal	Nystatin	Antimykotikum
Candio-hermal E	Nystatin + Flupredniden	Antimykotikum + Glukokortikoid
Canephron N	verschiedene pflanzliche Extrakte	Urologikum (z. B. bei Harnwegsinfekten)
Canesten	Clotrimazol	Antimykotikum
Capozide	Captopril + Hydrochlorothiazid	ACE-Hemmer + Thiaziddiuretikum
Captin	Paracetamol	Analgetikum
Capto-(Hersteller)	Captopril	ACE-Hemmer
Captoflux	Captopril	ACE-Hemmer
Captogamma	Captopril	ACE-Hemmer
Captohexal	Captopril	ACE-Hemmer
Captohexal comp.	Captopril + Hydrochlorothiazid	ACE-Hemmer + Thiaziddiuretikum
Captopress	Captopril	ACE-Hemmer
Captopril	*Acenorm, Lopirin, tensobon*	ACE-Hemmer
captoreal	Captopril	ACE-Hemmer
Capval	Noscapin	Antitussivum
Carbamazepin	*Tegretal, Timonil*	Antiepileptikum
Carbimazol	*Neo-Thyreostat*	Thyreostatikum
Carbocromen	*Intensain*	Koronarmittel

Tabelle 21 · (Fortsetzung)

Handelsnamen/ **Wirkstoffe**	Wirkstoffe/ *Handelsnamen*	Substanz-/ Indikationsgruppe
Carboplat	Carboplatin	Zytostatikum
Carboplatin	*Carboplat*	Zytostatikum
Carbostesin	Bupivacain	Lokalanästhetikum/Neural-therapeutikum
Cardio-Longoral	Kalium, Magnesium	Elektrolytkombination
Cardioprotect	Verapamil	Kalziumantagonist
Cardopal	Losartan	AT$_1$-Antagonist
Cardular	Doxazosin	Antihypertonikum (α_1-Blocker)
Carito mono	Orthosiphonblätterextrakt	Urologikum (z. B. bei Harnwegsinfekten)
Carmen	Lercanidipin	Kalziumantagonist (Nifedipintyp)
Carminativum	verschiedene pflanzliche Extrakte	Magen-Darm-Mittel
Carmubris	Carmustin	Zytostatikum
Carmustin	*Carmubris*	Zytostatikum
Carnigen	Oxilofrin	Antihypotonikum
Carteolol	*Arteopic, Endak*	β–Blocker
Carvedilol	*Dilatrend, Querto*	β-Blocker
Casodex	Bicalutamid	Antiandrogen
Caspofungin	*Cancidas*	Antimykotikum
Catapresan	Clonidin	Antihypertonikum (zentrales Sympatholytikum)
Cavinton	Vinpocetin	Nootropikum
Ceclor	Cefaclor	Cephalosporin (1. Generation)
Cedocard	Isosorbiddinitrat	Koronarmittel
Cedur	Bezafibrat	Lipidsenker
Cedrox	Cefadroxil	Cephalosporin (1. Generation)
Cefaclor	*Ceclor, Kefspor*	Cephalosporin (1. Generation)
Cefadroxil	*Cedrox*	Cephalosporin (1. Generation)
Cefakliman	homöopathische Mischung	Gynäkologikum (z. B. bei klimakt. Beschwerden)
Cefalexin	*Ceporexin, Oracef*	Cephalosporin (1. Generation)
Cefamandol	*Mandokef*	Cephalosporin (2. Generation)
Cefazolin	*Elzogram*	Cephalosporin (1. Generation)
Cefepim	*Maxipime*	Cephalosporin (3. Generation)
Cefetamet	*Globocef*	Cephalosporin (3. Generation)
Cefixim	*Cephoral, Suprax*	Cephalosporin (3. Generation)
Cefotaxim	*Claforan*	Cephalosporin (3. Generation)
Cefotiam	*Spizef*	Cephalosporin (2. Generation)
Cefoxitin	*Mefoxitin*	Cephalosporin (2. Generation)
Cefpodoxim	*Orelox, Podomexef*	Cephalosporin (3. Generation)
Cefsulodin	*Pseudocef*	Cephalosporin (3. Generation)
Ceftazidim	*Fortum*	Cephalosporin (3. Generation)

Tabelle 21 · (Fortsetzung)

Handelsnamen/ *Wirkstoffe*	Wirkstoffe/ *Handelsnamen*	Substanz-/ Indikationsgruppe
Ceftibuten	*Keimax*	Cephalosporin (3. Generation)
Ceftriaxon	*Rocephin*	Cephalosporin (3. Generation)
Cefuroxim	*Elobact, Zinacef, Zinnat*	Cephalosporin (2. Generation)
Celebrex	Celecoxib	Antirheumatikum
Celecoxib	*Celebrex*	Antirheumatikum
Celestamine	Betamethason + Dexchlorpheniramin	Glukokortikoid + Antihistaminikum
Celestamine N	Betamethason	Glukokortikoid
Celestan-V	Betamethason	Glukokortikoid
Celestone	Betamethason	Glukokortikoid
Celiprolol	*Selectol*	β-Blocker
Cephadroxil	*Bidocef, Grüncef*	Cephalosporin (1. Generation)
Cephoral	Cefixim	Cephalosporin (3. Generation)
Ceporexin	Cefalexin	Cephalosporin (1. Generation)
Cerate	Mibefradil	Kalziumantagonist (T-Kanal-Blocker)
Cerebroforte	Piracetam	Nootropikum
Cernilton	pflanzliches Extrakt	Urologikum (z. B. bei Prostatitis)
Cerson	Flumetason	Glukokortikoid
Certomycin	Netilmicin	Aminoglykosidantibiotikum
Cerucal	Metoclopramid	Antiemetikum, Motilitätstherapeutikum
Ceruletid	*Takus*	Cholinergikum
Cerumenex	Ölsäure-Polypeptid-Kondensat	Otologikum
Cerutil	Meclofenoxat	Nootropikum
Cesol	Praziquantel	Anthelminthikum
Cetirizin	*Zyrtec*	Antihistaminikum
Chenodeoxycholsäure	*Chenofalk*	Gallenwegstherapeutikum
Chenofalk	Chenodeoxycholsäure	Gallenwegstherapeutikum
Chibro-Timoptol	Timolol	β-Blocker (bei Glaukom)
Chibroxin	Norfloxacin	Antibiotikum (Gyrasehemmer)
Chinidin-Duriles	Chinidinsulfat	Klasse-I-Antiarrhythmikum
Chinidinsulfat	*Chinidin-Duriles*	Klasse-I-Antiarrhythmikum
Chinin	*Chininum dihydrochloricum*	Malariamittel
Chinosol	Chinolinol	Hautantiseptikum
Chloraldurat	Chloralhydrat	Hypnotikum/Sedativum
Chloralhydrat	*Chloraldurat*	Hypnotikum/Sedativum
Chlorambucil	*Leukeran*	Zytostatikum
Chloramphenicol	*Paraxin*	Antibiotikum
Chlordiazepoxid	Librium, Limbatril, Multum, Radepur	Benzodiazepin

Tabelle 21 · (Fortsetzung)

Handelsnamen/ *Wirkstoffe*	Wirkstoffe/ *Handelsnamen*	Substanz-/ Indikationsgruppe
Chlorhexamed	Chlorhexidin	Mund- und Rachenantiseptikum
Chlormadinon	*Gestafortin*	Gestagen
Chloroquin	*Antochin, Resochin*	Antimalariamittel
Chlorphenoxamin	*Rodavan, Systral*	Antihistaminikum
Chlorpromazin	*Propaphenin*	Neuroleptikum (Phenothiazin)
Chlorprothixen	*Truxal*	Neuroleptikum (Thioxanthen)
Chlortetracyclin	*Aureomycin*	Antibiotikum
Chol Spasmoletten	Hymecromon	Spasmolytikum
Cholagogum N	verschiedene pflanzliche Extrakte	Gallenwegstherapeutikum
Cholecysmon	Rindergallenblasenextrakt	Gallenwegstherapeutikum
Cholestabyl	Colestipol	Lipidsenker (Anionen-austauscher)
Chol-Kugeletten	verschiedene pflanzliche Extrakte	Gallenwegstherapeutikum
Cholspasmin forte	Hymecromon	Spasmolytikum
Cholspasminase N	Amylase + Proteasen	Enzympräparat
Ciatyl-Z	Zuclopenthixol	Neuroleptikum (Thioxanthen)
Cibacalcin	Calcitonin	Parathormonantagonist
Cibacen	Benazepril	ACE-Hemmer
Cibadrex	Benazepril + Hydrochloro-thiazid	ACE-Hemmer + Thiaziddiuretikum
Ciclopirox	*Batrafen*	Antimykotikum
Cicloral	Ciclosporin	Immunsuppressivum
Ciclosporin	*Cicloral, Sandimmun*	Immunsuppressivum
Cidofovir	*Vistide*	Virostatikum
Cilest	Ethinylestradiol + Norgestimat	Kontrazeptivum
Cimehexal	Cimetidin	H$_2$-Blocker
Cimet	Cimetidin	H$_2$-Blocker
Cimetidin	*Azucimet, Tagamet*	H$_2$-Blocker
CimLich	Cimetidin	H$_2$-Blocker
Cinnarizin	*Arlevert, Cinnacet*	Antihistaminikum
Cipramil	Citalopram	Antidepressivum
Ciprobay	Ciprofloxacin	Antibiotikum (Gyrasehemmer)
Ciprofloxacin	*Ciprobay, Ciproxin*	Antibiotikum (Gyrasehemmer)
Ciproxin	Ciprofloxacin	Antibiotikum (Gyrasehemmer)
Circanol	Dihydroergotoxin	Nootropikum
Circupon	Etilefrin	Sympathomimetikum
Cisatracurium-besilat	*Nimbex*	Muskelrelaxans
Cisday	Nifedipin	Kalziumantagonist
Cisordinol	Clopenthixol	Neuroleptikum (Thioxanthen)

Tabelle 21 · (Fortsetzung)

Handelsnamen/ **Wirkstoffe**	Wirkstoffe/ Handelsnamen	Substanz-/ Indikationsgruppe
Cisplatin	Platinex	Zytostatikum
Claforan	Cefotaxim	Cephalosporin (3. Generation)
Clamoxyl	Amoxicillin	Breitbandpenicillin
Clarithromycin	Cyllind, Klacid	Makrolidantibiotikum
Claudicat	Pentoxifyllin	Durchblutungsmittel
Claversal	Mesalazin	Magen-Darm-Mittel (z. B. bei Morbus Crohn)
Clavigrenin	Dihydroergotamin	Migränemittel
Clemastin	Tavegil	Antihistaminikum
Clexane	Enoxaparin	Antikoagulans (fraktioniertes Heparin)
Clindamycin	Clinda-saar, Sobelin	Antibiotikum
Clinofem	Medroxyprogesteron	Gestagen
Clin-Sanorania	Clindamycin	Antibiotikum
Clobazam	Frisium	Benzodiazepin
Clobetasol	Dermoxinale	Glukokortikoid
Clobutinol	Mentopin, Nullatuss, Rofatuss, Silomat, Tussed	Antitussivum
Clocortolon	Kaban, Kabanimat	Glukokortikoid
Clodronsäure	Bonefos, Ostac	Bisphosphonat
Clomethiazol	Distraneurin	Hypnotikum, Antikonvulsivum
Clomipramin	Anafranil	Antidepressivum (trizyklisch)
Clonazepam	Rivotril	Antiepileptikum
Clonidin	Catapresan	Antihypertonikum (zentrales Sympatholytikum)
Clont	Metronidazol	Antibiotikum (Nitroimidazol)
Clopidogrel	Iscover, Plavix	Thrombozytenaggregationshemmer
Clorazepat	Tranxilium	Benzodiazepin
Clotrimazol	Canesten, Fungizid	Antimykotikum
Clozapin	Leponex	atypisches Neuroleptikum
CoAprovel	Irbesartan + Hydrochlorothiazid	AT_1-Antagonist + Thiaziddiuretikum
Codeinphosphat	Tricodein, Tussoretard	Antitussivum
Codeinum phosph.	Codeinphosphat	Antitussivum
Codicaps	Codein + Chlorphenamin	Antitussivum + Antihistaminikum
Codicaps mono	Codein	Antitussivum
Codicompren	Codeinphosphat	Antitussivum
CoDiovan	Valsartan + Hydrochlorothiazid	AT_1-Antagonist + Thiaziddiuretikum
Codipront	Codein + Phenyltoloxamin	Antitussivum + Antihistaminikum
Codipront mono	Codein	Antitussivum
Cognex	Tacrin	Nootropikum (Cholinesterasehemmer)

Tabelle 21 · (Fortsetzung)

Handelsnamen/ *Wirkstoffe*	Wirkstoffe/ *Handelsnamen*	Substanz-/ Indikationsgruppe
Colchicin	*Colchicum-Dispert*	Gichtmittel
Colchicum-Dispert	Colchicin	Gichtmittel
Coldastop	Vitamin A, E, Erdnußöl u. a.	Rhinologikum
Coleb	Isosorbidmononitrat	Koronarmittel
Colecalciferol	*Dekristol, D-Tracetten, Vigantoletten*	Vitamin D_3
Colestipol	*Cholestabyl*	Lipidsenker (Anionenaustauscher)
Colestyramin	*Quantalan*	Lipidsenker (Anionenaustauscher)
Colimune	Cromoglicinsäure	Antiallergikum
Colfarit	Acetylsalicylsäure	Thrombozytenaggregationshemmer
Collomack	Salicylsäure + Milchsäure + Polidocanol	Keratolytikum
Complamin	Xantinolnicotinat	Nootropikum
Comtess	Entacapon	Parkinsonmittel (COMT-Hemmer)
Conceplan M	Ethinylestradiol + Norethisteron	Kontrazeptivum
Concor	Bisoprolol	β-Blocker
Concor plus	Bisoprolol + Hydrochlorothiazid	β-Blocker + Thiaziddiuretikum
Conducton	Carazolol	β-Blocker
Conpin	Isosorbitmononitrat	Koronarmittel
Contramutan	Echinacea + Aconitum + Belladonna u. a.	Immunstimulans
Contraneural	Ibuprofen	Analgetikum (NSAID)
Contraneural forte	Paracetamol + Codeinphosphat	Analgetikakombination
Convulex	Valproinsäure	Antiepileptikum
Copaxone	Glatiramer	Medikament zur MS-Therapie
Copyrkal N	Propyphenazon + Coffein	Analgetikum
cor tensobon	Captopril	ACE-Hemmer
Coramedan	Digitoxin	Digitalisglykosid
Corangin	Isosorbidmononitrat	Koronarmittel
Corangin Nitrokps.	Glyceroltrinitrat	Koronarmittel
Cordanum	Talinolol	β-Blocker
Cordarex	Amiodaron	Antiarrhythmikum
Cordes Beta	Betamethason	Glukokortikoid
Cordicant	Nifedipin	Kalziumantagonist
Cordichin	Verapamil + Chinidin	Antiarrhythmikum
Coric	Lisinopril	ACE-Hemmer
Coric plus	Lisinopril + Hydrochlorothiazid	ACE-Hemmer + Thiaziddiuretikum
Corifeo	Lercanidipin	Kalziumantagonist (Nifedipintyp)
Corindolan	Mepindolol	β-Blocker

Tabelle 21 · (Fortsetzung)

Handelsnamen/ **Wirkstoffe**	Wirkstoffe/ Handelsnamen	Substanz-/ Indikationsgruppe
Corinfar	Nifedipin	Kalziumantagonist
Corneregel	Dexpanthenol	Wundbehandlungsmittel
Coronorm	Captopril	ACE-Hemmer
Corotrend	Nifedipin	Kalziumantagonist
Corsodyl	Chlorhexidin	Mund- und Rachenantiseptikum
CorSotalol	Sotalol	β–Blocker
Cortidexason	Dexamethason	glukokortikoidhaltiges Dermatikum
Corto-Tavegil	Clemastin + Dexamethason	Antihistaminikum + Glukokortikoid
Corvaton	Molsidomin	Koronarmittel
Cor-Vel N	Maiglöckchenkraut- + Weißdornextrakt u. a.	Kardiakum
Cosaldon mono	Pentifyllin	Nootropikum
Cossar	Losartan	AT$_1$-Antagonist
Cotazym	Pankreatin (Lipase + Amylase + Proteasen)	Enzympräparat
cotrim forte	Trimethoprim + Sulfamethoxazol	Sulfonamidantibiotikum
Cotrim-*(Hersteller)*	Trimethoprim + Sulfamethoxazol	Sulfonamidantibiotikum
Cotrimox-Wolff	Trimethoprim + Sulfamethoxazol	Sulfonamidantibiotikum
Coversum	Perindopril	ACE-Hemmer
Cranoc	Fluvastatin	Lipidsenker (CSE-Hemmer)
Crataegutt	Weißdornextrakt	Kardiakum
Crino-Kaban N	Clocortolon + Salicylsäure	glukokortikoidhaltiges Dermatikum
Cripar	Dihydroergocryptin	Parkinsonmittel (Dopaminagonist)
Crixivan	Indinavir	Virostatikum
Cromo-*(Hersteller)*	Cromoglicinsäure	Antiallergikum
Cromoglicin	Cromoglicinsäure	Antiallergikum
Cromoglicinsäure	*Allergocrom, Vividrin*	Antiallergikum
Crotamitex	Crotamiton	antiparasitäres Mittel
Curaderm	Tacalcitol	Antipsoriatikum
cutistad	Clotrimazol	Antimykotikum
Cyanocobalamin	*Cytobion, Neurotrat*	Vitamin B$_{12}$
Cyclandelat	*Eucebral, Natil, Spasmocyclon*	Nootropikum
Cyclo-Menorette	Estradiol + Estriol + Levonorgestrel	Gynäkologikum (z. B. bei klimakt. Beschwerden)
Cyclo-Östrogynal	Estradiol + Estriol + Levonorgestrel	Gynäkologikum (z. B. bei klimakt. Beschwerden)
Cyclophosphamid	*Endoxan*	Immunsuppressivum/Zytostatikum
Cyclo-Progynova	Estradiol + Norgestrel	Gynäkologikum (z. B. bei klimakt. Beschwerden)

Tabelle 21 · (Fortsetzung)

Handelsnamen/ **Wirkstoffe**	Wirkstoffe/ *Handelsnamen*	Substanz-/ Indikationsgruppe
Cyclosa	Ethinylestradiol + Desogestrel	Gynäkologikum (z. B. bei Zyklusstörungen)
Cyklokapron	Tranexamsäure	Antifibrinolytikum
Cyllind	Clarithromycin	Makrolidantibiotikum
Cymeven	Ganciclovir	Virostatikum
Cynt	Moxonidin	Antihypertonikum (zentrales Sympatholytikum)
Cyral	Primidon	Antiepileptikum
Cystinol	verschiedene pflanzliche Extrakte	Urologikum (z. B. bei Harnwegsinfekten)
Cystinum wern	Fenchelöl + Campherbaumöl	Urologikum (z. B. bei Harnsteinen)
Cysto Fink	verschiedene pflanzliche Extrakte	Urologikum (z. B. bei Reizblase)
Cytarabin	*Alexan*	Zytostatikum
Cytobion	Cyanocobalamin	Vitamin B_{12}
Cytotec	Misoprostol	Prostaglandinderivat, Ulkustherapeutikum
Dacarbazin	*DTIC*	Zytostatikum
Dacrin	Hydrastininchlorid + Oxedrintartrat	Sympathomimetikum
Daflon	Diosmin	Venentherapeutikum
Daktar	Miconazol	Antimykotikum
Dalacin	Clindamycin	Antibiotikum
Dalmadorm	Flurazepam	Hypnotikum (Benzodiazepin)
Dapotum	Fluphenazin	Neuroleptikum (Phenothiazin)
Daraprim	Pyrimethamin	Antibiotikum
Darob	Sotalol	β-Blocker
Daunoblastin	Daunorubicin	Zytostatikum
Daunorubicin	*Daunoblastin*	Zytostatikum
DCCK	Dihydroergotoxin	Nootropikum, Migränemittel
DDAVP	Desmopressin	Antidiuretisches Hormon
Decadron	Dexamethason	Glukokortikoid
Decaprednil	Prednisolon	Glukokortikoid
Decentan	Perphenazin	Neuroleptikum (Phenothiazin)
Decoderm	Flupredniden	glukokortikoidhaltiges Dermatikum
Decoderm tri	Flupredniden + Miconazol	Glukokortikoid + Antimykotikum
Decortilen	Prednyliden	Glukokortikoid
Decortin	Prednison	Glukokortikoid
Decortin H	Prednisolon	Glukokortikoid
Decostriol	Calcitriol	Vitamin D
Deferoxamin	*Desferal*	Chelatbildner (Hämochromatose)
Defluina peri	Buflomedil	Durchblutungsmittel

Tabelle 21 · (Fortsetzung)

Handelsnamen/ **Wirkstoffe**	Wirkstoffe/ *Handelsnamen*	Substanz-/ Indikationsgruppe
dehydro sanol tri	Bemetizid + Triamteren	Diuretikakombination (kaliumsparend)
Delavirdin	Rescriptor	Virostatikum
Delix	Ramipril	ACE-Hemmer
Delix plus	Ramipril + Hydrochlorothiazid	ACE-Hemmer + Thiaziddiuretikum
Delmuno	Felodipin + Ramipril	Kalziumantagonist + ACE-Hemmer
Deltacortil	Prednison	Glukokortikoid
Deltan	Dimethylsulfoxid	Antiphlogistikum
Demetrin	Prazepam	Benzodiazepin
Denan	Simvastatin	Lipidsenker (CSE-Hemmer)
Dendrid	Idoxuridin	Virostatikum
Deponit	Glyceroltrinitrat	Koronarmittel
Deprenyl	Selegilin	Parkinsonmittel (MAO-Hemmer)
Depressan	Dihydralazin	Antihypertonikum (Vasodilatator)
Deprilept	Maprotilin	Antidepressivum
Depronal	Dextropropoxyphen	Analgetikum
Dequonal	Benzalkoniumchlorid + Dequaliniumchlorid	Antiseptikum (Mund und Rachen)
Dermatop	Prednicarbat	Glukokortikoid
Dermoxin	Clobetasol	glukokortikoidhaltiges Dermatikum
Dermoxinale	Clobetasol	glukokortikoidhaltiges Dermatikum
Desferal	Deferoxamin	Chelatbildner (Hämochromatose)
Desipramin	*Pertofran, Petylyl*	Antidepressivum (trizyklisch)
Desitin	Zinkoxid	Wundbehandlungsmittel
Desmopressin	*Minirin*	Antidiuretisches Hormon
DET MS	Dihydroergotamin	Antihypotonikum, Migränemittel
Detrusitol	Tolterodin	Urologikum (Anticholinergikum)
Dexa Biciron	Dexamethason + Tramazolin	Glukokortikoid + Sympathomimetikum
Dexa Polyspectran	Dexamethason + Polymycin + Neomycin	Glukokortikoid + Antibiotika
Dexa-Allvoran	Dexamethason	Glukokortikoid
Dexabene	Dexamethason	Glukokortikoid
Dexa-Gentamicin	Dexamethason	Glukokortikoid
Dexamethason	*Fortecortin, Lipotalon*	Glukokortikoid
Dexamyrtex	Gentamicin + Dexamethason	Antibiotikum + Glukokortikoid
Dexa-Phlogont	Dexamethason + Prednisolon	Glukokortikoidkombination
Dexa-ratiopharm	Dexamethason	Glukokortikoid
Dexa-Rhinospray	Dexamethason + Tramazolin	Glukokortikoid + Sympathomimetikum

Tabelle 21 · (Fortsetzung)

Handelsnamen/ **Wirkstoffe**	Wirkstoffe/ *Handelsnamen*	Substanz-/ Indikationsgruppe
Dexa-Siozwo N	Dexamethason + Naphazolin + Pefferminzöl	Glukokortikoid + Sympatho-mimetikum
Dexium	Calciumdobesilat	Vasodilatator
Dexpanthenol	*Bepanthen*	Wundbehandlungs-/Magen-Darm-Mittel
Dextro-methorphan	*Neo Tussan, tuss Hustenstiller, Wick Formel 44*	Antitussivum
DHC Mundi-pharma	Dihydrocodein	Analgetikum (niederpotentes Opioid)
DHE-*(Hersteller)*	Dihydroergotamin	Antihypotonikum
Diabenyl-Rhinex	Diphenhydramin + Naphazolin	Antihistaminikum + Sympatho-mimetikum
Diacard	Campher + Weißdorn- + Baldrianextrakt	Kardiakum
Diamox	Acetazolamid	Thiaziddiuretikum
Diane	Cyproteronacetat + Ethinyl-estradiol	Antiandrogen + Östrogen
Diaphal	Furosemid + Amilorid	Diuretikakombination (kalium-sparend)
Diarrhoesan	Apfelpektin + Chamazulen + Levo-menol	Antidiarrhoikum
Diastabol	Miglitol	Antidiabetikum (Glukosidasehemmer)
Diazepam	*Faustan, Valium*	Benzodiazepin
Dibenzyran	Phenoxybenzamin	Urologikum (α-Blocker)
Diblocin	Doxazosin	Antihypertonikum (α_1-Blocker)
Dibontrin	Diphenhydramin	Antihistaminikum
Diclac	Diclofenac	Antirheumatikum (NSAID)
Diclo-*(Hersteller)*	Diclofenac	Antirheumatikum (NSAID)
Diclofenac	*Allvoran, Voltaren*	Antirheumatikum (NSAID)
Diclophlogont	Diclofenac	Antirheumatikum (NSAID)
Dicodid	Hydrocodon	Antitussivum (niederpotentes Opioid)
Didanosin (DDI)	*Videx*	Virostatikum
Didronel	Etidronsäure	Bisphosphonat
Didronel-Kit	Etidronsäure (weiße Tbl.) + Calcium (blaue Tbl.)	Bisphosphonat + Kalzium
Diflucan	Fluconazol	Antimykotikum
Digacin	Digoxin	Digitalisglykosid
Digicor	Digitoxin	Digitalisglykosid
Digimed	Digitoxin	Digitalisglykosid
Digimerck	Digitoxin	Digitalisglykosid
Digitoxin	*Digimerck, Tardigal*	Digitalisglykosid
Dignokonstant	Nifedipin	Kalziumantagonist

Tabelle 21 · (Fortsetzung)

Handelsnamen/ **Wirkstoffe**	Wirkstoffe/ *Handelsnamen*	Substanz-/ Indikationsgruppe
Dignoretik	Amilorid + Hydrochlorothiazid	Diuretikakombination (kaliumsparend)
Digostada	β-Acetyldigoxin	Digitalisglykosid
Digotab	β-Acetyldigoxin	Digitalisglykosid
digox	β-Acetyldigoxin	Digitalisglykosid
Digoxin	*Digacin, Lanicor*	Digitalisglykosid
Dihydergot	Dihydroergotamin	Antihypertonikum
Dihydergot plus	Dihydroergotamin + Etilefrin	Antihypertonikakombination
Dihydralazin	*Depressan, Nepresol*	Antihypertonikum
Dihydrocodein	*Paracodin, Remedacen*	Analgetikum (niederpotentes Opioid)
Dihydroergo-cryptin	*Almirid, Cripar*	Parkinsonmittel (Dopaminagonist)
Dihydroergotamin	*Agit depot, Dihydergot*	Antihypotonikum
Dihydroergotoxin	*Circanol, ergoplus, Hydergin*	Nootropikum
Dihydrotachy-sterol	*A.T. 10, Tachystin*	Vitamin-D-Derivat
Diisopropylamin	*Disotat, Oxypangam*	Antihypertonikum (Vasodilatator)
Dilanacin	Digoxin	Digitalisglykosid
Dilatrend	Carvedilol	β-Blocker
Diligan	Meclozin + Hydroxyzin	Antiemetikum (Antihistaminika)
Dil-Sanorania	Diltiazem	Kalziumantagonist
Diltahexal	Diltiazem	Kalziumantagonist
dilti	Diltiazem	Kalziumantagonist
Diltiazem	*Diltahexal, Dilzem,*	Kalziumantagonist
Diltiuc	Diltiazem	Kalziumantagonist
Dilzem	Diltiazem	Kalziumantagonist
Dilzicardin	Diltiazem	Kalziumantagonist
Dimenhydrinat	*Emedyl, Vomex A*	Antiemetikum (Antihistaminikum)
Dimetindenmaleat	*Fenistil*	Antiallergikum (Antihistaminikum)
Diovan	Valsartan	AT_1-Antagonist
Diphenhydramin	*Emesan, Betadorm*	Antiemetikum, Hypnotikum (Antihistaminikum)
Diphos	Etidronsäure	Bisphosphonat
Dipidolor	Piritramid	Analgetikum (hochpotentes Opioid)
Dipiperon	Pipamperon	Neuroleptikum (Butyrophenon)
Diprogenta	Betamethason + Gentamicin	Glukokortikoid + Antibiotikum
Diprosalic	Betamethason + Salicylsäure	glukokortikoidhaltiges Dermatikum
Diprosis	Betamethason	glukokortikoidhaltiges Dermatikum
Diprosone	Betamethason	glukokortikoidhaltiges Dermatikum

Tabelle 21 · (Fortsetzung)

Handelsnamen/ Wirkstoffe	Wirkstoffe/ Handelsnamen	Substanz-/ Indikationsgruppe
Disalpin	Hydrochlorothiazid + Reserpin	Antihypertonikakombination
Disoprivan	Propofol	Narkosemittel
Disopyramid	*Rythmodul*	Klasse-I-Antiarrhythmikum
Disotat	Diisopropylamin	Antihypertonikum (Vasodilatator)
Dispatenol	Dexpanthenol + Polyvinyl-alkohol	Ophthalmikum (Wundbehandlungsmittel)
Dispatim	Timolol	β-Blocker (bei Glaukom)
Distraneurin	Clomethiazol	Hypnotikum, Antikonvulsivum
Ditec	Fenoterol + Cromoglicinsäure	β-Mimetikum + Antiallergikum
Dithro	Dithranol	Antipsoriatikum
DIU Venostasin	Triamteren + Hydrochloro-thiazid	Diuretikakombination (kaliumsparend)
diucomb	Bemetizid + Triamteren	Diuretikakombination (kaliumsparend)
Diuretikum verla	Triamteren + Hydrochloro-thiazid	Diuretikakombination (kaliumsparend)
Diursan	Hydrochlorothiazid + Amilorid	Diuretikakombination (kaliumsparend)
Diutensat	Triamteren + Hydrochloro-thiazid	Diuretikakombination (kaliumsparend)
Diutensat comp.	Triamteren + Hydrochloro-thiazid + Propranolol	Antihypertonikakombination
Divalol W	verschiedene pflanzliche Extrakte	Gallenwegstherapeutikum
DNCG-*(Hersteller)*	Cromoglicinsäure	Antiallergikum
Dobendan	Cetylpyridiniumchlorid	Desinfizienz (Mund und Rachen)
Dobica	Calciumdobesilat	Venentherapeutikum
Dobutamin	*Dobutrex*	β$_1$-Sympathomimetikum
Dobutrex	Dobutamin	β$_1$-Sympathomimetikum
Docetaxel	*Taxotere*	Zytostatikum
Dociteren	Propranolol + Hydrochlorothiazid + Triamteren	β-Blocker + Diuretikakombination
Dociton	Propranolol	β-Blocker
Dogmatil	Sulpirid	Neuroleptikum (Dopamin-antagonist)
Dolantin	Pethidin	Analgetikum (hochpotentes Opioid)
Dolasetron	*Anemet*	Antiemetikum (5-HT$_3$-Antagonist)
Dolgit	Ibuprofen	Analgetikum (NSAID)
Dolgit-Diclo	Diclofenac	Antirheumatikum (NSAID)
Dolinac	Felbinac	Antirheumatikum (NSAID)
Dolo Arthrosenex	Hydroxyethylsalicylat	Antirheumatikum
Dolo Mobilat	Diethylaminsalicylat	Antirheumatikum
Dolo Posterine	Cinchocain	Lokalanästhetikum
Dolobene	Dimethylsulfoxid	Antiphlogistikum

Tabelle 21 · (Fortsetzung)

Handelsnamen/ **Wirkstoffe**	Wirkstoffe/ *Handelsnamen*	Substanz-/ Indikationsgruppe
Dolo-Dobendan	Cetylpyridiniumchlorid + Benzocain	Desinfizienz + Lokalanästhetikum
Dolo-Mentho-neurin	Diethylamin-salicylat + Hepatin + Menthol	Analgetikum/Antirheumatikum
dolomo TN	Acetylsalicylsäure + Para-cetamol + Coffein	Analgetikakombination
Doloreduct	Paracetamol	Analgetikum
Dolo-Visano M	Mephenesin	Myotonolytikum
Dolviran N	Acetylsalicylsäure + Codein-phosphat	Analgetikakombination
Dominal	Prothipendyl	Neuroleptikum
Domperidon	*Motilium*	Motilitätstherapeutikum
Dona 200-S	Glucosamin	Antirheumatikum (bei Gonarthrose)
Donepezil	*Aricept*	Nootropikum (Cholinesterase-hemmer)
Dontisolon D	Prednisolon	Glukokortikoid
Dopamin		Sympathomimetikum
Dopegyt	Methyldopa	Antihypertonikum
Dopergin	Lisurid	Parkinsonmittel (Dopaminagonist)
Dopram	Doxapram	Buprenorphinantagonist
Doreperol N	Hexetidin	Antiseptikum (Mund und Rachen)
Dorithricin	Tyrothricin + Benzocain	Antibiotikum + Lokalanästhetikum
Dormicum	Midazolam	Benzodiazepin
Doryl	Carbachol	Cholinergikum
Doss	Alfacalcidol	Vitamin D
Dostinex	Cabergolin	Prolaktinhemmer
Doxam	Doxycyclin	Antibiotikum (Tetrazyklin)
Doxapram	*Dopram*	Buprenorphinantagonist
Doxazosin	*Cardular, Diblocin*	Antihypertonikum (α_1-Blocker)
Doxepin	*Aponal, Sinquan*	Antidepressivum (trizyklisch)
Doximucol	Doxycyclin + Ambroxol	Antibiotikum (Tetrazyklin) + Mukolytikum
Doxium	Calciumdobesilat	Durchblutungsmittel
Doxorubicin	*Adriblastin*	Zytostatikum
doxy comp. von ct	Doxycyclin + Ambroxol	Antibiotikum (Tetrazyklin) + Mukolytikum
Doxy-(Hersteller)	Doxycyclin	Antibiotikum (Tetrazyklin)
Doxybiocin	Doxycyclin	Antibiotikum (Tetrazyklin)
Doxycyclin	*Supraclyin, Vibramycin*	Antibiotikum (Tetrazyklin)
Doxyhexal	Doxycyclin	Antibiotikum (Tetrazyklin)

Tabelle 21 · (Fortsetzung)

Handelsnamen/ Wirkstoffe	Wirkstoffe/ Handelsnamen	Substanz-/ Indikationsgruppe
D-Penicillamin	Metalcaptase, Trolovol	Rheuma-Basistherapeutikum
Dramamine	Dimenhydrinat	Antiemetikum (Antihistaminikum)
Dridase	Oxybutynin	Urologikum (Anticholinergikum)
DTIC	Dacarbazin	Zytostatikum
Dulcolax	Bisacodyl	Laxans
Duofilm	Salicylsäure + Milchsäure	Warzenmittel
Duolip	Etofyllin	Lipidsenker
Duphalac	Lactulose	Laxans
Duphaston	Dydrogesteron	Gestagen
durabronchal	Acetylcystein	Mukolytikum
duracroman	Cromoglicinsäure	Antiallergikum
duradermal	Bufexamac	Antiphlogistikum
durafenat	Fenofibrat	Lipidsenker
duraglucon	Glibenclamid	orales Antidiabetikum (Sulfonylharnstoff)
duralopid	Loperamid	Antidiarrhoikum
duramucal	Ambroxol	Mukolytikum
duranifin	Nifedipin	Kalziumantagonist
duranifin Sali	Nifedipin + Mefrusid	Kalziumantagonist + Thiaziddiuretikum
duranitrat	Isosorbiddinitrat	Koronarmittel
durapenicillin	Phenoxymethylpenicillin	Oralpenicillin
durapental	Pentoxifyllin	Durchblutungsmittel
durapindol	Pindolol	β-Blocker
duraprednisolon	Prednisolon	Glukokortikoid
durasoptin	Verapamil	Kalziumantagonist
duraspiron	Spironolacton	Diuretikum (Aldosteron-Antagonist)
duratenol	Atenolol	β-Blocker
duratenol comp	Atenolol + Chlortalidon	β-Blocker + Thiaziddiuretikum
duravolten	Diclofenac	Antirheumatikum (NSAID)
durazanil	Bromazepam	Benzodiazepin
Durogesic	Fentanyl	Analgetikum (hochpotentes Opioid)
Dusodril	Naftidrofuryl	Durchblutungsmittel
Duspatal	Mebeverin	Spasmolytikum
Dynacil	Fosinopril	ACE-Hemmer
Dynexan A	Lidocain + Benzalkoniumchlorid	Lokalanästhetikum +
Dynorm	Cilazapril	ACE-Hemmer + Antiseptikum
Dysmenalgit	Naproxen	Analgetikum
Dysurgal N	Atropinsulfat	Urologikum (Anticholinergikum)
Dytide H	Triamteren + Hydrochlorothiazid	Diuretikakombination (kaliumsparend)

Tabelle 21 · (Fortsetzung)

Handelsnamen/ **Wirkstoffe**	Wirkstoffe/ *Handelsnamen*	Substanz-/ Indikationsgruppe
Eatan N	Nitrazepam	Benzodiazepin
Ebixa	Memantine	Nootropikum
Ebrantil	Urapidil	Antihypertonikum (α_1-Blocker)
Echinacin	Purpursonnenhutkrautextrakt	Immunstimulans
Ecolicin	Erythromycin + Colistin	Antibiotikakombination
Econazol	*Epi-Pevaryl, Gyno-Pevaril*	Antimykotikum
Ecural	Mometason	glukokortikoidhaltiges Dermatikum
Efektolol	Propranolol	β-Blocker
Efemolin	Fluorometholon + Tetryzolin	Glukokortikoid + Sympatho-mimetikum
Eferox	Levothyroxin	Schilddrüsenhormon
Effekton	Diclofenac	Antirheumatikum (NSAID)
Efflumidex	Fluorometholon	Glukokortikoid
Effortil	Etilefrin	Antihypotonikum
Effortil plus	Etilefrin + Dihydroergotamin	Antihypotonikakombination
Eins Alpha	Alfacalcidol	Vitamin D
Elacur hot	Propylnicotinat	Antirheumatikum
Elacutan	Harnstoff	Dermatikum
Elantan	Isosorbidmononitrat	Koronarmittel
Elbrol	Propranolol	β-Blocker
Elcrit	Clozapin	atypisches Neuroleptikum
Eldisine	Vindesin	Zytostatikum
Ellatun	Tramazolin	Sympathomimetikum
Ell-Cranell	Estradiol + Dexamethason + Salicylsäure	Haarwuchsmittel
Elmetacin	Indometacin	Antirheumatikum (NSAID)
Elobact	Cefuroxim	Cephalosporin (2. Generation)
Elotrans	Glucose + NaCl + Na-Citrat + KCl	Mineralstoffpräparat
Eltroxin	Levothyroxin	Schilddrüsenhormon
Elzogram	Cefazolin	Cephalosporin (1. Generation)
Emedyl	Dimenhydrinat	Antiemetikum (Antihistaminikum)
Emesan	Diphenhydramin	Antiemetikum (Antihistaminikum)
Enalapril	*Pres, Xanef*	ACE-Hemmer
Enantone	Leuprorelin	LH-RH-Agonist
Encephabol	Pyritinol	Nootropikum
Endak	Carteolol	β-Blocker
Endoxan	Cyclophosphamid	Immunsuppressivum/ Zytostatikum
Enelbin-Paste N	Zinkoxid + Salicylsäure + Al.-Silikate	Antiphlogistikum
Enelbin-Salbe N	Salicylsäure + Heparin	Antiphlogistikum, Venenmittel
Enelfa	Paracetamol	Analgetikum

Tabelle 21 · (Fortsetzung)

Handelsnamen/ *Wirkstoffe*	Wirkstoffe/ *Handelsnamen*	Substanz-/ Indikationsgruppe
Enoxacin	Enoxor	Antibiotikum (Gyrasehemmer)
Enoxaparin	Clexane	Antikoagulans (fraktioniertes Heparin)
Enoximon	Perfan	Phosphodiesterasehemmer
Enoxor	Enoxacin	Antibiotikum (Gyrasehemmer)
Entacapon	Comtess	Parkinsonmittel (COMT-Hemmer)
Entocort	Budesonid	topisches Glukokortikoid
Enzym-Lefax	Simethicon + Lipase + Amylase	Enzympräparat
Enzynorm	Pepsin + Salzsäure	Magen-Darm-Mittel
Epanutin	Phenytoin	Antiarrhythmikum
Epanutin	Phenytoin	Antiepileptikum
Epaq	Salbutamol	Broncholytikum (β_2-Sympatho-mimetikum)
Epicordin	Captopril	ACE-Hemmer
Epinephrin = Adrenalin	Suprarenin	α- u. β-Sympathomimetikum
Epi-Pevaryl	Econazol + Zinkoxid	Antimykotikum
Epipevisone	Econazol + Triamcinolon	Antimykotikum + Glukokortikoid
Epirubicin	Farmorubicin	Zytostatikum
Epivir	Lamivudin	Virostatikum
Epogam	Nachtkerzensamenöl	Dermatikum (bei Neurodermitis)
Eprosartan	Teveten	AT_1-Antagonist
Epsilon-Amino-capronsäure		Antifibrinolytikum
Equilibrin	Amitriptylin	Antidepressivum (trizyklisch)
Eremfat	Rifampicin	Tuberkulostatikum
Ergenyl	Valproinsäure	Antiepileptikum
ergo sanol	Ergotamintartrat + Ethenzamid	Migränemittel
ergo sanol spezial	Ergotamintartrat	Migränemittel
Ergocalm	Lormetazepam	Benzodiazepin
Ergo-Kranit	Ergotamintartrat + Propyphen-azon + Paracetamol	Migränemittel
Ergo-Lonarid	Dihydroergotamintartrat	Migränemittel
Ergomed	Dihydroergotoxin	Nootropikum
Ergont	Dihydroergotamin	Antihypotonikum
Ergotamintartrat	*ergo sanol spezial, Migrexa*	Migränemittel
Ergotartrat	Ergotamintartrat	Migränemittel
Ermsech	Calciumlactat + Herba Echinaceae purpurae	Antiallergikum
Ery Diolan	Erythromycin	Makrolidantibiotikum
Erycytol	Cyanocobalamin	Vitamin B_{12}-Präparat
Eryfer 100	Eisen(II)-sulfat	Antianämikum
Eryhexal	Erythromycin	Makrolidantibiotikum

Tabelle 21 · (Fortsetzung)

Handelsnamen/ **Wirkstoffe**	Wirkstoffe/ *Handelsnamen*	Substanz-/ Indikationsgruppe
Erypo	Erythropoetin	Blutbildungshormon
Erythrocin	Erythromycin	Makrolidantibiotikum
Erythromycin	*Erythrocin, Monomycin*	Makrolidantibiotikum
Erythropoetin	*Erypo*	Blutbildungshormon
Esbericard	Weißdornextrakt	Kardiakum
Esbericum	Johanniskrautextrakt	pflanzliches Psychopharmakum
Esberitox N	verschiedene pflanzliche Extrakte	Immunstimulans
Escor	Nilvadipin	Kalziumantagonist (Nifedipintyp)
Esidrix	Hydrochlorothiazid	Thiaziddiuretikum
Eskazole	Albendazol	Anthelminthikum
Esmolol	*Brevibloc*	β-Blocker
Esomeprazol	*Nexium mups*	Protonenpumpenhemmer
Esparil	Captopril	ACE-Hemmer
Esprenit	Ibuprofen	Analgetikum (NSAID)
Espumisan	Simethicon	Magen-Darm-Mittel
Essaven	Roßkastanienextrakt	Venentherapeutikum
Essentiale forte N	„essentielle" Phospholipide	Lebertherapeutikum
Estramustin	*Estrazyt*	Zytostatikum
Estraderm TTS	Estradiol	Östrogen
Estrazyt	Estramustin	Zytostatikum
Estriol	Estriol	Östrogen
Ethambutol	*Myambutol*	Tuberkulostatikum
Etidronsäure	*Didronel, Diphos*	Bisphosphonat
Etilefrin	*Effortil, Eti-Puren*	Antihypotonikum
Eti-Puren	Etilefrin	Antihypotonikum
Etofenamat	*Algesalona E, Rheumon*	Antirheumatikum
Etofibrat	*Lipo-Merz*	Lipidsenker
Etofyllin	*Duolip*	Lipidsenker
Etomidat	*Hypnomidate*	Narkosemittel
Etoposid	*Vepesid*	Zytostatikum
Eufibron	Propyphenazon	Analgetikum
Eufimenth N	Cineol + Fichtennadelöl + Menthol	Mukolytikum
Eugalac	Lactulose	Laxans
Euglucon	Glibenclamid	orales Antidiabetikum (Sulfonylharnstoff)
Eukalisan N	Cyanocobalamin + Nicotinamid + Natriumsalze u. a.	Lebertherapeutikum
Eunerpan	Melperon	Neuroleptikum (Butyrophenon)
Euphorbium comp.	homöopathische Mischung	Rhinologikum
Euphyllin	Theophyllin	Broncholytikum
Euphylong	Theophyllin	Broncholytikum

Tabelle 21 · (Fortsetzung)

Handelsnamen/ Wirkstoffe	Wirkstoffe/ Handelsnamen	Substanz-/ Indikationsgruppe
Euraxil	Crotamiton	antiparasitäres Mittel
Eurex	Prazosin	Antihypertonikum (α_1-Blocker)
Eusaprim	Trimethoprim + Sulfamethoxazol	Antibiotikum
Eusovit	α-Tocopherol	Vitamin E
Euspirax	Theophyllin	Broncholytikum
Euthyrox	Levothyroxin	Schilddrüsenhormon
Euvegal N	verschiedene pflanzliche Extrakte	Sedativum
Efavirenz (EFV)	*Stocrin, Sustiva*	Virostatikum
Evista	Raloxifen	Östrogenrezeptor-Modulator
Exelon	Rivastigmin	Nootropikum (Cholinesterasehemmer)
Exhirud	Blutegelextrakt	Venentherapeutikum
Exoderil	Naftifin	Antimykotikum
Expit	Ambroxol	Mukolytikum
Faktu	Policresulen + Cinchocain	Hämorrhoidenmittel
Falicard	Verapamil	Kalziumantagonist
Falithrom	Phenprocoumon	Antikoagulans
Famciclovir	*Famvir*	Virostatikum
Famotidin	*Ganor, Pepdul*	H_2-Blocker
Famvir	Famciclovir	Virostatikum
Farmorubicin	Epirubicin	Zytostatikum
Fasax	Piroxicam	Antirheumatikum (NSAID)
Fastjekt	Epinephrin	α- u. β-Sympathomimetikum
Faustan	Diazepam	Benzodiazepin
Favistan	Thiamazol	Thyreostatikum
Felbinac	*Spalt, Target*	Antirheumatikum
Felden	Piroxicam	Antirheumatikum (NSAID)
Felodipin	*Modip, Munobal*	Kalziumantagonist (Nifedipintyp)
Femigoa	Levonorgestrel + Ethinyl-estradiol	Kontrazeptivum
Femovan	Gestoden + Ethinylestradiol	Kontrazeptivum
Fempress	Moexipril	ACE-Hemmer
Femranette	Levonorgestrel + Ethinyl-estradiol	Kontrazeptivum
Fendilin	*Sensit*	Kalziumantagonist
Fenint	α-Liponsäure	Neuropathiepräparat
Fenistil	Dimetindenmaleat	Antiallergikum (Antihistaminikum)
Fenofibrat	*durafenat, Lipanthyl*	Lipidsenker
Fenoterol	*Berotec*	Broncholytikum (β_2-Sympatho-mimetikum)
Fentanyl	*Durogesic*	Analgetikum (hochpotentes Opioid)
Ferrlecit 2	Eisen(II)-succinat	Antianämikum
ferro sanol	Eisen(II)-glycin-sulfat	Antianämikum

Tabelle 21 · (Fortsetzung)

Handelsnamen/ Wirkstoffe	Wirkstoffe/ Handelsnamen	Substanz-/ Indikationsgruppe
Ferro-Folsan	Eisen(II)-sulfat + Folsäure	Antianämikum
Ferroglukonat	Eisen(II)-gluconat	Antianämikum
Fevarin	Fluvoxamin	Antidepressivum (Serotonin-Wiederaufn.-H.)
Fexofenadin	*Telfast*	Antihistaminikum
FiberCon	Polycarbophil-Calcium	Laxans
Fiblaferon	Interferon-β	Virostatikum
Fibrolan	Desoxyribonuclease + Plasmin	Wundbehandlungsmittel
Ficortil	Hydrocortison	Glukokortikoid
Findol	Tilidin + Naloxon	Analgetikum (niederpotentes Opioid)
Finlepsin	Carbamazepin	Antiepileptikum
Flagyl	Metronidazol	Antibiotikum (Nitroimidazol)
Flammazine	Sulfadiazin	Wundbehandlungsmittel
Flavoxat	*Spasuret*	Spasmolytikum
Flecainid	*Tambocor*	Antiarrhythmikum
Floxal	Ofloxacin	Antibiotikum (Gyrasehemmer)
Floxapen	Flucloxacillin	Antibiotikum (Staphylokokken-Penicillin
Fluanxol	Flupentixol	Neuroleptikum (Thioxanthen)
Flucloxacillin	*Staphylex*	Antibiotikum (Staphylokokken-Penicillin)
Fluconazol	*Diflucan*	Antimykotikum
Fluctin	Fluoxetin, *Fungata*	Antidepressivum (Serotonin-Wiederaufn.-H.)
Flucytosin	*Ancotil*	Antimykotikum
Fludilat	Bencyclanhydrogenfumarat	Nootropikum
Fludilat	Bencyclan	Durchblutungsmittel
Fludrocortison	*Astonin*	Mineralokortikoid
Fluimucil	Acetylcystein	Mukolytikum
Flumazenil	*Anexate*	Benzodiazepinantagonist
Flumetason	*Cerson, Locacorten*	Glukokortikoid
Flunarizin	*Flunavert, Sibelium*	Kalziumantagonist
Flunisolid	*Inhacort, Syntaris*	topisches Glukokortikoid
Flunitrazepam	*Flunimerck, Fluninoc, Rohypnol*	Benzodiazepin
Fluocinolon	*Jellin*	Glukokortikoid
Fluocortin	*Lenen, Vaspit*	Glukokortikoid
Fluocortolon	*Ultralan*	Glukokortikoid
Fluorometholon	*Efflumidex, Fluoropos, Isopto-Flucon*	Glukokortikoid
Fluorouracil	5-Fluorouracil	Zytostatikum
Fluor-Vigantoletten	Colecalciferol + Natrium-fluorid	Vitamin D$_3$-Fluoridkombination

Tabelle 21 · (Fortsetzung)

Handelsnamen/ **Wirkstoffe**	Wirkstoffe/ Handelsnamen	Substanz-/ Indikationsgruppe
Fluoxetin	Fluctin	Antidepressivum (Serotonin-Wiederaufn.-H.)
Flupentixol	Fluanxol	Neuroleptikum (Thioxanthen)
Fluphenazin	Dapotum	Neuroleptikum (Phenothiazin)
Fluphenazin	Dapotum, Lyogen, Omca	Neuroleptikum (Phenothiazin)
Flupirtin	Katadolon, Trancopal	Analgetikum (niederpotentes Opioid)
Flupredniden	Decoderm	Glukokortikoid
Flurazepam	Dalmadorm, Staurodorm	Benzodiazepin
Fluspirilen	Fluspi, Imap	Neuroleptikum (Butyrophenon)
Fluticason	Flutide	topisches Glukokortikoid
Flutide	Fluticason	topisches Glukokortikoid
Fluvastatin	Cranoc, Locol	Lipidsenker (CSE-Hemmer)
Fluvoxamin	Fevarin	Antidepressivum (Serotonin-Wiederaufn.-H.)
Foligan	Allopurinol	Gichtmittel
Folsan	Folsäure	Antianämikum
Fondril	Bisoprolol	β-Blocker
Fondril HCT	Bisoprolol + Hydrochloro-thiazid	β-Blocker + Thiaziddiuretikum
Foradil	Formoterol	Broncholytikum (β₂-Sympatho-mimetikum)
Forlax	Macrogol	Laxans
Formoterol	Foradil, Oxis	Broncholytikum (β₂-Sympatho-mimetikum)
Fortecortin	Dexamethason	Glukokortikoid
Fortral	Pentazocin	Analgetikum (hochpotentes Opioid)
Fortum	Ceftazidim	Cephalosporin (3. Generation)
Fosamax	Alendronsäure	Bisphosphonat
Foscavir	Foscarnet	Virostatikum
Foscarnet	Foscavir, Triapten	Virostatikum
Fosfomycin	Infectofos, Monuril	Antibiotikum
Fosinopril	Dynacil, Fosinorm	ACE-Hemmer
Fosinorm	Fosinopril	ACE-Hemmer
Fragmin	Dalteparin	Antikoagulans (fraktioniertes Heparin)
Fraxiparin	Nadroparin	Antikoagulans (fraktioniertes Heparin)
Freka cid	Polyvidon-Jod	Wundbehandlungsmittel
Frenolon	Metofenazat	Neuroleptikum (Phenothiazin)
frenopect	Ambroxol	Mukolytikum
Frisium	Clobazam	Benzodiazepin
Frubiase Br. Calcium	Calciumgluconat	Kalziumpräparat

Tabelle 21 · (Fortsetzung)

Handelsnamen/ **Wirkstoffe**	Wirkstoffe/ Handelsnamen	Substanz-/ Indikationsgruppe
Frubiase Calcium forte	Calciumgluconat + Calciumlactat + Ergocalciferol	Kalziumpräparat + Vitamin D_2
Frubienzym	Lysozym + Cetylpyridiniumchlorid	Antiseptikum (Mund und Rachen)
Frubilurgyl	Chlorhexidindigluconat	Antiseptikum (Mund und Rachen)
Fucidine	Fusidinsäure + Natriumsalz	Steroid-Antibiotikum
Fucidine plus	Fusidinsäure + Natriumsalz + Hydrocortison	Steroid-Antibiotikum + Glukokortikoid
Fucithalmic	Fusidinsäure	Steroid-Antibiotikum
Fugerel	Flutamid	Antiandrogen
Fungata	Fluconazol	Antimykotikum
Fungizid	Clotrimazol	Antimykotikum
Furacin-Sol	Nitrofurazon	Wundbehandlungsmittel
Furadantin	Nitrofurantoin	Antibiotikum
Furanthril	Furosemid	Schleifendiuretikum
furo von ct	Furosemid	Schleifendiuretikum
Furo-(Hersteller)	Furosemid	Schleifendiuretikum
Furobeta	Furosemid	Schleifendiuretikum
Furorese	Furosemid	Schleifendiuretikum
Furosemid	Lasix, Ödemase	Schleifendiuretikum
Fusafungin	Locabiosol	Antibiotikum
Fusid	Furosemid	Schleifendiuretikum
Fusidinsäure	Fucidine	Steroid-Antibiotikum
Gabapentin	Neurontin	Antiepileptikum
Gabitril	Tiagabin	Antiepileptikum
Galantamin	Reminyl	Nootropikum (Cholinesterasehemmer)
gallo sanol N	verschiedene Extrakte	Gallenwegstherapeutikum
Gallopamil	Procorum	Kalziumantagonist (Verapamiltyp)
Ganciclovir	Cymeven	Virostatikum
Ganor	Famotidin	H_2-Blocker
Garamycin	Gentamicin	Aminoglykosidantibiotikum
Gastrax	Nizatidin	H_2-Blocker
Gastritol	verschiedene pflanzliche Extrakte	Magen-Darm-Mittel
Gastroloc	Omeprazol	Protonenpumpenhemmer
Gastronerton	Metoclopramid	Motilitätstherapeutikum
Gastrosil	Metoclopramid	Motilitätstherapeutikum
Gastrotranquil	Metoclopramid	Motilitätstherapeutikum
Gastrozepin	Pirenzepin	Anticholinergikum
Gatifloxacin	Bonoq	Antibiotikum (Gyrasehemmer)

Tabelle 21 · **(Fortsetzung)**

Handelsnamen/ **Wirkstoffe**	Wirkstoffe/ Handelsnamen	Substanz-/ Indikationsgruppe
Gatinar	Lactulose	Laxans
Gaviscon	Alginsäure + Natriumsalz + Aluminiumhydroxid	Antazidum
Gelomyrtol	Myrtol	Mukolytikum
Gelonida	Paracetamol + Codeinphosphat	Analgetikakombination
Gelonida NA	Acetylsalicylsäure + Paracetamol + Codeinphosphat	Analgetikakombination
Gelusil/Lac	Aluminium-Magnesium-silicathydrat	Antazidum
Gemcitabin	*Gemzar*	Zytostatikum
Gemfibrozil	*Gevilon*	Lipidsenker
Gemzar	Gemcitabin	Zytostatikum
Gentamicin	*Refobacin*	Aminoglykosidantibiotikum
Gentamytrex	Gentamicin	Antibiotikum
Gernebcin	Tobramycin	Aminoglykosidantibiotikum
Gestamestrol	Chlormadinonacetat + Mestranol	Gestagen + Östrogen
Gevilon	Gemfibrozil	Lipidsenker
Gilurytmal	Ajmalin	Klasse-I-Antiarrhythmikum
Gingium	Ginkgo biloba-Extrakt	Nootropikum
Ginkgo biloba	*Rökan, Tebonin*	Nootropikum
Ginkgo-*(Hersteller)*	Ginkgo biloba-Extrakt	Nootropikum
Ginkobil	Ginkgo biloba-Extrakt	Nootropikum
Ginkodilat	Ginkgo biloba-Extrakt	Nootropikum
Ginkopur	Ginkgo biloba-Extrakt	Nootropikum
Gityl	Bromazepam	Benzodiazepin
Gladem	Sertralin	Antidepressivum (Serotonin-Wiederaufn.-H.)
Gladixol	β–Acetyldigoxin	Digitalisglykosid
Glaucotat	Aceclidin	Cholinergikum
Glianimon	Benperidol	Neuroleptikum (Butyrophenon)
Glibenclamid	*duraglucon, Euglucon*	orales Antidiabetikum (Sulfonylharnstoff)
Glibenhexal	Glibenclamid	orales Antidiabetikum (Sulfonylharnstoff)
Gliben-Puren	Glibenclamid	orales Antidiabetikum (Sulfonylharnstoff)
Glibornurid	*Gluborid, Glutril*	orales Antidiabetikum (Sulfonylharnstoff)
Glimepirid	*Amaryl*	orales Antidiabetikum (Sulfonylharnstoff)
Glimidstada	Glibenclamid	orales Antidiabetikum (Sulfonylharnstoff)
Gliquidon	*Glurenorm*	orales Antidiabetikum (Sulfonylharnstoff)

Tabelle 21 · (Fortsetzung)

Handelsnamen/ *Wirkstoffe*	Wirkstoffe/ *Handelsnamen*	Substanz-/ Indikationsgruppe
Glisoxepid	*Pro-Diaban*	orales Antidiabetikum (Sulfonylharnstoff)
Globocef	Cefetamet	Cephalosporin
Gluborid	Glibornurid	orales Antidiabetikum (Sulfonylharnstoff)
Glucobay	Acarbose	orales Antidiabetikum (Glukosidasehemmer)
Glucophage	Metformin	orales Antidiabetikum (Biguanid)
Glukoreduct	Glibenclamid	orales Antidiabetikum (Sulfonylharnstoff)
Glukovital	Glibenclamid	orales Antidiabetikum (Sulfonylharnstoff)
Glurenorm	Gliquidon	orales Antidiabetikum (Sulfonylharnstoff)
Glutril	Glibornurid	orales Antidiabetikum (Sulfonylharnstoff)
Glycerol	*Glycilax, Milax*	Laxans
Glyceroltrinitrat	*Nitro Mack, Nitrolingual*	Koronarmittel
Glycilax	Glycerol	Laxans
Godamed	Acetylsalicylsäure + Glycin	Thrombozytenaggregationshemmer
Goldgeist forte	Pyrethrumextrakt + Piperonyl + Chlorocresol u. a.	Entlausungsmittel
Gopten	Trandolapril	ACE-Hemmer
Granocyte	Lenograstim	G-CSF
Gravistat	Levonorgestrel + Ethinylestradiol	Kontrazeptivum
Grepafloxacin	*Vaxar*	Antibiotikum (Gyrasehemmer)
Grüncef	Cephadroxil	Cephalosporin (1. Generation)
Guar	*Guar Verlan, Lejguar*	Antidiabetikum
Gutron	Midodrin	Antihypotonikum
Guttaplast	Salicylsäure	Keratolytikum
Gyno-Daktar	Miconazol	Antimykotikum
Gynodian Depot	Estradiol	Östrogen (z. B. bei klimakt. Beschwerden)
Gynoflor	Estriol + Lactobacillus-acidophilus-Kulturlyophilisat	Gynäkologikum (z. B. bei Fluor)
Gyno-Pevaril	Econazol	Antimykotikum
H$_2$-Blocker-ratiopharm	Cimetidin	H$_2$-Blocker
Haemate	Blutgerinnungsfaktor VIII + vWF	Blutgerinnungspräparat
Haemiton compositum	Clonidin + Triamteren + Hydrochlorothiazid	Antihypertonikakombination
Haemoprotect	Eisen(II)-sulfat	Antianämikum
Halcion	Triazolam	Benzodiazepin
Haldol	Haloperidol	Neuroleptikum (Butyrophenon)

Tabelle 21 · (Fortsetzung)

Handelsnamen/ Wirkstoffe	Wirkstoffe/ Handelsnamen	Substanz-/ Indikationsgruppe
Halfan	Halofantrin	Malariamittel
Halicar	Cardiospermumkraut	Dermatikum (z. B. bei Juckreiz)
Halofantrin	*Halfan*	Malariamittel
Haloperidol	*Haldol, Sigaperidol*	Neuroleptikum (Butyrophenon)
Hämatopan F	Eisen(II)-sulfat + Folsäure	Antianämikum
Hametum	verschiedene Extrakte	Wundbehandlungsmittel
Harntee 400	verschiedene pflanzliche Extrakte	Urologikum (z. B. bei Harnwegs-infekten)
Harzol	Sitosterin	Prostatamittel
Hedelix	Efeublätterextrakt	Mukolytikum
Heitrin	Terazosin	Antihypertonikum (α_1-Blocker)
Helixor	Mistelextrakt	pflanzliches Zytostatikum
Helmex	Pyrantel	Anthelminthikum
Hepa-Merz	Ornithinaspartat	Lebertherapeutikum
Hepaplus	Heparin	Antikoagulans
Heparin		Antikoagulans
Hepathromb	Heparin	Antikoagulans
Hepaticum-Medice	verschiedene pflanzliche Extrakte	Gallenwegstherapeutikum
Herphonal	Trimipramin	Antidepressivum (trizyklisch)
Herviros	Aminoquinurid + Tetracain	Desinfiziens + Lokalanästhetikum
Hexetidin	Hexetidin	Antiseptikum (Mund und Rachen)
Hexoraletten	Chlorhexidin + Benzocain	Antiseptikum + Lokalanästhetikum
Hirudoid	Heparinoid	Venentherapeutikum
Hisfedin	Terfenadin	Antiallergikum (Antihistaminikum)
Hismanal	Astemizol	Antiallergikum (Antihistaminikum)
Hivid	Zalcitabin (DDC)	Virostatikum
Holoxan	Ifosfamid	Zytostatikum
Homviotensin	homöopathische Mischung	Kreislaufmittel
Hopfenextrakt	*Hovaletten, Lactidorm*	pflanzliches Sedativum
hot Thermo	Hydroxyethylsalicylat + Benzyl-nicotinat	Antirheumatikum
Hovaletten	Hopfenextrakt	pflanzliches Sedativum
Humatin	Paromomycin	Antibiotikum
Hydergin	Dihydroergotoxin	Nootropikum
Hydrochloro-thiazid	*Esidrix*	Thiaziddiuretikum
Hydrocort	Hydrocortison	glukokortikoidhaltiges Dermatikum
Hydrocortison	*Remederm, Systral Hydrocort.*	Glukokortikoid
Hydrodexan	Hydrocortison + Harnstoff	glukokortikoidhaltiges Dermatikum

Tabelle 21 · (Fortsetzung)

Handelsnamen/ **Wirkstoffe**	Wirkstoffe/ *Handelsnamen*	Substanz-/ Indikationsgruppe
Hydromorphon	*Palladon, Dilaudid*	Analgetikum (hochpotentes Opioid)
Hydrotrix	Furosemid + Triamteren	Diuretikakombination (kaliumsparend)
Hydroxo 5000	Hydroxycobalamin	Vitamin B_{12}
Hydroxycarbamid	*Litalir*	Zytostatikum
Hydroxychloroquin	*Plaquenil, Quensyl*	Malariamittel, Antiphlogistikum
Hylak N	Bakterienextrakt	Magen-Darm-Mittel
Hymecromon	*Cholspasmin, Chol Spasmo-letten*	Spasmolytikum
Hyperforat	Johanniskrautextrakt	pflanzliches Psychopharmakum
Hyperimerck	Johanniskrautextrakt	pflanzliches Psychopharmakum
Hypnomidate	Etomidat	Narkosemittel
Hypnorex	Lithium	Antidepressivum
Iberogast	verschiedene pflanzliche Extrakte	Magen-Darm-Mittel
Ibrandronsäure	*Bondronat*	Bisphosphonat
Ibufug	Ibuprofen	Analgetikum (NSAID)
Ibuhexal	Ibuprofen	Analgetikum (NSAID)
Ibuphlogont	Ibuprofen	Analgetikum (NSAID)
ibuprof von ct	Ibuprofen	Analgetikum (NSAID)
Ibuprofen	*Optalidon, Tabalon*	Analgetikum (NSAID)
Ibutad	Ibuprofen	Analgetikum (NSAID)
Ibutrop	Ibuprofen	Analgetikum (NSAID)
Ichtholan	Ammoniumbituminosulfonat	Antiseptikum
Ichthoseptal	Chloramphenicol + Natrium-bituminosulfonat	Antibiotikum + Antiseptikum
IDU Röhm	Idoxuridin	Virostatikum
Ifosfamid	*Holoxan*	Zytostatikum
Ildamen	Oxyfedrin	Koronarmittel
Ilosone	Erythromycin	Makrolidantibiotikum
Imap	Fluspirilen	Neuroleptikum (Butyrophenon)
Imbun	Ibuprofen	Analgetikum (NSAID)
Imeson	Nitrazepam	Benzodiazepin
Imidin	Xylometazolin	Sympathomimetikum
Imigran	Sumatriptan	Migränemittel
Imipenem	*Zienam*	Antibiotikum (Carbapenem)
Imipramin	*Pryleugan, Tofranil*	Antidepressivum (trizyklisch)
Imodium	Loperamid	Antidiarrhoikum
Imperan	Metoclopramid	Motilitätstherapeutikum
Imurek	Azathioprin	Immunsuppressivum
Indapamid	*Natrilix, Sicco*	Diuretikum
Inderal	Propranolol	β-Blocker

Tabelle 21 · (Fortsetzung)

Handelsnamen/ *Wirkstoffe*	Wirkstoffe/ *Handelsnamen*	Substanz-/ Indikationsgruppe
Indinavir	*Crixivan*	Virostatikum
Indo Top	Indometacin	Antirheumatikum (NSAID)
indo von ct	Indometacin	Antirheumatikum (NSAID)
Indobloc	Propranolol	β-Blocker
Indometacin	*Amuno, Elmetacin*	Antirheumatikum (NSAID)
Indo-Phlogont	Indometacin	Antirheumatikum (NSAID)
Indoramin	*Wydora*	Antihypertonikum (α_1-Blocker)
InfectoBicillin	Phenoxymethylpenicillin	Oralpenicillin
Infectocillin	Phenoxymethylpenicillin	Oralpenicillin
Infectofos	Fosfomycin	Antibiotikum
Infectomycin	Erythromycin	Makrolidantibiotikum
Inflanefran	Prednisolon	Glukokortikoid
Infliximab	*Remicade*	Antikörper gegen Tumornekrosefaktor
Ingelan	Isoprenalin	Sympathomimetikum
Inhacort	Flunisolid	topisches Glukokortikoid
innohep	Tinzaparin	Antikoagulans (fraktioniertes Heparin)
Insidon	Opipramol	Antidepressivum
Insulin		Antidiabetikum
Intal	Cromoglicinsäure	Antiallergikum
Intensain	Carbocromen	Koronarmittel
Interferone		Virostatikum
Intralipid	Fettemulsion	Infusionslösung
Intron A	Interferon-α-2 b	Virostatikum
Invirase	Saquinavir	Virostatikum
Inzolen	Spurenelemente	Infusionslösung
Ipeca	Ephedrin	Sympathomimetikum
Ipratropium-bromid	*Atrovent, Itrop*	Antiarrhythmikum/Broncho-lytikum (Anticholinergikum)
Irbesartan	*Aprovel, Karvea*	AT_1-Antagonist
Irenat	Perchlorat	Thyreostatikum
Irinotecan	*Campto*	Zytostatikum
Iruxol	Kollagenase + Chloramphenicol	Enzym + Antibiotikum
IS 5 mono	Isosorbidmononitrat	Koronarmittel
Iscador	Mistelextrakt	pflanzliches Zytostatikum
Iscover	Clopidogrel	Thrombozytenaggregations-hemmer
ISDN-*(Hersteller)*	Isosorbiddinitrat	Koronarmittel
Isicom	Levodopa + Carbidopa	Parkinsonmittel
Isla-Moos	Isländisch-Moos-Extrakt	Antitussivum
ISMN-*(Hersteller)*	Isosorbidmononitrat	Koronarmittel
Ismo	Isosorbidmononitrat	Koronarmittel

Tabelle 21 · (Fortsetzung)

Handelsnamen/ Wirkstoffe	Wirkstoffe/ Handelsnamen	Substanz-/ Indikationsgruppe
Iso Mack	Isosorbiddinitrat	Koronarmittel
Isocillin	Phenoxymethylpenicillin	Oralpenicillin
Isoconazol	*Travogen*	Antimykotikum
Isoglaucon	Clonidin	Glaukommittel
Isoket	Isosorbiddinitrat	Koronarmittel
Isomonit	Isosorbidmononitrat	Koronarmittel
Isoniazid	*Isozid, Tebesium*	Tuberkulostatikum
Isoptin	Verapamil	Kalziumantagonist
Isoptin RR plus	Verapamil + Hydrochloro-thiazid	Kalziumantagonist + Thiaziddiuretikum
Isopto-Max	Dexamethason + Neomycin + Polymyxin-B	Glukokortikoid + Antibiotika
Iso-Puren	Isosorbiddinitrat	Koronarmittel
Isordil	Isosorbiddinitrat	Koronarmittel
Isosorbiddinitrat	duranitrat, Isoket	Koronarmittel
Isosorbidmono-nitrat	*Corangin, Mono Mack*	Koronarmittel
isostenase	Isosorbiddinitrat	Koronarmittel
Isozid	Isoniazid	Tuberkulostatikum
Isradipin	*Lomir, Vascal*	Kalziumantagonist (Nifedipintyp)
Itraconazol	*Sempera, Siros*	Antimykotikum
Itrop	Ipratropiumbromid	Antiarrhythmikum (Anticholin-ergikum)
Ivel	Baldrian- + Hopfenextrakt	pflanzliches Sedativum
Jacutin	Lindan	antiparasitäres Mittel
Jarsin	Johanniskrautextrakt	pflanzliches Psychopharmakum
Jellin	Fluocinolon	Glukokortikoid
Jellin polyvalent	Fluocinolon + Neomycin + Nystatin	Glukokortikoid + Antibiotikum + Anti-mykotikum
Jellin-Neomycin	Fluocinolon + Neomycin	Glukokortikoid + Antibiotikum
Jenacard	Isosorbiddinitrat	Koronarmittel
Jodetten	Kaliumjodid	Jodpräparat
Jodthyrox	Levothyroxin + Kaliumjodid	Schilddrüsenhormon + Jod
Jomax	Bufexamac	Antiphlogistikum
Junik	Beclometason	topisches Glukokortikoid
Juvental	Atenolol	β-Blocker
Kabanimat	Clocortolon	Glukokortikoid
KadeFungin	Clotrimazol	Antimykotikum
Kaletra	Lopinavir + Ritonavir	Virostatikakombination
Kalinor-Brause	Kaliumcitrat + Kaliumhydrogen-carbonat	Kaliumpräparat
Kalitrans	Kaliumhydrogencarbonat	Kaliumpräparat
Kaliumcanreonat	*Aldactone, Osyrol*	Aldosteron-Antagonist

Tabelle 21 · (Fortsetzung)

Handelsnamen/ Wirkstoffe	Wirkstoffe/ Handelsnamen	Substanz-/ Indikationsgruppe
Kalma	L-Tryptophan	Antidepressivum
Kamistad	Lidocain + Thymol	Lokalanästhetikum + Antiseptikum
Kanamytrex	Kanamycin	Antibiotikum
Kaomycin	Neomycin	Aminoglykosidantibiotikum
Kaoprompt	Kaolin + Pektin	Antidiarrhoikum
Kapanol	Morphinsulfat	Analgetikum (hochpotentes Opioid)
Kardiamed	β-Acetyldigoxin	Digitalisglykosid
Karil	Calcitonin	Parathormonantagonist
Karvea	Irbesartan	AT_1-Antagonist
Karvezide	Irbesartan + Hydrochlorothiazid	AT_1-Antagonist + Thiaziddiuretikum
Katadolon	Flupirtin	Analgetikum (niederpotentes Opioid)
Kaveri forte	Ginkgo-biloba-Extrakt	Nootropikum
Kavosporal forte	Kava-Kava-Extrakt	pflanzliches Sedativum
Kefspor	Cefaclor	Cephalosporin (1. Generation)
Keimax	Ceftibuten	Cephalosporin (3. Generation)
Keltican N	Uridin + Cytidin	Neuropathiepräparat
Kepinol	Trimethoprim + Sulfa- methoxazol	Antibiotikum
Kerlone	Betaxolol	β-Blocker
Ketamin	*Ketanest*	Narkosemittel
Ketanest	Ketamin	Narkosemittel
Ketek	Telithromycin	Antibiotikum (Ketolid)
Ketoconazol	*Nizoral, Terzolin*	Antimykotikum
Ketof	Ketotifen	Antiallergikum
Ketoprofen	*Alrheumun, Gabrilen, Orudis*	Antirheumatikum
Ketotifen	*Astifat, Ketof, Zaditen, Zatofug*	Antiallergikum
Kirim	Bromocriptin	Parkinsonmittel, Prolactin- hemmer
Klacid	Clarithromycin	Makrolidantibiotikum
Klimaktoplant	homöopathische Mischung	Gynäkologikum (z. B. bei klimakt. Beschwerden)
Klimonorm	Estradiol + Levonorgestrel	Östrogen + Gestagen
Kliogest	Estradiol + Norethisteron- acetat	Östrogen + Gestagen
Kollateral A+E	Moxaverin + Retinol (Vit. A) + Tocopherol (Vit. E)	Durchblutungsmittel
Kompensan	Aluminium-natrium-carbonat- dihydroxid	Antazidum
Kompensan-S	Aluminium-natrium-carbonat- dihydroxid + Dimeticon	Antazidum + Mittel gegen Blähungen
Konakion	Phytomenadion	Vitamin K
Konjunktival Thilo	Naphazolin	Sympathomimetikum

Tabelle 21 · (Fortsetzung)

Handelsnamen/ *Wirkstoffe*	Wirkstoffe/ *Handelsnamen*	Substanz-/ Indikationsgruppe
Kontagripp M	Ibuprofen	Analgetikum (NSAID)
Korodin	Campher + Weißdornextrakt	Kardiakum
Kortikoid c. Neomycin	Triamcinolon + Neomycin	Glukokortikoid + Antibiotikum
Kratofin simplex	Paracetamol	Analgetikum
Kreon	Pankreatin (Lipase + Amylase + Proteasen)	Enzympräparat
Kybernin	Antithrombin III	Blutgerinnungspräparat
Kytta-Cor	Weißdornextrakt	Kardiakum
Kytta-Sedativum	Baldrianwurzel- + Hopfenextrakt u. a.	Sedativum
Laceran	Harnstoff	Dermatikum
Lacophtal	Polyvidon	Filmbildner
Lacrimal	Polyvinylalkohol	Filmbildner
Lactocur	Lactulose	Laxans, Lebertherapeutikum
Lactuflor	Lactulose	Laxans, Lebertherapeutikum
Lactulose	*Bifiteral, Eugalac*	Laxans, Lebertherapeutikum
Laif	Johanniskrautextrakt	Pychopharmakum
Laitan	Kava-Kava-Extrakt	Psychopharmakum
Lamisil	Terbinafin	Antimykotikum
Lamivudin	*Epivir, Zeffix*	Virostatikum
Lanicor	Digoxin	Digitalisglykosid
Lanitop	Metildigoxin	Digitalisglykosid
Lanoxin	Digoxin	Digitalisglykosid
Lansoprazol	*Agopton*	Protonenpumpenhemmer
Lantarel	Methotrexat	Immunsuppressivum/Basistherapeutikum
Lanzor	Lansoprazol	Protonenpumpenhemmer
Lariam	Mefloquin	Malariamittel
Lasix	Furosemid	Schleifendiuretikum
Laxoberal	Natriumpicosulfat	Laxans
Laxofalk	Macrogol	Laxans
Ledercort	Triamcinolon	Glukokortikoid
Lederderm	Minocyclin	Antibiotikum (Tetrazyklin)
Lederlind	Nystatin	Antimykotikum
Lefax	Simethicon	Karminativum (Mittel gegen Blähungen)
Legalon	Silymarin	Lebertherapeutikum
Lemocin	Tyrothricin + Cetrimoniumbromid + Lidocain	Antibiotikum + Desinfizienz + Lokalanästhetikum
Lendormin	Brotizolam	Benzodiazepin
Lenoxin	Digoxin	Digitalisglykosid
Lepinal	Phenobarbital	Antiepileptikum

Tabelle 21 · (Fortsetzung)

Handelsnamen/ Wirkstoffe	Wirkstoffe/ Handelsnamen	Substanz-/ Indikationsgruppe
Lepirudin	*Refludan*	Antikoagulans
Leponex	Clozapin	atypisches Neuroleptikum
Lercanidipin	*Carmen, Corifeo*	Kalziumantagonist (Nifedipintyp)
Leukeran	Chlorambucil	Zytostatikum
Leucomax	Molgramostim	GM-CSF
Leucovorin	Calciumfolinat	Antidot gegen Folsäure-antagonisten
Levanxol	Temazepam	Benzodiazepin
Levocabastin	*Levophta, Livocab*	Antihistaminkum
Levocarb	Levodopa + Carbidopa	Parkinsonmittel
Levocetirizin	*Xusal*	Antiallergikum (Antihistaminikum)
Levodopa + Ben-serazid	*Madopar*	Parkinsonmittel
Levodopa + Carbi-dopa	*Isicom*	Parkinsonmittel
Levofloxacin	*Tavanic*	Antibiotikum (Gyrasehemmer)
Levomepromazin	*Neurocil*	Neuroleptikum (Phenothiazin)
Levothyroxin	*Euthyrox, Thevier*	Schilddrüsenhormon
Lexotanil	Bromazepam	Benzodiazepin
Librium	Chlordiazepoxid	Benzodiazepin
Lidocain	*Xylocain*	Antiarrhythmikum/Lokalanästhetikum
Limbatril	Amitriptylin + Chlordiazepoxid	Antidepressivum (trizyklisch) + Benzodiazepin
Limptar	Chininsulfat + Theophyllin	Muskelrelaxans + Broncholytikum
Lincoin	Lincomycin	Antibiotikum
Lincomycin	*Albiotic*	Antibiotikum
Lindan	*Jacutin*	antiparasitäres Mittel
Lindofluid N	Bornylacetat + α-Pinen + pflanzli-che Extrakte	Antirheumatikum
Lindoxyl	Ambroxol	Mukolytikum
Linezolid	*Zyvoxid*	Antibiotikum (Oxazolidinon)
Liniplant	Eucalyptusöl + Cajeputöl	Mukolytikakombination
Linola	Linolsäure + Octadecadien-säure	Dermatikum
Linoladiol N	Estradiol	Östrogen
Linoladiol-H N	Estradiol + Prednisolon	Östrogen + Glukokortikoid
Linola-sept	Clioquinol	Antiseptikum
Lioresal	Baclofen	Muskelrelaxans
Lipanthyl	Fenofibrat	Lipidsenker
Lipidil	Fenofibrat	Lipidsenker
Lipo-Merz	Etofibrat	Lipidsenker
α-Liponsäure	*Thioctacid, Thiogamma*	Neuropathiepräparat
Lipotalon	Dexamethason	Glukokortikoid

Tabelle 21 · (Fortsetzung)

Handelsnamen/ Wirkstoffe	Wirkstoffe/ Handelsnamen	Substanz-/ Indikationsgruppe
Lipovenös	Fettemulsion	Infusionslösung
Liprevil	Pravastatin	Lipidsenker (CSE-Hemmer)
Liquemin	unfraktioniertes Heparin	Antikoagulans
Liquidepur	Anthrachinonpräparat	Laxans
Liquifilm	Polyvinylalkohol	Filmbildner
Lisino	Loratadin	Antihistaminkum
Lisinopril	*Acerbon, Coric*	ACE-Hemmer
Liskantin	Primidon	Antiepileptikum
Lisurid	*Dopergin*	Parkinsonmittel (Dopaminagonist)
Litalir	Hydroxycarbamid	Zytostatikum
Lithium	*Hypnorex, Quilonum*	Antidepressivum
Livocab	Levocabastin	Antihistaminkum
Locabiosol	Fusafungin	Antibiotikum
Locacorten-Vioform	Flumetason	Glukokortikoid
Loceryl	Amorolfin	Antimykotikum
Locol	Fluvastatin	Lipidsenker (CSE-Hemmer)
Loftan	Salbutamol	Broncholytikum (β_2-Sympathomimetikum)
Loftyl	Buflomedil	Durchblutungsmittel
Lomaherpan	Melissenblätterextrakt	Dermatikum
Lomir	Isradipin	Kalziumantagonist (Nifedipintyp)
Lonarid	Paracetamol	Analgetikum
Lonazolac	*Argun*	Antirheumatikum
Lonolox	Minoxidil	Antihypertonikum (Vasodilatator)
Lopalind	Loperamid	Antidiarrhoikum
Lopedium	Loperamid	Antidiarrhoikum
Loperamid	*Imodium, Lopalind*	Antidiarrhoikum
Lopirin	Captopril	ACE-Hemmer
Lopresor	Metoprolol	β–Blocker
Loracarbef	*Lorafem*	Cephalosporin (3. Generation)
Lorafem	Loracarbef	Cephalosporin (3. Generation)
Loramet	Lormetazepam	Benzodiazepin
Loratadin	*Lisino*	Antihistaminkum
Lorazepam	*Tavor, Tolid*	Benzodiazepin
Loretam	Lormetazepam	Benzodiazepin
Lormetazepam	*Ergocalm, Loretam, Noctamid*	Benzodiazepin
Lorzaar	Losartan	AT$_1$-Antagonist
Lorzaar plus	Losartan + Hydrochlorothiazid	AT$_1$-Antagonist + Thiaziddiuretikum
Losartan	*Cardopal, Lorzaar*	AT$_1$-Antagonist

Tabelle 21 · (Fortsetzung)

Handelsnamen/ *Wirkstoffe*	Wirkstoffe/ *Handelsnamen*	Substanz-/ Indikationsgruppe
Löscalcon	Calciumcarbonat	Kalziumpräparat
Lösferron	Eisen(II)-gluconat	Antianämikum
Lotricomp	Betamethason + Clotrimazol	Glukokortikoid + Antimykotikum
Lovastatin	*Mevinacor*	Lipidsenker (CSE-Hemmer)
Lovelle	Desogestrel + Ethinylestradiol	Kontrazeptivum
L-Polamidon	Levomethadon	zentral wirkendes Analgetikum
L-Thyroxin	Levothyroxin	Schilddrüsenhormon
Lucidril	Meclofenoxat	Nootropikum
Luctor	Naftidrofuryl	Durchblutungsmittel
Ludiomil	Maprotilin	Antidepressivum
Luivac	Bakterienextrakt	Immunstimulans
Luminaletten	Phenobarbital	Antiepileptikum
Luret	Azosemid	Schleifendiuretikum
Luvased	Baldrian- + Hopfenextrakt	pflanzliches Sedativum
Lymphomyosot	homöopathische Mischung	Umstimmungsmittel
Lymphozil	verschiedene pflanzliche Extrakte	Immunstimulans
Lyogen	Fluphenazin	Neuroleptikum (Phenothiazin)
Maalox 70	Magnesiumhydroxid + Aluminiumhydroxid	Antazidum
Maaloxan	Magnesiumhydroxid + Aluminiumhydroxid	Antazidum
Macrogol	*Forlax, Klean-Prep, Laxofalk, Movicol*	Laxans
Madopar	Levodopa + Benserazid	Parkinsonmittel
Magaldrat	*Gastrimagal, Glysan, Marax, Riopan*	Antazidum
Magium E	Tocopherol + Magnesium	Vitamin E + Magnesium-Präparat
Magnerot	Magnesium	Magnesiumpräparat
Magnesiocard	Magnesium	Magnesiumpräparat
Magnetrans forte	Magnesium	Magnesiumpräparat
Makatussin	Eucalyptusöl + Menthol	Mukolytikakombination
Maliasin	Barbexaclon	Antiepileptikum
Mandokef	Cefamandol	Cephalosporin (2. Generation)
Maninil	Glibenclamid	orales Antidiabetikum (Sulfonylharnstoff)
Maprotilin	*Deprilept, Ludiomil*	Antidepressivum
Marax	Magaldrat	Antazidum
Marcumar	Phenprocoumon	Antikoagulans
Marvelon	Desogestrel + Ethinylestradiol	Kontrazeptivum
Mastodynon	homöopathische Mischung	Gynäkologikum
Maxipime	Cefepim	Cephalosporin (3. Generation)
MCP-*(Hersteller)*	Metoclopramid	Motilitätstherapeutikum
M-dolor	Morphinsulfat	Analgetikum (hochpotentes Opioid)

Tabelle 21 · (Fortsetzung)

Handelsnamen/ *Wirkstoffe*	Wirkstoffe/ *Handelsnamen*	Substanz-/ Indikationsgruppe
Mebemerck	Mebeverin	Spasmolytikum
Mebendazol	*Vermox*	Anthelminthikum
Mebeverin	*Duspatal, Mebemerck*	Spasmolytikum
Meclofenoxat	*Cerutil, Helfergin*	Nootropikum
Medazepam	*Rudotel*	Benzodiazepin
Mediabet	Metformin	orales Antidiabetikum (Biguanid)
Meditonsin H	homöopathische Mischung	Grippemittel
Medivitan	Vitamin-B$_{12}$ + Vitamin B$_6$ + Folsäure u. a.	Vitaminkombination
Medivitan N Neuro	Vitamin-B$_1$ + Vitamin B$_6$	Vitaminkombination
Medral	Methylprednisolon	Glukokortikoid
Mefoxitin	Cefoxitin	Cephalosporin (2. Generation)
Mefloquin	*Lariam*	Malariamittel
Megacillin	Phenoxymethylpenicillin	Oralpenicillin
Megalac	Aluminiumhydroxid + Magnesiumhydroxid	Antazidum
Melleretten	Thioridazin	Neuroleptikum (Phenothiazin)
Melleril	Thioridazin	Neuroleptikum (Phenothiazin)
Meloxicam	*Mobec*	Antirheumatikum
Melperon	*Buronil, Eunerpan*	Neuroleptikum (Butyrophenon)
Melphalan	*Alkeran*	Zytostatikum
Melrosum	Thymianfluidextrakt	Antitussivum
Melrosum Codein	Codeinphosphat	Antitussivum
Memantine	*Axura, Ebixa*	Nootropikum
Menthoneurin	Hydroxyethylsalicylat + Menthol	Antirheumatikum
Mercaptopurin	*Puri-Nethol*	Zytostatikum
Meresa	Sulpirid	Neuroleptikum (Dopaminantagonist)
Meronem	Meropenem	Antibiotikum (Carbapenem)
Meropenem	*Meronem*	Antibiotikum (Carbapenem)
Mesalazin	*Claversal, Pentasa, Salofalk*	Magen-Darm-Mittel (C. ulcerosa, Morbus Crohn)
Mescorit	Metformin	orales Antidiabetikum (Biguanid)
Mesna	*Uromitexan*	Uroprotektivum bei Zytostatika-therapie
Metalcaptase	D-Penicillamin	Rheuma-Basistherapeutikum
Metalyse	Tenecteplase	Fibrinolytikum
Metamizol	*Baralgin, Novalgin*	Analgetikum
Metavirulent	homöopathische Mischung	Grippemittel
Meteosan	Dimeticon	Karminativum (Mittel gegen Blähungen)
Meteozym	Pankreatin + Simethicon	Enzympräparat
Metfogamma	Metformin	orales Antidiabetikum (Biguanid)

Tabelle 21 · **(Fortsetzung)**

Handelsnamen/ *Wirkstoffe*	Wirkstoffe/ *Handelsnamen*	Substanz-/ Indikationsgruppe
Metformin	Glucophage, Mediabet	orales Antidiabetikum (Biguanid)
Methergin	Methylergometrin	Uterusmittel (wehenfördernd, blutungsstillend)
Methizol	Thiamazol	Thyreostatikum
Methocarbamol	*Ortoton*	Muskelrelaxans
Methotrexat	*Lantarel*	Immunsuppressivum/Zytostatikum
Methyldigoxin	*Lanitop*	Digitalisglykosid
Methyldopa	*Dopegyt, Presinol*	Antihypertonikum
Methylphenidat	*Ritalin*	Psychoanaleptikum
Methyl- prednisolon	*Medral, Urbason*	Glukokortikoid
Metildigoxin	*Lanitop*	Digitalisglykosid
Metixen	*Tremarit*	Parkinsonmittel (Anticholinergikum)
Metoclopramid	*Gastrosil, Paspertin*	Motilitätstherapeutikum
Metodura	Metoprolol	β-Blocker
Metodura comp	Metoprolol + Hydrochlorothiazid	β-Blocker + Thiaziddiuretikum
Metohexal	Metoprolol	β-Blocker
Metohexal comp	Metoprolol + Hydrochlorothiazid	β-Blocker + Thiaziddiuretikum
Meto-Isis	Metoprolol	β-Blocker
Metoprolol	*Beloc, Prelis*	β-Blocker
Meto-Puren	Metoprolol	β-Blocker
Meto-Tablinen	Metoprolol	β-Blocker
meto-thiazid	Metoprolol + Hydrochlorothiazid	β-Blocker + Thiaziddiuretikum
Metronidazol	*Clont, Flagyl*	Antibiotikum (Nitroimidazol)
Mevalotin	Pravastatin	Lipidsenker (CSE-Hemmer)
Mevinacor	Lovastatin	Lipidsenker (CSE-Hemmer)
Mexiletin	Mexitil	Antiarrhythmikum
Mexitil	Mexiletin	Antiarrhythmikum
Mezlocillin	*Baypen*	Antibiotikum (Breitspektrum- penicillin)
Mezym forte	Pankreatin (Amylase + Lipase + Proteasen)	Enzympräparat
Mianserin	*Tolvin*	Antidepressivum
Mibrox	Ambroxol	Mukolytikum
Micardis	Telmisartan	AT_1-Antagonist
Miconalzol	*Daktar*	Antimykotikum
Micristin	Acetylsalicylsäure	Thrombozytenaggregations- hemmer
Microgynon	Levonorgestrel + Ethinylestradiol	Kontrazeptivum
Mictonorm	Propiverin	Urologikum (Anticholinergikum)
Midazolam	*Dormicum*	Benzodiazepin
Midodrin	*Gutron*	Antihypotonikum

Tabelle 21 · (Fortsetzung)

Handelsnamen/ *Wirkstoffe*	Wirkstoffe/ *Handelsnamen*	Substanz-/ Indikationsgruppe
Miglitol	Diastabol	Antidiabetikum (Glukosidasehemmer)
Migraene-Neuridal	Paracetamol + Metoclopramid	Migränemittel
Migräflux	Dimenhydrinat + Paracetamol + Codeinphosphat	Migränemittel
Migralave N	Buclizin + Paracetamol	Migränemittel
Migräne-Kranit	Phenazon	Migränemittel
Migräne-Kranit N	Ethaverin + Propyphenazon + Paracetamol	Migränemittel
Migränerton	Paracetamol + Metoclopramid	Migränemittel
Migrätan S	Ergotamintartrat + Propyphenazon	Migränemittel
Milgamma	Benfotiamin (Vitamin B_1-Derivat) + Vitamin B_6	Vitaminkombination
Milgamma N	Vitamin B_1 + Vitamin B_6 + Vitamin B_{12}	Vitaminkombination
Milurit	Allopurinol	Gichtmittel
Miniasal	Acetylsalicylsäure	Thrombozytenaggregationshemmer
Minipress	Prazosin	Antihypertonikum (α_1-Blocker)
Minirin	Desmopressin	Antidiuretisches Hormon
Minisiston	Ethinylestradiol + Levonorgestrel	Kontrazeptivum
Minocin	Minocyclin	Antibiotikum (Tetrazyklin)
Minocyclin	Klinomycin, Minocin	Antibiotikum (Tetrazyklin)
Minoxidil	Lonolox	Antihypertonikum (Vasodilatator)
Minulet	Gestoden + Ethinylestradiol	Kontrazeptivum
Mirfulan	Lebertran + Zinkoxid	Wundbehandlungsmittel
Miroton	verschiedene pflanzliche Extrakte	Kardiakum
Misoprostol	Cytotec	Prostaglandinderivat, Ulkustherapeutikum
Mitomycin		Zytostatikum
Mitosyl	Zinkoxid	Wundbehandlungsmittel
Mitotane	o,p´-DDD	Adrenolytikum
Mitoxantron	Novantron	Zytostatikum
Mivacron	Mivacuriumchlorid	Muskelrelaxans
Mivacuriumchlorid	Mivacron	Muskelrelaxans
Mizolastin	Mizollen, Zolim	Antihistaminikum
Mizollen	Mizolastin	Antihistaminikum
Mobec	Meloxicam	Antirheumatikum
Mobiforton	Tetrazepam	Muskelrelaxans (Benzodiazepin)
Mobilat	Nebennierenextrakt + Salicylsäure u.a.	Antirheumatikum
Mobloc	Metoprolol + Felodipin	β-Blocker + Kalziumantagonist

Tabelle 21 · (Fortsetzung)

Handelsnamen/ Wirkstoffe	Wirkstoffe/ Handelsnamen	Substanz-/ Indikationsgruppe
Modenol	Butizid + Reserpin	Antihypertonikakombination
Modip	Felodipin	Kalziumantagonist (Nifedipintyp)
Modulen	Nährstoffmischung	Diätetikum
Moduretik	Amilorid + Hydrochlorothiazid	Diuretikakombination (kaliumsparend)
Moexipril	*Fempress*	ACE-Hemmer
Mogadan	Nitrazepam	Benzodiazepin
Molevac	Pyrvinium	Anthelminthikum
Molsidolat	Molsidomin	Koronarmittel
Molsidomin	*Corvaton, Molsiket*	Koronarmittel
Molsihexal	Molsidomin	Koronarmittel
Molsiket	Molsidomin	Koronarmittel
Mometason	*Ecural*	Glukokortikoid
Mono Embolex	Certoparin	Antikoagulans (fraktioniertes Heparin)
Mono Mack	Isosorbidmononitrat	Koronarmittel
Mono Praecimed	Paracetamol	Analgetikum
Mono Wolff	Isosorbidmononitrat	Koronarmittel
Monoclair	Isosorbidmononitrat	Koronarmittel
Monoflam	Diclofenac	Antirheumatikum (NSAID)
Monolong	Isosorbidmononitrat	Koronarmittel
Monomycin	Erythromycin	Makrolidantibiotikum
Monostenase	Isosorbidmononitrat	Koronarmittel
Montelukast	*Singulair*	Antiasthmatikum (Leukotrienantagonist)
Moronal	Nystatin	Antimykotikum
Morphinsulfat	*MSR/MST/Continus Mundipharma*	Analgetikum (hochpotentes Opioid)
Motens	Lacidipin	Kalziumantagonist
Motilium	Domperidon	Motilitätstherapeutikum
Movergan	Selegilin	Parkinsonmittel (MAO-Hemmer)
Movicol	Macrogol	Laxans
Moxonidin	*Cynt, Physiotens*	Antihypertonikum (zentrales Sympatholytikum)
MSR/MST/Continus Mundipharma	Morphinsulfat	Analgetikum (hochpotentes Opioid)
Muciteran	Acetylcystein	Mukolytikum
Muco Panoral	Bromhexin + Cephaclor	Mukolytikum + Cephalosporin (1. Generation)
Muco Sanigen	Acetylcystein	Mukolytikum
Muco Tablinen	Ambroxol	Mukolytikum
Muco-Aspecton	Ambroxol	Mukolytikum
Mucobroxol	Ambroxol	Mukolytikum
Mucocedyl	Acetylcystein	Mukolytikum

Tabelle 21 · (Fortsetzung)

Handelsnamen/ **Wirkstoffe**	Wirkstoffe/ _Handelsnamen_	Substanz-/ Indikationsgruppe
Mucofalk	indische Flohsamenschalen	Laxans
Mucomyst	Acetylcystein	Mukolytikum
Mucophlogat	Ambroxol	Mukolytikum
Mucosolvan	Ambroxol	Mukolytikum
Mucotectan	Ambroxol + Doxycyclin	Mukolytikum + Antibiotikum (Tetrazyklin)
Mucret	Acetylcystein	Mukolytikum
Multibionta	Vit. B1, Vit. B2, Vit. B6, Vit. B12, Vit. C, Vit. E, Nicotinamid, Dexpanthenol, Biotin, Folsäure	Vitaminkombination
Mundil	Captopril	ACE-Hemmer
Mundisal	Cholinsalicylat	Antiphlogistikum (Mund- und Rachen)
Munobal	Felodipin	Kalziumantagonist (Nifedipintyp)
Mupirocin	_Turixin_	Lokal-Antibiotikum
Musaril	Tetrazepam	Muskelrelaxans (Benzodiazepin)
Mutaflor	E. coli-Bakterien	Magen-Darm-Mittel
Myambutol	Ethambutol	Tuberkulostatikum
Mycofug	Clotrimazol	Antimykotikum
Mycospor	Bifonazol	Antimykotikum
Mycosporin	Bifonazol	Antimykotikum
Mycostatin	Nystatin	Antimykotikum
Mydocalm	Tolperison	Muskelrelaxans
Myko Cordes	Clotrimazol	Antimykotikum
Mykontral	Tioconazol	Antimykotikum
Mykundex	Nystatin	Antimykotikum
Mylepsinum	Primidon	Antiepileptikum
Myleran	Busulfan	Zytostatikum
Myofedrin	Oxyfedrin	Koronarmittel
Myogit	Diclofenac	Antirheumatikum (NSAID)
Mysoline	Primidon	Antiepileptikum
NAC-_(Hersteller)_	Acetylcystein	Mukolytikum
Nacom	Levodopa + Carbidopa	Parkinsonmittel
Naftidrofuryl	_Artocoron, Dusodril_	Durchblutungsmittel
Naftifin	_Exoderil_	Antimykotikum
Naftilong	Naftidrofurylhydrogenoxalat	Durchblutungsmittel
Naloxon	_Narcanti_	Opioidantidot
Naprosyn	Naproxen	Analgetikum
Naproxen	_Apranax, Dysmenalgit, Proxen_	Analgetikum
Narcanti	Naloxon	Opioidantidot
Narcaricin	Benzbromaron	Gichtmittel
Nasan	Xylometazolin	Sympathomimetikum
Nasivin	Oxymetazolin	Sympathomimetikum

Tabelle 21 · (Fortsetzung)

Handelsnamen/ *Wirkstoffe*	Wirkstoffe/ *Handelsnamen*	Substanz-/ Indikationsgruppe
Nateglinid	*Starlix*	Antidiabetikum (prandialer Glukoseregulator)
Natil	Cyclandelat	Nootropikum
Natrilix	Indapamid	Diuretikum
Natriumauro-thiomalat	*Tauredon*	Antirheumatikum (Goldpräparat)
Natriumpicosulfat	Laxoberal	Laxans
Natulan	Procarbazin	Zytostatikum
Navoban	Tropisetron	Antiemetikum (5-HT$_3$-Antagonist)
Nebacetin	Neomycin	Aminoglykosidantibiotikum
Nebilet	Nebivolol	β-Blocker
Nedocromil	*Halamid, Irtan, Tilade*	Antiallergikum
Nedolon P	Paracetamol + Codein-phosphat	Analgetikakombination
Nefadar	Nefazodon	Antidepressivum (Serotonin-Wiederaufn.-H.)
Negram	Nalidixinsäure	Antibiotikum (Gyrasehemmer)
Nelfinavir	*Viracept*	Virostatikum
Neobiphyllin	Proxyphyllin + Diprophyllin + Theophyllin	Broncholytikum
Neo-Eunomin	Chlormadinon + Estradiol	Gestagen + Östrogen
Neogama	Sulpirid	Neuroleptikum (Dopaminantagonist)
Neo-Gilurytmal	Prajmaliumbitartrat	Klasse-I-Antiarrhythmikum
Neomycin	*Bykomycin*	Aminoglykosidantibiotikum
Neostigmin	*Prostigmin*	Cholinergikum
Neo-Thyreostat	Carbimazol	Thyreostatikum
Neotri	Xipamid + Triamteren	Diuretikakombination (kaliumsparend)
Nephral	Triamteren + Hydrochloro-thiazid	Diuretikakombination (kaliumsparend)
Nepresol	Dihydralazin	Antihypertonikum
Neptal	Acebutolol	β-Blocker
Nerisona	Diflucortolon	Glukokortikoid
Nervendragees rat.	verschiedene pflanzliche Extrakte	Hypnotikum/Sedativum
Netilmicin	*Certomycin*	Aminoglykosidantibiotikum
Neupogen	Filgrastim	G-CSF
Neuralgin	Acetylsalicylsäure + Para-cetamol + Coffein	Analgetikakombination
Neurobion	Vitamin B$_1$ + Vitamin B$_6$ + Vitamin B$_{12}$	Vitaminkombination
Neurocil	Levomepromazin	Neuroleptikum (Phenothiazin)
Neuro-Effekton	Diclofenac + Vitamin B$_1$ + Vitamin B$_6$ + Vitamin B$_{12}$	Antirheumatikum (NSAID) + Vitaminkombination

Tabelle 21 · (Fortsetzung)

Handelsnamen/ *Wirkstoffe*	Wirkstoffe/ *Handelsnamen*	Substanz-/ Indikationsgruppe
Neurofenac	Diclofenac + Vitamin B_1 + Vitamin B_6 + Vitamin B_{12}	Antirheumatikum (NSAID) + Vitaminkombination
Neuro-Lichtenstein	Vitamin B_1 + Vitamin B_6 + Vitamin B_{12}	Vitaminkombination
Neurontin	Gabapentin	Antiepileptikum
Neuroplant forte	Johanniskrautextrakt	Psychopharmakum
Neuro-ratiopharm	Vitamin B_1 + Vitamin B_6 + Vitamin B_{12}	Vitaminkombination
Neurotrat	Cyanocobalamin	Vitamin B_{12}
Neurotrat forte	Vitamin B_1 + Vitamin B_6 + Vitamin B_{12}	Vitaminkombination
Nevirapin	*Viramune*	Virostatikum
Nexium mups	Esomeprazol	Protonenpumpenhemmer
Nicardipin	*Antagonil*	Kalziumantagonist (Nifedipintyp)
Nicergolin	*Circo-Maren, Nicerium, Sermion*	Nootropikum
Niclosamid	*Yomesan*	Anthelminthikum
Nierentee 2000	verschiedene pflanzliche Extrakte	Urologikum (z.B. bei Harnwegs-infekten)
Nife-(*Hersteller*)	Nifedipin	Kalziumantagonist
Nifeclair	Nifedipin	Kalziumantagonist
Nifedipat	Nifedipin	Kalziumantagonist
Nifedipin	*Adalat, Pidilat*	Kalziumantagonist
Nifehexal	Nifedipin	Kalziumantagonist
Nifelat	Nifedipin	Kalziumantagonist
Nifical	Nifedipin	Kalziumantagonist
Nif-Ten	Atenolol + Nifedipin	β-Blocker + Kalziumantagonist
Nilvadipin	*Escor, Nivadil*	Kalziumantagonist (Nifedipintyp)
Nimbex	Cisatracuriumbesilat	Muskelrelaxans
Nimodipin	*Nimotop*	Kalziumantagonist (Nootropikum)
Nimotop	Nimodipin	Kalziumantagonist (Nootropikum)
Nipolept	Zotepin	atypisches Neuroleptikum
Nisita	Natriumchlorid + Natrium-hydrogencarbonat	Rhinologikum
Nisoldipin	*Baymycard*	Kalziumantagonist (Nifedipintyp)
Nitrangin comp.	Glyceroltrinitrat + Baldrian	Koronarmittel
Nitrangin forte	Glyceroltrinitrat	Koronarmittel
Nitrangin Isis	Glyceroltrinitrat	Koronarmittel
Nitrazepam	*Dormalon, Eatan N, Mogadan, Novanox*	Benzodiazepin
Nitrendepat	Nitrendipin	Kalziumantagonist (Nifedipintyp)
Nitrendipin	*Bayotensin*	Kalziumantagonist (Nifedipintyp)
Nitrepress	Nitrendipin	Kalziumantagonist (Nifedipintyp)
Nitro Mack	Glyceroltrinitrat	Koronarmittel

Tabelle 21 · **(Fortsetzung)**

Handelsnamen/ **Wirkstoffe**	Wirkstoffe/ *Handelsnamen*	Substanz-/ Indikationsgruppe
Nitroacut	Glyceroltrinitrat	Koronarmittel
Nitroderm TTS	Glyceroltrinitrat	Koronarmittel
Nitrofurantoin	*Cystit, Furadantin, Nifurantin, Uro-Tablinen*	Antibiotikum
Nitroglycerin	*Nitrangin, Nitro Mack*	Koronarmittel
Nitroglyn	Glyceroltrinitrat	Koronarmittel
Nitrolent	Glyceroltrinitrat	Koronarmittel
Nitrolingual	Glyceroltrinitrat	Koronarmittel
Nitro-Obsidan	Pentaerithrityltetranitrat	Koronarmittel
Nitroprussid-Natrium	*Nipruss*	Antihypertonikum
Nitrosorbon	Isosorbiddinitrat	Koronarmittel
Nivadil	Nilvadipin	Kalziumantagonist (Nifedipintyp)
Nizatidin	*Gastrax, Nizax*	H_2-Blocker
Nizax	Nizatidin	H_2-Blocker
Nizoral	Ketoconazol	Antimykotikum
Noctamid	Lormetazepam	Benzodiazepin
Noctazepam	Oxazepam	Benzodiazepin
Nolvadex	Tamoxifen	Antiöstrogen
Nomon mono	Kürbissamenextrakt	Urologikum (z. B. bei Reizblase)
Nootrop	Piracetam	Nootropikum
Noradrenalin = Norepinephrin	*Arterenol*	α-Sympathomimetikum
Nordazepam	*Tranxilium*	Benzodiazepin
Norfenefrin	*Novadral*	Antihypotonikum
Norfloxacin	*Barazan*	Antibiotikum (Gyrasehemmer)
Norkotral-Tema	Temazepam	Benzodiazepin
Normabrain	Piracetam	Nootropikum
Normalip pro	Fenofibrat	Lipidsenker
Normison	Temazepam	Benzodiazepin
Normoc	Bromazepam	Benzodiazepin
Normoglaucon	Pilocarpin + Metipranolol	Cholinergikum + β-Blocker
Normosang	Häm-Arginin	Porphyrietherapeutikum
Noroxin	Norfloxacin	Antibiotikum (Gyrasehemmer)
Norvasc	Amlodipin	Kalziumantagonist (Nifedipintyp)
Norvir	Ritonavir	Virostatikum
Noscalin	Noscapin	Antitussivum
Noscapin	*Capval*	Antitussivum
Novadral	Norfenefrin	Antihypotonikum
Novalgin	Metamizol	Analgetikum
Novaminsulfon	Metamizol	Analgetikum
Novanox	Nitrazepam	Benzodiazepin

Tabelle 21 · (Fortsetzung)

Handelsnamen/ **Wirkstoffe**	Wirkstoffe/ *Handelsnamen*	Substanz-/ Indikationsgruppe
Novantron	Mitoxantron	Zytostatikum
Noveril	Dibenzepin	Antidepressivum (trizyklisch)
Noviform	Bibrocathol	Antiseptikum
Novocain	Procain	Lokalanästhetikum/Neural-therapeutikum
Novodigal	β-Acetyldigoxin	Digitalisglykosid
NovoNorm	Repaglinid	Antidiabetikum (prandialer Glukoseregulator)
Novoprotect	Amitriptylin	Antidepressivum (trizyklisch)
Novothyral	Levothyroxin + Liothyronin	Schilddrüsenhormone
Nubral	Harnstoff + Natriumchlorid	Dermatikum
Nutriflex	Glukose-Aminosäuren-Mischlösung	Infusionslösung
Nystalocal	Nystatin + Chlorhexidin + Dexamethason	Antimykotikum + Antiseptikum + Glukokortikoid
Nystatin	*Candio-Hermal, Moronal*	Antimykotikum
Obsidan	Propranolol	β-Blocker
Obsilazin	Propranolol + Dihydralazin	Antihypertonikakombination
Octreotid	*Sandostatin*	Somatostatin-Analogon
Ocuflur	Flurbiprofen	Antiphlogistikum
Oculosan N	Zinksulfat + Naphazolin	Wundbehandlungsmittel + Sympathomimetikum
Oculotect	Vitamin A	Vitaminpräparat (lokale Anwendung)
Oculotect fluid sine	Polyvidon	Filmbildner
Ödemase	Furosemid	Schleifendiuretikum
Oestrofeminal	Östrogene	Gynäkologikum
Ofloxacin	*Floxal, Tarivid*	Antibiotikum (Gyrasehemmer)
Olanzapin	*Zyprexa*	atypisches Neuroleptikum
Olbemox	Acipimox	Lipidsenker (Nikotinsäurederivat)
Oleomycetin	Chloramphenicol	Antibiotikum
Olicard	Isosorbidmononitrat	Koronarmittel
Olynth	Xylometazolin	Sympathomimetikum
Omep	Omeprazol	Protonenpumpenhemmer
Omeprazol	*Antra, Gastroloc*	Protonenpumpenhemmer
Omeril	Mebhydrolin	Antihistaminikum
Omnic	Tamsulosin	Prostatamittel (Alphablocker)
Omniflora N	Lactobacillus gasseri + Bifidobacterium longum	Magen-Darm-Mittel
Omnisept	Lactobacillus acidophilus	Magen-Darm-Mittel
Ondansetron		Antiemetikum (5-HT$_3$-Antagonist)
Ophtalmin	Oxedrin + Naphazolin + Antazolin	Sympathomimetika + Antihistaminikum

Tabelle 21 · (Fortsetzung)

Handelsnamen/ **Wirkstoffe**	Wirkstoffe/ *Handelsnamen*	Substanz-/ Indikationsgruppe
Ophtopur N	Zink + Naphazolin	Wundbehandlungsmittel + Sympathomimetikum
Opipramol	*Insidon*	Antidepressivum
Optalidon	Ibuprofen	Analgetikum (NSAID)
Optalidon N	Propyphenazon + Coffein	Analgetikum
Optalidon spec. NOC	Dihydroergotamin + Propyphenazon	Migränemittel
Opticrom	Cromoglicinsäure	Antiallergikum
Optipect Kodein	Codein	Antitussivum
Optipect N	Campher + Menthol + Pfefferminzöl	Mukolytika
Opturem	Ibuprofen	Analgetikum (NSAID)
Oracef	Cefalexin	Cephalosporin (1. Generation)
Orciprenalin	*Alupent*	Antiarrhythmikum
Orelox	Cefpodoxim	Cephalosporin (3. Generation)
Orfiril	Valproinsäure	Antiepileptikum
Orgametril	Lynestrenol	Gynäkologikum (Gestagen)
Orphol	Dihydroergotoxin	Nootropikum
Orthangin	Weißdornextrakt	Kardiakum
Ortoton	Methocarbamol	Muskelrelaxans
Osnervan	Procyclidin	Parkinsonmittel (Anticholinergikum)
Ospur D3	Vitamin D_3	Vitamin-D-Präparat
Ossin	Natriumfluorid	Fluorid-Präparat
Ossiplex retard	Natriumfluorid + Vitamin C	Fluorid + Vitamin C
Ossofortin	Calciumphosphat + Calciumgluconat + Colecalciferol	Kalziumpräparat + Vitamin D_3
Ostac	Clodronsäure	Bisphosphonat
Ostochont	Salicylat + Benzylnicotinat u. a.	Antirheumatikum
Osyrol	Spironolacton	Diuretikum (Aldosteron-Antagonist)
Osyrol-Lasix	Spironolacton + Furosemid	Diuretikakombination (mit Aldosteronantagonist)
Otalgan	Phenazon + Procain + Glycerol	Analgetikum + Lokalanästhetikum
Otobacid N	Dexamethason + Cinchocain + Butandiol	Glukokortikoid + Lokalanästhetikum
Otriven	Xylometazolin	Sympathomimetikum
Ovestin	Estriol	Östrogen
Oviol	Ethinylestradiol	Kontrazeptivum
oxa von ct	Oxazepam	Benzodiazepin
Oxaceprol	*AHP 200*	Antirheumatikum
Oxazepam	*Adumbran, Noctazepam*	Benzodiazepin
Oxilofrin	*Carnigen*	Antihypotonikum

Tabelle 21 · (Fortsetzung)

Handelsnamen/ **Wirkstoffe**	Wirkstoffe/ Handelsnamen	Substanz-/ Indikationsgruppe
Oxis	Formoterol	Broncholytikum (β_2-Sympatho-mimetikum)
Oxitropium-bromid	Ventilat	Broncholytikum (Anticholinergikum)
Oxprenolol	Trasicor	β-Blocker
Oxybutin Holsten	Oxybutynin	Urologikum (Anticholinergikum)
Oxybutynin	Dridase, Ryol, Spasyt	Urologikum (Anticholinergikum)
oxycardin	Bupranolol + Isosorbiddinitrat	β-Blocker + Nitrat
Oxyfedrin	Ildamen	Koronarmittel
Oxygesic	Oxycodon	Analgetikum (Opioid)
Ozothin E	Paracetamol u. a.	Analgetikum + Mukolytika
Paclitaxel	Taxol	Zytostatikum
Padutin	Kallidinogenase	Asthenozoospermietherapeutikum
Paediathrocin	Erythromycin	Makrolidantibiotikum
Palladon	Hydromorphon	Analgetikum (hochpotentes Opioid)
Paludrine	Proguanil	Malariamittel
Panadol	Paracetamol	Analgetikum
Panchelidon	Schöllkrautextrakt u. a.	Spasmolytikum
Pandel	Hydrocortison	Glukokortikoid
Pangrol	Pankreatin (Lipase + Amylase + Proteasen)	Enzympräparat
Pankraplex Neu	verschiedene pflanzliche Extrakte	Magen-Darm-Mittel
Pankreatan	Pankreatin (Lipase + Amylase + Proteasen)	Enzympräparat
Pankreoflat	Pankreatin (Lipase + Amylase + Proteasen)	Enzympräparat
Pankreon	Pankreatin (Lipase + Amylase + Proteasen)	Enzympräparat
Panoral	Cephaclor	Cephalosporin (1. Generation)
Panotile N	Polymyxin + Fludrocortison + Lidocain	Antibiotikum + Glukokortikoid + Lokalanästh.
Pantederm	Zinkoxid + Dexpanthenol	Wundbehandlungsmittel
Panthenol-(Hersteller)	Dexpanthenol	Wundbehandlungsmittel
Panthogenat	Dexpanthenol	Wundbehandlungsmittel
Pantoprazol	Pantozol, Rifun	Protonenpumpenhemmer
Pantozol	Pantoprazol	Protonenpumpenhemmer
Panzynorm N	Pankreatin (Lipase + Amylase + Proteasen)	Enzympräparat
Panzytrat	Pankreatin (Lipase + Amylase + Proteasen)	Enzympräparat
Paracetamol	ben-u-ron, Lonarid	Analgetikum

Tabelle 21 · (Fortsetzung)

Handelsnamen/ Wirkstoffe	Wirkstoffe/ Handelsnamen	Substanz-/ Indikationsgruppe
Paracodin	Dihydrocodein	Antitussivum (niederpotentes Opioid)
Paraxin	Chloramphenicol	Antibiotikum
Parfenac	Bufexamac	Antiphlogistikum
Pariet	Rabeprazol	Protonenpumpenhemmer
Parkinsan	Budipin	Parkinsonmittel
Parkopan	Trihexyphenidyl	Parkinsonmittel (Anticholinergikum)
Parkotil	Pergolid	Parkinsonmittel (Dopaminagonist)
Paromomycin	*Humatin*	Antibiotikum
Partusisten	Fenoterol	Sympathomimetikum (Wehenhemmer)
Paspertase	Pankreatin + Metoclopramid	Enzympräparat
Paspertin	Metoclopramid	Motilitätstherapeutikum
Paveriwern	Papaver somniferum-Extrakt	Spasmolytikum
Paverysat forte	Chelidonin + Curcumin	Spasmolytikum
Pectocor	Campher	Kardiakum
Pemolin	*Senior, Tradon*	Psychostimulans
Penglobe	Bacampicillin	Breitbandpenicillin
PenHexal	Phenoxymethylpenicillin	Oralpenicillin
Penicillat	Phenoxymethylpenicillin	Oralpenicillin
Penicillin G		Antibiotikum (Benzylpenicillin)
Penicillin V		Antibiotikum (Oralpenicillin)
Pentacarinat	Pentamidin	Antibiotikum
Pentalong	Pentaerithrityltetranitrat	Koronarmittel
Pentasa	Mesalazin	Magen-Darm-Mittel (C. ulcerosa, Morbus Crohn)
Pentazosin	*Fortral*	Analgetikum (hochpotentes Opioid)
Pentifyllin	*Cosaldon*	Nootropikum
Pento-Puren	Pentoxifyllin	Durchblutungsmittel
Pentoxifyllin	*Claudicat, Trental*	Durchblutungsmittel
Pepcidine	Famotidin	H$_2$-Blocker
Pepdul	Famotidin	H$_2$-Blocker
Peptisorb	Nährstoffmischung	Diätetikum
Perazin	*Taxilan*	Neuroleptikum (Phenothiazin)
Perdiphen	Ephedrin + Paracetamol + Diphenylpyralin	Grippemittel
Perenterol	Saccharomyces boulardii	Antidiarrhoikum
Perfan	Enoximon	Phosphodiesterasehemmer
Pergolid	*Parkotil*	Parkinsonmittel (Dopaminagonist)
Perindopril	*Coversum*	ACE-Hemmer

Tabelle 21 · (Fortsetzung)

Handelsnamen/ *Wirkstoffe*	Wirkstoffe/ *Handelsnamen*	Substanz-/ Indikationsgruppe
Perivar N forte	Troxerutin + Heptaminol + Ginkgo biloba	Venentherapeutikum
Perphenazin	*Decentan*	Neuroleptikum (Phenothiazin)
Persumbran	Dipyridamol + Oxazepam	Koronarmittel + Benzodiazepin
Pertenso	Propranolol + Hydralazin + Bendroflumethiazid	β-Blocker + Vasodilatator + Thiaziddiuretikum
Pertofran	Desipramin	Antidepressivum (trizyklisch)
Pethidin	*Dolantin*	Analgetikum (hochpotentes Opioid)
Petinimid	Ethosuximid	Antiepileptikum
Petylyl	Desipramin	Antidepressivum (trizyklisch)
Phardol mono	Hydroxyethylsalicylat	Antirheumatikum
Phenazon	*Dentigoa, Migräne-Kranit*	Migränemittel
Phenergan	Promethazin	Neuroleptikum (Phenothiazin)
Phenhydan	Phenytoin	Antiepileptikum
Phenobarbital	*Lepinal, Luminaletten*	Antiepileptikum
Phenoxybenzamin	*Dibenzyran*	Urologikum (α-Blocker)
Phenprocoumon	*Falithrom, Marcumar*	Antikoagulans
Phenylbutazon	*Ambene, Butazolidin*	Antirheumatikum
Phenytoin	*Epanutin, Zentropil*	Antiepileptikum
Pherajod	Kaliumjodid + Natriumthio-sulfat	Ophthalmikum
Phlebodril	Mäusedornwurzelstockextrakt + Trimethylhesperidin	Venentherapeutikum
Phlogenzym	Bromelaine + Trypsin + Rutosid	Antiphlogistikum
Pholedrin-longo-Isis	Pholedrinsulfat	Antihypotonikum
Pholedrinsulfat	*Adyston, Pholedrin-longo-Isis*	Antihypotonikum
Phosphalugel	Aluminiumphosphat	Antazidum
Physiotens	Moxonidin	Antihypertonikum (zentrales Sympatholytikum)
Phytodolor	verschiedene pflanzliche Extrakte	Antirheumatikum
Phytomenadion	*Kanavit, Konakion*	Vitamin K
Pidilat	Nifedipin	Kalziumantagonist
Pilocarpin	*(Handelsnamen: s. u.)*	Ophthalmikum (bei Glaukom)
Pilocarpol	Pilocarpin	Ophthalmikum (bei Glaukom)
Pilomann	Pilocarpin	Ophthalmikum (bei Glaukom)
Pindolol	*durapindol, Visken*	β-Blocker
pindoreal	Pindolol	β-Blocker
Pinimenthol	Eucalyptusöl + Campher + Menthol	Mukolytikakombination
Pioglitazon	*Actos*	Antidiabetikum (Insulinsensitizer)
Pipamperon	*Dipiperon*	Neuroleptikum (Butyrophenon)

Tabelle 21 · (Fortsetzung)

Handelsnamen/ **Wirkstoffe**	Wirkstoffe/ Handelsnamen	Substanz-/ Indikationsgruppe
Piperacillin	Pipril	Antibiotikum (Breitspektrumpenicillin)
Pipril	Piperacillin	Antibiotikum (Breitspektrumpenicillin)
Piracebral	Piracetam	Nootropikum
Piracetam	Nootrop, Normabrain	Nootropikum
Pirbuterol	Zeisin	Broncholytikum (β_2-Sympatho-mimetikum)
Pirenzepin	Gastrozepin, Ulcoprotect	Anticholinergikum
Piretanid	Arelix	Schleifendiuretikum
Piritramid	Dipidolor	Analgetikum (hochpotentes Opioid)
Piro Phlogont	Piroxicam	Antirheumatikum (NSAID)
Pirorheum	Piroxicam	Antirheumatikum (NSAID)
Piroxicam	Felden, Piro Phlogont	Antirheumatikum (NSAID)
Pizotifen	Mosegor, Sandomigran	Migränemittel
PK-Merz	Amantadin	Parkinsonmittel
Planum	Temazepam	Benzodiazepin
Plaquenil	Hydroxychloroquin	Malariamittel, Antiphlogistikum
Plastufer	Eisen(II)-sulfat	Antianämikum
Plastulen N	Eisen(II)-sulfat + Folsäure	Antianämikum
Platinex	Cisplatin	Zytostatikum
Plavix	Clopidogrel	Thrombozytenaggregations-hemmer
P-Mega-Tablinen	Phenoxymethylpenicillin	Oralpenicillin
Podomexef	Cefpodoxim	Cephalosporin (3. Generation)
Polamidon	Levomethadon	zentral wirkendes Analgetikum
Poloris	Steinkohlenteer + Allantoin	Dermatikum (z. B. bei Psoriasis)
Polymyxin	Polyspectran	Antibiotikum
Polyspectran	Polymyxin	Antibiotikum
Ponstan	Mefenaminsäure	Analgetikum
Posicor	Mibefradil	Kalziumantagonist (T-Kanal-Blocker)
Posilent	Cytidin	Ophthalmikum
Posorutin	Troxerutin	Ophthalmikum
Posterisan	E. coli-Bestandteile	Hämorrhoidenmittel
Povidon-Iod	Betaisodonna	Desinfizienz
Praecicor	Verapamil	Kalziumantagonist
Prajmalium-bitartrat	Neo-Gilurytmal	Klasse-I-Antiarrhythmikum
Pramino	Norgestimat + Ethinylestradiol	Kontrazeptivum
Pravasin	Pravastatin	Lipidsenker (CSE-Hemmer)
Pravastatin	Liprevil, Pravasin	Lipidsenker (CSE-Hemmer)

Tabelle 21 · (Fortsetzung)

Handelsnamen/ *Wirkstoffe*	Wirkstoffe/ *Handelsnamen*	Substanz-/ Indikationsgruppe
Pravidel	Bromocriptin	Prolaktinhemmer, Parkinsonmittel
Praxilene	Naftidrofuryl	Durchblutungsmittel
Praxiten	Oxazepam	Benzodiazepin
Prazepam	*Demetrin, Mono Demetrin*	Benzodiazepin
Praziquantel	*Biltricide, Cesol, Cysticide*	Anthelminthikum
Prazosin	*Eurex, Minipress*	Antihypertonikum (α_1-Blocker)
Prednicarbat	*Dermatop*	Glukokortikoid
Predni-H	Prednisolon	Glukokortikoid
Prednisolon	*Decortin H*	Glukokortikoid
Prednison	*Decortin*	Glukokortikoid
Prednyliden	*Decortilen*	Glukokortikoid
Prelis	Metoprolol	β-Blocker
Prenalex	Tertatolol	β-Blocker
Prent	Acebutolol	β-Blocker
Prepacol	Bisacodyl	Laxans
Pres	Enalapril	ACE-Hemmer
Pres plus	Enalapril + Hydrochlorothiazid	ACE-Hemmer + Thiazid-diuretikum
Presinol	Methyldopa	Antihypertonikum
Presomen	konjugierte Östrogene	Gynäkologikum (z. B. bei klimakt. Beschwerden)
Primolut-Nor	Norethisteronacetat	Gestagen
Primosiston	Norethisteronacetat + Ethinylestradiol	Gestagen + Östrogen
Prinil	Lisinopril	ACE-Hemmer
Procain	*Novocain*	Lokalanästhetikum/Neural-therapeutikum
Procarbazin	*Natulan*	Zytostatikum
Procorum	Gallopamil	Kalziumantagonist (Verapamiltyp)
Procto-Jellin	Flucinolon + Lidocain	Glukokortikoid + Lokalanästhetikum
Procto-Kaban	Clocortolon + Cinchocain	Glukokortikoid + Lokalanästhetikum
Proculin	Naphazolin	Sympathomimetikum
Procyclidin	*Osnervan*	Parkinsonmittel (Anticholinergikum)
Pro-Diaban	Glisoxepid	orales Antidiabetikum (Sulfonylharnstoff)
Progastrit	Aluminiumhydroxid + Magnesiumhydroxid	Antazidum
Progeril	Dihydroergotoxin	Nootropikum
Progestogel	Progesteron	Gestagen
Proglumetacin	*Protaxon*	Antirheumatikum

Tabelle 21 · (Fortsetzung)

Handelsnamen/ *Wirkstoffe*	Wirkstoffe/ *Handelsnamen*	Substanz-/ Indikationsgruppe
Proguanil	*Paludrine*	Malariamittel
Progynova	Estradiolvalerat	Östrogen
Prolastin	α₁-Proteaseninhibitor	Substitutionspräparat
Promazin	*Protactyl, Sinophenin*	Neuroleptikum (Phenothiazin)
Promethazin	*Atosil, Sominex*	Neuroleptikum (Phenothiazin)
Propabloc	Propranolol	β-Blocker
Propafenon	*Rytmonorm*	Antiarrhythmikum
Propaphenin	Chlorpromazin	Neuroleptikum (Phenothiazin)
Prophylux	Propranolol	β-Blocker
Propicillin	*Baycillin*	Antibiotikum (Oralpenicillin)
Propiverin	*Mictonorm*	Urologikum (Anticholinergikum)
Propofol	*Disoprivan*	Narkosemittel
propra-(Hersteller)	Propranolol	β-Blocker
Propranolol	*Dociton, Indobloc*	β-Blocker
Propranur	Propranolol	β-Blocker
Propulsin	Cisaprid	Prokinetikum
Propycil	Propylthiouracil	Thyreostatikum
Propylnicotinat	*Elacur hot, Nicodan*	Antirheumatikum
Propylthiouracil	*Propycil, Thyreostat*	Thyreostatikum
Propyphenazon	*Demex, Eufibron, Isoprochin*	Analgetikum
Proscillaridin	*Talusin*	Digitalisglykosid
Prosiston	Norethisteron + Ethinyl-estradiol	Gestagen + Östrogen
Prospan	Efeublättertrockenextrakt	Antitussivum
Prosta Fink N	Kürbissamenextrakt	Urologikum (z. B. bei Reizblase)
Prostagutt forte	Sägepalmenfrüchte- + Brennesselwurzelextrakt	Urologikum (z. B. bei Prostataadenom)
Prostagutt mono	Sägepalmenfrüchteextrakt	Urologikum (z. B. bei Prostataadenom)
Prostamed	Kürbissamenextrakt u. a.	Urologikum (z. B. bei Reizblase)
Prostasal	β-Sitosterin	Urologikum (z. B. bei Prostataadenom)
Prostatin F	verschiedene pflanzliche Extrakte	Urologikum (z. B. bei Prostatitis)
Prosta-Urgenin	Sägepalmenfrüchteextrakt	Urologikum (z. B. bei Prostataadenom)
Prostavasin	Aloprostadil	Prostaglandin
Prostigmin	Neostigmin	Cholinesterasehemmer
Pro-Symbioflor	E. coli- + Enterococcus faecalis-Autolysat	Magen-Darm-Mittel
Protactyl	Promazin	Neuroleptikum (Phenothiazin)
Protagent	Polyvidon	Filmbildner
Protaxon	Proglumetacin	Antirheumatikum
Prothazin	Promethazin	Neuroleptikum (Phenothiazin)

Tabelle 21 · (Fortsetzung)

Handelsnamen/ *Wirkstoffe*	Wirkstoffe/ *Handelsnamen*	Substanz-/ Indikationsgruppe
Prothil	Medrogeston	Gestagen
Prothipendyl	*Dominal*	Neuroleptikum
Prothrombin-Komplex	*Beriplex*	Blutgerinnungspräparat
Provas	Valsartan	AT_1-Antagonist
Provas comp	Valsartan + Hydrochloro-thiazid	AT_1-Antagonist + Thiaziddiuretikum
Proxen	Naproxen	Antirheumatikum
Pryleugan	Imipramin	Antidepressivum (trizyklisch)
Pseudocef	Cefsulodin	Cephalosporin (3. Generation)
Psoralon	Cignolin	Psoriasismittel
Psorcutan	Calcipotriol	Psoriasismittel
Psychotonin forte	Johanniskrautextrakt	Psychopharmakum
Psyquil	Triflupromazin	Neuroleptikum (Phenothiazin)
Pulmicort	Budesonid	topisches Glukokortikoid
Pulmicret	Acetylcystein	Mukolytikum
PulmiDur	Theophyllin	Broncholytikum
Pulmocare	Nährstoffmischung	Diätetikum
Pulmotin N	Anisöl + Campher + Eucalyptusöl + Thymianöl u. a.	Mukolytikakombination
Puregon	Follitropin beta	Gonadotropin
Puri-Nethol	Mercaptopurin	Zytostatikum
PVP Jod-ratioph.	Polyvidon-Jod	Wundbehandlungsmittel
Pyrafat	Pyrazinamid	Tuberkulostatikum
Pyralvex	Rhabarberwurzelextrakt + Salicylsäure	Mund- und Rachentherapeutikum
Pyrantel	*Helmex*	Anthelminthikum
Pyrazinamid	*Pyrafat*	Tuberkulostatikum
Pyridoxin	*Hexobion, Lophakomp*	Vitamin B_6
Pyrimethamin	*Daraprim*	Antibiotikum
Pyritinol	*Encephabol, Ardeyceryl*	Nootropikum
Pyromed	Paracetamol	Analgetikum
Pyrvinium	*Molevac, Pyrcon*	Anthelminthikum
Quadropril	Spirapril	ACE-Hemmer
Quantalan	Colestyramin	Lipidsenker (Anionenaustauscher)
Quensyl	Hydroxychloroquin	Antimalariamittel/Rheuma-Basistherapeutikum
Querto	Carvedilol	β-Blocker
Quetiapin	*Seroquel*	atypisches Neuroleptikum
Quilonum	Lithium	Antidepressivum
Quinapril	*Accupro*	ACE-Hemmer
Rabeprazol	*Pariet*	Protonenpumpenhemmer

Tabelle 21 · (Fortsetzung)

Handelsnamen/ **Wirkstoffe**	Wirkstoffe/ Handelsnamen	Substanz-/ Indikationsgruppe
Radenorm	Nitrazepam	Benzodiazepin
Radepur	Chlordiazepoxid	Benzodiazepin
Ralofekt	Pentoxifyllin	Durchblutungsmittel
Raloxifen	*Evista*	Östrogenrezeptor-Modulator
Ramipril	*Delix, Vesdil*	ACE-Hemmer
Raniberl	Ranitidin	H$_2$-Blocker
Ranitic	Ranitidin	H$_2$-Blocker
Ranitidin	*Sostril, Zantic*	H$_2$-Blocker
Rantudil	Acemetacin	Antirheumatikum
Rebetol	Ribavirin	Virostatikum
Rebif	Interferon-β-1 a	Virostatikum
Recessan	Polidocanol	Mund- und Rachentherapeutikum
Rectodelt	Prednison	Glukokortikoid
Reductil	Sibutramin	Abmagerungsmittel
Refludan	Lepirudin	Antikoagulans
Refobacin	Gentamicin	Aminoglykosidantibiotikum
Regepithel	Vitamin A + Vitamin B$_1$ + Calciumpantothenat	Ophthalmikum
Rekawan	Kaliumchlorid	Kaliumpräparat
Relenza	Zanamivir	Virostatikum
Relefact TRH	TRH (Protirelin)	Hypothalamushormon
Remedacen	Dihydrocodein	Antitussivum (niederpotentes Opioid)
Remergil	Mirtazapin	Antidepressivum
Remestan	Temazepam	Benzodiazepin
Remicade	Infliximab	Antikörper gegen Tumornekrosefaktor
Remid	Allopurinol	Gichtmittel
Remifemin	Rhiz. Cimicifugae-Extrakt	Gynäkologikum (z. B. bei klimakt. Beschwerden)
Reminyl	Galantamin	Nootropikum (Cholinesterasehemmer)
Renacor	Enalapril + Hydrochlorothiazid	ACE-Hemmer + Thiaziddiuretikum
Rentibloc	Sotalol	β-Blocker
Rentylin	Pentoxifyllin	Durchblutungsmittel
Repaglinid	*NovoNorm*	Antidiabetikum (prandialer Glukoseregulator)
Reparil	Aescin	Antiphlogistikum
ReoPro	Abciximab	Thrombozytenaggregationshemmer
Reproterol	*Bronchospasmin*	β_2-Sympathomimetikum
ReQuip	Ropinirol	Parkinsonmittel (Dopaminagonist)

Tabelle 21 · (Fortsetzung)

Handelsnamen/ **Wirkstoffe**	Wirkstoffe/ Handelsnamen	Substanz-/ Indikationsgruppe
Rescriptor	Delavirdin	Virostatikum
Resochin	Chloroquin	Antimalariamittel/Rheuma-Basistherapeutikum
Resonium	Polystyroldivinylbenzolsulfonsäure	Kationenaustauscher
Respicort	Budesonid	topisches Glukokortikoid
Rapilysin	Reteplase	Fibrinolytikum
Reteplase	*Rapilysin*	Fibrinolytikum
Retrovir	Zidovudin (AZT)	Virostatikum
Rewodina	Diclofenac	Antirheumatikum (NSAID)
Rhefluin	Amilorid + Hydrochlorothiazid	Diuretikakombination (kaliumsparend)
Rheumabene	Dimethylsulfoxid	Antirheumatikum
Rheumon	Etofenamat	Antirheumatikum
Rhinex	Naphazolin	Sympathomimetikum
Rhinomer	Meerwasser	Rhinologikum
Rhinopront-Saft	Carbinoxamin + Phenyl-propanolamin	Antihistaminikum + Sympatho-mimetikum
Rhinopront-Spray	Tetryzolin	Sympathomimetikum
Rhinospray	Tramazolin	Sympathomimetikum
Rhinotussal	Dextromethorphan + Phenylpro-panolamin u. a.	Antitussivum + Sympatho-mimetikum
Rhoival	verschiedene pflanzliche Extrakte	Urologikum (z. B. bei Reizblase)
Rhythmodan	Disopyramid	Klasse-I-Antiarrhythmikum
Ribavirin	*Rebetol, Virazole*	Virostatikum
Ridaura	Auranofin	Rheuma-Basistherapeutikum (Goldpräparat)
Rifa	Rifampicin	Tuberkulostatikum
Rifampicin	*Eremfat, Rifa*	Tuberkulostatikum
Rifun	Pantoprazol	Protonenpumpenhemmer
Rinofluimucil-S	Acetylcystein + Tuamino-heptan	Mukolytikum + Sympatho-mimetikum
Riopan Tbl.	Magaldrat	Antazidum
Risedronsäure	*Actonel*	Bisphosphonat
Risperdal	Risperidon	atypisches Neuroleptikum
Ritalin	Methylphenidat	Psychoanaleptikum
Ritonavir	*Norvir*	Virostatikum
Rivanol	Ethacridinlactat	Antiseptikum
Rivastigmin	*Exelon*	Nootropikum (Cholinesterase-hemmer)
Rivotril	Clonazepam	Antiepileptikum
Roaccutan	Isotretinoin	Dermatikum (Retinoid)
Rocaltrol	Calcitriol	Vitamin D

Tabelle 21 · (Fortsetzung)

Handelsnamen/ Wirkstoffe	Wirkstoffe/ Handelsnamen	Substanz-/ Indikationsgruppe
Rocephin	Ceftriaxon	Cephalosporin (3. Generation)
Rocornal	Trapidil	Koronarmittel
Rofecoxib	*Vioxx* *seit 10/04 aus dem Handel*	Antirheumatikum (COX-2-Inhibitor)
Roferon	Interferon-α-2 a	Virostatikum
Rohypnol	Flunitrazepam	Hypnotikum (Benzodiazepin)
Rökan	Ginkgo-biloba-Extrakt	Nootropikum
Romilar Roche	Dextromethorphan	Antitussivum
Ropinirol	*ReQuip*	Parkinsonmittel (Dopaminagonist)
Rosiglitazon	*Avandia*	Antidiabetikum (Insulinsensitizer)
Rovamycine	Spiramycin	Makrolidantibiotikum
Roxatidin	*Roxit*	H$_2$-Blocker
Roxigrün	Roxithromycin	Makrolidantibiotikum
Roxit	Roxatidin	H$_2$-Blocker
Roxithromycin	*Roxigrün, Rulid*	Makrolidantibiotikum
r-PA	*Rapilysin*	Fibrinolytikum
rt-PA	*Actilyse*	Fibrinolytikum
Rudotel	Medazepam	Benzodiazepin
Rulid	Roxithromycin	Makrolidantibiotikum
Rythmodul	Disopyramid	Klasse-I-Antiarrhythmikum
Rytmonorm	Propafenon	Klasse-I-Antiarrhythmikum
sab simplex	Dimeticon	Karminativum (Mittel gegen Blähungen)
Salazosulfapyridin	*Azulfidine*	Sulfonamid (z. B. bei Colitis, Morbus Crohn) /Rheuma-Basistherapeutikum
Salbupur	Salbutamol	Broncholytikum (β$_2$-Sympathomimetikum)
Salbutamol	*Broncho Spray, Sultanol*	Broncholytikum (β$_2$-Sympathomimetikum)
Sali-Adalat	Nifedipin + Mefrusid	Kalziumantagonist + Thiaziddiuretikum
Sali-Prent	Acebutolol + Mefrusid	β-Blocker + Thiaziddiuretikum
Salmeterol	*aeromax, Serevent*	Broncholytikum (β$_2$-Sympathomimetikum)
Salofalk	Mesalazin	Magen-Darm-Mittel (z. B. bei Colitis ulcerosa)
Salvipeptid	Nährstoffmischung	Diätetikum
Salviplus	Nährstoffmischung	Diätetikum
Salvimusin	Nährstoffmischung	Diätetikum
Sanasepton	Erythromycin	Makrolidantibiotikum
Sanasthmax	Beclometason	topisches Glukokortikoid
Sanasthmyl	Beclometason	topisches Glukokortikoid
Sandimmun	Ciclosporin	Immunsuppressivum

Tabelle 21 · (Fortsetzung)

Handelsnamen/ **Wirkstoffe**	Wirkstoffe/ Handelsnamen	Substanz-/ Indikationsgruppe
Sandoglobulin		Immunglobuline
Sandomigran	Pizotifen	Migränemittel
Sandostatin	Octreotid	Somatostatin-Analogon
Sansanal	Captopril	ACE-Hemmer
Santax	Hefeextrakt	Antidiarrhoikum
Saquinavir	*Invirase*	Virostatikum
Saroten	Amitriptylin	Antidepressivum (trizyklisch)
Scheriproct	Prednisolon + Cinchocain	Glukokortikoid + Lokalanästhetikum
Schmerz-Dolgit	Ibuprofen	Analgetikum (NSAID)
Sedacur	Baldrianwurzelextrakt	Sedativum
Sedalipid	Magnesium-pyridoxal-5'-phosphat-glutamat	Lipidsenker
Sedariston	verschiedene pflanzliche Extrakte	Psychopharmakum
Sedotussin	Pentoxyverin	Antitussivum
Sedotussin plus	Pentoxyverin + Chlorphenamin	Antitussivum + Antihistaminikum
Sedovegan	Johanniskrautextrakt	Psychopharmakum
Selectol	Celiprolol	β-Blocker
Selegam	Selegilin	Parkinsonmittel (MAO-Hemmer)
Selegilin	*Deprenyl, Movergan*	Parkinsonmittel (MAO-Hemmer)
Selepark	Selegilin	Parkinsonmittel (MAO-Hemmer)
Selipran	Pravastatin	Lipidsenker (CSE-Hemmer)
Sempera	Itraconazol	Antimykotikum
Senior	Pemolin	Psychostimulans
Sensit	Fendilin	Kalziumantagonist
Serdolect	Sertindol	atypisches Neuroleptikum
Serenoa ratioph.	Serenoaextrakt	Urologikum (z. B. bei Prostataadenom)
Serevent	Salmeterol	Broncholytikum (β2-Sympathomimetikum)
Sermion	Nicergolin	Nootropikum
Seroquel	Quetiapin	atypisches Neuroleptikum
Sertindol	*Serdolect*	atypisches Neuroleptikum
Sertralin	*Gladem, Zoloft*	Antidepressivum (Serotonin-Wiederaufn.-H.)
Sibelium	Flunarizin	Kalziumantagonist
Siccaprotect	Dexpanthenol + Polyvinylalkohol	Ophthalmikum
Sigabloc	Atenolol + Chlortalidon	β-Blocker + Thiaziddiuretikum
Sigabroxol	Ambroxol	Mukolytikum
Sigacalm	Oxazepam	Benzodiazepin
Sigacap	Captopril	ACE-Hemmer
Sigadoxin	Doxycyclin	Antibiotikum (Tetrazyklin)

Tabelle 21 · (Fortsetzung)

Handelsnamen/ *Wirkstoffe*	Wirkstoffe/ *Handelsnamen*	Substanz-/ Indikationsgruppe
Sigafenac	Diclofenac	Antirheumatikum (NSAID)
Sigamuc	Doxycyclin + Ambroxol	Antibiotikum (Tetrazyklin) + Mukolytikum
Sigaperidol	Haloperidol	Neuroleptikum (Butyrophenon)
Sigaprim	Trimethoprim + Sulfamethoxazol	Antibiotikum
Sigaprolol	Metoprolol	β-Blocker
Silentan Nefopam	Nefopam	Analgetikum
Silomat	Clobutinol	Antitussivum
Simplotan	Tinidazol	Antibiotikum (Nitroimidazol)
Simvastatin	*Denan, Zocor*	Lipidsenker (CSE-Hemmer)
Sinfrontal	homöopathische Mischung	Rhinologikum
Singulair	Montelukast	Antiasthmatikum (Leukotrienantagonist)
Sinophenin	Promazin	Neuroleptikum (Phenothiazin)
Sinquan	Doxepin	Antidepressivum (trizyklisch)
Sinuforton	verschiedene pflanzliche Extrakte	Mukolytikakombination
Sinupret	verschiedene pflanzliche Extrakte	Mukolytikakombination
Sinuselect	homöopathische Mischung	Rhinologikum
Siozwo N	Naphazolin	Sympathomimetikum
Siran	Acetylcystein	Mukolytikum
Sirdalud	Tizanidin	Muskelrelaxans
Siros	Itraconazol	Antimykotikum
Sirtal	Carbamazepin	Antiepileptikum
Sita	Sägepalmenfrüchteextrakt	Urologikum (z. B. bei Prostatahyperplasie)
Sito-Lande	β-Sitosterin	Prostatamittel
Sitosterin	*Azuprostat, Harzol*	Prostatamittel
Skelid	Tiludronsäure	Bisphosphonat
Skid	Minocyclin	Antibiotikum (Tetrazyklin)
Skilpin	Aluminiumhydroxid + Magnesiumcarbonat u. a.	Antidiarrhoikum
Sobelin	Clindamycin	Antibiotikum
Solan M	Vitamin A	Ophthalmikum
Solcosplen	Kälbermilzfiltrat	Gynäkologikum (z. B. bei klimakt. Beschwerden)
Soledum	Cineol	Mukolytikum
Solgol	Nadolol	β-Blocker
Solosin	Theophyllin	Broncholytikum
Solu-Decortin H	Prednisolon	Glukokortikoid
Solugastril	Aluminiumhydroxid + Calciumcarbonat	Antazidum

Tabelle 21 · (Fortsetzung)

Handelsnamen/ **Wirkstoffe**	Wirkstoffe/ Handelsnamen	Substanz-/ Indikationsgruppe
Solupen D	Oxedrin + Naphazolin + Dexamethason u. a.	Sympathomimetika + Glukokortikoid
Sominex	Promethazin	Neuroleptikum (Phenothiazin)
Sonata	Zaleplon	Hypnotikum (Pyrazolopyrimidin)
Sophtal-Pos N	Salicylsäure	Ophthalmikum
Sormodren	Bornaprin	Parkinsonmittel (Anticholinergikum)
Sorquetan	Tinidazol	Antibiotikum (Nitroimidazol)
Sortis	Atorvastatin	Lipidsenker (CSE-Hemmer)
Sostril	Ranitidin	H_2-Blocker
Sotacor	Sotalol	β-Blocker
Sotahexal	Sotalol	β-Blocker
Sotalex	Sotalol	β-Blocker
Sotalol	*Rentibloc, Sotalex*	β-Blocker
Sotastad	Sotalol	β-Blocker
Sovel	Norethisteron	Gestagen
Soventol	Bamipin	Antihistaminikum
Soventol Hydrocort.	Hydrocortison	Glukokortikoid
Sparfloxacin	*Zagam*	Antibiotikum (Gyrasehemmer)
Spasmex	Trospiumchlorid	Spasmolytikum
Spasmo Gallo Sanol	Schöllkraut- + Gelbwurz-extrakt	Gallenwegstherapeutikum
Spasmo-Cibalgin S	Propyphenazon + Drofenin	Analgetikum + Spasmolytikum
Spasmo-lyt	Trospiumchlorid	Spasmolytikum
Spasmo-Muco-solvan	Clenbuterol + Ambroxol	Broncholytikum + Mukolytikum
Spasmo-Nervo-gastrol	Butinolin + Calciumcarbonat + Bismutnitrat	Spasmolytikum + Antazida
Spasmo-Solu-gastril	Butinolin + Aluminiumhydroxid + Calciumcarbonat	Spasmolytikum + Antazida
Spasmo-Urgenin TC	Trospiumchlorid	Spasmolytikum
Spasuret	Flavoxat	Spasmolytikum
Spectinomycin	*Stanilo*	Aminoglykosid-Antibiotikum
Spersacarpin	Pilocarpin	Cholinergikum (bei Glaukom)
Spersadexolin	Dexamethason + Chlor-amphenicol + Tetryzolin	Glukokortikoid + Antibiotikum + Lokalanästhet.
Spersallerg	Antazolin + Tetryzolin	Antihistaminikum + Sympatho-mimetikum
Spiramycin	*Rovamycine, Selectomycin*	Makrolidantibiotikum
Spirapril	*Quadropril*	ACE-Hemmer
Spiriva	Tiotropiumbromid	Broncholytikum (Anticholin-ergikum)

Tabelle 21 · (Fortsetzung)

Handelsnamen/ _Wirkstoffe_	Wirkstoffe/ _Handelsnamen_	Substanz-/ Indikationsgruppe
Spiro comp.	Spironolacton + Furosemid	Aldosteron-Antagonist + Schleifendiuretikum
Spiro-D-Tablinen	Spironolacton + Furosemid	Aldosteron-Antagonist + Schleifendiuretikum
Spironolacton	_Aldactone, Osyrol_	Aldosteron-Antagonist
Spiropent	Clenbuterol	Broncholytikum (β_2-Sympathomimetikum)
Spizef	Cefotiam	Cephalosporin (2. Generation)
Spondylonal	Vitamin E + Vitamin B_1 + Vitamin B_6 + Vitamin B_{12}	Vitaminkombination
Spondyvit	Vitamin E	Vitaminpräparat
Stangyl	Trimipramin	Antidepressivum (trizyklisch)
Stanilo	Spectinomycin	Aminoglykosid-Antibiotikum
Staphylex	Flucloxacillin	Antibiotikum (Staphylokokken-Penicillin)
Starlix	Nateglinid	Antidiabetikum (prandialer Glukoseregulator)
Staurodorm	Flurazepam	Benzodiazepin
Stavudin	_Zerit_	Virostatikum
Stiemycine	Erythromycin	Makrolidantibiotikum
Stillacor	β-Acetyldigoxin	Digitalisglykosid
Stilnox	Zolpidem	Hypnotikum (Imidazopyridin)
Streptase	Streptokinase	Fibrinolytikum
Strepto-Fatol	Streptomycin	Tuberkulostatikum
Strepto-Hefa	Streptomycin	Tuberkulostatikum
Streptokinase	_Streptase_	Fibrinolytikum
Streptomycin	_Strepto-Hefa, Strepto-Fatol_	Tuberkulostatikum
Striaton	Levodopa + Carbidopa	Parkinsonmittel
Stocrin	Efavirenz (EFV)	Virostatikum
Stutgeron	Cinnarizin	Antihistaminikum
Sucralfat	_Ulcogant_	Ulkusmittel
Sulfasalazin	_Azulfidine_	Sulfonamid (z. B. bei Colitis, Morbus Crohn) /Rheuma-Basistherapeutikum
Sulpirid	_Arminol, Dogmatil, Meresa, neogamma_	Neuroleptikum (Dopaminantagonist)
Sultanol	Salbutamol	Broncholytikum (β_2-Sympathomimetikum)
Sumatriptan	_Imigran_	Migränemittel
Supertendin	Dexamethason + Lidocain	Glukokortikoid + Lokalanästhetikum
Supracombin	Trimethoprim + Sulfamethoxazol	Antibiotikum
Supracyclin	Doxycyclin	Antibiotikum (Tetrazyklin)
Suprarenin	Epinephrin	α- u. β-Sympathomimetikum

Tabelle 21 · (Fortsetzung)

Handelsnamen/ **Wirkstoffe**	Wirkstoffe/ *Handelsnamen*	Substanz-/ Indikationsgruppe
Suprax	Cefixim	Cephalosporin (3. Generation)
Surgam	Tiaprofensäure	Antirheumatikum
Surmontil	Trimipramin	Antidepressivum (trizyklisch)
Survimed	Nährstoffmischung	Diätetikum
Sustiva	Efavirenz (EFV)	Virostatikum
Sweatosan N	Salbeiextrakt	Antihidrotikum
Symadal	Dimeticon	Hautschutzmittel
Symbicort	Formoterol + Budesonid	β_2-Sympathomimetikum + Glukokortikoid
Symbioflor 1	Enterococcus faecalis	Immuntherapeutikum
Symbioflor 2	E. coli	Immuntherapeutikum
Synacthen	ACTH	Hypophysenvorderlappenhormon
Synapause E	Estriol	Östrogen
Syntaris	Flunisolid	Glukokortikoid
Syntestan	Cloprednol	Glukokortikoid
Systral	Chlorphenoxamin	Antihistaminikum
Syviman N	verschiedene pflanzliche Extrakte	Antirheumatikum
Tabalon	Ibuprofen	Analgetikum (NSAID)
Tachmalcor	Detajmiumbitartrat	Antiarrhythmikum
Tacrin	*Cognex*	Nootropikum (Cholinesterasehemmer)
Tafil	Alprazolam	Benzodiazepin
Tagamet	Cimetidin	H_2-Blocker
Takus	Ceruletid	Cholinergikum
Talcid	Hydrotalcit	Antazidum
Talso	Sabalfrucht-Extrakt	Urologikum (z. B. bei Prostatahyperplasie)
Talusin	Proscillaridin	Digitalisglykosid
talvosilen	Paracetamol + Codeinphosphat	Analgetikakombination
Tambocor	Flecainid	Klasse-I-Antiarrhythmikum
Tamoxifen	*Nolvadex*	Antiöstrogen
Tamsulosin	*Alna, Omnic*	Prostatamittel (Alphablocker)
Tamuc	Acetylcystein	Mukolytikum
Tanatril	Imidapril	ACE-Hemmer
Tannacomp	Tanninalbuminat + Ethacridinlactat	Antidiarrhoikum + Antiseptikum
Tannolact	synthetische Gerbstoffe u. a.	Dermatikum
Tannosynt	synthetische Gerbstoffe u. a.	Dermatikum
Tantum Verde	Benzydamin	Antiphlogistikum
Tapazole	Thiamazol	Thyreostatikum
Tardigal	Digitoxin	Digitalisglykosid
Target	Felbinac	Antirheumatikum

Tabelle 21 · (Fortsetzung)

Handelsnamen/ **Wirkstoffe**	Wirkstoffe/ *Handelsnamen*	Substanz-/ Indikationsgruppe
Targocid	Teicoplanin	Glykopeptid-Antibiotikum
Tarivid	Ofloxacin	Antibiotikum (Gyrasehemmer)
Tarka	Verapamil + Trandolapril	Kalziumantagonist + ACE-Hemmer
Tauredon	Natriumaurothiomalat	Antirheumatikum (Goldpräparat)
Tavanic	Levofloxacin	Antibiotikum (Gyrasehemmer)
Tavegil	Clemastin	Antihistaminikum
Tavor	Lorazepam	Benzodiazepin
Taxilan	Perazin	Neuroleptikum (Phenothiazin)
Taxol	Paclitaxel	Zytostatikum
Taxotere	Docetaxel	Zytostatikum
Tazobac	Piperacillin + Tazobactam	Breitbandantibiotikum
Tebesium	Isoniazid + Pyridoxin	Tuberkulostatikum + Vitamin B_6
Tebonin	Ginkgo-biloba-Extrakt	Nootropikum
Tegretal	Carbamazepin	Antiepileptikum
Teicoplanin	*Targocid*	Glykopeptidantibiotikum
Teldane	Terfenadin	Antihistaminikum
Telfast	Fexofenadin	Antihistaminikum
Telithromycin	*Ketek*	Antibiotikum (Ketolid)
Telmisartan	*Micardis*	AT_1-Antagonist
Temazepam	*Planum, Remestan*	Benzodiazepin
Temesta	Lorazepam	Benzodiazepin
Temgesic	Buprenorphin	Analgetikum (hochpotentes Opioid)
Tempil	Ibuprofen	Analgetikum (NSAID)
Tenecteplase	*Metalyse*	Fibrinolytikum
Teneretic	Atenolol + Chlortalidon	β-Blocker + Thiaziddiuretikum
Tenofovir (TDF)	*Viread*	Virostatikum
Tenormin	Atenolol	β-Blocker
Tenoxicam	*Tilcotil*	Antirheumatikum (NSAID)
Tensiomin	Captopril	ACE-Hemmer
tensobon	Captopril	ACE-Hemmer
tensobon comp	Captopril + Hydrochlorothiazid	ACE-Hemmer + Thiaziddiuretikum
Tensostad	Captopril	ACE-Hemmer
Tepilta	Oxetacin + Aluminiumhydroxid + Magnesiumhydroxid	Anästhetikum + Antazida-kombination
Terazosin	*Heitrin*	Antihypertonikum ($α_1$-Blocker)
Terbutalin	*Aerodur, Bricanyl*	Broncholytikum ($β_2$-Sympatho-mimetikum)
Terfemundin	Terfenadin	Antihistaminikum
Terfenadin	Terfenadin	Antihistaminikum
Terfenadin	*Hisfedin, Teldane, Vividrin*	Antiallergikum (Antihistaminikum)

Tabelle 21 · (Fortsetzung)

Handelsnamen/ *Wirkstoffe*	Wirkstoffe/ *Handelsnamen*	Substanz-/ Indikationsgruppe
Terracortil	Hydrocortison + Oxytetracyclin + Polymyxin B	Glukokortikoid + Antibiotikakombination
Terramycin	Hydrocortison + Polymyxin B	Glukokortikoid + Antibiotikum
Terzolin	Ketoconazol	Antimykotikum
Testoviron	Testosteron	Androgen
Tetra-Gelomyrtol	Myrtol + Oxytetracyclin	Mukolytikum + Antibiotikum (Tetrazyklin)
Tetrazepam	*Mobiforton, Musaril, Myospasmal, Tepam*	Muskelrelaxans (Benzodiazepin)
Teveten	Eprosartan	AT$_1$-Antagonist
Theolair	Theophyllin	Broncholytikum
Theophyllard	Theophyllin	Broncholytikum
Theophyllin	*Bronchoretard, Euphyllin*	Broncholytikum
Thermo-Menthoneurin	Hydroxyethylsalicylat + Benzylnicotinat	Antirheumatikum + hautrötendes Mittel
Thermo-Rheumon	Etofenamat + Benzylnicotinat	Antirheumatikum + hautrötendes Mittel
Thevier	Levothyroxin	Schilddrüsenhormon
Thiamazol	*Favistan, Methizol*	Thyreostatikum
Thiamin	*Aneurin, Betabion*	Vitamin B$_1$
Thilo-Tears	Carbomer + Mannitol	Tränenersatz
Thioctacid	α-Liponsäure	Neuropathiepräparat
Thiogamma	α-Liponsäure	Neuropathiepräparat
Thioguanin		Zytostatikum
Thiotepa		Zytostatikum
Thioridazin	*Melleril, Melleretten*	Neuroleptikum (Phenothiazin)
Thomapyrin	Acetylsalicylsäure + Paracetamol + Coffein	Analgetikakombination
Thomasin	Etilefrin	Antihypotonikum
Thombran	Trazodon	Antidepressivum
Thrombareduct	Heparin	Venentherapeutikum (Antikoagulans)
Thymipin N	Thymianextrakt	Mukolytikum
Thyreocomb	Levothyroxin + Kaliumjodid	Schilddrüsenhormon + Jodid
Thyreotom	Liothyronin + Levothyroxin	Schilddrüsenhormone
Thyrex	Levothyroxin	Schilddrüsenhormon
Tiapridal	Tiaprid	Antihyperkinetikum
Tiapridex	Tiaprid	Antihyperkinetikum
Tiaprofensäure	*Surgam*	Antirheumatikum
Ticlopidin	*Tiklyd*	Thrombozytenaggregationshemmer
Tiklyd	Ticlopidin	Thrombozytenaggregationshemmer
Tilade	Nedocromil	Antiallergikum

Tabelle 21 · (Fortsetzung)

Handelsnamen/ **Wirkstoffe**	Wirkstoffe/ *Handelsnamen*	Substanz-/ Indikationsgruppe
Tilcotil	Tenoxicam	Antirheumatikum (NSAID)
Tilidin + Naloxon	*Valoron*	Analgetikum (niederpotentes Opioid)
Tiludronsäure	*Skelid*	Bisphosphonat
Timohexal	Timolol	β-Blocker
Timolol POS	Timolol	β-Blocker
Timomann	Timolol	β-Blocker
Timonil	Carbamazepin	Antiepileptikum
Tim-Ophtal	Timolol	β-Blocker
Timosine	Timolol	β-Blocker
Timpilo	Timolol + Pilocarpin	β-Blocker + Cholinergikum
Tinidazol	*Simplotan, Sorquetan*	Antibiotikum (Nitroimidazol)
Tinzaparin	*innohep*	Antikoagulans (fraktioniertes Heparin)
Tiotropium-bromid	*Spiriva*	Broncholytikum (Anticholinergikum)
Tirofiban	*Aggrastat*	Thrombozytenaggregationshemmer
Titretta analgica	Propyphenazon	Analgetikum
Tizanidin	*Sirdalud*	Muskelrelaxans
TMS	Trimethoprim + Sulfa-methoxazol	Antibiotikum
Tobramycin	*Gernebcin*	Aminoglykosidantibiotikum
Tocopherol	*Eplonat, Eusovit, Optovit*	Vitamin E
Tofranil	Imipramin	Antidepressivum (trizyklisch)
Tolid	Lorazepam	Benzodiazepin
Tolperison	*Mydocalm*	Muskelrelaxans
Tolterodin	*Detrusitol*	Urologikum (Anticholinergikum)
Tolvin	Mianserin	Antidepressivum
Tonoftal	Tolnaftat	Antimykotikum
Tonoprotect	Atenolol	β-Blocker
Tonsilgon N	verschiedene pflanzliche Extrakte	Mund- und Rachentherapeutikum
Tonsiotren	homöopathische Mischung	Mund- und Rachentherapeutikum
Topsym	Fluocinonid	Glukokortikoid
Torasemid	*Torem, Unat*	Schleifendiuretikum
Torem	Torasemid	Schleifendiuretikum
Torrat	Metipranolol + Butizid	β-Blocker + Thiaziddiuretikum
Totocortin	Dexamethason	Glukokortikoid
toxi-loges	homöopathische Mischung	Immunstimulans
Trachisan	Chlorhexidin + Tyrothricin + Lidocain	Antiseptikum + Antibiotikum + Lokalanästhet.
Tradon	Pemolin	Psychostimulans

Tabelle 21 · (Fortsetzung)

Handelsnamen/ **Wirkstoffe**	Wirkstoffe/ *Handelsnamen*	Substanz-/ Indikationsgruppe
Trama-Dorsch	Tramadol	Analgetikum (niederpotentes Opioid)
Tramadol	*Tramal, Tramundin*	Analgetikum (niederpotentes Opioid)
Tramagit	Tramadol	Analgetikum (niederpotentes Opioid)
Tramal	Tramadol	Analgetikum (niederpotentes Opioid)
Tramundin	Tramadol	Analgetikum (niederpotentes Opioid)
Trandolapril	*Gopten, Udrik*	ACE-Hemmer
Tranexamsäure	*Anvitoff, Ugurol*	Antifibrinolytikum
Tranquase	Diazepam	Benzodiazepin
Transbronchin	Carbocistein	Mukolytikum
Transpulmin Balsam	Cineol + Levomenthol + Campher	Mukolytikakombination
Tranxilium	Clorazepat	Benzodiazepin
Trapidil	Rocornal	Koronarmittel
Trasicor	Oxprenolol	β-Blocker
Trasitensin	Oxprenolol + Chlortalidon	β-Blocker + Thiaziddiuretikum
Trasylol	Aprotinin	Antifibrinolytikum
traumanase	Bromelaine	Antiphlogistikum
Traumasenex	Hydroxyethylsalicylat	Antirheumatikum
Traumeel	homöopathische Mischung	Antiphlogistikum
Traumon	Etofenamat	Antirheumatikum
Travocort	Isoconazol	Antimykotikum
Trecalmo	Clotiazepam	Benzodiazepin
Tredalat	Acebutolol + Nifedipin	β-Blocker + Kalziumantagonist
Treloc	Metoprolol + Hydrochlorothiazid + Hydralazin	Antihypertonikakombination
Tremarit	Metixen	Parkinsonmittel (Anticholinergikum)
Trental	Pentoxifyllin	Durchblutungsmittel
Trepress	Oxprenolol + Hydralazin + Chlortalidon	β-Blocker + Vasodilatator + Diuretikum
Treupel	Codeinphosphat + Paracetamol	Analgetikakombination
Trevilor	Venlafaxin	Antidepressivum (Serotonin-Wiederaufn.-H.)
Tri.-Thiazid	Triamteren + Hydrochlorothiazid	Diuretikakombination (kaliumsparend)
Triamcinolon	*Berlicort, Volon A*	Glukokortikoid
Triamhexal	Triamcinolon	Glukokortikoid
Triampur comp.	Triamteren + Hydrochlorothiazid	Diuretikakombination (kaliumsparend)

Tabelle 21 · (Fortsetzung)

Handelsnamen/ *Wirkstoffe*	Wirkstoffe/ *Handelsnamen*	Substanz-/ Indikationsgruppe
Triamteren comp	Triamteren + Hydrochlorothiazid	Diuretikakombination (kaliumsparend)
Triapten	Foscarnet	Virostatikum
triazid von ct	Triamteren + Hydrochlorothiazid	Diuretikakombination (kaliumsparend)
Triazolam	Halcion	Benzodiazepin
Tridin	Natriumfluorophosphat + Calciumgluconat u. a.	Mineralstoffpräparat
Triette	Levonorgestrel + Ethinylestradiol	Kontrazeptivum
Triflupromazin	Psyquil	Neuroleptikum (Phenothiazin)
Trigastril	Aluminiumhydroxid + Magnesiumhydroxid u. a.	Antazidum
Trihexyphenidyl	Parkopan	Parkinsonmittel (Anticholinergikum)
Trilafon	Perphenazin	Neuroleptikum (Phenothiazin)
Triludan	Terfenadin	Antihistaminikum
Trimipramin	Herphonal, Stangyl	Antidepressivum (trizyklisch)
Triniton	Dihydralazin + Hydrochlorothiazid + Reserpin	Antihypertonikakombination
Trinordiol	Levonorgestrel + Ethinylestradiol	Kontrazeptivum
TRI-Normin	Atenolol + Chlortalidon + Hydralazin	Antihypertonikakombination
Triquilar	Levonorgestrel + Ethinylestradiol	Kontrazeptivum
Trisequens	Estradiol + Norethisteronacetat	Östrogen + Gestagen
Trisiston	Levonorgestrel + Ethinylestradiol	Kontrazeptivum
TriStep	Levonorgestrel + Ethinylestradiol	Kontrazeptivum
Trittico	Trazodon	Antidepressivum
Trolovol	D-Penicillamin	Rheuma-Basistherapeutikum
Tromcardin forte	Kalium + Magnesium	Mineralstoffpräparat
Tromlipon	α-Liponsäure	Neuropathiepräparat
Tromphyllin	Theophyllin	Broncholytikum
Tropisetron	Navoban	Antiemetikum (5-HT$_3$-Antagonist)
Trospiumchlorid	Spasmex, Trospi	Spasmolytikum
Troxerutin	Drisi-Ven, Troxeven, Vastribil	Venentherapeutikum
Truxal	Chlorprothixen	Neuroleptikum (Thioxanthen)
Tryasol Codein	Codeinphosphat	Antitussivum
turfa	Triamteren + Hydrochlorothiazid	Diuretikakombination (kaliumsparend)
Turixin	Mupirocin	Lokal-Antibiotikum
Tussamag Codeinsaft	Codeinphosphat	Antitussivum
Tussed	Clobutinol	Antitussivum
Tuss-Hustenstiller	Dextromethorphan	Antitussivum
Tussidermil N	Eukalyptusöl	Mukolytikum

Tabelle 21 · (Fortsetzung)

Handelsnamen/ *Wirkstoffe*	Wirkstoffe/ *Handelsnamen*	Substanz-/ Indikationsgruppe
Tussipect Codein	Codeinphosphat	Antitussivum
Tussoretard SN	Codeinphosphat	Antitussivum
tuttozem N	Dexamethason	Glukokortikoid
Udramil	Trandolapril + Verapamil	ACE-Hemmer + Kalziumantagonist
Udrik	Trandolapril	ACE-Hemmer
Ugurol	Tranexamsäure	Antifibrinolytikum
Ukidan	Urokinase	Fibrinolytikum
Ulcogant	Sucralfat	Ulkusmittel
Ulcoprotect	Pirenzepin	Anticholinergikum
Ultracorten	Prednisolon	Glukokortikoid
Ultracortenol	Prednisolon	Glukokortikoid
Ultralan	Fluocortolon	Glukokortikoid
Ultraproct	Fluocortolon + Cinchocain	Glukokortikoid + Lokalanästhetikum
Unacid	Ampicillin + Sulbactam	Breitbandantibiotikum
Unat	Torasemid	Schleifendiuretikum
Unilair	Theophyllin	Broncholytikum
Unimax	Felodipin + Ramipril	Kalziumantagonist + ACE-Hemmer
Uniphyllin	Theophyllin	Broncholytikum
Uralyt-U	Kalium-Natrium-Hydrogencitrat	Urologikum (zur Harnsteintherapie)
Urapidil	*Alpha-Depressan, Ebrantil*	Antihypertonikum
Urbanyl	Clobazam	Benzodiazepin
Urbason	Methylprednisolon	Glukokortikoid
Urem	Ibuprofen	Analgetikum (NSAID)
Urion	Alfuzosin	Prostatamittel (Alphablocker)
Uripurinol	Allopurinol	Gichtmittel
Urokinase	*Actosolv, Ukidan*	Fibrinolytikum
Urol Mono	Riesengoldrutenextrakt	Urologikum
Uromitexan	Mesna	Uroprotektivum bei Zytostatikatherapie
Uro-Nabacetin	Neomycin	Aminoglykosidantibiotikum
Uro-Pract	Goldruten- und Löwenzahnkrautextrakt	Urologikum
Urosin	Allopurinol	Gichtmittel
Urospasmon	Nitrofurantoin + Sulfadiazin + Phenazopyridin	Antibiotikum + Sulfonamid + Lokalanästhetikum
Urospasmon sine	Nitrofurantoin + Sulfadiazin	Antibiotikum + Sulfonamid
Uro-Vaxom	lysierte immunaktive E. coli-Fraktionen	Urologikum
UroXatral S	Alfuzosin	Urologikum (z. B. bei Prostataadenom)

Tabelle 21 · (Fortsetzung)

Handelsnamen/ **Wirkstoffe**	Wirkstoffe/ Handelsnamen	Substanz-/ Indikationsgruppe
Ursodeoxychol- säure	*Ursofalk*	Gallenwegstherapeutikum
Ursofalk	Ursodeoxycholsäure	Gallenwegstherapeutikum
Urtias	Allopurinol	Gichtmittel
Uvalysat	Bärentraubenblätterextrakt	Urologikum
Uvirgan N	verschiedene pflanzliche Extrakte	Urologikum
Uzara	Uzarawurzelextrakt	Antidiarrhoikum
Vagiflor	L. acidophilus-Kulturen	Gynäkologikum
Vagimid	Metronidazol	Antibiotikum
Valaciclovir	*Valtrex*	Virostatikum
Valcyte	Valganciclovir	Virostatikum
Valdispert	Baldrianwurzelextrakt	Sedativum
Valeriana comp.	Diphenhydramin + verschiedene pflanzl. Extrakte	Sedativum
Valette	Ethinylestradiol + Dienogest	Kontrazeptivum
Valganciclovir	*Valcyte*	Virostatikum
Valium	Diazepam	Benzodiazepin
Valoron N	Tilidin + Naloxon	Analgetikum (niederpotentes Opioid)
Valproinsäure	*Convulex, Ergenyl*	Antiepileptikum
Valsartan	*Diovan, Provas*	AT$_1$-Antagonist
Valtrex	Valaciclovir	Virostatikum
Vancomycin		Glykopeptid-Antibiotikum
Vanticon	Zafirlukast	Antiasthmatikum (Leukotrienantagonist)
Varidase	Streptokinase + Strepto- dornase	Fibrinolytikum
Vascal	Isradipin	Kalziumantagonist (Nifedipintyp)
Vasomotal	Betahistin	Antivertiginosum
Vasorbate	Isosorbiddinitrat	Koronarmittel
Vaspit	Fluocortin	Glukokortikoid
Vaxar	Grepafloxacin	Antibiotikum (Gyrasehemmer)
Velbe	Vinblastin	Zytostatikum
Venalitan	Heparin	Venentherapeutikum (Antikoagulans)
Venalot	Cumarin u. a.	Venentherapeutikum (Antikoagulans)
Venalot mono	Cumarin	Venentherapeutikum (Antikoagulans)
Venalot-Depot	Cumarin + Troxerutin	Antikoagulans + Antihämorrhagikum
Veno SL	Troxerutin	Antihämorrhagikum
Venobiase	verschiedene pflanzliche Extrakte	Venentherapeutikum

Tabelle 21 · (Fortsetzung)

Handelsnamen/ *Wirkstoffe*	Wirkstoffe/ *Handelsnamen*	Substanz-/ Indikationsgruppe
Venoplant	Aescin + Heparin + Hydroxyethyl-salicylat	Antikoagulans + Antiphlogistika
Venopyronum N forte	Roßkastanienextrakt	Venentherapeutikum
Venopyronum N triplex	verschiedene pflanzliche Extrakte	Venentherapeutikum
Venoruton	Heparin	Venentherapeutikum (Antikoagulans)
Venostasin Gel	Aescin + Heparin + Hydroxyethyl-salicylat	Antikoagulans + Antiphlogistika
Venostasin Kps.	Roßkastanienextrakt	Venentherapeutikum
Ventilat	Oxitropiumbromid	Broncholytikum (Anticholin-ergikum)
Ventolair	Beclometason	topisches Glukokortikoid
Vepesid	Etopusid	Zytostatikum
Vera-*(Hersteller)*	Verapamil	Kalziumantagonist
Veradurat	Verapamil	Kalziumantagonist
Verahexal	Verapamil	Kalziumantagonist
Veramex	Verapamil	Kalziumantagonist
Veranorm	Verapamil	Kalziumantagonist
Verapamil	*Azupamil, Isoptin*	Kalziumantagonist
Veratide	Verapamil + Hydrochloro-thiazid + Triamteren	Kalziumantagonist + Diuretika-kombination
Vergentan	Alizaprid	Antiemetikum
Vermox	Mebendazol	Anthelminthikum
Veroptinstada	Verapamil	Kalziumantagonist
Verospiron	Spironolacton	Aldosteron-Antagonist
Verrucid	Salicylsäure	Dermatikum (Schälmittel)
Verrumal	Fluorouracil + Salicylsäure + Dimethylsulfoxid	Warzenmittel
Vertigoheel	homöopathische Mischung	Antivertiginosum
vertigo-neo-gamma	Sulpirid	Neuroleptikum (Dopamin-antagonist)
Vertigo-Vomex	Dimenhydrinat	Antiemetikum (Antihistaminikum)
Vesdil	Ramipril	ACE-Hemmer
Vesdil plus	Ramipril + Hydrochlorothiazid	ACE-Hemmer + Thiaziddiuretikum
Viagra	Sildenafil	Potenzmittel
Viani	Salmeterol + Fluticason	β_2-Sympathomimetikum + Glukokortikoid
Vibramycin	Doxycyclin	Antibiotikum (Tetrazyklin)
Vibravenös	Doxycyclin	Antibiotikum (Tetrazyklin)
Vibrocil	Dimetinden + Phenylephrin	Antihistaminikum + Sympatho-mimetikum
Viburcol	homöopathische Mischung	Sedativum

Tabelle 21 · (Fortsetzung)

Handelsnamen/ *Wirkstoffe*	Wirkstoffe/ *Handelsnamen*	Substanz-/ Indikationsgruppe
Videx	Didanosin (DDI)	Virostatikum
Vidirakt S	Polyvidon	Filmbildner
Vidisept	Polyvidon	Filmbildner
Vidisic	Polyacrylsäure + Sorbitol + Cetrimid	Tränenersatz
Vigantoletten	Colecalciferol	Vitamin D_3
Vinblastin	*Velbe*	Zytostatikum
Vincristin	*Farmistin*	Zytostatikum
Vindesin	*Eldisine*	Zytostatikum
Vinpocetin	*Cavinton*	Nootropikum
Vioxx	Rofecoxib seit 10/04 aus dem Handel	Antirheumatikum (COX-2-Inhibitor)
Viracept	Nelfinavir	Virostatikum
Virazole	Ribavirin	Virostatikum
Viramune	Nevirapin	Virostatikum
Viread	Tenofovir (TDF)	Virostatikum
Viregyt	Amantadin	Parkinson- und Grippemittel
Virudermin	Zinksulfat	Dermatikum
Virunguent	Idoxuridin + Prednisolon	Virostatikum + Glukokortikoid
Visadron	Phenylephrin	Sympathomimetikum
Viskaldix	Pindolol + Clopamid	β-Blocker + Thiaziddiuretikum
Visken	Pindolol	β-Blocker
Vistagan	Levobunolol	β-Blocker
Vistide	Cidofovir	Virostatikum
Vitadral	Vitamin A	Ophthalmikum
Vitaferro	Eisen(II)-sulfat	Antianämikum
Vitarubin	Cyanocobalamin	Vitamin B_{12}-Präparat
Vitenur	Acetylcystein	Mukolytikum
Vividrin	Cromoglicinsäure	Antiallergikum
Vivinox	Diphenhydramin	Hypnotikum (Antihistaminikum)
Volmac	Salbutamol	Broncholytikum (β$_2$-Sympathomimetikum)
Dermoxin	Clobetasol	glukokortikoidhaltiges Dermatikum
Volon A	Triamcinolon	Glukokortikoid
Volon A Salbe	Triamcinolon	glukokortikoidhaltiges Dermatikum
Voltaren	Diclofenac	Antirheumatikum (NSAID)
Vomacur	Dimenhydrinat	Antiemetikum (Antihistaminikum)
Vomex A	Dimenhydrinat	Antiemetikum (Antihistaminikum)
V-Tablopen	Phenoxymethylpenicillin	Oralpenicillin
Wandonorm	Bopindolol	β-Blocker
Wincoram	Amrinon	Phosphodiesterasehemmer

Tabelle 21 · (Fortsetzung)

Handelsnamen/ **Wirkstoffe**	Wirkstoffe/ *Handelsnamen*	Substanz-/ Indikationsgruppe
Winobanin	Danazol	Gonadotropinhemmer
Wydora	Indoramin	Antihypertonikum (α_1-Blocker)
Xanax	Alprazolam	Benzodiazepin
Xanef	Enalapril	ACE-Hemmer
Xanor	Alprazolam	Benzodiazepin
Xantinolnicotinat	*Complamin*	Nootropikum
Xantirent	Theophyllin	Broncholytikum
Xenical	Orlistat	Abmagerungsmittel (Fettresorptionshemmer)
Ximovan	Zopiclon	Hypnotikum (Cyclopyrrolon)
Xipamid	*Aquaphor*	Thiaziddiuretikum
X-Prep	Trockenextrakt aus Sennesfrüchten	Laxans
Xusal	Levocetirizin	Antiallergikum (Antihistaminikum)
Xylocain	Lidocain	Antiarrhythmikum/Lokalanästhetikum
Yomesan	Niclosamid	Anthelminthikum
Yxin	Tetryzolin	Sympathomimetikum
Zaditen	Ketotifen	Antiallergikum
Zafirlukast	*Accolate*	Antiasthmatikum (Leukotrienantagonist)
Zagam	Sparfloxacin	Antibiotikum (Gyrasehemmer)
Zalcitabin	Hivid	Virostatikum
Zaleplon	*Sonata*	Hypnotikum (Pyrazolopyrimidin)
Zanamivir	*Relenza*	Virostatikum
Zantic	Ranitidin	H_2-Blocker
Zeel	verschiedene pflanzliche Extrakte	Antirheumatikum
Zeffix	Lamivudin	Virostatikum
Zeisin	Pirbuterol	Broncholytikum (β_2-Sympathomimetikum)
Zentramin Bastian N	Magnesium- + Calcium- + Kaliumcitrat	Mineralstoffpräparat
Zentropil	Phenytoin	Antiepileptikum
Zerit	Stavudin (D4 T)	Virostatikum
Ziagen	Abacavir (ABC)	Virostatikum
Zidovudin	*Retrovir*	Virostatikum
Zienam	Imipenem + Cilastin	Antibiotikum (Carbapenem)
Zinacef	Cefuroxim	Cephalosporin (2. Generation)
Zinkorotat	Zinkorotat	Zinkpräparat
Zinnat	Cefuroxim	Cephalosporin (2. Generation)
Zithromax	Azithromycin	Makrolidantibiotikum
Zocor	Simvastatin	Lipidsenker (CSE-Hemmer)

Tabelle 21 · (Fortsetzung)

Handelsnamen/ Wirkstoffe	Wirkstoffe/ Handelsnamen	Substanz-/ Indikationsgruppe
Zofran	Ondansetron	Antiemetikum (5-HT$_3$-Antagonist)
Zoledronsäure	*Zometa*	Bisphosphonat
Zolmitriptan	*AscoTop*	Migränemittel
Zoloft	Sertralin	Antidepressivum (Serotonin-Wiederaufn.-H.)
Zolpidem	*Stilnox*	Hypnotikum (Imidazopyridin)
Zometa	Zoledronsäure	Bisphosphonat
Zopiclon	*Ximovan*	Hypnotikum (Cyclopyrrolon)
Zoroxin	Norfloxacin	Antibiotikum (Gyrasehemmer)
Zotepin	*Nipolept*	atypisches Neuroleptikum
Zostex	Brivudin	Virostatikum
Zovirax	Aciclovir	Virostatikum
Zuclopenthixol	*Ciatyl-Z*	Neuroleptikum (Thioxanthen)
Zuk Hepagel	Heparin	Venetherapeutikum (Antikoagulans)
Zyban	Bupropion	Raucherentwöhnungsmittel
Zyloric	Allopurinol	Gichtmittel
Zymafluor	Natriumfluorid	Fluorpräparat (zur Karies-prophylaxe)
Zyprexa	Olanzapin	atypisches Neuroleptikum
Zyrtec	Cetirizin	Antihistaminikum
Zytrim	Azathioprin	Immunsuppressivum
Zyvoxid	Linezolid	Antibiotikum (Oxazolidinon)

20.3 Wichtige Telefonnummern und Adressen

Giftinformationszentralen

Tabelle 22 · Giftinformationszentralen (s. auch unter www.giftnotruf.de, www.giftinfo.de)

Ort	☎
Berlin	030/19240
Bonn	0228/1 92 40 oder 0228/287 – 3211
Erfurt	0361/730 – 730
Freiburg	0761/19240
GIZ Nord (Göttingen)	0551/19240
Homburg/Saar	06841/19240
Mainz	061311/19240
München	089/19240
Nürnberg	0911/398 – 2451
Wien	(0043) (0) 1/4064 – 4343
Zürich	(0041) (0) 1/2 51 51 51

Verbrennungszentren

Tabelle 23 · Zentren für Schwerbrandverletzte

Zentrale Bettenauskunft ☎ 040/4 28 59 – 39 98

Ort	Klinik	☎
Aachen	Medizinische Einrichtungen der Rheinisch-Westfälischen Technischen Hochschule Aachen Klinik für Verbrennungs- und plastische Wiederherstellungschirurgie Pauwelsstraße 30 52074 Aachen	0241/8089700
Berlin	Unfallkrankenhaus Berlin, Warener Str. 7 12683 Berlin	030/56 81-1
Bochum	Berufsgenossenschaftliche Kliniken Bergmannsheil Universitätsklinik Klinik für Plastische Chirurgie und Schwerbrandverletztenzentrum Bürkle-de-la-Camp-Platz 1 44789 Bochum	0234/3020

Tabelle 23 · (Fortsetzung Verbrennungszentren)

Ort	Klinik	☎
Bochum	St. Josef Hospital Universitätskinderklinik Alexandrinenstr. 5 44791 Bochum	0234/509600
Dortmund	Städt. Kliniken Dortmund Klinikzentrum Nord Münsterstraße 240 44145 Dortmund	0231/848–1
Dresden	Universitätsklinikum Carl Gustav Carus Klinik für Unfall- und Wiederherstellungs- chirurgie Fetscherstraße 74 01307 Dresden	0351/458–0
Duisburg	Berufsgenossenschaftliche Unfallklinik Duisburg-Buchholz Intensivabteilung für Schwerbrandverletzte Großbaumer Allee 250 47249 Duisburg	0203/7688–1
Erfurt	Klinikum Erfurt GmbH Kinderchirurgische Abteilung Nordhäuser Straße 74 99089 Erfurt	0361/7812300
Essen	Universitätsklinikum Essen Abteilung für Unfallchirurgie Hufelandstraße 55 45122 Essen	0201/723–1341
Freiburg	Chirurgische Universitätsklinik Freiburg Abteilung für Allgemeine Chirurgie Hugstetterstraße 55 89106 Freiburg	0761/270–0
Gelsenkirchen	Knappschaftskrankenhaus „Bergmannsheil Buer" Klinik für Plastische Chirurgie und Schwerbrandverletzte Schernerweg 4 45894 Gelsenkirchen-Buer	0209/5902–0
Halle	Medizinische Fakultät der Martin-Luther-Universität Klinik für Unfall- und Wiederherstellungschirurgie Ernst-Grube-Straße 40 06120 Halle	0345/557–0
Halle	St. Barbara-Krankenhaus Halle Barbarastraße 2a–5 06120 Halle	0345/4825–0
Hamburg	Berufsgenossenschaftliches Unfallkrankenhaus Hamburg Bergedorfer Straße 10 21033 Hamburg	040/7306–0
Hamburg	Kinderkrankenhaus Wilhelmsstift Liliencronstraße 130 22149 Hamburg	040/67377–0
Hamm	Marienhospital Hamm Kinderklinik St. Elisabeth Nordenwall 22 59065 Hamm	02381/589–3210

Fortsetzung Tabelle 23 ▶

Tabelle 23 · (Fortsetzung Verbrennungszentren)

Ort	Klinik	☎
Hannover	Klinik für Plastische, Hand- und Wieder- herstellungchirurgie Zentrum für Schwerbrandverletzte Medizinische Hochschule Hannover im Krankenhaus Oststadt Podbielskistraße 380 30659 Hannover	0511/906–3750
Hannover	Kinderkrankenhaus Auf der Bult Kinderchirurgische Abteilung Janusz-Korczak-Allee 12 30173 Hannover	0511/81155–0
Kassel	Kinderkrankenhaus Park Schönefeld Frankfurter Straße 167 34121 Kassel	0561/9285–0
Koblenz	Bundeswehrzentralkrankenhaus Abt. IV Unfall- und Verbrennungsmedizin Rübenacher Str. 170 56072 Koblenz	0261/2811
Köln	Kliniken der Stadt Köln Betriebsteil Kinderkrankhaus Köln-Riehl Kinderchirurgische Klinik Amsterdamer Straße 59 50735 Köln	0221/77741
Köln	Kliniken der Stadt Köln Betriebsteil Städt. Krankhaus Köln-Merheim Klinik für Plastische Chirurgie, Hand- und Wiederherstellungchirurgie Schwerstverbranntenzentrum Ostmerheimer Straße 200 51109 Köln	0221/89070
Leipzig	Städtisches Klinikum „St. Georg" Leipzig Klinik für Plastische und Handchirurgie/Brand- verletztenstation Delitzscher Straße 141 04129 Leipzig	0341/9093434
Leipzig	Universitätsklinikum Leipzig Klinik für Kinderchirurgie Osterstr. 21–25 04317 Leipzig	0341/9726400
Ludwigshafen	Berufsgenossenschaftliche Unfallklinik Ludwigshafen Abteilung für schwere Verbrennungen Ludwig-Guttmann-Straße 13 67071 Ludwigshafen	0621/6810–2368
Lübeck	Medizinische Universität Lübeck Klinik für Plastische Chirurgie Klinik für Kinderchirurgie Ratzeburger Allee 160 22356 Lübeck	0451/5000
Mainz	Klinikum der Johannes-Gutenberg-Universität Kinderklinik und Poliklinik Langenbeckstraße 1 55131 Mainz	061311/171

Tabelle 23 · (Fortsetzung Verbrennungszentren)

Ort	Klinik	☎
Mannheim	Klinikum der Stadt Mannheim Kinderchirurgische Klinik Theodor-Kutzer-Ufer 68167 Mannheim	0621/383 – 1
München	Ludwig-Maximilians-Universität Klinikum Innenstadt Kinderklinik im Dr. von Haunerschen Kinderspital Lindwurmstraße 4 80337 München	089/5160 – 0
München	Städt. Krankenhaus München-Bogenhausen Zentrum für Schwerbrandverletzte Englschalkinger Straße 77 81925 München	089/92700
München	Städt. Krankenhaus München-Schwabing Kölner Platz 1 80804 München	089/3068 – 1
Murnau	Berufsgenossenschaftliche Unfallklinik Zentrum für Schwerbrandverletzte Prof.-Küntscher Str. 8 82418 Murnau/Staffelsee	08841/48 – 0
Nürnberg	Klinikum Nürnberg-Süd Klinik für Plastische, wiederherstellende und Handchirurgie Zentrum für Schwerbrandverletzte Breslauer Straße 201 90471 Nürnberg	0911/398 – 5604
Offenbach	Städtische Kliniken Offenbach am Main Abteilung für schwere Verbrennungen Starkenburgring 66 63069 Offenbach/Main	069/8405 – 0
Riesa	Kreiskrankenhaus Riesa Intensivtherapiestation Weinberg 8 01589 Riesa	03525/7540
Stuttgart	Marienhospital Stuttgart Abteilung für Anästhesiologie Böheimstraße 37 70199 Stuttgart	0711/6489 – 0
Tübingen	Klinikum der Eberhard-Karls-Universität Chirurgische Universitätsklinik Hoppe-Seyler-Straße 3 72076 Tübingen	07071/298 – 6618
Tübingen	Berufsgenossenschaftliche Unfallklinik Tübingen Schnarrenbergstraße 95 72076 Tübingen	07071/606 – 0

Überdruckkammern

Tabelle 24 · Überdruckkammern (Auswahl) (siehe auch http://tid.feynsinn.de/rescue.html)		
Überdruck-kammer	**Klinik**	**☎**
Berlin	Freie Universität Berlin Orthopädische Klinik und Poliklinik der FU Berlin Institut für hyperbare Medizin und Tauchmedizin Clayallee 223 14195 Berlin	030/81004–220 oder 030/81004–490
Bremen	ZETÜM Ermlandstr. 55 28777 Bremen	0421/6007577 oder 0172/4297484 oder 0172/4300453
Duisburg	Katholisches Klinikum Duisburg St. Joseph-Hospital Druckkammerzentrum Ahrstraße 47139 Duisburg	0203/8001–0 oder 0203/8001–620
Hagen	Druckkammerzentrum Hagen Institut für hyperbare Sauerstofftherapie St. Marien-Hospital Bergstr. 56 58097 Hagen	02331/91519 außerhalb der Dienstzeiten über Leitstelle 02331/3749
Hamburg	Druckkammerzentrum Hamburg Institut für hyperbare Sauerstofftherapie Allgemeines Krankenhaus Barmbeck Rübenkamp 148 22307 Hamburg	040/63273434 außerhalb der Dienstzeiten über Leitstelle 040/28824777
Hannover	Druckkammerzentrum Hannover Institut für hyperbare Sauerstofftherapie Lister Krankenhaus Lister Kirchenweg 43 30163 Hannover	0511/96561–0 außerhalb der Dienstzeiten über Leitstelle 0511/19222
Hofheim	HBO-Zentrum Rhein-Main Reifenberger Str. 6 65719 Hofheim/Taunus	06192/5062 außerhalb der Dienstzeiten 0171/8044955
Homburg	Universitätskliniken des Saarlandes Zentrum für hyperbare Sauerstofftherapie Oskar-Orth-Straße 66424 Homburg/Saar	06841/16–7550 oder 06841/19222
Kronshagen (Kiel)	Schiffahrtmedizinisches Institut der Marine Koppenpahler Allee 120 24119 Kronshagen	0431/5409-1714 oder 1745 außerhalb der Dienstzeiten 0431/5409-1715

Tabelle 24 · (Fortsetzung)

Überdruck-kammer	Klinik	☎
Mainz	Universitätsklinik Mainz Institut für Anästhesiologie Langenbeckstr. 1 55131 Mainz	06131/17–0 oder 06131/25150
München	Branddirektion München Arbeitsgruppe Hyperbare Medizin der TU München Anzinger Str. 41 81671 München	089/406655
Neumünster	Friedrich-Ebert-Krankenhaus Zentrum für hyperbare Sauerstofftherapie Abteilung für Anästhesie Friesenstr. 11 24534 Neumünster	04321/405–0 oder 04321/405–5850
Stuttgart	HBO-Zentrum Stuttgart König-Karl-Str. 66 70327 Stuttgart	0711/5094453 oder über Leitstelle 0711/280211
Überlingen	Städtisches Krankenhaus Härlenweg 1 88662 Überlingen	0755151/99–0
Ulm	Bundeswehrkrankenhaus Ulm Zentrum für hyperbare Sauerstofftherapie Anästhesieabteilung Oberer Eselsberg 40 89081 Ulm	0731/171–2285 oder 0731/171–2286

Leitstellen für Rettungshubschrauber

Tabelle 25 · Leitstellen für Rettungshubschrauber

Name	Ort	☎
Christoph 1	**München** ADAC-Luftrettung	089–19222
Christoph 2	**Frankfurt** Katastrophenschutz	069–441033
Christoph 3	**Köln** Katastrophenschutz Verwaltung ADAC	0221–747979
Christoph 4	**Hannover** Katastrophenschutz Verwaltung ADAC	0511–19222
Christoph 5	**Ludwigshafen** Katastrophenschutz Verwaltung ADAC	0621–573303
Christoph 6	**Bremen** ADAC-Luftrettung	0421–30303
Christoph 7	**Kassel** Katastrophenschutz	0561–12520
Christoph 8	**Lünen** Katastrophenschutz Verwaltung ADAC	02303–16001
Christoph 9	**Duisburg** Katastrophenschutz Verwaltung ADAC	0203–63334
Christoph 10	**Wittlich** ADAC-Luftrettung	06571–19222
Christoph 11	**VS Schwenningen** DRF	07721–19222
Christoph 12	**Eutin** Katastrophenschutz Verwaltung ADAC	04521–73639
Christoph 13	**Bielefeld** Katastrophenschutz Verwaltung ADAC	0521–19222

Fortsetzung Tabelle 25 ▶

Tabelle 25 · (Fortsetzung)

Name	Ort	☎
Christoph 14	**Traunstein** Katastrophenschutz Verwaltung ADAC	0861 – 19222
Christoph 15	**Straubing** ADAC-Luftrettung	09421 – 19222
Christoph 16	**Saarbrücken** ADAC-Luftrettung	0681 – 19222
Christoph 17	**Kempten** Katastrophenschutz Verwaltung ADAC	0831 – 19222
Christoph 18	**Ochsenfurt/Würzburg** DRF	0931 – 19222
Christoph 19	**Uelzen** ADAC-Luftrettung	0581 – 19222
Christoph 20	**Bayreuth** ADAC-Luftrettung	0921 – 19222
Christoph 22	**Ulm** ADAC Luftrettung	0731 – 62222
Christoph 23	**Koblenz** ADAC-Luftrettung	0261 – 19222
Christoph 25	**Siegen** ADAC-Luftrettung	0271 – 11222
Christoph 26	**Sanderbusch** ADAC-Luftrettung	04461 – 19222
Christoph 27	**Nürnberg** DRF	0911 – 19222
Christoph 28	**Fulda** ADAC-Luftrettung	0661 – 21000
Christoph 29	**Hamburg** Bundeswehr	040 – 28824777
Christoph 30	**Wolfenbüttel** ADAC-Luftrettung	05331 – 5050
Christoph 31	**Berlin** ADAC Luftrettung	030 – 112
Christoph 32	**Ingolstadt** ADAC Luftrettung	0841 – 19222
Christoph 34	**Güstrow** Katastrophenschutz	03843 – 64002
Christoph 35	**Brandenburg** Katastrophenschutz	03381 – 532233
Christoph 36	**Magdeburg** Katastrophenschutz	0391 – 33747
Christoph 37	**Nordhausen** Katastrophenschutz	03631 – 2589
Christoph 38	**Dresden** Katastrophenschutz	0351 – 5980206
Christoph 41	**Leonberg** DRF	07152 – 2024390
Christoph 42	**Rendsburg** DRF	04331 – 27788
Christoph 43	**Karlsruhe** DRF	0721 – 19222
Christoph 44	**Göttingen** DRF	0551 – 70750
Christoph 45	**Friedrichshafen** DRF	07541 – 19222
Christoph 46	**Zwickau** DRF	0375 – 24008
Christoph 47	**Greifswald** DRF	03834 – 2800
Christoph 48	**Neustrelitz** Bundeswehr	03981 – 447515
Christoph 49	**Bad Saarow** Bundeswehr	03361 – 2121
Christoph 60	**Suhl** DRF	03681 – 303930
Christoph 61	**Leipzig** IFA	0341 – 19222
Christoph 70	**Jena** ADAC-Luftrettung	03641 – 4444
Christoph 71	**Senftenberg** ADAC-Luftrettung	03573 – 2100
Christoph 77	**Mainz** ADAC-Luftrettung	06131 – 19222
Christoph Europa 1	**Aachen/Würselen** ADAC-Luftrettung	02473 – 7000
Christoph Europa 2	**Rheine** ADAC-Luftrettung	05971 – 3402
Christophorus Europa 3	**Suben** ÖAMTC und ADAC-Luftrettung	
Christoph Murnau	**Murnau** ADAC-Luftrettung	08841 – 482140
Christoph Westfalen	**Münster** ADAC-Luftrettung	05971 – 3402

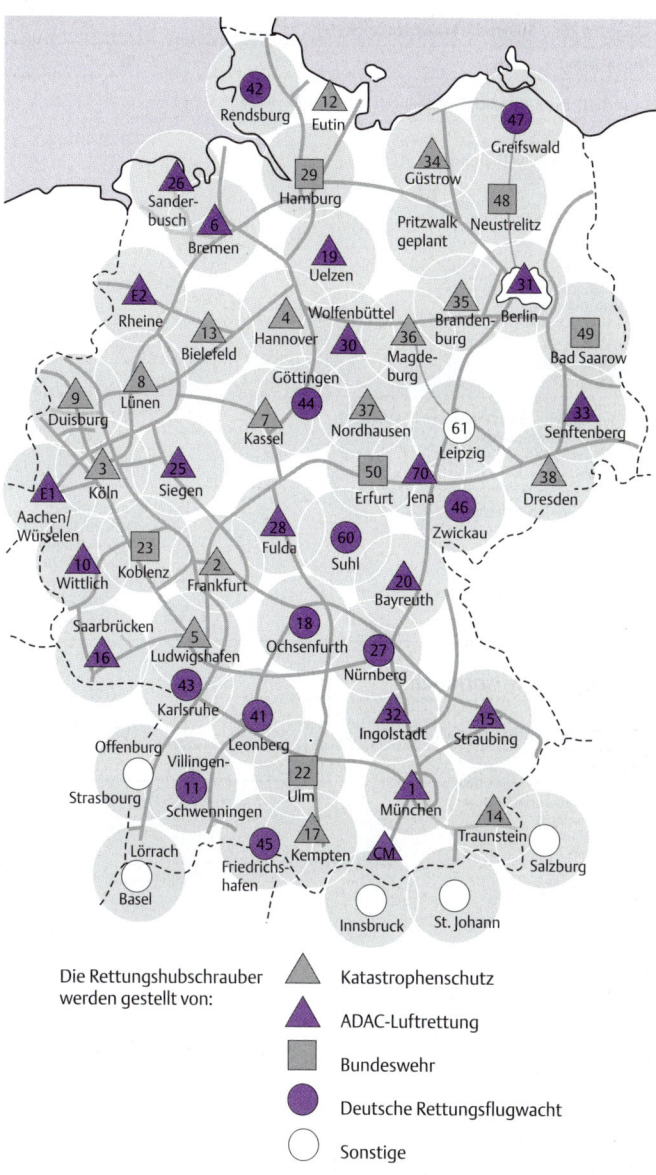

Die Rettungshubschrauber werden gestellt von:

△ Katastrophenschutz

▲ ADAC-Luftrettung

▢ Bundeswehr

● Deutsche Rettungsflugwacht

○ Sonstige

Tabelle 26 · Sekundärtransporte (RTH)

Organisation	☎
Deutsche Rettungsflugwacht e.V. Hubschrauberverlegungsflüge	0711/7007-0
German Air Rescue Deutsche Zentrale für Luftrettung Raiffeisenstraße 32 70794 Filderstadt Auslandsrückholung	0711/701070
ADAC Am Westpark 8 81373 München Auslandsrückholung	089/222222
DRK-Flugdienst Königswintererstr. 29 53227 Bonn	0228/91730-0
Arbeiter-Samariter-Bund Deutschland e.V. (ASB) ASB-Rückholdienst – weltweit Sülzburgstraße 140 50937 Köln	0221/4760555
Internationale Flug-Ambulanz e.V. (IFA) Am Neumarkt 30 22041 Hamburg	Notruf Inland: 00800-43244538 Notruf Ausland: +49-911-522077
Helicopter Service Mitte GmbH 63329 Egelsbach	01805/333455

Rettungsorganisationen

Tabelle 27 · Rettungsorganisationen

Anschrift	☎
Deutsches Rotes Kreuz (DRK) Generalsekreteriat Friedrich-Ebert-Allee 71 53113 Bonn	0228/541 – 0
Wasserwacht im DRK DRK Bundesschule Ref. 11 Wasserwacht Auf dem Steinbüchel 22 53340 Meckenheim	0228/541 – 2315
Bayerisches Rotes Kreuz (BRK) Präsidium Hohlbeinstr. 11 81629 München	089/9241 – 0
Bergwacht im BRK Ref. I/6 Bergwacht Hohlbeinstr. 11 81629 München	089/9241 – 347
Wasserwacht im BRK Ref. I/7 Wasserwacht Hohlbeinstr. 11 81629 München	089/9241 – 324

Tabelle 27 · Rettungsorganisationen

Anschrift	☎
Johanniter-Unfall-Hilfe e.V. (JUH) Bundesgeschäftsstelle Karl-Legien-Str. 188 53117 Bonn	0228/6830 – 0
Malteser Hilfsdienst e.V. (MHD) Generalsekreteriat Kalker-Hauptstr. 22 – 24 51103 Köln	0221/98222 – 01
Arbeiter-Samariter-Bund e.V. (ASB) Bundesgeschäftsstelle Sülzbergstr. 140 50937 Köln	0221/47605 – 0
Bundesanstalt Technisches Hilfswerk Leitung Deutschherrenstr. 93 53177 Bonn	0228/940 – 0
Deutsche Lebensrettungs-Gesellschaft e.V. (DLRG) Präsidium Alfredstr. 73 45130 Essen	0201/775051
Deutsche Gesellschaft zur Rettung Schiffbrüchiger (DGzRS) Werderstr. 2 28199 Bremen	0421/5370 – 777
Deutscher Feuerwehrverband Bundesgeschäftsstelle Koblenzer Str. 133 53177 Bonn	0228/95290 – 0

20.4 Ausstattung der Rettungsfahrzeuge

Rettungswagen und Notarztwagen (RTW/NAW) (Übersicht nach DIN 75 080)

▶ **Respiratorisches System:** Diagnostik und Therapie.
   – Sekretabsaugpumpe.
   – Absaugkatheter.
   – Tragbares Sauerstoffgerät: Sauerstoffflasche mit Druckminderer, Armaturen, Verbindungsschlauch und Tragevorrichtung.
   – Oropharyngealtuben.
   – Nasopharyngealtuben.
   – Mundkeil aus Gummi.
   – Beatmungsbeutel mit Möglichkeit zum Sauerstoffanschluß und zum Aufstecken eines PEEP-Ventils.
   – Maschinelles Beatmungsgerät.
   – Beatmungsmasken.
   – Laryngoskope.
   – Endotrachealtuben (mit Blockung und Konnektor).
   – Führungsstäbe für Endotrachealtuben.
   – Magillzangen.
   – Tubusklemme.
   – Blockerspritze.

- Gleitmittel (z. B. Lidocain-Gel, Silikonspray).
- Heftpflaster.
- Stethoskop.
- Pulsoxymeter (nicht in der DIN vorgesehen).
- Kapnometer (nicht in der DIN vorgesehen).
▶ **Herz-Kreislaufsystem:** Diagnostik und Therapie.
  - Blutdruckmeßgerät.
  - Elastische Staubinde.
  - Periphere Venenverweilkanülen.
  - Cava-Katheter-Sets.
  - Infusionslösungen.
  - Druckinfusionsgerät.
  - Infusionsgerät.
  - Erwärmungsgerät für Infusionslösungen.
  - Motorspritzenpumpe (netzunabhängig).
  - Einmalspritzen.
  - Einmalkanülen.
  - EKG-Monitor.
  - Defibrillator.
▶ **Chirurgisches Instrumentarium:**
  - Hautdesinfektionsmittel.
  - Verbandstücher.
  - Mullbinden.
  - Erste-Hilfe-Schere (Kleiderschere).
  - Skalpelle.
  - Pinzetten (chirurgisch und anatomisch).
  - Scheren.
  - Arterienklemme.
  - Overholt-Klemmen.
  - Wundsperrer.
  - Heftpflaster.
  - Replantbeutel.
  - Vakuum- oder Luftkammerschienen (Arm- und Beinschiene).
  - Set für Erste Hilfe bei Geburt.
▶ **Sonstiges:**
  - Notfall-Arztkoffer (s. u.).
  - Notfall-Arztkoffer für Kinder und Säuglinge (s. u.).

Rettungshubschrauber (RTH) (Übersicht nach DIN 13 230)

▶ **Respiratorisches System:** Diagnostik und Therapie.
  - Sauerstoffanlage.
  - Sauerstoffflasche.
  - Sekretabsaugpumpe.
  - Absaugkatheter.
  - Maschinelles Beatmungsgerät.
  - Beatmungsbeutel mit Möglichkeit zum Sauerstoffanschluß und Aufstecken eines PEEP-Ventils für Erwachsene.
  - Beatmungsbeutel mit Möglichkeit zum Sauerstoffanschluß und Aufstecken eines PEEP-Ventils für Kleinkinder.
  - Beatmungsmasken
  - Oropharyngealtuben.
  - Nasopharyngealtuben.

- Laryngoskope.
- Endotrachealtuben (mit Blockung und Konnektor).
- Führungsstäbe für Endotrachealtuben.
- Magillzangen.
- Tubusklemme.
- Blockerspritze.
- Gleitmittel.
- Heftpflaster.
- Stethoskop.
- Pulsoxymeter (nicht in der DIN vorgesehen).
- Kapnometer (nicht in der DIN vorgesehen).
▶ **Herz-Kreislaufsystem:** Diagnostik und Therapie.
- Blutdruckmeßgerät.
- Elastische Staubinde.
- Periphere Venenverweilkanülen.
- Cava-Katheter-Sets.
- Infusionslösungen.
- Druckinfusionsgerät.
- Infusionsgerät.
- Motorspritzenpumpe (netzunabhängig).
- Einmalspritzen.
- Einmalkanülen.
- EKG-Monitor.
- Defibrillator.
▶ **Chirurgisches Instrumentarium:**
- Hautdesinfektionsmittel.
- Erste-Hilfe-Schere (Kleiderschere).
- Skalpelle.
- Pinzetten (chirurgisch und anatomisch).
- Scheren.
- Arterienklemme.
- Overholt-Klemmen.
- Wundsperrer.
- Heftpflaster.
▶ **Sonstiges:**
- Notfall-Arztkoffer (s. u.).
- Notfall-Arztkoffer für Kinder und Säuglinge (s. u.).

Notarzteinsatzfahrzeug (NEF) (Übersicht nach DIN 75 079)

▶ Notfall-Arztkoffer (s. u.).
▶ Notfall-Arztkoffer für Kinder und Säuglinge (s. u.).
▶ EKG-Monitor.
▶ Defibrillator.

Notfall-Arztkoffer (Übersicht nach DIN 13 232)

▶ **Aufteilung** auf 2 Koffer möglich (z. B. Koffer „Atmung" und „Kreislauf").
▶ **Respiratorisches System:** Diagnostik und Therapie.
- Tragbare Sekretabsaugpumpe.
- Absaugkatheter.
- Beatmungsbeutel mit Nicht-Rückatemventil.
- Beatmungsmasken.
- Oropharyngealtuben.

- Nasopharyngealtuben.
- Punktionskanüle für Spannungspeumothorax.
- Laryngoskope.
- Endotrachealtuben (mit und ohne Blockung).
- Führungsstäbe für Endotrachealtuben.
- Magillzangen.
- Tubusklemme.
- Blockerspritze.
- Gleitmittel.
- Stethoskop.
- Heftpflaster.

► **Herz-Kreislaufsystem:** Diagnostik und Therapie.
  - Blutdruckmeßgerät.
  - Elastische Staubinde.
  - Periphere Venenverweilkanülen.
  - Cava-Katheter-Sets.
  - Infusionslösungen.
  - Volumenersatzmittel.
  - Natriumbikarbonat.
  - Infusionsgerät.
  - Einmalspritzen.
  - Einmalkanülen.

► **Chirurgisches Instrumentarium:**
  - Sterile Handschuhe.
  - Verbandstücher.
  - Wundschnellverband.
  - Mullbinden.
  - Skalpelle.
  - Pinzetten (chirurgisch und anatomisch).
  - Scheren.
  - Arterienklemme.
  - Heftpflaster.

► **Sonstiges:**
  - Händedesinfektionsmittel.
  - Hautdesinfektionsmittel.
  - Metallisierte Polyesterfolie (Decke).
  - Diagnostikleuchte.
  - Reflexhammer.
  - Blutzucker-Teststreifen.

► **Arzneimittel:** Auswahl nach Maßgabe des verantwortlichen Arztes:
  - Arzneimittel mit vorwiegender Wirkung auf das respiratorische System.
  - Arzneimittel mit vorwiegender Wirkung auf das kardiozirkulatorische System.
  - Arzneimittel mit vorwiegender Wirkung auf den Wasser-, Elektrolyt-, Säure-Basen- und Kohlenhydratstoffwechsel.
  - Antikonvulsiva.
  - Antiallergika.
  - Hormonpräparate (z. B. Kortikosteroide).
  - Analgetika und Spasmolytika.
  - Sedativa.
  - Arzneimittel zur Intubation und Durchführung einer Narkose.
  - Arzneimittel zur Therapie von Vergiftungen (Antidote).

Notfall-Arztkoffer für Kinder und Säuglinge (Übersicht nach DIN 13233)

► **Respiratorisches System:** Diagnostik und Therapie.
  – Handabsaugpumpe.
  – Baby-Absaugkatheter.
  – Baby-Beatmungsbeutel mit Nicht-Rückatemventil.
  – Beatmungsmasken (Rendell-Baker).
  – Oropharyngealtuben.
  – Laryngoskope.
  – Endotrachealtuben (mit und ohne Blockung).
  – Führungsstäbe für Endotrachealtuben.
  – Magillzange für Kleinkinder.
  – Gleitmittel.
  – Kinder-Stethoskop.
  – Heftpflaster.
► **Herz-Kreislaufsystem:** Diagnostik und Therapie.
  – Blutdruckmeßgerät für Kinder.
  – Elastische Staubinde.
  – Periphere Venenverweilkanülen.
  – Infusionslösungen.
  – Volumenersatzmittel.
  – Natriumbikarbonat.
  – Infusionsgerät.
  – Einmalspritzen.
  – Einmalkanülen.
► **Chirurgisches Instrumentarium:**
  – Sterile Handschuhe.
  – Verbandstücher.
  – Wundschnellverband.
  – Mullbinden.
  – Skalpelle.
  – Pinzetten (chirurgisch und anatomisch).
  – Scheren.
  – Heftpflaster.
► **Sonstiges:**
  – Metallisierte Polyesterfolie (Decke).
  – Diagnostikleuchte.
  – Hautdesinfektionsmittel.
  – Händedesinkeftionsmittel.
  – Silberwindeln.

20.5 Sprachtabellen

Englisch

Tabelle 28 · Sprachtabelle Deutsch – Englisch

Deutsch	Englisch
Persönliche Daten	
Name	name
Geburtsdatum	date of birth
Adresse	address
Krankenkasse	medical insurance
Redewendungen	
Ja/Nein	Yes/No
Bitte/Danke	Please/Thank you
Haben Sie ... ?	Have you got ... ?
Zeigen Sie mir bitte ...	Could I have a look at ..., please?
Was für Beschwerden haben Sie?	What's the trouble?
Wo tut es weh?	Where does it hurt?
Wie lange fühlen Sie sich schon so?	How long have you been feeling like this?
Bitte machen Sie sich frei	Get undressed, please
Bitte tief einatmen. Atem anhalten.	Take a deep breath. Hold your breath, please
Öffnen Sie den Mund	Open your mouth
Zeigen Sie die Zunge	Put your tongue out
Husten, bitte	Cough, please
Sie müssen geröntgt werden	You'll have to be x-rayed
Ich brauche eine Blut-/Urinprobe	I need to do a blood/urine test
Sie müssen operiert werden	You'll have to have an operation
Es ist nichts Ernstes	It's nothing serious
Allgemeine Beschwerden	
Schmerzen	Pain
Kolik	colic
Fieber	fever, temperature
Appetitlosigkeit	lack of appetite
Übelkeit	nausea
Schlaflosigkeit	sleeplessness
Schwindel	dizziness
Atemwege	
Brust	chest
Bronchien	bronchial tubes
Husten	cough
Bronchitis	bronchitis
Asthma	asthma

Tabelle 28 · (Fortsetzung)

Deutsch	Englisch
Atembeschwerden	difficulty in breathing
Lungen	lungs
Lungenentzündung	pneumonia
Herz/Kreislauf	
Herz	heart
Herzanfall/-infarkt	heart attack
Herzbeschwerden	heart trouble
Hoher Blutdruck	high blood pressure
Verdauungsorgane	
Zunge	tongue
Speiseröhre	gullet
Sodbrennen	heartburn
Erbrechen	vomiting
Bauch	stomach
Blähungen	wind
Magen	stomach
Magenschmerzen	stomachache
Geschwür	ulcer
Gallenblase	gall-bladder
Leber	liver
Gelbsucht	jaundice
Darm	intestines
Blinddarmentzündung	appendicitis
Stuhlgang	bowel movement
Verstopfung	constipation
Durchfall	diarrhoea
Abführmittel	laxative
Niere/Harnwege/Geschlechtsorgane	
Niere	kidney
Nierenentzündung	nephritis
Nierenstein	kidney stone
Blase	bladder
Urin	urine
Menstruation	menstruation
Schwangerschaft	pregnancy
Geschlechtsorgane	sexual organs
Geschlechtskrankheit	veneral disease
Bewegungsapparat	
Arm	arm
Bein	leg

Fortsetzung Tabelle 28 ▶

Tabelle 28 · (Fortsetzung)

Deutsch	Englisch
Bewegungsapparat	
Gelenk	joint
Rheuma	rheumatism
Rücken	back
Rückenschmerzen	backache
Kopf/Nervensystem	
Kopf	head
Kopfschmerzen	headache
Nervös	nervous
Lähmung	paralysis
Bewußtlos	unconscious
Sonstiges	
Allergie	allergy
Anfall	attack
Ansteckend	contagious
Apotheke	chemist's
Diagnose	diagnosis
Entzündung	inflammation
Geschwollen	swollen
Infektion	infection
Krankheit	illness
Krebs	cancer
Medikament	medicine
Röntgenbild	x-ray
Spritze	injection
Tablette	tablet, pill
Ultraschalluntersuchung	scan
Untersuchung	examination
Vergiftung	poisoning
Verletzung	injury
Wunde	wound

Italienisch

Tabelle 29 · Sprachtabelle Deutsch – Italienisch

Deutsch	Italienisch
Persönliche Daten	
Name	nome
Geburtsdatum	compleanno
Adresse	indirizzo
Krankenkasse	cassa malattia
Redewendungen	
Ja/Nein	Si/No
Bitte/Danke	Per favore/Grazie
Haben Sie … ?	Ha … ?
Zeigen Sie mir bitte …	Mi mostri per favore …
Was für Beschwerden haben Sie?	Che disturbi ha … ?
Wo tut es weh?	Dove fa male?
Wie lange fühlen Sie sich schon so?	Da quanto tempo si sente male?
Bitte machen Sie sich/Ihren Arm frei	Si spogli, per favore/Si scopra il braccio
Bitte tief einatmen. Atem anhalten.	Respiri profondamente. Trattenga il respiro, per favore
Öffnen Sie den Mund	Apra la bocca
Zeigen Sie die Zunge	Mi faccia vedere la lingua
Husten, bitte	Tossisca
Sie müssen geröntgt werden	Bisogna fare una radiografia
Ich brauche eine Blut-/Urinprobe	Ho bisogno dell'esame del sangue/dell'urina
Sie müssen operiert werden	Deve essere operato/a
Es ist nichts Ernstes	Non è niente di grave
Allgemeine Beschwerden	
Schmerzen	i dolori
Kolik	colica
Fieber	la febbre
Appetitlosigkeit	mancanza d'appetito
Übelkeit	nausea
Schlaflosigkeit	insonnia
Schwindel	le vertigini
Atemwege	
Brust	petto
Bronchien	i bronchi
Husten	la tosse
Bronchitis	la bronchite
Asthma	l'asma
Atembeschwerden	difficoltà di respirazione

Fortsetzung Tabelle 29 ▶

Tabelle 29 · (Fortsetzung)

Deutsch	Italienisch
Atemwege	
Lungen	il polmone
Lungenentzündung	la polmonite
Herz/Kreislauf	
Herz	il cuore
Herzanfall/-infarkt	attacco cardiaco/infarto
Herzbeschwerden	i disturbi cardiaci
Hoher Blutdruck	la pressione sanguigna più alta
Verdauungsorgane	
Zunge	lingua
Speiseröhre	esofago
Sodbrennen	acidità di stomaco
Erbrechen	vomitare
Bauch	il ventre
Blähungen	flatulenza
Magen	stomaco
Magenschmerzen	il mal di stomaco
Geschwür	ulcera
Gallenblase	la cistifellea
Leber	fegato
Gelbsucht	itterizia
Darm	intestino
Blinddarmentzündung	l'appendicite
Stuhlgang	l'evacuazione
Verstopfung	la costipazione, stitichezza
Durchfall	diarrea
Abführmittel	lassativo
Niere/Harnwege/Geschlechtsorgane	
Niere	il rene
Nierenentzündung	la nefrite
Nierenstein	calcolo renale
Blase	vescica
Urin	urina
Menstruation	la mestruazione
Schwangerschaft	gravidanza
Geschlechtsorgane	gli organi genitali
Geschlechtskrankheit	malattia venerea
Bewegungsapparat	
Arm	braccio
Bein	gamba
Gelenk	l'articolazione

Tabelle 29 · (Fortsetzung)

Deutsch	Italienisch
Bewegungsapparat	
Rheuma	i reumatismi
Rücken	schiena
Rückenschmerzen	il dolore alla schiena
Kopf/Nervensystem	
Kopf	testa
Kopfschmerzen	il mal di testa
Nervös	nervoso
Kopf/Nervensystem	
Lähmung	la paralisi
Bewußtlos	privo di sensi
Sonstiges	
Allergie	allergia
Anfall	attacco
Ansteckend	contagioso
Apotheke	farmacia
Diagnose	la diagnosi
Entzündung	l'inflammazione
Geschwollen	gonfio
Infektion	l'infezione
Krankheit	malattia
Krebs	cancro
Medikament	medicina, farmaco
Röntgenbild	radiografia
Spritze	l'iniezione
Tablette	compressa
Ultraschalluntersuchung	l'esame con ultrasuoni
Untersuchung	l'esame
Vergiftung	avvelenamento
Verletzung	ferita
Wunde	ferita

Türkisch

Tabelle 30 · Sprachtabelle Deutsch – Türkisch

Deutsch	Türkisch geschrieben	Türkisch gesprochen
Persönliche Daten		
Name	isim	ißim
Geburtsdatum	doğum tarihi	dogum tarichi
Adresse	adres	adreß
Krankenkasse	sağlik sigortasi	hastalik sigortasi
Redewendungen		
Ja/Nein	Evet/Hayir	Evet/Hayir
Bitte/Danke	Lütfen/Teşekkür ederim	Lütfen/Teschekkür ederim
Haben Sie … ?	Sizde … var mi?	Ssisde … warmi?
Zeigen Sie mir bitte …	Bana … gösterir misiniz, lütfen	Bana … gößterimißinis, lütfen
Was für Beschwerden haben Sie?	Ne gibi şikayetleriniz var?	Ne gibi schikayetinis war?
Wo tut es weh?	Neresi aciyor?	Nereßi adschiyor?
Wie lange fühlen Sie sich schon so?	Ne zamandan beri böyle hissediyorsunuz kendiniz?	Kendinisi ne samandan beri böyle hissediyorßunus?
Bitte machen Sie sich/Ihren Arm frei	Üstünüzü çikarin/kolunuzu açin, lütfen	Üßtünüsü tschikartin/kolunusu atschin, lütfen
Bitte tief einatmen/Atem anhalten	Derin nefes aliniz/Nefesinizi tutunuz, lütfen	Derin nefeß aliniß/Nefeßinisi tutunus, lütfen
Öffnen Sie den Mund	Ağzinizi açiniz	Agsinisi atschiniz
Zeigen Sie die Zunge	Dilinizi gösteriniz	Dilinisi gösterinis
Husten, bitte	Öksürün, lütfen	ÖkßürünÜs, lütfen
Sie müssen geröntgt werden	Röntgeninizin çekilmesi gerekiyor	Röntgeninisin tschekilmeßi gerekiyor
Ich brauche eine Blut-/Urinprobe	Kan/Idrar tahlili gerekiyor	Kan/Idrar tahlili gerekiyor

Sie müssen operiert werden	Ameliyat olmaniz gerekiyor	Ameliyat olmanis gerekiyor
Es ist nichts Ernstes	Ciddi bir şey değil	Dchiddi bir schey dehildir
Allgemeine Beschwerden		
Schmerzen	sanci, ağri	ssandschi, agri
Kolik	kolik	kolik
Fieber	ateş	attäsch
Appetitlosigkeit	iştahsizlik	ischtahßislik
Übelkeit	iç bulantisi	itsch bulantißi
Schlaflosigkeit	uykusuzluk	uykußusluk
Schwindel	baş donmesi	basch dönmeßi
Atemwege		
Brust	göğüs	göhüs
Bronchien	bronşlar	bronschlar
Husten	öksürük	ökßürük
Bronchitis	bronşit	bronschit
Asthma	astma	astma
Atembeschwerden	nefes darliği	nefeß darligi
Lungen	akciğer	akdchiger
Lungenentzündung	zatürre	satürre
Herz/Kreislauf		
Herz	kalp	kalp
Herzanfall/-infarkt	kalp ktizi	kalp krisi
Herzbeschwerden	kalp rahatsizliği	kalp rahatßisligi
Hoher Blutdruck	yüksek tansiyon	yückßeck tanßiyon

Fortsetzung Tabelle 30 ▶

Tabelle 30 · (Fortsetzung)

Deutsch	Türkisch geschrieben	Türkisch gesprochen
Verdauungsorgane		
Zunge	dil	dil
Speiseröhre	yemek borusu	yemek borußu
Sodbrennen	miğde yanması	miede yanması
Erbrechen	kusmak, istifrağ etmek	kussmak, ißtifrah etmek
Bauch	karın	karn
Blähungen	gaz yapma	gas yapma
Magen	mide	miede
Magenschmerzen	mide ağrıları	miede agrilali
Geschwür	çiban, apse	tschiban, apße
Gallenblase	safra kesesi	ssafra keßeßi
Leber	karaciğer	karadchiger
Gelbsucht	sarılık	ssarilik
Darm	barsak	bahirßack
Blinddarmentzündung	apandisit	appantißit
Stuhlgang	dışarı çıkma, büyük aptes	dischari tschikma, Büyük apßteß
Verstopfung	peklik kabiz	pecklick, kabus
Durchfall	ishal, amel	ißchal, amell
Abführmittel	müshil	müßhill
Niere/Harnwege/Geschlechtsorgane		
Niere	böbrek	böbrek
Nierenentzündung	böbrek iltihabi	böbrek iltihabi
Nierenstein	böbrek taşi	böbrek taschi

		idrar torbaßi
Blase	idrar torbasi	idrar torbaßi
Urin	idrar	idrar
Menstruation	aybaşi, âdet görme	aybaschi, adet görme
Schwangerschaft	gebelik	gebelik
Geschlechtsorgane	cinsiyet organlari	dchinßiyet organlari
Geschlechtskrankheit	zührevi hastalik	sührewi haßtalik
Bewegungsapparat		
Arm	kol	kol
Bein	bacak	badschack
Gelenk	mafsal, eklem	maffßal, ecklem
Rheuma	romatizma	romatisma
Rücken	sirt	ssirt
Rückenschmerzen	sirt agrisi	ssirt ağrißi
Kopf/Nervensystem		
Kopf	baş	basch
Kopfschmerzen	baş agrisi	basch agrißi
Nervös	sinirli	ssinirli
Lähmung	felç, inme	feltsch inme
Bewußtlos	bayilmak, kendini kaybetmek	bayilmack, kendini kaybetmeck
Sonstiges		
Allergie	alerji	allerji
Anfall	nöbet	nöbett
Ansteckend	bulaşici, enfeksiyöz	bulaschidchi, enfeckßiyös
Apotheke	eczanede	edschsane

Fortsetzung Tabelle 30 ▶

Tabelle 30 · (Fortsetzung)

Deutsch	Türkisch geschrieben	Türkisch gesprochen
Sonstiges		
Diagnose	teşnis	teschhiß
Entzündung	iltihap	iltihap
Geschwollen	şismiş, karbamiş	schischmisch, kabarmisch
Infektion	enfeksiyon	enfeckßiyon
Krankheit	hastalik	haßtalik
Krebs	kanser	kannßer
Medikament	ilaç	illatsch
Röntgenbild	röntgen filmi	röntgen filmi
Spritze	iğne	ienhe
Tablette	tablet, hap	teblett, happ
Ultraschalluntersuchung	ultrases muayenesi	ultraßeß muayeneßi
Untersuchung	muayene	muayene
Vergiftung	zehirlenme	sehhirlenme
Verletzung	yaralanma	yaralanma
Wunde	yara	yara

Kroatisch

Tabelle 31 · Sprachtabelle Deutsch – Kroatisch

Deutsch	Kroatisch geschrieben	Kroatisch gesprochen
Persönliche Daten		
Name	ime	íme
Geburtsdatum	rodendan	ródschendan (wie in Budget)
Adresse	adresa	adrésa
Krankenkasse	socijalno osiguranje	sócijalno osigura:nje (wie in Anja)
Redewendungen		
Ja/Nein	Da/Ne	da/ne
Bitte/Danke	Molim/Hvala	mólim/hwa:la
Haben Sie ... ?	Imate li ... ?	ímate li
Zeigen Sie mir bitte ... ?	Molim vas pokažite mi ...	mólim w:as, poka:schite mi (wie in Etage)
Was für Beschwerden haben Sie?	Kakve tegobe imate?	ka:kwe tego:be imate
Wo tut es weh?	Gdeje boli?	gdje bóli
Wie lange fühlen Sie sich schon so?	Koliko se dugo već osjećate tako?	kóliko se dúgo wetsch osje:tschate ta:ko
Bitte machen Sie sich/Ihren Arm frei	Izvolite se svući/oslobodíti ruku	iswolíte se swutschi (wie in Weise)/osloboódite ru:ku
Bitte tief einatmen. Atem anhalten.	Molim dišite duboko. Zadržíte dah	mólim díschite dúboko. Sadrschíte da:h (wie in Weise und Etage)
Öffnen Sie den Mund	Otvorite usta	otwórite u:sta
Zeigen Sie die Zunge	Pokažite jezik	poka:schite jesík (wie in Etage und Weise)
Husten, bitte	Kašljite, molim	kaschlíjte, mólim (wie in Billett)

Fortsetzung Tabelle 31 ▶

Tabelle 31 · (Fortsetzung)

Deutsch	Kroatisch geschrieben	Kroatisch gesprochen
Redewendungen		
Sie müssen geröntgt werden	Moramo vas rendgenski pregledati	móramo wa:s réndgenski prégledati
Ich brauche eine Blut-/Urinprobe	Trebam pretragu krvi/mokraće	trébam prétragu krwi/mókratsche
Sie müssen operiert werden	Morat ćete na operaciju	mórat tschéte na operáziju (wie in reizen)
Es ist nichts Ernstes	Nije ništa ozbiljno	nije níschta ozbíljno (wie in Weise, Billett)
Allgemeine Beschwerden		
Schmerzen	bolovi	bólowi
Kolik	kolika, grč	kólika, grtsch
Fieber	temperatura	temperatu:ra
Appetitlosigkeit	nedostatak apetita	nedostátak apetíta
Übelkeit	mučnina	mutschnína
Schlaflosigkeit	besanica	bésaniza (wie in reizen)
Schwindel	vrtoglavica	wrtoglawíza
Brust	prsa	prsa
Atemwege		
Bronchien	bronhije	brónhije
Husten	kašalj	káschalj (wie in Billet)
Bronchitis	bronhitis	bonhítis (wie im Deutschen)
Allgemeine Beschwerden		
Asthma	astma	astma (wie im Deutschen)
Atembeschwerden	teškoće pri disanju	teschkótsche pri dísanju
Lungen	pluća	plu:tscha
Lungenentzündung	upala pluća	úpala plútscha

Herz/Kreislauf		
Herz	srče	srtse
Herzanfall/-infarkt	srčani napadaj/infarkt	srtschani năpadaj/infarkt
Herzbeschwerden	srčane tegobe	srtschane tego:be
Hoher Blutdruck	krvni tlak, visok	krvni tla:k, wisok
Verdauungsorgane		
Zunge	jezik	jĕsik (wie in Weise)
Speiseröhre	jednjak	jĕdnjak
Sodbrennen	žgaravica	schgărawiza (wie in Etage)
Erbrechen	povraćati	powrătschati
Bauch	trbuh	trbuh
Blähungen	vjetrovi nadimanje	wjĕtrowi, nadimanje
Magen	želudac	schĕludaz (wie in Etage)
Magenschmerzen	bolovi u želucu	bŏlowi u schĕluzu
Geschwür	čir	tschir
Gallenblase	žučni mjehur	schutschni mjĕhur (wie in Etage)
Leber	jetra	jetra
Gelbsucht	žutica	schŭtiza (wie in Etage)
Darm	crijevo	tsrije:wo
Blinddarmentzündung	upala slijepog crijeva	úpala slijĕpog zrije:wa
Stuhlgang	stolica	stóliza
Verstopfung	zatvor, tvrda stolica	sa:twor, twrda stóliza (wie in Weise)
Durchfall	proljev	pro:ljew (wie in Billet)
Abführmittel	sredstvo za čišćenje	srĕdstvo sa tschischtschenje (wie in Weise)

Fortsetzung Tabelle 31 ▶

Tabelle 31 · (Fortsetzung)

Deutsch	Kroatisch geschrieben	Kroatisch gesprochen
Nieren/Harnwege/Geschlechtsorgane		
Niere	bubreg	búbreg
Nierenentzündung	upala bubrega	úpala búbrega
Nierenstein	bubrežni kamenac	búbreschni kamenaz (wie in Etage)
Blase	mjehur	mjehúr
Urin	mokraća	mokrátscha
Menstruation	menstruacija	menstruátsija
Schwangerschaft	trudnoća	trudnótscha
Geschlechtsorgane	spolni organi	spólni orga:ni
Geschlechtskrankheit	spolna bolest	spólna bolest
Bewegungsapparat		
Arm	ruka	ru:ka
Bein	noga	nóga
Gelenk	zglob	sglob (wie in Weise)
Rheuma	reuma	réuma (wie im Deutschen)
Rücken	leda	le:dscha (wie in Budget)
Rückenschmerzen	bolovi u ledima	bólowi u le:dschima (wie in Budget)
Kopf/Nervensystem		
Kopf	glava	gla:wa
Kopfschmerzen	glavobolja	glawóbolja
Nervös	živčan, nervozan	schiwtschan (wie in Etage), nérwosan
Lähmung	paralize	parali:sa (wie in Weise)
Bewußtlos	besvjestan	béswjestan

Sonstiges

Deutsch		
Allergie	allergija	alérgija
Anfall	napadaj	nápadaj
Ansteckend	zarazan	sárasan (wie in Weise)
Apotheke	apoteka	apoteːka
Diagnose	dijagnoza	dijagnoːsa (wie in Weise)
Entzündung	upala	úpala
Geschwollen	otekao	otékao
Infektion	infekcija	infékcija
Krankheit	bolest	bólest
Krebs	rak	râk
Medikament	lijek	lijeːk
Röntgenbild	rendgenski snimak	réndgenski sniːmak
Spritze	injekcija	injékcija (wie in Anja)
Tablette	tableta	tabléta
Ultraschalluntersuchung	pregled ultrazvukom	préːgled últraswuːkom
Untersuchung	pregled	préːgled
Vergiftung	otrovanje	otrovaːnje (wie in Anja)
Verletzung	ozljeda	ósljeda (wie in Weise)
Wunde	rana	rána

Halbfette Seitenzahlen = Haupttextstelle.

Halbfette Seitenzahlen = Haupttextstelle.

Halbfette Seitenzahlen = Haupttextstelle.

Halbfette Seitenzahlen = Haupttextstelle.

Halbfette Seitenzahlen = Haupttextstelle.

Sachverzeichnis

Halbfette Seitenzahlen = Haupttextstelle.

Halbfette Seitenzahlen = Haupttextstelle.

Halbfette Seitenzahlen = Haupttextstelle.

Sachverzeichnis

Halbfette Seitenzahlen = Haupttextstelle.

Halbfette Seitenzahlen = Haupttextstelle.

Halbfette Seitenzahlen = Haupttextstelle.

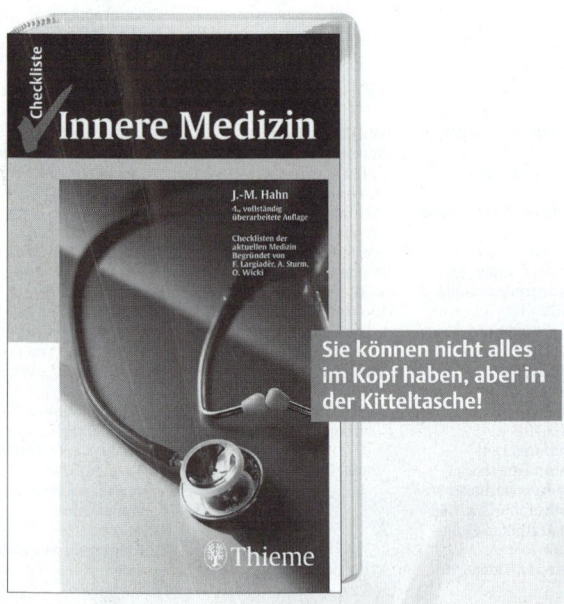
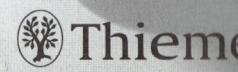